傷寒論疏義解説

喜多村直寛　原著
金子　幸夫　解説

たにぐち書店

自序

《傷寒論疏義》は、江戸時代の後期に多紀元堅や小島学古とともに活躍した三大名医の一人、喜多村直寛によって書かれた《傷寒論》の解説書である。喜多村直寛は、幕府医官の喜多村槐園の長男として文化元年（西暦1804年）に生まれ、字は士栗、栲窻《こうそう》と号し、明治九年（西暦1876年）に七十三才で没した。序文によれば、直寛は子供の頃に父槐園より漢文の訓読と《傷寒論》の教えを受け、以後およそ二十年に渡って《傷寒論》に関する群籍を渉猟しては草稿を積み上げ、天保七年（西暦1836年）から天保九年（西暦1838年）までの三年の歳月を経て《傷寒論疏義》の初稿を完成したが、その後も更に推敲を重ね、嘉永四年（西暦1851年）、直寛四十八歳の時に多紀元堅の序文を得て本書を出版したとある。本書の特徴は、清代の名医、柯韵伯の《傷寒来蘇集》、尤在涇の《傷寒貫珠集》、銭天来の《傷寒溯源集》、徐霊胎の《傷寒論類方》などの解説書や本邦では特に多紀元堅の《傷寒論述義》の解説書の内容がいずれも随所に引用されて解説されている点にあり、当時にあっては《傷寒論》に関する最も水準の高い解説書の一つであったと思われる。本書の内容は、六経の解釈に経絡学説を採用しない点を除けば、現代の《傷寒論》に関する中医学の解説書と殆ど遜色がない程充実し、また、独自の見解があること、新たな文献の引用があることなどで多紀元簡の《傷寒論輯義》に優るとも劣らない解説書であると考えられるが、ただ漢文で書かれ、しかも句読点がない白文であるので、解読に骨が折れるのも本書の特徴の一つである。

本書《傷寒論疏義解説》は、上述した喜多村直寛の《傷寒論疏義》の内容を【原文】【本文】【語釈】【通釈】【解説】に分けて書き上げた解説書である。【原文】は、弁太陽病脈証并治上の第1条より弁陰陽易差後労復病脈証并治の第398条までの《傷寒論》の条文を記載し、条文番号は著者が先に上梓した《傷寒論解説》、《傷寒六経弁証解説》などと同様に、条文の最後に付記した。また、原文の内容が二つの条文に分かれている場合は、例えば第6条では、（6-1）（6-2）のように記載し、更に《傷寒論》の条文が引用されている場合は、文章の中に（）で括って条文番号を記載し、読者の検索に便利であるように図った。【本文】は、《傷寒論疏義》の内容を訓読し、漢文の書き下し文の形で記載した。本文は、原文の訓読、直寛の条文に対する解説、および処方に対する解説の三つに分かれる。【語釈】は、主として難解な語句を解説した。また、《傷寒論疏義》とは異なった重要な解釈が他の解説書に見られ、あるいは《傷寒論疏義》の内容を補助しうる解説書がある場合は、当該する歴代医家の解説書から著者がその内容を現代語に翻訳して語釈の中に引用し、条文の理解の助けとした。【通釈】は、原文と《傷寒論疏義》の内容を現代語で表わした。即ち、通釈は漢文の書き下し文で書かれた本文の現代語訳である。【解説】は、直寛自身の解説を主とし、直寛が引用した歴代医家の解説を補として個々の条文を現代語で解説し、直寛自身の個々の条文に関する考え方をまとめ上げることに努めた。本解説は、直寛がもし今の世にいれば、このように解説するであろうと推測して記載したものであり、用語は《傷寒論疏義》の中で使用されたものを採用した。

日本の医家による《傷寒論》の解説書を研究している郭秀梅氏は、その著《日本医家傷寒論注解輯要》の中で、喜多村直寛は伊藤鳳山、森立之と並んで十九世紀における日本医壇の《傷寒論》研究者を代表する三大巨星の一人であると指摘している。その言葉が果たしてそうであるかどうかについては、本書《傷寒論疏義解説》を一読すれば、直ちに了解して頂けると確信している。また、読者の方におかれては、出来れば現代語に翻訳した通釈だけではなく、漢文で書き下された本文を読んで、格調高い直寛の解説を十二分に味わって頂きたいと思っている。

本書の出版に関しては、たにぐち書店の谷口直良氏を始め、同書店の方々には多大のご尽力を頂き、ここに深謝する次第である。

平成14年1月吉日

金子幸夫

目次

傷寒論疏義序

【本文】　同僚、喜多邨《きたむら》君、士栗《しりつ》、《傷寒論疏義》七巻を著わし、之を聚珍版に附し、以て序を余に徴《め》す。余取りて之を閲《よ》むに、其の編書の例は、首《はじめ》に総評を掲《かか》げて以て全経の大義と仲景、叔和の事跡を弁じ、編毎《ごと》に首に各々の病の綱領、及び伝変の理を論じ、章毎に先ず音訓を挙げ、次いで全章の義を解し、次いで諸家の言の以て備考す可き者を載《の》す。其の意は、人をして蚤《はや》く各条の要趣の所在を知らしむるに在り。故に異同の説に於いては、復た臚《ろ》列せず。其の説を立つるの旨は、以為《おもえ》らく、仲景は陰陽に就きて病位、表裏、虚実を標し、皆相い対待し、太陽と少陰は対し、少陽と厥陰は対し、陽明と太陰は対して其の中も亦各々寒熱、虚実有るを以てなり。且つ前人胃と裏を混じて一と為《な》して斥する所自ら異なるを知らずと謂う。其の説、皆綦《きわ》めて精密にして前人の未だ発せざる所と為す。其れ傷寒は外邪の総称と為すと謂うは、《聖済総録》、雞峯《晋済方》、《活幼大全》を援《ひ》きて徴と為す。考証は尤も確かにして、其の他は大抵此れに類す。蓋し、従来《傷寒論》を注する家師は、心に自ら意見を用いて各々出だすも、学ぶ者は動《やや》もすれば輒《すなわ》ち株守《しゅしゅ》し、一たび説えば偏執の陋《ろう》無きこと能わず。縦令《たとい》群言を捜羅《そうら》し、纂《あつ》めて以て書を為《つく》るも、能く之を折衷すること無くんば、則ち後人何を将《もっ》て適従《てきじゅう》する所ならんや。君の此の編、諸家を抽繹《ちゅうえき》し、轇轕《こうかつ》を一掃し、加うるに歴年、質験融会、参酌鎔鑄《さんしゃくようちゅう》するを以て之を出だし、約にして疏を失せず、詳にして繁を失せず、深く書を注するの体を得。其の卓卓として以て証に臨みて治を処すの津梁《しんりょう》と為《な》るに足るは、洵《まこと》に言を待たず。而して近日も詮釈《せんしゃく》するは、蓋し亦未だ或は先に之《ゆ》くこと能わざる者なり。余や譾劣《せんれつ》なるも、亦嘗て庭聞を推闡《すいせん》し《述義》一書を為《つく》る。而して君の頗る見て採用するは、固より慙愧《ざんき》に堪えず。然れども君の論ずる所は、或は鄙《ひ》の見とは同じならざること有り、各々其の聞く所を尊び、其の知る所を行うのみ。君の才気俊邁《しゅんまい》なるは、書に於いて窺《うかが》わざること無く、坐言起行し、其の治も亦精良を以て聞こゆるは、宜《むべ》なるかな。其の洊《しき》りに選擢《せんたく》を被りて事務に於いては倥偬《こうそう》中なるも、猶能く講究して倦まず、其の著わす所の書も亦甚だ夥《おびただ》しく、将に陸続として公布せんとす。此の編は、蓋し其の嚆矢《こうし》と云う。

嘉永辛亥《かのとい》十月の望、江戸侍医、丹波元堅《げんけん》、亦柔《えきじゅう》、撰す。

【語釈】　○邨：村に同じ。　○士栗：直寛の字。　○徴：召す。もとめる。

○事跡：業績。　○臚列：ならべる。　○対待：対立。　○斥：指す。ゆびさす。　○綦：極に同じ。　○徴：明徴。明らかな証拠。　○動もすれば：つねに。　○株守：いつまでも旧習を守り、時勢に応じないこと。　○偏執：物事の一面だけにとらわれる。　○陋：せまい。陋見（狭い考え）。　○縦令：かりに。よしや。　○群：むらがる。多くの。　○捜羅：徹底的にさがし集める。　○纂：書物を編集する。編纂。　○適従：たよって行く。身を寄せる。

○抽繹：糸を引き出すこと。　○轇轕：車馬がやかましいさま。　○一掃：すっかり取りはらってしまう。　○質験融会：質は、ただす。験は、こころみる。ためす。融会は、多くの学説をこなして理解する。　○参酌：くらべてよいところをとる。　○鎔鑄：金属をとかし鋳ること。転じて、物事を造りあげること。　○卓卓：ひとり立つさま。また、凡俗からぬけ、高く出ているさま。

○津梁：てびき。案内。　○詮釈：説きあかす。　○謭：謭は、譾に同じ。あさはか。劣は、おとる。　○庭聞：庭訓（家庭での親の教え）の意か。　○推闡：推は、おしはかる。しる。闡は、ひらく。ひろめる。　○慙愧：はじる。

○鄙：いやしい。自分のことについての謙称。　○才気：すぐれた才能。○俊邁：才知がすぐれている。　○坐言起行：言ったことは必ず実行する。○精良：すぐれてよいこと。　○選擢：選びぬく。　○倥傯：いそがしいさま。

○講究：研究する。　○陸続：続いて絶えないさま。　○公布：一般に触れ示すこと。　○嚆矢：物事のはじまり。　○嘉永辛亥：西暦1851年。　○望：もちづき。陰暦で小の月の十五日。　○丹波元堅：多紀元堅（1795生～1857没）。字は、亦柔、茝庭《さいてい》と号す。多紀元簡の五男。　○撰：述べる。

【通釈】　同僚の喜多村君は、字は士栗と言い、《傷寒論疏義》七巻を著わしてこれを聚珍版に附し、序文を私に求めた。私はそれを取って読んだが、その編書の例は、最初に総評を掲げて全経の大義と仲景と叔和の事跡を弁じ、編ごとに初めに各々の病の綱領、および伝変の道理を論じ、章ごとに先ず字の音と訓を挙げ、次いで全章の意義を解釈し、次いで諸家の言葉の中で参考に備えるべきものを記載している。そのようにする意は、人に早く各条の重要な趣旨の所在を知らせることにある。そこで、異同についての説においては、また羅列していない。その説を立てた主旨は、思うに、仲景は陰陽について病位、表裏、虚実を標榜し、いずれも相互に対立し、例えば太陽と少陰は対立し、少陽と厥陰は対立し、陽明と太陰は対立するが、その中でもまた各々に寒熱や虚実があるからである。かつ前人は胃と裏を混同して一つとし、指す所が自ら異なることが解っていないと言う。その説は、いずれも極めて精密であり、前人がまだ言っていない所である。傷寒は外邪の総称であると言うのは、《聖済総録》、雛峯の《晋済方》、《活幼大全》などを引用して証拠とする。考証は最も確かであり、その他は大抵このようである。思うに、従来より《傷寒論》を注釈する大家や先生は、心の中に自らの意見をもって各々提出するが、学ぶ者は動《やや》もすると旧習を守って時勢に応じることがなく、一たび話をすると、一面に囚われた狭い考えのないことがない。たとえ多くの言葉を探して集め、編纂して書物を作っても、これをよく折衷しない場合は、後人は何に頼ればよいのであろうか。君のこの書物は、諸家の中から糸口を引き出し、騒がしい部分をすっかり取り除き、加えるに長い間、質し試みて多くの学説を理解し、比較してよい所を取ってまとめてこれを提出し、簡約ではあっても粗略でなく、詳細ではあっても繁雑でなく、深く書物を注釈する体裁を得ている。それは凡俗から抜き出ており、証に臨んで治療を施す手引きとなるのに充分であるのは、誠に言うまでもない。そして最近でも更に説き明かしているのは、思うにまたいまだあるいは先に行くことができないものである。私は浅はかで劣っているが、またかつて私が家の中で父親から聞いたことを押し広めて《傷寒論述義》の書物を作った。そして君が屢々内容を見て採用するのは、固より恥じ入る気持ちで一杯である。しかし、君が論述する所は、あるいは私の見解と同じでない点があり、各々が聞く所を尊び、知る所を行うだけである。君の才能が優れているのは、書物において窺《うかが》わないことがなく、言ったことは必ず実行し、その治療もまた優れて良いと聞こえるのは、当然なことであろう。その書物の内容は頻りに選び抜かれ、事務に大変忙しい中であるが、なおよく研究をして怠けることがなく、著わす所の書物もまた甚だ数が多く、続々と出版しようとしている。この書物は、思うにその初めであると言う。

嘉永四年（西暦1851年）十月十五日、江戸の侍医、多紀元堅《げんけん》、亦柔《えきじゅう》がこれを記述する。

傷寒論疏義序

【本文】　医の《傷寒論》有るは、猶儒の《語》《孟》有るがごときなり。聊攝《りょうせつ》成氏、創解して詮釈する自りして諸家の浩《ひろ》きこと煙海の如く、或は影響揣摩《しま》すれば枝節に横生し、或は師心臆断《おくだん》して妄りに聡明と作《な》し、未だ能く甄綜《けんそう》して之を剖析《ぼうせき》する者有らざれば、学ぶ者は恒に標準に取るを苦しむ。寛、読みを受けて自り此の経に涵濡《かんじゅ》すること殆ど二十年、童《わらべ》の時は先君子に従い、仰ぎては訓誨《くんかい》を聆《き》きて略梗概《ほぼこうがい》を領《おさ》め、既に長じては而ち群籍を渉猟《しょうりょう》し、毎《つね》に仲景の書に言及しては、輒《すなわ》ち之を筆《か》き網を搗《う》ち草を青き箱に積むは一日に非ず。奈何せん、頃歳《けいさい》眼は肝風を患い、読視頓《とみ》に廃れ、亦著述を以て意と為さず。然りと雖も、数稔以還《いかん》、頗《すこぶ》る精を殫《つ》くし慮を竭くすの得る所にして一旦之を烟塵《えんじん》に委《ゆだ》ぬるは、心竊《ひそ》かに忍びずと為すなり。是に於いて暁窓《ぎょう》夜燭《しょく》、病眼を摩挲《まさ》し、旧時の箚記《さつき》を取り、条を逐いて細勘し、句を逐いて研審《けんしん》し、其の蕪穢《ぶわい》を芟《か》り、其の菁英《せいえい》を擷《つ》み、必ず之を実見に参じ、諸々の庭聞を質《ただ》し、融会貫通し、以て経旨に愜《こころよ》くするを期して止む。蓋し、丙申《ひのえさる》自り戊戌《つちのえいぬ》に迄《およ》び、冬霜夏緑、裘葛《きゅうかつ》三たび易《かわ》りて始めて功を竣《お》う。自ら宋儒の《語》《孟》に注するの体に擬《なぞら》うと謂うも、尚罣誤《かいご》多きを恐れ、之を篋《きょう》に藏して衍《ゆ》くこと年有り。今茲に再び前の稿を取り、更に加点竄釐《ざんり》して七巻を為《つく》り、顔《あらわ》して《傷寒論疏義》と曰う。未だ幾《きざ》しを研《きわ》め、賾《さく》を探り、蘊奥《うんのう》を闡発《せんぱつ》すること能わずと雖も、参閲して特に易《やす》く浩瀚《こうかん》の煩を無からしむを庶《こいねが》う。抑《そもそ》も復た従来の注釈の如く、文に循《したが》いて敷衍《ふえん》するに非ざるなり。嘗て李済翁の《資暇録》を読むに云う、「李は喜んで《文選》に注す。初注、再注より以て五注に至る者有り」と。蘇子由は《老子》に亦注し、自ら言う「晩年は、旧注に於いて改易する所多し。学は年進むを以て勉めて至当不易を求む。良工の苦心千載《せんさい》するは、質性椎魯《ついろ》、見聞殊に隘《せま》きを寛《ひろ》むるを見るが如し」と。今此くの如く著わすも、敢えて自信あるにあらず、聊《いささ》か他日藁《こう》を削《けず》るの資《もと》を備え、併せて以て当世の学ぶ者に就正《しゅうせい》す。若し厥《そ》の紕繆《ひびゅう》を匡《ただ》し、其の逮《およ》ばざるを補うは、企《くわだ》ては而ち之を望む。

天保十五年、歳は閼逢執徐小春《あつほうしつじょしょうしゅん》の月に在り。江都《こうと》、喜多村直寛、士栗、還読斎に於いて識す。

【語釈】　○創解：創は、作る。解は、解釈する。　○詮釈：説きあかす。
○浩：ひろい。おおきい。さかん。多い。　○煙海：かすみのかかった海。

○揣摩：推しはかってあてようとする。推測。　○横生：さかんに起こる。あふれ出る。　○枝節：物事の横道にそれたもの。枝葉末節。　○臆断：かってな推量で取り決める。　○甄綜：是非、優劣を見分け調べる。　○剖析：分析する。　○涵濡：ひたしうるおす。恩恵があまねく行きわたる。　○読み：漢字の読み方。　○童：子供。　○先君子：亡父。　○訓誨：教え。　○梗概：あらすじ。大略。　○群籍：多くの書物。群書。　○涉猟：広く書物をあさって読む。　○筆く：書く。書きしるす。　○擣つ：打つ。たたく。「網を擣つ」は、「網をたたいて魚を追いつめる」の意か。ここでは、「解釈を更に深く掘り下げていく」と解釈する。　○草を積む：「積草存糧（糧秣《まつ》を蓄える。戦備を調える）」の略か。ここでは、「草稿や下書きを蓄積する」と解釈する。

○青き箱：「草を青箱に積む」は、「牛馬の飼料に用いるまぐさを箱一杯に貯蓄する」の意か。ここでは、「草稿を箱一杯に積み上げる」と解釈する。

○頃歳：近年。近頃。　○頓に：にわかに。　○著述：著作に同じ。　○稔：とし。　○以還：このかた。以来に同じ。　○烟塵：けむりやもえのこり。

○摩挲：手でなでる。　○箚記：書物を読んで得た感想や考えなどを、随時書き記したもの。　○研審：充分に調べる。　○蕪穢：土地があれて雑草がしげる。あれてけがれる。　○芟る：草をかりとる。とりのぞく。　○菁英：菁は、はなやか。草木の盛んに繁っているさま。英は、ひいでる。すぐれる。　○擷む：つみとる。　○庭聞：庭訓の意か。家庭での親の教え。　○融会開通：多くの学説をこなして理解し、すべてをよく知りつくすこと。　○愜す：快くする。満足する。かなう。　○期す：ねがう。　○丙申：西暦1836年。　○戊戌：西暦1838年。　○裘葛：冬に着る皮ごろもと夏に着る皮ごろも。転じて、寒暑の移り変わり。　○竣：おえる。おわる。　○擬う：まねる。似せる。

○罣誤：人をあざむき引き込んで罪を犯させる。　○筴：小さな箕《み》。　○衍く：行く。めぐり行く。　○加点：文章を直す。　○竄釐：竄は、あらためる。文字をかえる。改竄に同じ。釐は、おさめる。あらためただす。　○顔：見に同じ。見われる。見わす。　○幾し：きざし。前兆。機微。　○研：とぐ。きわめる。物事の道理を追求する。　○賾：奥深い道理。　○蘊奥：奥義。深い造詣。　○闡：開く。明らかにする。　○浩瀚：書物の巻数の多いこと。　○敷衍：広げ行きわたらせる。趣旨をおし広めて説明する。　○至当：このうえなくよい。極めて適当な。　○不易：かわらない。　○千載：千年。永遠。

○質性：うまれつき。性質に同じ。　○椎魯：おろかでにぶい。のろま。　○

藁：したがき。草稿。原稿。　○資：材料。原料。　○就正：自分の詩文を人に示して批評を求める。　○紕繆：誤り。　○企てる：計画する。　○天保十五年：西暦1844年。　○閼逢：きのえ。木星の甲にあたるをいう。　○執徐：たつどし。木星が辰にある年の名。　○小春：陰暦十月。　○江都：江戸の別称。

【通釈】　医学に《傷寒論》があるのは、丁度儒学に《論語》と《孟子》があるようなものである。宋金の時代に聊摂《りょうせつ》の人、成無己が《傷寒論》の解説書を始めて作って注釈してからは、《傷寒論》を注釈する大家は、かすみのかかった海のように、広範囲に渡って続出したが、その影響を推測すると、枝葉末節に溢れ、あるいは師の心をかってに推量し判断しては妄りに聡明であるとし、いまだよく是非や優劣を見分けて調べ、これを分析するものがいないので、学ぶ者は常に標準的な内容を理解することに苦しんでいる。私直寛は、漢文の訓読の教えを受けてからは、この経典に深く取り組んで殆ど二十年が経過した。幼い時は亡父に従って学び、仰いでは教えを聞いてほぼ大略を理解し、既に生長してからは群書を読みあさり、常に仲景の書に言及しては、これを書き記し、解釈を更に深く掘り下げ、草稿を箱に積み上げてきたのは、一日だけではなかった。どうしようもないが、近年眼が肝風を患い、読んだり視たりすることが遽かに廃れ、また著述しようとする気持ちがなくなっていった。そうではあるが、ここ数年以来は、これらの草稿は非常に精力をつくし思慮をつくして得たものであり、一旦これを煙や燃え残りに委《ゆだ》ねるのは、心の中では窃かに忍びなかった。そこで、暁は窓に向かい、夜は灯火《ともしび》に向かい、病んだ眼を手でこすりながら昔の書き付けを取り、条を逐いながら詳細に勘考し、句を逐いながら十二分に調べ、その荒れ果てた部分を取り除き、その華やかで秀でた部分を摘み取り、必ずこれを実際の診療で確認し、諸々の家庭での教えを質《ただ》し、多くの学説を理解して全てを知りつくし、これによって経文の主旨に適うことを期待して筆を置いた。思うに、原稿を書き上げるのは丙申《ひのえさる》の年（西暦1836年）より戊戌《つちのえいぬ》の年（西暦1838年）に及び、冬の霜、夏の緑を経て、寒暑は三たび移り変わり、そうして始めて出来上がった。自らは宋代の儒者が《論語》や《孟子》に注釈した体裁に似せて書き上げたと思うが、なお人を欺いて誤らせる点が多いのではないかと恐れ、これを小さな箕《み》の中に納め、更に年月が経った。今ここに再び以前の草稿を取り出し、更に文章を直したり改めたりして七巻とし、名づけて《傷寒論疏義》とした。この書物はいまだ前兆を究め、奥深い道理を探り、その中の奥義を明らかにすることはできないが、閲覧は特に容易であり、書物の巻数が多すぎる煩わしさがないことを期待する。抑《そもそ》もまた従来の注釈のように、文字に従って趣旨をおし広めて説明したのではない。かつて李済翁の《資暇録》を読んだが、その書物では「李は、喜んで《文選》に注釈した。最初の注釈、二度目の注釈から五度目の注釈に至った場合があった」と言う。蘇子由は《老子》にまた注釈し、自ら「晩年は、旧注の所で改めることが多い。学問は年々進歩するので、勉めて極めて適切で変わることのない真実を求める。優れた医者が永遠に苦心するのは、性質がおろかで見聞が殊に狭い人を広めてやるのを見るようなものである」と言った。今このように著わしたが、あえて自信がある訳ではなく、幾らかは他日に草稿を削る資料を備え、併せて当世の学ぶ者に示して批評を求める。もしその誤りを訂正し、その中で充分でない点を補うのであれば、その企画はぜひこれを希望する。

天保十五年（西暦1844年）、歳は甲辰《きのえたつ》の十月。江戸の喜多村直寛、字は士栗が還読斎において記載する。

凡例

【本文】　一、此の書の輯《あつ》むる所は、皆諸家の格言なり。必ず潜心探索し、融会貫通し、務めて経旨に愜《こころよ》くするを要と為す。其の荒謬《こうびゅう》、悠誕《ゆうたん》して人の目を眩惑するが若きは、概ね著録せず。
【語釈】　○格言：法則となる言葉。金言。　○潜心：心を深くひそめる。○探索：道理をさがし求める。　○融会貫通：多くの学説をこなして理解し、すべてをよく知りつくす。　○愜くす：こころよい。満足する。　○荒謬：でたらめ。荒唐。《傷寒論疏義》では「菷謬」に作るが、「菷」の字は諸橋轍次の《大漢和辞典》にない。「荒」の字の間違いと思われる。　○悠誕：悠は、とおい。はるか。誕は、いつわる。あざむく。　○著録：帳簿などに記録する。
【通釈】　一、この書物が集める所は、いずれも諸家の格言である。必ず心を潜めて道理を探し求め、多くの学説を理解してすべてを知り尽くし、務めて経典の趣旨に満足させることが必要である。でたらめで大いに欺き、人の目を眩惑させるようなものは、概ね記録していない。

【本文】　一、原文は一に趙開美の覆刻宋版に遵《したが》う。而して論中の魯魚亥豕《ろぎょがいし》は、今悉く詳審《しょうしん》校正し、正しく画一に帰す。当に此の刻を以て定本と為すべし。其れ《玉函》《脈経》の諸書の文字の同異は、詳らかに《傷寒攷異》の中に臚《ろ》す。
【語釈】　○覆刻：前に出版した版本をそのままの形に版刻すること。復刻に同じ。　○魯魚：文字の誤り。魯と魚は、間違い易い。　○亥豕：文字が似ているために生じる誤り。亥と豕は、文字が似ている。　○詳審：つまびらか。心がよくゆきとどく。　○画一：すべてを一様にそろえる。　○刻：刻本に同じ。版木に文字をきざんで印刷した本。　○臚：臚列に同じ。ならべる。
【通釈】　一、原文は、一に趙開美の復刻宋版に従う。そして本論の中の文字の間違いは、今悉くつまびらかに校正し、正しく全てを一様に揃えた。この刻本をもって定本とすべきである。《玉函》や《脈経》などの諸々の書物の文字の異同は、詳らかに《傷寒攷異》の中に臚列した。

【本文】　一、旧本に少陽は陽明の後に在るは、甚だ穏《おだ》やかならざるに似たり。

夫れ太陽の少陽に伝わり、少陽の陽明に伝うるは、迺《すなわ》ち三陽伝病の序にして固より移易《いえき》す可からず。且つ六病の次序と《内経》とは判然として途を両つにすれば、遂に彼は是れ前稿を牽《ひ》き合わせて竊かに改正すと為すを致し難し。然して又先賢の書を思えば、臆肆《おくし》す可からず。今姑く其の旧に依る。其の概略の若きは、後の総評の中に見わる。

【語釈】　○移易：移り変わる。　○判然：はっきりしたさま。　○臆肆：臆は、推量する。おしはかる。肆は、ほしいままにする。

【通釈】　一、旧本に《少陽篇》が《陽明篇》の後ろにあるのは、甚だ穏当でないようである。そもそも太陽病が少陽に伝わり、少陽病が陽明に伝わるのは、三陽の病が伝わる順序であり、固より変えることはできない。かつ六病の順序と《内経》とは明らかに道が異なるので、遂に《傷寒論》は以前の《内経》の内容を引き合わせて窃かに改正することは困難である。そしてまた先賢の医書の内容を考えると、恣に推量することはできない。今姑くはその元の順序に従う。その概略のようなものは、後の《総評》の中に見われている。

【本文】　一、旧本に条毎《ごと》に方を掲ぐるは、最も繁瑣《はんさ》に属す。今此の編は毎《つね》に方の已に前に見わるる者は、復た後に録出せず。但だ調胃承気湯方は《太陽篇》に於いては則ち「少少温服す（29）」と云い、《陽明篇》に於いては則ち「温めて之を頓服す（207）」と云えば、此れ煮服は病に因りて同じならざるを知る。乃ち、重複し前後に並存するを嫌わざる所以にして古人の丁寧の意を見わすなり。

【語釈】　○繁瑣：繁は、盛んである。わずらわしい。煩に同じ。瑣は、わずらわしい。

【通釈】　一、旧本に条ごとに処方を掲載するのは、最も煩わしい。今この編では、常に処方が既に前に見われている場合は、また後に記録して提出しない。ただ、調胃承気湯方は、《太陽篇》では「少々温服する（29）」と言い、《陽明篇》では「温めてこれを頓服する（207）」と言うので、このように煮服法は病によって同じでないことが解る。即ち、これが重複して前後に並存するのを嫌わない理由であり、古人の丁寧の意を見わしている。

【本文】　一、経文に立論有りて方無き者は、之を医《いや》すに汗下を借りて方を為すこと有り。説者、学者は、当に類に触れて伸引し、証に臨みて斟酌すべし。

後人、徒に補いて方剤を立つるは、何ぞ瘤を懸《か》くるに異ならんや。今此の編に的《あき》らかに覈《しら》べ著明なる者の一二の方を掲ぐるも、他は皆繁載せず。
【語釈】　○説者：議論するもの。論者。　○伸引：引伸に同じ。引き伸ばす。
【通釈】　一、経文で論述はあるが、処方がない場合は、これを治療するのに汗法や下法を借りて処方とすることがある。論述する者や学ぶ者は、類に触れて引き伸ばし、証に臨んで斟酌すべきである。後人が徒に補って方剤を立てるのは、瘤をぶら下げるのとどうして異なることがあろうか。今この編では明らかに調べて著明である一二の処方を掲げるが、他のものはいずれも繁雑であるので記載しない。

【本文】　一、古方の権量は、諸説紛糾して一ならず。案ずるに、漢代の権法は百黍《しょ》を以て銖《しゅ》と為し、二十四銖を一両と為し、十六両を一斤と為す。而れども医家の用うる所は同じならず。乃ち、十黍を以て一銖と為せば、則ち仲景の一銖は当に今の一氂《り》四毫《ごう》五絲《し》なるべく、一両は当に今の三分の四氂八毫なるべく、一斤は当に今の五銭五分五氂八毫なるべく、其の量は則ち一合は当に今の一勺に奇有るべく、一升は当に今の一合に奇有るべく、一斗は当に今の一升一合に奇有るべきを知る。凡そ薬に幾升と称する者は、薬升に係る。之を秤るは、通用の升に非ざるなり。但だ水と粳米は此の例に在らざるなり。其の十黍を以て銖と為すと、薬升の説に及びては、陶氏の《本草序録》に見わる。侍医の小島学古（尚質）は《古方権量攷》を著わし、核を詳らかにして微を精《くわ》しくするも、茲に備録せず。
【語釈】　○権量：はかりとます。　○黍：きび。　○氂：分量の単位。毫の十倍。　○勺：一合の十分の一。　○奇：あまり。　○核：物事の中心。重要な点。　○微：微か。小さくて見にくい。
【通釈】　一、古方のはかりとますは、諸説が紛糾して一つでない。案じるに、漢代の重さをはかる方法は、百黍《しょ》を一銖《しゅ》とし、二十四銖を一両とし、十六両を一斤とする。しかし、医家が用いる所は、同じでない。即ち、十黍をもって一銖とすれば、仲景の一銖は今の一氂《り》四毫《ごう》五絲《し》であるはずであり、一両は今の三分の四氂と八毫であるはずであり、一斤は今の五銭五分五氂八毫であるはずであり、その量に関しては一合は今の一勺余りであるはずであり、一升は今の一合余りであるはずであり、一斗は今の一升一合余りであるはずであるのが解る。およそ薬に幾升と称する場合は、薬升に係わる。これを秤るのは、通常に用いる升ではない。ただ、水と粳米はこの例ではない。十黍をもって一銖とするのと薬升の説に及んでは、陶氏の《本草序録》に見われている。侍医の小島学古（尚質）は《古方権量攷》を著わし、物事の中心を詳らかにして微妙なところを精密にしているが、ここでは記録して備えることはしない。

【本文】　一、是の書は編輯《へんしゅう》すと云うと雖も、諸家の言も又未だ敢えて尽く信ぜざるは、以為《おもえ》らく確かな間に未だ妥《おだ》やかならざる処有ればなり。即ち、参じえるに臆を以て之が見を得。故に前輩の諸説は復た識別せざる者有り。敢えて人の功を掩《おお》いて己の有と為すに非ざるなり。唯だ恐らくは探討既に隘《せま》ければ、漏れに掛かるは尠《すく》なからず。後の君子は或は僭《おご》り偸《ぬす》むを以て罪を見ること毋れ。而ち、之に規正を賜うるは、是れも亦芻蕘《すうじょう》の幸いなり。

甲辰《きのえたつ》季《き》春《しゅん》念《ねん》六日、喜多村直寛、士栗、識す。

【通釈】　○編輯：編集に同じ。材料を集めて書物・新聞・記録を作る。　○掩う：おおってとる。　○探討：さぐり尋ねる。探求する。　○規正：ただす。正しくする。　○芻蕘：草かりときこり。いやしい身分の人。自分の詩文を謙遜していう。　○甲辰：西暦1844年。　○季春：陰暦三月。　○念：二十。念六日は、二十六日。

【通釈】　一、この書物は編集すると言うが、諸家の言葉もまたいまだあえて尽く信じないのは、思うに確実な部分の間にもいまだ穏当でない所があるからである。即ち、参照する場合に、臆測をもってこの見解を得たのである。そこで、先輩の諸々の説はまた識別していない場合がある。あえて人の功績をおおい取って自分の所有とするのではない。ただ、恐らくは探求が既に狭いので、漏れてしまった所は少なくない。後に学問に志す人は、あるいはおごって人の考えを盗み、これによって罪を得てはならない。即ち、これに規正を与えれば、これもまた私の幸せである。

甲辰《きのえたつ》（西暦1844年）三月二十六日、喜多村直寛、字は士栗が記載する。

諸家の傷寒の箋釈《せんしゃく》に據《よ》りて姓氏を引く

【本文】　成氏　聊攝《りょうせつ》の成無己、宋の嘉祐と治平の間に生まれ、後、金人と為《な》る。《注解傷寒論》及び《傷寒明理論》を著わす。

龐《ほう》氏　蘄《き》水の龐安時、字は安常、宋の元符中の人。《傷寒総病論》を著わす。

朱氏　朱氏、名は肱《こう》、無求子と号す。宋の大観中の人。仕えて奉議郎と為る。《活人書》及び《傷寒百問》を著わす。

新安陸氏　新安の陸彦功、復斎と号す。明の弘治中の人。《傷寒類証便覧》を著わす。

建安許氏　建安の許宏、字は宗道、明の永楽中の人。《金鏡内台方議》を著わす。

新安汪氏　新安の汪機、字は省之、石山と号す。明の嘉靖《せい》中の人。《傷寒選録》を著わす。

王氏　金壇の王肯堂、字は宇泰、念西居士と号す。明の万暦中の人。《傷寒証治準縄》を著わす。

方氏　歙《きゅう》人の方有執、字は中行、明の万暦中の人。《傷寒論条弁》を著わす。

喩氏　西昌の喩昌、字は嘉言、清の順治中の人。《尚論》《傷寒論重編》を著わす。

徐氏　檇《すい》李の徐彬《ひん》、字は忠可、清の康熙中の人。《傷寒原方発明》を著わす。

程氏　新安の程応旄《ぼう》、字は郊倩《こうせい》、清の康熙中の人。《傷寒論後条弁》を著わす。

張氏　長州の張璐《ろ》、石頑と号す。清の康熙中の人。《傷寒纘《さん》論》を著わす。

汪氏　長州の汪琥《こ》、字は苓友、青谿子と号す。清の康熙中の人。《傷寒弁証広注》を著わす。

周氏　呉門の周揚俊、字は禹載、清の康熙中の人。《傷寒論三註》を著わす。

隠庵張氏　銭塘の張志聰、隠庵と号す。清の康熙中の人。《傷寒論宗印》及び《集註》を著わす。

令韶張氏　銭塘の張錫駒、字は令韶、清の康熙中の人。《傷寒直解》を著わす。

銭氏　虞《ぐ》山の銭潢《こう》、字は天来、清の康熙中の人。《傷寒論証治発明溯源集》

を著わす。

魏《ぎ》氏　栢《はく》卿の魏荔彤《れいとう》、字は念庭。《傷寒論本義》を著わす。

柯《か》氏　慈谿の柯琴、字は韵伯《いんはく》、清の雍正中の人。《傷寒来蘇集》を著わす。

《金鑑》　乾隆御纂《さん》《医宗金鑑》、清の呉謙等、奉勅《ほうちょく》にて撰す。

松陵徐氏　松陵の徐大椿《ちん》、字は霊胎《れいたい》、清の乾隆中の人。《傷寒類方》を著わす。

舒《じょ》氏　進賢の舒詔、字は馳遠、清の乾隆中の人。《再重訂傷寒論集註》を著わす。

沈氏　錫山の沈金鰲《ごう》、字は芊《せん》緑、清の乾隆中の人。《傷寒綱目》を著わす。

呉氏　武原の呉儀洛、字は遵《じゅん》程、清の乾隆中の人。《傷寒分経》を著わす。

尤《ゆう》氏　長州の尤怡《い》、字は在涇《ざいけい》、清の雍正中の人。《傷寒貫珠集》を著わす。

秦氏　雲間の秦之楨《てい》、字は皇士、清の康熙中の人。《傷寒太白》を著わす。

以上の《傷寒論》の注家の姓氏は、《疏義》に引用する所なり。此の他に編中に載《しる》す所の諸説は、直ちに標して人の姓名を撰《えら》べば、則ち茲に其の目を繁《はん》引せず。

皇国の此の経を注する者は、凡そ数十家は僂指《ろうし》に遑《いとま》せず。中西子文（惟忠）の《弁正》及び《名数解》、山田宗俊（正珍）の《集成》、劉廉夫《りゅうれんふ》（元簡）の《輯義《しゅうぎ》》の如きは、実に各々発揮すること有り。近くは侍医の劉茝庭《さいてい》（元堅）、洽聞《こうぶん》博識にして医林の泰斗と為す。其の先人の《輯義》の著に就《つ》きて余意を拡充し、《述義》の一書を為《つく》る。弁析《べんせき》極めて精しく、前人の未だ発せざるの秘を発す。愚も亦并びに取りて篇中に著わすを以て、因りて此に記す。

【語釈】　○箋釈：本文の意味の解釈、注釈。　○成氏：成無己。西暦約1066年生～1156？年没。　○嘉祐：1056年～1063年。　○治平：1064年～1067年。　○龐氏：龐安時。1042年生～1099年没。　○元符：1098年～1100年。　○大観：1107年～1110年。　○弘治：1488年～1505年。　許氏：許宏。約1341年生～？年没。　○永楽：1403年～1422年。　○嘉靖：1522年～1566年。　○王氏：王肯堂。1549年生～1613年没。　○万暦：1573年～1615年。　○方氏：方有執。1523年生～？年没。　○喩氏：喩嘉言。1585年生～1664年没。　○康熙：1662年～1722年。　○張氏：張路玉。1617年生～1700年没。　○隠庵張氏：張志聰。1644年生～1722年没。　○柯氏：柯韵伯。約1662年生～1735年没。　○雍正：1723年～1735年。　○奉勅：天子の命令を受ける。　○撰す：撰集する。選び集める。編集する。　○松陵徐氏：徐霊胎。1694年生～1771年没。

○乾隆：1736年～1795年。　○沈氏：沈金鰲。1717年生～1776年没。　○尤氏：尤在涇。？年生～1749年没。　○繁引：繁は、しばしば。引は、引用する。

○皇国：天皇の治める国。　○僂指：すみやかにさし示して述べる。　○中西子文：中西深斎。1724年生～1803年没。　○山田宗俊：1749？年生～1787年没。　○劉廉夫：多紀元簡。1755年生～1810年没。　○劉茝庭：多紀元堅。1795年生～1857年没。　○洽聞：広い見聞。知識が広い。博聞。　○泰斗：学問・芸術などの大家、第一人者をいう。　○弁析：道理にかなうかどうかをはっきりさせる。

【通釈】　成氏　聊攝《りょうせつ》の人、成無己は宋代の嘉祐と治平の間に生まれ、後に金人となった。《注解傷寒論》、および《傷寒明理論》を著わした。

龐氏　蘄《き》水の人、龐安時、字は安常、宋代の元符中の人である。《傷寒総病論》を著わした。

朱氏　朱氏は、名は肱《こう》、無求子と号した。宋代の大観中の人である。仕えて奉議郎となった。《活人書》、および《傷寒百問》を著わした。

新安陸氏　新安の人、陸彦功は、復斎と号した。明代の弘治中の人である。《傷寒類証便覧》を著わした。

建安許氏　建安の人、許宏は、字は宗道、明代の永楽中の人である。《金鏡内台方議》を著わした。

新安汪氏　新安の人、汪機は、字は省之、石山と号した。明代の嘉靖《せい》中の人である。《傷寒選録》を著わした。

王氏　金壇の人、王肯堂は、字は宇泰、念西居士と号した。明代の万暦中の人である。《傷寒証治準縄》を著わした。

方氏　歙《きゅう》の人、方有執は、字は中行、明代の万暦中の人である。《傷寒論条弁》を著わした。

喩氏　西昌の人、喩昌は、字は嘉言、清代の順治中の人である。《尚論》《傷寒論重編》を著わした。

徐氏　檇《すい》李の人、徐彬《ひん》は、字は忠可、清代の康熙中の人である。《傷寒原方発明》を著わした。

程氏　新安の人、程応旄は、字は郊倩、清代の康熙中の人である。《傷寒論後条弁》を著わした。

張氏　長州の人、張璐《ろ》は、石頑と号した。清代の康熙中の人である。《傷寒纘《さん》論》を著わした。

汪氏　長州の人、汪琥《こ》は、字は苓友、青谿子と号した。清代の康熙中の人である。《傷寒弁証広注》を著わした。

周氏　呉門の人、周揚俊は、字は禹載、清代の康熙中の人である。《傷寒論三註》を著わした。

隠庵張氏　銭塘の人、張志聰は、隠庵と号した。清代の康熙中の人である。《傷寒論宗印》、および《集註》を著わした。

令韶張氏　銭塘の人、張錫駒は、字は令韶、清代の康熙中の人である。《傷寒直解》を著わした。

銭氏　虞《ぐ》山の人、銭潢は、字は天来、清代の康熙中の人である。《傷寒論証治発明溯源集》を著わした。

魏氏　栢《はく》卿の人、魏茘彤《れいとう》は、字は念庭である。《傷寒論本義》を著わした。

柯氏　慈谿の柯琴、字は韵伯、清の雍正中の人。《傷寒来蘇集》を著わした。

《金鑑》　乾隆御纂《さん》《医宗金鑑》は、清代の呉謙などが皇帝の命を受けて選集した。

松陵徐氏　松陵の人、徐大椿は、字は霊胎、清代の乾隆中の人である。《傷寒類方》を著わした。

舒氏　進賢の舒詔、字は馳遠、清の乾隆中の人である。《再重訂傷寒論集註》を著わした。

沈氏　錫山の人、沈金鰲《ごう》は、字は芊緑、清代の乾隆中の人である。《傷寒綱目》を著わした。

呉氏　武原の人、呉儀洛は、字は遵《じゅん》程、清代の乾隆中の人である。《傷寒分経》を著わした。

尤《ゆう》氏　長州の人、尤怡《い》は、字は在涇《けい》、清代の雍正中の人である。《傷寒貫珠集》を著わした。

秦氏　雲間の人、秦之楨《てい》は、字は皇士、清代の康熙中の人である。《傷寒太白》を著わした。

以上の《傷寒論》の注釈家の姓名は、《傷寒論疏義》に引用したものである。この他に編の中に記載する諸々の説は、直ちに標榜して人の姓名を選んだので、ここではその項目をしばしば引用しない。

本邦でこの経典を注釈する者は、およそ数十人を直ちに数え上げることができる。中西子文（惟忠）の《傷寒論弁正》、および《傷寒名数解》、山田宗俊（正珍）の《傷寒論集成》、劉廉夫（多紀元簡）の《傷寒論輯義》のようなものは、実に各々発揮する点がある。近くは侍医の劉茝庭（多紀元堅）は博聞博識であり、医学界の第一人者である。彼の父親が著わした《傷寒論輯義》の著書についてその他の意見を拡充し、《傷寒論述義》の書物を作った。解析は極めて精しく、前人がいまだ述べていない奥秘を発している。私もまた並びにその意見を採用して本篇の中に著わしたので、これによってここに記入する。

傷寒論総評

【本文】　《傷寒論》は、後漢の張機《ちょうき》、仲景の著わす所なり。皇甫謐《こうほひつ》は其の書を論じて曰く、「之を用いて験《しるし》多し」と。陶弘景曰く、「張仲景の一部は、最も衆方の祖と為す」と。孫思邈曰く、「旨趣《ししゅ》を尋思《じんし》するも、其の致《ち》を測ること莫し」と。所以に医人は鑽仰《さんぎょう》すること能わず、其の証治の方法は著わして版冊に在り、日星の天に麗《つら》なり、万古を互いにするが如くにして易《か》う可からず。然して其の書は実は三代の遺《い》にして文は簡厳にして寓意は淵奥、義理は毫毛に判《わ》け、神思は呼噏《きゅう》に運らし、細かく賾《さく》を玩《もてあそ》びて究むらざれば、則ち未だ読み易からずと為すなり。苟も斯の学に篤く志す者は、優游涵泳《ゆうゆうかんえい》、黙識心通《もくしきしんつう》し、然る後に能く其の微に造《いた》れば、則ち胸に成竹有り、目に全牛無し。其の門を得ざる者は、未だ生生に語るに由らざればなり。

【語釈】　○旨趣：学説などの内容、意味。　○尋思：いろいろと思いをめぐらす。　○致：つたえる。送致（送り届ける）の意か。　○鑽仰：学徳をあおぎしたう。道理を深く求める。　○版冊：版籍に同じ。書物。冊は、書物。○万古：いつまでも。永久。　○三代：夏殷周の三王朝。　○遺：遺経の略。聖賢が後世に残した経書。　○簡厳：簡は、簡略。厳は、厳格。　○寓意：他の物事にかこつけて、思いを述べる。　○淵奥：淵のように奥が深い。　○義理：正しいすじ道。　○毫毛：細い毛。転じて、少し。わずか。　○呼噏：呼吸。　○賾：奥深い道理。　○優游涵泳：ゆったりと落ち着いて学問や芸術を味わう。　○黙識：無言で心の中に記憶してわすれない。　○成竹：前もって心の中にえがいている計画。もくろみ。画家が竹の画をえがくとき、できあがった竹の姿をまず胸の中にえがき、それから筆をとることから出たことば。○目に全牛無し：技術が優れ熟達している。屠牛の専門家が牛の全体の形を見なくても、その筋や肉のつきぐあいをよく心得ていることからいう。　○生生：いきいきしているさま。

【通釈】　《傷寒論》は、後漢の張機《ちょうき》、仲景が著わした書物である。皇甫謐《こうほひつ》はその書物を論じ、「これを用いると、有効なことが多い」と言う。陶弘景は、「張仲景の一部は、最も衆方の祖である」と言う。孫思邈は、「内容をいろいろと思い巡らしても、それが伝える内容を推測することはできない」と言う。そこで、医者は道理を深く求めることができないが、その証候と治療の方法は著わして書物にあり、日や星が天に連なって永久に入れ代わるように、内容を変えることはできない。そしてその書物は実際は夏・殷・周の三王朝の遺経であり、文章は簡潔で厳格であるが、含まれている意義は淵のように奥深く、正しいすじ道を僅かな所で判断し、神のような思索を呼吸の間に運らし、奥深い道理を詳細に玩味して究めるのでなければ、いまだ読み易くない。苟もこの学問に篤く志す者は、ゆったりと落ち着いて味わい、無言で心の中に記憶して心に通じ、その後によくその微妙な点に至る場合は、前もって心の中に画いていた竹のように、あるいは牛全体の形を見なくてもその筋肉の付き具合が解るように、容易に内容を把握することができる。ただ、この門に入ることができないのは、いまだ活き活きとした内容を語り合わないからである。

【本文】　是の書の命《なづ》くるに傷寒を以てする者は、蓋し風寒温疫を総括するの謂いなり。《八十一難》は傷寒に五有るを論じ、曰く「中風有り、傷寒有り、湿温有り、熱病有り、温病有り」と。呂氏は《三難》に注し、曰く「外邪は、傷寒、中風の類なり」と。成聊攝《りょうせつ》は、《傷寒例》の「凡そ傷寒の病は、多く風寒従り之を得（98）」に注し、「凡そ中風と傷寒の病為る、古《いにしえ》自り之を傷寒と謂う」と云う（《孟子》に「寒疾有り、風す可からず」と。《穆天子伝》に「沢中に狃《な》れて寒疾に逢う」と。郭璞《かくはく》注して云う、「風寒に遇いて病を得」と。案ずるに、是れも亦概ね風寒を寒疾と為すの徴《しるし》なり）。又《千金方》に《小品》を引き、「傷寒は雅士《がし》の辞」と云い、「天行の温疫は是れ田舎の間の号のみ」と云う。《肘後方》に「貴勝雅言《がげん》は、総じて傷寒と為す。世俗は因りて号して時行と為す」と云い、又「傷寒、時行、温疫の三名は同一の種のみにして源本は小しく異なる」と云う。《外台秘要》に許仁則は天行病を論じ、「此の病、方家は呼びて傷寒と為す」と云う。楊上善の《太素》は、《経》の注に「熱病、号して傷寒と曰うは、本に就きて名を為すのみ」と云う（《素問・水熱穴論》の注に出づ。〇《聖済総録・小児傷寒論》に曰く、「傷寒の病は、冬時に厳寒に冒犯して之を得る者有り。四時の非節の気に傷られて之を得る者有り。感ずる所は同じならずと雖も、然れども皆傷寒と名づく」と。雞峯《けい》の《普済方》に「凡そ傷寒の病は、本是れ風寒、暑湿、疫癘の気なり。其の称は各々別なり」と。《保幼大全》に「四時の病、皆之を傷寒と謂う者は、乃ち総じて之を概するの名なり」と）。王冰、《素・刺志論》の「傷寒」に注し、「傷は、觸冒するを謂うなり」と云う。管象黄（鼎）云う、「寒は、天地の一気なり。傷寒なる者は、一を挙げて以て書を名づく」と。一百十三方は、果たして皆寒を治するの剤ならんや。猶《魯史》は四時を錯挙《さくきょ》して春秋と名づくるがごときなり（《呉医彙講》）。是れ並びに古昔に風寒、温疫を統称して傷寒と為すの明徴なり。而して仲景の名義は祇此《ただ》に取るなり。蓋し、疾疢《しっちん》の証候は多端にして変化百出す。端倪《たんげい》す可からざる者は、風寒、温疫、焉《こ》れに如《し》くは莫し。故に陶貞白は《神農本草経》の「大病の主は、中風、傷寒有り」に注して曰く、「傷寒の証候は、二十余条有り。中風は、乃ち数十種有り」と。葛稚川も亦云う、「傷寒に数種有り。庸人《ようじん》は分別すること能わず。乃ち暑と湿の証候の若きは、証候固より一定して方治も亦少なし」と。是を以て仲景之を雑病中に録して敢えて風寒と並びに論ぜざるなり。昔人、傷寒を以て暑湿の名を該ぬと為し、或は瘧痢の類を併せて傷寒と為す者は、共に仲景命名の旨を失す。

【語釈】　○《八十一難》：《難経》を指す。　○中風有り云々：出典は、《難経・第五十八難》。　○《孟子》：《孟子・公孫丑章句下》では、「寡人就きて見る如き者なり。寒疾有り、以て風す可からず」に作る。宇野精一著の《全釈漢文大系・孟子》では、「本来、私のほうから出かけて会見すべきだが、風邪を引いて風に当たるわけにいかぬ」とある。　○雅士：風流な人。正しく上品な人。　○貴勝：貴は貴人。勝は、まさる。すぐれる。　○雅言：正しく発音して言う。常に言う。　○天行：天のめぐり。天体の運行。　○方家：有名な大家。　○《素・刺志論》：《素問・刺志論》に言う「気盛んに身寒ゆるは、之を傷寒に得」の注釈を指す。　○觸冒：きげんをそこねる。罪などを犯す。　○錯挙：まじえてあげる。　○名義：物の名称とその意味。　○疾疢：疢疾に同じ。熱病。　○端倪：おしきわめて知る。　○如く：およぶ。相当する。　○庸人：普通の人。凡人。

【通釈】　この書物を命名するのに傷寒をもってするのは、思うに風寒と温疫を総括することを言う。《難経》では傷寒に五種類があることを論じ、「中風があり、傷寒があり、湿温があり、熱病があり、温病がある」と言う。呂氏は《難経・第三難》に注釈し、「外邪は、傷寒や中風の類である」と言う。聊《りょう》攝《せつ》の成無己は、《傷寒例》の「およそ傷寒の病は、多くが風寒よりこれを得る（98）」に注釈し、「およそ中風や傷寒の病と言うものは、古《いにしえ》よりこれを傷寒と言う」と言う（《孟子》には「寒疾があり、風に当たることができない」とある。《穆天子伝》には「沢の中に馴れて寒疾に逢う」とある。郭璞《かくはく》はこれを注釈し、「風寒に遇って病を得た」と言う。案じるに、これもまた概ね風寒を寒疾とする徴候である）。また、《千金方》では《小品》を引用し、「傷寒は上品な人の言葉である」と言い、「天行の温疫は、田舎の間の呼び名である」と言う。《肘後方》では「貴人や優れた人の正しい言葉は、総じて傷寒である。世俗は、これによって時行と呼ぶ」と言い、また「傷寒、時行、温疫の三つの名称は同じ種類であるが、源が小し異なる」と言う。《外台秘要》では許仁則が天行病を論じ、「この病は、有名な大家は呼んで傷寒とする」と言う。楊上善の《太素》は、《内経》の注釈に「熱病を呼んで傷寒と言うのは、本について名づけるだけである」と言う（《素問・水熱穴論》の注釈に出る。○《聖済総録・小児傷寒論》では、「傷寒の病は、冬の時期に厳しい寒さに犯されてこれを得る場合がある。一年の四時に通常では出現しない異常な気に傷られてこれを得る場合がある。感じる所は同じでないが、皆傷寒と名づける」と言う。雞《けい》峯の《普済方》では、「およそ傷寒の病は、元々が風寒、暑湿、疫癘の気である。その名称は各々が別である」とある。《保幼大全》では、「四時の病が皆これを傷寒と言うのは、総じてこれを概括する名である」とある）。王冰は《素問・刺志論》の「傷寒」に注釈し、「傷は、触れて冒されることを言う」と言う。管象黄（鼎）は、「寒は、天地の気の一つである。傷寒は、一つを挙げて書物を名づける」と言う。百十三方は、果たして皆寒を治療する方剤であろうか。丁度《魯史》は四時を交えて挙げ、これを春秋と名づけるようなものである（《呉医彙講》）。これらは、並びに古に風寒や温疫を総称して傷寒とする明らかな証拠である。そして仲景の名義はただここに取るだけである。思うに、熱病の証候は多端であり、数多くの変化が出現する。推し究めて知ることができないのは、風寒と温疫に及ぶものがない。そこで、陶貞白は《神農本草経》に言う「大病の主なものには、中風と傷寒がある」に注釈し、「傷寒の証候は、二十余条がある。中風は、数十種がある」と言う。葛稚川もまた、「傷寒には数種がある。凡人は、これを分別することができない。即ち、暑と湿の証候のようなものは、証候は固より一定し、治療法もまた少ない」と言う。ここをもって仲景はこれを雑病の中に記録し、あえて風寒とは並びに論述しない。昔の人が傷寒は暑湿の名を兼ねるとし、あるいは瘧疾や痢疾の類を併せて傷寒とするのは、ともに仲景が命名する主旨を失っている。

【本文】　卒病は、即ち雑病の訛《なまり》なり。郭雍の「仲景の叙論に曰く、「傷寒雑病論合わせて十六巻」と。而して其の目を標する者は、書を誤りて卒病と為す」と曰うは、非なり。古の書を伝うるに怠惰の者は、字画に於いて多く偏旁《へんぼう》を省き、字を書くは或は二字を合わせて一を為るに因るが故に「雑」を書きて「桼」と為し、或は省きて「卒」と為す。今「卒病」と書くは、則ち「雑病」の字なり。漢の劉向校中秘書は、「趙」を以て「肖」と為し、「齊」を以て「立」と為すの説有り、皆省文に従る。而ち此に至りて「雑病」の「卒病」と書くは以て異なること無し（案ずるに、「卒」の字の古文は「雑」と誤り易し。李善は潘岳の《西征賦》の「卒かに晋を陵《おか》して恥を雪ぐ」に注して云う、「卒を或は雑と為すは、非なり」と。是れも亦一証なり）。雑病論は、即ち今の《金匱要略》なり。説は《金匱疏義》に詳らかにす。許氏の《説文》に「論は、議するなり。言に従い侖《ろん》の声」と。劉勰《きょう》曰く、「論なる者は、倫《りん》なり。彌《あまね》く群言を倫《なら》べて一理を究むるなり」と（《文心彫龍》）。劉知幾も亦曰く、「論なる者は、疑惑を弁じ凝滞を釈する所以なり」と。歐陽修曰く、「論なる者は、何ぞや。疑う者の為に設くるなり」と。或るひと云う、「論は是れ議論の論にして之を条理有る者に言うなり」と。「論」の字は糸に従えば則ち糸綸《しりん》の綸と為《な》り、人に従えば則ち人倫の倫と為る。故に鄭康成曰く、「論は、理なり」と。此の書は命《なづ》けて「論」と曰う。其の意は亦斯《ここ》に在り（《漢・藝《げい》文志》に「論語なる者は、夫子既に卒し、門人相い与《とも》に輯《あつ》めて論篹《ろんさん》す。故に之を「論語」と謂う」と。師古曰く、「篹と撰は同じ」と）。

【語釈】　○叙論：本論の初めにおく論説。序論に同じ。　○偏旁：部首で左にあるのが偏、右にあるのが旁。　○論は議するなり：議は、はかる。道理を説くの意。　○論なる者は倫なり：倫は、道理、すじ道。　○条理：すじ道。

○糸綸：天子のみことのり。天子のことばは糸のように細いが、臣下はこれを綸（官印を身につける組みひも）のように大きく心得るからいう。　○人倫：人として守るべき道。　○論篹：論纂《さん》に同じ。種々議論して編集すること。篹は、のべる。書物を作る。　○撰：選ぶ。より分ける。

【通釈】　卒病は、雑病の訛《なまり》である。郭雍が「仲景の序論では、「傷寒雑病論は合わせて十六巻」と言う。そしてその名称を標榜する者が書を誤って卒病とした」と言うのは、誤りである。古代に書物を伝える場合、おこたる者は、字画において多く偏《へん》や旁《つくり》を省き、字を書く場合に、あるいは二字を合わせて一つに作ることによって、「雑」の字を書いて偏の「桼」とし、あるいは省いて「卒」とする。今「卒病」と書くのは、「雑病」の字である。漢の劉向校中秘書には、「趙」の字を「肖」とし、「齊」の字を「立」とする説があり、いずれも省文による。即ち、ここに至って「雑病」を「卒病」と書くのは、これと異なることがない（案じるに、「卒」の字は古文では「雑」の字と誤り易い。李善は潘岳の《西征賦》の「卒かに晋を侵して恥を雪ぐ」に注釈し、「卒を、あるいは雑とするのは、間違いである」と言う。これもまた証拠の一つである）。雑病論は、今の《金匱要略》である。説は、《金匱要略疏義》に詳らかにする。許氏の《説文》では、「論は、議《はか》ることである。言に従い侖《ろん》の声である」とある。劉勰《きょう》は、「論は、道理のことである。あまねく多くの言葉を並べて一つの道理を究めることである」と言う（《文心彫龍》）。劉知幾もまた、「論は、疑惑を弁別し、凝滞を解く方法である」と言う。歐陽修は、「論は、何であろうか。疑う者のために設けることである」と言う。ある人は、「論は議論の論であり、これをすじ道がある場合に言う」と言う。「論」の字は、糸偏に従う場合は糸綸《しりん》の綸になり、人偏に従う場合は人倫の倫になる。そこで、鄭康成は、「論は、理《ことわり》である」と言う。この書物は名づけて「論」と言う。その意はまたここにある（《漢書・芸文志》に「論語は、孔子が既に死亡し、門人がともに言葉を集めて編集した。そこで、これを「論語」と言う」とある。師古は、「篹と撰は同じである」と言う）。

【本文】　《隋・経藉志》の「仲景方十五巻」、《旧唐・経藉志》の「張仲景薬方十五巻、王叔和撰」、《新唐藝《げい》文志》の「王叔和、張仲景薬方十五巻」は、並びに仲景自序の十六巻の目と相い近くして《隋・経藉志》の註に《梁・七録》の「張仲景、傷寒を弁ずるの十巻」を載《しる》し、《新唐・藝文志》の「傷寒卒病論十巻」、《宋・藝文志》の「張仲景、傷寒論十巻」は、今に伝うる所の《傷寒論》乃ち是れなり。然らば則ち仲景の原本の「傷寒雑病論合わせて十六巻」は、蓋し六朝の間に人割裂《かつれつ》して二書と為す者なり（宋本《金匱要略》一巻は医学に藏され、書の梓《し》に刻せざること歳月、巻首に署《しる》して「張仲景述、王叔和編」と云うは、蓋し後人之を記す者に似たり）。

【語釈】　○割裂：わりさく。　○梓：版木。　○刻：きざむ。彫る。

【通釈】　《隋・経藉志》の「仲景方十五巻」、《旧唐・経藉志》の「張仲景薬方十五巻、王叔和撰」、《新唐芸文志》の「王叔和、張仲景薬方十五巻」は、並びに仲景の自序の十六巻の項目と近似し、《隋・経藉志》の注釈に《梁・七録》の「張仲景、傷寒を弁じる十巻」を記載し、《新唐・芸文志》の「傷寒卒病論十巻」、《宋・芸文志》の「張仲景、傷寒論十巻」などの内容は、今に伝わる所の《傷寒論》がこれである。そうであれば、仲景の原本の「傷寒雑病論合わせて十六巻」は、思うに六朝の時代に人が割り裂いて二つの書物にしたものである（宋本の《金匱要略》一巻は医学に藏され、書物は版木に彫られずに歳月が経過したが、巻首に記《しる》して「張仲景述、王叔和編」と言うのは、思うに後人がこれを記したもののようである）。

【本文】　今の《傷寒論》は、乃ち宋の治平中の高保衡《こう》、林億等の校定本にして明の趙開美の翻雕《ほんちょう》する所なり。而して第一巻は《弁脈》《平脈》の二篇を載す。攷うるに、《弁》《平》の二篇は、疑うらくは後人の薈《わい》粋、古経の脈を論ずるの語にして篇を為す者なり。遂に仲景の本論と別に是れ一書なり。何となれば、則ち《弁脈》の「脈藹《あい》藹として、車蓋の如し（4）」の一節は《素問・平人気象論》、及び《十五難》に見われ、「脈来ること緩、時に一止す（6）」の一節は《太陽下篇》の炙甘草湯の後の一条（178）と同じく、「脈弦にして大（10）」の一節は《金匱要略》の血虚虚労篇（12）、驚悸吐衄篇（8）、及び婦人雑病篇（11）に見われ、「脈浮にして緊」の一節は《太陽中篇》（今本は此の条を脱す。《玉函経》に出づ）に見われ、《平脈》の「上工は望みて之を知る（37）」の一節は《六十一難》に見われ、「経の説に、脈に三菽《しゅく》、六菽の重さ有り（44）」の一節は《五難》に見われ、「東方は肝の脈（48）」の一節は《玉機真藏論》に見われ、「脈浮にして大（61）」の一節は《金匱》の水気病篇（2）（「大」の字は「洪」に作る）に見われ、其の他は見る所無しと雖も、之を全論に視れば鎔鑄《ようちゅう》して成る者なり。則ち踏襲の迹《あと》は歴然として徴す可し。諸家の論ずる所の如く、果たして叔和の増入せし文と為すは、確徴無しと雖も、據る可し。然れども当日撰次するは敢えて一語も敍《の》べず。吾は議を王医令に遺すこと無しとすること能わざるなり。

【語釈】　○治平：西暦1064年～1067年。　○翻雕：翻は、ひるがえす。翻訳。雕は、彫る。翻刻（原本どうりにふたたび出版する）の意。　○薈粋：薈は、しげる。草木の多く盛んな形容。粋は、集まる。抜粋。　○鎔鑄：金属をとかし鋳ること。転じて、物事を造りあげること。　○歴然：はっきりと明らかなさま。　○撰次：順序だてて撰定する。また、詩文を作り、順序よくならべること。

【通釈】　今の《傷寒論》は、宋の治平の時代の高保衡《こう》や林億などの校定本であり、明の趙開美がの翻刻したものである。そして第一巻は、《弁脈法》と

《平脈法》の二篇を記載する。考えるに、《弁脈法》と《平脈法》の二篇は、恐らくは後人の多くの抜粋であり、古の経典で脈を論述した言葉で篇を作ったものである。遂に仲景の本論とは別の書物である。その理由を言えば、《弁脈法》の「脈が藹《あい》藹として浮数で盛大であり、車の覆いのようになる（4）」の一節は《素問・平人気象論》、および《難経・第十五難》に見われ、「脈の到来が緩で、時に一回停止する（6）」の一節は《太陽下篇》の炙甘草湯の後の一条（178）と同じであり、「脈が弦で大（10）」の一節は《金匱要略》の血虚虚労篇（12）、驚悸吐衄篇（8）、および婦人雑病篇（11）に見われ、「脈が浮で緊」の一節は《太陽中篇》（今の本は、この条を脱している。《玉函経》に出ている）に見われ、《平脈法》の「優れた医者は望診によってこれを知る（37）」の一節は《難経・第六十一難》に見われ、「経典の説では、脈に三個の豆と六個の豆の重さがある（44）」の一節は《難経・第五難》に見われ、「東方は肝の脈である（48）」の一節は《素問・玉機真藏論》に見われ、「脈が浮で大（61）」の一節は《金匱要略》の水気病篇（2）（「大」の字は「洪」に作る）に見われ、その他は見る所がないが、これを全体に視ると造り上げて完成したものである。即ち、踏襲した迹《あと》ははっきりと明らかにすることができる。諸家が論じる所のように、果たして王叔和が増入した文であるとするのは、確かな証拠はないが、頼ることができる。しかし、当日に撰定したとはあえて一言も述べていない。私は、議論を王医令に遺すことが全くないとすることはできない。

【本文】　《弁》《平》の二論は叔和の増入と為すも、則ち《脈経》は已に其の文を引きて以て仲景の語と為す。若し仲景の原文と為せば、則ち六病の諸篇と議論合わず。此れ、千古の疑案なり。吾思うに、晋人は好みて偽託の書を為《つく》る。其の自作の書を以て名を前人に嫁《か》す者は、張覇《は》の百二尚書、衛宏の詩序の類の如き是れなり。又他人の書を以て己の作ると為す者は、郭象《かくしょう》の荘子注、何法の盛晋中興書の類の如き是れなり。然らば、則ち此くの如き二篇は魏と晋の間の人の作と為すは、疑い無きなり。

【語釈】　○千古：永久。永遠。　○偽託：偽は、いつわる。偽作。託は、よる。たよる。　○嫁す：つける。　○張覇：漢の学者。成帝の時、古文尚書百両編を得て献上したが、劉白によって偽書とされた。　○衛宏：後漢の学者。字は敬仲・次仲。若い時、九江の謝曼卿から毛詩を学び、詩序を作った。　○

郭象：晋の学者。老荘の学に深く、荘子に注した。　○何法の盛晋中興書：不明。

【通釈】　《弁脈法》と《平脈法》の二つの論述は王叔和の増入としても、《脈経》では既にその文を引いて仲景の言葉とする。もし仲景の原文とする場合は、六病の諸々の篇と議論が合致しない。これは、永遠に疑わしい議案である。私が思うには、晋の人は好んで偽作の書物を作った。自作の書物をもって名前を前人に付けるのは、張霸《は》の百二尚書や衛宏の詩序の類のようなものがこれである。また、他人の書物をもって自分が作ったとするのは、郭象《かくしょう》の荘子注や何法の盛晋中興書の類のようなものがこれである。そうであれば、このような二篇が魏と晋の間の人の偽作とするのは、疑いがない。

【本文】　序例の一篇は、王叔和の撰に係る。乃ち、「仲景の旧論を捜採《そうさい》す（88）」と云う。《外台》は其の文を載し、掲ぐるに「王叔和曰く」を以てすれば、則ち敢えて偽託して作るに非ざるなり。且つ其の言も亦経文と甚だ相い背《そむ》き謬《あやま》らざる者なり。愚嘗て《傷寒例考文》の一篇を著わす。宜しく参観すべし。

【語釈】　○偽託：《傷寒論疏義》では、「託」の字を「托」の字に作る。托は、のせる、身を寄せるの意。

【通釈】　《傷寒例》の一篇は、王叔和の撰集に係わる。即ち、「仲景の旧論を捜して採集した（88）」と言う。《外台》ではその文を記載し、「王叔和が言う」と掲載しているので、あえて偽作したのではない。かつその言葉もまた経文と甚だ違背し誤ったものではない。私は、かつて《傷寒例考文》の一篇を著わした。これを参観すべきである。

【本文】　痓湿暍の三種の一篇は、《金匱要略》に出づ。本是れ雑病なり。既に「傷寒と相い似為《た》るを以て（114）」と曰いて弁を致し、又《千金翼》は「傷寒は痓病、湿病、及び熱病と相い濫《みだ》る」と曰えば、乃ち後人の附す所は明らかなり。

【語釈】　○濫る：まぎらわしい。

【通釈】　痓湿暍の三種類の一篇は、《金匱要略》に出ている。元々これは雑病である。既に「傷寒と相互に似ているので（114）」と言って弁別し、また《千金翼》では「傷寒は痓病、湿病、および熱病と相互に紛らわしい」と言えば、後人が附した所であるのは明らかである。

【本文】　巻末の汗、吐、下、可、不可等の諸篇は、之を《玉函》《脈経》及び《千金翼》に査《しら》べるに、其の篇を分かつは大抵相同す。孫思邈曰く、「遂に仲景大論を披《ひら》き、…方証を以て比類相い附す」と。又篇首に「疾病の至るや急云々」の語に据《よ》れば、則ち復た後人、仲景の原文に就きて更に排比《はいひ》を為す者に似たり。今並びに刪正《さんせい》し以て学ぶ者に便す。
【語釈】　○仲景大論：《傷寒論》を指す。　○披く：開く。ひろげる。　○篇首：《不可発汗篇》の第1条を参照。　○排比：ならぶ。ならべる。　○刪正：文章の字句をけずり正す。
【通釈】　巻末の汗、吐、下、可、不可などの諸々の篇は、これを《玉函》《脈経》、および《千金翼》に調べると、その篇の区分は大抵が相同する。孫思邈は、「遂に《傷寒論》を開き、…処方と病証をもって比類して相互に附した」と言う。また、《不可発汗篇》の篇首に「疾病が到来するのは急激である云々」の言葉によれば、また後人が仲景の原文について更に並べたものに似ている。今並びに削り正して学ぶ者が便利なようにする。

【本文】　《太陽》より《差後労復》に至りては、文字は典雅、義は精微を蘊《つ》み、医家に在りては所謂「布帛《ふはく》菽粟《しゅくぞく》」にして一日も離る可からざる者なり。蓋し、是の篇、仲景古典の文を撰用す。而して其の間往聖《おうせい》の微言《びげん》必ず存する者有り、大略は《礼記》の漢儒に萃《あつ》められて孔子と子思の言並びに伝うるが如し。今是の著の《太陽上篇》に肇《はじ》まりて《差後労復》に終わるは、竊かに宋儒の《学庸》を表章するの意に本づくなり。仲景原本の次序は、今得可からず。而れども攷うるに、叔和の定むる所は信ず可しと為すを庶幾《しょき》す。前輩視て断簡《だんかん》残篇と為し、輒《すなわ》ち敢えて条裂《さ》き節割《わ》るも、未だ果たして仲景の原旨に合するや否やを知らず。今細かに原文を考え、竊かに節目を為せば、乃ち条分縷《る》析の中に於いて自ら聯絡《れんらく》貫通するの旨を寓す。他書の若く餔《ほ》を散じ序を平らぐるに非ざるなり。然れども何ぞ文公の《章句》の若きは、必ず上を承けて下を起こさんとするや。
【語釈】　○典雅：言葉が古典にのっとり、上品なこと。正しくて上品なさま。　○精微：くわしく細かなこと。精細。　○蘊む：積む。　○布帛菽粟：布帛は、もめんと絹。菽粟は、まめとあわ。日用必需品。ありふれたものではあるが、欠くべからざるもの。　○往聖：昔の聖人。先聖に同じ。　○微言：微妙なことば。奥深いことば。　○《礼記》：礼に関する理論と実際を記した書で、周末から漢初までの儒者の説を集録したもの。　○《学庸》：《大学》と《中庸》を指す。　○表章：ほめて広く世間に知らせる。　○庶幾：こいねがう。希望する。　○断簡：書物が断ち切れて残った一部分。残編断簡は、書物のばらばらな切れ端。断編残簡に同じ。　○節目：細目。　○条分縷析：一条一条明らかに分析する。筋道立てて分析する。　○聯絡：つながる。連絡。　○舗：しきつめる。舗石（敷石）の意か。　○序を平らぐ：順序をおさめ整える。

【通釈】　《太陽篇》より《差後労復篇》に至っては、文字は上品で、義は精細さを積み、医家にあっては、いわゆる「もめん、きぬ、まめ、あわのような欠くことのできない必需品」であり、一日も離れることのできないものである。思うに、この篇では、仲景は古典の文を撰用している。そしてその間に先聖の奥深い言葉が必ず残っている場合があり、大略は《礼記》の中で漢代の儒者に集められて孔子と子思の言葉が並びに伝わっているようなものである。今この著書が《太陽上篇》に始まって《差後労復篇》に終わるのは、私の心の中では宋代の儒者が《大学》と《中庸》を表章する意に本づけている。仲景の原本の順序は、今では得ることができない。しかし、これを考えると、王叔和が定めた所は信じるべきであると希望する。先輩はこれを視て書物がばらばらに断ち切れて残っているとし、あえて条文を裂き、各節を割るが、いまだ果たして仲景の元々の主旨に合致するかどうかは解らない。今詳細に原文を考え、窃かに細目を作ると、一条一条分析する中で自然と連絡し貫通する主旨が含まれている。これは、他の書物のように、敷き詰めたものを散じ、順序を整えるのではない。しかしながら、どうして朱熹の《章句》のようなものは、必ず上文を承けて下文を起こそうとするのであろうか。

【本文】　本論の三陽三陰は、乃ち《内経・熱論》に原《もと》づく。傷寒、中風、温病等の目は、《八十一難》に本づく。然れども仲景の意は、惟だ是れ彼の目を仮りて以て我が標識と為す者なり。故に其の名は相同して其の実は判然として自ら別なり。従来の注家は分弁覈《しら》べず、彼は是れ牽糾《けんきゅう》し、徒に頭緒《とうしょ》を分かち、以て庭に盈《み》ちて聚訟《しゅうしょう》するは、何ぞや。本経に「六経」の字面無し。所謂「三陰三陽」は、唯だ是れ仮りて以て表裏、寒熱、虚実を標するの義に過ぎず、固より藏府、経絡相い配するの謂いに非ざるなり。此の義は本論に討究すれば、而ち昭然として自ら彰《あき》らかなり。前注は動《やや》もすれば輒ち彼は是れ糾合し、大いに経旨と背きて馳《は》す。此れ六病の諸論を編《あ》むは、敢えて前人を襲わざる所以なり。本論の所謂「三陽三陰」は、病位を標する所以なり。陽は剛、陰は柔、陽は動、陰は静、陽は熱、陰は寒、陽は実、陰は虚なるは、是れ即ち常理なり。凡そ病の陽に属し、熱に属し、実に属する者は、之を三陽と謂い、陰に属し、寒に属し、虚に属する者は、之を三陰と謂う。細かにして之を析すれば、則ち邪表に在りて熱実の者は、太陽なり。邪半表半裏に在りて熱実の者は、少陽なり。邪胃に入りて熱実の者は、陽明なり。又邪表に在りて虚寒の者は、少陰なり。邪半表半裏に在りて虚寒の者は、厥陰なり。邪胃に入りて虚寒の者は、太陰なり。惟だ表熱甚だしければ、則ち裏も亦熱す。故に裏は乃ち熱すと雖も、病未だ胃に入らざれば、尚之を太陽に属す。表寒甚だしければ、則ち裏も亦寒ゆ。故に裏は乃ち寒ゆと雖も、病未だ胃に入らざれば、尚之を少陰に属す（経中に「裏」と曰い、「胃」と曰うは、其の義自ら異なる。且つ病は裏に在りと雖も、上焦に在れば則ち少陽、厥陰に属し、下焦に在れば却って太陽、少陰と為す。説は并びに篇中に詳らかにす）。少陽と厥陰は、共に病半ば表裏の間に羈《き》留するの名なり。陽明と太陰は、共に邪胃を犯すの称なり。故に表裏、寒熱を論ぜず、病総じて胃中に入る者は、之を陽明と太陰と謂う。蓋し、六病の次《じ》は、陽は則ち太陽、少陽、陽明、陰は則ち少陰、厥陰、太陰なり。但だ陽は則ち動きて相い伝え、陰は則ち静かにして伝えず。然らば其の伝変は、則ち太陽と少陰は表裏を為し、少陽と厥陰は表裏を為し、陽明と太陰は表裏を為す（《素問・血気形志篇》に出づ）。是を以て太陽虚すれば則ち是れ少陰、少陰実すれば則ち是れ太陽、少陽虚すれば則ち是れ厥陰、厥陰実すれば則ち是れ少陽、陽明虚すれば則ち是れ太陰、太陰実すれば則ち是れ陽明なり。是れ乃ち病伝わり変化するの定理、三陰三陽の大略なり。其の証候、情機の委《い》の如きは、詳らかに篇中に開く。原本は、少陽は三陽の末に在り、太陰は三陰の首に在りて厥陰は最も三陰の後に在り。是を以て後人紛絮《ふんじょ》として弁析精しからず。今竊かに経文を攷え、其の旨趣《ししゅ》を攄《の》べて以て学ぶ者を質《ただ》す。

【語釈】　○分弁：分は、区分。弁は、弁別。　○覈：調べる。　○牽糾：牽は、牽引、ひくこと。糾は、糾合、一つにまとめる。《傷寒論疏義》では「糾」の字を「紐」の字に作るが、「糾」に改める。　○頭緒：物事の糸口。　○聚訟：おおぜいがたがいに是非を争って定まらないこと。　○討究：物事の道理や真理をたずねきわめる。　○昭然：あきらかなさま。はっきりとしたさま。　○糾合：寄せ集める。一つにまとめる。《傷寒論疏義》の「紐」の字は、「糾」の字に改める。　○馳す：走る。突き進む。　○編む：書物を作る。　○常理：一定不変の道理。　○羈留：つなぎとめる。　○《素問・血気形志篇》：南京中医学院編著の《黄帝内経素問譯釋》では、本篇の例えば「足太陽と少陰は表裏を為す」は「足太陽膀胱経と足少陰腎経は、表裏の関係にある」とし、経絡の表裏についての論述であると解釈する。　○情機：病情の転機。　○委：委曲（物事の奥底）の意か。　○紛絮：みだれるさま。　○弁析：道理にかなうかどうかをはっきりさせる。　○旨趣：学説などの内容。意味。

【通釈】　本論の三陽三陰は《内経・熱論》に基づき、傷寒、中風、温病などの項目は《難経》に基づいている。しかし、仲景の意図するのは、ただ彼の項目を借りて自分の標識とする点にある。そこで、その名称は相同するが、実際は明らかに自ら区別がある。従来の注釈家は区分や弁別を調べず、牽引して糾合し、徒に糸口を区分し、これによって大勢が集まっては是非を言い争って定まらないのは、どうしてであろうか。本経では「六経」の字がない。いわゆる「三陰三陽」は、ただこれを借りて表裏、寒熱、虚実を標榜する義に過ぎず、固より臓腑や経絡を相互に配することを言うのではない。この義は、本論を訪ねて究めれば、自ら明らかである。前の注釈は動《やや》もすると糾合し、大いに経旨に背いて突き進んでいる。このように六病の諸々の論述を編集するのは、あえて前人を襲わない理由である。本論のいわゆる「三陽三陰」は、病位を標榜する理由である。陽は剛、陰は柔であり、陽は動、陰は静であり、陽は熱、陰は寒であり、あるいは陽は実、陰は虚であるのは、一定不変の道理である。およそ病が陽に属し、熱に属し、実に属する場合は、これを「三陽」と言い、陰に属し、寒に属し、虚に属する場合は、これを「三陰」と言う。詳細にこれを解析すると、邪が表にあって熱が実する場合は、太陽である。邪が半表半裏にあって熱が実する場合は、少陽である。邪が胃に入って熱が実する場合は、陽明である。また、邪が表にあって虚寒の場合は、少陰である。邪が半表半裏にあって虚寒の場合は、厥陰である。邪が胃に入って虚寒の場合は、太陰である。ただ、表熱が甚だしい場合は、裏もまた熱する。そこで、裏は熱するが、病がいまだ胃に入らなければ、なおこれを太陽に属する。表寒が甚だしい場合は、裏もまた寒える。そこで、裏は寒えるが、病がいまだ胃に入らなければ、なおこれを少陰に属する（本経の中で「裏」と言い、「胃」と言うのは、その義は自ら異なる。かつ病は裏にあるが、上焦にある場合は少陽と厥陰に属し、下焦にある場合は反って太陽と少陰である。この説は、並びに篇の中に詳らかにする）。少陽と厥陰は、ともに病が半表半裏の間に繫ぎ留められる名称である。陽明と太陰は、ともに邪が胃を犯す名称である。そこで、表裏や寒熱を論じることなく、病が総じて胃の中に入る場合は、これを陽明と太陰と言う。思うに、六病の順序は、三陽では太陽、少陽、陽明の順であり、三陰では少陰、厥陰、太陰の順である。ただ、三陽は動いて次々と伝え、三陰は静かで伝えない。そうであれば、その伝変は、太陽と少陰は表裏の関係にあり、少陽と厥陰は表裏の関係にあり、陽明と太陰は表裏の関係にある（《素問・血気形志篇》に出ている）。ここをもって太陽が虚す場合は少陰であり、少陰が実する場合は太陽であり、少陽が虚す場合は厥陰であり、厥陰が実する場合は少陽であり、陽明が虚す場合は太陰であり、太陰が実する場合は陽明である。これが、病が伝わって変化する一定の道理であり、三陰と三陽の大略である。その証候と病情の転機に関する奥底の内容は、詳らかに篇の中に開示している。原本では、少陽は三陽の末にあり、太陰は三陰の初めにあり、厥陰は最も三陰の後にある。ここをもって後人は考えが乱れ、解析が精しくない。今窃かに経文を考え、その意味を述べて学ぶ者を正しくする。

【本文】　本文の三陰、三陽の次序は《内経・熱論》に原づき、敢えて錯有るに非ず。蓋し、義は然らざるを得ず。惟だ病の伝変を論ずるに至りては、則ち固より編次の先後に拘わるを得ざるなり。前輩、此の義に晰《あき》らかならず、人をして暗中摸影《もえい》せしむるは、亦疏《そ》ならずや。又少陰、太陽は、腎と膀胱に属す。故に病は下焦に在るの名と為す（「熱膀胱に結ぶ（106）」「瘀熱裏に在り（124）」「下焦虚寒し、寒有り（284）」等の語は並びに徴す可し）。厥陰、少陽は、肝と胆に属す。故に病は上焦に在るの名と為す（「上焦通ずるを得（230）」「上焦に属す（243）」「胸脇苦満（96）」「心中疼み熱す（326）」等の語は並びに徴す可し）。太陰、陽明は、脾と胃に属す。故に病は腸胃に在り内を以てするの名と為す（「胃家実（180）」「脾家実（278）」「胃中に燥屎有り（198）」「胃気弱し（280）」「胃中虚冷（194）」「其の藏に寒有り（277）」等の語は並びに徴す可し）。

【語釈】　○編次：集めて順序だてる。　○暗中模影：暗中模索に同じ。くらやみの中で手探りで物をさがす。模影は、影を模《さぐ》る。　○疏：おろそか。

【通釈】　本文の三陰と三陽の順序は《内経・熱論》に基づいていて、あえて誤りがあるのではない。思うに、義はそうではないとする訳にはいかない。ただ、病の伝変を論述するに至っては、固より編次の先と後に拘わる訳にはいかない。先輩はこの義に明らかでなく、人に暗中模索させるのは、またおろそかではないだろうか。また、少陰と太陽は、腎と膀胱に属している。そこで、病が下焦にある名称である（「熱が膀胱に結ぶ（106）」「瘀熱が裏にある（124）」「下焦が虚寒し、寒がある（284）」などの語句は、並びに証拠とすべきである）。厥陰と少陽は、肝と胆に属している。そこで、病が上焦にある名称である（「上焦が通じる（230）」「上焦に属する（243）」「胸脇苦満（96）」「心中が疼んで熱する（326）」などの語句は、並びに証拠とすべきである）。太陰と陽明は、脾と胃に属している。そこで、病が胃腸にあって内にある名称である（「胃家実（180）」「脾家実（278）」「胃中に燥屎がある（198）」「胃気が弱い（280）」「胃中虚冷（194）」「その藏に寒がある（277）」などの語句は、並びに証拠とすべきである）。

【本文】　嘗て攷うるに、経文の列する所の諸々の例は、彼此《ひし》互いに見われて偏《かたよ》りて其の一端を載《しる》す者有り、一事にして毎条必ず詳らかにする者有り、略《りゃく》挙《きょ》して更に及ばざる者有り、其の大を挙げて以て細を該《か》ぬる者有り、其の細に即《つ》いて以て大を見わす者有り、事同じく辞同じくして其の文を倒す者有り。始めて之を視れば、樊然《はんぜん》として淆乱《こうらん》するが若きも紛紜《ふんうん》として交会《こうかい》するの中に義理寓す。聖人、豈意有りて此れ等の例を為すや。是れ猶生き物を化工するに其の巧曲《こうきょく》至るも、其の然る所以を知らざるがごときなり。後の学ぶ者は此の字句を櫛《くしけず》りて以て其の一様を求むれば、則ち却って踳駁《しゅんばく》不倫に属す。

【語釈】　○彼此：あれこれ。　○略挙：ほぼあげる。あらましを挙げ示す。
○即く：就く。　○樊然：みだれるさま。　○淆乱：まじりみだれる。ごっちゃまぜになる。　○紛紜：さかんなさま。　○交会：まじりあう。出会う。
○巧曲：巧は、たくみ。わざ。うでまえ。技巧。曲は、委曲。物事の奥そこ。
○櫛る：けずりおとす。　○踳駁：混じり合ってみだれているさま。　○不倫：同じ種類でない。相違がある。倫は、そろえる。ならべる。なかま。同類。

【通釈】　かつて考えるに、経文が配列する諸々の例は、あれこれと互いに見われるが、偏《かたよ》ってその一端を記載する場合があり、一事であるが、条ごとに必ず詳らかにする場合があり、あらましを挙げて更に及ばない場合があり、その大きなものを挙げて細かなものを兼ねる場合があり、その細かなものについて大きなものを見わす場合があり、事が同じであり、言葉も同じであるが、その文が逆さまである場合がある。始めてこれを視ると、乱れて混じり合っているようであるが、盛んに混じり合う中に義理が含まれている。聖人は、実際意識してこれらの例を示されたのであろうか。これは、ちょうど生き物を化工するのに、その技巧の奥底に到達するが、そのようになる理由が解らないようなものである。後の学ぶ者がこの文字や句をけずりおとし、これによってそれが一様になるのを求める場合は、反って混じり合って揃っていない状態になる。

【本文】　仲景の伝は、范《はん》・陳の二史に見る所無きも、《隋・経藉志》の注に「仲景は後漢の人」と曰い、又《名医録》に「南陽の人、名は機、仲景は乃ち其の字なり。孝廉に挙げられて長沙の太守に至る」（林億等の校定の序）と云う。案ずるに、皇甫謐《ひつ》は「仲景は、妙を定方に垂《た》る」（《晋書・本伝》）と曰い、葛洪は「仲景、胸を穿《うが》ち以て赤餅を納る」（《抱朴子》）と曰い、其の王仲宣を診るは《甲乙経・序》、及び《何顒《ぎょう》別伝》に見わる。晋の漢を距《へだ》つるは未だ遠からずして唶《さく》唶として称さるること此くの如ければ、則ち仲景漢季《き》の人と為すは、固より疑いを足《た》すこと無し。豈三国瓜分《かぶん》し、干戈《かんか》搶攘《そうじょう》し、史臣或は採拾《さいしゅう》を失するや。然れども仲景の書は寔《まこと》に千古の医方の祖にして、漢魏自り以て今に迄《およ》び、海内《かいだい》の学ぶ者は、家肆《し》戸習《しゅう》し、誦《しょう》読するに暇《いとま》あらず、士子《しし》の六経《りくけい》に於けるが如し。論者は、推して医中の亜聖と為す。而るに二史は立伝を為さず文献徴すること無くんば、史臣は其の責を辞するを得ず。劉子玄の舟を漏《も》らすの譏《そし》りを致すも亦宜《むべ》ならずや。

【語釈】　○范・陳の二史：范曄《はんよう》の《後漢書》と陳寿の《三国志》を指す。○垂る：たらす。のこす。示す。　○穿つ：穴をあける。　○唶唶：がやがやというさま。　○季：おわり。おとろえた世。　○足す：そえる。増す。　○瓜分：うりのようにわれ、まめの実とさやのように分かれる。領地が分割される。　○干戈：戦争。　○史臣：史官に同じ。むかし、中国で記録を担当した役人。　○搶攘：みだれるさま。　○採拾：採集に同じ。拾い取る。取り集める。　○千古：太古。　○医方：医術。　○海内：国内。　○家肆戸習：家、戸は、いずれも家。肆、習は、いずれも習う。「どこの家でも習う」の意か。
○誦読：節をつけて読む。　○暇あらず：不暇は、暇がない。　○士子：科挙を受験勉強中の者。　○六経：詩、書、礼、楽、易、春秋の六つの経書。○論者：議論をする人。また、評論をする人。　○亜聖：聖人に次ぐりっぱな人。　○辞：辞退。拒絶する。断る。　○宜：もっともである。
【通釈】　仲景の伝記は、范曄《はんよう》の《後漢書》と陳寿の《三国志》の二つの史書では見ることがないが、《隋・経藉志》の注釈では「仲景は後漢の人である」と言い、また《名医録》では「南陽の人であり、名は機、仲景はその字である。孝廉に挙げられて長沙の太守に至った」（林億等の校定の序文）と言う。案じるに、皇甫謐《ひつ》は「仲景は、妙味を一定の処方に示した」（《晋書・本伝》）と言い、葛洪は「仲景は、胸に孔を開けて赤い餅を入れた」（《抱朴子》）と言い、彼が王仲宣を診察した記述は《甲乙経・序》、および《何顒《ぎょう》別伝》に見われている。晋は漢より隔たるが、いまだ遠くはなく、がやがやとこのように称されるので、仲景が漢末の人であるのは、固より疑いを増すことはない。実際、三国は瓜のように分割され、戦争が荒れ狂い、記録を担当する役人はあるいは採集ができなかったのであろうか。そうではあるが、仲景の書物は誠に太古の医術の祖であり、漢や魏より今に及び、国内で学ぶ者は、どんな家でもこれを習い、節をつけて読むのに暇がない状態であり、それは科挙を受験勉強中の者が詩、書、礼、楽、易、春秋などの六経を学ぶようなものである。評論する者は、推戴《すいたい》して医学の中の亜聖であるとする。ところが、《後漢書》と《三国志》の二つの史書では仲景の伝記を立てず、文献も証拠とするものがないので、記録を担当する役人はその責めを逃れることはできない。劉子玄が舟を漏らすと譏《そし》るのもまた当然ではないだろうか。

【本文】　本経は、王叔和の撰次に係る。案ずるに、林億等曰く、「王叔和は、西晋の高平の人、性度《せいど》沈靖《ちんせい》、尤も著述を好み、経方に博通し、精意診処し、養生の道を問い識《しる》す。其の事を行うは、唐の甘伯宗の《名医伝》の中に具わる」と（《脈経・箚子《さつし》》）。其の仲景の書を編次するは、皇甫謐、及び高湛《たん》の言に見わる（《外台》は《古今録験》の咳逆上気を療するの方を引き、「大医令王叔和の撰する所、已に更に御《おさ》め服して甚だ良効なり」と云う。邦人、山本宗允《いん》譲《ゆず》りて曰く、「丹波康頼の《医心方》は《養生要集》に高平の王熈《き》、叔和有るを引き、「語は、此れに據る。叔和、名は熈、字の行を以てするなり」と曰う」と）。蓋し、仲景の書は三国の兵燹《へいせん》に罹《かか》り、残缺《ざんけつ》次を失するも、叔和の詮《せん》次《じ》に非ざれば、今に迄延《の》ぶること能わず、其の功偉《えら》し。且つ《傷寒例》を熟攷するに、其の意も亦甚だ乖謬《かいびゅう》せざる者なり。然して漢儒は残簡《ざんかん》、篇を秦火《しんか》の余に砕くを収拾し、加うるに伝註を以てす。後の議《はか》る者は、其の功の過ぐること相い等しと謂う。然れども則ち「叔和は過無し」と曰うは、是れ未だ原を究むるの論と為さざるなり。或るひと、「叔和は医門の楊墨《ようぼく》と為す」と謂うは、抑も亦過激の辞のみ。

【語釈】　○撰次：順序だてて撰定する。また、詩文を作り、順序よくならべること。　○性度：生まれつきと心の持ち方。性質と度量。　○沈靖：沈静（おちついてもの静かなこと）に同じ。靖は、静に同じ。　○博通：広く物事に通じること。　○精意：心をもっぱらにする。誠意を込める。精は、まこと。　○箚子：上奏文の一種で、表でもなく、状でもないもの。　○編次：集めて順序だてる。　○御：おさめる。用いる。つかう。　○讓る：へりくだる。謙譲。　○兵燹：戦争のために起こる火事。　○罹る：遭う。こうむる。　○詮次：選択して、区別して述べる。　○乖謬：物事がうらはらである。ちぐはぐである。くいちがう。しっくりしない。　○残簡：いたんで一部分しかない書物。　○秦火：秦の始皇帝が民間の書物を焼いたこと。　○議る：批評する。意見を述べる。　○楊墨：戦国時代の思想家。楊朱と墨翟《ぼくてき》。楊朱は個人主義、墨翟は博愛主義を唱えた。

【通釈】　本経は、王叔和の撰次に係わる。案じるに、林億らは、「王叔和は、西晋の高平の人であり、性質と度量は落ち着いて物静かであり、尤も著述を好み、広く経方に通じ、誠意を込めて診察と治療を行い、養生の道を問い質して記載した。彼が行った事柄は、唐の甘伯宗の《名医伝》の中に具わっている」と言う（《脈経・箚子《さつし》》）。彼が仲景の書物を編次したのは、皇甫謐、および高湛《たん》の言葉に見われている（《外台》は《古今録験》の咳逆上気を治療する処方を引き、「大医令の王叔和が選んだ所であり、既に更に用いて服用すると、甚だ優れた効果がある」と言う。我が国の山本宗允《いん》は、「丹波康頼の《医心方》は《養生要集》に高平の王熈《き》、叔和があるのを引用し、「言葉は、これによる。叔和は、名は熈、字は行である」と言う」と謙讓して言う）。思うに、仲景の書物は三国時代の戦火を被り、残缺が順序を失ったが、叔和の詮次《せんじ》がなければ、今にまで伝えられることができないのであり、その功績は偉大である。かつ《傷寒例》をよく考えると、その意もまた甚だちぐはぐではない。そして漢代の儒者は残った書物の一部で篇は始皇帝に焼かれた余りを拾い集め、それに伝や註を加えた。後の批評家は、その功績は著しく叔和と等しいと言う。しかし、直ちに「叔和は過ちがない」と言うのは、いまだ根本を究める論述ではない。ある人が「叔和は医学界の楊朱と墨翟《ぼくてき》である」と言うのは、抑もまた過激な言葉である。

【本文】　医家の学は、自来《じらい》有り。軒岐より以て仲景に降《くだ》り、傑興《おこ》りて医道大いに備わる。医家万世の準縄標的と為す可き者は、惟だ仲景の傷寒の書のみ。之を譬うれば、《内経》《難経》は迺ち儒家の六経にして此の書は乃ち医家の《語孟》なり。若し医を業として仲景の門に由らざれば、猶儒家の孔子を宗《たっと》ばずして諸子百家を好尚する者のごときなり。

【語釈】　○自来：物事の来歴。　○軒岐：黄帝軒轅《えん》氏と彼の師である岐伯。　○準縄：水平度をはかる水もりと、直線を決める墨なわ。転じて、規則、標準。　○《語孟》：論語と孟子。　○諸子百家：春秋戦国時代の学者、学派の総称。儒家、道家、墨家、法家などや、それぞれに属する学者、またその著書など。　○好尚：特別の好み。

【通釈】　医家の学問は、来歴がある。黄帝軒轅と岐伯より仲景に降り、才能の優れた立派な人が興って医学が大いに備わった。医家が万世の標準、標的とすべきものは、ただ仲景の傷寒の書物だけである。これを譬えると、《内経》と《難経》は儒家の六経であり、この書物は医家の《論語》と《孟子》である。もし医学を職業とするが、仲景の門によらない場合は、丁度儒家が孔子を宗ばないで特に諸子百家を好むようなものである。

【本文】　凡そ此の書を読むは、当に程子、朱子の人に《論語》を読むの法を教うるが如くすべきなり。然して必ず須く嗜慾《しよく》を屏《へい》去し、塵囂《じんごう》を洗滌《じょう》し、身心性命の上従り痛《いた》く工夫を着くべし。若し徒に之を文字の間に索《もと》めて其の法を立つるの意を得ざれば、則ち疑信相い雑じえて未だ此れに通じて彼を碍《さまた》ぐるを免れず。所謂「断港絶潢《だんこうぜつこう》」にして終古《しゅうこ》に由りて海に至る者無きなり。要するに熟読し、其の意を詳玩するに在り、其の例自ら見わるれば、則ち治法は差《たが》えず。若し其の例を得ず、往往にして論を執《と》り方を専らにして柱《ちゅう》に膠《にかわ》して瑟《しつ》を鼓《こ》すれば、則ち治療は霄壌《しょうじょう》なり。口は仲景の書を読み、日に仲景の方を用うと雖も、終に門外漢のみ。昔、晦菴《かいあん》の朱子、《論語》を評して曰く、「初めて学に入りて即ち《論語》を読み、其の後に天下の書を読み尽せば、一書も勝げて《論語》に如《し》く者有るを見わさず」と。吾は此の篇に於いても亦爾《しか》りと云う。

右、一篇を総評す。天保丙申《ひのえさる》春月に草する所なり。今茲《きんじ》は甲辰《きのえたつ》、再び旧稿を取り、略《ほぼ》整理を為し、以て此に剟《けず》る。三月晦《みそか》日、直寛記す。

【語釈】　○嗜慾：耳・目・口・鼻などの欲望。　○屏去：屏は、退く。のぞく。去は、さる。　○塵囂：けがれてさわがしい。俗世間。　○洗滌：洗いすすぐ。洗い清める。洗浄に同じ。　○性命：万物が天から受けて持っている、それぞれの性質。本性。　○痛く：きびしく。甚だしく。はげしく。　○着く：つける。　○断港絶潢：海との通路をたたれた港と、流出口のない水たまりの池。転じて、連絡の絶えた所のたとえ。　○終古：いつまでも。永久に。

○柱に膠して瑟を鼓す：琴柱《ことじ》ににかわづけにすれば、琴の音調を変化させることができない意味から、一つのことにとらわれて融通がきかないたとえ。○霄壌：天と地のように非常にへだたりのあるたとえ。○晦菴：南宋の儒学者、朱熹の室名。　○天保丙申：天保七年（西暦1836年）。　○春月：春の季節。　○草：詩や文章などの下書き。　○今茲：今年。　○甲辰：弘化元年（西暦1844年）。　○晦日：月の最終日。

【通釈】　およそこの書物を読むには、程子や朱子が人に《論語》を読む方法を教えるようにすべきである。そして必ず嗜欲を除去し、俗世間を洗い清め、身、心、本性などの上よりきびしく工夫すべきである。もし徒にこれを文字の間に求めてその法を立てた意を得ない場合は、疑う心や信じる心が相互に混ざるので、いまだこれに通じるが彼を妨げることから免れることがない。いわゆる「通路を断たれた港や流出口のない水たまりの池」のように、永久にこれによって海に出ることはない。重要なことは熟読してその意味を詳細に玩味することにあり、その例が自然に見われる場合は、治療法は違えない。もしその例が得られず、往々にして論述に固執し、処方にとらわれて、琴柱《ことじ》に膠づけするように、融通がきかなくなる場合は、治療は天地のように大きく隔たる。口では仲景の書物を読み、日に仲景の処方を用いるが、終に門外漢である。昔、晦《かい》菴《あん》の朱子は《論語》を批評し、「初めて学問に入る場合は直ちに《論語》を読み、その後に天下の書物を読み尽す場合は、一つの書物も《論語》に及ぶものは決して見われない」と言った。私は、この篇においてもまさそのようであると言う。

右に一篇を総評する。天保七年（西暦1836年）の春の季節に草稿したものである。今年は弘化元年（西暦1844年）であり、再び旧稿を取り出してほぼ整理し、これによってここに刪る。三月の晦日、直寛が記入する。

傷寒雜病論集

【本文】　旧本は、「雜」は譌《あやま》りて「卒」に作る。今序文に據りて改訂す。張志聰、及び錫駒の註本に「集」を「序」に作るは、是《ぜ》に似たり。案ずるに、《漢・藝《げい》文志》に輯略《しゅうりゃく》有り、顔師古曰く「輯と集は同じ」と。然れども漢人未だ「集」の字を以て自作の書に題する者有らず。且つ文集の名は阮孝緒の《七録》に昉《はじ》まる。或るひと、序文の一編は、後人仲景の言集に因りて以て篇首に冠するを疑う。此れ、其の「集」の字を加うる所以なるか。攷うるに、林億等の《素問・新校正》に云う、「漢の張仲景は《傷寒卒病論集》を撰す云々」と。知る可し、「論集」の二字は、宋以前に既に篇題を為すを。

【語釈】　○輯略：書の総要（要点を総括したもの）

【通釈】　旧本は、「雜」の字を誤って「卒」の字に作る。今序文によって改訂する。張志聰、および錫駒の注釈本に「集」の字を「序」の字に作るのは、正しいようである。案じるに、《漢書・芸文志》に要点を総括した輯略があり、顔師古は「輯と集は同じである」と言う。しかし、漢人はいまだ「集」の字を自作の書物に題する場合がない。しかも文集の名は阮孝緒の《七録》に始まる。ある人は、序文の一編は、後人が仲景の言行集によって篇首に冠したことを疑う。これが、その「集」の字を加えた理由であろうか。考えるに、林億などの《素問・新校正》は、「漢の張仲景は、《傷寒卒病論集》を撰集した云々」と言う。「論集」の二字は、宋以前に既に篇題になっていることを知るべきである。

【本文】　論に曰く、

「論に曰く」なる者は、発端の詞なり。論は、序論なり。前註に此の二字を删る者有るは、是に非ず。

【語釈】　○序論：本論にはいる糸口となる論説。

【通釈】　序論に言う、

「論に言う」とは、発端を指す詞である。論は、序論のことである。前の注釈に、この二字を削る場合があるのは、正しくない。

【本文】　余越人《えつじん》の虢《かく》に入るの診、斉侯《せいこう》の色を望むを覧《み》る毎に、

《史記》に、扁鵲、性は秦氏、名は越人、虢の太子を診て斉の桓公を望むは、並びに《扁鵲伝》に見わる。是れ下文の「死を視、生を別かつ」の本を起こすと為す。

【通釈】　私は、扁鵲が虢に入って既に死んだとされていた太子を診察し、斉の桓公の顔面の色調を望診して病情を知り得たという記述を見るたびに、

《史記》では、扁鵲は、性は秦氏、名は越人であり、虢の太子を診察し、斉の桓公の顔面の色調を望診した記述は、いずれも《扁鵲伝》に見われている。これは、下文の「死を視て、生を区別する」の語句の本を起こしている。

【本文】　未だ嘗て慨然として其の才の秀でしを歎ぜずんばあらざるなり（慨は苦愛の翻。嘅《がい》と通ず）。

《説文》に「嘅は嘆くなり。口に従い既の声」と。《詩》に曰く、「嘅として其れ嘆く」と。張銑は《文選》に註して云う、「慨然は、歎《たん》息なり」と。《淮南子《えなんじ》・説林訓》に「孔子、《易》を読みて損・益に至り、未だ嘗て憤然として歎ぜずんばあらざるなり」と。太史公の《史記》の論賛《ろんさん》は、此の文法を多用す。

【語釈】　○翻：反切に同じ。漢字の二字の音を組み合わせ、他の音を表わす方法。二字のうち、上の字の声母（頭の子音）と下の字の韻母（母音を含む部分）とを合わせて別の一音節を作ること。例えば慨kaiは、苦kuの子音kと愛aiの母音aiから別の一音節が作られ「kai」と発音することを言う。　○詩：五経の一つ。中国最初の詩集。　○嘅：なげく。慨に同じ。　○歎息：嘆息に同じ。なげいて深くため息をつく。　○《淮南子》：漢の高祖の孫、淮南王劉安が幕下の学者に命じて作らせた書。　○憤然：むっとしていきどおるさま。○論賛：功業を論じほめることで、歴史書の歴史的記述のあとに作者が書く評論。

【通釈】　いまだかつてその才能が秀でていたことを歎息しないではおられない（慨は苦愛の翻である。嘅《がい》と通じる）。

《説文》では、「嘅は、嘆くことである。口に従い既の声である」と言う。《詩経》では、「嘅として嘆く」とある。張銑は《文選》に注釈し、「慨然は、歎《たん》息することである」と言う。《淮南子《えなんじ》・説林訓》には「孔子は《易経》を読んで損と益の卦に至ると、いまだかつてむっとして歎息しないではおられなかった」とある。太史公の《史記》の論賛《ろんさん》では、この文法を多用している。

【本文】　怪むべし当今居世《とうこんきょせい》の士、

《唐・六典》に「凡そ文武を習い学ぶ者を士と為す」と。

【語釈】　○怪しむべし：原文は、「怪」に作る。あやしむ。不思議な。

【通釈】　不思議なことに、現在の世上にいる在官のものは、

《唐・六典》には、「およそ文武を習って学ぶ者が士である」とある。

【本文】　曾《かつ》て神を医薬に留めて方術を精究せず、

医薬と方術は、《千金方衍義》に改めて「医術、方薬」に作る。案ずるに、此れ乃ち医方薬術の互文なり。《始皇紀》の所謂「方術の士」、《平帝紀》の所謂「方術本草」の者も亦同じならず。

【語釈】　○方術：方士の行う術。卜筮《ぼくぜい》、占験、占星、神仙、医術などをいう。

【通釈】　かつて心を医学の処方に留めて薬草をあつかう術を精しく研究せず、

医薬と方術は、《千金方衍義》では改めて「医術、方薬」に作る。案じるに、これは、医方、薬術の互文である。《史記・始皇紀》のいわゆる「方術の士」、《漢書・平帝紀》のいわゆる「方術本草」のものもまた同じでない。

【本文】　上は以て君親《くんしん》の疾を療《いや》し、

《千金方・序》に「君親に疾有り、之を療すること能わざる者は、忠孝に非ざるなり」と。

【語釈】　○忠孝：君主に対する道徳（忠・忠義）と、親に対する道徳（孝・孝行）。

【通釈】　上は君主や両親の病を治療し、

《千金方・序》には、「君主や両親に病があり、これを治療できない者は、忠臣や親孝行の子供でない」とある。

【本文】　下は以て貧賤《ひんせん》の厄《やく》を救い、中は以て保身長全し、以て其の生を養う（戹《やく》と厄は同じ。乙華の翻）。

皇甫謐の《甲乙経・序》に云う、「若し医道に精通せざれば、忠孝の心、仁《じん》慈《じ》の性有りと雖も、君父《くんふ》は危困《きこん》し、赤子は塗地《とち》し、以て之を済《すく》うこと無し。此れ、固より聖賢の極論を精思《せいし》し其の理を尽くす所以なり」と。

【語釈】　○保身：わが身の安全を守る。　○仁慈：いつくしみめぐむ。いつ

くしみ深い。　○君父：君主と父。　○危困：あやうくて苦しむ。　○塗地：地面でどろまみれになる。　○精思：くわしく考える。

【通釈】　下は貧賤の病苦を救い、自分はわが身の安全を守って長寿を全うし、これによってその生を養うべきである（戹《やく》と厄は同じであり、乙華の翻である）。

皇甫謐の《甲乙経・序》では、「もし医学に精通しない場合は、忠孝の心やいつくしみ深い性質があっても、君主や父はあやうくなって苦しみ、赤子は地面で泥まみれになり、これを救うことができなくなる。これが、固より聖人や賢人が極論を精しく考え、その道理を尽くす理由である」と言う。

【本文】　但だ栄勢を競逐《きょうちく》し（競は居陵の翻）、

競は、争い競うなり。《史記・漁父伝》に「駟馬《しば》高蓋は、栄勢なり」と。又《貨殖伝》に「身は逸楽に安んじて心は勢能の栄を誇る」と。

【語釈】　○栄勢：さかえていきおいがある。名誉と権勢。　○競逐：競い追う。われさきにと進む。　○《史記・漁父伝》：正しくは《南史・隠逸上・漁父伝》。　○駟馬：四頭だての馬、またその馬車。　○高蓋：立派な車蓋の意か。　○逸楽：気ままに遊ぶ。遊びくらす。　○勢能：勢は、勢いがある。権勢がある。能は、才芸に優れている。

【通釈】　ただ名誉と権勢を競って求め（競は居陵の翻である）、

競は、争って競うことである。《史記・漁父伝》には「四頭だての馬車に立派な車蓋があるのは、栄勢である」と。また、《貨殖伝》には「身体は逸楽に安んじるが、心は権勢と優れた才能の栄華を誇る」とある。

【本文】　権豪《けんごう》に踵《くびす》せんことを企て（企は去智の翻、踵は主勇の翻）、

「踵せんことを企てる」は、踵を挙げて望むなり。《漢・蕭《しょう》望之伝》に「頸を延ばし踵せんことを企てる」と。王冰は《痺論》に注し、「踵は足の跟《こん》なり」と。

【語釈】　○権豪：権力のあるえらい人。権力の大きい人。　○跟：くびす。かかと。

【通釈】　権力のある人に取り入ろうとし（企は去智の翻であり、踵は主勇の翻である）、

「踵せんことを企てる」は、踵を挙げて望むことである。《漢書・蕭《しょう》望之

伝》には「頸を延ばして踵することを企てる」とある。王冰は《素問・痺論》に注釈し、「踵は、足の跟《かかと》である」とする。

【本文】　孜孜《し》汲汲《きゅう》として（孜は子之の翻。汲は居立の翻）、

《孔叢子《くぞうし》》に「滋滋《じ》とし孜孜とす」と。滋は、孜に同じ。蔡沈云う、「孜孜は、力を勉めて怠らざるの謂いなり」と。顔師古曰く、「汲汲は、速やかならんと欲するの義なり。井汲の為すが如きなり」と。

【語釈】　○《孔叢子》：秦の孔鮒《こうふ》の著と伝えられるが、確かではない。孔子とその子孫に関する記事を集めた書。　○滋滋：つとめはげむさま。勤勉なさま。　○孜孜：うまずたゆまず勤めることの形容。　○汲汲：忙しく休まず努める様子。

【通釈】　努め励んで努力し（孜は子之の翻である。汲は居立の翻である）、

《孔叢子《くぞうし》》に「滋滋《じ》として努め励み、孜孜としてたゆまず勤める」とある。滋は、孜に同じである。蔡沈は、「孜孜は、勉めて怠らないことを言う」と言う。顔師古は、「汲汲は、速やかであろうとする義である。井戸の水を汲むようなものである」と言う。

【本文】　惟だ名利《めいり》に是れ務む。其の末を崇飾《すうしょく》し、其の本を忽棄《こっき》し、

《淮南子》に「聖人は内は其の本を収めて外は其の末を飾らず」と。《潜夫論》に「凡そ人の大体為る、末を抑えて本を務むるより善きは莫く、本を離れて末を飾るより善からざるは莫し」と。

【語釈】　○名利：名誉と利益。　○崇飾：りっぱにかざる。かざりたてる。

○忽棄：たちまち棄てる。

【通釈】　ただ名誉と利益に務めている。その末端を立派に飾り、その根本を忽ち放棄し、

《淮南子》には、「聖人は、内はその本を収め、外はその末を飾らない」とある。《潜夫論》には、「およそ人の全体と言うものは、末を抑えて本を務めるよりよいことはなく、本を離れて末を飾るよりよくないことはない」とある。

【本文】　其の外を華《はなや》かにして、其の内を悴《すい》す（悴は秦酔の翻、顇《すい》と同じ）。

《文子》曰く、「栄華有る者は、必ず愁悴《しゅうすい》有り」と。《史・日者《にっしゃ》伝》に、「此れ、務め華かにして根を断つ者なり」と。

【語釈】　○悴：やつれる。うれえる。　○愁悴：憂えやつれる。　○日者：占い師。

【通釈】　その外を華《はなや》かにして、その内をやつれさせている（悴は秦醉の翻であり、顇《すい》と同じである）。

《文子》は、「栄華がある者は、必ず愁悴《しゅうすい》がある」と言う。《史記・日者《にっしゃ》伝》には、「これは、務めは華かであるが、根本を断絶するものである」とある。

【本文】　皮の存せずんば、毛は將《は》た安《いず》くにか附《つ》かん。

《左伝・僖十四年》に、虢射此の言を語り、「皮存すれば、而ち毫毛伝えん。身全ければ、而ち名利在り」と。

【通釈】　皮がなければ、毛はまたどこに附くことがあろうか。

《左伝・僖十四年》には、虢射がこの言葉を語り、「皮があれば、毫毛は伝わる。身体が完全であれば、名誉と利益がある」とある。

【本文】　卒然として邪風の気に遭《あ》い、

卒は、読みて「猝《そつ》」と曰う。暴かなり。

【通釈】　突然邪気の侵襲に遇い、

卒は、読んで「猝」と言う。暴かなことである。

【本文】　非常の疾に嬰《かか》り（嬰は於盈の翻）、

《藏経音義》に《漢書集注》を引きて云う、「嬰は、繞《まと》うなり。疹疾《しんしつ》を帯び猶物の人に纏繞《てんじょう》するがごときなり」と。謝恵連の《秋懐詩》に「少小《しょうしょう》憂患に嬰る」と。李善曰く、「《説文》に曰く、「嬰は、繞うなり」と」と。

【語釈】　○嬰る：罹る。　○疹疾：悪疾を止む。病み苦しむ。　○纏繞：まといめぐる。　○少小：年が若い。また、その人。年少。　○憂患：うれえる。うえい。心配事。

【通釈】　いつもとは違った疾患に罹り（嬰は於盈の翻である）、

《藏経音義》に《漢書集注》を引用し、「嬰は、繞《まと》うことである。悪い疾患を帯び、丁度物が人にまといめぐるようなものである」と言う。謝恵連の《秋懐詩》には「年少のものが心配事に罹った」とあり、李善は「《説文》では、「嬰は、繞うことである」と言う」と言う。

【本文】　患《かん》及び禍《か》至りて方《まさ》に震慄《しんりつ》し、

《広雅》に「方は始めなり」と。震と振は古字通用す。《爾雅》に「戦慄震驚は、懼《おそ》れなり」と。振慄は、即ち戦慄、声転ずるのみ。郝《かく》氏の《爾雅義疏》に見わる。

【語釈】　○震慄：ふるえおそれる。

【通釈】　病や災いが及んで始めて震えて恐れ、

《広雅》には、「方は、始めてのことである」とある。震と振は、古字が通用する。《爾雅》には、「戦慄し震え驚くのは、懼《おそ》れることである」とある。振慄は、戦慄であり、音声が変化するだけである。郝《かく》氏の《爾雅義疏》に見われている。

【本文】　志を降《くだ》し節を屈《ま》げ、

《論語・微子》に「其の志を降さず」と。《家語》に「節を屈げ、節操を解すること有るなり」と。

【語釈】　○《論語・微子》：《論語・微子第十八》に「其の志を降さず、其の身を辱しめざるは伯夷・叔斉か」とあり、宇野哲人著《論語新釈》では「これらの人の中でその志を立てることが高くて少しも人に屈せず、その身の清潔を守って少しも世から汚されないのは伯夷と叔斉であろう」とある。　○屈節：節操を曲げる。正しい心を曲げる。

【通釈】　志を抑え、節操を曲げ、

《論語・微子》には、「その志を降さない」とある。《孔子家語》には「節操を曲げ、節操を止めることがある」とある。

【本文】　巫《ふ》祝《しゅく》を欽望《きんぼう》し（欽は去金の翻。祝は之六の翻）、

欽は、敬うなり。《楚語》に「男に在りては巫と曰い、女に在りては覡《げき》と曰う」と。《説文》に「（巫は）、巫祝なり。女は、能く無形に事えて神を降す者なり」「祝は、祭りに賛詞を主る者なり」と。

【語釈】　○巫祝：神に仕えるもの。みこ。　○巫：みこ。かんなぎ。後、女を巫、男を覡という。　○覡：みこ。かんなぎ。男のみこ。　○祝：はふり。みこ。かんぬし。　○賛詞：ほめたたえる言葉。　○欽望：欽は、つつしむ。うやまう。望は、のぞむ。

【通釈】　巫の祈祷を敬って望み（欽は去金の翻である。祝は之六の翻である）、

欽は、敬うことである。《楚語》では、「男にあっては巫と言い、女にあっては覡《げき》と言う」とある。《説文》では「（巫は）、神に仕える巫祝のことである。女は、よく無形のものに仕えて神を降すものである」「祝は、祭りに褒めたたえる言葉を主る者である」とある。

【本文】　窮《きゅう》を告げて天に帰《き》し、

《史記・屈原伝》に「天なる者は、人の始めなり。父母なる者は、人の本なり。人窮まれば、則ち本に反す。故に労苦倦極は、未だ嘗て天を呼ばざるにあらざるなり」と。

【語釈】　○窮：きわまる。くるしむ。

【通釈】　苦しみを告げて自分の命を天命に委ね、

《史記・屈原伝》では、「天は、人の始めである。父母は、人の本である。人が窮まる場合は、本に反る。そこで、労働、苦痛、倦怠などが極まる場合は、いまだかつて天を呼ばないことがない」とある。

【本文】　手を束《つか》ねて敗《はい》を受く。

「手を束ぬ」は《後漢・光武紀》に見われ、《歴史綱鑑》の注に「「手を束ぬ」は、手束縛し措置すること能わざるが如し」と。

【語釈】　○束手：手をつかねる。手を組みあわせる。転じて、抵抗しないで従うこと。○措置：すてておく。

【通釈】　抵抗できずに疾病に傷られている。

「手を束ねる」は《後漢書・光武紀》に見われ、《歴史綱鑑》の注釈では「「手を束ねる」は、手は束縛され、そのままにしておくことができないようなものである」とある。

【本文】　百年の寿命を賷《もたら》し（賷《せい》は祖稽の翻、齎《せい》に同じ）、

《説文》に「賷は、持ちて遺すなり。貝に従い斉の声」と。《霊枢・天年篇》に「人の寿は百歳にして死す」と。《荘子・盗跖《せき》篇》に「人の上寿は百歳、中寿は八十、下寿は六十」と。《呂氏春秋・安死篇》に「人の寿は、之を久しくするも百を過ぎず、中寿は六十を過ぎず」と。

【語釈】　○賷：もたらす。もってゆく。

【通釈】　百年の寿命を持ち（賷《せい》は祖稽の翻であり、齎《せい》に同じである）、

《説文》では、「賷は、持って遺すことである。貝に従い斉の声である」とある。《霊枢・天年篇》では、「人の寿命は百歳で死亡する」とある。《荘子・盗跖《せき》篇》では、「人の中で上寿は百歳、中寿は八十歳、下寿は六十歳である」とある。《呂氏春秋・安死篇》では、「人の寿命は、これを久しくするが百歳を過ぎず、中寿は六十歳を過ぎない」と言う。

【本文】　至貴《しき》の重器《じゅうき》を持して、

《韓非子》に「万物は、身の至貴に如《し》くは莫し」と。

【語釈】　○重器：国家の大切な宝物。重宝。

【通釈】　至って貴重な宝物を持ち、

《韓非子》では、「万物は、至って貴重な身体に及ぶものはない」とある。

【本文】　凡医に委付《いふ》し、其の措《お》く所を恣《ほしいまま》にす（措は倉故の翻）。

《説文》に「措は、置くなり。手に従い昔の声」と。程応旄曰く、「「其の措く所を恣にす」の四字は、医家に於いては痛罵《つうば》と称す可し。然れども寔《まこと》に是れ病家の深悼《しんとう》と為す」と。

【語釈】　○委付：まかせる。ゆだねたのむ。　○痛罵：ひどくののしる。てきびしく非難する。　○深悼：深くいたむ。非常に悲しむ。

【通釈】　凡庸な医者に我が身を任せ、医者が恣に手を下すようにする（措は倉故の翻である）。

《説文》では、「措は、置くことである。手に従い昔の声である」とある。程応旄は、「「それが措く所を恣にする」の四字は、医者にとってはてきびしい非難と言うべきである。しかし、誠にこれは病人の家にとっては深刻な悲しみである」と言う。

【本文】　咄嗟嗚呼《ああああ》（咄《とつ》は当没の翻。嗟《さ》は子夜の翻）。

咄嗟は、皆嘆辞なり。何休の《公羊伝》の注に、「噫《あい》は、咄嗟なり」と。古本の《千金方》は「咄嗟暗嗚」に作る。案ずるに、《漢書・韓信伝》に「意烏《いう》猝嗟《そつさ》し、千人皆廃《すた》る」と。李奇曰く、「猝嗟は、猶咄嗟のごときなり」と。《史記》に「暗噁叱咤《いんおしつた》」に作る。

【語釈】　○咄嗟：嘆く声。　○噫：ああ。歎息の声。驚嘆の声。　○意烏：いかる声。　○猝嗟：にわかに嘆声を発する。　○廃る：おそれふす。　○暗噁：怒気をふくむさま。　○叱咤：大声でしかりつける。大声でどなる。
【通釈】　咄嗟《ああ》、嗚呼《ああ》（咄《とつ》は当没の翻である。嗟《さ》は子夜の翻である）。
咄嗟は、皆嘆く辞である。何休の《公羊伝》の注釈に、「噫《ああ》は、嘆く声である」とある。古本の《千金方》は、「咄嗟暗鳴」に作る。案じるに、《漢書・韓信伝》では、「怒った声で遽かに嘆いたので、千人は皆恐れ伏した」とある。李奇は、「猝嗟は、丁度咄嗟のようなものである」と。《史記》では、「暗噁《いんお》叱咤《しった》（怒気を含み、大声でしかりつける）」に作る。

【本文】　厥《そ》の身已に斃《たお》れ、神明消滅し、変じて異物と為り、
《素問・霊蘭秘典論》に「心なる者は、君主の官なり。神明出づ」と。賈誼《かぎ》の《鵩鳥賦》に「化して異物と為るや、又何ぞ患うるに足らん」と。《史記・索隠》に「死して形化すは、是れ異物と為る」と。
【語釈】　○神明：人の心。精神。
【通釈】　その身体は既に途絶え、精神は消滅し、変化して異物となり、
《素問・霊蘭秘典論》では、「心は、君主の官である。神明が出る」とある。賈誼《かぎ》の《鵩鳥賦》では、「変化して異物になれば、またどうして憂いを添えることがあろうか」とある。《史記・索隠》では、「死亡して形が変化すると、異物になる」とある。

【本文】　重泉《ちょうせん》に幽潜《ゆうせん》して（重は直龍の翻）、
潘岳の《述哀詩》に「美人、重泉に帰す」と。張銑《せん》曰く、「重泉は、深泉なり」と。
【語釈】　○重泉：深い泉。　○幽潜：幽は、冥土。あの世。幽潜は、深くひそみかくれる。
【通釈】　冥土に深く隠れ（重は直龍の翻である）、
潘岳の《述哀詩》では、「美人は、重泉に帰る」とある。張銑《せん》は、「重泉は、深い泉である」と言う。

【本文】　徒らに啼泣《ていきゅう》を為す。痛ましいかな。挙世《きょせい》昏迷して能く覚悟《かくご》すること莫《な》く、其の命を惜しまず、是《か》くの若く生を軽んず。彼何んぞ栄勢之を云わん

や。而《しか》も進んでは人を愛し人を知ること能わず、退いては身を愛し己を知ること能わず。災《さい》に遇い禍《か》に値《あ》い（値は直意の翻）、

値は、遇うなり。郝懿《かくい》行の《爾雅義疏》に「咎なる者は、《説文》に云う、「災いなり」と。災いは、即ち病なり。古人は病を謂いて「災い」と曰う。故に《公羊・荘二十年伝》に「大災なる者は、何ぞや。大瘠《せき》なり」と。何休注し、「瘠は、病なり。斉人の語なり」と。是れ伝註倶に災を訓じて病と為す。今の東斉の人、病を謂いて災と為すは、蓋し古の遺言なり。

【語釈】　○啼泣：なく。啼は声を、泣は涙を出して泣く。　○挙世：世の中の人みんな。世をあげて。　○昏迷：心がみだれまどう。　○覚悟：以前の過ちをさとり知ること。　○栄勢：さかえていきおいがある。名誉と権勢。　○瘠：病。流行病。　○禍：災い。災難。

【通釈】　徒らに声を挙げ、涙を流して泣いている。なんと痛ましいことであろうか。世を挙げて心が乱れてよく過ちを悟ることがなく、その命を惜しむことがなく、このように生命を軽視している。彼にはどうして名誉や権勢を言うことができようか。しかも仕えては人を愛したり人を知ることができず、在野に退いては我が身を愛したり自分を知ることができないでいる。病や災難に遭い（値は直意の翻である）、

値は、遇うことである。郝懿《かくい》行の《爾雅義疏》では、「咎は、《説文》では「災いである」と言う。災いは、病である。古人は病を言って「災い」と言う。そこで、《公羊伝・荘二十年伝》では、「大災とは、何であろうか。大きな病である」とある。何休は注釈し、「瘠は、病である。斉人の言葉である」とする。これは、公羊伝も注釈もともに災を訓読して病とする。今の東斉の人が病を言って災とするのは、思うに古の言葉が遺ったものである。

【本文】　身は厄地《やくち》に居《お》り、蒙蒙《もう》昧昧《まい》、惷《とう》として遊魂《ゆうこん》の若し（惷は丑江の翻。又書容の翻）。

蒙蒙昧昧は、不明の貌なり。惷は、愚かなり。《礼・哀公問》に「寡人は惷として冥煩《めいはん》す」と。《易・繋辞》に「遊魂は、変を為す」と。皇甫謐は《甲乙経・序》に曰く、「夫れ先人の体を受け、八尺の躯有りて医事を知らず。此れ、所謂「遊魂」のみ」と。山田宗俊曰く、「遊魂は絶えて定見無きを言うなり」と。

【語釈】　○厄地：厄は、あやうい。くるしむ。災い。地は、土地。　○蒙

蒙：暗いさま。　○昧昧：暗いさま。　○惷：おろか。くらい。にぶい。　○冥煩：物事の道理にくらいこと。おろか。　○遊魂：肉体を離れて、宙にさまよっているたましい。　○定見：定まった意見。
【通釈】　身体は危険な所にあるが、これに暗く、ぼんやりとして肉体を離れたたましいのようである（惷は丑江の翻である。また、書容の翻である）。
蒙蒙昧昧は、不明の貌である。惷は、愚かである。《礼記・哀公問》では、「寡人は、惷として道理に暗い」とある。《易・繫辞伝》に「宙にさまようたましいは、変化する」とある。皇甫謐は《甲乙経・序》に、「そもそも先人の体を受け、八尺の躯幹があるが、医学を知らない。これが、いわゆる「遊魂」である」と言う。山田宗俊は、「遊魂は、絶えて一定の意見がないことを言う」と言う。

【本文】　哀しいかな。趨世《すうせい》の士、浮華《ふか》を馳競《ちきょう》して、根本を固めず、躯《み》を忘れ物に徇《したが》い（殉と徇は通ず。辞閏《じゅん》の翻）、
《荘子・譲王篇》に「今の世俗の君子は、身を危うくして生を棄《す》て、以て物に徇う」と。《史記・賈生伝》に「貪夫《どんふ》は財に殉《したが》い、列士《れつし》は名に殉う」と。注瓚《さん》曰く、「身を以て物に従うを殉と曰う」と。《漢書》の伝注に「殉」は皆「徇」に作る。
【語釈】　○趨：向かって行く。おもむく。　○浮華：うわべばかり華美で実のないこと。　○馳競：馳は、はせる。はしる。競は、きそう。せる。　○徇う：したがう。　○貪夫：欲張りな男。　○列士：志操の固い人。立派な人。
【通釈】　哀しいことではないか。時世を追い求める人々は、うわべばかりを競い合い、根本を固めず、我が身を忘れて物に従い（殉と徇は通じる。辞閏《じゅん》の翻である）、
《荘子・譲王篇》では、「今の世俗の君子は、身を危うくして生を棄《す》て、これによって物に従う」とある。《史記・賈生伝》では、「欲張りな男は財産に従い、志操の固い人は名声に従う」とある。注瓚《さん》は、「身体をもって物に従うことを殉と言う」と言う。《漢書》の伝や注では、「殉」はいずれも「徇」に作る。

【本文】　危きこと冰谷《ひょうこく》の若くにして、是《ここ》に至るなり。
潘岳の《寡婦賦》に「氷りを履《ふ》むが若くにして谷を臨む」と。李善注し、

「《毛詩》に曰く、「惴《ずい》惴として小心なるは、谷に臨むが如し」と。又曰く、「戦戦兢兢として薄氷を履むが如し」と。案ずるに、篇首より此に至りては、当今居世の士は神を医薬に留めて方術を精究せざるを論ず。故に其の疾疢艱戹《しつちんかんやく》の際に処して医の精麤《そ》、薬の当否を弁ずること能わずして徒に重壌《じょう》の異物と為るは、尤も痛悼《とう》す可しの意なり。篇中の「凡医に委付す」の一節は、下文の「今の医を観るに」の一段の本を起こすと為す。

【語釈】　○惴惴：おそれてびくびくするさま。　○小心：小さい心。　○戦戦兢兢：おそれつつしむさま。　○疾疢：悪性の流行病。悪疫。　○艱戹：なやみくるしむ。難儀。　○重壌：重は、みのる。土地。重壌は、肥えた土地の意か。　○痛悼：いたみ悲しむ。

【通釈】　危険な状態は、薄氷を履んで谷を臨むように、ここに至ったのである。

潘岳の《寡婦賦》では、「氷を履《ふ》むように谷を臨む」とある。李善は注釈し、「《毛詩》では、「惴《ずい》惴として恐れて小心であるのは、谷に臨むようなものである」と言う。また、「戦々兢々として恐れ慎んで薄い氷を履むようなものである」と言う。案じるに、篇の始めよりここに至っては、現在世の中にいる医者は、心を医薬に留めて方術を精しく研究しないことを論述する。そこで、悪疫や難儀な病に遭遇した際に対応して医術の精粗や薬の当否を弁別することができず、徒に肥沃な土地の異物となるのは、尤も痛み悲しむべきであるの意である。篇中の「凡庸な医者に我が身を委ねる」の一節は、下文の「今の医者を観ると」の一段の本を起こしている。

【本文】　余が宗族素《もと》多し。

宗は、祖宗なり。流派の出づる所を宗と為す。族は、九族なり。高祖自り玄孫に至るなり。

【語釈】　○宗族：一族。親族。　○祖宗：初代から先代までの代々の君主。　○九族：高祖、曾祖、祖父、父、己、子、孫、曾孫、玄孫。

【通釈】　私の一族は、元々多かった。

宗は、祖宗である。流派が出る所を宗とする。族は、九族である。高祖より玄孫に至るまでである。

【本文】　向《さき》（向は許丈の翻、嚮に同じ）に二百に余る。建安紀年《きねん》以来、建安は、後漢の獻《けん》帝の時の号なり。紀年は、紀元の年なり。《漢・武帝紀》に「元狩元年冬十月、五時《し》に祠《まつ》り、一角獣を獲、以て燎《や》き、始むるに天瑞を以て元を紀す」と。

【語釈】　○建安：元年は西暦196年。　○紀年：一つの紀元から数えた年数。　○紀元：元年をしるし定める。　○時：まつりの庭。天地の神や五帝をまつる祭場。　○天瑞：天が下すめでたいしるし。

【通釈】　以前は（向は許丈の翻であり、嚮に同じである）その数が二百名に余った。建安元年（西暦196年）以来、

建安は、後漢の獻《けん》帝の時の号である。紀年は、紀元の年である。《漢書・武帝紀》では、「元狩元年冬十月、五時《し》に祭り、一角獣を獲得して焼き、始めるに天瑞をもって元を紀す」とある。

【本文】　猶未だ十稔《ねん》ならざるに（稔は如甚の翻）、

蔡邕《よう》の《獨断》に曰く、「夏は歳を曰うに、一に稔と曰うなり」と。《左伝・襄公二十七年》に「五稔に及ばず」と。注に「稔は、年なり。熟するなり。穀一たび熟するを一年と為す」と。

【通釈】　なおいまだ十年になっていないが（稔は如甚の翻である）、

蔡邕《よう》の《獨断》では、「夏では歳を言うのに、一つに「稔」と言う」と言う。《左伝・襄公二十七年》では、「五稔に及ばない」とある。注釈では、「稔は、年である。熟することである。穀物が一たび熟する期間を一年とする」とある。

【本文】　其の死亡する者、三分して二有り。傷寒は十のうちに其の七に居《お》る。

案ずるに、当今居世の士は、方術を精究せずして凡医に委付す。故に其の死亡すること此くの如し。是れ乃ち張子の此の書の微旨を述ぶる所以なり。

【語釈】　○子：男子の敬称。学徳や地位のある人に用いる。先生。　○微旨：奥深くてうかがい知りがたい考え。

【通釈】　その中で死亡した者は三分の二になった。傷寒は十の中でその七を占めた。

案じるに、今の世にいる医者は、医薬や医術を精しく研究せず、病人は平凡な医者に我が身を任せている。そこで、それが死亡するのは、このようなものである。これが、張先生がこの書物の奥深くて知りがたい考えを述べる理由である。

【本文】　往昔《おうせき》の淪喪《りんそう》（淪は音倫）に感じ、

《尚書・微子》に「殷の其れ淪喪する」と。《博雅》に「淪は、没するなり」と。

【語釈】　○往昔：むかし。いにしえ。　○淪喪：ほろびる。ほろびてなくなること。

【通釈】　その昔に滅び去ったこと（淪は音が倫である）に感じ入り、

《尚書・微子》では、「殷が滅び去ったのは」とある。《博雅》では、「淪は、没することである」とある。

【本文】　横夭《おうよう》の救い莫きを傷《いた》み、

《一切経音義》は《考声》を引きて云う、「横は、理に順わざるなり」と。韋昭の《国語》は註して「短折を夭と曰う」と。

【語釈】　○横夭：若死に。夭折。

【通釈】　夭折して救えなかったことを痛み、

《一切経音義》は、《考声》を引用して「横は、道理に順わないことである」と言う。韋昭の《国語》では、注釈して「短折するのを夭と言う」とある。

【本文】　乃ち務めて古訓を求め、博く衆方を采《と》り、

古訓は、古人の訓なり。衆方は、衆家の方なり。《書・畢命》に「古訓に由らざれば、何に于て其れ訓ずるや」と。案ずるに、古に単に方と称する者は、皆医方なり。《扁鵲伝》の「中庶子の方を喜む」も亦此の義なり。

【語釈】　○古訓：昔の教え。先王の残したりっぱな教え。訓は、教え。　○衆：多い。　○中庶子：《史記正義》では、「古の官の号である」とある。

【通釈】　即ち、務めて古訓を求め、博く多くの処方を採用し、

古訓は、古人の考えである。衆方は、多くの家の処方である。《書経・畢命》に「古訓によらなければ、何においてそれを訓じるのであろうか」とある。案じるに、古代に単に「方」と称するのは、皆医学の処方である。《扁鵲伝》の「中庶子が処方を喜む」のもまたこの義である。

【本文】　素問、九巻、八十一難（を撰用し）、

案ずるに、《九巻》は即ち《霊枢》、《八十一難》は即ち《難経》なり。林

億等は曰く、「《針経》九巻は、漢の張仲景、及び王叔和は只之を九巻と為す」と。《隋・経籍志》に「黄帝八十一難経、二巻」と。
【通釈】　《素問》、《霊枢》、《難経》、
　案じるに、《九巻》は《霊枢》であり、《八十一難》は《難経》である。林億らは、「《針経》九巻は、漢の張仲景、および王叔和はただこれを九巻とする」と言う。《隋・経籍志》には「黄帝八十一難経、二巻」とある。

【本文】　陰陽大論、胎臚薬録《たいろやくろく》（を撰用し）、
　《陰陽大論》は、亡佚《ぼういつ》して伝わらず。王叔和の《傷寒例》に引く所は、僅かに其の文を存す。《胎臚薬録》は、未だ詳らかならず。
【語釈】　○亡佚：なくなる。
【通釈】　《陰陽大論》、《胎臚薬録》（を撰用し）、
　《陰陽大論》は、失われて伝わっていない。王叔和の《傷寒例》に引用する所は、僅かにその文章を残している。《胎臚薬録》は、いまだ詳らかでない。

【本文】　并びに平脈弁証し、
　柯琴曰く、「仲景、「脈を平《ひょう》し証を弁じて《傷寒雑病論》を為る」と言う。是れ脈と証は未だ嘗て両分せざるなり」と。案ずるに、平と評は古通ず。高誘の《淮南子》の註に、「平は、評なり」と。又《博雅》に「評は、平なり」と。胡三省の《通鑑・梁紀》の注に「廷尉評は、即ち漢の廷尉平なり。魏晋以来、平の旁に言を加う」と。
【語釈】　○平：たいらぐ。評は、形声。言＋平声。平は、たいらの意。公平に物事をはかって言うの意を表わす。　○旁：つくり。漢字の構成で右の部分。左は偏と言う。
【通釈】　並びに脈を評《はか》って証を弁別し、
　柯琴は、「仲景は、「脈を批評し、証を弁別して《傷寒雑病論》を作る」と言う。このように脈と証はいまだかつて二つに分かれていない」と言う。案じるに、平と評は古は通じる。高誘の《淮南子》の注釈では、「平は、評である」とある。また、《博雅》では、「評は、平である」とある。胡三省の《通鑑・梁紀》の注釈では、「廷尉評は、漢の廷尉平である。魏晋以来、平の旁《つくり》に言の偏を加える」とある。

【本文】　傷寒雑病論合わせて十六巻を為る。

案ずるに、《雑病論》は即ち今の《金匱要略》なり。「合わせて」の字を観れば、則ち仲景の意は既に傷寒と雑病を析《わ》かつ者に似たり。

【語釈】　○析：割く。わける。

【通釈】　傷寒と雑病の論述を合わせて十六巻を作った。

案じるに、《雑病論》は今の《金匱要略》である。「合わせて」の字を観ると、仲景の意は既に傷寒と雑病を分けているようである。

【本文】　未だ尽く諸病を愈《い》やすこと能わずと雖も、庶《こいねが》わくは以て病を見て源《みなもと》を知る可し。若し能く余が集むる所を尋《たず》ぬれば、思い半《なか》ばに過ぎん。

《易・下繋辞》に「知者は、其の彖《たん》辞を観れば、思い半ばに過ぎん」と。大全臨川の呉氏曰く、「思う所、已に十分の五六を得」と。

【語釈】　○知者は、其の彖辞を観れば、思い半ばに過ぎん：高田真治訳《易経》では、「知恵のすぐれた人に至っては、卦のはじめに繋けられた彖辞（卦辞）を観ただけでも、卦全体の示す意義を大半は察知し得るというものである」とある。

【通釈】　この書物はいまだ諸々の病を尽く治癒させることはできないが、病を見て源を知ることができるように希望する。もし私が集めた所をよく尋ねる場合は、大半は了解したものとなろう。

《易経・繋辞下伝》に「知者がその彖《たん》辞を観ると、大半は了解できる」とある。大全臨川の呉氏は、「思う所は、既に十分の五六が得られている」と言う。

【本文】　夫れ天は五行を布《し》きて以て萬類《ばんるい》を運《めぐ》らし（夫は音扶）、人は五常を稟《う》けて以て五藏有り。

《白虎通》に曰く、「五常なる者は、何ぞや。仁・義・礼・智・信なり。五藏は、肝仁・肺義・心礼・腎智・脾信なり」と。《文子》曰く、「人なる者は、天地の心、五行の端なり。是を以て天地五行の気を稟けて生ず」と。《隋・経藉志》に「五行なる者は、金・木・水・火・土、五常の形気なり。天に在りては五星と為り、人に在りては五藏と為る」と。

【語釈】　○端：はじめ。　○形気：かたちと気。肉体と気質。

【通釈】　そもそも天は五行を分布してあらゆる種類のものを運らし（夫は音が扶である）、人は五常を受けて五臓がある。

《白虎通》では、「五常とは、何であろうか。仁・義・礼・智・信である。五臓は、肝の仁・肺の義・心の礼・腎の智・脾の信である」と言う。《文子》は、「人は、天地の心であり、五行の始めである。ここをもって天地の五行の気を受けて生じる」と言う。《隋・経藉志》では、「五行は、金・木・水・火・土の五常の形気である。天にあっては五星となり、人にあっては五臓となる」とある。

【本文】　経絡府《ふ》兪《ゆ》（兪、腧、輸は並びに同じ）、

滑寿曰く、「直行する者は之を経と謂い、旁《かたわら》より出づる者は、之を絡と謂う」と。府は、気府なり。兪は、兪穴なり。

【語釈】　○府兪：六腑が所属する陽経の兪穴を指す。

【通釈】　経絡や六腑が所属する兪穴では（兪、腧、輸は並びに同じである）、

滑寿は、「直行するものは、これを経と言い、旁より出るものは、これを絡と言う」と言う。府は、気府である。兪は、兪穴である。

【本文】　陰陽会通《かいつう》、

《易・上繋辞》に「其の会通を観て以て其の典礼を行う」と。朱子云う、「会は、理の聚むる所にして遺す可からざるの処を謂う。通は、理の行る可くして礙《さまた》ぐること無き処を謂う。庖丁の牛を解するが如く、会すれば則ち其れ族し、而して通ずれば則ち虚するなり」と。

【語釈】　○会通：ものの一緒になることと変化すること。　○：其の会通を観て以て其の典礼を行う：高田真治訳《易経》では、「（聖人はさらにまた天下の事物の動（変動、変化きわまりない動き）を見て）、その会通（会動変通、あい集まりあい分かれる変化）を観察し、その中に典礼（一定の規範、常法）を見出す」とある。　○庖丁：料理人。　○族：あつまる。むらがる。

【通釈】　陰陽は集まったり通じたりするが、

《易経・繋辞上伝》では、「その会通するのを観て、その規範を行う」とある。朱子は、「会は、条理が集まる所であり、遺すことのできない処を言う。通は、条理が行ることができ、妨げることがない処を言う。料理人が牛を解体するように、会する場合はそれは集まり、通じる場合はそれは虚してしまう」と言う。

【本文】　玄冥幽微《げんめいゆうび》にして変化極め難し。才《さい》高く識妙《しきたえ》なるに非ざる自《よ》りは、豈能く其の理致《りち》を探らんや。

《漢書・董仲舒伝》の注に、顔師古曰く、「致は、至極なり」と。

【語釈】　○玄冥幽微：玄冥は、暗い。幽微は、極めてかすかなこと。奥深くてかすかなこと。　○才高く識妙なる：才は、学問。識は、見識。妙は、しなやか。たおやか。すぐれた働きがある。　○理致：道理に合った趣旨。　○至極：最上。

【通釈】　暗くて微かであり、その変化は極め難い。才能が高く見識がすぐれていなければ、どうしてよくその道理に合った趣旨を探ることができようか。

《漢書・董仲舒伝》の注釈では、顔師古は「致は、最上のことである」とある。

【本文】　上古に神農、黄帝、岐伯、伯高、雷公、少兪、少師、仲文有り、

仲文は、史書、医伝等に攷うること無し。其の名は《明堂下経》に見わる。恐らく是れ後人の附託のみ。

【語釈】　○附託：まかせる。たのむ。

【通釈】　上古の時代には神農、黄帝、岐伯、伯高、雷公、少兪、少師、仲文があり、

仲文は、史書や医者の伝記などでは考えることがない。その名は、《明堂下経》に見われる。恐らくこれは後人が委託したに過ぎない。

【本文】　中世に長桑、扁鵲有り、漢に公乗陽慶有り、

長桑、陽慶は、并びに《史記・扁鵲倉公伝》に見わる。《正義》に曰く、「百官表に公乗は第八爵」と。顔師古曰く、「其の公の車に乗るを得るを言う」と。

【語釈】　○公乗：官名。

【通釈】　中世の時代には長桑や扁鵲があり、漢代には公乗の陽慶があり、

長桑と陽慶は、並びに《史記・扁鵲倉公伝》に見われる。《史記正義》では、「百官表では、公乗は第八爵である」とある。顔師古は、「それが公の車に乗れることを言う」と言う。

【本文】　倉公に及ぶ。此れを下って以往《いおう》は、未だ之を聞かざるなり。

《漢・藝文志》に「太古は岐伯、兪拊《ふ》有り、中世は扁鵲、秦和有り。蓋し、病を論じて以て国に及び、診を原《たず》ねて以て政《まつりごと》を知る。漢興りて倉公有り、今其の技術晻昧《あんまい》、文意相似す」と。案ずるに、「夫れ天」以下此に至りては、此れ医理玄冥の理を論じ、併せて上世の才高く識妙なるの人を挙げて以て前段の「才の秀でし」の義を終う。

【語釈】　○以往：これより後。　○晻昧：くらい。暗黒。

【通釈】　倉公に及んだ。時代がこれを下って後は、いまだ優れた医者がいたのを聞いていない。

《漢書・芸文志》では、「太古では岐伯や兪拊《ふ》があり、中世では扁鵲や秦和があった。思うに、病を論じて国家に及び、診断を尋ねて政治を知る。漢が興って倉公がいたが、今その技術ははっきりせず、文の意味は相互に類似している」とある。案じるに、「そもそも天は」より以下でここに至っては、医学の道理が暗い理由を論述し、併せて上古の時代の才能が高く見識が優れた人を挙げて前段の「才能が秀でている」の義を終える。

【本文】　今の医を観るに、経旨を思求《しきゅう》して以て其の知る所を演《の》ぶるを念《おも》わず、

案ずるに、「思求」の二字は、連続す。《素問・解精微論》に「子独り夫の経言を念《おも》わず誦《とな》えざるや」と。楊雄《方言》に「念は、常に思うなり」と。《説文》は同じ、心に従い今の声と。

【語釈】　○経旨：経書の主旨。　○思求：思索に同じ。考え求める。　○演ぶ：述べる。説く。

【通釈】　今の医学を観ると、経典の主旨を思索して自分の知っている所を述べることを常に考えず、

案じるに、「思求」の二字は、連続している。《素問・解精微論》では、「あなたは、その経典の言葉を常に考えて唱えなかったのか」とある。楊雄の《方言》では、「念は、常に思うことである」とある。《説文》は同じであり、心に従い今の声である。

【本文】　各々家技《かぎ》を承け、終始旧に順《したが》う。疾を省《かえり》みて病を問い、務め口給《こうきゅう》に在り、

《論語》に「人に禦《あた》るに口給を以てす」と。朱子云う、「給は弁なり。佞人

の人に応答する所以の者は、但だ口を以て弁を取りて情実無し」と。
【語釈】　○口給：くちだっしゃ。給は、すばしいこと。　○《論語》：《論語・公治長第五》。宇野哲人の《論語新釈》では、「（佞者は人に応答するのに）、ただ口の先でいいまわして真実がないから、（しばしば正しい人から憎まれるものだ）」とある。　○情実：いつわりのない心。まこと。
【通釈】　各々が家伝の技術を継承し、終始古い方法に従っている。疾患を明らかにして病情を問診するが、務めは口先だけであり、

《論語》では、「人に応答する場合は、口に任せてものを言う」とある。朱子は、「給は、弁じることである。弁舌の巧みな人が他人に応答する方法は、ただ口先だけで弁舌し、いつわりのない心がない」と言う。

【本文】　相対すること斯須《ししゅ》にして、便ち湯薬を処《しょ》し（処は昌呂の翻）、

斯須と須臾《しゅゆ》は同じ、俄頃《がけい》なり。《礼・楽記》に「礼楽は斯須に身を去る可からず」と。
【語釈】　○斯須：しばらく。　○須臾：しばらく。少しの間。《傷寒論疏義》では「須曳」に作るが、「須臾」に改める。　○俄頃：しばらく。
【通釈】　病人と対応してしばらくすると、直ちに湯液の薬を定め（処は昌呂の翻である）、

斯須と須臾は同じであり、しばらくのことである。《礼記・楽記》では、「礼楽は、しばらくも身体から去るべきでない」とある。

【本文】　寸を按《あん》じて尺に及ばず、手を握《にぎ》りて足に及ばず、

寸は寸口を謂い、尺は尺膚を謂う。
【通釈】　寸口の脈を按じても尺膚には及ばず、手を握って切診しても足の脈には及ばず、

寸は寸口を言い、尺は尺膚を言う。

【本文】　人迎《じんげい》、趺陽《ふよう》、三部参《まじ》えず、

《素問・奇病論》に「人迎なる者は、胃脈なり」と。王冰云う、「人迎は結喉の動脈なり」と。趺陽は一に衝陽と名づけ、又会原と名づく。足趺《ふ》の上五寸の高骨の間の動脈、陷谷を去ること二寸なり。龐安時曰く、「傷寒は必ず太谿、趺陽を診る者は、人は腎脈、胃脈を以て主と為すを謂えばなり」と。《八十一

難》に曰く、「三部は寸関尺なり」と。王晛《きょう》曰く、「人迎、趺陽、三部の此の三者は、皆気の出入する要会、能く死生吉凶を決する所以なり。凡そ三か処の大小遅速相応し斉《そろ》い等しければ、則ち無病の人と為す。故に曰く、「人迎、趺陽、三部参えず」と。

【語釈】　○結喉：のどぼとけ。　○足趺：足の甲。　○陥谷：足陽明胃経の経穴。足背、第二・第三中足骨の間の中央陥中にある。　○太谿：足少陰腎経の経穴。足の内踝の後角の直後五分、動脈拍動部にある。

【通釈】　人迎、趺陽、寸口の脈の脈を互いに参照せず、

《素問・奇病論》では、「人迎は、胃脈である」とある。王冰は、「人迎は、のどぼとけの動脈である」と言う。趺陽は一つには衝陽と名づけ、また会原と名づける。足背部の上五寸で高骨の間にある動脈であり、陥谷穴を去って二寸の所である。龐安時は、「傷寒で必ず太谿の脈と趺陽の脈を診るのは、人は腎脈と胃脈をもって主とすることを言うからである」と言う。《難経》では、「三部は、寸関尺のことである」と言う。王晛《きょう》は、「人迎、趺陽、三部のこの三つは、皆気が出入して会合する重要な部位であり、よく死生や吉凶を決定する理由である。およそ三か所の脈の大小遅速が相応し揃って等しい場合は、無病の人である。そこで、「人迎、趺陽、三部をいずれも参照しない」と言う」と言う。

【本文】　動数発息《はっそく》、五十に満たず、

《霊枢・根結篇》に「脈五十動に満たずして一止する者は、一藏に気無し」と。故に須く五十動を候うべし。案ずるに、息脈相応するの義は、《八十一難》の中に詳らかにす。此れ、脈動五十の際、当に脈と息と相応するか否かを候うべきを言うなり。

【通釈】　医者は脈拍を数え、息を調えて切脈するが、脈拍を五十数える前に切脈を中止し、

《霊枢・根結篇》では、「脈が五十回拍動する前に、一回停止する場合は、一つの臓に気がなくなっている」とある。そこで、脈を切する場合は、五十回の拍動を候うべきである。案じるに、息と脈が相応する義は、《難経》の中に詳らかにされている。これは、脈の拍動が五十回になる際に、脈と息が相応するかどうかを候うべきであることを言う。

【本文】　短期は未だ決診《けっしん》することを知らず、
陸機の《歎逝《せい》賦》に「嗟《ああ》、人生の短期なる」と。李善は《素問》の「雷公云う、請う、短期を問う」に注し、張介賓曰く「短期は、死期なり」と。
【通釈】　死期についてはいまだ診断を下すことを知らず、
陸機の《歎逝《せい》賦》では、「ああ、人生の短期は」とある。李善は《素問》の「雷公が「短期について質問したいのですが」と言う」のに注釈し、張介賓は「短期は、死期である」と言うのを引用する。

【本文】　九候曾《すなわ》ち髣髴《ほうふつ》すること無し（髣は妃両の翻。髴は敷勿の翻）。
九候は、《三部九候論》に見わる。髣髴は、彷彿に同じ。《説文》は「相似し見るに諦《あき》かならざるなり」と。
【語釈】　○髣髴：ほのか。はっきりしないさま。彷彿に同じ。
【通釈】　九候の脈象は、ほのかに解ることもない（髣は妃両の翻である。髴は敷勿の翻である）。
九候は、《素問・三部九候論》に見われる。髣髴は、彷彿に同じである。《説文》では、「類似し、見ても明らかでない」とある。

【本文】　明堂《めいどう》、闕庭《けつてい》、尽く見察《けんさつ》せず、
《霊枢・五色篇》に「明堂は、鼻なり。闕なる者は、眉間なり。庭なる者は、顔なり」と。又《五閲五使篇》に「脈は気口に出で、色は明堂に見わる」と。
【通釈】　鼻、眉間、顔などは尽く見て診察しないので、
《霊枢・五色篇》では、「明堂は、鼻である。闕は、眉間である。庭は、顔である」とある。また、《霊枢・五閲五使篇》では、「脈は気口より出て、色は鼻に見われる」とある。

【本文】　所謂管《くだ》より窺《うかが》うのみ。
《荘子・秋水篇》に「管を用いて天を窺い、錐《きり》を用いて地を指すも、亦小ならずや」と。案ずるに、「今の医を観るに」自り此に至りては、時医の弊を極論して、当今居世の士は、啻《ただ》方術を精究せざるのみにあらず、医も亦鹵莽《ろもう》なること此くの如きを謂い、以て前段の「凡医」の義を終う。
【語釈】　○管を用いて天を窺う：見解の狭いたとえ。　○錐を用いて地を指す：きりで大地の大きさを示す。狭い視野で大事を観察する。見識の狭いたと

え。　○鹵莽：軽率で注意が足りない。粗雑。粗略。
【通釈】　いわゆる「管を用いて天を窺う」ように見解が狭いのである。
《荘子・秋水篇》では、「管を用いて天を窺い、錐《きり》を用いて地面を示すのも、また小さいことではないだろうか」とある。案じるに、「今の医者を観ると」よりここに至っては、当時の医者の弊害を極論し、今の世にいる医者は、ただ医薬や医術を精しく研究しないだけではなく、医術もまた粗雑であるのはこのようなものであることを言い、これによって前の段落の「凡庸な医者」の義を終える。

【本文】　夫れ死を視、生を別かたんと欲するは、実に難しと為す（夫は音扶。別は彼列の翻）。
劉廉夫曰く、「案ずるに、斉候は猶生きて其の死を視、虢の太子は已に死して其の生を別かち、首に「越人の才の秀でし」を以て起こす。故に結ぶに此の二句を以てす」と。
【通釈】　そもそも死を視て、生を区別しようとするのは、実に困難なことである（夫は音が扶である。別は彼列の翻である）。
劉廉夫は、「案じるに、斉候はなお生きていたが、扁鵲は望診から彼が死ぬことを悟り、虢の太子は既に死亡していたが、扁鵲は彼を生き返らせたのであり、始めに「越人の才能は優秀である」の句をもって以下の文章を起こしている。そこで、結論するのにこの二句をもってする」と言う。

【本文】　孔子云う、「生れながらにして之を知る者は上、学ぶは則ち之に亞《つ》ぐ、多聞《たぶん》博識は、知の次なり」と。
《論語・李氏篇》に「孔子云う、生まれながらにして之を知る者は上なり。学んで之を知る者は次なり。困しんで之を学ぶは、又其の次なり」と。又《述而篇》に「子曰く、多く聞いて其の善なる者を択《えら》んで之に従い、多く見て之を識《しる》すは之を知るの次なり」と。
【語釈】　○《論語・李氏篇》：宇野哲人著の《論語新釈》では、「人の性質は同様ではない。学ぶことを待たないで、生まれつき自然に道理を知っている者は、最上の人物である。人から学んで後、道理を知る者は、その次の人物である。始めは学ぶことを知らないで、道理に通じないことを困しんで発憤して学ぶ者は、又その次の人物である」とある。　○《述而篇》：宇野哲人著の

《論語新釈》では、「わしは事を行う前に多く天下古今の道理を聞いて、そのうちの善い者を択んでこれに従い、又多く天下古今の善い事悪い事を見て、これを記憶して参考に備えて、妄りに事を作《な》すことの無いようにする。このようにする時は、まだ真に道理を知ることはできなくとも、生れながら知る者の次に位することができる」とある。

【通釈】　孔子は、「生れながらにしてこれを知る者は最上であり、学んでこれを知る者はこれに次ぎ、多く聞いて博く知識を得る者は、またその次ぎである」と言う。

《論語・李氏篇》では、「孔子は言う。生まれながらにしてこれを知る者は、最上である。学んでこれを知る者は、その次ぎである。困しんでこれを学ぶ者は、またその次ぎである」とある。また、《論語・述而篇》では、「子は言う。多く聞いてその善いものを択《えら》んでこれに従い、多く見てこれを記憶する者は、生まれながらにこれを知る者の次ぎである」とある。

【本文】　余、宿《つと》に方術を尚《たっと》ぶ、請《こ》う斯《こ》の語を事《こと》とせん。

《論語・顔淵篇》に「回不敏なりと雖も、請う斯の語を事とせん」と。劉廉夫曰く、「案ずるに、生まれながらにして之を知る者は、乃ち前段の所謂「其の才の秀でし者」なり。学ぶと多聞博識とは、乃ち前段の所謂「勤めて古訓を求め、博く衆方を采る」の類是れなり。蓋し、生まれながらにして之を知る者は、天の賦する所にして企てる可からず。而して学ぶと多聞博識の人に及んでは人の能くする所にして勤めて至る可し。当今居世の士は、神を医薬に留めて方術を精究せざるも、独り仲景のみ宿に之を尚ぶ。然して越人の才の秀でし無く、唯だ多く聞きて博く識らんと欲し、以て之を精究す。故に孔子の語を誦して以て之を服膺《ふくよう》するのみ。此れ、蓋し仲景の謙辞ならん」と。

【語釈】　○《論語・顔淵篇》：宇野哲人著の《論語新釈》では、「私は愚かな者ではございますが、御教訓の語《ことば》を行うことを己の任務と致しましょう」とある。　○賦：あたえる。　○宿：もとから。いぜんから。　○服膺：むねにつける。心によく覚えてわすれない。　○謙辞：へりくだった言葉。

【通釈】　私は以前から医術を尊んできたので、この言葉を自分の任務としたいと思っている。

《論語・顔淵篇》では、「回は優れたものではないが、この言葉を自分の任務にしていきたいと思う」とある。劉廉夫は、「案じるに、生まれながらにしてこれを知る者は、前の段落のいわゆる「その才能が秀でた者」である。学ぶのと多く聞いて博く識るのとは、前の段落のいわゆる「勤めて古訓を求め、博く衆方を採る」の類がこれである。思うに、生まれながらにしてこれを知る者は、天が与える所であり、企てることができない。そして学ぶのと多く聞いて博く識る人に及んでは、人がよくする所であり、勤めてここに到達することができる。今の世にいる医者は、心を医薬に留めて医術を精しく研究しないが、ただ仲景だけは以前よりこれを尚んでいる。そして越人のように才能は秀でていないが、ただ多く聞いて博く知ろうとし、これによってこれを精しく研究する。そこで、孔子のこの言葉を唱えてこれを忘れないようにするだけである。これは、思うに仲景の謙遜の言葉であろう」と言う。

【本文】　漢長沙守南陽張機著

前漢の百官表に郡守、秦官は、其の郡を掌治し、秩《ちつ》二千石なり。景帝、名を太守に更《か》う。仲景の事履《り》は、前の《総評》中に見わる。

案ずるに、仲景自序の一篇は、時士の蒙昧を論《さと》し、世医の鹵莽《ろもう》を規《ただ》し、議論剴切《がいせつ》し、極めて時弊《じへい》に中るも、以て後人の意を告誨《かい》する所は微なり。呉草廬《ろ》謂う、「序は乃ち仲景の自序にして《傷寒論》は即ち上世《じょうせい》の遺書なり」と。或るひと云う、「自序は晩《おそ》く出で、長沙の旧に非ず」と。然れども纚纚《しし》数言は針砭《へん》の方技を以てして万世を鑑戒《かんかい》するに足るれば、又奚《なん》ぞ其の作者を疑いて以て一概に抹殺す可きや。古者《いにしえ》、経疏文選に凡そ自序有る者は、皆正書と註を同じくす。今愚此の篇に竊かに亦之を遵用《じゅんよう》するのみ。

【語釈】　○郡守：官名。秦代に始まり、郡の行政をつかさどる長官。のち太守と改められた。　○掌：つかさどる。主に同じ。　○秩：扶持。俸給。　○更う：あらためる。変える。変更する。　○事履：事は、事柄。履は、履歴（人が学業・職業などで経た事がら）に同じ。　○時士：時は、その当時。士は、官吏の総称。　○蒙昧：おろかで道理に暗い。　○鹵莽：粗雑。粗略。○規す：ただす（正）。　○剴切：適切でゆきとどく。ぴったりとあてはまる。

○時弊：その時代の弊害。悪い風習。　○告誨：告は、つげる。誨は、教える。　○上世：むかしの時代。おおむかし。　○晩：おそい。あと。おくれる。

○纚纚：つながって美しいさま。　○針砭：砭針に同じ。いしばり。　○方技：医術、神仙術、うらないなどの総称。　○鑑戒：戒めとする。　○一概：すべてひっくるめて。　○古者：むかし。　○経疏：経は、経書（聖人賢人の言行や教えをしるした儒教の正典）。疏は、義理を説きあかす。注疏は、本文の解釈を注といい、注をさらにくわしく解釈したものを疏という。ここでは、経典の疏の意か。　〇遵用：守り従う。そのとおりに行う。

【通釈】　漢の長沙の守、南陽の張機著

前漢の百官表では、郡守や秦官は、その郡を主に治め、扶持は二千石である。景帝は、名称を太守に改めた。仲景の事跡は、前の《総評》中に見われている。

案じるに、仲景の自序の一篇は、その当時の官吏が道理に暗いのを諭《さと》し、世間の医者が粗略であるのを正し、議論は適切で行き届き、極めて当時の弊害に中っているが、後人の意識に告げて教える所は微かである。呉草廬《ろ》は、「序は仲景の自序であるが、《傷寒論》は大昔の遺書である」と言う。ある人は、「自序は仲景より遅く出ていて、仲景の元の文章ではない」と言う。しかし、美しく連なった幾つかの言葉は、石針を用いた医術で万世を戒めるには充分であるので、またどうしてその作者を疑って一概に抹殺すべきであろうか。その昔、経疏や文選におよそ自序がある場合は、いずれも正規の書物と注釈が同じであった。今私はこの篇を窃かにまたこの通りにするだけである。

傷寒論疏義巻第一

江都　喜多村直寛士栗　学

【本文】　弁太陽病脈証并治上（案ずるに、徐幹中論ずるに、辨の言為る、別つなり。其れ善く事類を分別して明らかに之を処するが為なりと。上なる者は、太陽に三篇有りて此の篇は其の上に居ればなり）

【通釈】　弁太陽病脈証并治上（案じるに、徐幹中が論述するに、辨と言うものは、区別をすることである。よく物事の類を分別して明らかにこれに対処するためである。上とは、太陽には三篇があり、この篇はその上にいるからである）

【本文】　案ずるに、太陽病は即ち表の熱実証是れなり。凡そ外邪の人を襲うは、必ず表に先んじて、其の人表陽盛んなれば、則ち邪と相い併さりて熱を為す。是れ之を太陽病と謂う。其の病の大端に二有りて共に頭痛み、項強ばり、発熱して悪風寒す。若し脈浮にして緩、汗有るは、是れ表開く者、名づけて中風と為すなり。之を治するに桂枝を以てす。若し脈浮にして緊、汗無きは、是れ表閉づる者、名づけて傷寒と為すなり。之を治するに麻黄を以てす。此れ其の別なり。其の間の軽重、不等の方法は異なりに随うも、惟だ表の熱するは則ち裏も亦熱せざるを得ず。故に邪熱は裏に入ると雖も、未だ胃を犯さざれば則ち猶之を太陽に属す（熱裏に入りて上焦に在れば則ち少陽と為し、下焦に在れば則ち太陽と為す。又裏に入ると胃に入るとは同じならず。説は附録に詳らかにす）。且つ太陽を三陽の首《はじめ》と為すを以ての故に医薬誤投すれば、宿疾相い触れて兼ねて諸証を発する者多し。其の伝変に至りては、則ち裏の病を受くるは皆表自りせざること無く、而して太陽の少陽に伝わり、少陽の陽明に伝わるは、是れ三陽の正伝なり。然れども或は直ちに陽明に伝うる者有り、或は厥陰・太陰に変ずる者有り。夫《か》の少陰の若きは則ち太陽と表裏を為して病位は相同す。故に太陽病久しくして陽気虚し、或は汗下誤逆すれば、最も変を為し易し。是れ其の大較なり。而して軽重劇易の分、兼挟変壊の証、并びに詳注は、篇中に明らかにす（劉茝庭曰く、「蓋し仲景の旨は、先ず其の病を辨じて定め、病を辨ずるの法は脈証を察するに在り。故に必ず脈証に就《つ》いて以て其の病を定め、而る後に治法は由りて設くること有り。所謂「病」なる者は、何ぞや。三陽、三陰是れなり。熱は陽と為し、寒は陰と為して表裏虚実互いに同じならざれば、則ち六者の分は是に於いて立つ。所謂「脈」なる者は、何ぞや。其の位は寸口、関上、尺中、趺陽、其の体は浮、沈、遅、数、緊、緩、滑、濇の類是れなり。「証」なる者は、何ぞや。発熱、悪寒、譫語、腹満、下利、厥冷の類是れなり。所謂「治」なる者は、何ぞや。汗、下、温、涼、及び刺、灸の法是れなり。六病の中、自ら緩急劇易の不等有り。故に方も亦大小緊慢の不同有り、以て相い対して治す。之に加うるに、人は宿恙《よう》相い得ること無き能わず、医は或は誤り錯《たが》えて以て変逆を致す者なり。凡そ皆其の脈証に随いて之に治法を備うるなり」と。案ずるに、仲景の自序に「平脈弁証」と曰うは、蓋し医の診病処方にして此の四者を辨ずるより切なること莫し。此れ仲景の丁寧に意を致して之が篇端を弁ずる所以なり。奈何《いかん》ぞ後の学ぶ者は草卒鹵莽《ろもう》にして之を不講に置く。特に劉氏の此の説甚だ精し。故に此に拈《ねん》ず）。

【語釈】　○草卒：おおざっぱ。　○鹵莽：粗雑、粗略。　○拈ず：つまむ、つまみとる。

【通釈】　案じるに、太陽病は表の熱実証である。およそ外邪が人を襲う場合は、必ず表に先ず侵入し、その人の表の陽気が盛んである場合は、邪気と併さって熱を発生する。これが太陽病である。その病の本源には二種類があり、ともに頭が痛み、項が強ばり、発熱し、悪風寒がする。もし脈が浮で緩になり、汗がある場合は、表が開くのであり、これを中風と名づける。これを治療するには、桂枝湯を用いる。もし脈が浮で緊になり、汗がない場合は、表が閉じるのであり、これを傷寒と名づける。これを治療するには、麻黄湯を用いる。以上がその区別である。その間の軽重や違った方法は病情の異なりに随うが、ただ表が熱する場合は裏もまた熱しない訳にはいかない。そこで、邪熱は裏に入るが、まだ胃を犯していない場合はなおこれを太陽病に属している（熱が裏に入るが上焦にある場合は少陽病であり、下焦にある場合は太陽病である。また、熱が裏に入るのと胃に入るのとは同じでない。説は附録に詳らかにする）。しかも太陽は三陽の首であるので、医薬を誤って投与すると、宿疾に触れて兼ねて諸々の証を発生することが多い。それが伝変するに至っては、裏が病を受けるのは皆表より伝わらないことがなく、太陽病が少陽に伝わり、少陽病が陽明に伝わるのは、三陽経の通常の伝変である。しかしながら、あるいは病が直ちに陽明に伝わる場合があり、あるいは厥陰病や太陰病に変化する場合がある。少陰病のようなものは、少陰は太陽と表裏の関係にあり、病位は相同している。そこで、太陽病が久しく解されずに陽気が虚し、あるいは汗法や下法を誤って使用すると、最も変証を来しやすい。これがおおよその比較である。そして病情の軽重や劇易の区分、兼挟する変証や並びに詳細な注釈は、それぞれの篇の中で明らかにする（劉茝庭は、「思うに、仲景の主旨は、先ずその病を弁別して定めることにあり、病を弁別する方法は脈証を察知することにある。そこで、必ず脈証についてその病を定め、その後に治療法はこれによって設定する。いわゆる「病」とは、何であろうか。三陽、三陰の病がこれである。熱は陽であり、寒は陰であり、表裏と虚実が互いに同じでないので、六つの区分はここに立てられる。いわゆる「脈」とは、何であろうか。その位は寸口、関上、尺中、趺陽であり、その体は浮、沈、遅、数、緊、緩、滑、濇の類がこれである。「証」とは、何であろうか。発熱、悪寒、譫語、腹満、下痢、厥冷の類がこれである。いわゆる「治療」とは、何であろうか。汗法、下法、温法、涼法、および刺法、灸法がこれである。六病の中には、自ら病状に緩急や劇易の違いがある。そこで、処方にもまた大小や緩急の違いがあり、これによって病状に対応させて治療する。更に人は病から逃れることができないのであり、医者もあるいは誤って変証や逆証を引き起こすことがある。そこで、およそ皆その脈証に随ってこれに治療を備える」と言う。案じるに、仲景の自序に「平脈弁証」と言うのは、思うに医者が病を診察して処方をすることであり、病、脈、証、治療の四点を弁別することより大切なことはない。これが、仲景が丁寧に思いを込めて篇の端緒を述べる理由である。どうしようもないが、後生の学ぶ者はおおざっぱで粗略であり、このことを論じない。この点に関しては、特に劉氏のこの説は甚だ精しい。そこで、ここに引用する）。

【解説】　本節は、太陽病の特徴について論述している。

太陽病は、八綱弁証では、表の熱実証に属している。一般に外邪が人に侵襲する場合は、邪は先ず表に侵入する。もし表の陽気が旺盛である場合は、邪気は表の陽気と併さって発熱を生じ、太陽病を発症する。太陽病は大きく二種類に分類され、いずれも頭痛、項の強ばり、発熱、悪風寒などの症状が出現する。もし脈が浮緩で汗が出る場合は、表が開いた状態にあり、「中風」と称され、桂枝湯を用いて治療する。一方、もし脈が浮緊で汗が出ない場合は、表が閉じた状態にあり、「傷寒」と称され、麻黄湯を用いて治療する。

邪が表に侵襲し、表が熱する場合は、裏は必ず熱するが、邪がまだ胃を犯していない場合は、太陽病である。太陽は、三陽の首である。邪が伝変する場合は、必ず太陽の表から裏に伝わる。太陽病が少陽に伝わり、少陽病が陽明に伝わるのは、通常の伝変である。ただ、病が直ちに陽明に伝わる場合があり、また、病が厥陰病や太陰病に変化する場合がある。少陰は太陽と表裏の関係にあり、病位は相同する。そこで、太陽病が久しく解されずに陽気が虚し、あるいは誤って汗法や下法を使用すると、容易に変証を来して少陰病を発生する。

【原文】　太陽之為病、脈浮、頭項強痛而悪寒。(1)
【本文】　太陽の病為る、脈浮、頭項強痛して悪寒す（強は其亮《きりょう》の翻。悪は烏路の翻。後、悪寒、悪風の悪は并びに同じ）。
【通釈】　太陽の病と言うものは、脈は浮になり、頭や項が強ばって痛み、悪寒がする（強は其亮の翻、悪は烏路の翻である。後、悪寒と悪風の悪は並びに同じである）。
【本文】　此の章、太陽の総綱を論ず。脈浮は、邪気肌表に併さるなり。《平人気象論》に「脈浮にして盛んなる者は、病外に在り」と云い、《経》に「脈浮の者は、病表に在り（51）」と云う。《説文》に「項は頭の後ろなり。頁《かしら》に従い、工の声」と。強は、柔和ならざるなり。頭項強痛は、即ち頭痛み、項強ばる。瓜蔕散の条に「病桂枝の証の如くなるも、頭痛まず、項強ばらず（166）」と曰う。説は附録に詳らかにす。邪熱表に客すれば、則ち勢い必ず上に盪《うご》く。故に頭痛み項強ばらしむ。悪寒は、風を該《か》ねて言うなり。皮膚邪を受くれば、必ず外寒を畏る。陶氏の曰う「傷寒は則ち寒を悪《にく》み、傷食は即ち食を悪む」は、理は固より然るなり（呉崑の《医方考》に曰く、「寒邪表に在れば、復た寒に任《た》えず。故に悪寒せしむるなり」と）。此の条は太陽の総証、以後凡そ太陽病と称する者は皆此の脈証を指して之を言う。
　山田宗俊曰く、此の条、中風・傷寒を統《す》ぶ。故に啻《ただ》脈浮と云いて緊と緩とを分かたざるなり。悪寒も亦悪風を兼ねて言う。悪風は軽く、悪寒は重し。軽きを舎てて重きを取る、所謂「大を挙げて小従う」者なり。其の発熱を言わざる者は、或は已に発熱し、或は未だ発熱せず（3）の異なり有るを以てなり。
　沈氏曰く、按ずるに、仲景の立論は、毎病各々其の主脈・主証を挙げて以て一篇の提綱と為す。病は変遷有りと雖も、未だ此の位を離れず。即ち、此の主脈・主証を離れざるは、其れ大較なり《傷寒綱目》。
　尤氏曰く、後の陽明篇に云う、「陽明の病為る、胃家実なり（180）」と。少陽篇に云う、「少陽の病為る、口苦く、咽乾き、目眩《くるめ》くなり（263）」と。三陰篇に云う、「太陰の病為る、腹満して吐し、食下らず、自利益々甚だしく、時に腹自ら痛む（273）」、「少陰の病為る、脈微細、但だ寐ねんと欲するなり（281）」、「厥陰の病為る、消渇し、気上りて心を衝き、心中疼み熱し、飢えて食を欲せず、食すれば即ち蛔を吐す（326）」と。本条に曁《およ》びて共に六条、遞《たがい》に六病の脈証を挙ぐ。故に柯氏は目して六篇の綱領と為して此れは則ち太陽の綱領と為すなり。然して陽明の条下に潮熱自汗の文無く、少陽の証中に往来寒熱の目無く、少陰は寐ねんと欲すにして僅かに一端の類を挙ぐるのみ。学ぶ者は当に他の条を参じえ合すべくして徒に執一《しついつ》すること毋《なか》れば可なり。

【語釈】　○胃家実なり：第180条の原文は、「陽明之為病、胃家実是也（陽明の病為る、胃家実是れなり）」とある。　○執一：一事のみかたく守って融通を知らない。

【通釈】　この章は、太陽の総綱を論述する。脈が浮であるのは、邪気が肌表に併さるからである。《素問・平人気象論》では「脈が浮で盛んになる場合は、病は外にある」と言い、《経》では「脈が浮である場合は、病は表にある（51）」と言う。《説文》では「項は頭の後ろである。字は頁《かしら》に従い、工の声である」とある。「強ばる」は、柔和でないことである。頭や項が強痛するのは、頭が痛み、項が強ばることである。瓜蔕散の条では「病は桂枝の証のようであるが、頭は痛まず、項は強ばらない（166）」と言う。説明は附録に詳らかにする。邪熱が表に客する場合は、勢いは必ず上に動く。そこで、頭が痛み項が強ばるようにする。悪寒は、悪風を兼ねて言う。皮膚が邪を受けると、必ず外の寒えを畏れる。陶氏が言う「傷寒は寒を悪《にく》み、傷食は食を悪む」は、道理からすると固よりそのようになる（呉崑の《医方考》では、「寒邪が表にあれば、また寒に耐えることができない。そこで、悪寒がする」と言う）。この条は太陽の総証であり、以後およそ太陽病と称する場合は皆この脈証を指して言う。

山田宗俊は言う。この条は中風と傷寒を統《す》べている。そこで、ただ脈浮と言い、緊と緩とを区別しない。悪寒もまた悪風を兼ねて言う。悪風は軽く、悪寒は重い。軽いものを捨てて重いものを取るのであり、いわゆる「大きいものを挙げると小さいものがこれに従う」場合である。それが発熱を言わないのは、あるいはすでに発熱し、あるいはいまだ発熱しない（3）異なりがあるからである。

沈氏は言う。按じるに、仲景の立論は六経の病のたびに各々にその主脈と主証を挙げ、これによって一篇の提綱としている。病は変遷するが、いまだこの位を離れない。即ち、この主脈と主証を離れないのは、それぞれのおよその比較である《傷寒綱目》。

尤氏は言う。後の陽明篇では、「陽明の病と言うものは、胃家実がこれである（180）」と言う。少陽篇では、「少陽の病と言うものは、口は苦く、咽は乾き、目は眩暈がする（263）」と言う。三陰篇では、「太陰の病と言うものは、腹満して嘔吐し、食事は咽を下らず、自利が益々甚だしくなり、時に腹部が自然に痛む（273）」、「少陰の病と言うものは、脈は微細になり、ただ寝ていたいと思う（281）」、「厥陰の病と言うものは、消渇し、気が上って心を衝き、心中が疼んで熱し、飢餓感はあるが食欲はなく、食事を摂取すると直ちに蛔虫を吐出する（326）」と言う。本条に及んではともに六条があり、互いに六病の脈証を挙げている。そこで、柯氏はこれらの条文に注目して六篇の綱領であるとし、この条文は太陽の綱領とする。しかし、陽明篇の条文の下には潮熱や自汗の文章がなく、少陽病の証の中には往来寒熱の綱目がなく、少陰病では寝ていたいとして僅かに証候の一端を挙げるだけである。そこで、学ぶ者はその他の条文を合参して理解すべきであり、徒に一つの条文に囚われなければ、それでよい。

【解説】　本条文は、太陽病の総綱を論述している。

邪気が表にある場合は、脈は浮になる。項は、頭の後ろである。「強ばる」は、柔和でないことである。頭項強痛は、頭や項が強ばることである。邪熱が表に客すると、勢いが上に動くので、頭が痛み、項が強ばる。悪寒は、悪風を兼ねる。皮膚が邪を受けると、寒に耐えることができないので、外の寒えを畏れる。本条文は、太陽病の総証である。そこで、以後に「太陽病」と称する場合は、いずれも脈浮、頭項強痛、悪寒の脈証が出現する。

【原文】　太陽病、発熱、汗出、悪風、脈緩者、名為中風。（2）

【本文】　太陽病、発熱、汗出で、悪風し、脈緩なる者を、名づけて中風と為す（中は丁仲の翻。○成本は為を曰に作る。案ずるに、王引之曰く、「曰は猶為のごときなり」と。之を謂うに、桓の四年、《穀梁伝》に「一に乾豆と為す云々」は、《公羊伝》は為を皆曰に作る。《経典釈詞》に見わる）。

【通釈】　太陽病に罹患し、発熱し、汗が出て、悪風がし、脈が緩になる場合を、名づけて中風とする（中は丁仲の翻である。○成本では「為」の字を「曰」の字に作る。案じるに、王引之は、「「曰」の字は、丁度「為」の字のようなものである」と言う。これを言えば、桓の四年の《穀梁伝》に「一に乾豆と為す云々」とあるのは、《公羊伝》では「為」の字をいずれも「曰」の字に作る。《経典釈詞》に見われている）。

【本文】　此の章、上条を承けて太陽中風の提綱を掲ぐ。太陽病なる者は、前条の云う所の脈浮、頭項強痛して悪寒する者是れなり。発熱なる者は、邪気肌膚を干して鬱蒸するなり。汗出づるは、腠理疏に玄府開きて固まらざるなり。銭聞礼曰く、「悪寒なる者は、風に当たらずして寒を憎むなり。悪風なる者は、風に当たりて寒を憎むなり」と。此れ特に相対して言うのみ。散文の若きは、則ち悪風と悪寒は互いに通ず。故に《玉函経》は「太陽の中風、発熱して悪寒す」と曰う。蓋し、肌表邪を受くれば、則ち必ず外寒を畏れ悪む。緩なる者は、緊の対称、遅脈と同じならず。郭氏曰く、「脈緩は、浮にして緩なり」と。浮は是れ太陽の脈、緩は是れ中風の脈なり。此の証、汗出で、邪気外に疏なるを以ての故に脈は緊ならずして緩なり。喩氏曰く、「「中」の字は、「傷」の字と別無し。即ち、傷風と謂うも亦可なり」と。此れ、其の人倘《も》し邪客を被りて腠理偶々開けば、則ち発熱して汗洩れ、是を以て邪内迫せず肌膚に泛溢して巳《い》上の諸証を為し、名づけて中風と為す者を言う。凡そ首に太陽の中風と称すれば、則ち又皆此れを指して言うなり。

銭氏曰く、前の総証の中に有する所の脈浮、頭項強痛して悪寒すは、乃ち太陽中風・傷寒均しく有する所の脈症にして猶未だ其の中風と為し傷寒と為す所以を分かたざるなり。故に此の篇は上条の脈浮、頭項強痛の総証に於いてして発熱、汗出で、悪風し、脈緩を増入し以て其れ中風と為す者を別つこと此くの如きなり。

程氏曰く、脈浮、頭項強痛して悪寒すれば、則ち太陽、病を受くを知る。病表に在りて裏に在らず。然して表開・表閉の不同有り。総じて兼脈・兼証に於いて問いて之を得ること難からず。傷寒は亦発熱して汗却って出でざるを以て、茲に発熱し、汗自ら出づ可き者を以て、其の証を別ちて中風の証と為し、傷寒は亦悪風して脈却って緊なるを以て、茲に悪風し、脈緩なる可き者を以て、其の脈を別ちて中風の脈と為せば、脈と証は廉として其の実を得。然して後、乃ち其の名を正すを得て、此れ其の病、太陽に在りと曰う。是れ自り中風の病は、而ち傷寒に於いて毫も与《あず》かること無きなり。

【語釈】　○玄府：毛孔に同じ。　○廉：いさぎよい。清く正しい。

【通釈】　この章は、上の条を承けて、太陽の中風の提綱を掲げている。太陽病は、前条に言う所の脈が浮になり、頭や項が強ばって痛み、悪寒がする場合がこれである。発熱するのは、邪気が肌膚を干して鬱滞し熏蒸するからである。汗が出るのは、腠理が疏になり、玄府が開いて固まらないからである。銭聞礼は、「悪寒は、風に当たらないが、寒を憎むことである。悪風は、風に当たって始めて寒を憎むことである」と言う。これは、特に悪寒と悪風を対比して言うだけである。散文のようなものでは、悪風と悪寒は互いに意味が通じる。そこで、《玉函経》では「太陽の中風では、発熱して悪寒がする」と言う。思うに、肌表が邪を受ける場合は、必ず外の寒えを畏れて悪む。緩脈は緊脈と対立する名称であり、遅脈とは同じでない。郭氏は、「脈が緩であるのは、浮で緩であることである」と言う。浮は太陽の脈であり、緩は中風の脈である。この証は、汗が出て、邪気が外に疏通するので、脈は緊にならずに緩になる。喩氏は、「「中」の字は、「傷」の字と区別がない。即ち、傷風と言うのもまた可能である」と言う。これは、その人がもし邪の侵襲を被り、腠理が偶々開く場合は、発熱して汗が洩れるので、邪は内に迫らずに肌膚に浮いて溢れて以上の諸々の証を生じ、これを名づけて中風とする場合を言う。およそ始めに太陽の中風と称する場合は、また皆これを指して言う。

銭氏は言う。前の総証の中にある脈が浮になり、頭や項が強ばって痛み、悪寒がする証候は、太陽の中風と傷寒ではいずれにもある脈証であり、なおいまだそれが中風であり、あるいは傷寒である理由を区別していない。そこで、この篇では上の条文の脈が浮になり、頭や項が強ばって痛むなどの総合的な証に加えて発熱し、汗が出て、悪風がし、脈が緩になる証候を増やして加入し、これによってそれが中風である場合を区別するのは、このようなものである。

程氏は言う。脈が浮になり、頭や項が強ばって痛み、悪寒がする場合は、太陽が病を受けたことが解る。病は表にあって裏にはない。そして表が開き、表が閉じる違いがある。総合すると、兼脈や兼証において問診してこれを聞き出すことは困難なことではない。傷寒はまた発熱するが、汗は反って出なくなるので、ここで発熱し、汗が自然に出るはずの例で、その証を区別して中風の証とし、傷寒はまた悪風がするが、脈は反って緊になるので、ここで悪風がして、脈が緩になるはずの例で、その脈を区別して中風の脈とすると、脈と証はまさしく実際に合致する。そうして後、その名称が正しくなるので、これはその病が太陽にあると言う。これによって中風の病は、傷寒では少しも関与することがない。

【解説】　本条文は、太陽の中風の提綱について論述している。

太陽病は、第1条の「脈浮、頭項強痛、悪寒」の証候が出現する。太陽病に罹患し、邪気が肌表を犯して欝蒸すると、発熱が出現する。腠理が疏になり、玄府が開いて固まらなくなると、汗が自然に出る。悪寒は風に当たらないが寒えを憎み、悪風は風に当たって始めて寒えを憎むことであるが、悪風と悪寒は意味が互いに通じる。即ち、肌表が邪を受けると、必ず外の寒えを憎む。緩脈は、緊脈に対する名称である。太陽病に罹患し、汗が出ると、邪気が外に疏通するので、脈は浮で緩になる。邪が太陽の表に侵襲し、腠理が開くと、発熱し、汗が洩れるので、邪は肌表に浮いて溢れて太陽の中風を発症する。即ち、発熱し、汗が出て、悪風がし、脈が浮で緩になる場合は、「太陽の中風」と称される。

【原文】　太陽病、或已発熱、或未発熱、必悪寒、体痛、嘔逆、脈陰陽倶緊者、名為傷寒。（3）

【本文】　太陽病、或は已に発熱し、或は未だ発熱せざるも、必ず悪寒、体痛、嘔逆し、脈陰陽倶に緊なる者を、名づけて傷寒と曰う。

【通釈】　太陽病に罹患し、あるいは既に発熱し、あるいはいまだ発熱しないが、必ず悪寒がし、体が痛み、嘔逆し、脈が陰陽ともに緊になる場合を、名づけて傷寒と言う。

【本文】　此れ、首条を承けて太陽傷寒の提綱を掲ぐ。或なる者は、疑いの辞、時に随いて未だ定まらざるなり（陳良甫の「「或」の一字は無きこと有り」と云う是れなり。《婦人脚気論》に見わる）。「必ず」なる者は、断然決定不易の詞なり。邪は素《もと》熱せず、其の人に著きて肌表に客するを以て、鬱して陽と争い、争えば則ち蒸して熱を為す。已に発熱する者は、時の至る所、鬱し争いて蒸すなり。未だ発熱せざる者は、始初の時、鬱して未だ争わざるなり。蓋し、中風は即ち表気開きて疏なり。故に発熱は甚だ捷《はや》し。傷寒は則ち皮膚閉じて密なり。故に熱は遽《にわ》かに発し易からざるなり。乃ち発熱は早晩一ならずと雖も、悪寒、体痛、嘔逆の証、陰陽倶に緊の脈に至りては、則ち断然必定即見なり。悪寒と悪風は互称、正しく悪寒する者は未だ悪風せざること有らず、悪風する者も亦未だ悪寒せざること有らざるを以て、一を挙ぐれば則ち其の義を該ぬるなり。体痛なる者は、風寒内に撃《う》ちて血脈流行するに快からざればなり。嘔逆は、気逆して嘔するを謂う。脈の陰陽は、尺寸を指して言う。《五十八難》の「中風の脈は陽浮にして滑、陰濡にして弱、傷寒の脈は陰陽倶に盛んにして緊濇」は、即ち此の段の淵源する所にして楊氏は一に関前、尺中を以て註を為す。又「熱病の脈は陰陽倶に浮、之を浮にして滑、之を沈にして散濇」と。夫れ既に「陰陽」と曰いて又浮沈の候を挙ぐれば、陰陽を釈して浮沈と為す者は是に非ざるを知る可きなり（楊士瀛《えい》曰く、陰陽は即ち尺寸なりと。《察脈総括》に見わる。劉元賓曰く、「陽は寸脈を謂い、陰は尺脈を謂うなり」と。《神巧万全方》に見わる）。脈緊も亦当に浮緊に作りて看るべし。此の証、汗無く邪気内迫するを以ての故に、脈は勁《けい》急の象を見わす。乃ち、中風の緩脈と迥《はる》かに異なる。尤氏曰く、「汗無しを言わざる者は、脈緊を以て之を該ぬればなり」と。此れ、其の人倘《も》し邪の客を被りて腠理偶々閉づれば、則ち邪正相い搏ち、内は骨節に迫りて此の諸証を為し、名づけて傷寒と為す者を言うなり。黄氏曰く、「此の条、熱無くして悪寒する者と作す可からざるなり。看了《みお》わりて未だ発熱せずと雖も、脈緊を以て陰に発して脈沈、或は細、或は微遅なるに異なると為す」と。〇案ずるに、中風と傷寒の目は、惟だ是れ太陽一病の中に就いて、標に有汗と無汗の二証を以てするに過ぎず。夫れ天地の気鼓動する者は風と為し、厳しく凝《こ》る者は寒と為す。而して風は陽に属し、寒は陰に属し（《素問・瘧論》に「夫れ寒なる者は陰気なり。風なる者は陽気なり」と）、陽は開を主り、陰は閉を主る。是を以て人の邪を感ずるや、皮表開泄して汗有る者は名づけて中風と曰い、皮表密閉して汗無き者は名づけて傷寒と曰う。其の実、邪を受くるの風寒の上には在らず。只表気の開閉、有汗無汗に就いて其の目を立つ。然して療する処の指南と為して已前《いぜん》の輩は表虚、表実の目を立つ。経文は既に虚実の字無きを以てす。況や三陽は実と為し、三陰は虚と為せば、而ち表虚の二字は遂に少陰直中の証を嫌うをや。愚故に直ちに開閉を以て之を目す。若し之を平素の虚実に求め、及び実に邪気、或は風寒営衛相い配するに講ずれば、則ち空を鑿《うが》ち、風を捕うるに近し（《素問・玉機眞藏論》に「風なる者は、百病の長なり。今風寒人に客し、人をして毫毛畢《ことごと》く直《た》ち、皮膚閉じて熱を為さしむ」と。《脈経》に《医律》を引きて曰く、「傷寒に五有り。皆熱病の類なり」と。其の下文に曰く、「病は倶に風に傷らる」と。《素問》は首に風を挙げて下文は風寒と言い、《脈経》は首に傷寒と称して下文は「風に傷らる」と言う。見る可し、風寒の二邪相い藉《か》りて人を傷るは必ずしも拘わるざるを）。

《金鑑》に曰く、此れ首条を承けて太陽病も又此の脈、此の証を兼ぬる者は、名づけて傷寒と曰い、以て傷寒の病の提綱と為すを言う。凡そ傷寒と称する者は、皆此の脈証を指して言うなり。

魏氏曰く、体痛むは、則ち頭項強痛に止《とど》まらず。嘔逆するは、則ち鼻塞がり乾嘔するに止まらず。傷寒、中風は一の浮脈を同じくするも、彼は浮緩と為し、是れは浮緊と為す。陽邪は舒《の》びて散ず。故に緩なり。陰邪は勁《つよ》くて急なり。故に緊なり。同じく表に在るの浮と為すも、一は緩、一は緊にして風と寒とは逈かに異なる。

戴氏（元礼）曰く、少陰の熱無く悪寒すは太陽未だ即熱せずの一条と相似す。所謂寒未だ即熱せざる者は、太陽の証具わりて未だ熱せずと為すのみ。此の熱無く悪寒するは、蓋し太陽の頭痛等の証無くんば、少陰為《た》ること知るなり。

【語釈】　○淵源：物事の根源。本源。　○勁：強い。堅い。　○鑿《さく》空：空論を立てる。　○風なる者は、百病の長なり：風は六淫の首であるので、風は百病の長であると言う。王冰の説「百病に先だってこれがあること言う」。　○《脈経》：《脈経・巻第七》では「傷寒に五有り、皆熱病の類なり。病を同じくして名を異にし、脈を同じくして経を異にす。病は倶に風に傷らると雖も、其の人自ら痼疾有れば、則ち法を同じくするを得ず。其の人素風に傷られ、因りて復た熱に傷られ、風熱相い薄れば、則ち風温を発す…」とある。ここで言う傷寒は広義の傷寒を指し、風邪は他の六淫の邪を兼ねるとする。

【通釈】　これは、第1条を承けて、太陽の傷寒の提綱を掲げている。或は、疑う辞であり、時に随っていまだ定まらないことである（陳良甫が「「或」の一字は、症状のないことがある」と言うのがこれである。《婦人脚気論》に見われている）。「必ず」は、はっきりとして決定的で変わることがないことを言う詞である。邪は元々熱していないが、その人に著いて肌表に客するので、欝滞して陽気と争い、争う場合は熏蒸して熱を発生する。既に発熱するのは、その時が既に到来し、欝滞し争って熏蒸するからである。いまだ発熱しないのは、最初の時で、邪は欝滞するが、いまだ争わないからである。思うに、中風は表気が開いて疏になる。そこで、発熱は甚だ速い。傷寒は、皮膚が閉じて緻密になる。そこで、熱は遽《にわ》かに発生し易くない。即ち、発熱は早く出現するのか遅く出現するのかが一定しないが、悪寒、体痛、嘔逆の証や陰陽がともに緊になる脈に至っては、確かに必ず直ちに見われる。悪寒と悪風は互いに共通する名称であり、正しく悪寒がする場合は、いまだ悪風がしないことがなく、悪風がする場合もまたいまだ悪寒がしないことがないので、一つを挙げる場合はその意義を兼ねる。体痛は、風寒が内に撃《う》ち、血脈が速やかに流行しないからである。嘔逆は、気が上逆して嘔吐することを言う。脈の陰陽は、尺脈と寸脈を指して言う。《難経・第五十八難》に言う「中風の脈は、風邪が表にあるので、寸部の陽は浮で滑になり、風は陽邪であり、汗が出て営が虚すので、尺部の陰は濡で弱になる。傷寒の脈は、寒邪は太陽に客し、肌膚を搏ち、表が実して汗がないので、尺部と寸部の陰陽はともに有力で緊であり、気血の運行が不調になるので、濇になる」は、この段落が基づく所であり、楊氏は一に寸脈と尺脈によって注釈する。また、「熱病の脈は、熱は陽邪であり、陽が盛んであるので、尺部と寸部の陰陽はともに浮になる。陽が外に盛んになるので、浮取すると脈は滑になり、陰が内に傷られるので、沈取すると散で濇になる」とある。そもそも既に「陰陽」と言い、また浮取と沈取で脈を候う例を挙げているので、陰陽を解釈して浮沈とするのは正しくないことを理解すべきである（楊士嬴《えい》は、「陰陽は、尺寸である」と言う。《察脈総括》に見われている。劉元賓は、「陽は寸脈を言い、陰は尺脈を言う」と言う。《神巧万全方》に見われている）。脈が緊であるのもまた浮緊にして看るべきである。この証は、汗がなく、邪気が内迫するので、脈は強く拘急する象が見われる。即ち、中風の緩脈とは遙かに異なる。尤氏は、「汗がないのを言わないのは、緊脈がこれを兼ねるからである」と言う。これは、その人がもし邪の侵襲を被り、腠理が偶々閉じる場合は、邪気と正気が相互に搏ち、内は骨節に迫ってこれらの諸々の証を生じ、名づけて傷寒とする場合を言う。黄氏は、「この条は、熱がなく、悪寒がする場合とすべきでない。診察が終わり、まだ発熱していないが、脈が緊であるので、病が陰に発生し、脈が沈、あるいは細、あるいは微遅になる場合とは異なる」と言う。○案じるに、中風と傷寒の注目点は、ただ太陽病の中では、標の症状として汗がある場合と汗がない場合の二つの証であるに過ぎないことである。そもそも天地の気が鼓動するのは風であり、厳しく凝結するのは寒である。しかも風は陽に属し、寒は陰に属し（《素問・瘧論》では「そもそも寒は陰気である。風は陽気である」とある)、陽は開を主り、陰は閉を主る。そこで、人が邪を感じる場合に、皮膚の表が開泄して汗が出るのは名づけて中風と言い、皮膚の表が密閉して汗が出ないのは名づけて傷寒と言う。その実、中風と傷寒の区別は、感受した風と寒との上にはない。ただ、表気が開閉すること、これによって汗が出る場合と汗が出ない場合とについて注目点を立てたのである。しかし、治療をする上での指標として先輩は表が虚す場合と表が実する場合の注目点を立てた。経文では、既に「虚実」の字はない。ましてや三陽は病状が実証であり、三陰は病状が虚証であるので、「表が虚している」の二字が少陰に邪が直中する証では最終的に相応しくないのはなおさらである。私は、そういう訳で直ちに表が開閉することで中風と傷寒を弁別する注目点とした。もしこれを病人の平素の体質の虚実に求め、更には実際、邪気あるいは風寒と営衛とを相互に配することで論述する場合は、空論を立てて風を捕えようとする意味のない議論に類似する（《素問・玉機眞藏論》では「風は、百病の長である。今風寒が人に客する場合は、人に毫毛を尽く立たせ、皮膚を閉じて熱を発生させる」とある。《脈経》では《医律》を引用し、「傷寒には、五種類がある。いずれも熱病の類である」と言う。その下の文では、「病はともに風に傷られる」と言う。《素問》は始めに風を挙げて下の文は風寒を言い、《脈経》は始めに傷寒と称して下の文は「風に傷られる」と言う。風と寒の二つの邪が相互に借り合って人を損傷するという説には、必ずしも拘泥すべきでないことを見るべきである）。

《医宗金鑑》に言う。これは首条を承けて、太陽病もまたこの脈とこの証を兼ねる場合は、名づけて傷寒と言い、これによって傷寒の病の提綱とすることを言う。およそ傷寒と称する場合は、皆この脈証を指して言う。

魏氏は言う。体が痛むのは、症状は頭項強痛に止まらない。嘔逆するのは、症状は鼻が塞がり、乾嘔するのに止まらない。傷寒と中風は一つの浮脈が同じであるが、彼は浮緩であり、これは浮緊である。陽邪は舒びて発散する。そこで、脈は緩になる。陰邪は強く拘急する。そこで、脈は緊になる。脈は同じく表にある浮であるが、一つは緩であり、一つは緊であるので、風と寒とは遙かに異なる。

戴氏（元礼）は言う。少陰病で熱がなく、悪寒がするのは、太陽病でいまだ直ちに発熱しない条文と類似する。いわゆる「寒邪が侵入し、いまだ直ちに発熱しない場合」は、太陽の証は具わるが、いまだ発熱していないだけである。ここで熱がなく、悪寒がするのは、思うに太陽の頭痛等の証がないので、少陰病であることが解る。

【解説】　本条文は、太陽の傷寒の提綱について論述している。

「或は」は疑いを抱く辞《ことば》であり、時によっては症状がまだ定まっていないことを言う。「必ず」は、はっきりとして決定的であり、変わることがないことを言う。邪は本来は熱していないが、人の肌表に侵襲すると、欝滞して陽気と争い、熏蒸して熱を生じるので、発熱が出現する。「已に発熱す」は、時期が既に到来し、邪が肌表に欝滞し、陽気と争って熏蒸するからである。「未だ発熱せず」は、邪が侵襲した初期であり、邪は肌表に欝滞するが、陽気とまだ争っていないからである。中風では、表気が開いて疏になるので、発熱は甚だ急速であるが、傷寒では、皮膚が閉じて緻密になるので、発熱は遽かに発生しない。発熱は早く出現することもあれば遅く出現することもあって一定しないが、悪寒、体痛、嘔逆、脈陰陽倶に緊などの脈証は、発病と同時に必ず出現する。悪寒と悪風は互いに共通する名称であり、悪寒が出現する場合は、悪風も出現する。風寒が内に撃ち、血脈が速やかに流行しなくなると、体痛が出現する。気が上逆すると、嘔逆が出現する。脈の陰陽は、寸脈と尺脈を指して言う。緊脈は、浮緊として看るべきである。傷寒に罹患し、表が閉じて汗が出ず、邪気が内迫すると、脈は強く拘急した緊脈になる。即ち、邪が肌表に侵襲し、腠理が偶々閉じ、邪気と正気が相互に搏ち、骨節に内迫し、既に発熱していることもあれば、いまだ発熱していないこともあるが、悪寒がし、体が痛み、嘔逆し、脈が寸部と尺部でともに緊になる場合は、「太陽の傷寒」と称される。

【原文】　傷寒一日、太陽受之。脈若静者、為不伝。頗欲吐、若躁煩、脈数急者、為伝也。（4）
【本文】　傷寒一日、太陽之を受く。脈若し静かなる者は、伝えずと為す。頗る吐せんと欲し、若しくは躁煩し、脈数急の者は、伝うると為すなり（数は色角の翻）。
【通釈】　傷寒に罹患した一日目は、太陽が邪気を受ける。脈がもし静かである場合は、邪は伝わらない。頻りに嘔吐しそうになり、あるいは心煩して乱れ、脈が数急になる場合は、邪は伝わる（数は色角の翻である）。
【本文】　此れ、太陽の邪伝うると伝わらずとの義を釈す。傷寒は、中風を兼ねて言うなり。上条に中風、傷寒を謂うは、相対の辞なり。散文の若きは、則ち互いに通ず。閔《びん》氏（芝慶）曰く、「傷寒の病為る、風寒に従いて之を得ること多し。故に或は中風、或は傷寒は、総じて傷寒を以て之を称するなり」と。一日なる者は、其の初感の時を約略し、一日もて計る可きに非ざるなり。太陽之を受くとは、外の者先ず当たるを言うなり。静かなる者は、数急に対して言う。脈浮緩の者は緩に安んじ、浮緊の者は緊に安んじ、総じて躁動するの脈相い乗ずること無し。此れ、之を静かと謂う。静かなれば、則ち邪軽く、病退きて自ら解し、少陽、陽明に伝入するに至らざるなり。頗る吐せんと欲する者は、邪気内に入るの機なり。躁煩なる者は、胸中の陽は風寒の鬱する所と為せばなり。頗る吐せんと欲し、若しくは熱悶躁擾《そうじょう》するを言う。而して脈已に数疾迅《じん》急の者は、邪重く病進みて反覆変遷す。其の機は、殆ど涯《きし》にて止む可からざる者なり。医工は、早く心を此に留めざる可けんや。柯氏曰く、「「欲」の字、「若」の字は、是れ其の将に然らんとするを審らかにす。脈の数急は、是れ其の已に然るを診る」と。案ずるに、此れ脈に憑《よ》りて証を弁じ、以て邪の伝うると伝わらずとを知るなり。凡そ日子《にっし》の上にて宜しく聖経を活かし看て会悟すべし。慎んで辞を以て意を害すること勿かれ。

方氏曰く、一日、二日、三、四、五、六日なる者は、猶第一、第二、第三、四、五、六と言うがごときの次序なり。大要は譬えば程を計るが如く、此くの如く箇《こ》の前程的《の》期式、約模を立つのみ。日を計りて以て病を限るの謂いに非ざるなり。

【語釈】　○約略：大略。　○躁擾：心がさわがしく乱れる。いらだつ。　○聖経：聖人の著した書。経書。　○会悟：さとる。　○大要：あらまし。大略。　○前程：ここから先のみちのり。将来。　○日子：日にち。

【通釈】　これは、太陽の邪が伝わる場合と伝わらない場合の意義を解釈する。傷寒は、中風を兼ねて言う。上の条文に中風と傷寒を言うのは、相互に対峙した辞である。散文のようなものは、互いに通じる。閔《びん》氏（芝慶）は、「傷寒の病と言うものは、風寒によってこれを得ることが多い。そこで、中風あるいは傷寒は、総じて傷寒でこれを称する」と言う。一日は、始めて感受した時のおよそを言うのであり、一日の日数で計るべきでない。太陽がこれを受けるのは、外にあるものが先ず邪に当たることを言う。脈が静かであるのは、数急の脈に対して言う。脈が浮緩である場合は緩に落ち着き、脈が浮緊である場合は緊に落ち着いているので、総合すると、躁がしく動く脈が乗じて来ることがない。これは、このような場合を静かであると言う。静かである場合は、邪は軽く、病は退いて自然に解され、少陽や陽明に伝入するようにはならない。頻りに嘔吐しそうになるのは、邪気が内に入る機転である。躁煩は、胸中の陽を風寒が欝滞させるからである。即ち、頻りに嘔吐しそうになり、あるいは熱して悶え、躁がしく乱れることを言う。そして脈が既に数疾で迅《はや》く急迫する場合は、邪は重く、病は進んで反覆して変遷する。その機転は、殆ど水際で止めることができない場合である。医者は、早く心をここに留めないでおられようか。柯氏は、「「欲す」の字と「若しくは」の字は、それが今にもそのようになろうとすることを審らかにしている。脈が数急であるのは、それが既にそのようになっているのを診断している」と言う。案じるに、これは脈によって証を弁別し、これによって邪が伝わる場合と伝わらない場合とを知る。およそ日にちの上で聖典を活かして見つめ、悟るべきである。慎んで辞によって意義を害してはならない。

方氏は言う。一日、二日、三日、四日、五日、六日は、丁度第一日、第二日、第三日、第四日、第五日、第六日と言うような順序である。大略は、道のりを計るようなものであり、このように将来に渡っての期間の形式、約束の規模を立てるだけである。日を計り、これによって病を限ることを言うのではない。

【解説】　本条文は、太陽の邪が少陽、陽明に伝わる場合と伝わらない場合の意義について論述している。

冒頭の傷寒は、中風を兼ねて言う。一日は、太陽が始めて邪を感受したおよその時を言う。一日の日数で数えるべきでない。「太陽之を受く」は、外にある太陽が先ず邪に当たることを言う。脈が静かであるのは、脈が数急であることに対して言う。中風に罹患して脈が浮緩になり、あるいは傷寒に罹患して脈が浮緊になる場合は、脈はいずれも静かであり、躁がしく動く脈ではない。脈が静かである場合は、邪は軽く、病は自然に解され、邪は少陽や陽明に伝入しない。「頗る吐せんと欲す」は、邪気が太陽の外から内に入る機転がある。風寒の邪が胸中の陽気を欝滞させると、胸中は熱して悶え、躁がしく乱れる。脈が数疾で急迫する場合は、邪は重く、病は進行してたびたび変遷する。即ち、病の機転は、殆ど水際で止めることはできない。以上より、脈によって証を弁別すれば、邪が太陽から更に少陽、陽明に伝わる場合と伝わらない場合とが解る。

【原文】　傷寒二三日、陽明、少陽証不見者、為不伝也。（5）

【本文】　傷寒二三日、陽明、少陽の証見われざる者は、伝えずと為すなり（見は音現）。

【語釈】　傷寒に罹患して二三日が経過し、陽明や少陽の証が見われない場合は、邪は伝わらない（見は音が現である）。

【本文】　此れも又上文を承けて更に其の義を申す。二三日は、約略の辞なり。傷寒、二三日に至りて少陽の往来寒熱、胸脇苦満、心煩喜嘔等と陽明の腹満、讝語、潮熱、自汗等の証見われざる者は、則ち邪軽く、熱微なれば、只太陽に在りて少陽、陽明に伝わらざるなり。案ずるに、此れ証に因りて証を定め、以て日数の必ずしも拘わる可からざるを明かすなり。上文は太陽を挙げて脈を以て此れを言い、此れは復た少陽、陽明を挙げて証を以て次第を言い、反復して互いに相い発明するなり。

魏氏曰く、此の条、仲師は又人の日数を以て拘滞するを恐れ、更に之を申明す。傷寒二三日、陽明、少陽の証既に見われずと曰えば、脈必ず変ぜず。即ち、二三日由り日久しきに至りても何ぞ太陽表邪の治に非ざるや。慎みて日を刻して斯《これ》を期すと為すこと勿かれば可なり。

【通釈】　これもまた上文を承けて、更にその意義を述べている。二三日は、およそを言う辞である。傷寒に罹患して二三日が経過し、少陽病の往来寒熱、胸脇苦満、心煩喜嘔などの証と陽明病の腹満、譫語、潮熱、自汗などの証が見われない場合は、邪は軽く、熱は微かであるので、邪はただ太陽にあって少陽や陽明に伝わらない。案じるに、これは証によって証を定め、これによって必ずしも日数に拘わるべきでないことを明らかにする。上文は太陽を挙げて脈をもってこれを言い、これはまた少陽と陽明を挙げて証をもって事のなりゆきを言い、反復して互いに明らかにしている。

魏氏は言う。この条文は、仲景はまた人が日数に拘泥することを恐れ、更にこれを述べて明らかにしたのである。傷寒に罹患して二三日が経過し、陽明や少陽の証が既に見われていないと言えば、脈は必ず変化していない。即ち、二三日から日数が久しくなっても、どうして太陽の表邪を治療する方法でないことがあろうか。慎んで日を数えてこれを期日とすることがなければ、それでよい。

【解説】　本条文は、上文を承けて邪が太陽から陽明、少陽に伝わらない場合の意義について論述している。

二三日は、およその日数を言う辞である。傷寒に罹患して二三日が経過したが、往来寒熱、胸脇苦満、心煩喜嘔などの少陽の証と腹満、譫語、潮熱、自汗などの陽明の証が見われない場合は、邪は軽く、熱は微かであるので、邪は太陽から少陽、陽明に伝わらない。即ち、病を診断する場合は、証によって証を定めるべきであり、必ずしも発病後の日数に拘泥すべきでない。

【原文】　太陽病、発熱而渇、不悪寒者、為温病。（6-1）

【本文】　太陽病、発熱して渇し、悪寒せざる者を、温病と為す。

【通釈】　太陽病に罹患し、発熱して口が渇き、悪寒がしない場合は、温病である。

【本文】　此れ、太陽温病の証を論ず。発熱し、渇せず、悪寒する者は、風寒に感触するなり。今太陽病始めて之を得、即熱し、渇して悪寒せざる者は、乃ち温病なり。此れ、正しく是れ傷寒の対照する処なり。温邪表に在れば、即ち渇す。傷寒の裏に伝うるを挨《ま》ちて後渇するに似ざるなり。温は熱なり。温病は即ち温疫なり。其の猖悍厲鷙《しょうかんれいし》の邪焔《じゃえん》之に熾《し》盛なるを以ての故に之を謂い、又其の門を闔《と》じて戸を延《ひ》くも衆人均しく病み、徭役《ようえき》の役の如きは之を疫と謂い、或は之を温疫と通称するも、其の実一なり（呉氏又可《ゆうか》曰く、「夫れ悪寒し渇せざる者は風寒を感じ冒され、悪寒せずして渇する者は疫なり」と。此れ呉氏、「疫」の字を以て温病に代うこと知る可し。温病は、即ち疫なり）。楊氏は《五十八難》に注して曰く、「《経》に温病と言えば、則ち是れ疫癘の病にして春温と為すに非ざるなり」と。廼《すなわ》ち、孫真人は天地変化の気、造化必然の理と為すを謂う。延陵呉氏は、天地の間に別に一種の異気なる者有り、《内経》の所謂「冬に寒に傷らるれば、春に必ず温を病む」者とは犂《りゅう》然として自ら別なりと称す。叔和以降、歴世の注家、彼は是れ紐《ひも》を牽《ひ》き大いに謬《あやま》るの極みなり。案ずるに、温病は経文に治法無く、諸家は議を置く。予思うに、風寒と疫邪は我が身の真気の勢いと両立せず。一たび著く所有らば、均しく邪と為し、駆逐を以て功と為すを要すれば、何ぞ邪の同異を論ぜんや。此れ、仲師の別ち設けて分を処せざる所以なり。但だ、其の初めは熱勢翕赫《きゅうかく》すれば、或は辛温発散に宜しからず。則ち《外台》の知母解肌湯、閔《びん》氏の清熱解毒湯の類は酌用す可きなり。其の伝うるに至りては、少陽と為し、陽明と為し、或は三陰の諸証と為せば、則ち三陽三陰の篇中の諸法は皆其の治に非ざること靡《な》きなり。後人知らず、輒《すなわ》ち歎きて仲景傷寒を治するに於いては詳らかにするも温を治するに於いては略すと為すも、何ぞ其れ考えざるや。舒氏の「夫れ仲景の六病の方法は、乃ち万法の祖なり。誠に能く潜心体備すれば、則ち疫を治するは乃ち余技のみ」と曰うは、言を知るかな。

劉蒞庭曰く、攷《かんが》うるに、《素問・瘧論》は先に熱し後に寒ゆるを以て温瘧と為す。而るに仲景則ち身に寒無く但だ熱するを以て温瘧と為す。其の骨節疼煩有るを以ての故に、桂枝を白虎湯の中に加え、以て清裏発表す。見る可し、温病の温と温瘧の温とは均しく是れ熱盛んなるの謂いなるを。温と熱は互称、猶冷と寒のごとし。《素問》の「春は必ず温を病む」は、《霊枢・論疾診尺篇》は「春は必ず癉《たん》熱を生ず」に作り、《太素》は「春は乃ち熱を病む」に作る。又《評熱病論》の其の首節に「温を病みて陰陽交わる」と説いて《倉公伝》は則ち「熱病、陰陽交なる者は、死す」と曰う。又熱病を刺すに五十九穴有りて叔和は則ち「温病を治するの五十九穴」と曰う。許氏の《説文》に曰う「熱は温なり」は、並びに以て徴すべし。

【語釈】　○猖：狂う。　○悍：荒い。勇ましい。　○厲：はげしい。　○鷙：荒い。　○徭役：昔、人民に課せられた国家に対する義務的労働。　○造化：宇宙。自然。　○犂然：はっきりとしたさま。　○翕赩：盛んなさま。

【通釈】　これは、太陽の温病の証を論じている。発熱し、口は渇かず、悪寒がする場合は、風寒の邪を感受している。今太陽病で始めてこれを感受し、直ちに発熱し、口が渇いて悪寒がしない場合は、温病である。これは、正しく傷寒と対立する所である。温邪が表にある場合は、直ちに口が渇く。傷寒で邪が裏に伝わるのを待ち、その後に口が渇くのに類似しない。温は、熱である。温病は、温疫である。荒れ狂い、はげしく荒々しい邪の焔《ほのお》はここに盛んであるので、温と言い、また、その門を閉ざして戸を閉めるが民衆は均しくこれを病み、賦役の役のようであるので、これを疫と言い、あるいはこれを温疫と通称するが、実際は一つである（呉又可は、「そもそも悪寒がし、口が渇かない場合は風寒を感受し、悪寒がなく口が渇く場合は疫病である」と言う。このように、呉氏は「疫」の字をもって温病の名称に代えていることを知るべきである。温病は、疫である）。楊氏は《難経・第五十八難》に注釈し、「《経》に温病と言う場合は、疫癘の病であり、春温とするのではない」と言う。即ち、孫真人は、天地が変化する気であり、自然界では必ずそのようになる道理であると言う。延陵呉氏は、天地の間には別に一種の異なった気があり、《内経》のいわゆる「冬に寒に傷られる場合は、春は必ず温病に罹患する」場合とは明らかに自ら別であると言う。王叔和以降の歴代の注釈家は、無理矢理にこじつけ、大いに誤って極まることがない。案じるに、温病は経文では治療法がなく、諸家は議論をしていない。私が思うには、風寒の邪と疫邪は自身の真気の勢いとは両立しない。即ち、一たび邪気が著けば、均しく邪となるのであり、治療は邪気を駆逐して効果を挙げる必要があるので、どうして邪気の異同を議論するのであろうか。これが、仲景が区別を設けて対処しない理由である。ただ、温病の初めは熱勢が盛んであるので、あるいは辛温の品を用いて発散するのは好ましくない。即ち、《外台》の知母解肌湯、閔《びん》氏の清熱解毒湯の類は酌用すべきである。温邪が伝わるに至っては、少陽の証となり、陽明の証となり、あるいは三陰の諸々の証となるので、三陽と三陰の篇の中の諸々の方法は皆その治療でないことがない。後人はこれが解らず、仲景は傷寒を治療するのは詳細であるが、温病を治療するのは粗略であると嘆くが、どうして深く考えないのであろうか。舒氏が「そもそも仲景が六病を治療する方法は、あらゆる病を治療する方法の祖である。誠によく心を潜めて治療の方法を体得する場合は、疫を治療するのは余技に過ぎない」と言うのは、実に道理をよく解っている言葉である。

劉茝庭は言う。考えるに、《素問・瘧論》では先に発熱し後に悪寒がする場合を温瘧とする。しかし、仲景は、身体に悪寒がなく、ただ発熱する場合を温瘧とする。その骨節が疼んで煩わしくなるので、桂枝を白虎湯の中に加え、これによって裏を清して表を発する。温病の温と温瘧の温は、均しく熱が盛んであることを言うのを見るべきである。温と熱は互いに通じる名称であり、丁度冷と寒のようなものである。《素問》の「春は必ず温を病む」は、《霊枢・論疾診尺篇》では「春は必ず癉《たん》熱を発生する」に作り、《太素》は「春は、熱を病む」に作る。また、《素問・評熱病論》の首節では「温を病み、陰陽が交わる」と言い、《倉公伝》では「熱病に罹患し、陰陽交になる場合は、死亡する」と言う。また、熱病を針刺する経穴は五十九があり、王叔和は「温病を治療する五十九穴である」と言う。許氏の《説文》に言う「熱は温である」は、並びに証拠とすべきである。

【解説】　本条文は、太陽の温病の証を論述している。

風寒の邪を始めて感受する場合は、発熱し、口は渇かず、悪寒がする。一方、太陽が温邪を始めて感受する場合は、発熱し、口が渇き、悪寒がしない。即ち、温病に罹患し、温邪が表にある場合は、直ちに口渇が出現するが、傷寒に罹患する場合は、表邪が裏に入った後に始めて口渇が出現する。温は熱であり、温病は呉又可が指摘する温疫であり、伏気温病に属する春温ではない。温病では、邪の焔が盛んになって荒れ狂うので、温と言い、また、賦役の疫のように、民衆が門戸を閉ざしても均しく病むので、疫と言い、あるいは温疫と通称する。

温病に対しては、経文では治療法がなく、諸家には議論がない。風寒の邪が人体に侵襲し、あるいは疫邪が人体に侵襲する場合は、治療はいずれも邪気を駆逐して効果を収める必要がある。そこで、邪気の異同を議論する必要はないが、温病の初めは熱勢が旺盛であるので、辛温の品を用いて発散すべきでなく、《外台》の知母解肌湯、閔《びん》氏の清熱解毒湯の類を斟酌して用いるべきである。

温邪が太陽から伝変する場合は、少陽の証となり、陽明の証となり、あるいは三陰の諸々の証となるので、三陽三陰篇の中の諸々の方法を用いてこれを治療すべきである。

【原文】　若発汗已、身灼熱者、名風温。風温為病、脈陰陽倶浮、自汗出、身重、多眠睡、鼻息必鼾、語言難出。若被下者、小便不利、直視、失溲。若被火者、微発黄色、劇則如驚癇、時瘈瘲。若火熏之、一逆尚引日、再逆促命期。（6-2）

【本文】　若し汗を発し已り、身灼熱する者は、名づけて風温と曰う。風温の病為る、脈陰陽倶に浮、自汗出で、身重く、眠睡多く、鼻息必ず鼾《かん》し、語言出で難し。若し下を被る者は、小便利せず、直視、失溲《そう》す。若し火を被る者は、微かなれば黄色を発し、劇しければ則ち驚癇の如く、時に瘈瘲《せいしょう》す。若し火もて之を熏ずれば、一逆は尚日を引くも、再逆は命期を促す（灼は之若の翻。鼾の音は汗。溲は疎有の翻。瘈は尺制の翻。瘲は子用の翻。○旧本は「名曰風温」の「温」の字無し。今成本に據りて訂《ただ》して補う。「若火熏之」は《玉函》は「復火熏之（復た火もて之を熏ず）」に作る。其の義は勝るに似れば、存して考う）。

【語釈】　○時に瘈瘲す。若し火もて之を熏ずれば：一説に「時に瘈瘲し、火もて之を熏ずるが若し」と訓読し、「時に手足が引き攣り、火を用いてこれを熏じるように、皮膚はどす黒くなる」と解釈する。

【通釈】　もし発汗が終わり、身体が灼熱する場合は、名づけて風温と言う。風温の病と言うものは、脈が陰陽ともに浮になり、自汗が出て、身体が重だるく、睡眠が多く、鼻息は必ずいびきになり、言葉は発声し難くなる。もし下法を被る場合は、小便は不利になり、目は直視し、尿は失禁する。もし火法を被る場合は、微かな場合は黄疸を発生し、劇しい場合は驚癇のように、時に筋脈が引き攣る。もし火を用いてこれを熏じる場合は、一たび誤治すると病状はなお長引くが、再び誤治すると死期を早める（灼は之若の翻である。鼾の音は汗である。溲は疎有の翻である。瘈は尺制の翻である。瘲は子用の翻である。○旧本では「名づけて風温と曰う」の「温」の字がない。今成本によって訂正してこれを補う。「火もて之を熏ずるが若し」は、《玉函》では「復た火もて之を熏ず」に作る。その意義は勝っているようであるので、このままで考える）。

【本文】　此の段、前条を承けて風温の証を明らかにす。太陽病、汗を発すれば、当に解すべし。若し汗を発し已り、身灼熱する者は、此れ素《もと》風温の証なり。宜しく清涼もて発散すべし。而るに反って辛温を以て発散すれば、則ち陰液外に洩れ、邪焔益々盛んにして身は更に灼熱を加う。灼熱は、身熱すること焼灼するが如きなり。風温の風は、中風の風と同じ。乃ち、表洩れ汗出づるの義なり。然して風温の病為る、啻《ただ》汗後を俟たずして始めに之を知るなり。故に其の証を掲げて「脈陰陽倶に浮、自汗出で、身重く、眠睡多く、鼻息必ず鼾し、語言出で難し」と曰う。陰陽倶に浮なる者は、邪熱表に盛んなり。自汗出づる者は、肌表疏なり。熱邪薫灼し、神昏み、気擁《ふさ》ぐ。故に身重く、眠多くして、昏睡中の鼻息は必ず齁鼾《こうかん》なり。《説文》に「鼾は臥息なり。鼻に従い、干の声。読みて汗の若し」と。語言出で難き者は、乃ち神昏みて語らず。《千金》の所謂「形状不仁し、嘿嘿《もく》として眠らんと欲す」なり。若し裏邪未だ実せざるに之を誤下すれば、則ち津液下に竭きて小便利せず。州都の官は守を失し、約すること能わざれば、而ち失溲す。《経》に「小便せんと欲するも得ず、反って嘔し、失溲せんと欲す（110）」と曰うは、正しく此れと同じ（《史・倉公伝》に「前後の溲に難くして溺赤し。病寒気を見わせば、則ち遺溺す」と。案ずるに、既に「溲難し」と曰い、又「遺溺す」と曰うは、此の段と其の義を同じくす）。津液上に竭くれば、則ち目系転ずること能わずして直視するなり。若し誤りて火を被り、微かなれば則ち熱瘀して発黄し、劇しければ則ち津液熯《ぜん》枯して其の筋脈を滋養すること能わず。故に驚癇の如く、時に瘈瘲す。微は、之を攻むること微かなれば、則ち変も亦微かなるを言う。劇は、之を攻むること劇しければ、則ち変も亦劇しかるを言う。驚癇の候は、《巣源》に見わる。《証類本草》の白字に曰く、「龍歯は、大人小児の驚癇を主る」と。瘈は瘛と同じ。瘈瘲は、又掣縦に作る。《玉機眞藏論》に「筋脈相い引きて急に病むは、名づけて瘈と曰う」と。王鮒の「嬰児、哺乳太だ多ければ、則ち必ず掣縦して癇を生ず」と曰う是れなり。成氏曰く、「瘈なる者は筋急にして縮むなり。瘲なる者は、筋縦《ゆる》みて伸ぶなり。俗に之を搐搦《ちくじゃく》と謂う」と。此の証、表熱素盛んなり。故に辛温発汗に宜しからず。裏熱未だ実せず。故に当に攻下すべからず。邪炎翕赩《きゅうかく》なれば、尤も火劫を忌む。是を以て若しくは汗し、若しくは下し、若しくは火し、一逆して之を治すれば、則ち猶時日を遷延して愈えざるがごとし。況や復た火薫の再逆を犯すをや。案ずるに、上文は発熱と渇とを挙げて脈を言わず、此れは脈陰陽倶に浮、及び其の他の証を挙ぐるも発熱と渇に及ばず、互いに相い詳略するなり。且つ前証に汗を言わざるは、蓋し温病の表閉づる者なり。此の証、自汗を言えば、即ち温病の表開く者なり。猶中風の傷寒とのごとくなるか。惟だ風温は既に是れ表疏し津洩る。一たび誤治を経るは、変証百出する所以なり。故に誤逆の誡めは特に風温に於いて尤も之を詳らかにして云う。前注は糊塗《ことと》にして総じて一解の採る可きもの無し。

程氏（知）曰く、仲景の青龍、白虎は神なり。此の意を得てして之を推し広むれば以て不窮に応用す可し。蓋し、温病は発散の中に重ねて清涼を加うるに宜しく、風温は清涼の中に於いて重ねて発散を加う可からざるなり。

劉茝庭曰く、此の病は三陽の合病と相い近く、治法も亦恐らくは白虎の宜しき所なり。彼は「脈浮大、関上に上る」と曰い、此れは「脈陰陽倶に浮」と曰い、彼は「若し自汗出づる者は」と曰い、又「目合すれば則ち汗す」と曰い、此れは「自汗出づ」と曰い、彼は「身重く以て転側し難し」と曰い、此れは「身重し」と曰い、彼は「但だ眠睡せんと欲す」と曰い、此れは「眠睡多く鼻息必ず鼾す」と曰い、彼は「口不仁す」と曰い、此れは「語言出で難し」と曰い、彼は「遺溺す」と曰い、此れは「下を被れば失溲す」と曰う。但だ彼は胃実を兼ぬ。故に腹満、讝語有り。其の他は則ち証証相い合すること此くの如し。殆ど一病にして其の名を異にする者のみ（愚案ずるに、風温の証は、邪熱熾《し》盛にして進勢暴かに鷙《あら》し。故に三陽の合病の証とは相い近しと為すも、其の実、必ずしも一病ならざるなり）。

【語釈】　○鼾：鼻息。いびき。　○《経》：《傷寒論》第110条を参照。○熯：焼く。　○驚癇：広く驚風、癇証の各種の病証を指す。　○《巣源》：巣元方著《諸病源候論》を指す。　○龍歯：古代哺乳動物の歯牙の化石。作用は竜骨と類似し、重鎮安神の品であるが、収斂固脱の効能がない。　○翕赫：盛んなさま。　○糊塗：あいまいにする。ぼんやりする。　○三陽の合病：三陽の合病、脈浮大、関上に上り、但だ眠睡せんと欲し、目合すれば則ち汗す(268)。三陽の合病、腹満ち、身重く、以て転側し難く、口不仁し、面垢づき、譫語し、遺尿す。汗を発すれば則ち譫語す。之を下せば則ち額上に汗を生じ、手足逆冷す。若し自汗出づる者は、白虎湯之を主る(219)。　○鷙：荒い。

【通釈】　この段落は、前の条文を承けて風温の証を明らかにしている。太陽病に罹患する場合は、辛温の品を用いて発汗すると、病は解されるはずである。もし発汗が終わり、身体が灼熱する場合は、元々は風温の証である。清涼の品を用いて発散すべきである。ところが、反って辛温の品を用いて発散する場合は、陰液が外に洩れ、邪の焔が益々盛んになり、身体は更に灼熱が加わる。灼熱は、身体が焼かれるように発熱することである。風温の風は、中風の風と同じである。即ち、表が洩れて汗が出る義である。しかし、風温の病と言うものは、ただ発汗した後を待つまでもなく、最初にこれが解る。そこで、その証を掲げ、「脈は陰陽ともに浮になり、自汗が出て、身体が重だるく、睡眠が多く、鼻息は必ずいびきになり、言葉は発声し難くなる」と言う。脈が陰陽ともに浮になるのは、邪熱が表に盛んになるからである。自汗が出るのは、肌表が疏であるからである。熱邪が薫灼し、神志が昏み、気が塞がれる。そこで、身体は重だるくなり、睡眠が多く、昏睡中の鼻息は必ずいびきになる。《説文》では、「鼾は寝ている時の息である。鼻に従い、干の声である。読むと、汗のようなものである」とある。言葉が発声し難くなるのは、神志が昏んで語らなくなるからである。《千金》のいわゆる「形状は知覚が麻痺し、黙々として眠ろうとする」である。もし裏邪はまだ実していないが、これを誤下する場合は、津液は下に竭き、小便は不利になる。膀胱は作用を失調し、小便を束ねることができなくなると、失禁する。《経》に「小便しようとするが出ず、反って嘔吐し、失禁しようとする（110）」と言うのは、正しくこれと同じである（《史記・倉公列伝》では「小便と大便が困難になり、尿は赤くなる。病が寒気を見わす場合は、尿失禁になる」とある。案じるに、既に「溲が出難い」と言い、また「尿失禁になる」と言うのは、この段落とその意義が同じである）。津液が上に竭きる場合は、目系は回転することができなくなるので、直視する。もし誤って火法を被り、火邪が微かである場合は熱は瘀滞して発黄し、火邪が劇しい場合は津液は焼かれて枯渇し、その筋脈を滋養することができなくなる。そこで、驚癇のように、時に引き攣る。微は、これを攻めることが微かである場合は、変証もまた微かであることを言う。劇は、これを攻めることが劇しい場合は、変証もまた劇しいことを言う。驚癇の証候は、《諸病源候論》に見われる。《証類本草》の白字では、「龍歯は、大人と小児の驚癇を主治する」とある。瘈は、瘛と同じである。瘈瘲は、また掣縦に作る。《素問・玉機眞藏論》では「筋脈が相互に引いて急に病むのは、名づけて瘈と言う」とある。王紒が「嬰児は哺乳が太だ多くなる場合は、必ず掣縦して癇を発生する」と言うのがこれである。成氏は、「瘈は、筋が拘急して縮むことである。瘲は、筋が縦んで伸びることである。世俗ではこれを搐搦と言う」と言う。この証は、表熱が元々盛んである。そこで、辛温の品で発汗するのは好ましくない。裏熱はいまだ実していない。そこで、攻下すべきでない。邪の炎が盛んであるので、尤も火法を用いて劫かすことを嫌う。そこで、あるいは発汗し、あるいは攻下し、あるいは火法を用い、一たび誤ってこれを治療する場合は、病はなお日時が遷延し、治癒しないようになる。ましてやまた火薫法を用いて再び誤治を犯すのはなおさらである。案じるに、上文は発熱と口渇を挙げて脈を言わず、これは脈は陰陽ともに浮、およびその他の証を挙げるが、発熱と口渇に及んでおらず、互いに詳らかにし、あるいは省略している。しかも前の証で汗について言わないのは、思うに温病で表が閉じる場合である。この証では自汗を言うので、これは温病で表が開く場合である。丁度中風と傷寒の関係のようなものであろうか。ただし、風温は既に表が疏になり、津液が洩れる。これは、一たび誤治を経る場合は、変証が数多く出る理由である。そこで、誤治の戒めは、特に風温において尤もこれを詳らかにして言う。今までの注釈は曖昧であり、総合すると一つの解釈も採用できるものがない。

程氏（知）は言う。仲景の青龍湯と白虎湯は神のように有効である。この意を得て、これを押し広める場合は、これによって窮まりのない病証に応用することができる。思うに、温病は発散の中に重ねて清涼を加えるのが好ましいが、風温は清涼の中において重ねて発散を加えるべきでない。

劉茝庭は言う。この病は三陽の合病と類似し、治療法もまた恐らくは白虎湯が好ましい所である。彼は「脈が浮大になり、関上に上る」と言い、これは「脈は陰陽ともに浮」と言い、彼は「もし自汗が出る場合は」と言い、また「目が合わさる場合は、汗が出る」と言い、これは「自汗が出る」と言い、彼は「身体が重だるく、これによって寝返りをし難い」と言い、これは「身体が重だるい」と言い、彼は「ただ眠りたくなる」と言い、これは「睡眠が多く、鼻息は必ずいびきになる」と言い、彼は「口が麻痺する」と言い、これは「言葉は発声し難くなる」と言い、彼は「尿失禁になる」と言い、これは「下法を被ると尿失禁になる」と言う。ただし、彼は胃実の証を兼ねる。そこで、腹満と譫語がある。その他は、証ごとに相互に合致するのはこのようなものである。殆ど一つの病であるが、その名称が異なる場合である（私が案じるに、風温の証は邪熱が旺盛であり、病が進行する勢いは暴かで荒々しい。そこで、三陽の合病の証とは類似するが、実際は必ずしも同一の病でない）。

【解説】　本条文は、前条を承けて、風温の証について論述している。

太陽病を発汗する場合は、病は解されるはずである。もし発汗が終わり、身体が灼熱する場合は、元々は風温の証である。風温は清涼の品を用いて発散すべきであるが、辛温の品を用いて発散すると、陰液が外に洩れ、邪の焔が更に盛んになるので、身体は益々灼熱する。風温は、脈が陰陽ともに浮になり、自汗が出て、身体が重だるく、睡眠が多く、鼻息は必ずいびきになり、言葉は発声し難くなるので、発汗を経なくても病が解る。邪熱が表で盛んになると、脈は陰陽ともに浮になる。肌表が疏になると、自汗が出る。熱邪が薫灼し、神志が昏み、気が塞がれると、身体は重だるくなり、睡眠が多く、睡眠中は必ずいびきになる。神志が昏んで語らなくなると、言葉は発声し難くなる。裏実証はないが、もしこれを誤下する場合は、津液が下に竭きるので、小便は不利になる。膀胱が作用を失調し、小便を束ねることができなくなると、尿失禁になる。津液が上に竭きると、目系は回転できなくなるので、直視する。もしこれを誤火し、火邪が微かである場合は、熱が瘀滞するので、発黄し、あるいは火邪が劇しい場合は、津液が枯渇し、筋脈が滋養されなくなるので、驚癇のように時に引き攣る。本証は、表熱が元々盛んであるので、辛温の品で発汗すべきでない。また、裏熱は実していないので、攻下すべきでない。あるいは邪の炎が盛んであるので、誤火すべきでない。そこで、発汗し、攻下し、あるいは火法を用いて一たび誤ってこれを治療する場合は、病は遷延し、治癒しなくなる。もし更に火熏法を用いて再び誤ってこれを治療する場合は、病は益々治癒しなくなり、死期が早まる。

【原文】　病有発熱悪寒者、発於陽也。無熱悪寒者、発於陰也。発於陽、七日愈。発於陰、六日愈。以陽数七、陰数六故也。（7）

【本文】　病有り、発熱悪寒する者は、陽に発するなり。熱無く悪寒する者は、陰に発するなり。陽に発すれば、七日に愈ゆ。陰に発すれば、六日に愈ゆ。陽数七、陰数六を以ての故なり。

【通釈】　病に罹患し、発熱し、悪寒がする場合は、病は陽に発生する。熱がなく、悪寒がする場合は、病は陰に発生する。病が陽に発生する場合は、七日に治癒する。病が陰に発生する場合は、六日に治癒する。そのようになる理由は、陽の数は七、陰の数は六であるからである。

【本文】　此れ、陰陽もて病を発するの義を弁ず。「病」の字は、一句と作して読む。該《か》ぬる所の者は、広し。是れ特に傷寒に就いて以て例を発するなり。発熱し、悪寒し、頭痛み、項強ばりて脈浮緊、或は浮緩は、是れ邪太陽に発す。乃ち、三陽従り来路を為すなり。熱無く、悪寒し、頭痛無く、項の強ばり無くして脈沈細、或は沈遅は、是れ邪少陰に発す。乃ち、三陰従り来路を為すなり（《千金・月令》に「陽の寒に傷らるる者は、体熱し、頭痛む」と謂う是れなり。此れ、「熱出でて外に在り」と謂う。「陰の寒に傷らるる者は、壮熱せず、頭痛まず」と謂う是れなり）。陽は火に法《のっと》り、陰は水に法り、火の成数は七、水の成数は六なり。陽病、七日に愈ゆる者は、火の数足るればなり。陰病、六日に愈ゆる者は、水の数足るればなり。程氏曰く、「日子の上にて宜しく活かして看るべし」と。案ずるに、此の条、有熱、無熱を以て、陽病、陰病の大端を証《あか》し、本《もと》は邪の初犯と為し、表熱、表寒の異を分かちて之を言うのみ。然らば此れに因りて以て之を三陰三陽の理に究むるは、推して知る可し。夫れ病は六有りと雖も、陰陽之を定む。陰陽の理は、深しと雖も、寒熱之を見わす。且つ邪の人に感ずるや、固より受くる所の地位を以てせず、亦邪の寒と熱有るにも非ざるなり。毎《つね》に其の人の陽気の盛衰に従って化す。蓋し、其の人の陽気素盛んに、適《たまた》ま邪の客する所と為せば、則ち邪は陽に従いて化し、以て熱証を為す。其の始めは太陽自りして少陽、而して陽明なるは、是れ陽に発すと謂う所の義なり。其の人の陽気素衰え、適ま邪の客する所と為せば、則ち邪は陰に従いて化し、以て寒証を為す。其の始めは少陰自りして厥陰、而して太陰なるは、是れ陰に発すと謂う所の義なり。然りと雖も、人の形質は各々同じならず、表虚し裏実する者有り、裏虚し表実する者有り、或は陰中に陽を伏せ、或は陽中に陰を伏せ、殆ど端倪《たんげい》す可からず。誠に能く此に精思すれば、又何ぞ疑わんや。陽病は陰に変じ、陰病は陽に変じ、熱化して寒と為り、寒化して熱と為るの理なるか。或るひと問う、「陽気盛んなれば、何を以て邪を被りて傷らる」と。曰く、「人は強弱を論ずることなく、必ず一罅隙《かげき》有り。而して邪適ま乗入するを得て罅隙に之《ゆ》く者は、何ぞや。或は労し汗して涼を取り、或は衣被《いひ》宜しきを失し、或は房に入り浴《ゆあみ》に出で、或は食飢え飽に過ぎて一時適ま表開くこと有ればなり」と。《百病始生篇》に「風雨、寒熱、虚邪を得ざれば、独り人を傷らず」と曰うは、正しく是れ之の謂いなり。《玉函》は、此の章を以て之を太陽篇の首に冠す。然れども本篇は既に太陽を以て目と為せば、則ち理は宜しく其の提綱を以て巻の端《はじ》めに掲ぐるを是《ぜ》と為すべし（此れ、劉茝庭の説に原《もと》づく）。

尤氏曰く、六日七日なる者は、亦是れ概ね陰陽の病愈ゆるの法は大都《たいと》此くの如し。学ぶ者は泥むこと毋かれば可なり。

銭氏曰く、発熱、無熱は、証の源を弁ずるなり。陽に発し陰に発すは、治の本を知るなり。陽は奇、陰は偶は、効を収むるの数なり。

【語釈】　○端倪：推し極めて知る。　○精思：くわしく考える。　○罅隙：すきま。　○虚邪：病気の原因となる邪気の総称。　○大都：おおむね。あらまし。

【通釈】　これは、陰陽によって病を発生する意義を弁別している。「病」の字は、一句として読む。兼ねる所は広い。これは、特に傷寒について例を示している。発熱し、悪寒がし、頭が痛み、項が強ばり、脈が浮緊、あるいは浮緩であるのは、邪は太陽に発生している。即ち、病は三陽より来路となる。熱がなく、悪寒がなく、頭痛がなく、項の強ばりがなく、脈が沈細、あるいは沈遅であるのは、邪は少陰に発生している。即ち、病は三陰より来路となる（《千金・月令》に「陽が寒に傷られる場合は、体が熱し、頭が痛む」と言うのがこれである。これは、「熱が出て外にある」と言う。また、「陰が寒に傷られる場合は、壮熱はなく、頭は痛まない」と言うのがこれである）。陽は火に法《のっと》り、陰は水に法り、火の成数は七であり、水の成数は六である。陽病が七日に治癒するのは、火の数が足りるからである。陰病が六日に治癒するのは、水の数が足りるからである。程氏は、「日にちの上で活かして見るべきである」と言う。案じるに、この条は、熱がある場合と熱がない場合によって陽病と陰病の本源を明らかにし、また元々は邪が初めて犯した初期であり、表熱と表寒の異同を区分してこれを言うだけである。そうであれば、これによってこれを三陰と三陽の道理に究めると、推測して知ることができる。そもそも病には六つがあるが、陰陽がこれを定めている。陰陽の道理は深いが、寒熱がこれを見わしている。しかも邪が人に感受されるのは、固より感受される部位によるのではなく、また邪に寒と熱があるのによるのでもない。即ち、常にその人の陽気の盛衰に従って変化するのである。思うに、その人の陽気が元々盛んであり、偶々邪が客する場合は、邪は陽に従って変化し、これによって熱証を発生する。その始めは太陽より始まって少陽に至り、そして陽明に至るのは、陽に発生すると言う義である。その人の陽気が元々衰え、偶々邪が客する場合は、邪は陰に従って変化し、これによって寒証を発生する。その始めは少陰より始まって厥陰に至り、そして太陰に至るのは、陰に発生すると言う義である。そうではあるが、人の形質は各々に同じでなく、表が虚して裏が実する場合があり、裏が虚して表が実する場合があり、あるいは陰の中に陽を伏せ、あるいは陽の中に陰を伏せ、殆ど推し極めて知ることができない。ただ、誠によくこの点を詳しく考えれば、またどうして疑うことがあろうか。これが、陽病は陰に変化し、陰病は陽に変化し、熱は変化して寒になり、寒は変化して熱になる道理であろうか。ある人が、「陽気が盛んである場合は、どうして邪を被って傷られるのであろうか」と質問した。私は、「人は強弱を論じることなく、必ず隙間が一つある。そして邪が偶々乗じて隙間に侵入するのは、どうしてであろうか。それは、あるいは労働によって汗が出て涼を取り、あるいは衣類が好ましくなく、あるいは房に入り、沐浴し、あるいは飲食に飢え、過食に過ぎて一時期偶々表が開くことあるからである」と答えた。《霊枢・百病始生篇》に「風雨や寒熱があっても、病気の原因となる邪気の侵襲を得なければ、それだけで人を傷ることはない」と言うのは、正しくこのことを言う。《玉函》では、この章を太陽篇の始めに記載している。しかし、本篇は既に太陽を綱目とするので、道理からすると、その提綱を巻の始めに掲示するのが正しいとすべきである（これは、劉茝庭の説に基づいている）。

尤氏は言う。六日と七日は、また概ね陰陽の病が治癒する道理は、およそがこのようになる。ただ、学ぶ者がこれに拘泥しなければ、それでよい。

銭氏は言う。発熱と無熱は、証の源を弁別する。陽に発生するのと陰に発生するのとは、治療の本を知る。陽は奇であり、陰は偶であるのは、効果を収める数である。

【解説】　本条文は、病が発生する意義を陰陽に基づいて論述している。

冒頭の「病」の字は、特に傷寒を指して言う。発熱し、悪寒がし、頭が痛み、項が強ばり、脈が浮緊、あるいは浮緩になる場合は、病は太陽に発生している。即ち、病は三陽が来路となる。一方、熱がなく、悪寒がなく、頭痛がなく、項の強ばりがなく、脈が沈細、あるいは沈遅になる場合は、邪は少陰に発生している。即ち、病は三陰が来路となる。陽は火に法《のっと》り、陰は水に法る。また、火の成数は七であり、水の成数は六である。陽病が七日に治癒するのは、火の数が七日目に充足するからである。一方、陰病が六日に治癒するのは、水の数が六日目に充足するからである。本条文が提示する病証は、邪が始めて侵入した初期である。即ち、本条文は、熱がある場合と熱がない場合とによって陽病と陰病の本源を明らかにし、表熱と表寒の異同を区分する。例えば陽気が元々盛んである人に邪が偶々客する場合は、邪は陽に従って変化し、熱証を発生するので、発熱する。あるいは陽気が元々衰えている人に邪が偶々客する場合は、邪は陰に従って変化し、寒証を発生するので、発熱しない。以上より、病の発生は、常にその人の陽気の盛衰に従って変化する。

【原文】　太陽病、頭痛至七日以上自愈者、以行其経尽故也。若欲作再経者、針足陽明、使経不伝則愈。(8)
【本文】　太陽病、頭痛七日以上に至り自ら愈ゆる者は、其の経を行《めぐ》り尽くすを以ての故なり。若し再経を作《な》さんと欲する者は、足陽明に針し、経をして伝えざらしめば則ち愈ゆ。
【通釈】　太陽病に罹患し、頭痛が七日以上に至って自然に治癒するのは、邪がその経を行り尽くしたからである。もし病が進行しようとする場合は、足陽明胃経の経穴に針刺し、邪を陽明に伝わらないようにすると、病は治癒する。
【本文】　此れ、太陽輔《ほ》治の法を論ず。太陽病、独り頭痛を挙ぐる者は、諸証は該ねて其の内に在り。七日は、乃ち陽病自ら愈ゆの期なり。是れ亦概略して之を言えば、拘わる可からざるなり。太陽病、七日以上に至り、若し八九日にして自ら愈ゆる者は、則ち正気復して邪気退くなり。「其の経を行り尽くすが故なり」は、邪は但だ太陽に在りて他の証に伝わらざるを謂うなり。「再経を作さんと欲する者」は、病は進を加うるを謂うなり。若し邪勢劇しきを増し、少陽、陽明に伝入せんと欲する者は、汗有れば桂枝に宜しく、汗無ければ麻黄に宜しきは、言を俟たずして知るなり。針刺の法を併用し、以て其の盛んなる邪を洩らせば、則ち熱散じ、邪退きて自ら愈ゆ。足陽明なる者は、凡そ周身の経穴、以て邪を散じ熱を解す可き者は、皆刺す可きを言う。《内経》の所謂「五十九刺」の類なり。蓋し、是れ経絡を借りて以て之を言うのみ。案ずるに、此れ古典に本づき《内経》に據《よ》りて以て針刺の言を論ず。仲景、撰用して太陽輔治の法を為すは、乃ち章を断じて義を取ればなり。凡そ経文に針刺を論ずるは、皆輔治の法にして薬せずと謂うに非ざるなり。夫れ旧注の一日一経に伝うるの説の若きは、則ち支離附会し、作者の大旨と風馬渉ること無し。
【語釈】　○輔：助ける。　○附会：こじつけ。　○風馬：風馬牛の略。全く無関係なこと。　○渉る：関係する。
【通釈】　これは、太陽病の治療を助ける方法を論述している。太陽病に罹患するが、症状にただ頭痛だけを挙げるのは、諸々の証は兼ねてその中にあるからである。七日は、第7条に言う陽病が自然に治癒する時期である。これはまた概略してこれを言うのであり、日数に拘泥すべきでない。太陽病に罹患し、病が七日以上に至り、もし八九日目に自然に治癒する場合は、正気は回復し、邪気は退く。「その経を行って尽きるからである」は、邪はただ太陽にあって他の証に伝わっていないことを言う。「再経しようとする」は、病が更に進行することを言う。もし邪の勢いが劇しさを増し、少陽や陽明に伝入しようとする場合は、汗があれば桂枝湯を使用するのが好ましく、汗がなければ麻黄湯を使用するのが好ましいのは、言うまでもなく解る。針刺の方法を併用し、これによってその盛んな邪を洩らす場合は、熱は散じ邪は退いて病は自然に治癒する。足陽明は、およそ周身の経穴で邪を散じ熱を解することができるものは皆刺すべきであることを言う。《内経》のいわゆる「五十九刺」の類である。思うに、これは経絡を借りてこれを言うだけである。案じるに、これは古典に基づき、《内経》によって針刺の内容を論述する。仲景が古典を撰用して太陽病の治療を助ける方法とするのは、断章取義によるからである。およそ経文に針刺の方法を論述するのは、皆治療を助ける方法であり、薬を用いて治療をしないと言うのではない。一体、旧注で邪が一日に一経に伝わる説のようなものは、支離滅裂でこじつけであり、作者の大旨とは全く関係がない。

【解説】　本条文は、太陽病の治療を助ける針刺の方法について論述している。

太陽病でただ頭痛だけを挙げるのは、諸々の証をその中に兼ねて言う。七日は陽病が自然に治癒する時期であり、概略してこれを言う。太陽病で病が七日以上経過し、もし八九日目に自然に治癒する場合は、正気は回復し、邪気は退く。「其の経を行り尽くすが故なり」は、邪はただ太陽にあり、他の経に伝わっていないことを言う。「再経を作さんと欲す」は、病は更に進行することを言う。もし邪の勢いが更に劇しくなり、少陽や陽明に伝入しようとする場合は、汗があれば桂枝湯を使用するのがよく、汗がなければ麻黄湯を使用するのがよい。更に針刺の方法を併用し、旺盛になった邪を洩らす場合は、熱は散じ、邪は退いて、病は治癒する。「足陽明に針す」は、周身の経穴で邪を散じて熱を解することができる部位はいずれも刺すべきであることを言う。

【原文】　太陽病、欲解時、従巳至未上。(9)

【本文】　太陽病、解せんと欲する時は、巳《み》従り未《ひつじ》の上に至る。

【通釈】　太陽病が解されようとする時は、午前九時より午前十一時までの時間帯を指す巳の刻から午前十二時より午後二時までの時間帯を指す未の刻に至る。

【本文】　此れ、太陽病解せんとするの候を言う。解なる者は、邪散じて病去るなり。巳午未なる者は、太陽乗じ王ずるの時なり。太陽病、解せんと欲する者は、必ず其の王ずる時に従いて愈ゆるを言う。

舒氏曰く、按ずるに、三陰三陽の病は、各々王ずる時に解するの説も亦尽くは然らず。総じて邪退けば則ち病愈ゆるを以て、時は限る可からざるなり。

【通釈】　これは、太陽病が解されようとする時期を言う。「解される」とは、邪が散じて病が去ることである。巳午未は、太陽が乗じて旺盛になる時である。太陽病が解されようとするのは、必ずそれが旺盛になる時に従って治癒することを言う。

舒氏は言う。按じるに、三陰と三陽の病は、各々が旺盛になる時に解されるとする説もまた尽くはそのようではない。総じて邪が退く場合は病は治癒するので、時は限ることができない。

【解説】　本条文は、太陽病が解されようとする時間帯について論述している。

巳午未は、太陽の気が旺盛になる時間帯である。太陽の気が旺盛になる巳より未の時間帯になると、邪が散じ病が去るので、太陽病は解される。

【原文】　風家、表解而不了了者、十二日愈。（10）

【本文】　風家、表解して了《りょう》了たらざる者は、十二日に愈ゆ。

【通釈】　中風に罹患し、表邪が解された後、気分が爽快にならない場合は、病は十二日目に治癒する。

【本文】　此れ、風家、表解する者は、自ら愈ゆ可しの義を弁ず。風家は、傷寒を該ねて之を言う。了了たらざる者は、清楚ならざるなり。《巣源・寒食散発候》に「了なる者は、是れ慧《けい》然として病除かれ、神明了然とするの状なり」と云う。十二日は、亦概言するなり。風家、外証已に解して精神未だ全く快暢《ちょう》ならざる者は、蓋し陽気擾擾《じょうじょう》として未だ遽かに寧《やす》からざるの故に、必ず十余日の久しきを俟ちて余邪悉く去り、正気平復し、自然に清爽ならば、而ち愈ゆるを言う。蓋し、人に当に静養して以て待つべく、多事にて反って擾《みだ》すこと勿かれの意を暁《さと》す。

柯氏曰く、七日に表解して後、復た一候を過ぐれば、而ち五臓の元気は始めて充つ。故に十二日に精神慧爽にして愈ゆ。此れ、風家を挙ぐると雖も、傷寒は之に概す。

【語釈】　○清楚：明らかである。はっきりしている。　○慧：治癒する。
○神明：精神。　○了然：明らかなさま。　○概言：大略を述べる。　○擾擾：騒ぎ乱れるさま。

【通釈】　これは、中風に罹患した人で、表が解される場合は、病は自然に治癒するはずの意義を論じている。風家は、傷寒を兼ねてこれを言う。「了了たらず」は、精神がはっきりとしないことである。《諸病源候論・寒食散発候》では、「了とは、治癒して病が除かれ、精神が明らかで爽やかな状態である」と言う。十二日は、また大略を述べる。中風に罹患した人で、外証は既に解されたが、精神がまだ完全に快適でない場合は、思うに陽気が乱れ、いまだ遽かに寧らかな状態にはならないので、必ず十余日の久しい間を待って、余邪が悉く去り、正気が正常に回復し、自然に清らかで爽やかになれば、病は治癒することを言う。思うに、人は静養して待つべきであり、多事で反って乱してはならない意義を論している。

柯氏は言う。七日に表が解された後、また一候の五日を過ぎると、五臓の元気は始めて充足する。そこで、十二日目に精神は回復して爽やかになり、病は治癒する。これは、中風に罹患した人を挙げるが、傷寒はこれに概括される。

【解説】　本条文は、中風に罹患した人で表が解される場合の治癒する時期について論述している。

風家は、傷寒を兼ねて言う。「了了たらず」は、精神がはっきりとしないことである。十二日は、日時の大略を言う。中風に罹患した人で、外証は既に解されたが、陽気が乱れて遽かに寧らかにならない場合は、精神は爽快でない。本証は、静養をして病が治癒するのを待つべきである。即ち、十余日もの久しい間を待ち、余邪が悉く去り、正気が正常に回復し、精神が自然に爽快になると、病は治癒に向かう。

【原文】　病人身大熱、反欲得衣者、熱在皮膚、寒在骨髄也。身大寒、反不欲近衣者、寒在皮膚、熱在骨髄也。（11）

【本文】　病人身大いに熱し、反って衣を得んと欲する者は、熱皮膚に在り、寒骨髄に在るなり。身大いに寒え、反って衣を近づくことを欲せざる者は、寒皮膚に在り、熱骨髄に在るなり（近は巨靳《きん》の翻）。

【語釈】　○病人身大いに熱し云々：成無己の《注解傷寒論》では、「皮膚は浅いところを言い、骨髄は深いところを言う。皮膚は外を言い、骨髄は内を言う。身体が熱し、衣を得ようとする者は、表が熱し裏が寒えている。身体が寒え、衣を欲しがらない者は、表が寒え裏が熱している」とある。

【通釈】　病人は身体が大いに熱するが、反って衣を得ようとする場合は、熱が皮膚にあり、寒が骨髄にある。身体が大いに寒えるが、反って衣を近づけようとする場合は、寒が皮膚にあり、熱が骨髄にある（近は巨靳の翻である）。

【本文】　此の章、脈の浮沈、証の虚実を論ぜず、惟だ衣を欲すと衣を欲せずとを以て寒熱の皮膚に在り骨髄に在るを徴《あか》すも、殆ど暁る可からず。疑うらくは是れ後人の羼《まじ》る所なり。

《金鑑》に曰く、身大いに熱す云々は、陰極まりて陽に似るの証なり。身大いに寒ゆ云々は、陽極まりて陰に似るの証なり。此れ、人の苦欲を以て其の寒熱の真仮を測りて陰陽の証を定むるなり。当に少陰、厥陰の病論中の表熱裏寒、裏熱表寒、脈滑にして厥す、悪寒、衣を近づくことを欲せず、口燥く、咽乾く等の条と参じえて看るべし。

汪氏曰く、此の条仲景の論に非ず、叔和の増入する所の者に係る。其の文義を詳らかにするに、「陽盛陰虚は之を汗すれば則ち死す」、又「桂枝咽を下り陽盛んなれば則ち斃《たお》る（《傷寒例》第99条）」と搆を同じくす。此れ、危疑《きぎ》の辞にして以て人の耳を驚惑するの例なり。宜しく刪《さん》に従うべし。

【語釈】　○表熱裏寒：脈浮にして遅、表熱し裏寒え、下利清穀する者は、四逆湯之を主る（225）。　○裏寒：少陰病、下利清穀、裏寒外熱、手足厥逆、脈微にして絶せんと欲し、身反って悪寒せず、其の人面色赤し。或は腹痛し、或は乾嘔し、或は咽痛し、或は利止みて脈出でざる者は、通脈四逆湯之を主る（317）。下利清穀、裏寒外熱、汗出でて厥する者は、通脈四逆湯之を主る（370）。　○脈滑にして厥：傷寒、脈滑にして厥する者は、裏に熱有り。白虎湯之を主る（350）。　○搆：構に同じ。　○危疑：あやぶみ、うたがう。　○刪：けずる。のぞく。

【通釈】　この章は、脈の浮沈や証の虚実を論じることなく、ただ衣を着たいと思い、あるいは衣を着たいとは思わない症状で、寒熱が皮膚にあり、あるいは骨髄にあることを明らかにするが、殆ど理解することができない。恐らくは、後人の論述が混ざった所である。

《医宗金鑑》に言う。身体が大いに熱する云々は、陰が極まって陽に似る証である。身体が大いに寒える云々は、陽が極まって陰に似る証である。これは、人の苦しみと欲望によってその寒熱の真仮を測り、陰陽の証を定めている。少陰と厥陰の病論の中で、表熱裏寒、裏熱表寒、脈が滑で厥冷する、悪寒がする、衣を近づけたくない、口が燥く、咽が乾く等の条文と合参して看るべきである。

汪氏は言う。この条文は仲景の論述ではなく、王叔和が増入した内容に係わる。その文章の意義を詳らかにすると、「陽が盛んで陰が虚す場合にこれを発汗する場合は、死亡する」の論述や、また「桂枝湯が咽を下り、陽が盛んである場合は、死亡する（《傷寒例》第99条）」の論述と文章の構造が同じである。これは、危ぶみ疑う辞であり、人の耳を驚かせて惑わせる例である。削除すべきである。

【解説】　本条文は、衣を着たいと思い、あるいは衣を着たいとは思わない症状で寒熱が皮膚あるいは骨髄にあるとするが、恐らくは後人の論述であり、その内容を理解することはできない。

【本文】　以上の十二章、太陽の総綱を論ず。劉茝庭曰く、「首章より此に至り、太陽の綱領と寒熱の大要を以て錯綜して次を為すなり」と。

【通釈】　以上の十二章は、太陽の総綱を論じている。劉茝庭は、「第1章からここに至るまでは、太陽の綱領と寒熱の大要を論述し、内容は入り交じって並んでいる」と言う。

【原文】　太陽中風、陽浮而陰弱、陽浮者、熱自発。陰弱者、汗自出。嗇嗇悪寒、淅淅悪風、翕翕発熱、鼻鳴乾嘔者、桂枝湯主之。（12）

【本文】　太陽の中風、陽浮にして陰弱、陽浮の者は、熱自ら発す。陰弱の者は、汗自ら出づ。嗇嗇《しょく》として悪寒し、淅淅《せき》として悪風し、翕翕《きゅう》として発熱し、鼻鳴乾嘔する者は、桂枝湯之を主る（嗇は所力の翻。淅は音昔。翕は許及の翻。乾は音干）。

【語釈】　○嗇嗇：悪寒が激しいことを形容する。方有執の《傷寒論条弁》では、「嗇嗇とは、悪寒は、体内の陽気が飢えることによって、邪が滲んで迫ってくるのに十分対応できず、これを甚だしく悪む意である」とある。　○淅淅：方有執の《傷寒論条弁》では、「淅淅とは、悪風は、外の身体が疏になることによって、丁度雨水が突然その身体に降り注ぐのを驚いて恨むように、これを切に悪む意である」とある。　○翕翕として発熱す：発熱は軽くて浅いことを形容する。成無己の《注解傷寒論》では「翕翕とは、熇熇然として火が燃えるように熱することである。羽を合わせて覆うようなものであり、熱が表にあることを言う」とあり、方有執の《傷寒論条弁》では「翕翕として発熱するのは、熱の証候が軽微であることを形容する。翕は、火で炙ることである。団《あつ》めて合わせることである。丁度雌の鳥が卵を抱くようなものであり、炙って温めて熱するが、蒸しかえるように大いに熱するのではない」とある。

【語釈】　太陽の中風では、寸部の脈は浮で有力であるが、尺部の脈は浮で無力の弱であり、脈が寸部で浮である場合は、発熱が自然に発生する。脈が尺部で浮で無力の弱である場合は、汗が自然に出る。身体がぞくぞくと悪寒がし、さむざむと悪風がし、火が盛んに燃えるように微かに発熱し、鼻が鳴り、乾嘔する場合は、桂枝湯を用いて治療すべきである（嗇は所力の翻である。淅は音が昔である。翕は許及の翻である。乾は音が干である）。

【本文】　此れ、桂枝湯の総治を挙ぐ。太陽の中風は、乃ち本篇第二条の掲ぐる所の者是れなり。程氏曰く、「陽浮にして陰弱は、「緩」の字の体状を釈するなり」と。「陰陽」の二字は、乃ち尺寸を指す。蓋し、陽は表脈の陽を主る。浮の者は、邪気表に在るの候なり。所以に証は即ち発熱す。陰は血脈の陰を主る。弱の者は、血液外に洩るの象なり。所以に証は即ち汗出づ。両つの「自ら」の字は、即ち中風の証を見わす。肌表開き疏なれば、発熱は快捷《しょう》、汗を致すも亦易く、傷寒の閉鬱を俟ちて後に発するの如くならざるなり。嗇嗇なる者は、悪寒の貌なり。又濇濇に作る。勅色《ちょくしょく》も并びに同じ。《千金》に曰く、「濇濇は火を守らんと欲す」と。淅淅なる者は、悪風の貌なり。翕翕なる者は、熇《かく》熇然として熱するなり。熱の表に在るを言うなり。嗇嗇として悪寒し、淅淅として悪風するは、乃ち雙《そう》関の句法なり。乾は、空なり。巣氏曰く、「但だ嘔して吐せんと欲す。吐して出づる所無きは、之を乾嘔と謂う」と。鼻鳴乾嘔なる者は、熱擁《ふさ》ぎて気逆すればなり（《和剤局方》に鼻鳴を鼻乾に作る。攷《こう》を存す）。舒氏曰く、「「鼻鳴乾嘔」の四字は、必ず悞《あやま》りなり。玆《こ》の二者は、皆桂枝の的対の証に非ざるなり」と。此の説、理有り。主るは、主に当たるなり。桂枝湯之を主るは、凡そ以上の脈証を見わす者は、皆是の方を以て主に当たるの治を為す。損益するは、則ち人に存す。蓋し、脈証は相い兼ねざること無くして見わる者なり。所以に《経》は但だ活潑潑として、人の拘執《しゅう》するを欲せざるの意なり。

黄氏（炫）曰く、凡そ《経》に某湯を与う可し、或は与う可からずと言う者は、此れ法を設けて病を禦《ふせ》ぐなり。又某湯に宜しと言う者は、此れ証に臨みて決を審らかにするなり。某湯之を主ると言う者は、病に対して薬を施すなり。此の三者は、即ち方法の条目なり（《活人大全》）。

銭氏曰く、主る者は、其の治を主るなり。凡そ已上の脈証を見れば、皆当に桂枝湯を以て其の治を主るべし。即ち、変証有れば、亦此の方を以て主と為して之を損益す。下文の桂枝加桂、及び桂枝加附子湯、桂枝去芍薬加附子湯の類是れなり。

令韶張氏曰く、此の節は、桂枝の証の総綱を論ず。下の八節は、倶に桂枝の解肌する所以の義を明かす。

【語釈】　○快捷：すばやい。敏捷。　○熇熇：火が盛んに燃えるさま。　○雙関法：漢詩・文章を作るときの修辞法の一つ。相対する辞句を並べて、一編・一段をなすもの。　○攷：かんがえる。　○的対：釣り合いのとれた対句。　○拘執：固執する。　○条目：箇条を設けて分類したもの。

【通釈】　これは、桂枝湯を用いて総合して治療する病証を挙げている。太陽の中風は、本篇の第2条の掲示した証候がこれである。程氏は、「陽が浮で陰が弱であるのは、「緩」の字の性状を解釈する」と言う。「陰陽」の二字は、尺寸を指す。思うに、陽は表脈の陽を主る。浮は、邪気が表にある脈候である。そこで、証は発熱する。陰は、血脈の陰を主る。弱は、血液が外に洩れる象である。そこで、証は汗が出る。二つの「自ら」の字は、中風の証を見わしている。肌表が開いて疏であれば、発熱はすばやく出現し、汗を生じるのもまた容易であり、傷寒で肌表が閉じ陽気が欝滞するのを待って発熱するようなものではない。嗇嗇は、悪寒の貌である。また、濇濇に作る。勑色《ちょくしょく》も並びに同じである。《千金》では、「濇濇は、火を守ろうとする」と言う。淅淅は、悪風の貌である。翕翕は、火が盛んに燃えて熱することである。熱が表にあることを言う。嗇嗇として悪寒がし、淅淅として悪風がするのは、相対する句を並べた雙《そう》関法である。乾は、空である。巣氏は、「ただ嘔して吐きたくなる。吐くが出るものがないのは、これを乾嘔と言う」と言う。鼻が鳴り、乾嘔するのは、熱が塞いで気が逆上するからである（《和剤局方》では、「鼻が鳴る」を「鼻が乾く」に作る。考える必要がかる）。舒氏は、「「鼻鳴乾嘔」の四字は、必ず誤りである。この二つは、皆桂枝湯が適応となる証ではない」と言う。この説は、道理がある。主るは、主に当たることである。「桂枝湯之を主る」は、およそ以上の脈証を見わす場合は、皆この処方を用いて主に当たる治療とする。処方を損益して加減するのは、原因が病人にある。思うに、脈証は相互に兼ねないことがなく見われるものである。そこで、《経》はただ溌剌として、人が固執するのを望まない意である。

黄氏（炫）は言う。およそ《経》にある湯を与えるべきである、あるいは与えるべきでないと言うのは、法を設けて病を禦《ふせ》ぐことである。また、ある湯に宜しいと言うのは、証に臨んで決定することを審らかにすることである。ある湯がこれを主ると言うのは、病に対して薬を施すことである。この三つは、方法の条項である（《活人大全》）。

銭氏は言う。主るは、その治療を主ることである。およそ以上の脈証を見る場合は、皆桂枝湯を用いてその治療を主るべきである。即ち、変証がある場合は、またこの処方を主としてこれを損益する。下文の桂枝加桂湯、および桂枝加附子湯、桂枝去芍薬加附子湯の類がこれである。

令韶張氏は言う。この節は、桂枝の証の総綱を論じている。下の八節は、ともに桂枝湯が解肌する意義を明らかにしている。

【本文】　桂枝湯方

桂枝（三両、皮を去る。○去は起呂の翻。下に同じ。皮を去るは、粗皮を刮《けず》り去るなり。陶氏の《本草序例》に曰く、「上の虚軟甲錯の処を削り去り、裏の味有る者を取り、之を秤《はか》る」と）　芍薬（三両）　甘草（二両、炙る。味する者は、之を秤る）　生姜（三両、切る。○《玉函》に曰く、「生姜は皆薄く之を切る」と）　大棗（十二枚、擘《つんざ》く。○擘は博厄の翻。分かち擘《さ》くなり。《玉函》に曰く、「大棗は擘きて核を去る」と。陶氏曰く、「棗大小三枚有るは、一両に準ず」と）

右五味、三味を㕮咀《ふそ》し、水七升を以て、微火にて煮て三升を取り、滓を去り、寒温に適《かな》えて、一升を服す。服し已《おわ》り須臾《しゅゆ》に、熱稀粥一升余りを歠《すす》り、以て薬力を助け、温覆すること一時許りならしめ、遍身漐漐《ちゅう》として微しく汗有るに似たる者は益々佳し。水の流離するが如くならしむ可からず。病必ず除かず。若し一服にて汗出で病差《い》ゆれば、後服を停め、必ずしも剤を尽さず。若し汗せざれば、更に服すること、前法に依る。又汗せざれば、後服は小しく其の間を促し、半日許りに三服を尽さしむ。若し病重き者は、一日一夜服し、周時之を観る。一剤を服し尽くし、病証猶在る者は、更に作りて服す。若し汗出でずんば、乃ち服すること二三剤に至る。生冷、粘滑、肉麺、五辛、酒酪、臭悪等の物を禁ず（㕮は音㕮。咀は才與の翻。歠は川悦の翻。稀は香依の翻。粥は之六の翻。覆は扶又の翻。漐は直立の翻。粘は女廉の翻。酪は盧各の翻。臭悪の悪は字の如し）。

【通釈】　桂枝湯方

桂枝（三両、皮を去る。○去は起呂の翻である。下に同じである。皮を去るのは、粗い皮を刮《けず》り去ることである。陶氏の《本草序例》では、「上で虚して軟かくがさがさしている所を削り去り、裏で味がするものを取り、これを秤《はか》る」と言う）　芍薬（三両）　甘草（二両、炙る。味がするものは、これを秤る）　生姜（三両、切る。○《玉函》では、「生姜は皆薄くこれを切る」と言う）　大棗（十二枚、きざむ。○擘は博厄の翻である。分けて擘《さ》くことである。《玉函》では、「大棗は、きざんで核を去る」と言う。陶氏は、「棗の大小が三枚あるのは、一両に準じる」と言う）

右五味、三味を㕮咀《ふそ》し、水七升を用いて微かな火で煮て三升を取り、滓を除き、寒温に適えて、一升を服用する。服用し終わって後、暫くして熱くした希薄な粥を一升余り啜り、これによって薬力を助け、二時間ほど温覆し、全身から小雨が止まらないように微かな汗が出る場合は益々よい。水が流れる程発汗すべきでない。そうすれば、病は必ず除かれなくなる。もし一回の服用で汗が出て病が治癒する場合は、その後の服用を中止し、必ずしもすべての方剤を飲まない。もし汗が出ない場合は、更に前法のように服用する。また、汗が出ない場合は、その後の服用は小し間隔を縮め、半日程で三回服用させる。もし病が重い場合は、一日一夜服用し、二十四時間これを観察する。一剤を服用し尽くし、病証がなおある場合は、更に作って服用する。もし汗が出ない場合は、服用は二三剤に達する。生もの、冷たいもの、粘ばっこく滑らかなもの、肉麺、五辛、酒、乳製品、臭いが悪いものなどの摂取を禁止する（㕮は音が吺である。咀は才與の翻である。歠は川悦の翻である。稀は香依の翻である。粥は之六の翻である。覆は扶又の翻である。漐は直立の翻である。粘は女廉の翻である。酪は盧各の翻である。臭悪の悪は字のようなものである）。

【本文】　案ずるに、此の方、名づけて桂枝湯と曰う者は、君に桂枝を以てすればなり。桂枝は、辛温発散して解表の主品と為す。《本草》の墨字に桂は甘辛大熱、寒熱、頭痛を主り、血脈を通ずと。芍薬は、白字に味苦平、邪気、寒熱を主り、墨字に通じて血脈に順うと。許氏（叔微）曰く、「中風の証は、自汗して表洩る。仲景、桂枝を用いて以て其の邪を散じ、芍薬以て其の血を和らぐ」是れなり。姜・棗の用は、独り発散して脾中の津液を専ら行らすのみにあらずして其の営衛を和するなり。甘草は、能く中を安んじ外を攘《はら》い、以て中気を和し、且つ以て諸薬を調和するなり。此れ、証の自汗に因りて更に復た汗を発して邪気を解散す。攷《かんが》うるに、論中に此の湯を用いて「汗を発す」と曰う者、多きに居る。「解肌す」と曰い、「表を救う」と曰い、「表を解す」と曰い、「表を攻む」と曰い、「和解す」と曰うは、総じて皆汗を発するの意なり。但だ、汗剤の軽き者と為す。故に発汗吐下後、表証尚解せざる者は、必ず此の湯を與う。殊に麻黄の峻発とは同じならざるのみ。前の注家は、桂枝湯は汗を発するの中に於いて汗を斂《おさ》むるの旨を謂うも、豈其れ然らんや。

方後の㕮咀なる者は、細切すること大豆の如く、其の顆粒は以て咀嚼す可きを謂うなり。微火にて煮る者は、和緩にして猛ならざるを取れば、而ち沸溢するの患い無きなり。滓は、澱《ぎん》垽なり。陶氏曰く、「両人尺木を用い、絞り澄まして垽濁を去るなり」と（《本草序例》）。「寒温に適う」なる者は、陶氏は又「湯を服するは、寧ろ小しく沸せしめ、熱きは下し易く、冷ゆれば則ち嘔湧く」と曰う是れなり。須臾は、《玉篇》に「俄《が》頃《けい》なり」と。歠るは、大いに飲むなり。《礼》の所謂「流歠《せつ》すること毋れ」の歠るなり。稀は、疏なり。《釈名》に「粥は、糜《かゆ》に淖《やわ》らげ粥《しゅく》粥然なり」と。「必ず稀粥を啜る」者は、胃気を助くる所以なり。即ち、薬力を助くる所以なり。蓋し、薬力は必ず胃気を藉りて以て行ればなり。龐氏曰く、「凡そ汗を発するは、須く常の如く腰以上を覆い、厚衣もて腰以下を覆うべし。腰と足は汗を発し難きを以ての故なり」と。半身汗無きは、病終に解せず。朱氏曰く、「凡そ汗を発するは、手足をして倶に周く溼《しゅう》溼然たらしむること一時許りを佳しとす」と。漐漐は、《通雅》に「小雨輟《や》まざるなり」と。乃ち、気蒸して膚潤うの情状なり。流離は、通じて林灕、淋漓に作り（《金匱・下利篇》に「淋漓」に作る）、汗流るるの貌なり。李善は陸機の《文賦》に注して曰く、「流離は、津液流るるの貌なり」と。又王褒《ほう》の《洞簫賦》に注して曰く、「淋灑《しゃ》は、絶えざるの貌なり」と曰う（淋灑は、即ち淋灕に同じ。案ずるに、《千金・月令》の「凡そ汗を発するは、汗偏く即止し、霢霂《ばくぼく》せしむ可からず」も亦此の義なり）。蓋し、微しく汗有るに似たる者は、是れ人に授くるに微しく汗するの法を以てすればなり。水の流離するが如くならしむ可からずは、是れ人に禁ずるに汗に過ぐる可からずの戒めを以てすればなり。劉茝庭曰く、「「病重者」の三字は、当に《傷寒例》（第101条）に従いて「與病相阻即便有所覚病重者（病と相い阻めば、即ち便ち病重しと覚ゆる所有る者）」の十二字に作るべく、最も明鬯《ちょう》と為す。此れ、其の人の中に必ず奸有りて薬は之と相い格み、因りて煩鬱を致し、其の覚をして病勢加重するを覚ゆる者は、須く従容として剤を施し、以て其の安きに就くべきを言う。楊仁斎曰く、「病人、宿恙《よう》を挟み、痰飲、癥《ちょうへき》癖の類の如き有り。又汗を隔てて出づること能わず。是れ即ち此れ已に謂う所の桂枝湯を服して反って煩解せざるは、先ず風池、風府を指す者(24)は、殆ど此の類なり」(《金匱》の耆芍桂酒湯の方後に曰く、「若し心煩止まざる者は、苦酒阻むを以ての故なり」と。蓋し、病と相い阻むの「阻」は此の「阻」の字と義を同じくす)」と。周時は、晬時なり。今旦自り明旦に至る。観るは、即ち其の言を聴きて其の行いを観るの観るなり。生冷等の物を禁ずる者は、汗を発して後、中気暴かに虚し、生冷の物の能く脾胃を傷るを恐るればなり(《備預百要方》に、凡そ服薬は通じて生冷油滑を忌む。生は、煮て熟せざるの物を謂う。冷は、性冷にして萵苣《わきょ》、蕎《きょう》麦の類を謂う。油は、胡麻等を謂う。滑は、葵蓴《じゅん》の類を謂う」と。劉茝庭曰く、「攷うるに、冷は又体冷の物を謂う。油は又膏脂の属を謂う」と)。五辛の名は、昉《はじ》めは《周処風土記》に見われて昝《さん》殷食の《医心鏡》に云う、「五辛は、蒜《にんにく》、葱《ねぎ》、韭《にら》、薤《おおにら》、姜」と。或は「大蒜《さん》、小蒜、興渠、慈葱《そう》、茖《かく》葱」と謂う。説は附録に詳らかにす。酪は、《説文》に「乳漿なり。酉に従い、各の声」と。《釈名》に「酪は、澤なり。乳にして汁を作り、肥澤せしむる所以なり」と(酪を作る法は、賈《か》思勰《きょう》の《斉民要術》に見わる)。案ずるに、《玉函》及び《千金》を査《しら》ぶるに、並びに「禁生冷」以下の十五字を載せず。《外台》は本論を引きて但だ「海藻、生葱、菘《しゅう》菜等を忌む」と云いて五辛酒酪の文無し。或は疑うらくは方後の禁忌の文に後人の錯有るは、亦知る可からざるなり。此の湯は本論に冠し、諸方の首なり。故に其の煮《しゃ》服の節度は、仲景諄諄として詳らかに言い、以て之に告ぐ。後凡そ桂枝湯を服するの「法に依る」と曰う者は、即ち皆此を指すなり。

陶氏曰く、㕮咀なる者は、秤り畢《お》わり、之を擣《つ》くこと大豆の如くし、又吹きて細末を去る。此れ事に於いて殊に允《いん》当ならず。薬に当たりては、碎《くだ》き易く、碎き難く、末多く、末少なきこと有り、両つを秤れば、復た均平ならず。今皆之を細切し、較略《こうりゃく》㕮咀の如くせしむる者は、乃ち末無きを得て片粒調和するなり(《本草序例》)。

又曰く、凡そ分かちて再服すと云うは、三服なる者なり。要するに勢力をして相い及ばしめ、並びに人の強羸、病の軽重を視て以て進退増減を為すなり。

喩氏曰く、桂枝を服する時は、周身をして漐漐然たらしむるを要し、汗有るに似たる者は、其の皮の間の毛竅を暫く開きて邪散ずるを欲するに非ざること無きなり。然して薬力過ぎざるを恐るれば、又熱稀粥を藉りて以て其の煖を助く。此くの如く一時の久しきに、肌竅此に速やかに閉づれば、則ち外に受くるの邪は尽く外従り解し、允《まこと》に合法と為す。此の意を識らざる者は、之を太過に失するに非ざれば、即ち之を不及に失す。太過なれば則ち邪未だ入らずして先ず其の営を擾《みだ》し、甚だしければ則ち汗止まずして亡陽し、不及なれば則ち邪出でんと欲して尚其の門を閉ざし、必ず病除かれずに至りて変生ず。仲景之を言うこと諄諄なるも、後人転じて忽《こつ》略を加うれば、茲に特に詳らかに其の義を発す。

松陵徐氏曰く、桂枝湯の全料は之を一剤と謂う。三分の一は、之を一服と謂う。一服にて即ち汗すれば、再服せず。汗無くんば、服すること二三剤に至る。総じて病に中るを以て主と為す。後世、薬を服して効を得る者は反って多服せしめ、効無き者は即ち薬誤るを疑う。又復た方を易え、往きて誤らざること無し。

柯氏曰く、此れは、仲景群方の魁《さきがけ》と為す。乃ち、滋陰和陽し、営衛を調和し、解肌発汗するの総方なり。凡そ頭痛み、発熱し、悪風し、悪寒し、其の脈浮にして弱、自汗出づる者は、中風、傷寒、雑病を論ぜず、咸《みな》此れを用うるを得。惟だ脈弱、自汗を以て主と為すのみ。愚常に此の湯を以て自汗、盗汗、虚瘧、虚痢を治し、手に随いて愈ゆ。因りて仲景の方は百病を通治す可きを知る。後人、門・証の類に分け、手を下す所を無からしむる者とは、同年にして語る可けんや。

【語釈】　○桂枝湯：《医宗金鑑》では、「名づけて桂枝湯と言うのは、君に桂枝を用いるからである。桂枝は辛温であり、辛はよく発散し、衛陽を温通する。芍薬は酸寒であり、酸はよく収斂し、寒は陰営に走る。桂枝は芍薬の君であり、発汗の中に斂汗の旨を寓している。芍薬は桂枝の臣であり、和営の中に調衛の効能がある。生姜の辛は、桂枝を佐けて解表する。大棗の甘は、芍薬を佐けて和中する。甘草は甘平であり、内を安らかにして外を攘う効能があり、用いて中気を調和し、表裏を調和し、かつ諸薬を調和する。桂枝と芍薬を相互に須《もと》め、生姜と大棗を相互に得て、芍薬の調和を借りるので、陽の表と陰の裏、気血と営衛は、並びに行って悖ることがないが、これは剛柔が相済して相互に調和するからである。…この方は、仲景の群方の冠《かしら》であり、即ち解肌発汗し、営衛を調和する第一の方である」とある。　○順：和順に同じ。穏やかですなお。　○澱滓：澱と滓はいずれも「かす」を言う。　○粥粥：ぐにゃぐにゃしているさま。　○俄頃：しばらく。またたくま。　○《金匱・下利篇》：《金匱要略・嘔吐噦下利病脈証治第十七》の第36条を参照。　○霢霂：小雨。　○鬯：暢に同じ。明暢は、論旨がはっきりとよく通じていること。　○奸：よこしま。邪悪。　○《金匱》の耆芍桂酒湯：《金匱要略・水気病脈証并治第十四》の第28条を参照。　○萵苣：ちしゃ。レタス。　○蕎麦：そばむぎ。くろむぎ。　○蓴：ぬなわ。じゅんさい。　○允当：正しく道理にかなう。　○較略：あらまし。おおよそ。　○肌竅此に速やかに閉づ：原文では、「肌竅速やかに閉づるを致さざれば」に作る。　○忽略：おろそか。なおざりにする。

【通釈】　案じるに、この処方を名づけて桂枝湯と言うのは、君薬に桂枝を用いるからである。桂枝は、辛温で発散して解表する主品である。《本草》の墨字では桂は甘辛大熱であり、寒熱と頭痛を主り、血脈を通じるとある。芍薬は、白字では味苦平であり、邪気と寒熱を主り、墨字では通じて血脈を和やかにするとある。許氏（叔微）が「中風の証は、自汗が出て表が洩れる。仲景は桂枝を用いてその邪を散じ、芍薬を用いてその血を和らげる」と言うのがこれである。生姜と大棗の作用は、独り発散して脾の中の津液を専ら行らせるだけではなく、その営衛を調和する。甘草は、よく中を安らかにして外を攘《はら》い、これによって中気を和らげ、しかも諸薬を調和する。これは、証は自汗が出るので、更にまた汗を発して邪気を解散する。考えるに、論中にこの湯を用いて「汗を発する」と言う場合が多い。「解肌する」と言い、「表を救う」と言い、「表を解する」と言い、「表を攻める」と言い、「和解する」と言うのは、総じて皆汗を発生する意である。ただし、汗剤の軽い場合である。そこで、発汗し吐下した後、表証がなお解されない場合は、必ずこの湯を与える。殊に麻黄湯が俊敏に発汗するのとは同じでない。前の注釈家は、桂枝湯は汗を発する中に汗を歛《おさ》める旨を言うが、どうしてそのようになることがあろうか。

方後の㕮咀は、大豆のように細切し、その顆粒はこれによって咀嚼することができることを言う。微火で煮るのは、穏やかに煮て猛烈に煮なければ、沸騰して溢れる患いがないからである。滓は、かすのことである。陶氏は、「二人が尺の木を用い、絞って澄ませ、かすを除く」と言う（《本草序例》）。寒温に適えるのは、陶氏がまた「湯を服用する場合は、むしろ僅かに沸騰させ、熱いものは飲み易いが、冷える場合は嘔吐が湧き上がる」と言うのがこれである。須臾は、《玉篇》では「暫くのことである」とある。「歠る」は、大いに飲むことである。《礼記》のいわゆる「流し込むように飲んではならない」の歠るである。稀は、疏のことである。《釈名》では「粥は、糜《かゆ》に和らげてぐにゃぐにゃにすることである」とある。必ず希薄な粥を啜るのは、胃気を助ける理由である。即ち、薬力を助ける理由である。思うに、薬力は必ず胃気を藉りて行るからである。**龐**氏は、「およそ汗を発する場合は、通常のように腰より上を覆い、厚い衣で腰より下を覆うべきである。その理由は、腰と足は発汗し難いからである」と言う。半身に汗が出ない場合は、病は終に解されなくなる。朱氏は、「およそ汗を発する場合は、手足からともに汗が絶え間なく二時間程出るのがよい」と言う。**漐漐**は、《通雅》に「小雨が止まないことである」とある。即ち、気が熏蒸して膚が潤う状態である。流離は、通して林灕や淋漓に作り（《金匱要略・下利篇》では「淋漓」に作る）、汗が流れる貌である。李善は陸機の《文賦》に注釈して、「流離は、津液が流れる貌である」と言う。また、王褒《ほう》の《洞簫賦》に注釈して、「淋灑《しゃ》は、絶えることがない貌である」と言う（淋灑は、淋灕と同じである。案じるに、《千金・月令》の「およそ汗を発する場合は、汗が遍く出て直ちに止まるようにし、小雨が降るようにすべきでない」もまたこの義である）。思うに、微かに汗があるようにするのは、人に微かに発汗する方法を授けるからである。水が流れるようにすべきでないのは、人に過剰に発汗すべきでない戒めを禁じるからである。劉茝庭は、「病重者の三字は、《傷寒例》（第101条）従って「與病相阻即便有所覚病重者（薬の効果と病状とが一致しなければ、薬を服用した後、直ちに不快な感覚が現れる場合）」の十二字に作るべきであり、そうすれば最も論旨がよく通じる。これは、その人の中では必ず不都合なことがあって薬はこれと相互に格み、これによって煩わしく鬱々とした気分になり、そのように自覚して病勢が激しくなったことを感じる場合は、ゆったりと落ち着いて方剤を施し、これによって病状が安らかになるようにすべきであることを言う。楊仁斎は、「病人は宿疾を挟み、痰飲や癥癖の類のようなものがある。また、これによって汗を隔てるので、汗は出ることができない。これは、既に言う所の桂枝湯を服用して反って煩躁が解されない場合は、先ず風池と風府をを刺す場合（24）が殆どこの類である」（《金匱要略》の耆芍桂酒湯の方後には、「もし心煩が止まらない場合は、苦酒が邪を阻むからである」と言う。思うに、「病と相い阻む」の「阻」の字はこの所の「阻」の字と義が同じである)」と言う。周時は、二十四時間のことである。今朝から明朝に至る時間帯である。「観る」は、「その言葉を聴いてその行動を観る」の「観る」である。生ものや冷たいものを禁じるのは、汗を発した後、中気が暴かに虚し、生ものや冷たいものがよく脾胃を傷ることを恐れるからである（《備預百要方》では、およそ薬を服用する場合は、通じて生もの、冷たいもの、油っこいもの、滑らかなものを忌む。生ものは、煮て熟していないものを言う。冷たいものは、性が冷であり、レタスやそばむぎの類を言う。油っこいものは、ゴマなどを言う。滑らかなものは、葵やじゅんさいの類を言う」と言う。劉茝庭は、「考えるに、冷めたいものは、また体が冷めたいものを言う。油っこいものは、また膏薬や脂の類を言う」と言う）。五辛の名は、最初は《周処風土記》に見われ、昝《さん》殷食の《医心鏡》では「五辛は、蒜《にんにく》、葱《ねぎ》、韭《にら》、薤《おおにら》、姜である」と言う。あるいは、「大蒜《さん》、小蒜、興渠、慈葱《そう》、茖《かく》葱である」と言う。説は附録に詳らかにする。酪は、《説文》では「乳汁である。酉に従い、各の声である」とある。《釈名》に「酪は、澤《うるお》すことである。乳で汁を作り、肥やし澤す理由である」とある(酪を作る方法は、賈《か》思勰《きょう》の《斉民要術》に見われている)。案じるに、《玉函》、および《千金》を調べると、並びに「禁生冷」以下の十五字を記載していない。《外台》は本論を引用してただ「海藻、生葱、菘《しゅう》菜などを忌む」と言い、五辛酒酪の文がない。あるいは恐らく方後の禁忌の文は後人の文章が錯綜しているのは、また知ることはできない。この湯は本論の最初に記載され、諸方の首である。そこで、それを煮詰めて服用する規則を仲景は丁寧に詳細に言い、これによって人々に告げている。以後、およそ桂枝湯を服用する方法によると言う場合は、皆ここを指している。

陶氏は言う。㕮咀は、秤り終わってから、これを大豆のように搗き、また吹いて細末を除く。これは、この事においては殊に道理に適っていない。薬に当たっては、碎《くだ》き易い場合、碎き難い場合、細末が多い場合、細末が少ない場合などがあり、二つを秤ると、また均しく平らかでない。今皆これを細切し、およそ㕮咀のようにする場合は、細末はなく、割いた一片の粒が調和する（《本草序例》）。

また、言う。およそ分けて再服すると言うのは、三回服用する場合である。要するに勢力を次々と波及させ、並びに人の強弱と病の軽重を視て、これによって薬物を進退させ、増減させる。

喩氏は言う。桂枝湯を服用する時は、周身から絶え間なく汗が出る必要があり、汗が微かに出る場合は、その皮の間の毛竅を暫く開いて邪を散じようとしないことがない。そして薬力が十分でないことを恐れるので、また熱くした希薄な粥を藉りて薬が暖めるのを助ける。このようにして二時間もの長い間汗が出て、その後、肌の竅がここで速やかに閉じる場合は、外に受けた邪は尽く外から解され、誠に法に合致する。この意を識らない場合は、発汗を太過にするのでなければ、これを不及にする。発汗が太過である場合は邪はいまだ入っていないが、先ずその営を乱し、甚だしい場合は汗が止まらずに亡陽し、不及である場合は邪は出ようとするが、なおその門を閉ざし、必ず病が除かれなくなって変証が発生する。仲景はこれを丁寧に言うが、後人は転じてなおざりにするので、ここに特に詳らかにその義を述べる。

松陵徐氏は言う。桂枝湯の全量は、これを一剤と言う。三分の一は、これを一服と言う。一服で汗が出る場合は、再服しない。汗が出ない場合は、二三剤を服用する。総じて病に中ることを主とする。後世では、薬を服用して効果が得られる場合は反って薬を多く服用させ、あるいは効果がない場合は薬が誤っていることを疑う。そこで、また処方を変え、誤りを来さないことがない。

柯氏は言う。これは、仲景の群方の魁《さきがけ》である。即ち、陰を滋して陽を和やかにし、営衛を調和し、解肌して発汗する総方である。およそ頭が痛み、発熱し、悪風がし、悪寒がし、その脈が浮で弱になり、自汗が出る場合は、中風、傷寒、雑病を論じることなく、皆これを使用することができる。ただ、脈が弱で自汗が出る場合を主とするだけである。私は常にこの湯液を用いて自汗、盗汗、虚瘧、虚痢を治療し、手に随って病は治癒する。これによって仲景の処方は百病を通治できることが解る。後人であらゆる病を門や証の類に区分し、手を下す所がないようにする者とは同じ年に一緒に語ることができようか。

【解説】　本条文は、桂枝の証の総綱と治療法について論述している。

太陽の中風は、第2条に言う「発熱、汗出、悪風、脈緩」がこれである。「陰陽」の二字は、尺寸を指す。陽は、表脈の陽を主る。浮は邪気が表にある。そこで、寸部の脈が浮になる場合は、発熱する。陰は、血脈の陰を主る。弱は、邪気が表にある。そこで、尺部の脈が弱になる場合は、汗が出る。二つの「自ら」の字は、中風の証を見わしている。肌表が開いて疏である場合は、発熱はすばやく、汗もまた容易に出る。傷寒で肌表が閉じ、陽気が欝滞するのを待って発熱するようなものではない。嗇嗇は、悪寒の形である。淅淅は、悪風の貌である。翕翕は、火が盛んに燃えて熱し、熱が表にあることを言う。嗇嗇として悪寒し、淅淅として悪風するのは、雙関法である。乾嘔の乾は、空のことであり、嘔して吐きたくなるが、吐くものがないことである。熱が塞ぎ、気が逆上すると、鼻が鳴り、乾嘔する。「鼻鳴乾嘔」の四字は、誤りである可能性がある。「主る」は、主に当たることである。「桂枝湯之を主る」は、以上の脈証が見われる場合は、皆この処方を用いて主に治療することを言う。

本方を桂枝湯と言うのは、桂枝を君薬に用いるからである。桂枝は、辛温で発散して解表する主薬である。《本草》では、桂は甘辛大熱であり、寒熱と頭痛を主り、血脈を通じる。また、芍薬は、味苦平であり、邪気と寒熱を主り、通じて血脈を和やかする。即ち、中風の証では、自汗が出て表が洩れるので、桂枝を用いてその邪を散じ、芍薬を用いてその血を和らげる。生姜、大棗は、発散して専ら脾中の津液を行らせ、更に営衛を調和する。甘草は、よく中を安らかにして外を攘《はら》い、これによって中気を和らげして諸薬を調和する。本証は、自汗が出るので、更に汗を発して邪気を解散する。ただ、本方は発汗の軽剤であり、発汗の峻剤である麻黄湯とは同じでない。

【原文】　太陽病、頭痛、発熱、汗出、悪風者、桂枝湯主之。(13)
【本文】　太陽病、頭痛、発熱、汗出で、悪風する者は、桂枝湯之を主る。
【語釈】　太陽病に罹患し、頭が痛み、発熱し、汗が出て、悪風がする場合は、桂枝湯がこれを主る。
【本文】　此れ、桂枝湯の総証なり。前条は脈有りて頭痛無く、以て病名を掲げ、此れは頭痛有りて脈無く、以て其の治を言い、互いに相い詳略するなり。此の章、最も「汗出づ」の二字を重んず。魏氏曰く、「必ず頭痛を指出する者は、以て其の身疼み、体痛み、骨折疼痛するを見わす所異なればなり」と。案ずるに、本経は仲景群典を撰用して以て篇を作す。故に凡そ以て証治を闡《せん》明す可き者は、或は詳らかにし、或は略し、必ず取りて之を録す。前条は頗る詳らかと雖も、尚頭痛を欠く。或は人の暁らざるを恐る。故に又此の条を撰びて以て前段の罅《すき》を補う。是れ其の重複を嫌わずして丁寧親切に後人に告げ誨《おし》うる義なり。前注は察せず、或は指して衍文重出すと為すも疏と謂う可し。

周氏曰く、即ち脈を言わざるも、浮緩は已に言外に在り。

柯氏曰く、此の条は是れ桂枝の本証なり。四証の中、頭痛は是れ太陽の本証なり。頭痛、発熱、悪風は麻黄の証と同じ。本方の重んずるは、汗出づに在り。汗出でざる者は、便ち桂枝の証に非ず。

【語釈】　○闡明：明らかにする。
【通釈】　これは、桂枝湯の総証である。前条は脈はあるが頭痛はなく、これによって病名を掲げるが、これは頭痛があって脈がなく、これによってその治療を言い、互いに詳らかにし、あるいは省略する。この章は、最も「汗が出る」の二字を重視する。魏氏は、「必ず頭痛を提出するのは、これによってその身が疼み、体が痛み、骨折が疼痛する症状を見わす所が異なるからである」と言う。案じるに、本経は仲景が多くの典籍を撰用して篇を作成した。そこで、およそ証治を明らかにすべき場合は、あるいは詳細にし、あるいは省略し、必ず典籍より取ってこれを記録した。前条は頗る詳らかであるが、なお頭痛の症状を欠いている。あるいは人が暁らないことを恐れる。そこで、またこの条を撰んで前段の隙間を補った。これは、それが重複するのを嫌わず、丁寧にまた親切に後人に告げて教える義である。以前の注釈はこのことを察せず、あるいは指摘して衍文であって重ねて出るとするのは、粗末な解釈であると言うべきである。

周氏は言う。脈を言わないが、脈が浮緩であるのは既に言外にある。

柯氏は言う。この条は桂枝の本証である。頭痛、発熱、悪風、汗出の四証の中では、頭痛は太陽の本証である。桂枝の証の頭痛、発熱、悪風は、麻黄の証と同じである。本方が重んじるのは、汗が出ることにある。汗が出ない場合は、桂枝の証ではない。

【解説】　本条文は、桂枝湯の総証について論述している。

本条文には、頭痛、発熱、汗出づ、悪風などの症状はあるが、脈の記載はない。ただ、これらの症状があれば、脈は浮緩になるはずである。第12条は脈の記載があって病名の「太陽の中風」を掲示し、本条文は頭痛以下の症状があって桂枝湯を用いる治療法を言い、互いに証候を詳細にし、あるいは省略している。ここでは、汗が出る症状を最も重視する。即ち、頭痛、発熱、悪風の症状は麻黄の証と共通するが、これらの症状と同時に汗が出る場合は、桂枝の証である。

【原文】　太陽病、項背強几几、反汗出、悪風者、桂枝加葛根湯主之。（14）

【本文】　太陽病、項背強ばること几几《しゅしゅ》、反って汗出で、悪風する者は、桂枝加葛根湯之を主る（強は其亮の翻。几は音殊。几几は、旧本に几几《きき》に作るは誤りなり。今改訂を為す）。

【通釈】　太陽病に罹患し、項や背が強ばって俯いたり仰向いたりすることができず、反って汗が出て、悪風がする場合は、桂枝加葛根湯がこれを主る（強は其亮の翻である。几は音が殊である。几几は、旧本に几几に作るのは誤りである。今これを改訂する）。

【本文】　此れ、桂枝の証にして更に項背強ばる者の治を論ず。桂枝の証は、本項の強ばり有り。惟だ未だ項と背と相い引きて几《しゅ》几然ならざるなり。此れ、乃ち中風の証重きこと一等、邪筋脈に著き、以て項筋舒びざるを致す（呉崑曰く、「風寒筋骨の筋を傷れば、則ち過ぐる所の筋脈強直して痙を成す」と）。証は稍緊閉に属す。当に無汗を以て正と為すべし。而るに今反って汗出づる者は、廼《すなわ》ち表気開き疏なるの故なり。宜しく桂枝湯の中に於いて但だ葛根を加えて以て外邪を発散し、経脈を宣通するなり。「反って」の字は、葛根湯証に対して言う。

成氏曰く、几は音殊。几は、頸を引くの貌なり。几は、短羽の鳥なり。短羽の鳥は飛騰《とう》すること能わず、動けば則ち先ず其の頭を伸引するのみ。項背強ばる者は、動きも亦之の如し。几案《きあん》の几の若きにして偃《えん》屈するに非ざるなり（《明理論》）。

程氏（林）曰く、案ずるに、《説文》に几の字は鈎挑《ちょう》無し。鈎挑有る者は、乃ち案の「几」の字なり。几は乃ち鳥の短羽の象、小鳥の毛羽未だ盛んならざるの形、飛ぶこと几几なり。故に「鳧《かも》」の字は几に従う。蓋し、其の頸項強急するの意を形容す（《金匱直解》）。

【語釈】　○飛騰：飛び上がる。　○几案：つくえ。　○挑：はねあげる。

これは、桂枝の証で更に項と背が強ばる場合の治療を論じている。桂枝の証は、元々は項の強ばりがある。ただ、いまだ項と背に引いて几几然として頸を縮めることはない。これは、中風の証より一等重く、邪が筋脈に著き、これによって項の筋が舒びなくなったのである（呉崑は、「風寒が筋骨の筋を傷る場合は、通過する所の筋脈は強直して痙病を形成する」と言う）。証は幾らか緊閉に属している。この場合は、汗が出ないのが通常であるはずである。ところが、今反って汗が出るのは、表気が開いて疏になるからである。桂枝湯の中にただ葛根を加えて外邪を発散し、経脈を宣ばして通じるべきである。「反って」の字は、葛根湯証に対して言う。

成氏は言う。几は音が殊である。几は、頸を引く貌である。几は、短羽の鳥である。短羽の鳥は飛び上ることができず、動く場合は先ずその頭を伸ばしたり引いたりするだけである。項や背が強ばるのは、動きもまたこのようである。机の字の「几」のように伏せて屈《かが》めるのではない（《傷寒明理論》）。

程氏（林）は言う。案じるに、《説文》では「几」の字は鈎の跳ねがない。鈎の跳ねがある場合は、机の「几」の字である。几は鳥の短い羽の象であり、小鳥の毛羽がまだ盛んでない形であり、飛ぶ場合は几几として強く拘急する。

そこで、「𠘧《かも》」の字は几に従っている。思うに、その頸と項が強く拘急する意を形容する(《金匱直解》)。

【本文】　桂枝加葛根湯方

葛根（四両）　　芍薬（三両。○旧本は二両に作る。今《可発汗篇》に據りて改む）　生姜（三両、切る）　甘草（二両、炙る）　大棗（十二枚、擘く）　桂枝（三両、皮を去る。○旧本は二両に作る。今《玉函》に依りて改む）

右六味、水九升を以て、先ず葛根を煮て、二升を減じ、諸薬を内れ、煮て三升を取り、滓を去り、一升を温服す。覆いて微しく汗に似たるを取り、余は桂枝の法の如く将息及び禁忌す（内は音納。去は起呂の翻。覆は扶又の翻。○原方は「麻黄、三両。節を去る」の六字有り、明らかに剰文に係る。今《玉函》《成本》に照らして之を削り去る。且つ煮服法も亦羡字多し。今並びに刪《けず》り去る）。

【通釈】　桂枝加葛根湯方

葛根（四両）　　芍薬（三両。○旧本では二両に作る。今《可発汗篇》によって改める）　生姜（三両、切る）　甘草（二両、あぶる）　大棗（十二枚、きざむ）　桂枝（三両、皮を除く。○旧本では二両に作る。今《玉函》によって改める）

右の六味に水九升を用い、先ず葛根を煮て、二升を減らし、諸薬を入れ、煮て三升を取り、滓を除き、一升を温めて服用する。身体を覆って微かな汗に似たものを取り、その他は桂枝湯を服用する場合のように、将息と禁忌を守る（内は音が納である。去は起呂の翻である。覆は扶又の翻である。○原方では「麻黄、三両。節を去る」の六字があるが、明らかに余分な文章である。今《玉函》と《成本》に照らしてこれを削り去る。更に煮て服用する方法もまた余分の字が多い。今並びに削り去る）。

【本文】　此れ、桂枝湯の内に於いて葛根を加う。葛根は、発表解肌し、津液を生じて筋脈を舒ぶ。故に痙病も亦葛根を用い、其の意は見る可し。蘇頌の「大熱を主り、解肌し、腠理を開く」と曰う是れなり。

方後の将息は消息と同じ。劉完素曰く、「消息は多少を損益するなり」と。《外台》は晋唐の方書を引きて「将息」の字を多用す。而して王獻《けん》之の帖に「獻之は遂に暑に堪えず、気力恒に惙《うれ》い、大都《だいと》将息し、小卻《きゃく》に近似す」と。

令韶張氏曰く、按ずるに、此の方は止《ただ》桂枝湯に葛根を加うるを以ての故に、桂枝湯の中に列す。汗有る者は、之を主る。葛根湯の汗無き者を主治するのとは、同じならず。今の方は、本即ち葛根湯、有汗、無汗を論ずること無く、並びに麻黄を用いて之を伝うるは悞りなり（案ずるに、旧本は本方に麻黄を誤用す。林億、朱肱は、既に詳かに弁じ、令韶従りて之を刪るは、固より是れ然るなり。方後に尚「不須啜粥（粥を啜るを須いず）」の四字を剰ず）。

【語釈】　○大都：おおむね。あらまし。　○卻：退くこと。　○剰ず：余す。

【通釈】　これは、桂枝湯の中に葛根を加える。葛根は、発表解肌し、津液を生じて筋脈を舒ばす。そこで、痙病もまた葛根を用いるが、その方意は見るべきである。蘇頌が「葛根は大熱を主り、解肌し、腠理を開く」と言うのがこれである。

方後の将息は、消息と同じである。劉完素は、「消息は、多少を損益することである」と言う。《外台》では、晋唐の方書を引用し、「将息」の字を多用する。そして王獻《けん》之の書物の中には「獻之は遂に暑さに堪えられず、気力は常に憂えていたが、おおむね将息し、今では少し退いたようである」とある。

令韶張氏は言う。按じるに、この方はただ桂枝湯に葛根を加えるので、桂枝湯の中に配列する。汗がある場合は、これを主る。葛根湯が汗がない場合を主治するのと同じでない。今の方は本来は葛根湯であり、汗があり、あるいは汗がない場合を論じることなく、いずれも麻黄を用いてこれを伝えるのは誤りである（案じるに、旧本では本方に麻黄を誤用する。林億と朱肱は、既に詳かにこれを弁じ、令韶がこれによってこれを削るのは、固よりそのように正しい。方後になお「不須啜粥（粥を啜るを須いず）」の四字が余分である）。

【解説】　本条文は、桂枝の証で更に項と背が強ばる場合の治療について論述している。

桂枝の証は本来項の強ばりがあるが、強ばりが項や背に引いて几几然と頸を縮めることはない。即ち、邪が筋脈に著き、項の筋が舒びなくなると、項と背が更に強ばり、中風の証より一等重くなる。項や背の筋脈が拘急する葛根湯証の場合は、通常は汗が出ない。一方、表気が開いて疏になる場合は、反って汗が出る。そこで、桂枝湯の中に葛根を加えて外邪を発散し、経脈を宣通する。

本方は、桂枝湯の中に葛根を加えた処方である。方中の葛根は、発表解肌し、津液を生じて筋脈を舒ばす効能がある。

【原文】　太陽病、下之後、其気上衝者、可与桂枝湯。若不上衝者不得与之。（15）

【本文】　太陽病、之を下して後、其の気上衝する者は、桂枝湯を与う可し。若し上衝せざる者は之を与うるを得ず（下は遐嫁の翻。上は時掌の翻。○旧本は桂枝湯の下に「方用前法（方は前法を用う）」の四字有り。蓋し、後人の注脚に係わる。今《玉函》《脈経》《千金翼》に従いて刪り正す）。

【通釈】　太陽病に罹患し、これを下した後、其の気が上に衝く場合は、桂枝湯を与えるべきである。もし気が上に衝かない場合は、これを与えることができない（下は遐嫁の翻である。上は時掌の翻である。○旧本では桂枝湯の下に「方は前法を用いる」の四字がある。思うに、後人の脚注に係わる。今《玉函》《脈経》《千金翼》に従って削って訂正する）。

【本文】　此れ、太陽誤下の証治を釈す。太陽病、外証未だ解せずして之を誤下すれば、則ち胃気虚損し、邪気之に乗ず。当に内陥して痞を為し、結を為し、下陥して協熱下利を成すべし。下して後を以てして其の気上衝すれば、裏気尚持して邪と沖争し、外邪未だ胸に陥らず、未だ痞結せざるを知る。当に外従り解すべく、桂枝湯を与う可し。所謂「上衝」なる者は、上りて心胸を撞くなり。《金匱・痙病篇》の葛根湯証に「気上りて胸を衝く」と曰い、又《腹満篇》に「夫れ痩人臍を繞りて痛む云々、反って之を下し、其の気必ず衝く。衝かざる者は、心下は則ち痞す」と曰い、又《咳嗽病篇》に「気少腹従り上りて胸咽を衝く」、又「茯苓桂枝五味甘草湯を与えて其の気衝を治す」と云い、其の次の条に「衝気即ち低し云々」と云い、前方より桂を去る。《外台》に《深師》木防己湯を引くは、即ち《金匱》防己黄耆湯なり。方後に「気上衝する者は、桂心を加う」と云う。本経の《不可発汗篇》に「気上衝し、正に心の端に在り（8）」と云うは、並びに以て見る可きなり。前輩、或は経気上衝すれば頭痛、項強ばる等の証を為すと謂うは、是に非ず。若し上衝せざれば、則ち裏気虚餒《だい》し、其の邪已に下陥し、変病一ならず。当に宜しきに随いて治を施すべし。論中の誤治の諸法は、詳らかに観れば自ら明らかなれば、桂枝湯は之を与う可からざるなり。

龐氏曰く、太陽病、之を下して後、気上衝すれば、其の脈必ず浮なり。証に依りて汗を発す可し。汗を与えざれば、則ち結胸を成すなり。

【語釈】　○沖：湧く。跳ぶ。　○《金匱・痙病篇》：《金匱要略・痓湿暍病脈証治第二》の第12条を参照。　○《腹満篇》：《金匱要略・腹満寒疝宿食病脈証治第十》の第8条を参照。　○《咳嗽病篇》：《金匱要略・痰飲咳嗽病脈証并治第十二》の第36条、第37条を参照。　○餒：飢える。

【通釈】　これは、太陽病を誤下した証と治療を解釈している。太陽病に罹患し、外証がいまだ解されず、これを誤下する場合は、胃気が虚損し、邪気がこれに乗じる。邪は内陥して痞を生じ、結を生じ、下陥して協熱下痢を形成するはずである。下した後でその気が上衝する場合は、裏気はなお持続して邪と争うので、外邪はいまだ胸に陥らず、いまだ痞結していないことが解る。本証は外から解すべきであり、桂枝湯を与えるべきである。いわゆる「上衝」は、上って心胸を撞くことである。《金匱要略・痙病篇》の葛根湯証に「気が上って胸を衝く」と言い、また《腹満篇》に「そもそも痩せた人で臍を繞って痛み云々、反ってこれを下すと、その気は必ず衝く。気が衝かない場合は、心下は痞を生じる」と言い、また《咳嗽病篇》に「気が少腹より上って胸と咽を衝く」と言い、また「茯苓桂枝五味甘草湯を与えてその気の衝くのを治療する」と言い、その次の条に「衝気は即ち低い云々」と言い、前方より桂枝を除く。《外台》に《深師》木防己湯を引くのは、即ち《金匱》防己黄耆湯である。方後に「気が上衝する場合は、桂心を加える」と言う。本経の《不可発汗篇》に「気が上衝し、正しく心の端にある（8）」と言うのは、並びに見るべきである。先輩はあるいは経気が上衝すると頭痛や項が強ばる等の証を生じると言うのは、正しくない。もし気が上衝しない場合は、裏気は虚して飢え、その邪は既に下陥し、変病は一つでない。この場合は、好ましい方法に随って治療を施すべきである。本論の中の諸々の誤治を治療する方法は、詳らかに観ると自ら明らかであるので、桂枝湯はこれを与えるべきでない。

龐氏は言う。太陽病に罹患し、これを下した後、気が上衝する場合は、その脈は必ず浮である。証によって発汗すべきである。もし発汗法を与えない場合は、結胸証を形成する。

【解説】　本条文は、太陽病を誤下した後に出現する病証と治療法について論述している。

太陽病に罹患し、外証がまだ解されない場合にこれを誤下すると、胃気が虚損し、邪気が虚に乗じて内陥するので、痞証が形成され、結胸証が形成され、あるいは協熱下痢が形成される。太陽病を誤下した後、裏気がなお持続して邪と争うと、気が上衝する。本証は、外邪はまだ胸に陥っておらず、邪は外にあるので、痞証や結胸証は出現しない。そこで、桂枝湯を与えて邪を外から解すべきである。上衝は、気が上って心胸部を撞くことである。もし気が上衝しない場合は、裏気は虚して飢えた状態にあり、外邪は既に下陥しているので、出現する変証は一つでない。本証の治療は、誤治後の病証に基づいて治療を施すべきであり、邪は既に表にないので、桂枝湯を与えるべきでない。

【原文】　太陽病三日、已発汗、若吐、若下、若温針、仍不解者、此為壊病。桂枝不中与之也。観其脈証、知犯何逆、随証治之。（16-1）
【本文】　太陽病三日、已に汗を発し、若しくは吐し、若しくは下し、若しくは温針し、仍お解せざる者は、此れを壊病と為す。桂枝之を与うるに中らざるなり。其の脈証を観、犯すこと何れの逆なるかを知り、証に随いて之を治せ（下は遐嫁の翻。後、汗下の下は並びに同じ。中は丁仲の翻）。
【通釈】　太陽病に罹患して三日が経過し、既に発汗し、あるいは吐かせ、あるいは下し、あるいは温針し、病がなお解されない場合は、これを壊病とする。桂枝はこれを与えるべきでない。その脈証を観て、どのような誤治を犯したのかを知り、証に随ってこれを治療すべきである（下は遐嫁の翻である。後、汗下の下は並びに同じである。中は丁仲の翻である）。
【本文】　此れ、太陽壊病の証を論ず。三日は、約略なり。其の日数の多きを言う。「若しくは」の字は、「或は」の字と作して看る。温針は、乃ち《内経》の所謂焼針、焠《さい》針なり。王冰は《素問・調経論》に注して「焠針は、火針なり」と曰う。太陽の傷寒に温針を加うるの条（119）は、《千金翼》に引きて火針と作すは、以て証す可きなり。《千金方》は、「火針は亦烽針を用い、油火もて之を焼き、務めは猛熱に在り。熱せざれば、即ち人に於いて損有り」と云う。黄氏曰く、「焼針の法は、今伝わらず、攷うること無し」と。此の説、是に似たり。劉茝庭の「壊病なる者は、誤治の後、陰陽は綱紀を復すること無く、証候変乱し、正名を以て名づけ難し」と曰う是れなり。蓋し、壊は崩壊なり。猶墻《しょう》壁の壊《やぶ》るるは之を墻壁と言うを得ざるがごとし。或は之を誤汗に得、或は之を誤下に得、或は誤吐し、或は温針し、必ずしも諸治を遍歴せざるなり。皆是れ素稟《ひん》の強弱、宿恙《よう》の有無と誤逆の軽重とに因りて其の証候同じならず。所謂汗後の汗漏る、経を動ず、胸満、悸築と下後の結胸、痞鞕、協熱下利、吐後の内煩、吐食、火逆の驚狂、奔豚の類是れなり。少陽の壊病の条（267）を観るに、「柴胡の証罷む」の四字有り。見る可し、桂枝の証罷むと為すを。故に復た用う可からざるなり。「中らず」の用語は、《史・始皇紀》《外戚世家》等、《三蒼》に曰く、「中は得るなり」と。《封禅書》の「康后は王と相い中らず」は、訓じて「得る」と為す。高誘の《呂覧》に注して「中るは猶得るのごとし」と曰う（恵棟の《周礼古義》に見わる）。「犯すこと何れの逆なるかを知る」者は、当に汗すべからずして汗し、当に下すべからずして下し、或は汗下甚だしきに過ぎ、皆理に順わざるを謂う。故に逆と云うなり。「証に随いて之を治す」者は、即ち下文の誤汗、誤吐、誤下、誤焼針の諸条の其の治なり。案ずるに、壊病の証は特に太陽、少陽に見われて陽明、及び三陰は言わず。壊病は、蓋し表に在るの誤治極めて多く、裏に在るの誤治極めて少なく、乃ち偶々誤りを致す。惟だ以て其の病を重んずる可くして一定の治は並びに施す可し。故に其の脈証は固より当に尋討すべく、部位も亦甄《けん》別を為し易し。是れ其れ壊病の名を立てざる所以なり。豈太少二病の変証多端に頭緒紛紜《とうしょふんうん》として錯出するが如くならんや。

王氏曰く、「証に随いて之を治す」者は、後に「汗して後、病解せず」、及び「汗を発し、若しくは之を下し、病仍お解せず」「某湯之を主る」と云うが如きの類是れなり。「証に随いて之を治す」の一句は、語活きて義広し。王幹が諸家、壊病を以て別に一病と作して羊肉湯を以て之を主るは、誤りなり。

喩氏曰く、陽明は何を以て壊病無きや。曰く、陽明の誤治は最も多く、其の脈証は固より当に弁別すべきも、但だ壊病を以て之を名づくるを得ざるなり。蓋し、汗下焼針をして屢々誤らしむれば、其の病も亦止《ただ》胃中に在りて原《もと》定法の施し与う可きもの有り。壊証は定法の例無くんば、微しく協わざること有り。

銭氏曰く、六病の中、仲景独り陽病の太少を以て言を為す者は、蓋し表に在るの誤治は多きに居り、裏に在るの誤治は少なきを以てなり。且つ二病の表裏、虚実は疑似多端にして、察識し難く、其れ誤治すれば独り変多く逆尤も甚だしく、害勝げて言う可からざる者有り。故に特に此の一法を立てて以て其の事を重んずるなり。学ぶ者は、其れ諸を忽せにす可きや。

【語釈】　○約略：大略。あらまし。　○墻壁：土塀。　○稟：生まれつきの性質。　○尋討：たずねる。　○甄別：よく調べて区別する。　○頭緒：物事のいとぐち。　○紛紜：みだれる。

【通釈】　これは、太陽の壊病の証を論述している。三日は、大略である。その日数が多いことを言う。「若しくは」の字は、「或は」の字に作って看る。温針は、《内経》のいわゆる焼針、焠《さい》針である。王冰は《素問・調経論》に注釈し、「焠針は、火針である」と言う。太陽の傷寒の証に温針を加える条（119）は、《千金翼》に引用して火針に作るのは、証拠とすべきである。《千金方》は、「火針にはまた烽針を用い、油の火でこれを焼き、任務は猛烈に熱することにある。熱しなければ、人に損傷がある」と言う。黄氏は、「焼針の法は今伝わっていないので、考えることがない」と言う。この説は、正しいようである。劉茝庭が「壊病は、誤治した後、陰陽の規律は回復することがなく、証候は変化して乱れ、正しい名を用いて名づけ難いものである」と言うのがこれである。思うに、壊は崩壊することである。丁度土塀が崩れるのは、これを土塀と言うことができないようなものである。あるいはこれを誤汗に獲得し、あるいはこれを誤下に獲得し、あるいは誤吐し、あるいは温針するのであり、必ずしも諸々の治療を遍く受けるのではない。皆これらは元々の体質の強弱、宿疾の有無や誤治の軽重などによって、その証候は同じでない。いわゆる誤汗した後の汗が漏れる、経脈を動かす、胸満、ぴくぴくと動悸がするなどの症状や、誤下した後の結胸証、痞硬、協熱下痢、誤吐した後の内煩、食事の吐出、火逆した後の驚狂、奔豚の類がこれである。少陽篇の壊病の条（267）を観ると、「柴胡の証が罷む」の四字がある。これからすると、本証では桂枝の証が停止することを見るべきである。そこで、また桂枝湯を用いるべきでない。「中らず」の用語は、《史記・始皇本紀》《外戚世家》などや《三蒼》では、「中は、得ることである」と言う。《史記・封禅書》の「康后は王と相い中らず」は、訓読して「得る」とする。高誘の《呂覧》では、注釈して「中るとは、丁度得るようなものである」と言う（恵棟の《周礼古義》に見われている）。「犯すことがどのような逆であるのかを知る」は、発汗すべきでないが発汗し、攻下すべきでないが攻下し、あるいは発汗や攻下が甚だ太過になり、皆道理に順わないことを言う。そこで、「逆」と言う。「証に随ってこれを治療する」は、下文の誤汗、誤吐、誤下、誤焼針の諸条のその治療である。案じるに、壊病の証は特に太陽と少陽に見われるが、陽明および三陰では言わない。壊病は、思うに邪が表にある場合の誤治は極めて多いが、邪が裏にある場合の誤治は極めて少なく、偶々誤治を引き起こしたのである。ただ、その病を重視すべきであり、一定の治療はいずれも施すべきである。そこで、その脈証は固より尋ねるべきであり、部位もまたよく調べて弁別するのは容易である。これが、それが壊病の名を立てない理由である。どうして太陽と少陽の二病の変証が多端であり、糸口が乱れて錯出するようなことがあろうか。

王氏は言う。「証に随ってこれを治療する」は、後に「発汗した後、病が解されず」、および「発汗し、あるいはこれを攻下し、病はなお解されず」「ある湯液がこれを主る」と言うような類がこれである。「証に随ってこれを治療する」の一句は、言葉は生き生きとし、その意義も広範囲に及ぶ。王斡などの諸家が壊病を別に一つの病とし、羊肉湯を用いてこれを主るのは、誤りである。

喩氏は言う。陽明は、どうして壊病がないのであろうか。答えて言った。陽明の誤治は最も多く、その脈証は固より弁別すべきであるが、ただ壊病の名称でこれを名づけることはできない。思うに、発汗、攻下、焼針などの方法を用いて屡々誤治すると、その病もまたただ胃の中にあり、本来は一定の方法を施して与えることができるものがある。一方、壊証は一定の方法を用いる例がないので、微かに一致しない点がある。

銭氏は言う。六病の中で仲景がただ陽病の太陽と少陽で壊病を言うのは、思うに表にある場合の誤治は多いが、裏にある場合の誤治は少ないからである。しかも二つの病の表裏や虚実は紛らわしい点が多く、診察して識別することが困難であり、誤治する場合は変証だけが多く、逆証は尤も甚だしく、被害は数え上げることができない場合がある。そこで、特に一つの法を立て、これによってその事を重視する。学ぶ者は、これを忽せにすることができようか。

【解説】　本条文は、太陽の壊病の証について論述している。

三日は大略であり、日数が多いことを言う。「若しくは」の字は、「或は」の字として見る。温針は、《内経》に言う焼針、焠針である。壊病の壊は、崩壊することである。壊病は、誤治した後、陰陽の規律が回復せず、証候が変化して乱れ、正しい名称を用いて名づけ難い病証である。壊病は、誤汗、誤下、誤吐、あるいは温針によって引き起こされるのであり、諸々の誤治を遍く受けて引き起こされるのではない。壊病は、病人の元々の体質の強弱、宿疾の有無、誤治の軽重などによって証候が同じでない。即ち、誤汗後の漏汗、動経、胸満、動悸、誤下後の結胸、痞硬、協熱下痢、誤吐後の内煩、食事の吐出、誤火後の驚狂、奔豚などがこれである。「中る」は、得ることである。壊病では、桂枝の証が停止しているので、桂枝湯を与えるべきでない。「犯すこと何れの逆なるかを知る」は、発汗すべきでないが発汗し、攻下すべきでないが攻下し、あるいは発汗や攻下が甚だしくなり、いずれも道理に順わないことが解ることである。「証に随いて之を治す」は、下文の誤汗、誤吐、誤下、誤焼針の諸条に記載された治療である。

【原文】　桂枝本為解肌。若其人脈浮緊、発熱、汗不出者、不可与之也。常須識此、勿令誤也。（16-2）

【本文】　桂枝は本解肌と為す。若し其の人脈浮緊、発熱、汗出でざる者は、之を与う可からざるなり。常に須く此れを識りて、誤らしむること勿るべきなり（識は志の音）。

【語釈】　桂枝湯は、元々は肌表の邪を解散する作用がある。もしその人の脈が浮緊になり、発熱し、汗が出ない場合は、麻黄の証であるので、桂枝湯を与えるべきでない。常にこの点をよく知って、誤治をしないようにすべきである（識は志の音である）。

【本文】　此れ、桂枝湯は本肌表の邪を解散して表疏に汗洩る者の為にして設くるを言うなり。解肌は、肌表の邪を解散するなり。《巣源・小児解肌発汗候》に「其の肌膚を解す」と云う是れなり。若し其の人、脈浮緊、発熱し、汗出でざる者は、便ち表閉じ汗無きの証、麻黄湯の主る所と為せば、桂枝湯は与う可からざるなり。医工は、常に須く此の証を認識して之を誤服せしむること勿かるべきなり。「識る」は、誌《しる》すと同じ。即ち、「黙して之を識る」の「識る」なり。案ずるに、表閉じ汗無きの証は、既に桂枝に宜しからざれば、則ち脈浮緩、発熱し、自汗出づる者は、其れ麻黄を与う可からざるなりは、必ずなり。学ぶ者は、子貢の明を待たずして亦当に一を聴きて以て二を知るべきなり。又桂枝、麻黄は、並びに解肌発汗す。故に此の段は「解肌す」と謂いて他の桂枝湯の条は乃ち「汗を発す」と曰う。麻黄は、《本草》の白字は「発表す」と云いて墨字は廼ち「解肌す」と云う。陶氏も亦曰く、「解肌第一」と。《外台秘要》は、麻黄解肌湯、葛根解肌湯有り。《脈経》に曰く、「脈濡にして緊、医以て大熱と為して解肌して発汗す」と。又《巣源》は小児傷寒解肌発汗候を載《しる》す。乃ち、解肌は肌邪を解散するの謂いなるを知る。「解肌」の二字は、専ら桂枝に属せず。昔人、或は桂枝は解肌し、麻黄は発汗すと謂うは、殆ど膠《こう》柱の見なり。

常氏（器之）曰く、麻黄湯を可とす。

程氏曰く、医者は常に須く此の証を識認し、病家をして錯誤して之を服せしむること勿かるべし。

【語釈】　○膠柱：膠柱鼓琴の略。琴柱《ことじ》に膠して琴を引くこと。物事に拘泥して融通が聞かない例え。

【通釈】　これは、桂枝湯は本来は肌表の邪を解散し、表が疏になり汗が洩れる者のために設けられたことを言う。解肌は、肌表の邪を解散することである。《諸病源候論・小児解肌発汗候》に「その肌膚を解する」と言うのがこれである。もしその人は脈が浮緊になり、発熱し、汗が出ない場合は、表が閉じて汗がない証であり、麻黄湯が主る所であるので、桂枝湯は与えるべきでない。医者は、常にこの証を認識してこれを誤って服用させるべきでない。「識る」は、誌《しる》すことと同じである。即ち、「黙ってこれを識る」の「識る」である。案じるに、表が閉じて汗がない証は、既に桂枝湯を用いるのは好ましくないので、脈が浮緩になり、発熱し、自汗が出る場合は、麻黄湯を与えるべきでないのは、当然である。学ぶ者は、子貢の賢明さを待たずに、また一を聴いて二を知るべきである。また、桂枝と麻黄は、いずれも解肌し発汗する。そこで、この段落は「解肌する」と言い、他の桂枝湯の条は「発汗する」と言う。麻黄は、《本草》の白字では「発表する」と言い、墨字では「解肌する」と言う。陶氏もまた、「解肌する第一の薬である」と言う。《外台秘要》には、麻黄解肌湯や葛根解肌湯がある。《脈経》では、「脈が濡で緊であり、医者は大熱であるとして、解肌して発汗する」と言う。また、《諸病源候論》には小児傷寒解肌発汗候を記載する。即ち、解肌は肌の邪を解散することを言うのが解る。「解肌」の二字は、専ら桂枝湯に属するのではない。昔の人があるいは桂枝湯は解肌し、麻黄湯は発汗すると言うのは、殆ど琴柱に膠をするように、融通が聞かない見解である。

常氏（器之）は言う。麻黄湯を用いることができる。

程氏は言う。医者は常にこの証を認識し、病人の家族を誤解させてこれを服用させないようにすべきである。

【解説】　本条文は、桂枝湯は肌表の邪を解散し、表が疏になり汗が洩れる場合に投与することを論述している。

解肌は、肌表の邪を解散することである。もし病人の脈が浮緊になり、発熱し、汗が出ない場合は、表が閉じて汗が出ない証であり、麻黄湯を投与すべきである。そこで、本証では、桂枝湯を与えるべきでない。「識る」は誌すことであり、「黙ってこれを識る」の識るである。医者は常にこの証を認識し、誤ってこれを服用させるべきでない。

【原文】　若酒客病、不可与桂枝湯。得之、則嘔。以酒客不喜甘故也。（17）

【本文】　若し酒客病むは、桂枝湯を与う可からず。之を得れば、則ち嘔す。酒客は甘きを喜《この》まざるを以ての故なり（喜は許意の翻）。

【通釈】　もし平素より酒を飲む人が太陽の中風に罹患する場合は、桂枝湯を与えるべきでない。これを服用する場合は、嘔吐が出現する。平素より酒を飲む人は甘いものを喜まないからである（喜は許意の翻である）。

【本文】　此れ、酒客の治を論ず。酒客は、平素飲を好むの人なり。嘔は亦吐くなり。酒家は、麯糵《きくげつ》の毒、熱を胸中に蓄す。故に桂枝の証有りと雖も、桂枝湯を与う可からず。之を得れば、則ち嘔す。酒客は甘きを喜まずして桂枝湯の味甘は更に中満を致し納ること能わざるを以ての故なり。

戴《たい》氏（元禮）曰く、嘔する者は、桂枝湯を用うるに宜しからず。本方に合するに半夏一銭を加え、姜煎を添う。

陳氏（藏器）曰く、凡そ酒は諸々の甜き物を忌む。

柯氏曰く、仲景の用方は慎重なること此くの如し。言外に当に葛根連芩以て解肌するの法有るを知るべし。

【語釈】　○麯糵：こうじ。

【通釈】　これは、酒客の治療を論述している。酒客は、平素より酒を飲むのが好きな人である。嘔は、また吐くことである。酒家は、こうじの毒が熱を胸中に蓄積する。そこで、桂枝の証があっても、桂枝湯を与えるべきでない。これを得る場合は、嘔吐が出現する。酒客は甘いものを喜まないが、桂枝湯の味甘は更に中焦の脹満を引き起こし、桂枝湯を納れることができないからである。

戴氏（元禮）は言う。嘔吐する場合は、桂枝湯を用いるのは好ましくない。本方に合わせて半夏一銭を加え、生姜の煎じた液を添える。

陳氏（藏器）は言う。およそ酒は諸々の甘いものを忌む。

柯氏は言う。仲景の用方は、このように慎重である。言外に葛根黄芩黄連湯を用いて解肌する方法があることを知るべきである。

【解説】　本条文は、太陽の中風に罹患した酒客の治療について論述している。

酒客は、平素より酒を好んで飲む人である。「嘔す」は、吐くことである。酒家では、こうじの毒が熱して胸中に蓄積する。酒客は、甘いものを喜まない。そこで、酒客に桂枝の証があっても、桂枝湯を投与すべきでない。桂枝湯を投与すると、桂枝湯の甘味が中焦の脹満を引き起こし、桂枝湯を受納させなくするので、嘔吐が出現する。

【原文】　喘家作、桂枝湯加厚朴、杏子佳。（18）

【本文】　喘家作《おこ》るは、桂枝湯に厚朴、杏子を加うるは佳し。

【通釈】　平素より喘息のある人が太陽病に罹患し、喘息が発生する場合は、桂枝湯に厚朴と杏仁を加えるのがよい。

【本文】　此れ、喘家の治を掲ぐ。喘家は、平素より此の証有る者に属す。風邪を感ずる毎に勢い必ず喘を作す、之を喘家と謂う。亦自ら一定の治有りて有等泛常の人と例を同じくするを得ざるなり。故に必ず桂枝湯の中に厚朴、杏子を加入すれば、乃ち佳し。杏子は、即ち杏人なり。楊伯嵒《がん》曰く、「俗に菓中の子《み》を称して人《にん》と曰う」と（《臆乗》）。

松陵徐氏曰く、《別録》に厚朴は痰を消し気を降ろすと。《本草経》に杏人は咳逆上気を主ると。

【通釈】　これは、喘家の治療を掲示している。喘家は、平素よりこの証がある場合である。風邪を感受する毎に勢いは必ず喘を発生するが、これを喘家と言う。また、自ら一定の治療法があり、正常の人と例を同じにすることはできない。そこで、必ず桂枝湯の中に厚朴と杏子を加入するのがよい。杏子は、杏仁である。楊伯嵒は、「俗に菓物の中の種子を称して仁と言う」と言う（《臆乗》）。

松陵徐氏は言う。《別録》では、厚朴は痰を消して気を降ろすとある。《本草経》では、杏仁は咳逆上気を主るとある。

【解説】　本条文は、喘家の治療について論述している。

喘家は、平素より喘がある場合である。即ち、風邪を感受する毎に必ず喘を発生することを言う。喘家は自ら一定の治療法があり、必ず桂枝湯の中に厚朴と杏子を加入するのがよい。方中の厚朴は痰を消して気を降ろし、杏仁は咳逆して上気するのを主る。

【原文】　凡服桂枝湯吐者、其後必吐膿血也。（19）

【本文】　凡そ桂枝湯を服して吐する者は、其の後必ず膿血を吐するなり。

【語釈】　○凡そ桂枝湯を服して云々：柯韵伯の《傷寒来蘇集》では、「桂枝湯は特に酒客で使用が禁忌とすべきであるだけではなく、およそ熱が内に溢れる場合は、甘温辛熱の品を用いてその陽を助けると、解肌することとができず、反って涌いて上に越え、陽絡を傷る場合は、必ず膿血を吐出する。いわゆる「桂枝が咽を下り、陽が盛んである場合は、斃《たお》れる（《傷寒例》第99条）」のは、このことである」とある。

【通釈】　およそ桂枝湯を服用して嘔吐する場合は、その後に必ず膿血を吐出する。

【本文】　此の章、蓋し後人の闌《らん》挿に係る。何となれば、則ち其の後に必ず膿血を吐するは、是れ逆料の辞にして之を治術に験せば、殆ど爾《しか》らざるに似たり。舒氏は、「敢えて強いて釈せず。諸家は曲げて之が解を為すも亦未だ傅《ふ》会を免れず」と説う。

舒氏曰く、酒客病めば、枝桂を与う可からず。湯を得れば、則ち嘔する者は、其の後果たして必ず膿血を吐するや。蓋し、積飲素盛んなる人、表薬を悞《ご》服し以て其の陽を耗らせば、而ち動《やや》もすれば其の飲上逆して吐すも亦常に之有り。膿血を吐すが若き者は、従りて未だ之見ざるなり。定めて叔和の錯有るを知る。

【語釈】　○逆料：あらかじめ推し量る。　○傅会：こじつける。

【通釈】　この章は、思うに後人がみだりに挿入した内容に係わる。その理由を言えば、その後に必ず膿血を吐出するのは推測の辞であり、これを実際の医療に験してみると、殆どそのようではないようである。舒氏は、「敢えて無理に解釈しない。諸家は曲げてこれを解釈するが、またいまだこじつけから免れていない」と言う。

舒氏は言う。酒客が病む場合は、桂枝湯を与えるべきでない。桂枝湯を服用し、嘔吐する者は、その後に果たして必ず膿血を吐出するであろうか。思うに、積った飲が元々盛んである人が表薬を誤って服用し、これによってその陽を消耗すると、動もするとその飲が上逆して吐出することもまた常にこれがある。膿血を吐出するようなものは、いまだこれを見ていない。必ず王叔和の編纂の誤りがあったことが解る。

【解説】　本条文は、後人が挿入した内容に係わる。桂枝湯を服用し、嘔吐が出現する場合に、その後に必ず膿血を吐出するのは、推測する辞である。これは、実際の医療では殆どこのようにならない。そこで、無理にこじつけて解釈しない。

【原文】　太陽病、発汗、遂漏不止、其人悪風、小便難、四肢微急、難以屈伸者、桂枝加附子湯主之。（20）

【本文】　太陽病、汗を発し、遂に漏れて止まず、其の人悪風、小便難、四肢微急して、以て屈伸し難き者は、桂枝加附子湯之を主る。

【通釈】　太陽病を発汗したが、汗は遂に漏れて止まらなくなり、その人は悪風がし、小便が困難になり、四肢が微かに拘急し、屈伸が困難になる場合は、桂枝加附子湯がこれを主る。

【本文】　此れ、汗多く、亡陽し、表邪未だ尽きず、筋脈の津《しん》燥く者の証治を弁ず。太陽病は、固より当に汗すべし。然して微しく汗に似たるを取らずして之を発し太過なること水の流離するが如く、或は薬は証に対せざれば、則ち表陽守を失し、皮腠大いに開き、其の汗遂に漏れて止まず。太陽病は本悪風し、汗して後は当に愈ゆべし。今仍お悪風すれば、則ち汗を発すること法の如くならざるに因りて表邪未だ解せざるなり。小便難き者は、汗外に泄れて津液を亡い、陽気内に虚して化を施すこと能わざればなり。李氏（梃）曰く、「小便難き者は、出ずること快からざるなり」と。四支は、諸陽の本なり。四肢微急し以て屈伸し難き者は、汗多く亡陽して津液熯《かん》燥し筋脈滋養を失す。故に微急して屈伸利せざるなり。乃ち、桂枝加附子湯を与えて以て余邪を駆り、表気を固めて津液を復す。

成氏曰く、四肢微急し、以て屈伸し難き者は、亡陽して液を脱するなり。《針経》に曰く、「液脱する者は、骨属屈伸利せず」と。桂枝加附子湯を与えて以て経を温め陽を復す（《針経》の文は《霊・決気篇》に出づ）。

柯氏曰く、此れ、傷寒、自汗の条（29）と頗る同じにして義は殊なる。彼は脚の攣急、未だ汗せざる前に在り、是れ陰虚す。此れ、四肢の気、汗して後に在り、是れ陽虚す。自汗は心煩に因れば、其の出づるは微かなり。遂に漏るは亡陽に因る。故に止まず。小便数なれば尚未だ難からず、悪寒微かなるは悪風の甚だしきに若かず、攣急脚に在れば尚四肢不利より軽し。故に彼は芍薬甘草湯を用い、此れは桂枝加附子を用う。其の剤を命づくるは、懸《はる》かに殊なる。

松陵徐氏曰く、四肢は諸陽の本と為す。急して屈伸し難きは、乃ち津脱し陽虚すの象なり。但だ、亡陽に至らざるのみ。若し更に甚だしくして厥冷悪寒すれば、則ち陽脱するの慮《おもんぱか》り有り。当に四逆湯を用うべし。

又曰く、桂枝は附子と同じく服すれば、則ち能く止汗回陽す。

【語釈】　○熯：乾に同じ。　○四肢の気：原文では「四肢急」に作る。

【通釈】　これは、発汗が多くて亡陽し、表邪はいまだ尽きておらず、筋脈の津液が乾燥する場合の証治を弁別している。太陽病は、固より発汗すべきである。しかし、微かに発汗せず、これに発汗過多を来して水が流れるようになり、あるいは薬が証に対応しない場合は、表の陽気は守られず、皮膚の腠理は大いに開き、その汗は遂に漏れて止まらなくなる。太陽病は元々悪風が出現し、発汗した後は悪風は治癒するはずである。今なお悪風がする場合は、発汗が法のごとくならず、これによって表邪はまだ解されなくなる。小便が困難になるのは、汗が外に泄れて津液を亡い、陽気が内に虚して気化することができなくなるなるからである。李氏（梴）は、「小便が困難になるのは、出るのが快くないことである」と言う。四肢は、諸陽の本である。四肢が微かに拘急して屈伸し難くなるのは、汗が多く出て亡陽し、津液が乾燥して筋脈が滋養されなくなるからである。そこで、四肢は微かに拘急して屈伸が不利になる。即ち、桂枝加附子湯を与えて余邪を駆り、表気を固めて津液を回復させる。

成氏は言う。四肢が微かに拘急し、これによって屈伸し難くなるのは、亡陽して液を脱するからである。《針経》では、「液が脱する場合は、骨属は屈伸が不利になる」と言う。桂枝加附子湯を与えて経を温め陽を回復させる（《針経》の文は《霊枢・決気篇》に出る）。

柯氏は言う。これは、傷寒で自汗が出る条（29）と頗る同じであるが、意義は異なる。第29条では、脚の攣急はいまだ発汗しない前にあり、陰が虚している。これは、四肢の拘急は発汗した後にあり、陽が虚している。自汗は心煩が原因であるので、それが出るのは微かである。汗が遂に漏れるのは、亡陽が原因である。そこで、自汗は停止しない。小便が数であれば、小便はなおいまだ困難ではなく、悪寒が微かであるのは、悪風の甚だしいのに及ばず、攣急が脚にあれば、なお四肢の不利より軽い。そこで、第29条では芍薬甘草湯を用い、これは桂枝加附子湯を用いる。その方剤を名づけるのは、遙かに異なる。

松陵徐氏は言う。四肢は、諸陽の本である。拘急して屈伸し難くなるのは、津液が脱し陽が虚す象である。ただ、亡陽に至らないだけである。もし更に甚だしくなって四肢が厥冷し、悪寒がする場合は、陽が脱する心配がある。四逆湯を用いるべきである。

また、言う。桂枝は附子と同時に服用する場合は、よく汗を止めて陽気を回復させる。

【本文】　桂枝加附子湯方

桂枝（三両、皮を去る）　芍薬（三両）　甘草（三両、炙る）　生姜（三両、切る）　大棗（十二枚、擘く）　附子（一枚、炮じ、皮を去り、八片に破る。○陶弘景曰く、「附子は·灰中にて炮じ、微しく坼《さ》き、黒皮を削り去り、乃ち之を秤る」と）

右六味、水七升を以て、煮て三升を取り、滓を去り、一升を温服す。本云う、桂枝湯に今附子を加う。将息前法の如し（案ずるに、本云う以下は蓋し後人の加え属する所なり。宜しく刪却《さんきゃく》すべし。今姑く其の旧を存す。下は並びに同じ）。

【語釈】　○煻：おきび。

【通釈】　桂枝加附子湯方

桂枝（三両、皮を除く）　芍薬（三両）　甘草（三両、あぶる）　生姜（三両、切る）　大棗（十二枚、きざむ）　附子（一枚、炮じて皮を除き、八片に破る。○陶弘景は、「附子はおきびの灰の中で炮じ、微かに割き、黒い皮を削り去り、これを秤る」と言う）

右の六味に水七升を用い、煮て三升を取り、滓を除き、一升を温めて服用する。元々は、桂枝湯に今附子を加えると言う。将息は前法のようにする（案じるに、「本云う」より以下は思うに後人が加えた所である。削り去るのがよい。今姑くこの旧い文章を温存する。下は並びに同じである）。

【本文】　此れ、乃ち津脱し陽虚すの証、更に余邪を加え、纏綿《てんめん》とす。故に桂枝湯の内に於いて附子を加えて以て表陽を固め余邪を駆るなり。蓋し玄武、四逆は回陽に急に、此の方意は重きこと壮表に在り。今桂枝と附子と同じく用うれば、発汗の剤は却って固表斂津《れんしん》の用と為す。仲景の立方の精義は神に入る。

郭氏曰く、桂枝附子湯は桂枝加附子湯に非ざるなり。朱氏、名づけて桂附湯と曰う者是れなり。主る所同じならずして世は誤用すること多し。故に朱氏は其の名を弁ずること少なし。今桂枝加附子湯は桂枝の第六方に係わり、桂枝附子湯は桂枝の第十七方に係わる。宜しく之を詳らかにすべし。

銭氏曰く、此の方は桂枝の全方の内に於いて附子を加うる者なり。故に一の「加う」の字多し。桂枝附子湯は芍薬已に去れば、桂枝の全湯に非ず。乃ち另《べつ》に是れ一方なり。故に「加う」の字無し。

【語釈】　○纏綿：まとわりついて離れないさま。

【本文】　これは、津液が脱し陽気が虚す証であり、更に余邪が加わり、まとわりついて離れない。そこで、桂枝湯の中に附子を加え、これによって表陽を固め、余邪を駆る。思うに、玄武湯や四逆湯は回陽に急激に作用するが、この処方の方意は重点が表を壮んにすることにある。今桂枝と附子と同じく使用すると、発汗の剤は反って表を固めて津を斂《おさ》める作用を発揮する。仲景の立方の精義は、神に入っている。

郭氏は言う。桂枝附子湯は、桂枝加附子湯ではない。朱氏が名づけて桂附湯と言うのがこれである。主る所は同じなく、世間では誤用することが多い。そこで、朱氏はその名を言うことが少ない。今の桂枝加附子湯は桂枝湯の第六方に係わり、桂枝附子湯は桂枝湯の第十七方に係わる。これを詳らかにすべきである。

銭氏は言う。この処方は、桂枝湯の全方の中に附子を加えたものである。そこで、一つのの「加える」の字が多い。桂枝附子湯は芍薬を既に除いているので、桂枝湯の全湯ではない。即ち、別にこれは一つの処方である。そこで、「加える」の字がない。

【解説】　本条文は、発汗が過多になって亡陽し、表邪はまだ尽きず、筋脈の津液が乾燥する証候と治療法について論述している。

太陽病は発汗すべきであるが、微似汗を取らず、発汗過多を来して水が流れるようになり、あるいは薬が証に対応しなくなると、表の陽気が守られず、腠理が大いに開くので、汗は漏れて止まらなくなる。太陽病を発汗すると悪風は治癒するはずであるが、発汗が法のごとく行われなくなると、表邪は解されなくなるので、悪風が持続する。発汗によって汗が外に泄れて津液が亡われ、陽気が虚して気化できなくなると、小便は困難になる。四肢は、諸陽の本である。汗が多く出て亡陽し、津液が乾燥して筋脈が滋養されなくなると、四肢は微かに拘急し、屈伸し難くなる。そこで、桂枝加附子湯を与えて余邪を駆り、表気を固めて津液を回復させる。

本証は、津液が脱し、陽気が虚し、更に余邪が加わって離れない状態にある。本方は桂枝湯に附子を加えた処方であり、これによって表の陽気を固め、余邪を駆る。

【原文】　太陽病、下之後、脈促、胸満者、桂枝去芍薬湯主之。(21)

若微悪寒者、桂枝去芍薬加附子湯主之。(22)

【本文】　太陽病、之を下して後、脈促、胸満する者は、桂枝去芍薬湯之を主る。

若し微悪寒する者は、桂枝去芍薬加附子湯之を主る（原本は、微悪寒を微寒に作る。今成本、《玉函》に據りて訂正す）。

【通釈】　太陽病に罹患し、これを下した後、脈が促になり、胸満が出現する場合は、桂枝去芍薬湯がこれを主る。

もし微かな悪寒がする場合は、桂枝去芍薬加附子湯がこれを主る（原本は、微悪寒を微寒に作る。今成本と《玉函》によって訂正する）。

【本文】　此れ、太陽誤下し、胸中の陽虚すの証治を論ず。脈促の者は、表未だ尽きざるの診なり。葛根黄芩黄連湯の条（34）に曰く、「太陽病、桂枝の証、医反って之を下し、利遂に止まず、脈促の者は、表未だ解せざるなり」と。促は、短促なり。一止し復た来るの促とは同じならず。胸満は、病人自覚するの状、医者の抑《よく》按して以て之を得可きものに非ざるなり。此れ、誤下して以て胸中の陽を損じ、邪乗じて客し、以て胸満を為す。故に芍薬を去りて以て胸中の満を避く。然して表邪仍お在り。故に桂枝を用いて表を散じ、併せて亦其の陽を扶《たす》く。若し更に微悪寒を増せば、則ち陽気大いに虧《か》き、外を衛《まも》ること能わざるを致して外寒を生ず。乃ち、陽虚の稍甚だしき者なり。所以に附子を加えて其の陽を救護するなり。

程氏曰く、誤下し脈促、但だ胸満を見わせば、而ち結胸鞕痛する者に非ず。此れ、明らかに下して後、陽虚して致す所に属す。

王氏曰く、悪寒して微と曰うは、発熱悪寒の比に非ず。此れ陽虚已に極まる。故に芍薬を去るの方中に於いて炮附子を加え、以て経を温めて陽気を助く。

令韶張氏曰く、上節は太陽、汗して後、亡陽するを言う。此の節は、但だ汗して以て亡陽す可きのみならず、即ち下して以て亡陽す可きを言うなり。

【語釈】　○抑按：おさえる。

【通釈】　これは、太陽病を誤下し、胸中の陽気が虚す場合の証治を論述している。脈促は、表がまだ尽きていないことを診断する。葛根黄芩黄連湯の条（34）では、「太陽病に罹患し、桂枝の証であったが、医者は反ってこれを下し、下痢が遂に止まらなくなり、脈が促になる場合は、表はまだ解されていない」と言う。促は、短かく促《はや》いことである。一回停止し、また到来する促脈とは同じでない。胸満は病人が自覚する症状であり、医者が抑えてこれを察知できるものではない。これは、誤下して胸中の陽気を損傷し、邪が虚に乗じて客し、これによって胸満を発生している。そこで、芍薬を去って胸中の脹満を避ける。しかし、表邪はなおある。そこで、桂枝を用いて表を散じ、併せてまたその陽気を扶ける。もし更に微かな悪寒を増す場合は、陽気が大いに欠けて外を守ることができず、外の寒えを生じている。即ち、陽虚が幾らか甚だしい場合である。そこで、附子を加えてその陽気を救って護る。

程氏は言う。誤下して脈が促になり、ただ胸満だけが見われるのは、結胸証で硬痛する場合でない。これは、明らかに下した後に陽が虚して引き起こす状態に属している。

王氏は言う。悪寒がして「微か」と言うのは、発熱し悪寒がする比ではない。

これは、陽虚が既に極まっている。そこで、芍薬を去った方中に炮附子を加え、これによって経を温めて陽気を助ける。

令韶張氏は言う。上節は、太陽病で発汗した後に亡陽することを言う。この節は、ただ発汗すると亡陽するはずであるだけではなく、攻下しても亡陽するはずであることを言う。

【本文】　桂枝去芍薬湯方

桂枝（三両、皮を去る）　甘草（二両、炙る）　生姜（三両、切る）　大棗（十二枚、擘く）

右四味、水七升を以て、煮て三升を取り、滓を去り、一升を温服す。本云う、桂枝湯より、今芍薬を去ると。将息は前法の如くす。

桂枝去芍薬加附子湯方

桂枝（三両、皮を去る）　甘草（二両、炙る）　生姜（三両、切る）　大棗（十二枚、擘く）　附子（一枚、炮じ、皮を去り、八片に破る）

右五味、水七升を以て、煮て三升を取り、滓を去り、一升を温服す。本云う、桂枝湯より、今芍薬を去り、附子を加う。将息は前法の如くす。

【通釈】　桂枝去芍薬湯方

桂枝（三両、皮を除く）　甘草（二両、あぶる）　生姜（三両、切る）　大棗（十二枚、きざむ）

右の四味に水七升を用い、煮て三升を取り、滓を除き、一升を温服する。元々は、桂枝湯より今芍薬を除くと言われている。将息は前法のようにする。

桂枝去芍薬加附子湯方

桂枝（三両、皮を除く）　甘草（二両、あぶる）　生姜（三両、切る）　大棗（十二枚、きざむ）　附子（一枚、炮じ、皮を除き、八片に破る）

右の五味に水七升を用い、煮て三升を取り、滓を除き、一升を温服する。元々は、桂枝湯より今芍薬を除き、附子を加えると言われている。将息は前法のようにする。

【本文】　此れ、乃ち桂枝湯より芍薬を去る者なり。後方は更に附子を加う。劉茝庭曰く、「蓋し、芍薬、腹満は之を用いて、胸満は之を忌む者は、豈其の味酸にて渋って膈に泥むか」と。甘草、減じて用うるは、殆ど亦満を避くるの意なり（楊士嬴《えい》、「芍薬は榮に入り、其の性は利す。故に之を去る」と曰うも亦是れ一説なり。《傷寒総括》に見わる）。

徐氏曰く、脈促、胸満する者は、中虚して表邪仍お在り。太陽の邪、未だ尽きず。故に桂枝を用う。

施氏曰く、芍薬一味は、独り失血虚寒の人の下利、反って劇しさを増す。古人の「芍薬を減じて以て中寒を避く」と云うは、誠に誣《し》わざるなり（《続易簡方》附子湯の条）。

尤氏曰く、芍薬を去る者は、酸寒の気味以て胸中の邪を留むるに足り、且つ桂枝の性を奪うを恐るればなり。

【通釈】　これは、桂枝湯より芍薬を除くものである。後の処方は更に附子を加える。劉茝庭は、「思うに、芍薬は、腹満ではこれを用いるが、胸満ではこれを忌むのは、殆どその味が酸で渋って膈に泥むことであろうか」と言う。甘草を減量して用いるのは、殆どまた脹満を避ける意である（楊士瀛《えい》が「芍薬は営に入り、その性は通利する。そこで、これを除く」と言うのもまた一説である。《傷寒総括》に見われる）。

徐氏は言う。脈が促になり、胸満する場合は、中が虚して表邪がなおある。太陽の邪は、いまだ尽きていない。そこで、桂枝を用いる。

施氏は言う。芍薬一味は、ただ失血し虚寒の人の下痢では、反って劇しさを増す。古人が「芍薬を減量して中の寒えを避ける」と言うのは、誠に欺いていない（《続易簡方》附子湯の条）。

尤氏は言う。芍薬を除くのは、酸寒の気味は胸中の邪を留めるのに十分であり、かつ桂枝の性を奪うことを恐れるからである。

【解説】　本条文は、太陽病を誤下し、胸中の陽気が虚す証候と治療法について論述している。

脈が促であるのは、表邪がまだ尽きていない。促脈は短く促い脈であり、一回停止し、また到来する促脈とは同じでない。胸満は病人が自覚する症状であり、医者が抑えて察知する症状ではない。太陽病を誤下し、胸中の陽気が損傷され、邪が虚に乗じて客すると、胸満が出現する。本証では、表邪がなおある。そこで、桂枝湯より気味酸の芍薬を去って胸満を避け、桂枝を用いて表を散じ、併せて陽気を扶ける。もし陽気が大いに欠けて外を護ることができなくなると、更に微かな悪寒が増強する。本証は、陽虚が幾らか甚だしい状態にある。そこで、前述の桂枝去芍薬湯に附子を加え、その陽気を救う。

【原文】　太陽病、得之八九日、如瘧状、発熱悪寒、熱多寒少、其人不嘔、清便自可、一日二三度発。脈微緩者、為欲愈也。脈微而悪寒者、此陰陽倶虚。不

可更発汗、更下、更吐也。面色反有熱色者、未欲解也。以其不能得小汗出、身必痒。宜桂枝麻黄各半湯。（23）

【本文】　太陽病、之を得て八九日、瘧状の如く、発熱悪寒し、熱多く寒少なく、其の人嘔せず、清便自ら可、一日二三度発す。脈微緩の者は、愈えんと欲すと為すなり。脈微にして悪寒する者は、此れ陰陽倶に虚す。更に汗を発し、更に下し、更に吐す可からざるなり。面色反って熱色有る者は、未だ解せんと欲せざるなり。其の小しく汗出づるを得ること能わざるを以て、身必ず痒し。桂枝麻黄各半湯に宜し（旧本は「自可」の上に「欲」の字有り。《不可発汗篇》《玉函》《脈経》は並びに「続」に作る。然して終に芟《か》り去るに若かず。今窃かに刪《けず》り正す）。

【通釈】　太陽病に罹患し、これを得て八九日が経過し、瘧状のように、発熱と悪寒が出現し、発熱が多く悪寒が少なく、その人は嘔吐せず、大小便は自然に可能であり、一日に二三度発生する。脈が微緩である場合は、病は治癒しようとしている。脈が微で悪寒がする場合は、陰陽はともに虚している。更に発汗し、更に攻下し、更に涌吐すべきでない。顔面の色調に反って熱色がある場合は、病はいまだ解されようとしていない。それが少しも汗を出すことができないので、身体は必ず痒くなる。桂枝麻黄各半湯を用いるのがよい（旧本では「自可」の字の上に「欲」の字がある。《不可発汗篇》《玉函》《脈経》では、並びに「続」に作る。しかし、終に除去するのに及ばない。今窃かに削って訂正する）。

【本文】　此れ、太陽の中風の証、日を経て愈えず、以て邪鬱を致すを論ずるなり。当に分けて三截《せつ》に作して看るべし。「太陽病、之を得て八九日」より「一日二三度発す」に至るは、此れ一節なり。乃ち、初め自り今に至るの総証なり。「脈微緩の者は、愈えんと欲するなり」は、此れ一節なり。上文を受けて汗を待たずして自ら愈ゆるの候を挙ぐ。「脈微にして悪寒する者」より「更に汗を発し、更に下し、更に吐す可からざるなり」に至るは、此れ一節なり。陰陽倶に虚す者は、発汗吐下に宜しからず、温養を加うるに宜しの義なり。而して「面色反って熱色有る者」の句は、却って是れ直ちに上文の「一日二三度発す」の句に接し、桂麻各半湯の主る所と為す。廼ち、倒筆法に係る。八九日は、約言なり。日数の久しきを言うなり。太陽、八九日の久しきにして更に少陽、陽明に伝入せざれば、則ち本表疏に邪軽きを言う。然して日を経て汗を失すれば、乃ち邪表に鬱するを致して遷延して解せず。其の証、瘧状の如き者は、真に是れ瘧に非ず。往来寒熱有りて輙《てつ》を作すの常無きを謂うなり。則ち是れ表鬱稍深きの故に熱多く寒少なし。便ち邪肌肉に滞るの徴なり。惟だ寒熱瘧の如きは、少陽に疑う。而して嘔せざれば、則ち少陽に非ざるを知る。熱多く寒少なきは、陽明に嫌《うたが》う。而して清便自ら可なれば、則ち亦陽明に非ず。清便は、大便なり。《脈経》に「清、溲、痢は通ず」と云う是れなり。清と圊は、同じ。《説文》に「厠は清なり。广《やまいだれ》に従い、則の声」と。徐曰く、「厠、古之を清と謂う者は、其の不潔を以て、当に常に之を清除すべきなり」と。朱氏曰く、「清便自ら調うは、即ち是れ大便常の如し」と。一日二三度発すれば、則ち其の邪表に滞りて出づるを得ざるが故なり。況や面色反って熱色有れば、則ち邪未だ解せんと欲せざるをや。成氏曰く、「熱色は、赤色を為すなり」と。《外台》に《小品》奔豘湯を引きて「面乍ち熱く熱色」と云う。劉茝庭曰く、「攷うるに、「面赤し」は「二陽の併病、面色縁縁として正しく赤し（48）」、及び「陽明病、面赤色を合す（205）」を参ずれば、当に是れ表鬱に裏熱を兼ぬる者の致す所なり。今但だ表鬱して之を下す。故に一つの「反って」の字を下す。是れ病来り未だ嘗て小小汗を発せざるを以ての故に邪鬱して身痒きなり」と。「小」の字も亦須く留意すべし。乃ち、大汗流離を見わすは、必ず禁ずる所に在るなり。身痒き者は、蓋し邪筋骨に迫れば則ち痛み、肌肉に鬱すれば則ち痒ければなり。此れ、当に汗を発すべし。然して本是れ中風、表疏す。故に麻葛の発に宜しからず。今は則ち鬱甚だしければ、桂枝の力は殆ど及ばざること有り。是を以て麻桂二湯の間を酌量して此の方を立て、以て之を主るなり。夫れ脈微緩の者の若きは、日数過多と雖も、其の人嘔せず、清便自ら調い、脈も亦微緩なれば、則ち邪既に浮きて浅く、熱も亦軽微に、脈証皆安きに向かうの兆しなり。故に邪気将に解せんとし、汗を待たずして自ら愈えんと欲するを知るなり。脈微緩の微は、細微の微に非ず。前に較べて略《ほぼ》和緩を覚ゆるを云うなり。蓋し、此の証、或は寒熱有りと雖も、必ずしも瘧状の如く一日二三度発せざるなり。脈微は、悪寒の徴なり。乃ち、軽微細小の微にして微緩の微に非ざるなり。若し脈微にして但だ悪寒するは、乃ち此れ陰陽倶に虚す。即ち、大青龍湯の条下の「脈微弱、汗出でて悪風す（38）」の義なり。是れ当に温養すべく、桂枝加附子湯、及び附子湯の属の如くにして発汗吐下は均しく禁ずる所に在り。「更に」の字は「反って」の字と義を同じくす。蓋し、此の段は桂枝二麻黄一湯、及び桂枝二越脾一湯の文と詳略すと雖も、意は互いに相い発す。学ぶ者は、当に彼の二条と参看すれば、自ら明らかなり。

程氏曰く、脈微にして悪寒するは、是れ寒熱未だ作《おこ》らざる時の脈証なり。

尤氏曰く、病太陽に在りて八九日の久しきに至りて他証に伝わらざれば、其の表邪は本微なること知る可し。嘔せず、清便自ら可なれば、則ち裏は未だ邪を受けざること知る可し。病瘧状の如きは、真に是れ瘧に非ず、亦少陽に伝うるに非ざるなり。乃ち、正気内に勝ち数《しば》々邪と争うが故なり。熱多く寒少なく、一日に二三度発するに至りては、則ち邪気勝たずして将に舎を退かんとす。更に其の脈を審らかにして之を参験す。若し微緩を得れば、則ち愈えんと欲するの象なり。若し脈微にして悪寒する者は、此れ陰陽倶に虚す。当に温養を与うべく、新加湯の例の如くにして発汗吐下は均しく禁ずる所に在り。若し面色反って熱色有る者は、邪気表従り出でんと欲して小汗を得ざれば、則ち邪は従りて出づること無し。「如し面色縁縁として正しく赤きは、陽気怫鬱として表に在り、当に之を解し、之を薫ずべし（48）」の類なり。身癢き者は、邪盛んにして経筋に攻走すれば則ち痛み、邪微かにして皮膚に遊行すれば則ち癢ければなり。夫れ既に汗出づるを得ざれば、則ち桂枝の能く解する所に非ず。而して邪気も又微かなれば、麻黄の発す可き所に非ず。故に両方を合して一方と為し、大剤を変じて小制と為す。桂枝は汗液の地を為す所以、麻黄は発散の用を為す所以、且つ薬をして病に過ぎて以て其の正を傷らざらしむるなり。

【語釈】　○輟：やめる。やむ。

【通釈】　これは、太陽の中風の証が日を経て治癒せず、これによって邪気の欝滞を引き起こした状態を論述している。三つの段階に分けて看るべきである。「太陽病、これを得て八九日」より「一日に二三度発生する」までに至っては、一節である。即ち、初めから今に至るまでの総証である。「脈が微緩の場合は、治癒しようとする」は、一節である。上文を受けて発汗を待たずに自然に治癒する証候を挙げる。「脈が微で悪寒がする場合」より「更に発汗し、更に下し、更に涌吐すべきでない」に至っては、一節である。陰陽がともに虚す場合は、発汗や吐下をするのは好ましくなく、温養を加えるのがよいの義である。そして「顔面の色調は反って熱色がある場合」の句は、反って直ちに上文の「一日に二三度発生する」の句に接続し、桂麻各半湯の主る所となる。即ち、倒筆法に関係する。八九日は、およそを言い、日数が久しいことを言う。太陽病は八九日の久しい間持続しているが、更に少陽や陽明に伝入しない場合は、元々は表が疏で邪が軽いことを言う。しかし、日を経て発汗をしなければ、邪は表に欝滞し、病は遷延して解されなくなる。その証が瘧状のようになるのは、真の瘧疾ではない。往来寒熱はあるが、通常のように休止することがないことを言う。即ち、これは表邪の欝滞が幾らか深いので、発熱は多く、悪寒は少ない。即ち、邪気が肌肉に滞る徴候である。ただ、寒熱が瘧疾のように出現するのは、病が少陽にあることを疑う。しかし、嘔吐をしない場合は、少陽病ではないことが解る。発熱が多く、悪寒が少ないのは、病が陽明にあることを疑う。しかし、清便が自然に可能である場合は、また陽明病でもない。清便は、大便である。《脈経》に「清、溲、痢は通じる」と言うのがこれである。清と圊は、同じである。《説文》では、「厠は清である。广《やまいだれ》に従い、則の声である」とある。徐は、「厠は、古これを清と言うのは、それが不潔であるので、常にこれを清らかに掃除すべきであるからである」と言う。朱氏は、「清便が自ら調うのは、大便が通常のようであることである」と言う。一日に二三度発生するのは、その邪は表に滞って出ることができないからである。ましてや顔面の色調に反って熱色がある場合は、邪がいまだ解されようとしていないのはなおさらである。成氏は、「熱色は、赤色になることである」と言う。《外台》に《小品》奔豘湯を引用し、「顔面が忽ち熱くなって熱色がある」と言う。劉茝庭は、「考えるに、「顔面が赤くなる」のは、「二陽の併病で、顔面の色調が絶え間なく正しく赤くなる（48）」、および「陽明病に罹患し、顔面が赤色を合わせる（205）」などの内容を参考にすると、これは表鬱が裏熱を兼ねる場合に引き起こされる所である。今ただ表鬱であるが、これを攻下する。そこで、一つの「反って」の字を記載する。これは、病が到来し、いまだかつて少しも発汗しなかったので、邪が欝滞して身体が痒くなる」と言う。「小」の字もまた留意すべきである。即ち、大汗が流れるようになるのは、必ず禁じる所である。身体が痒くなるのは、思うに邪が筋骨に迫る場合は痛み、肌肉に欝滞する場合は痒くなるからである。これは、発汗すべきである。しかし、本来これは中風であり、表が疏になっている。そこで、麻黄湯や葛根湯を用いて発汗するのは好ましくない。今欝滞が甚だしいので、桂枝湯の力では殆ど及ばないことがある。そこで、麻黄湯と桂枝湯の二つの湯液の間を酌量してこの処方を立て、これによってこれを主る。そもそも脈が微緩であるようなものは、日数は過多になっているが、その人は嘔吐せず、清便は自ら調和し、脈もまた微緩であるので、邪は既に浮いて浅く、熱もまた軽微であり、脈証は皆安らかな状態に向かう兆しである。そこで、邪気は今にも解されようとし、発汗を待たずに自ら治癒しようとすることが解る。脈が微緩であるの微は、細微の微ではない。前に比較してほぼ緩和であるのを自覚することを言う。思うに、この証は、あるいは寒熱はあるが、必ずしも瘧状のように一日に二三度発生することはない。脈が微であるのは、悪寒の徴候である。即ち、軽微・細小の微であり、微緩の微ではない。もし脈が微であり、ただ悪寒がする場合は、陰陽がともに虚している。即ち、大青龍湯の条下の「脈が微弱であり、汗が出て悪風がする（38）」の義である。これは温養すべきであり、桂枝加附子湯、および附子湯の属のようなものであり、発汗吐下はいずれも禁じる所にある。「更に」の字は「反って」の字と義が同じである。思うに、この段落は桂枝二麻黄一湯、および桂枝二越脾一湯の文との間で詳細にし、あるいは省略するが、意は互いに発している。学ぶ者は、これらの二条を参照して看れば、自ら明らかである。

程氏は言う。脈が微で悪寒がするのは、寒熱がまだ起こっていない時の脈証である。

尤氏は言う。病は太陽にあり、八九日の久しい間に至って他の証に伝わらない場合は、その表邪は本来微かであることを知るべきである。嘔吐をせず、清便が自ら可能である場合は、裏はまだ邪を受けていないことを知るべきである。病が瘧状のようになるのは、真に瘧疾ではなく、また病が少陽に伝わっているのでもない。即ち、正気が内に勝ち、屡々邪と争うからである。発熱が多く悪寒が少なく、一日に二三度発生するに至っては、邪気は勝たず、今にも居場所を退こうとする。更にその脈を審らかにし、これを参照して調べる。もし脈が微緩になる場合は、病は治癒しようとする象である。もし脈が微になり、悪寒がする場合は、陰陽はともに虚している。温養を与えるべきであり、新加湯の例のようなものを与え、発汗吐下はいずれも禁じる所である。もし顔面の色調に反って熱色がある場合は、邪気は表より出ようとするが、僅かな汗も得ていないので、邪はこれによって外に出ることがない。これは、「もし顔面の色調が絶え間なく正しく赤くなるのは、陽気は留められ欝滞して表にあるので、これを解し、あるいはこれを薫じるべきである（48）」の類である。身体が痒くなるのは、邪が盛んになり経絡の筋脈を攻めて走る場合は痛み、邪が微かになり皮膚に遊行する場合は痒くなるからである。そもそも既に汗が出ない場合は、桂枝湯がよく解する所でない。そして邪気もまた微かな場合は、麻黄湯で発汗すべき所でもない。そこで、両方を合わせて一方とし、大剤を変化させて小制とする。桂枝湯は汗液が由来する土地を生じる理由であり、麻黄湯は発散の作用を発揮する理由であり、しかも薬が病に過ぎ、その正気を傷らないようにする。

【本文】　桂枝麻黄各半湯方

桂枝（一両十六銖、皮を去る。○銖は音殊。《説文》は、「十分の黍の重さを權《はか》るなり。金に従い、朱の声」と。陶氏《本草序例》に曰く、「十黍を一銖と為し、六銖を一分と為し、四分を一両と成す」と）　芍薬　生姜（切る）甘草（炙る）　麻黄（各一両、節を去る）　大棗（四枚、擘く）　杏人（二十四枚、湯に浸け、皮尖及び両人の者を去る。○尖は子廉の翻。旧本は「人」の字は並びに「仁」に作る。今成本及び朝鮮国の《医方類聚》に従い引きて改む。下は同じ。案ずるに、段玉裁曰く、「「果人」の字は、宋自り以前の《本草》の方書、詩歌紀に載《しる》すに、「人」の字に作らざること無きは、自ら明らかなり。成化《本草》に乃ち尽く改めて「仁」に作るは、理に於いて通ぜず」と）

右七味、水五升を以て、先ず麻黄を煮ること一二沸、上沫を去り、諸薬を内れ、煮て一升八合を取り、滓を去り、六合を温服す。本云う、桂枝湯三合、麻黄湯三合、併せて六合を為し、頓服す。将息は前法の如し（沸は方味の翻。後並びに同じ。○案ずるに、本云う以下は、後人の加うる所なり。方中の各薬は、已に注して分両を明せば、則ち此の二十三字は宜しく刪り去るに属す。今姑く其の旧を存す。下文の桂二麻一湯、桂枝二越脾一湯の方後は並びに同じ）。

【通釈】　桂枝麻黄各半湯方

桂枝（一両十六銖、皮を除く。○銖は音が殊である。《説文》では、「銖は、十個の黍の重さを權《はか》ることである。金に従い、朱の声である」とある。陶氏《本草序例》では、「十黍を一銖とし、六銖を一分とし、四分を一両とする」とある）　芍薬　生姜（切る）　甘草（あぶる）　麻黄（各一両、節を除く）

大棗（四枚、きざむ）　杏人（二十四枚、湯に浸け、皮尖、および両仁を除く。○尖は子廉の翻である。旧本では「人」の字を並びに「仁」に作る。今成本、および朝鮮国の《医方類聚》に従って引用して改める。下は同じである。案じるに、段玉裁は、「「果人」の字は、宋より以前の《本草》の方書や詩歌紀に記載するのに、「人」の字に作らないことがないのは、自ら明らかである。成化《本草》で尽く改めて「仁」に作るのは、道理において通じない」と言う）

右の七味に水五升を用い、先ず麻黄を煮て一二沸し、上沫を除き、諸薬を入れ、煮て一升八合を取り、滓を除き、六合を温めて服用する。元々は、桂枝湯三合と麻黄湯三合を併せて六合とし、頓服すると言われている。将息は前法のようにする（沸は方味の翻である。後並びに同じである。○案じるに、「本云う」以下の記述は、後人が加えた所である。方中のそれぞれの薬は、既に注釈をして分量を明らかにしているので、これ以下の二十三字は削り去るべきである。今姑くその旧い体型を温存する。下文の桂枝二麻黄一湯、桂枝二越婢一湯の方後は並びに同じである）。

【本文】　此の証、単に桂枝を用うれば、則ち力不足し、以て表鬱を達するに足らず。又単に麻黄を用うれば、則ち力峻にして大汗淋漓の患い有るを恐る。是を以て麻桂二湯の間を酌量し、此の方を立てて以て邪と適う。乃ち、小小汗出づれば、邪散じ、鬱解して又過不及の禍無し。尤も仲景用方の神を見る。中西子文、以て此れ後人合方の権輿《よ》と為して猶桂枝に近き者のごとしと為すは、殆ど然り。

林氏（億）曰く、今算法を以て之を約するに、二湯は各々三分の一を取り、各半に非ざるなり。宜しく合半湯と云うべし。

松陵徐氏曰く、案ずるに、此の方の分両、甚だ軽し。計れば共に約六両、合すれば今の秤は、僅かに一両三四銭、三服に分かてば、秖《ただ》四銭零《あま》りなり。乃ち、邪退きて後を治する至って軽きの剤なり。猶薬すること勿れがごときなり。

【語釈】　○権輿：物のはじめ。芽生え。

【通釈】　この証は、単に桂枝湯を用いる場合は力が不足し、これによって表鬱を達する作用が不足する。また、単に麻黄湯を用いる場合は力が猛烈であり、大汗が滴り落ちる患いがあることを恐れる。そこで、麻黄湯と桂枝湯の二つの湯液の間で分量を斟酌し、この処方を立てて邪に適うようにする。即ち、少々汗が出ると、邪が散じ、鬱が解され、また過不及の禍がない。尤も仲景の用方が神のようであるのを見る。中西子文は、これは後人が合方する始めであり、なお桂枝湯に近いもののようであるとするのは、殆どそのようである。

林氏（億）は言う。今計算してこれを要約すると、二つの湯液は各々三分の一を取り、各々半分を取るのではない。そこで、本方は合半湯と言うべきである。

松陵徐氏は言う。案じるに、この方の分量は甚だ軽い。計算すると、ともに約六両であり、合わせると、今の秤では僅かに一両三四銭であり、三服に分けると、ただ四銭余りである。即ち、邪が退いた後を治療する至って軽い方剤である。丁度投薬すべきでないようなものである。

【解説】　本条文は、太陽の中風の証が長期に渡って治癒せず、邪気が表に欝滞した証候と治療法について論述している。

本条文は、三つの段階に分けて見るべきである。即ち、「太陽病、之を得て八九日」より「一日二三度発す」までは第一の段落であり、初めから今に至るまでの総証である。「脈微緩の者は、愈えんと欲すと為すなり」は第二の段落であり、上文を承けて発汗を待たずに病が自然に治癒する証候である。「脈微にして悪寒する者」より「更に汗を発し、更に下し、更に吐す可からざるなり」までは第三の段落であり、陰陽がともに虚す場合は温養を加えるべきである義である。「面色反って熱色有る者」は、上文の「一日二三度発す」に接続し、桂麻各半湯がこれを主る。

八九日は、およそを言い、日数が久しいことを言う。太陽病は八九日の久しい間持続しているが、更に少陽や陽明に伝入しない場合は、元々は表が疏で邪が軽い状態にある。しかし、日を経て発汗しなければ、邪は表に欝滞し、病は遷延して解されなくなる。証が瘧状のようになるのは、往来寒熱はあるが、通常のように休止することがないので、真の瘧疾ではない。表邪が肌肉に滞り、邪の欝滞が幾らか深くなると、発熱は多く、悪寒は少なくなる。本証では、寒熱が瘧状のように発生するが、嘔吐がないので、少陽病ではない。また、発熱が多く、悪寒が少ないが、清便が自然に可能であるので、陽明病でもない。清便は、大便である。邪が表に滞って出ることができなくなると、瘧状の発作は一日に二三度発生する。邪が表に欝滞して解されなくなると、表鬱に裏熱を兼ねるので、顔面の色調は反って赤色になる。邪が肌肉に欝滞すると、身体は痒くなる。本証の治療は発汗して邪を解すべきであるが、発汗は「小しく」すべきであり、大汗が流れるように発汗するのは禁忌である。本証は、本来は中風であり、表が疏になった状態にあるので、麻黄湯や葛根湯で発汗すべきでない。また、邪の欝滞が甚だしいので、桂枝湯では力が及ばない。そこで、桂枝麻黄各半湯がこれを主る。

太陽病に罹患し、日数は長期に渡っているが、脈が微緩になり、嘔吐がなく、清便が自ら調和している場合は、邪は既に浮いて浅い部位にあり、熱は軽微であるので、病は発汗を待たずに自然に治癒しようとしている。脈が微緩であるの「微」は、以前に比較してほぼ緩和であることを言う。本証では、時に寒熱はあるが、必ずしも瘧状のように一日に二三度発生することはない。

脈が微であるの「微」は、軽微・細小の微を指す。即ち、悪寒の徴候である。脈が微になり、悪寒がする場合は、陰陽がともに虚した状態にある。本証の治療は温養すべきであり、発汗吐下はいずれも禁忌である。

【原文】　太陽病、初服桂枝湯、反煩、不解者、先刺風池、風府、却与桂枝湯則愈。（24）

【本文】　太陽病、初め桂枝湯を服し、反って煩し、解せざる者は、先ず風池、風府を刺し、却って桂枝湯を与うれば則ち愈ゆ。

【通釈】　太陽病に罹患し、初めに桂枝湯を服用したが、反って心煩が出現して解されない場合は、先ず風池と風府を刺し、また桂枝湯を与えると、病は治癒する。

【本文】　此れ、邪鬱の輔治の法を論ず。煩は、熱悶なり。《素問・刺腰痛篇》の「熱甚だしければ煩を生ず」是れなり。煩は熱と異なる。「煩」の字は、成氏但だ訓じて熱と為すは、未だ其の義を悉《つく》さざるに似たり。柯氏曰く、「熱心胸に鬱する者は之を煩と謂い、皮肉に発する者は之を熱と謂う」は亦是れなり。太陽病、初め桂枝湯の第一升を服して反って煩悶解せざる者は、桂枝湯は当に用うべからざるに非ざるなり。乃ち、邪熱熾盛にして表に鬱するの故なり。所謂「病と相い阻む」者是れなり。然して本是れ中風、表疏なれば、麻葛の発す可きに非ず。先ず宜しく刺法を行いて以て其の邪熱を疏して却って更に桂枝湯を与うれば、則ち自然に汗出で病愈えて亦煩悶の患い無きなり。攷うるに、《甲乙経》に「風池の二穴は顳顬《しょうじゅ》の後、髪際の陥中に在り。足少陽、陽維の会なり」、「風府の一穴は、項の髪際の上一寸、大筋の中の宛《えん》宛の中に在り。督脈、陽維の会なり」と。《素問・骨空論》に曰く、「風は外従り入り、人をして振寒し汗出で頭痛み身重く悪寒せしむ。治は風府に在り」と（《太素》は悪風寒に作る。楊上善曰く、「府は百病の源為《た》り。風初めて身に入るは、凡そ五種有り。一なる者は　　寒。二なる者は汗出づ。三なる者は頭痛む。四なる者は身重し。五なる者は悪風寒。　虚実を観て之を風府に取る。風府なる者は、風を受くるの要処なり」と）。又曰く、「大風は、頸項痛む。風府を刺す。風府は上椎に在り」と。

程氏曰く、見る可し、服薬は尤も須く之を輔くるに法を以てすべきを。

魏氏曰く、此の条、乃ち太陽の中風、病風邪太だ盛んなるを申し解す。薬力の外に於いて刺法を兼ねて施し、以て邪を駆りて人に法外に法有るを示すなり。

【語釈】　○顳顬：脳空穴の別名。　○宛宛：やわらかいさま。

【通釈】　これは、邪が欝滞する場合に治療を助ける方法を論述している。煩は、熱悶である。《素問・刺腰痛篇》の「熱が甚だしい場合は、煩を生じる」がこれである。煩は、熱とは異なる。「煩」の字は、成氏はただ訓読して熱とするのは、いまだその意義を尽していないようである。柯氏が「熱が心胸部に鬱滞する場合はこれを煩と言い、皮肉に発生する場合はこれを熱と言う」と言うのはまたこれである。太陽病に罹患し、最初に桂枝湯の第一升を服用したが、反って煩悶が解されない場合は、桂枝湯は使用すべきでないのではない。即ち、邪熱が旺盛になり、表に鬱滞するからである。いわゆる「病と相互に阻む」のがこれである。しかし、元々は中風で表が疏であるので、麻黄湯や葛根湯を用いて発汗すべきでない。先ず針刺の方法を行ってその邪熱を疏し、反って更に桂枝湯を与える場合は、自然に汗が出て病が治癒し、また煩悶の患いはない。考えるに、《甲乙経》では「風池の二穴は脳空穴の後ろで、髪の生え際の窪んだ中にある。足少陽経と陽維脈が会合する」、「風府の一穴は、項の髪の生え際の上一寸で大筋の中の軟らかい所にある。督脈と陽維脈が会合する」とある。《素問・骨空論》では、「風が外より入り、人は振寒し、汗が出て、頭が痛み、身体が重だるく、悪寒がする。治療は風府にある」と言う（《太素》では、悪風寒に作る。楊上善は、「府は、百病の源である。風が初めて身体に入る症状は、およそ五種類がある。一つは、　寒である。二つは、汗が出ることである。三つは、頭痛である。四つは、身体が重だるくなることである。五つは、悪風寒である。　虚実を観てこれを風府に取る。風府は、風を受ける要所である」と言う）。また、「大風は、頸や項が痛む。風府を刺す。風府は第一頸椎の上にある」と言う。

程氏は言う。服薬は尤もこれを輔けるに道理をもってすべきであることを見るべきである。

魏氏は言う。この条文は、太陽の中風で、病は風邪が甚だ盛んである場合を述べて解釈している。薬力の外に刺法を兼ねて施し、これによって邪を駆るのであり、人に法の外に法があることを示している。

【解説】　本条文は、邪が太陽に鬱滞する場合の輔治の方法について論述している。

煩は、熱悶である。煩は熱が心胸部に鬱滞することを言い、熱とは同じでない。太陽病に罹患し、最初に桂枝湯の第一升を服用したが、邪熱が旺盛になって表に鬱滞すると、煩は反って解されなくなる。本証は元々は中風で表が疏であるので、麻黄湯や葛根湯を用いて発汗すべきでない。そこで、先ず針刺の方法を行ってその邪熱を疏し、更に桂枝湯を与えると、自然に汗が出て、病は治癒し、煩悶の患いがない。風池穴は、脳空穴の後ろで、髪の生え際の窪んだ中にある。また、風府穴は、項の髪の生え際より一寸上で、大筋の中の軟らかい部位にある。

【原文】　服桂枝湯、大汗出、脈但洪大者、与桂枝湯、如前法。若形如瘧、一日再発者、汗出必解。宜桂枝二麻黄一湯。（25）

【本文】　桂枝湯を服し、大いに汗出で、脈但だ洪大の者は、桂枝湯を与うること、前法の如くす。若し形瘧に似て、一日に再発する者は、汗出づれば必ず解す。桂枝二麻黄一湯に宜し（洪は戸公の翻。○旧本は洪大の上に「但だ」の字無し。今《玉函》《脈経》に據りて訂して補う。「瘧の如し」は、原は「瘧に似る」に作る。《玉函》《脈経》《千金》及び《翼》は、「瘧の如し」に作る。今之に従う。《医心方》に《集験方》を引きて「日に一たび発す」に作る）。

【通釈】　桂枝湯を服用し、大いに汗が出るが、脈がただ洪大である場合は、桂枝湯を前の方法のように投与する。もし形が瘧疾のようになって、一日に再発する場合は、汗が出ると病は必ず解される。この場合は、桂枝二麻黄一湯を用いるのがよい（洪は戸公の翻である。○旧本では洪大の上に「但だ」の字がない。今《玉函》《脈経》によって訂正して補う。「瘧の如し」は、元々は「瘧に似る」に作る。《玉函》《脈経》《千金》、および《千金翼》では、「瘧の如し」に作る。今これに従う。《医心方》では《集験方》を引用し、「日に一たび発す」に作る）。

【本文】　此れ、汗して後、邪鬱するの証治を掲げて、前の桂麻各半湯の条と意を互いにす。前条は「八九日」と言い、又「発熱悪寒するも、熱多く寒少なく、其の人嘔せず、清便自ら可」と言う。此れ、並びに言わざる者は、文を省くなり。但だ前条に「一日二三度発す」と言えば、則ち其の邪稍重し。此れ「一日に再発す」と言えば、則ち其の邪稍軽し。言うは、太陽病、桂枝湯を服するは、当に微しく汗に似たるを取るべし。而るに汗を発すること法の如くならず、今大いに汗出で、脈洪大なれば、則ち邪頗る陽明に入らんと欲するの機有り。然して脈は但だ洪大にして更に他証無くんば、則ち仍お太陽の表に在り。当に更に桂枝湯を与えて以て其の汗を発す。「前法の如し」は、温覆し粥を啜るの法を謂う。「前の如し」は、桂枝湯の方後の論ずる所なり。若し大いに汗出でて後、日久しく解せず、瘧状の如く、発熱悪寒し、熱多く寒少なく、一日に再発し、其の人嘔せず、清便自ら調えば、則ち少陽、陽明の証無し。便ち、発汗法を失するに因りて邪気表に羈留して解せざるを致す。是を以て少しく麻黄湯を与え、多く桂枝湯を与え、小しく其の汗を発すれば、則ち愈ゆ。其の麻桂各半を用いざる者は、蓋し大汗已に出で、邪鬱稍軽きに因ればなり。

龐氏曰く、桂枝湯を服し、大いに汗出で、脈洪、証候改めざる者は、桂枝湯を服す。

許氏（弘）曰く、聖人の方を用うるは、匠者の衡矩《こうく》を用うるに分毫も軽重敢えて違越せざるが如し。且つ傷寒の方は一百一十有三、其の中に桂枝、麻黄を用うる者は大半なるも、繁《はん》復するは分両の増減に在りと曰うに非ざるなり。今此の一証、乃ち是れ桂枝湯を服し、大いに汗出でて後、其の形瘧の如く、日に再発する者は、是れ原汗を発するも余邪の表に在るを尽さずして致す所なり。其れ先に汗を発して後と為す。是を以て少しく麻黄湯を与え、多く桂枝湯を与え、再《さら》に其の営衛を和して微汗を取れば則ち解するなり。

【語釈】　○衡矩：衡ははかり、矩はさしがね。　○分毫：ほんのすこし。
○違越：たがい越える。

【通釈】　これは、発汗した後、邪が欝滞する場合の証候と治療法を掲げ、前の桂麻各半湯の条と意義を互いにする。前条は「八九日」と言い、また「発熱し悪寒がするが、発熱が多く悪寒が少なく、その人は嘔吐せず、清便は自ら可能である」と言う。これが並びに言わないのは、文を省くからである。ただ、前条に「一日に二三度発生する」と言うので、その邪は幾らか重い。これは「一日に再発する」と言うので、その邪は幾らか軽い。ここで言う内容は、太陽病に罹患し、桂枝湯を服用する場合は、微かな汗に似たものを取るべきであるが、発汗が通常の方法のようにならず、今大いに汗が出て、脈が洪大になる場合は、邪が頗る陽明に入ろうとする機転がある。しかし、脈はただ洪大であり、更に他の証がないので、邪はなお太陽の表にある。そこで、更に桂枝湯を与えてその汗を発する。「前法のようなもの」は、温覆して粥を啜る方法を言う。「前のようなもの」は、桂枝湯の方後に論述する所を指す。もし大いに汗が出た後、日が久しくなって病が解されず、瘧疾のように発熱と悪寒が出現し、発熱が多く悪寒が少なく、一日に再発し、その人は嘔吐せず、清便が自ら調う場合は、少陽や陽明の証はない。即ち、発汗の方法が不適切であったので、邪気は表に羈留し、病が解されなくなったのである。そこで、少し麻黄湯を与え、多く桂枝湯を与え、僅かにその汗を発する場合は、病は治癒する。本証に桂麻各半湯を用いないのは、思うに大汗が既に出て、邪気の欝滞が幾らか軽いからである。

龐氏は言う。桂枝湯を服用し、大いに汗が出て、脈は洪になったが、証候が変わらない場合は、桂枝湯を服用する。

許氏（弘）は言う。聖人が処方を用いるのは、大工がはかりやさしがねを用いる場合に少しも軽重を違えないようなものである。しかも傷寒の処方は百十三方であり、その中に桂枝や麻黄を用いるのは大半であるが、何度も反復するのは分量の増減にあると言うのではない。今この一証は、桂枝湯を服用し、大いに汗が出た後、その形が瘧疾のように日に再発する場合は、元々発汗するが、余邪で表にあるものを尽さないで引き起こす所である。これは先に発汗した後である。そこで、少し麻黄湯を与え、多く桂枝湯を与え、更に営衛を調和して微かな汗を取る場合は、病は解される。

【本文】　桂枝二麻黄一湯方

桂枝（一両十七銖、皮を去る）　芍薬（一両六銖）　麻黄（十六銖、節を去る）　生姜（一両六銖、切る）　杏人（十六個、皮尖を去る）　甘草（一両二銖、炙る）　大棗（五枚、擘く）

右七味、水五升を以て、先ず麻黄を煮ること一二沸、上沫を去り、諸薬を内れ、煮て二升を取り、滓を去り、一升を温服し、日に再服す。本云う、桂枝湯二分、麻黄湯一分、合して二升と為し、分かち再服す。今合して一方と為す。将息は前法の如くす。

【通釈】　桂枝二麻黄一湯方

桂枝（一両十七銖、皮を除く）　芍薬（一両六銖）　麻黄（十六銖、節を除く）　生姜（一両六銖、切る）　杏仁（十六個、皮尖を除く）　甘草（一両二銖、あぶる）　大棗（五枚、きざむ）

右の七味に水五升を用い、先ず麻黄を煮て一二沸し、上の泡沫を除き、諸薬を入れ、煮て二升を取り、滓を除き、一升を温めて服用し、日に再服する。元々は桂枝湯二分と麻黄湯一分を合わせて二升とし、分けて再服すると言われている。今合わせて一処方とする。将息は、前の方法のようにする。

【本文】　此れ、桂枝湯の三分の二、麻黄湯の三分の一を取り、合して方と為す。桂麻各半湯と其の意は略同じ。但だ此れ大いに汗出でて後に因る。故に桂枝は略重くして麻黄は略軽し。

張氏曰く、此の方を詳らかにするに、各半の薬品と殊ならず。惟だ銖分は稍異なりて証治は分かるる所なり。見る可し、仲景は差多く差少なきの間に於いて分毫も苟もせざるを。

尤氏曰く、若し其の人の病形瘧の如くにして一日に再発すれば、則ち正気内に勝り邪気退かんと欲するの徴なり。設し汗出づるを得れば、其の邪は必ず表従り解す。然して重剤もて発す可き所の者に非ず。桂二麻一湯以て正を助けて兼ねて邪を散じて又約《ほぼ》其の制を小にす。乃ち、太陽汗を発するの軽剤なり。

【通釈】　これは、桂枝湯の三分の二と麻黄湯の三分の一を取り、合わせて一方とする。桂麻各半湯とその意は幾らか同じである。ただ、これは大いに汗が出た後が原因である。そこで、桂枝は幾らか重く、麻黄は幾らか軽い。

張氏は言う。この方を詳らかにするに、桂麻各半湯の薬品と異なることがない。ただ、分量は幾らか異なり、証治も区分される。仲景は差が多く、あるいは差が少ない間においても少しもおろそかにしないことを見るべきである。

尤氏は言う。もしその人の病形が瘧のようになり、一日に再発する場合は、正気が内に勝り、邪気が退こうとする徴候である。もし汗が出れば、その邪は必ず表より解される。しかし、本証は重剤を用いて発汗すべき所でない。桂枝二麻黄一湯を用いて正気を助け、兼ねて邪を散じ、また幾らかその制を小さくする。即ち、太陽で発汗する軽剤である。

【解説】　本条文は、太陽病を発汗した後、邪が表に欝滞する証候と治療法について論述している。

桂麻各半湯の条文（23）では「八九日」と言い、「発熱悪寒するも、熱多く寒少なく、其の人嘔せず、清便自ら可」と言うが、本条文で言わないのは、文を省くからである。第23条では「一日に二三度発す」と言うが、本条文では「一日に再発す」と言うので、本証では邪の欝滞は幾らか軽い。太陽病に桂枝湯を投与する場合は、発汗は軽微にすべきである。もし発汗が通常のようにならず、大いに汗が出て、脈が洪大になる場合は、邪は陽明に入ろうとする機転がある。しかし、脈は洪大であるが、更に他の陽明の証がない場合は、邪はなお太陽にある。「前法の如し」は、温覆して粥を啜る方法を言う。「前の如し」は、桂枝湯の方後に論述される内容を言う。もし大いに汗が出た後、病が久しく解されず、瘧疾のように発熱と悪寒が出現し、発熱が多く悪寒が少なく、一日に再発し、嘔吐はなく、清便が自ら可能である場合は、少陽や陽明の証はなく、邪気は表に稽留して解されない状態にある。そこで、麻黄湯を少し与え、桂枝湯を多く与え、僅かに発汗すると、病は治癒する。

【原文】　服桂枝湯、大汗出後、大煩渇不解、脈洪大者、白虎加人蓡湯主之。(26)

【本文】　桂枝湯を服し、大いに汗出でて後、大煩渇解せず、脈洪大の者は、白虎加人蓡湯之を主る（「蓡《しん》」の字は本「参」に作る。案ずるに、李時珍曰く、「蓡は、後世は「参星」の字を用いて之に代う。簡便に従うのみ。惟だ張仲景《傷寒論》は尚蓡に作る」と。又成氏の音釈に蓡の音は参と載す。的らかに古本は蓡に作るを知る。故に今之に従う。下は並びに同じ）。

【通釈】　桂枝湯を服用し、大いに汗が出た後、大煩渇が解されず、脈が洪大である場合は、白虎加人参湯がこれを主る（「蓡」の字は、元々は「参」に作る。案じるに、李時珍は「蓡は、後世では「参星」の字を用いてこれに代える。簡便に従うだけである。ただ、張仲景の《傷寒論》ではなお蓡に作る」と言う。また、成氏の音釈では、蓡の音は参であると記載されている。明らかに古本では蓡に作ることが解る。そこで、今これに従う。下は並びに同じである）。

【本文】　此れ、上文を承けて人に大いに汗出でて後に更に一証有るの義を示す。言うは、桂枝湯を服するは、固より当に微しく汗に似たるを取るべし。而るに反って大汗流離すれば、則ち津液耗竭し、胃中乾燥し、外薫じ内灼き、心煩大渇して解せず。蓋し、煩渇は即ち煩して渇するの謂いなり。論中の自余の諸条を参じて知る可し。或は以て熱渇と為すは、是に非ざるなり。脈洪大は、則ち陽明篇の所謂「陽明の脈大（186）」の者是れなり。然して唯だ是れ胃家焦爍《しゃく》するも、燥屎の壅《よう》結有らざるを以ての故に、白虎加人蓡湯を与えて以て清熱生津すれば、則ち煩渇自ら除きて病愈ゆ。

汪氏曰く、此の条、当に是れ太陽の証罷み陽明に転属するの証なり。其の陽明篇に入れざる者は、其の桂枝湯を服して後の変証なるを以てなり。且つ上条の脈証と相同するも、但だ煩渇を加うれば、用薬は霄壌《しょうじょう》す。前賢書を著すに、後学をして心体を悉くして認めしめんと欲するのみ。即ち、此の二条の中の一つは詳らかに弁ずと為せば、則ち用薬制方の道は実に焉《ここ》に苟もするに非ざるのみ。

【語釈】　○霄壌：天地のように隔たりがある。

【通釈】　これは、上文を承け、大いに汗が出た後は、更に一つの証がある義を人に示している。ここで言う内容は、桂枝湯を服用する場合は、固より微かに汗に似たものを取るべきであるが、反って大汗が流れるように出る場合は、津液が消耗して尽き果て、胃の中が乾燥し、外は薫じ内は灼き、心煩して大いに口が渇いて病が解されなくなる。思うに、煩渇は心煩して口が渇くことを言う。本論の中で、これ以外の諸々の条文を参照して知るべきである。あるいは熱渇とするのは、正しくない。脈が洪大であるのは、陽明篇のいわゆる「陽明の脈が大である（186）」がこれである。しかし、ただこれは胃家が焦がれて焼かれているが、燥屎が塞がって結んでいないので、白虎加人参湯を与えて清熱生津すると、煩渇は自然に除かれ、病は治癒する。

汪氏は言う。この条は、太陽の証が止んで陽明に転属する証である。それを陽明篇に入れないのは、桂枝湯を服用した後の変証であるからである。かつ上条の脈証と相同するが、ただ煩渇を加えているので、用薬は天地のように隔たる。前の賢人は、書を著す場合に、後の学ぶ者に心体を尽して認めさせようとするだけである。即ち、この二条の中の一つを詳細に弁別すれば、用薬と制方の道は実にここに忽せにしているのでないことが解る。

【本文】　白虎加人蔘湯方

知母（六両）　石膏（一斤、砕く、綿もて裹む。○砕は蘇内の翻。陶弘景曰く、「凡そ湯酒膏の中に諸石を用うるは、皆細かに之を擣くこと粟米の如し。亦葛の布を以て篩いて調えしむ可し。並びに新綿を以て別に裹みて中に内る」と。《外台》の同州の孟使君の服石法に云う「辛苦して料理するも、光り滑らかにせしむる所以の者は、恐らくは浮き砕くもの有り。人の腸胃に薄《せま》れば、石膏は綿もて裹む」と。蓋し、亦此の類なり。又《外台》に崔氏瘧の会稽の頼公を療する常山湯を引き、方後に薬の滓を取り、石膏は裹み、心の上に置くと。案ずるに、綿は絹《きぬ》なり。左思《呉都賦》に「郷は八蠶《さん》の綿を貢ぐ。又王は聖王の賢臣を得るを褒め、純絹の麗密なるを頌《ほ》む」と。劉良曰く、「純綿は繒《そう》帛なり」と。又梔子豉湯の「香豉は綿もて裹む」を《金匱》は「絹もて裹む」に作るは、互いに証す可きなり）　甘草（炙る、二両）　粳米（六合。○《外台》に《千金》を引き、温瘧の白虎加桂枝湯の方後に、「《傷寒論》に云う、粃《しいな》の粳米を用うるは、熟せざるの稲米是れなり」と）　人蔘（三両）

右五味、水一斗二升を以て、煮て米熟し、滓を去り、諸薬を内れ、煮て六升を取り、滓を去り、一升を温服し、日に三服す（旧本の煮服法の文は太だ疏なり。今《外台》を照して訂正す）。

【通釈】　白虎加人参湯方

知母（六両）　石膏（一斤、砕く、綿で包む。○碎は蘇内の翻である。陶弘景は、「およそ湯、酒、膏薬の中に諸々の石を用いるには、皆細かにこれを粟米のように擣く。また、葛の布を用いてこれを篩い、調えるべきである。並びに新たな綿を用いて別に包み、中に入れる」と言う。《外台》では、同州の孟使君の石を服用する方法で「辛苦して料理するが、光って滑らかになる理由は、恐らくは砕いた石が浮いている。人の腸胃に迫るので、石膏は綿で包む」と言う。思うにまたこの類である。また、《外台》では崔氏が瘧疾に罹患した会稽の頼公を治療した常山湯を引用し、方後に薬の滓を取り、石膏は包み、中心に置くとある。案じるに、綿は絹《きぬ》である。左思《呉都賦》では、「郷里は、八蠶《さん》の綿を貢いだ。また、王は聖王が賢臣を得たのを褒め、純絹が綺麗で緻密であるのを褒めた」とある。劉良は、「純綿は、繒《そう》帛である」と言う。また、梔子豉湯にある「香豉は綿で裹む」を《金匱要略》では「絹で裹む」に作るのは、互いに証拠とすべきである）　甘草（あぶる、二両）　粳米（六合。○《外台》では《千金》を引用し、温瘧の白虎加桂枝湯の方後に、「《傷寒論》に悪い粳米を用いるのは、熟していない稲米がこれである」と言う）　人参（三両）

右の五味に水一斗二升を用い、煮て粳米を熟し、滓を除き、諸薬を入れ、煮て六升を取り、滓を除き、一升を温めて服用し、日に三回服用する（旧本の煮服法の文は甚だ疏である。今《外台》を参照して訂正する）。

【本文】　案ずるに、《医心方》に《千金方》の白虎湯を引きて白獣湯と名づくるは、唐の太祖の諱《いみな》を避くればなり。本湯の議は詳らかに《太陽下篇》に開けば、茲に論を具えず。其の人蔆を加うる者は、更に生津止渇すと為し、殆ど虚を補うの用と為さざるなり。

【通釈】　案じるに、《医心方》に《千金方》の白虎湯を引用し、白獣湯と名づけるのは、唐の太祖の諱《いみな》を避けるからである。白虎湯についての議論は、詳細に《太陽下篇》で行っているので、ここでは論述しない。それに人参を加えるのは、更に生津止渇するからであり、殆ど虚を補う作用ではない。

【解説】　本条文は、第25条を承けて、大いに汗が出た後、病が太陽から陽明に転属する証候と治療法について論述している。

桂枝湯を用いて発汗する場合は、微かな汗が出るようにすべきである。桂枝湯を服用し、反って大汗が流れるように出ると、津液が消耗されて尽き果て、胃の中が乾燥し、外は薫じ内は灼かれるので、心煩して大いに口が渇く。煩渇は、心煩して口が渇くことを言う。脈が洪大になるのは、第186条に言う「陽明の脈大」の意である。本証は、病が太陽から陽明に転属し、胃家が焦がれて焼かれた状態にあるが、燥屎は形成されていない。そこで、白虎加人参湯を与えて清熱生津すると、煩渇は解され、病は治癒する。

【原文】　太陽病、発熱悪寒、熱多寒少。脈微弱者、此無陽也。不可発汗。宜桂枝二越婢一湯。（27）

【本文】　太陽病、発熱悪寒するも、熱多く寒少なし。脈微弱の者は、此れ陽無きなり。汗を発す可からず。桂枝二越婢一湯に宜し。

【通釈】　太陽病に罹患し、発熱し悪寒がするが、発熱が多く悪寒が少ない。脈が微弱である場合は、陽がない。発汗すべきでない。桂枝二越婢一湯を用いるのがよい。

【本文】　此れも亦中風の証、日を経て汗を失し、以て邪鬱の更に甚だしき者を致す。前の桂麻各半湯、及び桂二麻一湯と意を互いにす。而して麻一湯は寒熱を省き、但だ「瘧状の如し」と言う。此の段、寒熱を言いて「瘧状の如く、其の人嘔せず、清便自ら可」を省く。亦此の条の同じくする所なり。且つ前段に「日に再発す」と言う者は、則ち其の邪稍軽しと為す。此の節、発数を言わざれば、則ち其の熱尤も重しと為す。是に於いて此の湯を設けて以て鬱陽を発越するは、殆ど猶麻黄の大青龍有るがごときなり。若し其の脈微弱の者は、汗を発す可からず。蓋し、是れ此の方軽用す可からざるの戒めを示す。各半湯の「脈微にして悪寒す（23）」と大青龍の「脈微弱（38）」とは例を同じくす。乃ち、倒筆法に係る。「陽無し」は「陽を亡う」と同じ。唯だ是れ陽虚の謂いなり。成氏曰く、「陽無き者は、津液を亡うなり」と。但だ、本文は甚だ約なり。故に察し易からず。諸注は闠眃杻捏《ふんいんちゅうねつ》、総じて説去せず。

【語釈】　○闠：もつれる。　○眃：乱れる。　○杻：てかせ。　○捏：こじつける。

【通釈】　これもまた中風の証であり、日を経て発汗の機会を失い、これによって邪の欝滞が更に甚だしくなっている。前の桂麻各半湯、および桂枝二麻黄一湯と意は共通する。しかし、桂枝二麻黄一湯では寒熱を省き、ただ「瘧状のようである」と言う。この段落では寒熱を言い、「瘧状のようになり、その人は嘔吐せず、清便は自ら可能である」などの症状を省いている。また、この条文が共同する所である。しかも前の段落に「日に再発する」と言う場合は、その邪は幾らか軽い。この節に発作の回数を言わないので、その熱は尤も重い。ここにおいて、この湯を設け、これによって欝滞した陽気を発越するのは、殆ど丁度麻黄湯に大青龍湯があるようなものである。もしその脈が微弱である場合は、発汗すべきでない。思うに、この処方は軽々しく用いるべきでない戒めを示している。桂麻各半湯の「脈が微で悪寒がする（23）」と大青龍湯の「脈が微弱である（38）」の内容は例が同じである。即ち、倒筆法に係わる。「陽がない」は、「陽を亡う」と同じである。ただ、これは陽虚のことを言う。成氏は、「陽がないのは、津液を亡うことである」と言う。ただ、本文は甚だ簡約である。そこで、察知し易くない。諸家の注釈はもつれて乱れ、手かせをはめてこじつけており、総じて内容を明らかにしていない。

【本文】　桂枝二越婢一湯方

桂枝（皮を去る）　芍薬　麻黄　甘草（各十八銖、炙る）　大棗（四枚、擘く）　生姜（一両二銖、切る）　石膏（二十四銖、砕き、綿もて裹む。〇銭氏曰く、「二十四銖は、乃ち一両なり」と）

右七味、水五升を以て、麻黄を煮ること一二沸、上沫を去り、諸薬を内れ、煮て二升を取り、滓を去り、一升を温服す。本云う、当に裁ちて越婢湯、桂枝湯を為し、之を合して一升を飲むべしと。今合して一方と為す。桂枝湯二分、越婢湯一分とす。

【通釈】　桂枝二越婢一湯方

桂枝（皮を除く）　芍薬　麻黄　甘草（各々は十八銖、あぶる）　大棗（四枚、きざむ）　生姜（一両二銖、切る）　石膏（二十四銖、砕き、綿で包む。〇銭氏は、「二十四銖は、一両である」と言う）

右の七味に水五升を用い、麻黄を煮て一二沸し、上の泡沫を除き、諸薬を入れ、煮て二升を取り、滓を除き、一升を温めて服用する。元々は、越婢湯と桂枝湯をそれぞれ作り、これを合わせて一升を飲むべきであると言う。今合わせて一方とする。桂枝湯は二分、越婢湯は一分である。

【本文】　案ずるに、婢と脾は古字通用す。《外台秘要》は一に起脾湯と云い、《玉函経》の煎法に二つの「婢」の字を並びに「脾」に作るは、証す可し。成氏、「脾気を発越し津液を通行す」と曰うは、乃ち此の義なり。此の方、之を桂麻各半湯、及び桂二麻一湯に較ぶれば、其の力は尤も峻なり。蓋し、石膏と麻黄を同じく用うれば、則ち表に走り熱を駆りて以て鬱陽を発越するなり。

林氏曰く、今算法を以て之を約すれば、桂枝湯は四分の一を取り、越婢湯は八分の一を取る。

劉莅庭曰く、桂枝二越婢一は其の力緊、桂二麻一は其の力慢、桂麻各半は緊慢の間に在り。

唐氏（不巖）曰く、桂枝麻黄各半湯は、即ち桂枝の証の薬なり。桂枝二麻黄一湯は、即ち麻黄の証の薬なり。桂枝二越婢一湯は、即ち大青龍の証の薬なり。総じて是れ一太陽病なり。病は時日と浅と深と有り。脈は形証と応と否と有り。剤量を権衡するに銖黍《しょ》を失《たが》えず。此に於いて古人の立方の妙を見る。

呉氏（人駒）曰く、表邪を発散するに、皆石膏を以て同じく用うる者は、蓋し石膏は其の性寒、寒は能く熱に勝ち、其の味薄、薄は能く表に走り、芩連の輩の性寒味苦にして厚の升達すること能わざるが若きに非ざればなり。

【語釈】　○権衡：はかり。

【通釈】　案じるに、婢と脾は古字が通用する。《外台秘要》では一つに起脾湯と言い、《玉函経》の煎法では二つの「婢」の字を並びに「脾」に作るのは、証拠とすべきである。成氏が「脾気を発越して津液を通行する」と言うのは、この義である。この処方は、これを桂麻各半湯、および桂枝二麻黄一湯に比較すると、その力は尤も峻敏である。思うに、石膏と麻黄を同じく用いる場合は、表に走って熱を駆り、これによって欝滞した陽気を発越する。

林氏は言う。今算術の方法を用いてこれを要約すると、桂枝湯は四分の一を取り、越婢湯は八分の一を取る。

劉莅庭は言う。桂枝二越婢一湯はその力が緊迫し、桂枝二麻黄一湯はその力が緩慢であり、桂麻各半湯の力は緊迫と緩慢の間にある。

唐氏（不巖）は言う。桂枝麻黄各半湯は、桂枝の証の薬である。桂枝二麻黄一湯は、麻黄の証の薬である。桂枝二越婢一湯は、大青龍の証の薬である。総じてこれは一つの太陽病である。病は時日に浅い場合と深い場合とがある。脈は形証と応じる場合と応じない場合とがある。剤量を秤る場合に重量を誤ることがない。ここにおいて古人の立方の妙味が見える。

呉氏（人駒）は言う。表邪を発散する場合に皆石膏を同時に用いるのは、思うに石膏はその性が寒であり、寒はよく熱に勝ち、その味は薄であり、薄はよく表に走り、黄芩や黄連の類は性が寒、味が苦で厚であり、升達することができないようなものとは異なるからである。

【解説】　本条文は、中風の証に罹患し、日を経て発汗の機会を失い、邪の欝滞が更に甚だしくなった証候と治療法について論述している。

本条文は、第23条の桂麻各半湯と第25条の桂枝二麻黄一湯と内容が共通する。この段落では「発熱悪寒するも、熱多く寒少なし」と言い、「瘧状の如く、其の人嘔せず、清便自ら可」の内容を省略している。第25条の「一日に再発す」は邪が幾らか軽いことを言うが、本条文では発作の回数を言わないので、邪熱は尤も重い。そこで、桂枝二越婢一湯を用いて欝滞した陽気を発越する。「陽無し」は、「陽を亡う」と同じである。もし脈が微弱である場合は、陽が虚しているので、本方を用いて軽々しく発汗すべきでない。

桂枝二越婢一湯は、桂枝湯の四分の一を取り、越婢湯の八分の一を取った処方である。越婢湯は、成無己の《注解傷寒論》では「脾気を発越して津液を通行する」と言う。方中は石膏と麻黄を同時に用い、表に走って熱を駆り、欝滞した陽気を発越する効能を発揮する。

【原文】　服桂枝湯、或下之、仍頭項強痛、翕翕発熱、無汗、心下満微痛、小便不利者、桂枝加茯苓朮湯主之。（28）

【本文】　桂枝湯を服し、或は之を下し、仍お頭項強痛、翕《きゅう》翕として発熱し、汗無く、心下満微痛、小便不利の者は、桂枝加茯苓朮湯之を主る（旧本は桂枝の下に「桂を去る」の二字、朮の上に「白」の字有り。今並びに删りて正す）。

【語釈】　○桂枝加茯苓朮湯：本方は、元々は「桂枝去桂加茯苓白朮湯」と称される。一説に病は表にないので、桂枝湯より桂枝を除くとする。尤在涇の説「頭項強痛し、翕翕として発熱し、汗がなければ、邪は表にある。心下満微痛するのは、飲が裏にあるからである。これは、表の間の邪と心下の飲とが相互に得て解されていない。そこで、これを発して表より出ず、これを奪って下より出ない。そもそも表邪が飲を挟む場合は、表を攻めるべきでなく、必ずその飲を治療すると、その後に表は解されるはずである。桂枝湯より桂枝を除き、茯苓と白朮を加える場合は、邪を表に散じようとはせず、ただ飲を裏に逐う。飲が去る場合は、特に満痛が除かれるだけではなく、表邪は付くことがなく、また自ら解される」《傷寒貫珠集》

【通釈】　桂枝湯を服用し、あるいはこれを攻下したが、なお頭や項が強く痛み、翕翕として発熱し、汗はなく、心下は満ちて微かに痛み、小便が不利になる場合は、桂枝加茯苓朮湯がこれを主る（旧本では桂枝の下に「桂を去る」の二字、朮の上に「白」の字がある。今並びに削って訂正する）。

【本文】　此の条、汗下の後、表解せずして裏に水有る者の為に治法を立つなり。桂枝湯を服し、或は之を下すは、均しく其の治を失す。而して仍お頭痛み、項強ばり、翕翕として発熱すれば、則ち邪気仍お表に在りと為すなり。「汗無し」は、成氏の以て水飲、津液を行らさず、内に滲みて致す所と為す是れなり。心下満微痛、小便不利の者は、皆停飲の証なり。蓋し、宿飲、邪の為に動かされて然らしむなり。故に桂枝湯を与えて以て表邪を駆り、茯苓、朮を加えて以て水飲を行らすなり。案ずるに、此の証、五苓散証と近似す。然して煩渇無し。即ち、裏に熱無きの徴なり。況や頭項強痛し、翕翕として発熱すれば、則ち裏水軽くして表証重きをや。故に此の湯を与えて以て専ら表邪を解するを主と為し、利水を兼ぬるなり。

成氏曰く、頭項強痛し、翕翕として発熱するは、汗下を経ると雖も、邪気仍お表に在りと為すなり。心下満微痛、小便利する者は、結胸を成さんと欲す。今外証未だ罷まず、汗無く、小便不利なれば、則ち心下満微痛は停飲と為すなり。桂枝湯を与えて以て外を解し、茯苓、朮を加えて小便を利し溜飲を行らすなり。

【通釈】　この条は、汗下の後に表が解されず、裏に水があるもののために治療法を立てている。桂枝湯を服用し、あるいはこれを下すのは、均しくその治療が適切でない。しかし、なお頭が痛み、項が強ばり、翕翕として発熱する場合は、邪気はなお表にある。汗がないのは、成氏は水飲があって津液を行らさず、内に滲んで引き起こす所であるとするのがこれである。心下が満ちて微かに痛み、小便が不利になるのは、皆停飲の証である。思うに、宿飲が邪のために動かされてそのようになる。そこで、桂枝湯を与えて表邪を駆り、茯苓と朮を加えて水飲を行らせる。案じるに、この証は五苓散の証と類似する。しかし、煩渇がない。即ち、裏に熱がない徴候である。ましてや頭や項が強ばって痛み、翕翕として発熱する場合は、裏水が軽く表証が重いのはなおさらである。そこで、この湯液を与えて専ら表邪を解することを主とし、利水を兼ねる。

成氏は言う。頭項強痛し、翕翕として発熱する場合は、汗下を経るが、邪気はなお表にある。心下が満ちて微かに痛み、小便が通利する場合は、結胸証を形成しようとしている。今外証はまだ停止せず、汗がなく、小便が不利になる場合は、心下が満ちて微かに痛むのは停飲である。桂枝湯を与えて外を解し、茯苓と朮を加えて小便を利し、溜飲を行らせる。

【本文】　桂枝加茯苓朮湯方

桂枝（三両、皮を去る。○旧本は、此の六字は無き所なるも、今桂枝湯方を照らして補添す）　芍薬（三両）　甘草（二両、炙る）　生姜（切る）　朮（旧本は朮の上に「白」の字有り。今《脈経》に従りて削り去る。下文は並びに同じ。案ずるに、朮は赤白に分かれ、昉《はじ》めて陶弘景の《本草経集註》に見わる。所謂「赤朮」は、即ち蒼朮なり。蓋し、仲景の時は未だ嘗て蒼白の分有らず。《素問・病能論》に曰く、「沢瀉、朮各十分」と。《本草経》も亦只朮と称して蒼白を分かたず。此れ後人の加うる所は明らかなり。又蘇頌曰く、「古方に朮と云う者は、乃ち白朮なり。今の朮を謂うに非ず」と）　茯苓（各三両）　大棗（十二枚、擘く）

右七味、水八升を以て、煮て三升を取り、滓を去り、一升を温服す。小便利すれば則ち愈ゆ。本云う、桂枝湯、今茯苓、朮を加うと（旧本は七味を六味に作る。今下に「桂枝を去る」の三字有り。今并びに訂正す）。

【通釈】　桂枝加茯苓朮湯方

桂枝（三両、皮を除く。○旧本では、この六字はない所であるが、今桂枝湯方を参照して補填する）　芍薬（三両）　甘草（二両、あぶる）　生姜（切る）　朮（旧本では朮の上に「白」の字がある。今《脈経》に従って削り去る。下文は並びに同じである。案じるに、朮は赤朮と白朮に分かれ、初めて陶弘景の《本草経集註》に見われる。いわゆる「赤朮」は、蒼朮である。思うに、仲景の時はいまだ蒼朮と白朮の区分がなかった。《素問・病能論》では、「沢瀉と朮を各々十分」と言う。《本草経》もまたただ「朮」と称して蒼朮と白朮とを区分していない。これは、後人が加えた所であるのは明らかである。また、蘇頌は、「古方に朮と言うのは、白朮である。今の朮を言うのではない」と言う）　茯苓（各三両）　大棗（十二枚、きざむ）

右の七味に水八升を用い、煮て三升を取り、滓を除き、一升を温めて服用する。小便が通利する場合は、病は治癒する。元々は、桂枝湯に今茯苓と朮を加えると言う（旧本では七味を六味に作る。今下に「桂枝を去る」の三字がある。今並びに訂正する）。

【本文】　此の方、乃ち桂枝湯の本方に茯苓、朮を加うる者なり。猶桂枝加葛根湯、桂枝加附子湯の例のごとし。旧本は「桂を去る」の二字を誤り錯え、何れの義なるかを知らずして前注は更に蛇を画きて足を添うは、豈哂《わら》う可きに非ずや。

劉廉夫曰く、案ずるに、成注に桂を去るの義に及ばず、但だ桂枝湯以て外を解すと云えば、則ち成の注する所の本は「桂を去る」の二字無きや。若し桂を去らずして此の方を用うれば、此の証に於いては或は効験有らん。王肯堂以降は多く水飲の致す所と為す。然して的據《きょ》無し。《金鑑》は則ち桂枝去芍薬の例に依りて芍薬を去るの誤りと為す。其の説も亦従い難し。

【通釈】　この処方は、桂枝湯の本方に茯苓と朮を加えたものである。丁度桂枝加葛根湯、桂枝加附子湯の例のようなものである。旧本は「桂を去る」の二字を誤り、どのような意義であるのかが解らず、前注は更に蛇を画いて足を添えるが、どうして笑うべきでないことがあろうか。

劉廉夫は言う。案じるに、成氏の注釈は桂枝を去る意義に及ばず、ただ桂枝湯を用いて外を解すると言えば、成氏が注釈する本は「桂を去る」の二字がなかったのであろうか。もし桂枝を去らずにこの処方を用いる場合は、この証ではあるいは治療効果があるであろう。王肯堂以降は、多くが水飲が引き起こす所であるとする。しかし、明らかな根拠はない。《医宗金鑑》では、桂枝去芍薬湯の例によって芍薬を去る誤りとする。その説もまた従い難い。

【解説】　本条文は、汗下の後に表邪が解されず、裏に水を兼ねる場合の証候と治療法について論述している。

桂枝湯を服用し、あるいはこれを攻下するのは、適切な治療法ではない。ただ、なお頭項強痛し、翕翕として発熱する場合は、邪はなお表にある。水飲が停滞し、津液を行らさずに内に滲むと、汗は出なくなる。心下満微痛、小便不利は、いずれも停飲の証である。即ち、宿飲が邪に動かされることが原因である。本証は、裏水が軽く、表証が重い状態にある。そこで、桂枝湯の原方を与えて専ら表邪を駆り、茯苓と朮を加えて兼ねて水飲を行らせる。

【原文】　傷寒、脈浮、自汗出、小便数、心煩、微悪寒、脚攣急、反与桂枝湯、欲攻其表、此誤也。得之便厥、咽中乾、煩躁、吐逆者、作甘草乾姜湯与之、以復其陽。若厥愈足温者、更作芍薬甘草湯与之、其脚即伸。若胃気不和、讝語者、少与調胃承気湯。若重発汗、復加焼針者。四逆湯主之。(29)

【本文】　傷寒、脈浮、自汗出で、小便数、心煩、微悪寒し、脚攣急するに、反って桂枝湯を与えて、其の表を攻めんと欲するは、此れ誤りなり。之を得て便ち厥し、咽中乾き、煩躁、吐逆する者は、甘草乾姜湯を作りて之を与え、以て其の陽を復す。若し厥愈え足温かなる者は、更に芍薬甘草湯を作りて之を与うれば、其の脚即ち伸ぶ。若し胃気和せず、讝語する者は、少しく調胃承気湯を与う。若し重ねて汗を発し、復た焼針を加うる者は、四逆湯之を主る（数は色角の翻。攣は力全の翻。乾は音干。復は之に加う。復は扶又の翻。○旧本は桂枝の下に「湯」の字を脱す。今成本に據りて補う）。

【通釈】　傷寒に罹患し、脈は浮になり、自汗が出て、小便は数になり、心煩し、微かな悪寒がし、脚が引き攣る場合に、反って桂枝湯を与えて、その表を攻めようろするのは、誤りである。これを得て直ちに厥冷し、咽の中が乾き、煩躁し、吐逆する場合は、甘草乾姜湯を作ってこれを与え、これによってその陽を回復させる。もし厥冷が治癒し、足が温かくなる場合は、更に芍薬甘草湯を作ってこれを与えると、その脚は伸びる。もし胃気が調和せず、譫語する場合は、少し調胃承気湯を与える。もし重ねて発汗し、また焼針を加える場合は、四逆湯がこれを主る（数は色角の翻である。攣は力全の翻である。乾は音が干である。復は、これに加えることである。復は扶又の翻である。○旧本では桂枝の下に「湯」の字を脱する。今成本に依って補う）。

【本文】　此れ、中風の証、血気倶に乏しき者の証治を掲ぐ。傷寒、脈浮、自汗出で、微悪寒する者は、病は表に在りと為す。乃ち、桂枝湯の証なり。然して小便数にして少しく心煩悶し、脚攣急すれば、則ち啻《ただ》表疏なるのみにあらず陽津素《もと》歉《あきたら》らず。《経》に曰う「傷寒二三日、心中悸して煩す（102）」は、頗る此れと情を同じくすれば、則ち是れ建中、新加の属の主る所なり。而るに反って桂枝の本湯を与えて其の表を攻めんと欲するは、誤りに非ずして何ぞや。之を得て便ち厥する者は、厥は亡陽と為し、陰と相い順接すること能わず。咽中乾くは、津液寡《すく》なしと為す。煩躁吐逆するは、寒格して上ると為すなり。是に於いて甘草乾姜湯を作りて散寒温裏し、以て其の陽を回らす。陽回れば、則ち厥自ら愈え、足自ら温かなり。更に其の脚未だ伸びざる者有れば、重ねて芍薬甘草湯を与えて以て滋陰養血し、其の筋を舒ばして其の拘急を緩めば、乃ち伸ぶるを得。若し其の脚伸ぶるを得て後、或は讝語する者は、自汗し小便数なるに由りて胃家先ず自ら津液乾き少なく、又乾姜の性燥の薬を服して以て陽明内結を致して讝語す。然して邪実し大いに満するの比に非ず。故に但だ調胃承気を用いて以て之を調え、仍お少少之を与うれば、則ち胃中和潤して内結自ら解す。乃ち、乾姜の燥熱は、固より以て陽気を長ずるに足りて之が患いを為すに足らず。蓋し、陽気内に主る所有れば、則ち胃燥き讝語すと雖も、消・黄僅かに之を潤滑するに過ぎざるのみ。夫れ正気の脱するが若きは、和・扁復た生ずと雖も、手を下す所無し。仲景、寧ろ正気の虚を懼れて乾姜の燥を嫌わざるなり。若し此れより前に重ねて汗を発し、或は焼針して刼《おびや》かして其の汗を取り、以て亡陽を致し、証具われば、則ち又甘草乾姜湯の能く治する所に非ず。故に当に四逆湯を与えて以て急ぎて其の陽を救うなり。柯氏曰く、「両つの「若し」の字は必ずしも然らざるの意有り」と。案ずるに、此の段、病証を歴叙して以て用薬の次第当に此くの如くなるべきを明らかにす。蓋し、前後の涼熱の変は、更に列ね陳ぶるが如く、環を転ずるが如く、井井として条有りて紊《みだ》れず、自ら仲景の妙に非ざれば、孰れか能く是に至らんや。後の学ぶ者は、此れを以て法と為さざる可く、推し広めて応に無窮に変ずべし。

松陵徐氏曰く、「傷寒、脈浮、自汗出で、小便数、心煩、微悪寒す」の以上は、倶に桂枝の証に似たり。脚攣急するは、裏虚の象なり。只此の一証は、決して桂枝の証に非ず。凡そ証を弁ずるは、必ず独り異なる処に於いて着眼す。陰陽錯雑の証は、方多く以て之を救うも、必ず余邪有りて胃に在り。故に少しく調胃承気湯を与えて之を和す。

中西子文曰く、或るひと曰く、「「焼針を加う」の下に必ず「四肢厥冷す」の字を脱す」と。曰く、「然らず。承気の胃実に於いて、四逆の厥逆に於いては、則ち証の定むる所なり。故に証に詳らかにして方に略するなり。是を以て承気を挙ぐれば則ち其の胃実を知り、四逆を挙ぐれば則ち其の厥冷を知る」と。

劉茝庭曰く、中風の証、重きこと一等有り、血気倶に乏しき者は、何ぞや。此の条是れなり。此の証、啻《ただ》表疏すのみにあらず、其の人の陽津素少なし。故に桂枝の本湯と雖も、猶其の当に過ぐ。蓋し、少陰と稍近似して彼の寒盛んなるに比せず。故に誤汗を経ると雖も、僅かに乾姜を須《もち》いて陽回りて後、或は胃燥に変ず。若し其れ重ねて誤治すれば、則ち変じて純陰の証と為すなり。

尤氏曰く、此の条の前後の用薬、温涼補瀉は、絶えて相い謀らずして以て相済するに適う。深造自得し、卓して成見有る者に非ざれば、烏《いず》くんぞ能く此に及ばん。

【語釈】　○井井：物事に筋道がたっていて乱れないさま。　○深造自得：学問の奥深い意義をきわめて、我が身にわきまえる。　○卓：すぐれる。ぬきんでる。

【通釈】　これは、中風の証で血気がともに乏しい場合の証候と治療法を掲げている。傷寒に罹患し、脈が浮になり、自汗が出て、微かな悪寒がする場合は、病は表にある。即ち、桂枝湯の証である。しかし、小便が数になり、僅かに心が煩悶し、脚が攣急する場合は、ただ表が疏であるだけではなく、陽津が元々充分でない。《経》に言う「傷寒に罹患して二三日が経過し、心中に動悸がして煩わしくなる（102）」は、頗るこれと病状が同じであるので、小建中湯や桂枝加芍薬生姜各一両人参三両新加湯などが主る所である。ところが、反って桂枝湯そのものを与えてその表を攻めようとするのは、誤りでなければ何であろうか。桂枝湯を得て直ちに厥冷する場合は、厥冷は亡陽するからであり、陽が陰と相互に順接できないからである。咽の中が乾くのは、津液が少なくなるからである。煩躁し吐逆するのは、寒が拒んで上るからである。ここにおいて甘草乾姜湯を作って散寒温裏し、これによってその陽を回らせる。陽が回る場合は、厥冷は自然に治癒し、足は自然に温かくなる。更にその脚がまだ伸びていない場合があれば、重ねて芍薬甘草湯を与えて滋陰養血し、その筋を舒ばしてその拘急を緩めると、脚は伸びる。もしその脚が伸びた後、あるいは譫語する場合は、自汗し、小便が数になるので、胃家は先ず自ら津液が乾いて少なくなり、また乾姜の性燥の薬を服用して陽明は内結するので、譫語が出現する。しかし、邪が実して大いに脹満する比ではない。そこで、ただ調胃承気湯を用いてこれを調え、なお少々これを与える場合は、胃の中は和やかに潤い、内結は自然に解される。即ち、乾姜の燥熱は、固より陽気を成長させるには充分であり、患いを発生するには充分ではない。思うに、陽気は内に主る所がある場合は、胃は燥いて譫語するが、芒硝と大黄は僅かにこれを潤滑するに過ぎない。そもそも正気が脱するようなものは、医和や扁鵲がまた生まれたとしても、手を下す所がない。仲景は、寧ろ正気が虚すことを懼れるが、乾姜が燥かすことを嫌わない。もしこれより前に重ねて発汗し、あるいは焼針して劫かしてその汗を取り、これによって亡陽を引き起こし、証が具わる場合は、また甘草乾姜湯がよく治療する所でない。そこで、四逆湯を与えて急いでその陽を救う。柯氏は、「二つの「若し」の字は、必ずしもそのようにはならない意がある」と言う。案じるに、この段落は病証を次々と述べ、これによて用薬の順序はこのようになるべきであることを明らかにする。思うに、前後の涼と熱の変化は、更に連ねて述べるように、あるいは環を転がすように、筋道があって少しも乱れておらず、自ら仲景の妙味でなければ、だれがよくここに至ることがあろうか。後の学ぶ者は、これをもって法としないのがよく、これを推し広めて窮まりのない病状にまで変化させるべきである。

松陵徐氏は言う。「傷寒に罹患し、脈は浮になり、自汗が出て、小便は数になり、心煩し、微かに悪寒がする」より上は、ともに桂枝の証に似る。脚が攣急するのは、裏虚の象である。ただ、この一証は、決して桂枝の証ではない。

およそ証を弁じるには、必ず独り異なっている所において着眼する。陰陽が錯雑する証では、処方が多く、これによってこれを救うが、必ず余邪があって胃にある。そこで、少し調胃承気湯を与えてこれを調和する。

中西子文は言う。ある人が「「焼針を加える」の下に必ず「四肢が厥冷する」の字が脱している」と言った。私はそれに答え、「そうではない。承気湯を胃実の証に用い、四逆湯の厥逆の証に用いるのは、証が定める所である。そこで、証を詳らかにして処方を省略する。そこで、承気湯を挙げる場合はその胃が実していることが解り、四逆湯を挙げる場合はその四肢が厥冷していることが解る」と言った。

劉茝庭は言う。中風の証が一等重く、気血がともに乏しくなるのは、どのようなものであろうか。この条文がこれである。この証はただ表が疏になるだけではなく、その人の陽津が元々少ない。そこで、桂枝の本来の湯液であるが、なおそれが病に当たるには過ぎている。思うに、少陰と幾らか類似しているが、少陰病で寒が盛んであるのには比較できない。そこで、誤汗を経るが、僅かに乾姜を用いて陽が回復した後は、あるいは胃が燥く証に変化する。もし重ねて誤治する場合は、変化して純陰の証となる。

尤氏は言う。この条文の前後での用薬の温涼補瀉は、決して相互に謀っていないが、相互に助け合っている。学問の意義を深く極めて弁え、抜きんでて完成された見解がある者でなければ、どうしてよくここに及ぶことがあろうか。

【本文】　甘草乾姜湯方

甘草（四両、炙る）　乾姜（二両）

右二味、水三升を以て、煮て一升五合を取り、滓を去り、分かち温め再服す。

【通釈】　甘草乾姜湯方

甘草（四両、あぶる）　乾姜（二両）

右の二味に水三升を用い、煮て一升五合を取り、滓を除き、分けて温め再服する。

【本文】　此れ、即ち四逆湯の中より附子を去る者なり。《本草》の墨字の甘草は温中下気し、煩満、短気を治し、白字の乾姜は辛温にて温中す。方氏曰く、「甘草は益気し、乾姜は助陽し、二味合用し以て専ら胸中の陽気を復するなり」と。下文の「胃中和せず」の語を観れば、此の証津液素枯れ、或は変じて胃燥くの機有るを知る。然して厥逆、煩躁は亡陽の兆しなるは、既に明らかなり。若し速やかに陽を救わなければ、則ち真陰内に錮《ふさ》ぎ、霜凝り、冰堅きは、繇《したが》い来る所なり。是に於いて即ち四逆湯の中に就いて附子の剛燥を去り、但だ甘・姜の二味を留め以て陽気を復す。乃ち、回陽の軽剤なり。後人用いて以て男婦の吐紅の疾を治して極めて効《き》く。

【通釈】　これは、四逆湯の中より附子を除いたものである。《本草》の墨字の甘草は、温中下気し、煩満、短気を治療し、白字の乾姜は、辛温で温中する。方氏は、「甘草は益気し、乾姜は助陽し、二味を合用し、これによって専ら胸中の陽気を回復させる」と言う。下文の「胃の中が調和しない」の語を観ると、この証は津液が元々枯れ、あるいは変化して胃が燥く機転があることが解る。しかし、厥逆と煩躁が亡陽の兆しであるのは、既に明らかである。もし速やかに陽を救わない場合は、真陰が内に塞がり、霜が凝り、冰が堅くなるのは、これに従って到来する所である。ここにおいて四逆湯の中について附子の剛燥を除き、ただ甘草と乾姜の二味を留め、これによって陽気を回復させる。即ち、回陽の軽剤である。後人はこれを用い、男子や婦人で吐血する疾患を治療し、極めて有効である。

【本文】　芍薬甘草湯方

芍薬（旧本は白芍薬に作る。今《玉函》に従りて「白」の字を削り去る）
甘草（各四両、炙る）

右二味、水三升を以て、煮て一升五合を取り、滓を去り、分かち温め再服す。

【通釈】　芍薬甘草湯方

芍薬（旧本では白芍薬に作る。今《玉函》に従って「白」の字を削って除く）　甘草（各々四両、あぶる）

右の二味に水三升を用い、煮て一升五合を取り、滓を除き、分けて温め再服する。

【本文】　《本草》の墨字の芍薬は、血脈を通順して中を緩め、甘草は経脈を通じ、血気を利す。蓋し、本証は気血倶に虧《か》く。仲景の意は、前方を与えて其の陽気を復し、而る後に此の方を用いて以て其の陰血を補い、各々別に薬を見わして亦別に行うは此くの如きなり。

【通釈】　《本草》では、墨字の芍薬は通じて血脈を順《したが》わせて中を緩め、甘草は経脈を通じて血気を通利するとある。思うに、本証は、気血がともに欠けている。仲景の意は、前方を与えてその陽気を回復し、その後にこの方を用いてその陰血を補うことにあり、各々別に薬を見わしてまた別に治療を行うのはこのようなものである。

【本文】　調胃承気湯方

大黄（四両、皮を去り、清酒にて洗う。○案ずるに、大黄の清酒にて洗う者は、蓋し其の苦寒の胃を傷るを畏るればなり）　甘草（二両、炙る）　芒硝（半升。○《外台・寒疝門》は芒硝の一升は重さ十両と）

右三味、水三升を以て、煮て一升を取り、滓を去り、芒硝を内れ、更に火に上せ、微しく煮て沸せしめ、少少之を温服す。

【通釈】　調胃承気湯方

大黄（四両、皮を除き、清酒で洗う。○案じるに、大黄を清酒で洗うのは、思うにその苦寒が胃を傷ることを畏れるからである）　甘草（二両、あぶる）

芒硝（半升。○《外台・寒疝門》では、芒硝の一升は重さが十両であるとある）

右の三味に水三升を用い、煮て一升を取り、滓を除き、芒硝を入れ、更に火に載せ、微かに煮て沸騰し、少々これを温めて服用する。

【本文】　承は、順うなり。故に《外台》は本方の後に「胃を調え気を承くるを以てすれば、則ち愈ゆ」と云う。方中の大黄は苦寒にて以て蕩実す可く、芒硝は鹹寒にて以て潤燥す可し。又其の性力の峻なるを恐るれば、更に甘草の甘を以て二薬を緩和して津液を生ず。此れ、薬行れば則ち胃中調和して裏気承順す。故に調胃承気と曰う。案ずるに、此の証、陽津素乏しく、桂枝を与えて復た甘姜湯を与え、姜桂の辛熱は胃中の津液を耗らし、因りて譫語す。然して虚陽は初めて復すれば、未だ峻下す可からず。故に本条は已に「少しく」と言い、又方後に煮る所は僅かに一升に過ぎず。而して少少之を服すれば、則ち暫く之を仮りて以て其の胃を濡して譫語を止むのみ。乃ち、《陽明篇》に「頓服す（207）」と曰う者とは自ら分寸有り。

柯氏曰く、少少之を服すは、是れ其の勢いの鋭さを取らずして其の味の中に留まりて以て胃府を濡潤して津液を存するなり。

《金鑑》に曰く、方に調胃承気と名づくる者は、胃気を調和し承順するの義有り。大小の承気の専ら攻下するが若きに非ざるなり。

【語釈】　○承順：相手の意志・命令に従って従順にする。　○分寸：僅か。少し。

【通釈】　承は、順うことである。そこで、《外台》では、本方の後に「胃を調え気を承ける場合は、治癒する」と言う。方中の大黄は苦寒で実を蕩《うご》かすことができ、芒硝は鹹寒で潤燥することができる。また、その薬力が猛烈であることを恐れるので、更に甘草の甘を用いて二つの薬を緩和して津液を生じる。これは、薬が行る場合は、胃の中が調和して裏気が従順になる。そこで、調胃承気湯と言う。案じるに、この証は陽津が元々乏しく、桂枝湯を与えてまた甘草乾姜湯を与え、乾姜と桂枝の辛熱が胃の中の津液を消耗し、これによって譫語が出現する。しかし、虚した陽気は初めて回復した状態にあるので、いまだ俊敏に攻下すべきでない。そこで、本条文は既に「少し（調胃承気湯を与える）」と言い、また方後に煮る所は僅かに一升に過ぎない。そして少々これを服用するのは、暫くこれを借りてその胃を潤し、譫語を止めるだけである。即ち、《陽明篇》に「頓服する（207）」と言うのとは自ら僅かな違いがある。

柯氏は言う。少々これを服用するのは、その勢いが鋭いのを取らず、その味の中に留まって胃府を濡潤して津液を温存することである。

《医宗金鑑》に言う。処方に調胃承気湯と名づけるのは、胃気を調和して従順する義がある。大小の承気湯が専ら攻下するようなものではない。

【本文】　四逆湯方

甘草（二両、炙る）　乾姜（一両半）　附子（一枚、生を用い、皮を去り、八片に破る。〇陶弘景曰く、「附子、烏頭、若干枚の者は、皮を去り畢《お》わり、半両を以て一枚に準ず」と。劉葮庭曰く、「按ずるに、半両は今の一分七釐《り》四豪《ごう》に充《あ》たる。他薬に比して殊に軽し。陶の説は疑う可し」と）

右三味、水三升を以て、煮て一升二合を取り、滓を去り、分かち温め再服す。強人は大附子一枚、乾姜三両とす可し。

【通釈】　四逆湯方

甘草（二両、あぶる）　乾姜（一両半）　附子（一枚、生を用い、皮を除き、八片に破る。〇陶弘景は、「附子や烏頭の若干の枚数は、皮を除き終わり、半両をもって一枚に準じる」と言う。劉葮庭は、「按じるに、半両は今の一分七釐四豪に当たる。他の薬に比較して殊に軽い。陶氏の説は疑うべきである」と言う）

右の三味に水三升を用い、煮て一升二合を取り、滓を除き、分けて温め再服する。身体の強い人は大きな附子を一枚、乾姜を三両とすべきである。

【本文】　此の方、四逆と曰う者は、四支の厥逆を治して之を名づくる所以なり。若し重ねて其の汗を発し、更に焼針を加えて汗を取れば、則ち止《ただ》厥逆、煩躁せず、孤陽将に絶せんとす。故に附子を以て陽を済けて君と為し、乾姜は附子を佐けて以て温中し、甘草は二薬を調和して以て散寒通陽すれば、則ち陽は回り気は煖かくして四肢は厥逆の患い無し。前注に或は甘草の分両を以て特に重く指して君薬と為すは、殊に斟酌を欠く。《金匱・嘔吐篇》に本方を載せて「附子（一枚、生用す）　乾姜（一両半）　甘草（二両、炙る）　右三味云々」と云い、附子を以て諸薬の上に冠するは、蓋し仲景の旧文に係る。

中西子文曰く、強人羸者は、当に病の軽重緩急と其の人の薬に勝つか否かに就きて之を弁じ、平素を以て論ずるに宜しからざるなり。白散、及び十棗湯の如きは、皆然り。

【語釈】　○《金匱・嘔吐篇》：《金匱要略・嘔吐噦下利病脈証治第十七》の第14条を参照。

【通釈】　この処方を四逆湯と言うのは、四肢の厥逆を治療してこのように名づけるからである。もし重ねてその汗を発し、更に焼針を加えて汗を取る場合は、ただ厥逆や煩躁はなく、孤陽が今にも途絶えようとする。そこで、附子を用いて陽を済けて君とし、乾姜は附子を佐けて温中し、甘草は二つの薬を調和して散寒通陽する場合は、陽は回り、気は煖かくなり、四肢は厥逆の患いがない。前の注釈に、あるいは甘草の分量を特に重視して君薬とするのは、殊に斟酌を欠いている。《金匱要略・嘔吐篇》に本方を記載し、「附子（一枚、生を用いる）　乾姜（一両半）　甘草（二両、あぶる）　右三味云々」と言い、附子をもって諸薬の上に冠するのは、思うに仲景の旧文に係わる。

中西子文は言う。強い人と痩せた人とは、病の軽重と緩急、およびその人が薬に勝つかどうかについてこれを弁別し、平素の状態をもって論じるのは好ましくない。白散、および十棗湯のようなものは、皆そうである。

【解説】　本条文は、中風の証で気血がともに乏しくなる証候と治療法について論述している。

傷寒に罹患し、脈が浮になり、自汗が出て、微かな悪寒がする場合は、病は表にあり、桂枝湯を使用する病証である。しかし、表が疏であるだけではなく、陽気と津液が元々充分ではないと、小便は数になり、僅かに心煩が出現する。本証は小建中湯や桂枝加芍薬生姜各一両人参三両新加湯を投与すべきであるが、反って桂枝湯を与えて表を攻め、亡陽して陽気が陰液に順接できなくなると、四肢は厥冷する。津液が少なくなると、咽の中が乾燥する。寒が陽を拒んで上ると、煩躁して吐逆する。そこで、甘草乾姜湯を与えて散寒温裏し、陽気を回復させる。陽気が回復すると、厥逆は自然に治癒し、足は自然に温かくなる。甘草乾姜湯は、四逆湯より附子を除いた処方である。方中の甘草は温中下気して煩満、短気を治療し、また乾姜は辛温で中を温める。本証では、亡陽の兆しである厥逆と煩躁が出現しているので、直ちに陽気を救わない場合は、真陰が内に塞がり、霜が凝って氷りが堅くなる。そこで、甘草乾姜湯を与えて陽気を回復させる。即ち、本方は回陽の軽剤である。

甘草乾姜湯を服用し、厥冷は治癒し、足は自然に温かくなったが、脚が攣急してまだ伸びていない場合は、芍薬甘草湯を与えて滋陰養血し、筋を舒ばして拘急を緩める。方中の芍薬は、遍く血脈を従順にして中を緩める。甘草は、血脈を通じて気血を通利する。即ち、本方を用いて陰血を補う。

太陽病に罹患し、自汗し、小便が数である場合は、胃の津液は乾燥して少なくなっている。もし本証に桂枝湯を投与して誤治し、あるいは更に乾姜の辛熱を投与すると、胃の中の津液が消耗し、陽明が内結するので、譫語が出現する。本証は、邪が実して大いに脹満する比ではない。そこで、調胃承気湯を少々与えて胃を調和する。調胃承気湯の「承」は、順うことである。即ち、薬が行ると、胃の中が調和し、裏気が従順になることを言う。方中の大黄は苦寒で実を蕩《うご》かし、芒硝は鹹寒で潤燥し、甘草の甘で大黄と芒硝を緩和して津液を生じる。

もし重ねて発汗し、あるいは焼針を加えて汗を取り、孤陽が今にも途絶えようとして亡陽が引き起こされる場合は、四逆湯を与えて急いで陽気を救う。本方は、四肢の厥逆を治療するので、「四逆湯」と言う。方中の附子は陽を済けて君薬とし、乾姜は附子を佐けて中を温め、甘草は二薬を調和して散寒通陽する。

【原文】　問曰、証象陽旦。按法治之。而増劇、厥逆、咽中乾、両脛拘急而讝語。師、言夜半手足当温、両脚当伸。後如師言。何以知此。答曰、寸口脈浮而大、浮為風、大為虚。風則生微熱、虚則両脛攣。病形、象桂枝。因加附子参其間、増桂令汗出。附子温経。亡陽故也。厥逆、咽中乾、煩躁。陽明内結、讝語煩乱。更飲甘草乾姜湯。夜半陽気還、両足当伸。脛尚微拘急、重与芍薬甘草湯。爾乃脛伸。以承気湯微溏、則止其讝語。故知病可愈。（30）

【本文】　問いて曰く、証は陽旦に象る。法を按じて之を治す。而るに劇しさを増し、厥逆、咽中乾き、両脛拘急して讝語す。師は、夜半に手足当に温まるべく、両脚当に伸ぶべしと言う。後、師の言の如し。何を以てか此れを知ると。答えて曰く、寸口の脈浮にして大、浮は風と為し、大は虚と為す。風は則ち微熱を生じ、虚は則ち両脛攣す。病形、桂枝に象る。因りて附子を加えて其の間に参《まじ》え、桂を増して汗をして出ださしむ。附子は経を温む。亡陽するが故なり。厥逆、咽中乾き、煩躁す。陽明内結し、讝語煩乱す。更に甘草乾姜湯を飲む。夜半に陽気還り、両足当に伸ぶべし。脛尚微しく拘急すれば、重ねて芍薬甘草湯を与う。爾らば乃ち脛伸ぶ。承気湯を以て微溏すれば、則ち其の讝語を止む。故に病愈ゆ可きことを知る（乾は音干。脛は胡定の翻。燥は子到の翻。飲は於鴆の翻。重は直龍の翻。溏は音唐。○旧本は「師」の下に一の「曰く」の字を剰《あま》す。今《玉函》に従いて删る）。

【通釈】　ある人が質問し、「証は陽旦湯に類似している。そこで、道理を按じてこれを治療した。ところが、病は劇しさを増し、厥逆し、咽の中は乾き、両方の脛は拘急して譫語が出現した。師は、夜半に手足は温かくなるはずであり、両方の脚は伸びるはずであると言う。後、師の言われたようになった。どうしてこれが解ったのであろうか」と言った。これに答え、「寸口の脈は浮で大である。浮は風であり、大は虚である。風は微熱を生じ、虚は両方の脛が引き攣る。病状は、桂枝の証に類似する。これによって附子を桂枝湯の中に加え、桂枝を増量して汗を出させた。附子は、経脈を温める。これは亡陽するからである。厥逆し、咽の中が乾き、煩躁する。陽明が内結し、譫語し煩乱する。更に甘草乾姜湯を飲む。夜半に陽気が還ると、両足は伸びるはずである。脛がなお微かに拘急する場合は、重ねて芍薬甘草湯を与える。そうすれば、脛は伸びる。承気湯を用いて微かに下痢させる場合は、その譫語を止める。そこで、病は治癒させることができることが解った」と言った（乾は音が干である。脛は胡定の翻である。燥は子到の翻である。飲は於鴆の翻である。重は直龍の翻である。溏は音が唐である。○旧本では「師」の字の下に一の「曰く」の字が余分にある。今《玉函》に従って削る）。

【本文】　此れ、即ち前条の意にして設けて問答を為し、以て其の義を申し明かすなり。龐氏曰く、「陽旦は、即ち桂枝の異名なり」と（《金匱・産後門》の陽旦湯は、即ち桂枝湯なり。張錫駒曰く、「桂枝は一に陽旦と名づくるは、陽春平旦の気を謂うなり」と）。劉茝庭曰く、「本条擬《なぞら》えて桂枝増桂加附子を以てする者は、殊に疑い無きならず。何を以て之を言うや。夫れ既に附子の宜しき所と為せば、則ち誤汗し便ち厥するの際は、徑《ただ》ちに四逆を与えざるを得ず。而るに僅かに単味の小方を用うるは、竊《ひそ》かに万に其の理無きを恐る。因りて攷うるに、此の章必ず後人の魚目を羼《ま》じえ珠を混ずれば、何をか指摘を待ちて後に見われんや。今敢えて強いて釈せず」と。

舒氏曰く、按ずるに、此の条、説いて許多の無益の語を出だせば、何れの所をか之を用いん。吾、曲げて之が解を為すこと能わざるなり。

尤氏曰く、此れ即ち前条の意にして設けて問答を為し、以て劇しさを増す所以、及び病愈ゆる所以の故を明かす。然して中間の語意は、殊に倫次無し。豈後人の文ならんや。昔人《考工記》を読みて《周官》に類せずと謂い、余は此に於いて亦云う。

【語釈】　○《金匱・産後門》の陽旦湯：《金匱要略・婦人産後病脈証治第二十一》の第8条を参照。　○平旦：夜明け。　○魚目：にせもの。魚の目は玉に似ているが玉ではないからいう。

これは、前条の意で問答を設け、これによってその義を申べて明らかにしている。龐氏は、「陽旦は、桂枝の異名である」と言う（《金匱要略・産後門》の陽旦湯は、桂枝湯である。張錫駒は、「桂枝湯を一つに陽旦湯と名づけるのは、温かな春の夜明けの気を言う」と言う）。劉茝庭は、「本条文で似せて桂枝増桂加附子湯にするのは、殊に疑いがない訳ではない。どうしてこのように言うのであろうか。そもそも既に附子が好ましい所であるとする場合は、誤汗して厥冷する際は、直ちに四逆湯を与えない訳にはいかない。ところが、僅かに単味の小さな処方を用いるので、窃かに万にその道理がないことを恐れる。これによって考えてみると、この章は必ず後人が偽物を交えて珠玉を混同したのであり、どのようなものがこれから指摘をされて後に見われることであろうか。今敢えて強いて解釈しない」と言う。

舒氏は言う。按じるに、この条は、幾多の無益の言葉を述べているので、その解釈にどのような所を用いてみようか。私は、曲げて解釈することはできない。

尤氏は言う。これは前条の意で問答を設け、これによって病が劇しさを増す理由、および病が治癒する理由を明らかにしている。しかし、中間の語意は殊に秩序がない。ほとんど後人の文であろうか。昔の人は《考工記》を読んで《周官》に類似しないと言ったが、私はここにおいてもまた同じことを言う。

【解説】　本条文は、第29条の意を承けて問答を設け、その意義を述べて明らかにしているが、中間の語意に殊に秩序がないので、強いて解釈しない。

【本文】　以上の十九章、太陽の中風の諸証を統論す。○案ずるに、此の篇の首は太陽の綱領と寒熱の大要を論じ、而して次は桂枝湯の総治を以てし、桂枝加葛根を曰い、桂枝加厚朴杏子を曰い、桂枝加附子を曰い、桂枝去芍薬、及び附子を曰い、桂枝加茯苓朮を曰うは、皆本方の加減に従う者なり。桂麻各半を曰い、桂枝二麻黄一を曰い、桂枝二越婢一を曰い、此の三方は亦本方の変化に従う者なり。惟だ白虎加人蔘の一方は、乃ち桂二麻一湯証に因りて類を連ねて之に及び、以て検査の一端を備うるのみ。結ぶに甘草乾姜、芍薬甘草、調胃承気、四逆の諸方の寒熱相錯し攻補兼ねて臚《つら》ぬるを以てし、用方の機は殆ど此に尽く。然も前後一貫して総じて中風一類の証治を離れず。其の間に総証有り、兼証有り、或は汗に失し、或は下に失し、若しくは吐し、若しくは温針して誤逆するの候、禁誡するの辞、喘家、酒客の治より針刺輔治の法に迄《およ》び、並びに駢《へん》列纖悉《せんしつ》を挙げて遺さず、所謂「綿の裏に針有り、草の中に蛇眠る」にして変化錯綜の妙を極む。此れ、乃ち上篇の編次の旨なり。学ぶ者は、焉んぞ潜心して考え索《もと》めざる可けんや。

【語釈】　○駢列：ならぶ。ぎっしりとならぶ。　○纖悉：こまごまとして詳しい。隅々まで行き届いている。

【通釈】　以上の十九章は、太陽の中風の諸々の証を総合して論述する。○案じるに、この篇の始めは太陽の綱領と寒熱の大要を論述し、次は桂枝湯の総合的な治療を言い、桂枝加葛根湯を言い、桂枝加厚朴杏子湯を言い、桂枝加附子湯を言い、桂枝去芍薬湯、および桂枝去芍薬加附子湯を言い、桂枝加茯苓朮湯を言うが、皆本方の加減に従うものである。桂麻各半湯を言い、桂枝二麻黄一湯を言い、桂枝二越婢一湯を言うが、この三方はまた本方の変化に従うものである。ただ、白虎加人参湯の一方は、桂枝二麻黄一湯証によって類を連ねてこれに及び、これによって検査の一端を備えるだけである。本篇を結ぶには甘草乾姜湯、芍薬甘草湯、調胃承気湯、四逆湯の諸方の寒熱が相互に錯綜し攻補を兼ねて連ねるのをもってし、処方を用いる機転は殆どここに尽きている。しかも前後は一貫し、総じて中風の一類の証治を離れていない。その間には総証があり、兼証があり、あるいは発汗を誤り、あるいは攻下を誤り、あるいは吐法を用い、あるいは温針を用いて誤治する証候や禁じて戒める辞があり、喘家や酒客の治療から針刺を用いて治療を助ける方法に及び、並びにぎっしりと並べ、こまごまとして詳しい例を挙げて遺すことがないが、いわゆる「綿の裏に針があり、草の中に蛇が眠るようなもの」であり、変化して錯綜する妙味を極めている。これが上篇の編次の旨である。学ぶ者は、どうして心を潜めて考えて求めないことができようか。

傷寒論疏義巻第二

江都　喜多村直寛士栗　学

弁太陽病脈証并治中

【原文】　太陽病、項背強几几、無汗、悪風、葛根湯主之。（31）

【本文】　太陽病、項背強ばること几《しゅ》几、汗無く、悪風するは、葛根湯之を主る。

【通釈】　太陽病に罹患し、項と背が強ばって拘急して舒びず、汗がなく、悪風がする場合は、葛根湯がこれをを主る。

【本文】　此れ、傷寒の邪、筋脈に著くの証を言う。項背強ばること几几は、更に「項強ばる」より甚だし。而して其の人則ち汗無くんば、之を麻黄湯証に較ぶれば既に身体疼痛の甚だしき無し。況や脈も亦浮にして緊数ならず。是れ未だ骨節に迫らず、猶筋脈に著くがごとき者にして、邪は稍軽しと為す。故に桂枝湯の中に於いて葛根、麻黄を加えて以て外邪を発し、筋脈を舒ぶるなり。悪風は、乃ち悪寒の互文なり。

松陵徐氏曰く、前の桂枝加葛根湯の一条は、其の現症も亦同じ。但だ彼は「反って汗出づ」と云う。故に麻黄無し。此れは、「汗無し」と云う。故に麻黄を加うるなり。

喩氏曰く、設し麻黄の本湯に葛根を加うるを以て大いに其の汗を発すれば、将に項背強ばること几几の者は変じて経脈振揺して動惕《てき》するを為すこと無からんとするや。此れ、仲景の精義神に入ると為す所なり。

【通釈】　これは、傷寒の邪が筋脈に著く証を言う。項や背が強ばり几几として拘急して舒びなくなるのは、更に「項が強ばる」症状より甚だしい。そしてその人は汗がなければ、これを麻黄湯証に比較すると既に身体疼痛の甚だしい症状がない。ましてや脈もまた浮であるが、緊数ではない。これは邪がいまだ骨節に迫らず、丁度筋脈に著くような場合であり、邪は幾らか軽い。そこで、桂枝湯の中に葛根と麻黄を加えて外邪を発し、筋脈を舒ばす。悪風は、悪寒の互文である。

松陵徐氏は言う。前の桂枝加葛根湯の一条は、それに現われる症もまた同じである。ただ、彼は「反って汗が出る」と言う。そこで、麻黄がない。これは、「汗がない」と言う。そこで、麻黄を加える。

喩氏は言う。もし麻黄の本湯に葛根を加えて大いにその汗を発する場合は、項背が強ばって几几となる者は、今にも変化して経脈が震え、ぴくぴくと痙攣することのないことがあろうか。これは、仲景の詳細な意義が神に入る所である。

【本文】　葛根湯方

葛根（四両）　麻黄（三両、節を去る）　桂枝（二両、皮を去る）　生姜（二両、切る）　甘草（二両、炙る）　芍薬（二両）　大棗（十二枚、擘く）

右七味、水一斗を以て、先ず麻黄、葛根を煮て、二升を減じ、白沫を去り、諸薬を内れ、煮て三升を取り、滓を去り、一升を温服す。覆いて微しく汗に似たるを取り、粥を啜るを須《もち》いず。余は桂枝の法の如く、将息及び禁忌す。諸湯は皆此れに倣え（内は音納。〇「覆いて微しく汗に似たるを取る」の下の「粥を啜るを須いず」の四字は、旧本に無き所なり。今成本、《玉函》《千金翼》に従って補添す）。

【通釈】　葛根湯方

葛根（四両）　麻黄（三両、節を除く）　桂枝（二両、皮を除く）　生姜（二両、切る）　甘草（二両、あぶる）　芍薬（二両）　大棗（十二枚、きざむ）

右の七味に水一斗を用い、先ず麻黄と葛根を煮て、二升を減らし、白い泡沫を除き、諸薬を入れ、煮て三升を取り、滓を除き、一升を温めて服用する。覆って微かなく汗に似たものを取り、粥を啜る方法を用いない。その他は、桂枝湯を服用する方法のように、将息と禁忌を守る。諸々の湯液は皆これに倣う（内は音が納である。〇「覆って微かな汗に似たものを取る」の下の「粥を啜るのを須いない」の四字は、旧本にない。今、成本、《玉函》《千金翼》に従って補填する）。

【本文】　此れ、麻桂二湯の間に於いて其の軽重を衡《はか》りてこれが治を為す者なり。葛根の味は甘、発表中の涼薬と為す。故に能く陰気を起こして津液を生じ、筋脈を滋《ま》して其の牽引を舒ぶるなり。其の桂芍を減じて用うる者は、麻葛の発有るを以てなり。前輩、或は葛根は是れ陽明の主薬と言うは、殊に謂《おも》うこと無しに属す。方後に先ず麻黄、葛根を煮る者は、蓋し主薬は先と為して余薬は之に次げばなり。陶弘景曰く、「凡そ湯中に麻黄を用うる者は、皆先ず別に煮て両三沸し、其の沫を掠《かす》め去り、更に水を益すこと本の数の如く、乃ち余薬を内る。爾らずんば、人をして煩せしめ、殆ど是れを為すなり」と（陶の言は、《本草序例》に出づ）。

蘇氏（頌）曰く、張仲景の傷寒を治するは、葛根、及び加半夏、葛根黄芩黄連湯有り、以て其の大熱を主り、解肌し腠理を開くが故なり（《本草図経》）。

【通釈】　これは、麻黄湯と桂枝湯の二つの湯液の間においてその軽重を測って治療を行う場合である。葛根の味は甘であり、表を発する薬の中では涼薬である。そこで、よく陰気を起こして津液を生じ、筋脈を滋養してそれが引き攣るのを舒ばす。その桂枝と芍薬を減量して用いるのは、麻黄と葛根に発表作用があるからである。先輩があるいは葛根は陽明の主薬であると言うが、これは特に考えようがない。方後に先ず麻黄と葛根を煮るのは、思うに主薬は先にしてその他の薬はこれに次ぐからである。陶弘景は、「およそ湯液の中に麻黄を用いる場合は、皆先ず別に煮て二三沸し、その泡沫を奪って除き、更に水を益して元々の数量のようにし、その他の薬を入れる。そうしなければ、人に心煩を出現させ、殆どこのようになる」と言う（陶氏の言葉は、《本草序例》に出る）。

蘇氏（頌）は言う。張仲景が傷寒を治療するのは、葛根湯、および葛根加半夏湯、葛根黄芩黄連湯があり、これによってその大熱を主り、解肌して腠理を開くからである（《本草図経》）。

【解説】　本条文は、傷寒の邪が筋脈に著く証候と治療法について論述している。

「項背強ばること几几」は、「項強ばる」より更に甚だしい。病人は汗がないが、麻黄湯証に比較すると、「身体疼痛」の甚だしい症状がない。脈は浮であるが、麻黄湯証の浮緊数ではない。本証は、邪は筋脈に著いているが、まだ骨節に迫った状態にはない。そこで、桂枝湯の中に葛根と麻黄を加え、外邪を発して筋脈を舒ばす。葛根湯は、麻黄湯と桂枝湯の間の軽重を測って治療を行う処方である。方中の葛根は味は甘であり、発表中の涼薬であり、よく陰気を起こして津液を生じ、筋脈を滋養して引き攣りを舒ばす作用を発揮する。麻黄と葛根は発表作用があるので、方中の桂枝と芍薬は減量して用いる。

【原文】　太陽与陽明合病者、必自下利。葛根湯主之。（32）

【本文】　太陽と陽明の合病なる者は、必ず自下利す。葛根湯之を主る。

【通釈】　太陽と陽明の合病では、必ず自下利が出現する。この場合は、葛根湯がこれを主る。

【本文】　此れ、太陽陽明の合病の証治を掲ぐ。「必ず」なる者は、下文の

「下利せず」の辞に対す。乃ち、桂枝加葛根湯証の「反って汗出づ」の「反って」の字は、葛根湯証の「汗無し」に対して言うのと義を同じくす。自下利なる者は、攻下を経ずして自ら溏泄するを謂うなり。此の段、陽明と称する者は、唯だ是れ下利の一候を指して言う。必ずしも胃実の候は兼ねて見われず。故に松陵徐氏曰く、「合病は全ては下利の一症審らかに出づるに在り」と。程氏曰く、「必ず須く脈法を兼ねて之を断ずべし」と。蓋し、表熱熾《し》盛に、熱迫りて裏に及べば、則ち胃気擾動し下奔して利す、之を太陽陽明の合病と謂うなり。之を治するに葛根湯を以て太陽の表を発し、表解すれば而ち胃気も亦随いて和す。案ずるに、陽明の一証は、病を得て日深く、或は表証汗下を経て解せず、津液枯涸《かく》し、腸胃乾燥し、邪気之に乗じて胃中に闖《ちん》入す是れなり。故に熱邪薫爍《しゃく》し、譫語、自汗、煩渇、大便せず等の証を為す。而して今乃ち太陽陽明の合病と曰えば、則ち邪表に入りて直ちに内に侵して胃を犯し、胃の津液未だ乾き涸るるに及ばずして腸胃は倏《しゅく》然として守を失す。故に結実を為さずして必ず下利を為すなり。然して已に譫語の胃実の候無くして却って之を太陽陽明の合病と称する者は、蓋し頭痛、悪寒は則ち之を太陽に属して惟だ下利の一証陽明に関わるは、明らかに知る可きなり。夫れ病表に在りて亦胃に関われば、譫語、腹痛無しと雖も、猶得て之を太陽陽明と称するがごとし。此の時に当たりて葛根一たび投じて其の表を発すれば、則ち重圍《い》冰釈して胃邪渙《かん》散し、下利を治さずして下利自ら愈ゆ。此れも亦治術の一大機関なり。○案ずるに、傷寒、三陽の証は、合病有り、併病有り。合病なる者は、其の初め、邪を感ずること太陽と少陽、或は少陽と陽明、或は太陽と陽明、或は三陽同時に相い合して起こる者、之を合病と謂う。併病なる者は、太陽は病を受けて少陽に伝わり、或は陽明、或は三陽相い伝わりて太陽猶在る者、之を併病と謂う。合病は則ち邪気劇しく、併病は則ち邪気軽し。此れ合併の弁なり。

劉茝庭曰く、此の証、邪熱頗る劇しく、胃気擾《じょう》に随う。蓋し、自ら傷寒、無汗の証に非ざれば、是くの如きに至らず。是れ桂枝湯を用いざる所以なり。或は下利し、或は嘔し、気機稍内従りして泄る。是れ麻黄湯を用いざる所以なり。是を以て特に葛根に取ること有らんや。

松陵徐氏曰く、起を同じくする者は合病と為し、一病未だ罷まず、一病又併さる者は併病と為す。

山田宗俊曰く、按ずるに、論中に合病、併病を冠する者は、僅かに数条なり。其の合併病を冠せざる者にして実は合併の症を為す者は、反って多し。蓋し、彼は其の名を挙げて以て其の証を略し、此れは其の証を挙げて以て其の名を略するのみ。

銭氏曰く、《傷寒論》は唯だ三陽に合病、併病有るも、三陰の証の中に之無し。蓋し、太陽は皆汗証に属し、陽明は下証多くして少陽は全く汗下す可からざるに因りて其の治法は迥かに殊なれば、淆《こう》乱す可からず。故に立法森厳《しんげん》精詳にして審らかに弁ず。倘《も》し治法一たび差《たが》えば変証立ちどころに至る。三陰の証の陰寒相似し理中、四逆の輩の通用す可きが若きに非ざるなり。

【語釈】　○枯涸：水がかれる。　○闖入：伺って入る。不意に入り込む。○倏：たちまち。すみやか。にわか。　○重圍：いくえにも取り囲む。　○冰釈：氷が熔ける。　○渙：熔ける。散る。　○擾：みだす。　○淆乱：混じりみだれる。　○森厳：おごそかでおもおもしい。静粛なさま。

【通釈】　これは、太陽と陽明の合病の証候と治療法を掲げている。「必ず」は、下文の「下痢しない」の辞に対応する。即ち、桂枝加葛根湯証の「反って汗が出る」の「反って」の字が葛根湯証の「汗がない」のに対して言うのと義が同じである。自下利は、攻下を経ずに自ら溏泄することを言う。この段落で陽明と称するのは、ただ下痢の一証候を指して言う。必ずしも胃実の証候は兼ねて見われない。そこで、松陵徐氏は、「合病は、全て下痢の一症が審らかに出ることにある」と言う。程氏は、「必ず脈法を兼ねてこれを判断すべきである」と言う。思うに、表熱が旺盛になり、熱が迫って裏に及ぶ場合は、胃気は乱れて動き、下に走って下痢になるが、これを太陽と陽明の合病と言う。これを治療するには、葛根湯を用いて太陽の表を発し、表が解される場合は胃気もまたこれに従って調和する。案じるに、陽明の一証は、病を得て日にちが深くなり、あるいは表証が汗法や下法を経て解されず、津液が枯渇し、胃腸が乾燥し、邪気がこれに乗じて胃の中に不意に入り込むのがこれである。そこで、熱邪が薫灼し、譫語、自汗、煩渴、大便しない等の証を生じる。そして今太陽と陽明の合病と言う場合は、邪が表に入って直ちに内に侵入して胃を犯し、胃の津液がいまだ乾燥して枯れてないが、胃腸は忽ち機能を失調する。そこで、結実を生じることなく、必ず下痢を生じる。しかし、既に譫語の胃実の証候はないが、反ってこれを太陽と陽明の合病と称する場合は、思うに頭痛や悪寒はこれを太陽に属し、ただ下痢の一証が陽明に関わるのは、明らかに知るべきである。そもそも病が表にあってまた胃に関わる場合は、譫語や腹痛はないが、なおこれを「太陽と陽明（の合病）」と称するようなものである。この時に当たって葛根湯を一たび投与してその表を発する場合は、重囲は氷りのように熔け、胃邪は渙散し、下痢を治療しないが、下痢は自然に治癒する。これもまた治療法の一つの大きな機序である。〇案じるに、傷寒の三陽の証では、合病があり、併病がある。合病は、その初めに邪を感受して太陽と少陽、あるいは少陽と陽明、あるいは太陽と陽明、あるいは三陽が同時に合わさって起こる場合は、これを合病と言う。併病は、太陽が病を受けて少陽に伝わり、あるいは陽明、あるいは三陽に相次いで伝わり、太陽では病がなおある場合は、これを併病と言う。合病は邪気が劇しく、併病は邪気が軽い。これが合病と併病の弁別である。

劉茝庭は言う。この証は邪熱が頗る劇しく、胃気が乱される。思うに、自ら傷寒で無汗の証でなければ、このような状態には至らない。これが桂枝湯を用いない理由である。あるいは下痢し、あるいは嘔吐し、気機が幾らか内から泄れる。これが麻黄湯を用いない理由である。これによって治療を特に葛根湯に取るのであろうか。

松陵徐氏は言う。発病が同じである場合は合病であり、一つの病がまだ停止せず、一つの病がまた併さる場合は併病である。

山田宗俊は言う。按じるに、論中に合病や併病を冠する場合は、僅かに数条である。合病や併病を冠しないが、実際合病や併病の症状を生じる場合は、反って多い。思うに、彼はその名を挙げてその証を省略し、これはその証を挙げてその名を省略するだけである。

銭氏は言う。《傷寒論》はただ三陽の証の中に合病や併病があるが、三陰の証の中にはこれがない。思うに、太陽は皆発汗すべき証に属し、陽明は攻下すべき証が多く、少陽は全く発汗し攻下すべきでないので、その治法は遙かに異なり、混乱すべきでない。そこで、立法はおごそかで精しく詳らかであり、審らかに弁別されている。もし治法が一たび誤る場合は、変証が立ちどころに到来する。三陰の証で陰寒が類似し、理中湯や四逆湯の類が遍く使用できるようなものではない。

【解説】　本条文は、太陽と陽明の合病の証候と治療法について論述している。

合病は、初めに邪を感受し、太陽と少陽、少陽と陽明、太陽と陽明、あるいは三陽が同時に合わさって発病する場合を言う。一方、併病は、太陽が病を受けて少陽に伝わり、あるいは陽明、三陽に相次いで伝わり、太陽になお病がある場合を言う。合病は邪気が劇しく、併病は邪気が軽い。

「必ず自下利す」の「必ず」は、第33条の「下利せず」の辞に対応する。自下利は、攻下を経ずに自然に溏泄することを言う。「太陽と陽明の合病」の「陽明」は、下痢の証候を指す。「太陽」は、発熱、頭痛などの証候を指す。即ち、太陽と陽明の合病に罹患すると、表熱が旺盛になり、熱が迫って裏に及び、胃気が乱れて動き、下に走って下痢になるが、胃の津液はいまだ乾燥しておらず、胃実証は形成されていない。そこで、葛根湯を用いて太陽の表を発し、表が解されると胃気が調和するので、自下利を治療しないが、自下利は自然に解される。

【原文】　太陽与陽明合病、不下利、但嘔者、葛根加半夏湯主之。（33）
【本文】　太陽と陽明の合病、下利せず、但だ嘔する者は、葛根加半夏湯之を主る。
【通釈】　太陽と陽明の合病に罹患し、下痢をせず、ただ嘔吐する場合は、葛根加半夏湯がこれを主る。
【本文】　此れ、上文を承けて下利せず、但だ嘔する者の治を申し明かす。太陽と陽明の合病は、邪気外に甚だし。而して胃気は擾に随いて下奔すれば則ち利し、上逆すれば則ち嘔す。蓋し、嘔と利とは情を異にすと雖も、其の機は則ち一なり。是に於いて前方中に半夏を加え、以て逆気を下すなり。案ずるに、此の段、陽明の合病と称する者は、唯だ是れ嘔の一証を指して言う。然して中風の乾嘔、傷寒の嘔逆、及び少陽の喜嘔の類と其の脈証は、亦自ら別有り。学ぶ者は、当に審らかに弁ずべし。

方氏曰く、下利せずは、乃ち必ず自下利すに対して言う。両つながら相反するの詞なり。故に彼此互いに相い発明すと為す。

汪氏曰く、成注に「裏気上逆して下らざる者は、但だ嘔して下利せず」と云う。愚以《おも》うに、其の人の胸中に必ず停飲有るが故なり。
【通釈】　これは、上文を承けて下痢をせず、ただ嘔吐する場合の治療法を述べて明らかにしている。太陽と陽明の合病は、邪気が外に甚だしい。そして胃気が乱されて下に走る場合は下痢になり、上逆する場合は嘔吐になる。思うに、嘔吐と下痢は病状が異なるが、その機序は一つである。ここにおいて前方の中に半夏を加え、これによって逆気を下す。案じるに、この段落で陽明の合病と称する場合は、ただ嘔吐の一証候を指して言う。しかし、中風の乾嘔、傷寒の嘔逆、および少陽の喜嘔の類とその脈証は、また自ら区別がある。学ぶ者は審らかに弁別すべきである。

方氏は言う。「下痢をしない」は、「必ず自下利する」に対して言う。両者は相反する詞である。そこで、あちらこちらで互いに発して明らかにする。

汪氏は言う。成氏の注釈では、「裏気が上逆して下らない場合は、ただ嘔吐して下痢しない」と言う。私が思うには、その人の胸中には必ず停飲があるからである。

【本文】　葛根加半夏湯方

葛根（四両）　麻黄（三両、節を去る）　甘草（二両、炙る）　桂枝（三両、皮を去る）　芍薬（二両）　生姜（三両、切る。○旧本は二両に作る。今《可発汗篇》及び本方に照らして訂正す）　半夏（半升、洗う。○陶弘景曰く、「凡そ方に半夏一升と云う者は、洗い畢《お》わり、五両を正しと為す」と。又曰く、「之を用うる者は、皆先ず湯もて洗うこと十許り、過ぎて滑尽せしむ。爾らずんば、人の咽喉を戟《さ》す」と）　大棗（十二枚、擘く）

右八味、水一斗を以て、先ず葛根、麻黄を煮て、二升を減じ、白沫を去り、諸薬を内れ、煮て三升を取り、滓を去り、一升を温服し、覆いて微しく汗に似たるを取る。

【通釈】　葛根加半夏湯方

葛根（四両）　麻黄（三両、節を除く）　甘草（二両、あぶる）　桂枝（三両、皮を除く）　芍薬（二両）　生姜（三両、切る。○旧本では、二両に作る。今《可発汗篇》及び本方に照らして訂正する）　半夏（半升、洗う。○陶弘景は、「およそ処方で半夏一升と言うのは、洗い終わり、五両を正しい量とする」と言う。また、「これを用いる場合は、皆先ず湯で十回ばかり洗い、滑らかにする。そのようにしない場合は、人の咽喉を刺激する」と言う）　大棗（十二枚、きざむ）

右の八味に水一斗を用い、先ず葛根と麻黄を煮て、二升を減らし、白い泡沫を除き、諸薬を入れ、煮て三升を取り、滓を除き、一升を温めて服用し、覆って微かに汗に似たものを取る。

【本文】　半夏は味辛、痰涎を消し、逆気を下し、嘔逆を止む。故に前方中に之を加え、以て其の嘔を治するなり。

【通釈】　半夏は味が辛であり、痰涎を消し、逆気を下し、嘔逆を停止させる。そこで、前方の中にこれを加え、これによってその嘔吐を治療する。

【解説】　本条文は、太陽と陽明の合病で下痢せず、ただ嘔吐する場合の治療法について論述している。

太陽と陽明の合病では、邪気が外に甚だしい。胃気が乱されて下に走る場合は下痢になり、胃気が上逆する場合は嘔吐になる。「太陽と陽明の合病」に言う「陽明」は、嘔吐の一証を指して言う。そこで、葛根湯の中に半夏を加え、逆気を下す。方中の半夏は味が辛であり、痰涎を消し、逆気を下し、嘔逆を停止させる。

【原文】　太陽病、桂枝証、医反下之、利遂不止、脈促者、表未解也。喘而汗出者、葛根黄芩黄連湯主之。（34）
【本文】　太陽病、桂枝の証、医反って之を下し、利遂に止まず、脈促の者は、表未だ解せざるなり。喘して汗出づる者は、葛根黄芩黄連湯之を主る。
【通釈】　太陽病に罹患し、桂枝の証であったが、医者が反ってこれを攻下し、下痢が遂に停止せず、脈が促になる場合は、表はまだ解されていない。喘が出現して汗が出る場合は、葛根黄芩黄連湯がこれを主る。
【本文】　此れ、桂枝の証、誤下して表未だ解されず、邪熱膈に鬱するを言うなり。桂枝の証なる者は、邪表に在るなり。「医」と曰い、「反って」と曰う者は、深く其の誤りを責むるの辞なり。蓋し、熱は上焦を犯す。故に喘して汗出づ。其の勢い併さり経に及び、之を胃に下す。故に利遂に止まず。促なる者は、急促の義、表未だ解せざるの診なり。「喘して汗出づ」は、即ち「汗出でて喘す」と同じ。当に鑿ちて看ること勿かるべし。葛根芩連湯を用うる者は、表邪を解散し裏熱を清粛するを以てなり。
方氏曰く、桂枝人参湯に理中を用うる者は、痞鞕、脈弱を以て寒に属せばなり。此れ、芩連を用うる者は、喘、汗、脈促を以て熱に属せばなり。
【語釈】　○清粛：悪者がいなくなり、よく治まる。
【通釈】　これは、桂枝の証を誤下するが、表がいまだ解されず、邪熱が膈に欝滞することを言う。桂枝の証は、邪が表にある。「医」と言い、「反って」と言うのは、深くその誤りを責める辞である。思うに、熱は上焦を犯している。そこで、喘が出現して汗が出る。その勢いは併さって経に及び、これを胃に下す。そこで、下痢は遂に停止しなくなる。促は急促の義であり、表がまだ解されていないことを診断する。「喘が出現して汗が出る」は、「汗が出て喘が出現する」のと同じである。穿って看ないようにすべきである。葛根黄芩黄連湯を用いるのは、表邪を解散し裏熱を清粛するからである。
方氏は言う。桂枝人参湯に理中湯を用いるのは、痞硬と脈弱が寒に属するからである。これに黄芩と黄連を用いるのは、喘、汗、脈促が熱に属するからである。

【本文】 葛根黄芩黄連湯方

葛根（半斤） 甘草（二両、炙る） 黄芩（三両） 黄連（三両）

右四味、水八升を以て、先ず葛根を煮て、二升を減じ、諸薬を内れ、煮て二升を取り、滓を去り、分かち温め再服す。

【通釈】 葛根黄芩黄連湯方

葛根（半斤） 甘草（二両、あぶる） 黄芩（三両） 黄連（三両）

右の四味に水八升を用い、先ず葛根を煮て、二升を減らし、諸薬を入れ、煮て二升を取り、滓を除き、分けて温め再服する。

【本文】 此れ、表裏を両解するの剤なり。誤下に因りて表未だ解せず。故に葛根を用いて解肌発汗す。熱裏を犯すに因りて喘し汗して利す。故に芩連を用いて裏熱を粛清するなり。甘草は、中を和し諸薬を調和するの用を為す。其の桂枝を用いざる所以の者は、裏熱を礙《さまた》ぐるを恐るればなり。是を以て方中は特に葛根を用い分両最も重きなり。

許氏（弘）曰く、此の方も又能く酒を嗜むの人の熱喘する者を治す。

劉茝庭曰く、此の方、移して滞下に表証有りて未だ攻下を要せざる者を治して、甚だ效く。

【通釈】 これは、表裏を両解する方剤である。誤下によって表がまだ解されていない。そこで、葛根を用いて解肌発汗する。熱が裏を犯しているので、喘が出現し汗が出て下痢になる。そこで、黄芩と黄連を用いて裏熱を粛清する。甘草は、中を和やかにし諸薬を調和する作用を発揮する。それに桂枝を用いない理由は、裏熱を妨げることを恐れるからである。そこで、方中は特に葛根を用い、分量は最も重い。

許氏（弘）は言う。この方もまたよく酒を嗜む人が熱喘する場合を治療する。

劉茝庭は言う。この方を移し、滞下で表証があり、いまだ攻下が必要でない場合を治療し、甚だ有効である。

【解説】 本条文は、桂枝の証を誤下した後、表証がまだ解されず、邪熱が膈に欝滞する証候と治療法について論述している。

桂枝の証は、邪が表にある。「医」と言い、「反って」と言うのは、深く誤治を責める辞である。誤治した後、熱が上焦を犯すと、喘が出現して汗が出る。邪の勢いが経に及び、胃に下り、熱が裏を犯すと、下痢は遂に停止しなくなる。

「脈促」の「促」は急促の義である。即ち、表はまだ解されていない。そこで、葛根黄芩黄連湯を用いて表邪を解散し、同時に裏熱を清粛する。本方は、表裏を両解する方剤である。方中の葛根は、解肌発汗する。黄芩と黄連は、裏熱を粛清する。甘草は、中を和やかにして諸薬を調和する。

【原文】　太陽病、頭痛、発熱、身疼、腰痛、骨節疼痛、悪風、無汗而喘者、麻黄湯主之。（35）
【本文】　太陽病、頭痛、発熱し、身疼み、腰痛み、骨節疼痛、悪風、汗無くして喘する者は、麻黄湯之を主る。
【通訳】　太陽病に罹患し、頭が痛み、発熱し、身が疼み、腰が痛み、骨節に疼痛が出現し、悪風がし、汗がなく喘が出現する場合は、麻黄湯がこれを主る。
【本文】　此れ、麻黄湯の総治を掲ぐ。頭痛、発熱は、太陽の已に有る所にして茲に再び之を掲げ、其の重きを見わすなり。身疼み、腰痛み、骨折疼痛するは、即ち上篇（3）の傷寒の体痛にして詳らかに之を言う。風寒内に搏つ。故に一身尽く疼むなり。上篇は「必ず悪寒す」と言いて此れは「悪風す」と言う。乃ち、更に互いに之を言う。上篇は「嘔逆す」と言い、此れは「喘す」と言うは、皆風寒外束して陽気内に鬱すればなり。此れ、其の表閉じて汗無きを以て、桂枝、葛根の能く治す可きに非ず。是に於いて麻黄の峻烈の剤を与えて以て鬱陽を開発すれば、則ち溱《しん》溱として汗出で、表に在るの邪其れ尽く去りて留まらず、痛み止み、喘平らかに、寒熱頓《とみ》に解し、霍《かく》然として痊《い》ゆ。案ずるに、麻黄桂枝の別は、唯だ表の疎と密とに在りて風寒営衛の上に在らず。果たして前輩の諸説の如ければ、則ち株を守りて膠柱し、道を去ること遠し。
　尤氏曰く、本文は脈緊を言わずと雖も、然して無汗に従いて推す可し。猶上篇の傷寒は無汗を言わずして脈緊を以て之を該《か》ぬるがごときなり。
　柯氏曰く、麻黄八証、頭痛、発熱、悪風は桂枝の証と同じ。無汗、身疼むは、大青龍の証と同じ。本証は、重きこと発熱、身疼む、汗無くして喘すに在り。
　令韶張氏曰く、以下の三章は倶に麻黄湯証と為すなり。
【語釈】　○溱溱：多いさま。さかんなさま。　○霍：にわか。はやい。
【通釈】　これは、麻黄湯の総合的な治療を掲げている。頭痛と発熱は、太陽病に既にある所であり、ここに再びこれを掲げ、その重要性を見わしている。身が疼み、腰が痛み、骨折が疼痛するのは、上篇（3）の傷寒の体痛であり、詳らかにこれを言う。風寒は内に搏つ。そこで、一身が尽く疼む。上篇では

「必ず悪寒がする」と言い、これは「悪風がする」と言う。即ち、更に互いにこれを言う。上篇は「嘔逆する」と言い、これは「喘が出現する」と言うが、皆風寒が外束し、陽気が内に欝滞するからである。これは、その表が閉じて汗がないので、桂枝湯や葛根湯がよく治療できるものではない。ここにおいて麻黄の峻烈の方剤を与え、これによって欝滞した陽気を開いて発する場合は、盛んに汗がでて、表にある邪は尽く去って留まらず、痛みは停止し、喘は平らかになり、寒熱は遽かに解され、病は速やかに治癒する。案じるに、麻黄と桂枝の区別は、ただ表が疏である場合と密である場合とにあり、風寒や営衛の上にあるのではない。果たして先輩の諸説のようであれば、株を守り、琴柱《じ》に膠するようなものであり、著しく道理から隔たっている。

尤氏は言う。本文は脈が緊であることを言わないが、しかし汗がないことで推測すべきである。丁度上篇の傷寒は汗がないことを言わず、脈が緊であることでこれを兼ねるようなものである。

柯氏は言う。麻黄の八証の中で頭痛、発熱、悪風は桂枝の証と同じである。無汗と身体が疼むのは、大青龍の証と同じである。本証は、重点が発熱、身体が疼む、汗がなく喘が出現するなどの症状にある。

令韶張氏は言う。以下の三章は、ともに麻黄湯証である。

【本文】　麻黄湯方

麻黄（三両、節を去る。○陶弘景曰く、「麻黄は皆折りて節を去り、理をして通ぜしむ。節は止汗するが故なり」と）　桂枝（二両、皮を去る）　甘草（一両、炙る）　杏人（七十個、皮尖を去る。○旧本は個を第に作りて訛《あやま》る。今成本を攷えて改訂す）

右四味、水九升を以て、先ず麻黄を煮て、二升を減じ、上沫を去り、諸薬を内れ、煮て二升半を取り、滓を去り、八合を温服し、覆いて微しく汗に似たるを取り、粥を啜るを須いず。余は桂枝の法の如く将息す（啜は昌悦の翻）。

【通釈】　麻黄湯方

麻黄（三両、節を除く。○陶弘景は、「麻黄は皆折って節を除き、すじを通じさせる。節は、止汗するからである」と言う）　桂枝（二両、皮を除く）　甘草（一両、あぶる）　杏仁（七十個、皮尖を除く。○旧本は個を第に作って誤る。今成本を考えて改訂する）

右の四味に水九升を用い、先ず麻黄を煮て、二升を減らし、上の泡沫を除き、諸薬を入れ、煮て二升半を取り、滓を除き、八合を温めて服用し、覆って微かな汗に似たものを取り、粥を啜らない。その他は桂枝湯を服用する方法のように将息する（啜は昌悦の翻である）。

【本文】　名づけて麻黄湯と曰う者は、君に麻黄を以てすればなり。此の方、仲景表を開き邪を逐い汗を発す第一の峻薬と為すなり。迺ち、桂枝湯と並びに峙《そび》え、以て太陽の傷寒営衛倶に傷れ、表閉じ汗無きの証を治す。《本草》の白字の麻黄は、味苦温、中風、傷寒の頭痛を主り、表を発し、汗を出だし、邪の熱気を去り、咳逆上気を止め、寒熱を除く。墨字は腠理を通じ、傷寒の頭の疼みを疏し解肌す。劉茝庭曰く、「麻黄は、汗薬の中の最も烈しき者と為す。《金匱》の苓甘五味加姜辛半杏湯の条に「麻黄は其の陽を発す」と曰う。蓋し、「陽を発す」の二字は実は其の効用を尽し、李東壁の肺経の火鬱を発散するの説を待たざるなり。其れ桂枝を得れば、而ち発表更に鋭き者なり。猶大黄の芒硝に於けるがごときのみ」と。又白字の杏人は味甘温、咳逆上気を主り、墨字は心下煩熱、風気去来、時気頭痛にて解肌す。劉茝庭曰く、「《金匱》に又曰く、「其の人の形腫るる者は、杏人を加えて之を主る。其の証、応に麻黄を内るるべきも、其の人遂に痺するを以ての故に之を内れず」と。此れに據れば、杏人と麻黄とは唯だ緊慢の別有りて其の鬱を開くは則ち稍均し。特に喘を治すと為さずして用うるなり。且つ此の方の妙は固より単《ひとえ》に捷《はや》きに在るは、姜棗等の品を用いざる所以なり」と。案ずるに、前注に「麻黄は表を発し、杏人は喘を治す」と謂うは、通論に非ざるに似たり。且つ本方は単に切るは、昔人之を単刀直入に陳きを突きて敵を擒にし之に敵するの将に比するは、良以《ややゆえ》有り。

方後の粥を啜るを須いざる者は、麻黄は発汗の峻薬と為せばなり。故に粥を啜りて汗を穀に藉《か》るを須《もち》いざるなり。

松陵徐氏曰く、先ず麻黄を煮て二升を減ずるは、此れ須く多く煮て其の力の専らなるを取るべし。僅かに上沫を去り、止《ただ》煮て一二沸すと為さず（案ずるに、麻黄附子甘草湯は特に「麻黄を煮て一両沸す（302）」と云う。余は皆此れと同じ）。

《金鑑》に曰く、庸工は其の制は温覆して汗を取るに在るを知らず。若し温覆して汗を取らざれば、則ち峻ならざるなり。遂に麻黄は専ら能く表を発して他の病を治せずと謂う。孰れか知らん、此の湯は桂枝湯を合して麻桂各半湯と名づけ、用いて以て太陽留連し未だ尽きざるの寒熱を和すを。杏人を去り、石膏を加え、桂枝湯を合して桂枝二越婢一湯と名づけ、用いて以て太陽、熱多く寒少なきの寒熱を解す。若し陽内に盛んに、汗出でて喘する者は、又麻黄杏人甘草石膏湯有り。若し陰内に盛んに、汗無き者は、又麻黄附子細辛・甘草湯有り。而して皆温覆せず汗を取る。是れに因りて麻黄の峻と峻ならずとは温覆と温覆せずとに在るを知るなり。此れ、仲景の用方の心法、豈常人の得て窺う所ならんや。

【語釈】　○《金匱》の苓甘五味加姜辛半杏湯の条：《金匱要略・痰飲咳嗽病脈証并治第十二》の第39条を参照。

【通釈】　名づけて麻黄湯と言うのは、君薬に麻黄を用いるからである。この処方は、仲景が表を開き、邪を逐い、汗を発する第一の峻薬である。即ち、桂枝湯と対峙させ、これによって太陽の傷寒で営衛がともに傷れ、表が閉じて汗がない証を治療する。《本草》の白字の麻黄は、味は苦温であり、中風や傷寒の頭痛を主り、表を発し、汗を出し、邪の熱気を去り、咳逆上気を止め、寒熱を除く。墨字は、腠理を通じ、傷寒の頭の疼みを疏通し、解肌する。劉茝庭は、「麻黄は、汗薬の中では最も激しいものである。《金匱要略》の苓甘五味加姜辛半夏杏仁湯の条に「麻黄は、その陽を発する」と言う。思うに、「陽を発する」の二字は実はその効能を尽しており、李東壁の肺経の火鬱を発散する説を待たない。それが桂枝を得ると、発表は更に鋭くなるものである。丁度大黄の芒硝におけるようなものである」と言う。また、白字の杏仁は、味は甘温であり、咳逆上気を主り、墨字は心下の煩熱、風気の去来、時気の頭痛で解肌する。劉茝庭は、「《金匱要略》ではまた、「その人の形が腫れる場合は、杏仁を加えてこれを主る。その証は麻黄を入れるべきであるが、その人は遂に痺れるので、これを入れない」と言う。これによれば、杏仁と麻黄とはただ緊迫している場合と緩慢な場合の区別があり、それが欝滞を開くのはほぼ同じである。特に喘を治療せずに使用する。かつこの処方の妙味は固より偏にすばやいことにあるのは、生姜や大棗などの品を用いない理由である」と言う。案じるに、前の注釈に「麻黄は表を発し、杏仁は喘を治療する」と言うのは、通論ではないようである。しかも本方が単に切るのは、昔の人はこれを単刀直入に陳いものを突いて敵を擒にし、これに敵対する武将に比喩するのは、幾らか理由がある。

方後の粥を啜る方法を使用しないのは、麻黄は発汗の峻薬であるからである。そこで、粥を啜って汗を穀物に借りる方法を使用しない。

松陵徐氏は言う。先ず麻黄を煮て二升を減らすのは、多く煮てその力の主なところを取るべきであることである。僅かに上の泡沫を除き、ただ煮て一二沸するのではない（案じるに、麻黄附子甘草湯では特に「麻黄を煮て一二回沸騰させる（302）」と言う。その他は皆これと同じである）。

《医宗金鑑》に言う。劣った医者は、麻黄の作用が温覆して汗を取ることにあることが解っていない。もし温覆して汗を取らない場合は、発汗の峻薬ではない。そこで、遂に麻黄は専らよく表を発して他の病を治療しないと言う。誰が解っていることがあろうか。この湯液は桂枝湯を合わせて麻桂各半湯と名づけ、用いて太陽に邪が留連していまだ尽きていない寒熱を調和する。杏仁を除き、石膏を加え、桂枝湯を合わせて桂枝二越婢一湯と名づけ、用いて太陽病で発熱が多く悪寒が少ない寒熱を解する。もしし陽が内に盛んになり、汗が出て喘が出現する場合は、また麻黄杏仁甘草石膏湯がある。もし陰が内に盛んになり、汗がない場合は、また麻黄附子細辛湯や麻黄附子甘草湯がある。そして皆温覆せずに汗を取る。これによって麻黄が峻剤であるのと峻剤でないのとは、温覆するのと温覆しないのにあることが解る。これは仲景の処方を用いる心法であり、どうして通常の人がこれを体得して窺う所であろうか。

【解説】　本条文は、太陽の傷寒の証候と治療法について論述している。

頭痛と発熱は、太陽病に出現する重要な症状である。太陽上篇の第3条では「体痛」を言うが、本条文ではこれを詳らかにして「身疼む」「腰痛」「骨節疼痛」を言う。風寒が内を搏つと、一身が尽く疼む。第3条では「必ず悪寒す」と言い、本条文では「悪風す」と言い、互いにこれを言う。風寒が外束し、陽気が内に欝滞すると、嘔逆し（第3条）、あるいは喘が出現する（第35条）。本証は、表が閉じて汗が出ない状態にある。そこで、麻黄湯を与えて欝滞した陽気を開いて発する。

本方は、君薬に麻黄を用いるので、麻黄湯と言い、表を開き邪を逐って発汗する第一の峻薬である。本方は、太陽の傷寒で営衛がともに傷れ、表が閉じて汗が出ない証を治療する。方中の麻黄は、味苦温で、中風や傷寒の頭痛を主り、表を発し、汗を出し、邪熱を去り、咳逆上気を止め、寒熱を除き、また腠理を通じ、傷寒の頭痛を疏通し解肌する。麻黄が桂枝を得ると、発表の効能は更に鋭くなる。杏仁は、味甘温であり、咳逆上気を主り、また心下の煩熱、風気の去来、時気の頭痛で解肌する。麻黄湯は、発汗の峻薬である。そこで、粥を啜って汗を穀物に借りる方法は採用しない。

【原文】　太陽与陽明合病、喘而胸満者、不可下。宜麻黄湯。（36）

【本文】　太陽と陽明の合病、喘して胸満する者は、下す可からず。麻黄湯に宜し。

【通釈】　太陽と陽明の合病に罹患し、喘が出現して胸満する場合は、攻下すべきでない。この場合は、麻黄湯を用いるのがよい。

【本文】　此れ、太陽陽明合病の変局なり。前条は利と嘔とに因りて之を知る。今此の合病は、何に従りて知るや。必ず須く両病の脈証に従いて一一対勘すべし。即ち、利と嘔無くして亦定めて合病と為す可し。邪表に束して舒越せざれば則ち喘喝を為し、熱裏に壅がりて宣発せざれば則ち胸満を為す。一説に、満は懣と古字通用す。《脈経》に「肺気実すれば則ち喘喝、胸懣す」と云う是れなり。亦通ず。是を以て其の表邪未だ罷まず。故に陽明の証有りと雖も、未だ妄りに攻下を議る可からず。治するに麻黄湯を以て表邪を発散すれば、則ち裏気随いて和し、喘満を治さずして喘満自ら平らかなり。《経》に「陽明病、脈浮、汗無くして喘する者は、汗を発すれば則ち愈ゆ。麻黄湯に宜し（235）」と曰うは、此の条と頗る義を同じくす。蓋し、太陽陽明同じく病めば、邪熱壅《よう》盛し、勢い必ず喘を為すは、知る可きのみ。乃ち、陽明を治さずして顓《もっぱ》ら太陽を攻むるは、斯《ここ》に仲景義を析するの精しきを見わす。

中西子文曰く、首条は先ず葛根湯を挙げて次ぎは二陽の合病の証を以てし、今又麻黄湯を挙げて次ぎは合病を以てす。此れも亦章を編するの旨なり。

【語釈】　○喘喝：呼吸が急迫し、はーはーと声が出る病証。　○懣：もだえる。

【通釈】　これは、太陽と陽明の合病の変局である。前の条文（第32条、第33条）は下痢と嘔吐によってこれが解る。今この合病は、何によって解るのであろうか。必ず二つの病の脈証に従って一々相互に勘考すべきである。即ち、下痢と嘔吐はないが、また定めて合病とすべきである。邪が表に外束し、舒びて越えない場合は喘喝を生じ、熱が裏に塞がって宣発されない場合は胸満を生じる。一説に、「満」の字は「懣」の字と古字が通用する。《脈経》に「肺気が実する場合は、喘喝し、胸懣する」と言うのがこれである。また、通じる。そこで、その表邪はいまだ止んでいない。そこで、陽明の証はあるが、いまだ妄りに攻下を議るべきでない。治療に麻黄湯を用いて表邪を発散する場合は、裏気はこれに従って調和し、喘満を治療しないが、喘満は自然に平らかになる。《経》に「陽明病で脈が浮になり、汗はなく、喘が出現する場合は、汗を発すると病は治癒する。麻黄湯を用いるのがよい（235）」と言うのは、この条と頗る義が同じである。思うに、太陽と陽明が同じく病む場合は、邪熱が塞がって盛んになり、勢いが必ず喘を生じるのは、知るべきである。即ち、陽明を治療せずに専ら太陽を攻めるのは、ここでは仲景が精しく意義を解析していることを見わしている。

中西子文は言う。首条は先ず葛根湯を挙げ、次ぎは二陽の合病の証をもってし、今また麻黄湯を挙げて次ぎは合病をもってする。これもまた章を編集する主旨である。

【解説】　本条文は、太陽と陽明の合病の変局の治療法について論述している。

太陽と陽明の合病では、必ず自下利が出現し、あるいは下痢はなく、ただ嘔吐が出現する（第32条、第33条）。あるいは喘と胸満が出現する場合は、また太陽と陽明の合病である。即ち、邪が表に外束し、舒びて越えなくなると、喘喝が出現する。邪熱が塞がって旺盛になると、勢いは必ず喘を生じる。熱が裏に塞がって宣発されなくなると、胸満が出現する。本証では、陽明の証はあるが、表邪はまだ止んでいないので、妄りに攻下すべきでない。そこで、麻黄湯を用いて表邪を発散すると、裏気はこれによって調和し、喘と胸満を治療しないが、喘と胸満は自然に平らかになる。

【原文】　太陽病、十日以去、脈浮細而嗜臥者、外已解也。設胸満脇痛者、与小茈胡湯。脈但浮者、与麻黄湯。（37）

【本文】　太陽病、十日以去、脈浮細にして嗜臥する者は、外已に解するなり。設し胸満脇痛する者は、小茈胡湯を与う。脈但だ浮の者は、麻黄湯を与う（以は已と同じ）。

【通釈】　太陽病に罹患し、既に十日が経過し、脈が浮細で好んで眠る場合は、外は既に解されている。もし胸満し脇痛する場合は、小柴胡湯を与える。脈がただ浮である場合は、麻黄湯を与える（以は已と同じである）。

【本文】　此れ、太陽病、日数過多、或は自ら愈え、或は少陽に伝わり、或は尚太陽に在るの義を釈す。当に三截《せつ》と作して看るべし。言うは、太陽病、十余日の久しきに至り、脈浮、緊ならずして細、人躁煩せずして嗜臥する者は、脈静かに、神恬《やす》ければ、解証疑い無し。唯だ是れ大邪已に退くの際、血気乍ち虚して肢体倦怠するなり。下の二段は、未だ解せざるの時に就いて説う。設なる者は、虚假の辞なり。十余日未だ解せず、脈浮細、嗜臥せずして胸満、脇痛する者は、外当に寒熱往来等の候有るべきを謂う。此れ、邪少陽に入ると為す。故に宜しく小茈胡湯を与うべし。若し脈但だ浮にして細ならず、嗜臥せざる者は、邪猶太陽に在りて未だ解せず。仍お当に麻黄湯を与うべし。日数過多と雖も、表発を妨げざるなり。蓋し、彼は既に麻黄湯の脈を現わせば、亦応に必ず麻黄湯証有りて之に符合すべし。然して此の段に「設し」と曰い、「与う」と曰えば、則ち惟だ是れ法を設けて以て学ぶ者に伸引を供するに過ぎざるのみ。真に之を与うるを謂うに非ざるなり。

程氏曰く、脈浮細にして嗜臥する者は、之を少陰の病為るの嗜臥に較ぶれば、脈浮は則ち之を別かつ。之を陽明の中風の嗜臥に較ぶれば、脈細も又之を別かつ。脈静かに、神恬ければ、解証疑い無し。

【語釈】　○少陰の病為るの嗜臥：「少陰の病為る、脈微細、但だ寐ねんと欲するなり(281)」を参照。　○陽明の中風の嗜臥：「陽明の中風、脈弦浮大にして短気し、腹都て満ち、脇下及び心痛み、久しく之を按ずれども気通ぜず、鼻乾き、汗を得ず、嗜臥し云々（231）」を参照。

【通釈】　これは、太陽病で日数が過多になり、あるいは自ら治癒し、あるいは病が少陽に伝わり、あるいはなお太陽にある意義を解釈している。三つの段落にして看るべきである。ここで言う内容は、太陽病に罹患し、既に十余日の久しい期間に至り、脈が浮であるが、緊ではなく細であり、病人が煩躁せずに嗜臥する場合は、脈は静かであり、精神は安らかであるので、病が解される証であるのは疑いがない。ただ、これは大邪が既に退いた際であり、気血が忽ち虚して四肢や身体に倦怠感が出現している。下の二つの段落は、病がいまだ解されていない時について言う。「設し」は、真ではなく仮の辞である。十余日の間まだ解されておらず、脈が浮細になり、嗜臥しないが、胸満し、脇痛する場合は、外は寒熱往来などの証候があるはずであることを言う。これは、邪が少陽に入っている。そこで、小柴胡湯を与えるべきである。もし脈はただ浮になるが細ではなく、嗜臥しない場合は、邪はなお太陽にあっていまだ解されていない。なお麻黄湯を与えるべきである。日数は過多であるが、表を発することは妨げない。思うに、彼は既に麻黄湯の脈を現わしているので、また必ず麻黄湯証があってこれに符合するはずである。そしてこの段落に「設し」と言い、「与える」と言えば、ただ法を設けて学ぶ者に応用させるにすぎない。真にこれを与えることを言うのではない。

程氏は言う。脈が浮細で嗜臥する場合は、これを少陰の病で嗜臥するのに比較すると、脈が浮であるのはこれを区別する。これを陽明の中風の嗜臥に比較すると、脈が細であるのもまたこれを区別する。脈が静かであり、精神が安らかであれば、病が解される証であるのは疑いがない。

【解説】　本条文は、太陽病の日数が過多になり、病が自ら治癒し、少陽に伝わり、あるいはなお太陽にあるなどの三種類の病証の意義について論述している。

本条文の内容は、三つの段落に分けて見るべきである。太陽病に罹患し、既に十余日が経過し、脈は浮であるが、緊ではなく、細であり、煩躁はなく、嗜臥する場合は、脈は静かであり、精神は安らかであるので、表証は既に解された状態にある。本証では、大邪が消退したが、気血が虚しているので、四肢や身体に倦怠感が出現する。

第二節の冒頭の「設し」は、真ではなく、仮の辞である。病は十余日の間解されず、脈は浮細になり、嗜臥はないが、胸満し、脇痛する場合は、邪が少陽に入っているので、往来寒熱などの証候が出現するはずである。そこで、小柴胡湯を投与する。

もし脈は浮になるが、細ではなく、嗜臥しない場合は、日数は過多になっているが、邪は太陽にあって解されておらず、なお麻黄湯の証候が出現しているはずである。そこで、麻黄湯を投与する。

第二節に「設し」と言い、第二節と第三節に「与う」と言うのは、真にこれを与えることを言うのではなく、法を設けて学ぶ者に応用させることを言う。

【原文】　太陽中風、脈浮緊、発熱、悪寒、身体疼痛、不汗出而煩躁者、大青龍湯主之。若脈微弱、汗出悪風者、不可服之。服之則厥逆、筋惕肉瞤。此為逆也。（38）

【本文】　太陽の中風、脈浮緊、発熱、悪寒、身体疼痛、汗出でずして煩躁する者は、大青龍湯之を主る。若し脈微弱、汗出でて悪風する者は、之を服す可からず。之を服すれば則ち厥逆し、筋惕《てき》肉瞤《じゅん》す。此れを逆と為すなり（惕は他歴の翻。瞤は儒潤の翻。○旧本は「身」の下に「体」の字を脱す。今《玉函》《脈経》《千金翼》に依りて補入す）。

【通釈】　太陽の中風に罹患し、脈は浮緊になり、発熱し、悪寒がし、身体は疼痛し、汗は出ずに煩躁する場合は、大青龍湯がこれを主る。もし脈が微弱であり、汗が出て悪風がする場合は、これを服用すべきでない。これを服用する場合は、厥逆し、筋肉は跳ねて動きぴくぴくする。これは誤治である（惕は他歴の翻である。瞤は儒潤の翻である。○旧本では「身」の字の下に「体」の字を脱している。今《玉函》《脈経》《千金翼》によって補って入れる）。
【本文】　此れ、太陽の傷寒の劇証なり。中風は、乃ち傷寒の互辞なり。蓋し、風寒は本是れ一気なり。故に互いに言いて以て必ずしも拘わるべからざるを明かすなり。前輩は此の二字に於いて、遂に紛紜《ふんうん》を致し、皆散文は則ち通ず可き故を知らざるなり。凡そ太陽と云えば、便ち悪寒、頭痛を具う。若し重きを見わす者は、必ず更に之を掲ぐ。此の条、脈浮緊、発熱、悪寒、身体疼痛、汗出でず、其の候は一に麻黄と同じ。喘を言わざる者は、蓋し文を省くなり。但だ煩躁の一証は、彼に無き所なり。松陵徐氏曰く、「凡そ弁証は必ず独り異なる処に於いて着眼す」と。或るひと曰く、「此れ汗出でずと云うは汗無しと異なれば、則ち其の証、蒸蒸として発熱し、汗せんと欲するに似るも、透出すること能わざるなり」と。案ずるに、「汗出でず」の「不」の字は、下文の「汗出づ」に対して言う。必ずしも深く講ぜず。反って鑿てば、是れ熱勢殊に熾《さか》んに、邪気表に怫鬱して内気宣達せず。故に煩躁を致す。若し単に麻桂の辛熱の剤を用うれば、両陽相い格《こば》み、徒に熱を増して躁して其の汗を発するに足らず。譬うれば、猶乾鍋《か》赤製の潤うは何自り来るや、但だ加うるに水を以てすれば、則ち鬱蒸沛然として気化四《よも》に達し、雲蒸し雨化すの散を為すがごとし（《素問・陰陽応象大論》に曰く、「陽の汗は天地の雨を以て之を名づく」と）。是れ仲景、麻黄湯の中に於いて更に石膏を加え、相い藉りて以て之を発越する所以なり。其の妙、最も温涼配合する処に在り。然して此の方、発汗の重剤と為す。故に又其の戒めを示して「脈微弱、汗出で悪風する者は、之を服す可からず」と。是れ表裏倶に虚すの象なり。乃ち、桂枝加附子湯の主る所なり。假令《たと》えば煩躁の証有れば、少陰の亡陽に属すれば、大青龍湯之を与うるに中らざるなり。若し誤りて之を服すれば、則ち陰陽相い順接せずして四肢厥逆す。津液枯れて少なく、筋脈養う所を失う。故に惕惕《てき》然として跳び、瞤瞤《じゅん》然として動く。殆ど是れ之を治するの逆なり。呉氏（綬）曰く、「惕なる者は、筋脈動きて跳ぬるなり。瞤なる者は、肌肉蠕動するなり」と。案ずるに、王燾《とう》曰く、「此の方、中風に傷寒の脈を見わす者は、之を服す可し」と。朱肱曰く、「桂枝は傷衛を主り、麻黄は傷営を主り、大青龍は営衛倶に傷らるを主る」と。是れ自り後人遂に三綱鼎峙の説有るも、抑も偏見に属す。

柯氏曰く、論中は中風、傷寒互いに称する者有り、大青龍が如き是れなり。中風、傷寒兼ねて掲ぐる者有り、小茈胡是れなり。仲景、但だ細かに脈証を弁じて治を施す。何ぞ嘗て中風、傷寒の其の名を別かつに於いて拘拘とするや。

喩氏曰く、天地の鬱蒸、雨を得れば、則ち人身を和し、煩躁は汗を得れば、則ち解す。大青龍湯証は、太陽、無汗の為にして設くれば、麻黄湯証と何ぞ異ならん。煩躁一証兼ねて見わるるに因りて則ち此の法に非ざれば解せず。

山田宗俊曰く、案ずるに、麻黄の証に「汗無し」と曰い、大青龍の証に「汗出でず」と曰うは、猶太陽病は「或は未だ発熱せず（3）」と曰い、少陰病は「熱無く悪寒す（7）」と曰うがごとし。造語は既に義を異にすれば、亦同じならず。蓋し、「汗無し」は「汗有り」に対して之を言う。「汗出でず」は、「汗無し」に対して之を言う。其の人啻無汗ならず、麻黄湯を服して以て之を発すと雖も、尚猶汗を得ざるがごときを言うなり。

【語釈】　○紛紜：盛んなさま。みだれるさま。　○沛然：雨が盛んに降るさま。水が盛んに流れるさま。　○少陰の亡陽：「病人、脈陰陽倶に緊、反って汗出づる者は、亡陽するなり。此れ少陰に属す。法当に咽痛して復た吐利すべし(283)」を参照。　○三綱鼎峙の説：「三綱鼎立論」とも称される。太陽病は、風が衛を傷る場合は治療に桂枝湯を用い、風が営を傷る場合は治療に麻黄湯を用い、風寒が営衛をともに傷る場合は治療に大青龍湯を用い、これらの三つの綱領が鼎のように対峙するとする説を指す。　○拘拘：こだわるさま。

【通釈】　これは、太陽の傷寒の劇証である。中風は、傷寒の互辞である。思うに、風寒は本来一気である。そこで、互いに言って必ずしも拘わるべきでないことを明らかにする。先輩はこの二字において遂に乱れるが、皆散文では通じることができる理由が解っていない。およそ太陽と言えば、悪寒や頭痛が具わる。もし重視する場合は、必ず更にこれを掲げる。この条文では、脈が浮緊になり、発熱し、悪寒がし、身体に疼痛が出現し、汗が出ないなどの証候は全て麻黄の証と同じである。喘を言わないのは、思うに文を省くからである。ただ、煩躁の一証は、彼にない所である。松陵徐氏は、「およそ証を弁じるには、必ず独り異なる所に着眼する」と言う。ある人は、「これが「汗が出ない」と言うのは「汗がない」のと異なるので、その証は、熱気が外に向かって湧き上がるように蒸蒸として発熱し、発汗しようとするが、汗を透出できない」と言う。案じるに、「汗が出ない」の「不」の字は、下文の「汗が出る」に対して言う。必ずしも深く議論しない。反って穿って見ると、これは熱勢が殊に盛んであり、邪気が表に怫鬱し、内の気が宣びて達しない。そこで、煩躁を生じる。もし単に麻黄湯や桂枝湯の方剤を用いると、二つの陽が相互に拒み、徒に熱を増して煩躁するが、その汗を発するには充分でない。譬えてみると、丁度乾燥して真っ赤になった鍋が潤うのは、どうしてかと言えば、ただこれに水を加えると、塞がった蒸気が盛んに立ち上がり、気化が四方に達し、雲が立ち上り、雨に変化して発散するようなものである（《素問・陰陽応象大論》では、「陽の汗は、天地の雨でこれを名づける」と言う）。これは、仲景が麻黄湯の中に更に石膏を加え、これを借りて邪気を発越する理由である。その妙味は、最も温と涼を相互に配合する所にある。しかも、この処方は発汗の重剤である。そこで、またその戒めを示し、「脈が微弱になり、汗が出て悪風がする場合は、これを服用すべきでない」と言う。これは、表裏がともに虚した象である。即ち、桂枝加附子湯が主る所である。例えば煩躁の証がある場合は、少陰の亡陽の証に属しているので、大青龍湯はこれを与えてはならない。もし誤ってこれを服用する場合は、陰陽は相互に順接せず、四肢は厥逆する。津液が枯れて少なくなり、筋脈は養う所を失う。そこで、筋脈はぴくぴくと飛び跳ね、肌肉は引き攣って動く。殆どこの治療は誤治である。呉氏（綬）は、「惕は、筋脈が動いて跳ねることである。瞤は、肌肉が蠕動することである」と言う。案じるに、王燾《とう》は、「この処方は、中風に傷寒の脈が見われる場合は、これを服用すべきである」と言う。朱肱は、「桂枝湯は衛が傷られる場合を主り、麻黄湯は営が傷られる場合を主り、大青龍湯は営衛がともに傷られる場合を主る」と言う。これより以後の後人には遂に三つの綱領が鼎のように対峙するいわゆる「三綱鼎立論」の説があるが、抑も偏見に属している。

柯氏は言う。本論の中では中風と傷寒を互いに称する場合があり、大青龍湯のようなものがこれである。中風と傷寒を兼ねて掲げる場合があり、小柴胡湯がこれである。仲景は、ただ詳細に脈証を弁別して治療を施す。どうしてかつて中風と傷寒の名を区別することに拘泥することがあろうか。

喩氏は言う。天地に欝滞した蒸気が雨になれば、人の身体は和やかになり、煩躁する場合に汗を得ると、煩躁は解される。大青龍湯証は太陽病で汗がない場合に設けられるので、麻黄湯証とどうして異なることがあろうか。煩躁の一証が兼ねて見われるので、この方法でなければ、病は解されることがない。

山田宗俊は言う。案じるに、麻黄の証に「汗がない」と言い、大青龍の証に「汗が出ない」と言うのは、丁度太陽病では「あるいはいまだ発熱しない（3）」と言い、少陰病では「熱がなく悪寒がする（7）」と言うようなものである。造語は既に意義が異なるので、また同じでない。思うに、「汗がない」は「汗がある」に対してこれを言う。「汗が出ない」は、「汗がない」に対してこれを言う。その人はただ汗がないだけではなく、麻黄湯を服用してこれを発汗するが、なお汗を得ないようなことを言う。

【本文】　大青龍湯方

麻黄（六両、節を去る）　桂枝（二両、皮を去る）　甘草（二両、炙る）　杏人（四十箇、皮尖を去る。〇旧本は箇を枚に作る。今成本、及び前後の方注に照らして改訂す）　生姜（三両、切る）　大棗（十二枚、擘く。〇旧本は十枚に作る。成本、《玉函》《金匱》等に據れば、并びに十二枚に作る。故に今之に従う）　石膏（雞子大の如く、碎き、綿もて裹む。〇「綿もて裹む」の二字は旧本に無き所なり。今《玉函》《千金翼》《外台》に依りて校して補う。劉茝庭曰く、「雞子大は当に是れ雞子黄許りの大きさの謂いなり。当に理中丸を参ずべし」と。案ずるに、《外台》に引く救急に骨蒸伝屍を療する方に皂莢長さ一尺の者、羊肉の大きさ拳の如く、黒錫の大きさ雞子の如きを用う。《肘後》に休息痢を療するの方に龍骨は鴨子大の如し。此れ皆似る。蛋黄に非ざるなり。攷えを俟つ）

右七味、水九升を以て、先ず麻黄を煮て、二升を減じ、上沫を去り、諸薬を内れ、煮て三升を取り、滓を去り、一升を温服し、覆いて微しく汗に似たるを取る。汗出づること多き者は、温粉もて之を撲《う》つ。一服にて汗する者は、後服を停む。若し復た服すれば、汗多く亡陽し、遂に虚し、悪風、煩躁、眠るを得ざるなり（撲は弼角の翻。撃つなり。〇旧本は「取る」の上に「覆う」の字を脱す。今《玉函》《外台》及び《可発汗篇》に依りて訂して補う）

【通釈】　大青龍湯方

麻黄（六両、節をのぞく）　桂枝（二両、皮を除く）　甘草（二両、あぶる）　杏仁（四十箇、皮尖を除く。〇旧本では箇を枚に作る。今成本、および前後の処方の注に照らして改訂する）　生姜（三両、切る）　大棗（十二枚、きざむ。〇旧本では十枚に作る。成本、《玉函》《金匱》等によれば、いずれも十二枚に作る。そこで、今これに従う）　石膏（鶏卵大のようなもの、砕いて綿で裹む。〇「綿で裹む」の二字は、旧本にはない。今《玉函》《千金翼》《外台》によって校正して補う。劉茝庭は、「鶏卵大は、鶏の卵黄のおよその大きさを言う。理中丸を参照すべきである」と言う。案じるに、《外台》に引用する救急で骨蒸の伝屍を治療する処方では、皂莢の長さが一尺のもの、羊肉の大きさが拳のようなもの、黒錫の大きさが鶏卵のようなものを用いるとある。《肘後》に休息痢を治療する処方では、龍骨は鴨の卵の大きさであるとある。

これは皆似ている。卵黄ではない。考察を待つ)

右の七味に水九升を用い、先ず麻黄を煮て、二升を減らし、上の泡沫を除き、諸薬を入れ、煮て三升を取り、滓を除き、一升を温めて服用し、覆って微かに汗に似たものを取る。汗が多く出る場合は、温粉でこれを打つ。一回の服用で汗が出る場合は、その後の服用を停止する。もしまた服用する場合は、汗が多く出て亡陽し、遂に虚して悪風がし、煩躁し、眠ることができなくなる(撲は弼角の翻である。撃つことである。○旧本では「取る」の上に「覆う」の字を脱している。今《玉函》《外台》および《可発汗篇》によって訂正して補う)

【本文】 名づけて大青龍と曰う者は、麻黄の色青く、且つ能く風寒を発越して邪気を散ずるを以てなり。「大」の字は、小青龍湯に対して言う。此の方、桂麻合用し、芍薬を去りて麻黄を倍すれば、発汗の力は殊に鋭し。石膏は、辛甘大寒、耑《もっぱ》ら裏を治すも、倘《も》し麻黄を与えて相い配すれば、相い藉りて以て表分に走りて壅鬱を散ず。越婢湯の如きも亦然りと為す。方中の甘草は以て諸薬を和し、姜棗は以て営衛を調う。是に於いて温涼配合の妙を得、殆ど両陽相い格むの慮《おもんぱか》り無し。龍昇り雨降れば、欝熱頓に解す。是れも又桂麻二湯の及ばざるを佐くる所以なり。

方後の温粉は能く止汗す。故に古人は之を用うるも、其の方未だ詳らかならず。案ずるに、《後漢書・華佗伝》に曰く、「体に不快有るも、起くれば一禽の戯れを為し、怡《よろこ》びて汗出で、因りて以て粉を著く」是れなり。又後人、頗る其の方を狗《く》読する者有り。要するに皆憶測、仲景の用うる所は果たして奈何なるかを知らざるなり。愚嘗て《温粉彙《い》攷》一編を著わし、以て前人の補添するの方を鳩葺《きゅうしゅう》す。宜しく参看すべし。若し復た服し、汗多く以下は、過服の誡めを挙ぐ。蓋し、表陽虚すを以ての故に悪風す。裏陽虚するが故に煩躁し眠ることを得ず。乾姜附子湯の条に「之を下して後、復た汗を発し、昼日煩躁して眠るを得ず(61)」と云う。此れに據れば、亦乾姜附子湯の主る所なり。

舒氏曰く、此の湯、麻桂合用す。尤も妙は石膏の辛甘大寒、熱を解し、津を生じ、煩躁を除きて裏を救い、肌表に達して汗を助け、内を安んじ外を攘《はら》い、胥《みな》之に頼るに在り。

呉氏(人駒)曰く、表邪を発散するに、皆石膏を以て同じく用うる者は、蓋し石膏は其の性寒、寒は能く熱に勝ち、其の味薄、薄は能く表に走り、芩連の輩の性寒味苦にして厚の升達せざるが如きに非ざるなり。

【語釈】 ○禽:鳥。 ○狗読:狗尾読貂《ちょう》の略。立派なものの後につまらぬものを続け、ふさわしくない譬え。　〇鳩：集める。　〇葺：かさねる。おおう。

【通釈】　名づけて大青龍湯と言うのは、麻黄の色が青く、しかもよく風寒を発越して邪気を散じるからである。「大」の字は、小青龍湯の「小」の字に対して言う。この処方は、桂枝湯と麻黄湯を合用し、芍薬を除いて麻黄を倍にするので、発汗の力は殊に鋭い。石膏は辛甘大寒であり、専ら裏を治療するが、もし麻黄を与えて相互に配すると、それぞれの作用を借りて表分に走り、塞がっている欝滞を散じる。越婢湯のようなものもまたそのようである。方中の甘草は諸薬を和やかにし、生姜と大棗は営衛を調える。ここにおいて温涼を相互に配合する妙味が得られるので、殆ど二つの陽が相互に拒む心配はない。龍が昇り雨が降ると、欝熱は遽かに解される。これもまた桂枝湯と麻黄湯の二つの湯液が及ばない点を佐ける理由である。

方後の温粉は、よく止汗する。そこで、古人はこれを用いるが、その処方はいまだ詳らかでない。案じるに、《後漢書・華佗伝》に「体に不快な感じがするが、起きると鳥と戯れ、喜んで汗が出たので、これによって粉を著ける」と言うのがこれである。また、後人はその処方に非常につまらぬものを続ける場合がある。要するにいずれも憶測であり、仲景の用いる所が果たしてどのようなものであるのかが知っていない。私はかつて《温粉彙《い》攷》の一編を著わし、これによって前人が補添した処方を集めたので、参照して見るべきである。「もしまた服用し、汗が多くなる」以下の論述は、過剰に服用する戒めを挙げる。思うに、表の陽気が虚すので、悪風がする。裏の陽気が虚すので、煩躁して眠ることができなくなる。乾姜附子湯の条文に「これを下した後、また発汗し、昼日煩躁して眠ることができなくなる（61）」と言う。これによれば、また乾姜附子湯が主る所である。

舒氏は言う。この湯液は、麻黄湯と桂枝湯を合用する。尤も妙味は、石膏は辛甘大寒であり、解熱し、津液を生じ、煩躁を除いて裏を救い、肌表に達して発汗を助け、内を安らかにして外を攘い、皆これに頼ることにある。

呉氏（人駒）は言う。表邪を発散するのに、皆石膏を同時に用いるのは、思うに、石膏はその性が寒であり、寒はよく熱に勝ち、その味は薄であり、薄はよく表に走り、黄芩や黄連の類が性は寒、味は苦で厚であり、升達しないようなものではない。

【解説】　本条文は、太陽の傷寒の劇証と治療法について論述している。

冒頭の「中風」は、傷寒の互辞である。風寒の邪は本来は一気であるので、中風と傷寒は必ずしも拘わるべきでない。本証は太陽病であるので、悪寒、発熱を掲げてこれを重んじる。本証の「脈浮緊、発熱、悪寒、身疼痛、汗出でず」などの証候は麻黄の証と同じであるが、煩躁の症状は麻黄の証にはない。麻黄の証では喘が出現するが（第35条）、本条文では省略されている。「汗出でず」の「不」の字は、下文の「汗出づ」に対して言う。太陽病に罹患し、熱勢が盛んになり、邪気が表に怫鬱するが、汗が出なくなると、内の気が宣達できなくなるので、煩躁が出現する。もし本証に麻黄湯あるいは桂枝湯を投与する場合は、二つの陽が相互に拒むので、熱を増して煩躁し、発汗は充分でない。そこで、麻黄湯の中に更に石膏を加え、これによって邪気を発越する。本方は、発汗の重剤である。そこで、脈が微弱になり、汗が出て悪風がし、表裏がともに虚している場合は、桂枝加附子湯が主る所であり、大青龍湯は投与すべきでない。もし誤って大青龍湯を投与する場合は、陰陽が相互に順接しなくなるので、四肢は厥逆する。また、津液が枯れて少なくなると、筋脈は濡養されなくなるので、筋脈は飛び跳ね、肌肉は引き攣って動く。これは、正しく誤治である。惕は、筋脈が動いて跳ねることである。また、瞤は、肌肉が蠕動することである。

本方は、麻黄の色が青く、またよく風寒を発越して邪気を散じるので、大青龍湯と名づける。大青龍湯の「大」の字は、小青龍湯の「小」の字に対して言う。大青龍湯は、桂枝湯と麻黄湯を合用し、芍薬を除いて麻黄を倍にするので、発汗の力は鋭い。方中の石膏は辛甘大寒であり、専ら裏を治療するが、麻黄に配すると、表分に走って邪気が塞がって欝滞するのを発散する。甘草は諸薬を和やかにし、生姜と大棗は営衛を調える。

方後の温粉は、よく止汗する。また、「若し復た服すれば、汗多く亡陽し、遂に虚し、悪風、煩躁し、眠ることを得ざるなり」は、大青龍湯を過剰に服用し、表の陽気が虚す場合は悪風がし、裏の陽気が虚す場合は煩躁して眠ることができなくなることを言う。本証は、第61条に「之を下して後、復た汗を発し、昼日煩躁して眠ることを得ず、夜にして安静、嘔せず、渇せず、表証無く、脈沈微、身に大熱無き者は、乾姜附子湯之を主る」とあるように、乾姜附子湯が主る所である。

【原文】　傷寒、脈浮緩、身不疼、但重、乍有軽時、無少陰証者、大青龍湯発

之。(39)

【本文】　傷寒、脈浮緩、身疼まず、但だ重く、乍ち軽き時有り、少陰の証無き者は、大青龍湯之を発す。

【通釈】　傷寒に罹患し、脈は浮緩になり、身体は痛まず、ただ重だるくなるが、忽ち軽くなる時があり、少陰の証がない場合は、大青龍湯を用いてこれを発する。

【本文】　此れ、前条を承けて、其の証稍異なる者を論ず。発熱、悪寒、無汗、煩躁等の証は、此の条も亦同じくする所なり。言わざる者は、文を省くなり。但だ前証は、脈浮緊、身体疼痛す。此れ、邪筋骨に迫る。此の段、脈浮緩、身疼まずして但だ重きは、乃ち邪迫らざるが故なり。其の機は異なると雖も、其の表鬱と為すは、則ち均し。故に大青龍湯を与えて以て其の邪を発越す。且つ少陰も亦煩躁有り。況や脈緩、身重きは、少陰の脈遅、身重しを疑う。故に徴するに「乍ち軽き時有り」を以てするは、身重くして時に軽きこと有るを謂う。少陰の若きは、則ち身重くして軽き時無きなり。案ずるに、本文に「少陰の証無し」と曰う者は、前条に「若し脈微弱云々」と曰うのと義を同じくす。蓋し、青龍は険峻の剤なれば、軽々しく試みる可からず、必ず細かに其の用いざる所を審らかにし、然る後に其の当に用うべき所を失《たが》わず、丁寧に反覆して人に誨《おし》うるの意は切なり。

柯氏曰く、脈浮緊の者は必ず身疼み、脈浮緩の者は疼まず。中風、傷寒は皆然り。又之を定脈、定証と謂う可し。

魏氏曰く、「発」の字は、諸家議を置くこと多し。然して汗を発するの義に過ぎざるのみ。必ずしも深く之を言いて反って晦《くら》ませざるなり。

舒氏曰く、案ずるに、発熱、悪寒、無汗、煩躁は、乃ち大青龍湯の主証なり。其の主証有れば、脈浮緩、身疼まず、但だ重く、乍ち軽き時有りと雖も、即ち大青龍湯を用う可し。然して必ず其れ少陰の証無きを弁じ、方《まさ》に用う可し。否なれば則ち用う可からざるなり。

【通釈】　これは、前条を承けて、その証が幾らか異なる場合を論じている。発熱、悪寒、無汗、煩躁などの証は、この条文もまた同じくする所である。言わないのは、文を省くからである。ただ、前証では、脈が浮緊になり、身体に疼痛が出現する。これは、邪が筋骨に迫っている。この段落では、脈が浮緩になり、身体は疼まず、ただ重だるくなるが、これは邪が迫らないからである。その機序は異なるが、それが表の欝滞であるのは、均しい。そこで、大青龍湯を与えてその邪を発越する。かつ少陰病にもまた煩躁がある。ましてや脈が緩になり、身体が重だるくなるのは、少陰病で脈が遅になり、身体が重だるくなることを疑う。そこで、明らかにするのに「忽ち軽くなる時がある」とするのは、身体は重だるくなるが、時に軽くなることを言う。少陰病のようなものは、身体は重だるくなり、軽くなる時がない。案じるに、本文に「少陰の証がない」と言うのは、前条に「もし脈が微弱になり云々」と言うのと義が同じである。思うに、大青龍湯は危険で猛烈な方剤であるので、軽々しく試みるべきでなく、必ず詳細にそれを使用しない所を審らかにし、その後にそれを使用すべき所を間違わないようにし、丁寧に反覆して人に教える意は、切実である。

柯氏は言う。脈が浮緊である場合は必ず身体が疼み、脈が浮緩である場合は身体は疼まない。中風と傷寒は、皆そのようになる。また、これを一定の脈、一定の証と言うべきである。

魏氏は言う。「発す」の字は、諸家は議論することが多い。しかし、発汗する義に過ぎないだけである。必ずしも深くこれを言って反って晦《くら》ませない。

舒氏は言う。案じるに、発熱、悪寒、無汗、煩躁は、大青龍湯の主証である。その主証がある場合は、脈が浮緩になり、身体が疼まず、ただ重だるくなり、忽ち軽くなる時があるが、大青龍湯を使用すべきである。しかし、必ず少陰の証がないことを弁別し、そうして始めて使用すべきである。そうでなければ、使用すべきでない。

【解説】　本条文は、第38条を承けて、大青龍湯証の幾らか異なる病証について論述している。

本証では、発熱、悪寒、無汗、煩躁などの証候が出現するはずであるが、省略されている。第38条では、邪が筋骨に迫るので、脈は浮緊になり、身体に疼痛が出現する。本証では、邪が筋骨に迫らないので、脈は浮緩になり、身体は疼まず、ただ重だるくなる。両者の機序は異なるが、いずれも邪気が表で欝滞した状態にある。そこで、大青龍湯を投与して邪を発越する。少陰病では、脈が遅になり、身体が重だるくなり、煩躁する場合がある。「乍ち軽き時有り」は、身体が重だるくなり、時に軽減することを言う。少陰病では、身体は重だるくなるが、軽減することはない。「少陰の証」は、第38条の「若し脈微弱、汗出でて悪風する者」と義が同じである。大青龍湯は危険で猛烈な方剤であるので、少陰の証を審らかにして、軽々しく使用すべきでない。

【原文】　傷寒、表不解、心下有水気、乾嘔、発熱而咳、或渇、或利、或噎、或小便不利、少腹満、或喘者、小青龍湯主之。(40)
【本文】　傷寒、表解せず、心下に水気有り、乾嘔、発熱して咳し、或は渇し、或は利し、或は噎し、或は小便不利し、少腹満し、或は喘する者は、小青龍湯之を主る（噎は一結の翻。喘は尺・の翻）。
【通釈】　傷寒に罹患し、表が解されず、心下に水気があり、乾嘔し、発熱して咳をし、あるいは口が渇き、あるいは下痢し、あるいはむせび、あるいは小便が不利になり、少腹が脹満し、あるいは喘が出現する場合は、小青龍湯がこれを主る（噎は一結の翻である。喘は尺・の翻である）。
【本文】　此れ、太陽の傷寒、邪宿飲を動ずるの証なり。「表解せず」は、発熱、悪寒等尚在るを謂うなり。水気は、乃ち水飲なり。其の人の宿る所有るなり。今邪の激動を被り、水気を以て相い搏てば、則ち便ち心下に停まりて上下の気利せず。是に於いて喘、満、嘔、咳相い因りて見わる。蓋し、水胃に停まれば、則ち乾嘔す。兼ねて表解せざれば、則ち発熱す。或は肺を射れば、則ち咳す。或は聚まりて流れざれば、則ち渇す。或は腸に溜《た》まれば、則ち利す。或は上焦に聚まれば、則ち噎す。噎は餲と同じ。《説文》に「飯窒《ふさ》ぐなり。口に従い壹の声」と。乃ち、膈噎の噎、胸間窒礙《がい》し、気流通せざるを謂うなり。若し或は三焦其の決瀆《けっとく》を施すこと能わざれば、則ち小便利せずして少腹満す。或は水気上に淩《しの》げば、則ち喘す。上項の諸証或は有り、或は無く、必ずしも悉くは具えず。総じて小青龍湯を与えて以て表邪を散じ水飲を滌《のぞ》くなり。

令韶張氏曰く、傷寒、表解せざる者は、表の寒邪解せざるなり。心下に水気有る者は、裏の水気発動するなり。

王氏曰く、凡そ仲景、「表解せず」と称する者は、皆太陽病、発熱、悪寒、頭項強痛、脈浮なり。蓋し、病は太陽の表証に属すと雖も、裏証有りて之を兼ぬる者は、太陽病と言わず、但だ「表解せず」と称するなり。

山田宗俊曰く、表未だ解せざる者は、已に発汗を経て脈浮緊、頭痛、発熱、悪寒の証仍お在るを謂うなり。

柯氏曰く、水気心下に畜え、尚未だ固く結ばず。故に「或は然り」の証有り。若し誤下すれば、則ち硬満して結胸を成す。

【語釈】　○膈噎：噎膈に同じ。噎は、呑み込む時に咽が塞がる感じがすること。膈は、胸膈がつかえて飲食を呑み下せないこと。　○窒礙：ふさぎさまたげる。障害。

【通釈】　これは、太陽の傷寒で、邪が宿飲を動かす証である。「表が解されない」のは、発熱や悪寒などがなおあることを言う。水気は、水飲である。その人に宿る所がある。今邪の激動を被り、水気が打ち合う場合は、心下に停まって上下の気が通利しなくなる。ここにおいて、気喘、脹満、嘔吐、咳嗽が相互に原因となって見われる。思うに、水が胃に停まる場合は、乾嘔する。兼ねて表が解されない場合は、発熱する。あるいは肺を射る場合は、咳嗽が出現する。あるいは集まって流れない場合は、口が渇く。あるいは腸に溜《た》まる場合は、下痢になる。あるいは上焦に集まる場合は、噎になる。噎は、餲と同じである。《説文》では、「飯が窒ぐことである。口に従い壹の声である」とある。即ち、噎膈の噎であり、胸の間が窒がって妨げられ、気が流通しないことを言う。もしあるいは三焦がその決瀆の作用を施すことができない場合は、小便は不利になり、少腹は脹満する。あるいは水気が上に凌ぐ場合は、喘が出現する。上の項目の諸証は、あるいはあり、あるいはなく、必ずしも悉くは具わらない。総じて小青龍湯を与えて表邪を散じ水飲を滌《のぞ》く。

令韶張氏は言う。傷寒で、表が解されないのは、表の寒邪が解されないことである。心下に水気があるのは、裏の水気が発動することである。

王氏は言う。およそ仲景が「表が解されない」と称する場合は、皆太陽病で発熱し、悪寒がし、頭項強痛し、脈は浮である。思うに、病は太陽の表証に属するが、裏証があってこれを兼ねる場合は、太陽病とは言わず、ただ「表が解されない」と称する。

山田宗俊は言う。表がまだ解されないのは、既に発汗を経て脈が浮緊になり、頭が痛み、発熱し、悪寒がする証がなおあることを言う。

柯氏は言う。水気が心下に畜えられ、なおいまだ固く結んでいない。そこで、「あるいはそのようになる」証がある。もし誤下する場合は、硬満して結胸証を形成する。

【本文】　小青龍湯方

麻黄（節を去る）　芍薬　細辛　乾姜　甘草（炙る）　桂枝（各三両、皮を去る）　五味子（半升）　半夏（半升、洗う）

右八味、水一斗を以て、先ず麻黄を煮て、二升を減じ、上沫を去り、諸薬を内れ、煮て三升を取り、滓を去り、一升を温服す。若し渇すれば、半夏を去り、括樓根三両を加う。若し微利すれば、麻黄を去り、蕘《じょう》花、一鶏子の如きを加え、熬《い》りて赤色ならしむ。若し噎する者は、麻黄を去り、附子一枚、炮じて加う。若し小便不利し、少腹満する者は、麻黄を去り、茯苓四両を加う。若し喘すれば、麻黄を去り、杏人半升、皮尖を去りて加う。且つ蕘花は利を治せず、麻黄は喘を主る。今此の語は之に反す。疑うらくは仲景の意に非ず（蕘は如招の翻。熬は牛刀の翻。炮は薄交の翻）。

【通釈】　小青龍湯方

麻黄（節を除く）　芍薬　細辛　乾姜　甘草（あぶる）　桂枝（各々三両、皮を除く）　五味子（半升）　半夏（半升、洗う）

右の八味に水一斗を用い、先ず麻黄を煮て、二升を減らし、上の泡沫を除き、諸薬を入れ、煮て三升を取り、滓を除き、一升を温めて服用する。もし口が渇く場合は、半夏を除き、括樓根三両を加える。もし微かに下痢する場合は、麻黄を除き、鶏卵大の蕘花を熬って赤色にしたものを加える。もしむせぶ場合は、麻黄を除き、附子を一枚、炮じて加える。もし小便が不利になり、少腹が脹満する場合は、麻黄を除き、茯苓四両を加える。もし喘が出現する場合は、麻黄を除き、杏仁を半升、皮尖を除いて加える。かつ蕘花は下痢を治療せず、麻黄は喘を主る。今この言葉はこれに反する。恐らくは仲景の意ではない（蕘は如招の翻である。熬は牛刀の翻である。炮は薄交の翻である）。

【本文】　此れ、傷寒、表未だ解せず、水心下に積もり、汗を発し飲を蠲《のぞ》くの法なり。之を小青龍と謂う者は、即ち大青龍に対して名を立つる者なり。蓋し、其の用の軽重、力の緊慢を以てして言う。亦猶大小の茈胡、大小の承気の類のごときなり。此の方、自ら傷寒なるを以て、麻桂二湯を酌用し、細辛、乾姜は水寒を温散し、五味は肺気を收斂し、半夏は痰飲を滌《でき》除す。蓋し、表邪は裏飲の持する所と為し、宣越すること能わず。若し迅《はや》く裏飲を除かざれば、則ち表寒何に由りてか解せん。故に両解法を用うるも、裏を治するの薬は殊に発表より多きなり。

方後の加減法は、即ち後人の羼《せん》挿に係る。「且つ蕘花云々」の語を視れば、則ち前人既に仲景の意を疑う。而して昧き者は、奉りて金科玉条と為すは、咲《わら》う可し。

銭氏曰く、詳らかに後の加減法を推すに、凡そ原文中に毎に具わり、或は之が証有る者は、皆之有り、小青龍湯、小茈胡湯、玄武湯、通脈四逆湯、四逆散が如き皆是れなり。愚竊《ひそ》かに之を揆《はか》るに理を以てするに、恐らくは未だ必ずしも皆仲景より出でざるなり。

【語釈】　○羼：まじる。　○金科玉条：貴重な規律。

【通釈】　これは、傷寒で表がいまだ解されず、水が心下に積もり、発汗して飲を除く方法である。これを小青龍湯と言うのは、大青龍湯に対して名を立てる場合である。思うに、その作用の軽重と力の緊慢によって言う。また、丁度大小の柴胡湯、大小の承気湯の類のようなものである。この方は、自ら傷寒であるので、麻黄湯と桂枝湯の二つの湯液を酌用し、細辛と乾姜は水寒を温散し、五味子は肺気を収斂し、半夏は痰飲を除く。思うに、表邪は裏飲が保持するので、宣越することができない。もし早く裏飲を除かない場合は、表寒は何によって解されることがあろうか。そこで、両解法を用いるが、裏を治療する薬は殊に発表する薬より多い。

方後の加減法は、後人が交えて挿入した文章に拘わる。「かつ蕘花云々」の言葉を視ると、前人は既に仲景の意を疑っている。しかし、内容に暗い者は貴重な規律とするが、笑うべきである。

銭氏は言う。詳らかに後の加減法を推測すると、およそ原文の中に常に具わり、あるいはこの証がある場合は皆これがあり、小青龍湯、小柴胡湯、玄武湯、通脈四逆湯、四逆散のようなものがこれである。私は窃かに道理をもってこれを推測するに、恐らくはいまだ必ずしも皆仲景より出ていない。

【解説】　本条文は、太陽の傷寒に罹患し、邪が宿飲を動かす証について論述している。

「表解せず」は、発熱や悪寒がなおあることを言う。水気は、その人に宿る水飲である。邪が激しく動き、水気が打ち合って心下に停まると、上下の気が通利しなくなるので、気喘、脹満、嘔吐、咳嗽が出現する。即ち、水が胃に停まると、乾嘔する。兼ねて表が解されなくなると、発熱する。水飲が肺を射ると、咳嗽が出現する。水飲が集まって流れなくなると、口が渇く。水飲が腸に溜まると、下痢になる。水飲が上焦に集まると、噎になる。噎は餲と同じであり、胸の間が塞がって妨げられ、気が流通しなくなることを言う。三焦の決瀆を主る作用が失調すると、小便は不利になり、少腹は脹満する。水飲が上を凌ぐと、喘が出現する。これらの証候は、必ずしも悉くは具わらない。そこで、小青龍湯を与えて表邪を散じ、水飲を除く。

本方は、傷寒に罹患し、表がまだ解されず、水飲が心下に積もる場合に、発汗して水飲を除く処方である。本方を小青龍湯と言うのは、作用の軽重と力の緊慢によって大青龍湯に対して言う。本証は、傷寒に罹患している。そこで、処方は麻黄湯と桂枝湯の二つの湯液を斟酌して用いる。方中の細辛、乾姜は、水寒を温散する。五味子は、肺気を収斂する。半夏は、痰飲を除く。本証では、裏飲が表邪を保持している。そこで、治療は両解法を用いるが、裏を治療する薬が発表の薬より多い。なお、方後の加減法は、後人が挿入した文章である。

【原文】　傷寒、心下有水気、咳而微喘、発熱不渇。服湯已、渇者、此寒去欲解也。小青龍湯主之。(41)
【本文】　傷寒、心下に水気有り、咳して微喘し、発熱して渇せず。湯を服し已《おわ》り、渇する者は、此れ寒去りて解せんと欲するなり。小青龍湯之を主る。
【通釈】　傷寒に罹患し、心下に水気があり、咳をして微かな喘が出現し、発熱するが、口は渇かない。湯液の服用が終わり、口が渇く場合は、寒が去り病は治癒しようとしている。小青龍湯がこれを主る。
【本文】　此れ、前条を承けて更に其の義を申す。「傷寒、心下に水気有り」は、上文を承けて言うなり。咳して微喘する者は、水寒肺を射るなり。「発熱」の二字は、便ち該ねて「表解せず」に及びて来る。外証未だ罷まず。故に発熱す。内に水気有り。故に渇せず。「湯を服す」は、即ち小青龍湯なり。湯を服し已りて渇すれば、則ち水寒の気去りて解せんと欲すと為すを知る。但だ表裏両解の余を以て、上焦の津液尚少なし。所以に反って渇するなり。寒は、乃ち寒飲なり。《経》に「膈上に寒飲有り（324）」と曰う是れなり。上文は「水気」と曰い、此れは「寒」と曰い、名は異なるも義は同じ。説は附録に見わる。「小青龍湯之を主る」の句は、当に「発熱して渇せず」の下に在るべし。今末句と作す者は、乃ち倒筆法なり。解せんと欲して後、更に小青龍湯を服するを謂うに非ざるなり。案ずるに、此の条、正しく湯を服して後、渇する者は、是れ解候なるを明さんと欲す。但だ当に静かにして津回るを俟つべきの意なるも、人止渇薬《しかつやく》を服して反って水気を滋すを恐る。故に先ず「不渇（渇せず）」の二字を掲げ、服して後、渇を出だす者を掲げ、以て之を明かすなり。

周氏曰く、「小青龍湯之を主る」の句は、是れ上文を繳《きょう》結するの詞なり。況や「湯を服す」の二字は明明に指定するをや。他書は嘗て経文を易う。今古本に仍《よ》りて読む。

尤氏曰く、或るひと、「水飲の証は、或は渇し、或は渇せずと云うは何ぞや」と問う。曰く、「水、中に積む。故に渇せざるなり。其の渇する者は、水一か処に積みて四《よも》に布くを得ざるなり。然して渇せざる者は、常なり。其の渇する者は、変なり。小青龍湯を服し已りて渇する者は、乃ち寒去りて飲消ゆるの常道なり」と。

【語釈】　○繳：まとう。納める。

【通釈】　これは、前条を承けて、更にその意義を述べる。「傷寒で、心下に水気がある」は、上文を承けて言う。咳をして微かな喘が出現するのは、水寒が肺を射る。「発熱」の二字は、前条の「表が解されていない」を兼ねて来ている。外証はまだ止んでいない。そこで、発熱する。内に水気がある。そこで、口は渇かない。「湯を服用する」は、小青龍湯を服用することである。湯を服用し終わり、口が渇く場合は、水寒の気が去って病が解されようとすることが解る。ただ、表裏を両解した後であるので、上焦の津液はなお少ない。そこで、反って口が渇く。寒は、寒飲である。《経》に「膈上に寒飲がある（324）」と言うのがこれである。上文は「水気」と言い、これは「寒」と言い、名は異なるが、義は同じである。説は、附録に見われている。「小青龍湯がこれを主る」の句は、「発熱して渇かない」の句の下にあるはずである。今末の句とするのは、倒筆法である。病が解されようとした後、更に小青龍湯を服用することを言うのではない。案じるに、この条は、正しく湯液を服用した後に口が渇く場合は、病が解される証候であることを明らかにしようとする。ただ、静かにして津液が回るのを待つべきである意であるが、人が止渇薬を服用して反って水気を増すことを恐れる。そこで、先ず「渇かない」の二字を掲げ、服用した後に口が渇く場合を掲げ、これによってこれを明らかにする。

周氏は言う。「小青龍湯がこれを主る」の句は、上文を総括する詞である。ましてや「湯を服用する」の二字が明らかに小青龍湯を指定しているのはなおさらである。他の書物は、かつて経文を易える。今古本によって読む。

尤氏は言う。ある人が、「水飲の証は、あるいは口が渇き、ありは口が渇かないと言うが、それはどうしてであろうか」と質問した。私は、「水が中に積もる。そこで、口が渇かない。口が渇く場合は、水が一か処に積んで四方に布散することができない。しかし、口が渇かない場合は、常である。口が渇く場合は、変である。小青龍湯の服用を終わり、口が渇く場合は、寒が去って飲が消える常道である」と答えた。

【解説】　本条文は、小青龍湯の証候と服用後の転機について論述している。

「傷寒、心下に水気有り」は、第40条を承けて言う。水寒が肺を射ると、咳をして微かな喘が出現する。第40条で「表解せず」と言い、本条で「発熱す」と言う場合は、外証がまだ止んでいないので、発熱する。身体の内に水気があると、口は渇かない。「湯を服す」は、小青龍湯を服用することを言う。小青龍湯を服用し、水寒の気が去ると、口が渇き、病は解されようとする。小青龍湯を服用して表裏を両解する場合は、上焦の津液は少なくなるので、口が渇く。「水気」と言い、「寒」と言うのは、寒飲のことであり、名は異なるが義は同じである。「小青龍湯之を主る」は、「発熱して渇せず」に続く。即ち、「小青龍湯之を主る」の句を末にするのは倒筆法であり、病が解された後に更に小青龍湯を服用するのではない。小青龍湯を服用した後、口が渇く場合は、病が解されようとしているので、止渇剤を服用すべきでない。

【本文】　以上の十一章、麻黄の一類の証治を討論す。
【通釈】　以上の十一章は、麻黄湯の類の証候と治療法を討論する。

【原文】　太陽病、外証未解、脈浮弱者、当以汗解。宜桂枝湯。(42)
【本文】　太陽病、外証未だ解せず、脈浮弱の者は、当に汗を以て解すべし。桂枝湯に宜し。
【通釈】　太陽病に罹患し、外証がいまだ解されず、脈が浮弱の場合は、発汗して解すべきである。この場合は、桂枝湯を用いるのがよい。
【本文】　此れ、病は日久しと雖も、外証未だ解せざれば、仍お当に汗解すべしの義なり。外証は、即ち前の発熱、悪寒、頭項強痛等の証を謂うなり。脈浮弱は、即ち上篇の「陽浮陰弱（12）」の義なり。凡そ外証未だ解せずして脈浮弱を見わす者は、病は期を過ぐと雖も、脈証猶太陽に属すれば、当に桂枝の汗解の法に従うべし。蓋し、厳しく下は早くするを得ずの義なり。此の証、麻黄を用いざる者は、病を受くるの日多く、且つ脈弱にして緊ならざればなり。
　張氏曰く、外証未だ解せざれば、嘗て服するに発汗薬に過ぐること知る可し。
　隠庵張氏曰く、此れ自り以下の凡そ十五節は、桂枝麻黄に各々主る所有りて汗を発するの綱領と為すを論ず。
【通釈】　これは、病は日にちが久しいが、外証はいまだ解されていないので、なお発汗して病を解すべきであるの義である。外証は、前の発熱、悪寒、頭項強痛などの証を言う。脈浮弱は、上篇の「陽浮陰弱（12）」の義である。およそ外証がいまだ解されず、脈が浮弱を見わす場合は、病は時期が過ぎているが、脈証はなお太陽に属しているので、治療は桂枝の汗解の方法に従うべきである。思うに、厳しく攻下は早くしてはならないの義である。この証に麻黄を用いないのは、病を受けた日にちが多く、かつ脈は弱であり緊でないからである。

張氏は言う。外証がいまだ解されていなければ、かつて発汗薬を服用し過ぎたことを知るべきである。

隠庵張氏は言う。これより以下のおよそ十五節は、桂枝湯と麻黄湯が各々主る所があり、発汗の綱領とすることを論じている。

【解説】　本条文は、病は日数を経過しているが、外証がまだ解されていない場合は、なお発汗すべきである意義について論述している。

外証は、発熱、悪寒、頭項強痛などの証を言う。脈浮弱は、第12条の「陽浮にして陰弱」の義である。外証がいまだ解されず、脈が浮弱になる場合は、病は長期に渡っているが、脈証はなお太陽に属している。そこで、治療は桂枝湯を用いて発汗すべきであり、早く攻下すべきでない。

【原文】　太陽病、下之微喘者、表未解故也。桂枝加厚朴杏子湯主之。(43)

【本文】　太陽病、之を下して微喘する者は、表未だ解せざるが故なり。桂枝加厚朴杏子湯之を主る。

【通釈】　太陽病に罹患し、これを下した後、微かな喘が出現するのは、表がいまだ解されていないからである。桂枝加厚朴杏子湯がこれを主る。

【本文】　此れ、誤下の禁を犯して表未だ解せず、裏気上逆し、飲邪相い得て微喘を為す。然して下して後、但だ微喘の一証を加えて桂枝の証仍お未だ解せざれば、則ち是れ変逆の最も軽き者なり。下利止まず、上気し、喘急する傾危の候とは、大いに不同有り。故に桂枝の解表の内に於いて厚朴、杏人を加え、以て降逆定喘す。案ずるに、此の段、脈を言わず。然して「表未だ解せず」と言えば、則ち脈促なるは知る可し。

松陵徐氏曰く、「喘家作るに、桂枝湯に厚朴、杏子を加う（18）」は、乃ち本然の喘なり。此れ、乃ち誤下の喘なり。因殊なりて法は一なり。

劉茝庭曰く、麻黄湯、大青龍湯、及び葛根芩連湯の如きは、其の喘、倶に派証と為す。邪散じて喘定まる。故に此の例に在らず。

【語釈】　○本然：本来のまま。

【通釈】　これは、誤下の禁忌を犯したが、表がいまだ解されず、裏気が上逆し、飲邪がこれを得て微かな喘を生じている。しかし、下した後、ただ微かな喘の一証を加えるだけであり、桂枝の証がなおいまだ解されていない場合は、変証の最も軽い場合である。下痢が停止せず、上気し、喘急する危険な証候とは、大いに同じでない。そこで、桂枝湯の解表の中に厚朴と杏仁を加え、これによって逆を降ろして喘を定める。案じるに、この段落は、脈を言わない。しかし、「表がまだ解されていない」と言う場合は、脈が促であることを知るべきである。

松陵徐氏は言う。「喘家が発生する場合は、桂枝湯に厚朴と杏仁を加える（18）」は、本来の喘である。これは、誤下した後の喘である。原因は異なるが、治療法は一つである。

劉茝庭は言う。麻黄湯、大青龍湯、および葛根黄芩黄連湯のようなものは、その喘はともに派生した証である。邪が散じると、喘は定まる。そこで、この例にはない。

【本文】　桂枝加厚朴杏子湯方

桂枝（三両、皮を去る）　甘草（二両、炙る）　生姜（三両、切る）　芍薬（三両）　大棗（十二枚、擘く）　厚朴（二両、炙り、皮を去る）　杏人（五十箇、皮尖を去る。〇旧本は、箇を枚に作る。今《可発汗篇》に據りて改む）

右七味、水七升を以て、微火にて煮て三升を取り、滓を去り、一升を温服し、覆いて微しく汗に似たるを取る。

【通釈】　桂枝加厚朴杏子湯方

桂枝（三両、皮を除く）　甘草（二両、あぶる）　生姜（三両、切る）　芍薬（三両）　大棗（十二枚、きざむ）　厚朴（二両、あぶり、皮を除く）　杏仁（五十箇、皮尖を除く。〇旧本では、箇を枚に作る。今《可発汗篇》によって改める）

右の七味に水七升を用い、微かな火で煮て三升を取り、滓を除き、一升を温めて服用し、覆って微かな汗に似たものを取る。

【本文】　方議は、既に上篇に見わる。

【通釈】　処方の議論は、既に上篇に見われている。

【解説】　本条文は、太陽病を誤下した後、表が解されず、裏気が上逆し、飲邪が加わり、微喘が発生する証候と治療法について論述している。

太陽病を誤下した後、桂枝の証がなお解されず、僅かに微喘の証候だけが加わる場合は、変証は最も軽い。そこで、桂枝湯を与えて解表し、厚朴と杏仁を加えて降逆定喘する。

【原文】　太陽病、外証未解、不可下也。下之為逆。欲解外者、宜桂枝湯。（4

4)

【本文】　太陽病、外証未だ解せざるは、下す可からざるなり。之を下すを逆と為す。外を解せんと欲する者は、桂枝湯に宜し。

【通釈】　太陽病に罹患し、外証がまだ解されていない場合は、攻下すべきでない。これを攻下するのは誤治である。外を解しようとする場合は、桂枝湯を用いるのがよい。

【本文】　此れ、下すこと早きの誡めを示す。太陽病、頭痛、項の強ばり、発熱、悪寒等の表証未だ除かざれば、理は宜しく汗解すべし。慎んで之を下す可からず。之を下すを逆と為す者は、病外に在りて反って其の内を攻むれば、則ち理に於いて順ならず、法に於いて逆と為す。逆なれば、則ち変生じて結胸、痞鞕、下利、喘汗、及び三陰の諸証も亦是れに由りて作る。故に必ず先ず外を解し、外を解せんと欲する者は、桂枝湯に宜し。「宜し」と曰う者は、証に臨みて審らかに決するの意なり。若し已に壊病を成すに至りては、則ち自ら犯すこと何れの逆なるかを知りて証に随いて之を治すの法有り。桂枝之を与うるに中らざるなり（16）。此の段、未だ誤下の逆を言わず。先ず下すこと早きの禁を申すは、殆ど其の丁寧に戒警を致す所以なるか。

柯氏曰く、外証初起は、麻黄、桂枝の分有り。如し当に解すべくして未だ解せざる時は、惟だ桂枝湯のみ用う可し。麻黄は峻烈、或は顧慮する所有ればなり。故に桂枝湯は傷寒、中風、雑病の外を解するの総方なり。凡そ脈浮弱、発熱し、悪風し、頭項強痛して表解せざる者は、咸《みな》得てして之を主るなり。

【語釈】　○戒警：戒も警もいずれもいましめること。　○雑病…表解せず：《傷寒論疏義》では、「傷寒、中風、雑不解外之総方」、「表病解者」に作る。《傷寒来蘇集》によれば、《傷寒論疏義》の「雑」の字の下の「不」と「表」の下の「病」が入れ替わっているので、訂正する。

【通釈】　これは、早く攻下することの戒めを示している。太陽病に罹患し、頭痛、項の強ばり、発熱、悪寒などの表証がいまだ除かれていない場合は、道理からすると、汗解すべきである。慎んでこれを下すべきでない。これを下すのが逆であるのは、病が外にあって反ってその内を攻める場合は、理においては順ではなく、法においては逆である。逆である場合は、変証が生じ、結胸、痞硬、下痢、喘汗、および三陰の諸々の証もまたこれによって起こる。そこで、必ず先ず外を解するのであり、外を解しようとする場合は、桂枝湯を用いるのがよい。「宜しい」と言うのは、証に臨んで審らかに決定する意である。もし既に壊病を形成するに至っては、自らどのような誤治を犯したのかを知って、証に随ってこれを治療する方法がある。桂枝湯はこれを与えるべきでない（16）。この段落では、いまだ誤下した後の逆証を言わず、先ず早く攻下することの禁忌を述べるのは、殆ど丁寧に戒める理由であろうか。

柯氏は言う。外証の初期では、麻黄湯と桂枝湯の区分がある。もし解すべきであるが、いまだ解していない時は、ただ桂枝湯を用いるべきである。麻黄湯は作用が峻烈であり、あるいは顧慮する所があるからである。そこで、桂枝湯は、傷寒、中風、雑病に罹患した場合に外を解する総方である。およそ脈が浮弱になり、発熱し、悪風がし、頭項強痛して表が解されない場合は、皆桂枝湯を得てこれを主る。

【解説】　本条文は、太陽病を早期に攻下する戒めについて論述している。

太陽病に罹患し、頭痛、項の強ばり、発熱、悪寒などの表証がまだ除かれていない場合は、汗解すべきであり、攻下すべきでない。病が外にあるが、反って下して内を攻めるのは、道理からすると逆である。逆である場合は、結胸、痞硬、下痢、喘汗、および三陰の諸々の変証が発生する。そこで、先ず表を解すべきであり、表を解する場合は、桂枝湯を用いるのがよい。「宜し」と言うのは、証に臨んで審らかに決定する意である。

【原文】　太陽病、先発汗不解、而復下之。脈浮者不愈。浮為在外。而反下之、故令不愈。今脈浮、故知在外。当須解外則愈。宜桂枝湯。(45)

【本文】　太陽病、先ず汗を発して解せず、而るに復た之を下す。脈浮の者は、愈えず。浮は外に在りと為す。而るに反って之を下すが故に愈えざらしむ。今脈浮なるが故に外に在るを知る。当に須く外を解せば則ち愈ゆべし。桂枝湯に宜し（「外に在るを知る」の「知る」の字は、成本に因りて補う）。

【語釈】　○太陽病、先ず汗を発して解せず云々：徐霊胎の《傷寒論類方》では、「脈が浮であるが下した。これは、誤下である。下した後、なお浮である場合は、邪は誤下によって陥入せず、なお太陽にある。既に汗法と下法を行っているので、また桂枝湯を用いない訳にはいかない」とある。

【通釈】　太陽病に罹患し、先ず汗を発したが病は解されず、そして反ってこれを下した。脈が浮である場合は、病は治癒しない。脈が浮であるのは、病が外にある。ところが、反ってこれを下すので、病を治癒させなくする。今脈が浮であるので、病は外にあることが解る。外を解する場合は、病は治癒するはずである。この場合は、桂枝湯を用いるのがよい（「外に在るを知る」の「知る」の字は、成本によって補う）。

【本文】　案ずるに、此の章乃ち前段の注脚、誤りて本文に混ざる。「太陽病、先ず汗を発して解せず、而るに復た之を下す」の句は、前段の「太陽病、外証未だ解せざるは、下す可からざるなり」の句に応ず。復は、反ってなり。下文に「反って之を下す」に作るは、証す可し。「脈浮の者は愈えず」より「故に愈えざらしむ」に至りては、前段の「之を下すを逆と為す」の一句に応じ、下す可からずの理を言いて以て併びに愈えざる所以の故を明らかにす。「今脈浮なるが故に外に在り」より已下は、前段の「外を解せんと欲する者は、桂枝湯に宜し」の句に応じ、以て下して後、脈尚浮、外証未だ解せざれば、更に桂枝湯を与うの義を申し、其の文義を詳らかにす。後人の闌《らん》挿狗《こう》尾続貂《しょう》の例に係れば、宜しく刪《さん》却すべし。

成氏曰く、《経》に「茈胡湯の証具わる。而るに他薬を以て之を下し、茈胡湯証仍お在る者は、復た茈胡湯を与う。此れ已に之を下すと雖も、逆と為さず（149）」と曰うは、則ち其の類なり。

程氏曰く、「今脈浮なるが故に外に在るを知る」は、古人は証を略し脈を詳らかにするの法を悟る。

【語釈】　○闌：みだりに入れる。　○狗尾続貂：立派なものの後につまらぬものを続け、ふさわしくないさま。

【通釈】　案じるに、この章は前の段落の脚注であり、誤って本文に混ざっている。「太陽病に罹患し、先ず汗を発したが解されず、そしてまたこれを下す」の句は、前の段落の「太陽病に罹患し、外証はいまだ解されない場合は、下すべきでない」の句に相応する。「復た」は、「反って」のことである。下文に「反ってこれを下す」に作るのは、証拠とすべきである。「脈が浮である場合は治癒しない」より「そこで、治癒させなくする」に至っては、前の段落の「これを下すのは逆である」の一句に相応し、下すべきでない道理を言い、これによって並びに病が治癒しない理由を明らかにする。「今脈が浮であるので、外にある」より以下は、前の段落の「外を解しようとする場合は、桂枝湯を用いるのがよい」の句に相応し、これによって下した後、脈がなお浮であり、外証がいまだ解されていない場合は、更に桂枝湯を与える義を述べ、その文の意義を詳らかにする。後人が妄りに挿入し、意味のない例に係わるので、削除すべきである。

成氏は言う。《経》に「柴胡湯の証が具わる。ところが、他の薬を用いてこれを下し、柴胡湯の証がなおある場合は、また柴胡湯を与える。これは既にこれを下しているが、逆ではない（149）」と言うのは、その類である。

程氏は言う。「今脈が浮であるので、病は外にあることが解る」では、古人は証を省略し脈を詳細にする方法であることが解る。

【解説】　本条文は、第44条の脚注であり、誤って本文に混ざっているので、削除すべきである。「太陽病、先ず汗を発して解せず、而るに復た之を下す」は、第44条の「太陽病、外証未だ解せざるは、下す可からざるなり」の句に相応する。復は、「反って」のことである。「脈浮の者は、愈えず」より「故に愈えざらしむ」までの句は、第44条の「之を下すを逆と為す」の句に相応する。即ち、下すべきでないが、これを下すので、病は治癒しなくなる。「今脈浮なるが故に外に在るを知る」より以下は、第44条の「外を解せんと欲する者は、桂枝湯に宜し」の句に相応し、脈が浮であり、外証がまだ解されていない場合は、更に桂枝湯を与える意義を詳らかにする。

【原文】　太陽病、脈浮緊、無汗、発熱、身疼痛、八九日不解、表証仍在。此当発其汗。服薬已微除。其人発煩目瞑。劇者必衄。衄乃解。所以然者、陽気重故也。麻黄湯主之。(46)

【本文】　太陽病、脈浮緊、汗無く、発熱、身疼痛し、八九日解せず、表証仍お在り。此れ当に其の汗を発すべし。薬を服し已り微しく除く。其の人煩を発し目瞑《もくめい》す。劇しき者は必ず衄す。衄すれば乃ち解す。然る所以の者は、陽気重きが故なり。麻黄湯之を主る（瞑は莫見の翻。衄は女六の翻）。

【通釈】　太陽病に罹患し、脈は浮緊になり、汗はなく、発熱し、身体は疼痛が出現し、病は八九日解されず、表証はなおある。これはその汗を発すべきである。薬を服用し終わると、症状は微かに除かれる。その人は煩躁して目が眩む。劇しい場合は、必ず鼻血が出る。鼻血が出ると、病は解される。そのようになる理由は、陽気が重いからである。麻黄湯がこれを主る（瞑は莫見の翻である。衄は女六の翻である）。

【本文】　此れ、邪鬱し、表発を経て後、衄を得てして自ら解するの証なり。脈浮緊にして汗無く、発熱し、身疼痛するは、乃ち太陽の傷寒の証に係わる。若し早く其の汗を発せざれば、八九日の久しきに至りて解せず。然して未だ裏に闖《ちん》入せざれば、而ち表証仍お在り、以上の数端是れなり。仍お当に麻黄湯を以て其の汗を発すべきなり。「薬を服す」は、麻黄湯を服するなり。《広雅》に「除くは、癒ゆるなり」と。「若し薬を服し已り微しく除く」者は、蓋し邪の羈《き》留する日久しきが故に其の鬱も亦甚だしと為す。麻黄湯を得て汗解し、病勢稍減軽すと雖も、留邪尚太だ盛んに怫鬱して泄れず。故に煩を発し目瞑す。劉茝庭曰く、「目瞑は、蓋し目眩むの義なり」と。瞑と眩は古相い通用す。若し其の熱鬱の劇しき者は、則ち迫血上行し、鼻竅従りして衄す。《説文》に「衄は、鼻は血を出だすなり。血に従い丑の声」と。衄すれば、則ち熱は血に従いて解す。乃ち、其の然る所以の者を原《たづ》ぬれば、陽熱の邪気、重く亢ぶり上に越ゆるを以ての故なり。陽気は、陽熱の邪気なり。説は附録に詳らかにす。重は、尊重、亢盛の貌なり。《脈経》に《四時経》に「重客裏に在れば、慎みて熏ず可からず」と曰うを引き、重客を註するに「猶陽気のごときなり」と。重なる者は、尊重の貌なり。「麻黄湯之を主る」の句は、当に「其の汗を発す」の下に在るべし。此れ、結句に於いて補出す。乃ち、倒序法なり。「脈微弱云々」、「大青龍湯之を主る（38）」、又「此れ寒去りて解せんと欲するなり」、「小青龍湯之を主る（41）」と義を同じくす。前輩或は衄して後更に麻黄湯を用うと謂うは、傎《てん》倒も甚だし。

柯氏曰く、血と汗とは名を異にして類を同じくす。汗を得ざれば、必ず血を得。汗解に従わざれば、而ち衄に従いて解す。此れ、「熱膀胱に結び、血自ら下る（106）」者と同一の局なり。

周氏曰く、薬を服して煩を発し目瞑すれば、仲景人の此に至りて薬病に対せざるの疑い有りて張皇し措くこと無きを恐る。故に其の人此くの如き者は、止《ただ》邪気重きに因りて他の変有るに非ざるを申し言うなり。

程氏曰く、須く陽気重きは、八九日鬱する所由りして然るを知るべし。衄を得れば則ち解する者は、陽気解するなり。

【語釈】　○闖入：うかがって入る。　○傎：落ちる。　○張皇：あわてる。
○措く：はからう。

【通釈】　これは、邪が欝滞し、表を発した後、衄が得られ、病が自然に解される証である。脈が浮緊になり、汗がなく、発熱し、身体に疼痛が出現するのは、太陽の傷寒の証に係わる。もし早くその汗を発しない場合は、八九日の久しい間に至って病は解されなくなる。しかし、邪はいまだ裏に入っていなければ、表証はなおあるのであり、以上の数端がこれである。なお麻黄湯を用いてその汗を発すべきである。「薬を服用する」は、麻黄湯を服用することである。

《広雅》に「除くのは、治癒することである」とある。「もし薬の服用が終わり、微かに除く」とは、思うに邪の稽留する日にちが久しくなるので、その欝滞もまた甚だしいことである。麻黄湯を服用して汗解し、病勢は幾らか軽減するが、留まった邪はなお甚だ盛んであり、怫鬱して泄れなくなる。そこで、煩躁して目瞑する。劉茝庭は、「目瞑は、思うに目が眩む義である」と言う。瞑と眩は、古は相互に通用する。もしその熱の欝滞が劇しい場合は、血に迫って上行し、鼻竅より衂する。《説文》では、「衂は、鼻が血を出すことである。血に従い、丑の声である」とある。衂する場合は、熱は血に従って解される。即ち、そのようになる理由を尋ねると、陽熱の邪気が重く亢ぶり、上に越えるからである。陽気は、陽熱の邪気である。説は附録に詳らかにしている。重は、尊重、亢盛の貌である。《脈経》では《四時経》に「重客が裏にあれば、慎んで熏じるべきでない」と言うのを引用し、重客を注釈し「丁度陽気のようなものである」とある。重は、尊重の貌である。「麻黄湯がこれを主る」の句は、「その汗を発する」の下にあるべきである。これは、結句において補って提出する。即ち、倒序法である。第38条の「脈が微弱になる云々」と「大青龍湯がこれを主る」や、また第41条の「これは寒が去って解されようとする」と「小青龍湯がこれを主る」と義が同じである。先輩はあるいは衂が出現した後、更に麻黄湯を用いると言うのは、本末転倒も甚だしい。

柯氏は言う。血と汗は名を異にするが、類を同じくする。汗を得ない場合は、必ず血を得る。汗解に従わない場合は、衂に従って解される。これは、熱が膀胱に結び、血が自ら下る（106）」場合と同一の局面である。

周氏は言う。薬を服用して煩躁し目瞑する場合は、仲景は人がここに至って薬が病に対応しないのを疑い、あわてて手の施しようがないことを恐れる。そこで、その人がこのような場合は、ただ邪気の重いのが原因であり、その他の変化があるのではないことを述べて言う。

程氏は言う。陽気が重いのは、八九日欝滞することによって、そのようになることを知るべきである。衂を得ると解されるのは、陽気が解されることである。

【解説】　本条文は、邪が欝滞し、麻黄湯を用いて表を発したが、鼻血が出現した後、病が自然に解される病証について論述している。

太陽の傷寒では、脈は浮緊になり、汗はなく、発熱し、身体に疼痛が出現する。本証を早く発汗しない場合は、病は八九日の間解されなくなる。しかし、邪はまだ裏に入っておらず、表証はなお持続しているので、麻黄湯を用いて発汗すべきである。「薬を服す」は、麻黄湯を服用することである。「除く」は、治癒することである。即ち、麻黄湯を服用すると、汗が出るので、病勢は幾らか軽減する。ただ、表に稽留した邪はなお盛んであり、怫鬱して泄れなくなるので、煩躁して目瞑する。目瞑は、目が眩むことである。もし熱の欝滞が甚だしい場合は、鼻竅より衄が出現する。衄は、鼻血のことである。陽気は、陽熱の邪気である。「重し」は、亢ぶり盛んになる貌である。衄が出ると、陽熱の邪気が重く亢ぶっているが、上に越えるので、熱は血に従って解される。「麻黄湯之を主る」の句は、「其の汗を発す」に接続する。

【原文】　太陽病、脈浮緊、発熱、身無汗、自衄者愈。(47)

【本文】　太陽病、脈浮緊、発熱し、身に汗無く、自ら衄する者は愈ゆ。

【通釈】　太陽病に罹患し、脈が浮緊になり、発熱し、身体に汗はなく、自然に衄する場合は、病は治癒する。

【本文】　此れ、上文を承けて、表鬱較《やや》軽く、汗を発するを俟たずして自ら衄し以て愈ゆるの証を論ず。言うは、邪は太陽に在り、脈浮緊、発熱し、汗無きは、此れ傷寒の脈証なり。若し其の人の正気偶々旺んなれば、邪は当に自ら解すべし。而るに肌表緊しく閉づ。故に玄府従り泄れずして鼻孔従り衄し、衄すれば則ち愈ゆ。血は乃ち汗の属なり。血を奪えば、則ち汗無きなり。此れ、証に治さずして自ら愈ゆるの変有るを見わすを以てするは、人に妄りに治して以て誤りを致すこと勿かれの意を暁す所以なり。下文の「汗を発せず、因りて衄を致す者（55）」とまた自ら同じならず。旧註に彼是れ綰《わん》合して解を為すは、経旨を失す。

方氏曰く、此れ上条と同じくして疼痛無くんば、則ち其の証較軽し。故に攻治を待たずして衄を得れば、則ち亦自ら愈ゆ。汗は本《もと》血の液なり。北人衄を謂いて紅汗と為すは此の義に達するなり。

周氏曰く、仲景人の衄して後に於いて復た表薬を用うるを恐る。故に「愈ゆ」と曰う。

【語釈】　○綰：統べる。

【通釈】　これは、上文を承けて、表の欝滞が幾らか軽いので、発汗を待たずに自然に衄が出現し、これによって治癒する証を論じている。ここで言う内容は、邪が太陽にあり、脈が浮緊になり、発熱し、汗がないのは、傷寒の脈証である。もしその人の正気が偶々盛んである場合は、邪は自然に解されるはずである。ところが、肌表は緊しく閉じている。そこで、邪は玄府より泄れずに鼻孔より衂し、衂する場合は病は治癒する。血は、汗の属である。血を奪う場合は、汗がない。このように、証の中に治療をせずに病が自然に治癒する変化があることを見わすのは、人に妄りに治療をして誤りを引き起こすべきでない意を暁す理由である。下文の「汗を発することがなく、これによって衂を引き起こす場合（55）」とはまた自ら同じでない。旧注に彼とこれを総合して解釈するのは、経旨を失っている。

方氏は言う。これは上条と同じであるが、疼痛がないので、その証は幾らか軽い。そこで、攻めて治療するのを待たずに衂を得る場合は、また病は自然に治癒する。汗は元々は血の液である。北人は衂を言って紅汗とするのは、この義に達している。

周氏は言う。仲景は人が衂が出現した後にまた表薬を用いることを恐れる。そこで、「治癒する」と言う。

【解説】　本条文は、第46条を承けて、表の欝滞が比較的軽く、発汗を待たずに自然に衂が出現し、病が治癒する病証について論述している。

邪が太陽にあり、脈が浮緊になり、発熱し、汗がないのは、傷寒の脈証である。正気が偶々旺盛であると、邪は自然に解されるが、肌表が緊しく閉じているので、邪は玄府より泄れず、鼻孔より衂が出て、病が解される。証の中には治療をせずに病が自然に解される場合があるので、妄りに治療を施して誤りを引き起こすべきでない。

【原文】　二陽併病、太陽初得病時、発其汗、汗先出不徹。因転属陽明、續自微汗出、不悪寒。若太陽病証不罷者、不可下。下之為逆。如此可小発汗。設面色縁縁正赤者、陽気怫鬱在表。当解之熏之。若発汗不徹、不足言、陽気怫鬱不得越。当汗不汗、其人躁煩、不知痛処。乍在腹中、乍在四肢、按之不可得。其人短気但坐。以汗出不徹故也。更発汗則愈。何以知汗出不徹。以脈濇故知也。(48)

【本文】　二陽の併病、太陽初め病を得たる時、其の汗を発し、汗先ず出づるも徹せず。因りて陽明に転属し、續いて自ら微しく汗出でて、悪寒せず。若し太陽病の証罷まざる者は、下す可からず。之を下すを逆と為す。此くの如きは、小しく汗を発す可し。設し面色縁縁として正しく赤き者は、陽気怫鬱として表に在り。当に之を解し之を熏ずべし。若し汗を発して徹せざるは、陽気怫鬱として越するを得ずと言うに足らず。当に汗すべくして汗せざれば、其の人躁煩し、痛む処を知らず。乍ち腹中に在り、乍ち四肢に在り、之を按じて得可からず。其の人短気し但だ坐す。汗出でて徹せざるを以ての故なり。更に汗を発すれば則ち愈ゆ。何を以てか汗出づること徹せざるを知らん。脈濇を以ての故に知るなり（徹は直列の翻。縁は以絹の翻。怫は音佛）。

【通釈】　二陽の併病に罹患し、太陽が始めて病を得た時、その汗を発し、汗は先ず出たが、徹しなかった。これによって病は陽明に転属し、続いて自然に微かに汗が出て、悪寒がしなくなった。もし太陽病の証が止んでいない場合は、これを下すべきでない。これを下すのは逆である。このような場合は、僅かに発汗すべきである。もし顔面の色調が連続して正しく紅潮する場合は、陽気が積もって表にある。この場合は、発汗してこれを解し、これを熏じるべきである。もし発汗するが徹しない場合は、陽気は積もって越えることができないと言う程でもない。発汗すべきであるが、発汗しない場合は、病人は煩躁して痛む所が解らない。痛みは忽ち腹中にあり、忽ち四肢にあり、これを按じても得ることができない。その人は短気し、ただ座る。これは、汗が出ても徹しないからである。更に発汗する場合は、病は治癒する。どうして汗の出が徹しないことが解るのであろうか。脈が濇であるので、これが解る（徹は直列の翻である。縁は以絹の翻である。怫は音が佛である）。

【本文】　此の章、二陽の併病、其れ等は同じならず、当に分けて三截と作して看るべし。条首より「此くの如きは、小しく汗を発す可し」に至りては是れ一截なり。二陽の併病と言うは、太陽の病を得て、汗を発するも徹せず、邪進みて陽明に入るも、表証仍お在る者是れなり。「徹す」は、透るなり。此れ、邪既に裏に属して表僅かに存する者なり。故に未だ攻下す可からず。須く小しく其の汗を発して先ず解表すべきなり。「設し面色縁縁として正しく赤し」の三句は、是れ一截なり。縁縁は、接し連なり已まざるの貌なり。「正しく赤し」は、他の色を雑じえざるなり。《説文》に「怫は鬱なり。心に従い弗の声」と。顔師古《漢書》（鄒陽伝）に注して曰く、「怫鬱は、蘊《うん》積なり」と。《外台》に《近效》を引き、「穀疸は、食すれば則ち眩み、心忪《おどろ》き怫鬱として安からず」と。《病源・穀疸候》も亦同じ。李善、潘岳の《笙賦》に注して曰く、「《字林》に、「怫鬱は、不安の貌なり」と曰う」と。陶氏曰く、「怫鬱なる者は、陽気蒸して越え、頭面体膚の間に形われ、聚まり赤くして散ぜざるなり」と。此れ、表熱し鬱甚だしく、裏気従りて壅がり、相い併さりて面赤を為す。《陽明篇》の所謂「面赤色を合す（206）」は、即ち一類のみ。然れども他の見証は、必ず数端有り。此れも亦一隅を挙ぐるは、殆ど意は言外に寓するなり。故に啻之を汗解す可きのみにあらず、併せて熏法を施し、以て其の汗を発す。蓋し、自ら病の劇しき者に非ざれば、此くの如く峻発せざるなり。「之を解す」は、亦汗を発すの義有り。熏法は《外台秘要》に見え、陳廩丘、張苗並びに「連ねて汗を発し出でざれば、之を用う」と云うは、乃ち汗法中に在りて最も緊しき者なるを知る可し（《聖恵方》に、「凡そ汗を得難き者は、之を蒸す可し。中風を蒸すの法の如く、蒸湿の気、外に於いて之を迎うれば、汗出でざるを得ざるなり」と）。「若し汗を発するも徹せず」より条末に至りては是れ一截なり。「陽気怫鬱として越するを得ずと言うに足らず」の十字は、当に一句と為して読むべし。「言うに足らず」は、猶言うも言うに至らざるがごとし。「腹満減ぜず、減ずるも言うに足らず（255）」と義を同じくす。上文の「表に在り」の二字は、《玉函》は「越するを得ず」に作るも亦以て互いに証す可し。之を前証に較ぶれば、陽気怫鬱として発越するを得ずと言うに至らざれば、則ち其の証稍軽し。止《ただ》是れ当に汗すべくして汗を失し、邪気擁《ふさ》がること表に甚だしく、漫《みだ》りに出路無し。故に其の人躁煩し走注攪刺し痛む処を知らず。乍ち腹中に在り、乍ち四支に在り、究竟《きゅうきょう》実邪に非ず。故に之を按じて得可からざるなり。其の人短気する者は、邪熱壅がりて気促く急なればなり。「但だ坐す」者は、臥すを得ざるなり。《金匱》は、「但だ坐して眠るを得ず」と（《咳嗽上気篇》の皀莢丸に出づ。又《痰飲篇》は「短気して臥すを得ず」と）。「但だ坐す」の下の句は、《活人書》は坐と以の間に「蓋し」の字を補えば、益々以て徴するに足る。一説に、成氏曰く、「但だ以て汗出づるも徹せざるを責む」と。此れ、坐を訓じて坐責の坐と為す。《平脈法》の「仮令えば、咳する者は、冷水を飲むを坐す（55）」、《脈経》の「婦人の脈平にして虚する者云々、但だ大児に乳し、及び小児に乳するを坐す」の文法は同じにして亦通ず。此れ陽明と併病すと曰うと雖も、太陽の邪少しも衰えざるなり。故に「更に汗を発すれば則ち愈ゆ」と云う。脈濇なる者は、邪気阻滞し、営衛条達すること能わざるの診なり。故に汗を発するも透徹せざるを知るなり。本条は方を載せず、細かに経旨を玩ずるに、桂麻各半、桂二麻一、桂二越婢一の三法より出でず、参酌して以て之を治し、学ぶ者は宜しく証に臨みて審らかに決すべし。按ずるに、此の条解すること叵《がた》し。今劉君茝庭の《述義》の意に原づくも、略《ほぼ》管見を攄《の》べ、以て姑く之が説を為すは此くの如し。

周氏曰く、煩躁以下の種種の証候は、「躁煩」の二字を形容するに過ぎず、真に痛み有るに非ず。故に「之を按じて得可からず」と曰うなり。

《金鑑》に曰く、短気し脈濇なるは、内因は気多く血虚す。外因の短気の若きは、必ず気麤《あら》し。是れ汗出づるも徹せず、邪気壅がりて胸中を促し、息を布くこと能わざるの短気にして、汗に過ぎて気を傷り、気乏しくて息を続かせるに足らざるの短気に非ざるなり。外因の脈濇は、必ず有力なり。是れ汗出でて徹せず、邪気壅滞し、営衛流通すること能わずの脈濇にして、汗に過ぎて津を傷り、液少なくして脈道を滋せざるの脈濇に非ざるなり。

朱氏曰く、桂枝麻黄各半湯に宜し。

【語釈】　○蘊：積む。　○攪：乱す。　○究竟：つまるところ。最後。　○《咳嗽上気篇》：《金匱要略・肺痿肺廱咳嗽上気病脈証治第七》の第7条を参照。　○《痰飲篇》：《金匱要略・痰飲咳嗽病脈証并治第十二》の第2条を参照。　○坐：座る。罪する。罰する。責める。　○叵：難しい。　○管見：管の穴から見る。狭い見識のたとえ。

【通釈】　この章は二陽の併病であるが、その内容は同じでないので、三つの段階に分けて看るべきである。条文の始めより「このような場合は、僅かに発汗すべきである」に至ってが一つの段落である。二陽の併病と言うのは、太陽が病を得て発汗するが充分ではなく、邪は進んで陽明に入るが、表証がなおある場合がこれである。「徹する」は、透ることである。これは、邪は既に裏に属しているが、表に僅かに存続する場合である。そこで、いまだ攻下すべきでない。少しその汗を発して先ず解表すべきである。「もし顔面の色調が連続して正しく紅潮する」の三句は、一つの段落である。縁縁は、連続して停止しない貌である。「正しく紅潮する」は、他の色を雑じえないことである。《説文》では、「怫は、鬱することである。心に従い、弗の声である」とある。顔師古は《漢書》（鄒陽伝）に注釈し、「怫鬱は、積もることである」と言う。《外台》では《近效》を引用し、「穀疸では、食事を摂取する場合は眩み、心は驚いて怫鬱として不安になる」とある。《諸病源候論・穀疸候》もまた同じである。李善は、潘岳の《笙賦》に注釈し、「《字林》では、「怫鬱は、不安の貌である」と言う」と言う。陶氏は、「怫鬱は、陽気が蒸して越え、頭部、顔面、身体、皮膚の間に現れ、集まって赤くなり散じなくなる」と言う。これは、表が熱し、欝滞が甚だしく、裏気がこれによって塞がり、相互に併さって顔面の紅潮を生じる。《陽明篇》のいわゆる「顔面は赤色を合わせる（206）」は、同じ類である。しかし、他の見証は、必ず数端がある。これもまた一隅を挙げるが、殆ど意は言外にある。そこで、ただこれを汗解すべきであるだけではなく、併せて熏法を施し、これによってその汗を発する。思うに、自ら病が劇しい場合でなければ、このように鋭く発汗しない。「これを解する」は、また発汗する義がある。熏法は《外台秘要》に見え、陳廩丘と張苗が並びに「連続して発汗するが、汗が出ない場合は、これを用いる」と言うので、汗法の中にあっては最も緊しい場合であることを知るべきである（《聖恵方》に、「およそ汗が得難い場合は、これを蒸すべきである。中風を蒸す方法のように、蒸して湿った気が外でこれを迎えると、汗は出ないことがない」とある）。「もし汗を発するが徹しない」より条文の末に至っては一つの段落である。「陽気が怫鬱として越えることができないと言う程でもない」の十字は、一つの句として読むべきである。「言うに足らない」は、丁度言うが言う程に至らないようなものである。「腹満は軽減せず、軽減するが言うに足らない（255）」と義が同じである。上文の「表にある」の二字は、《玉函》では「越えることができない」に作るのもまた互いに証拠とすべきである。これを前の証に比較すると、陽気は怫鬱として発して越えることができないと言う程には至らないので、その証は幾らか軽い。ただ、これは発汗すべきであるが、発汗の機会を失い、邪気が表に甚だしく塞がり、散漫して出路がない。そこで、その人は煩躁し、刺すような痛みがあちこちを走って注ぎ、痛む部位が解らない。痛みは忽ち腹の中にあるが、忽ち四肢にあり、結局は実邪でない。そこで、これを按じても得ることができない。その人が短気するのは、邪熱が塞がり、気が促くなって急迫するからである。「ただ坐す」は、臥せることができないことである。《金匱要略》では、「ただ坐って眠ることができない」とある（《咳嗽上気篇》の皂莢丸に出る。また、《痰飲篇》では「短気して臥せることができない」とある）。「ただ坐す」の下の句は、《活人書》では坐と以の字の間に「蓋し」の字を補うので、益々明らかにするには充分である。一説に、成氏は「ただ、これによって汗は出るが徹しないことを責める」と言う。これは、「坐」の字を訓読して「坐責」の「坐」の意味とする。《平脈法》の「例えば、咳をする場合は、冷水を飲むことを坐す（55）」、《脈経》の「婦人の脈が平らかで虚す場合云々、ただ大きな小児に乳を与え、および小児に乳を与えるのを坐す」の文法は同じであり、また通じる。これは陽明との併病であると言うが、太陽の邪は少しも衰えていない。そこで、「更に汗を発する場合は、病は治癒する」と言う。脈が濇であるのは、邪気が阻んで滞り、営衛が条達できなくなることを診断する。そこで、発汗するが透徹しないことが解る。本条文は処方を記載しないが、細かに経旨を玩味すると、桂麻各半湯、桂枝二麻黄一湯、桂枝二越婢一湯の三法より出ないので、斟酌してこれを治療し、学ぶ者は証に臨んで審らかに決定すべきである。按じるに、この条文は解釈が困難である。今劉茝庭の《傷寒論述義》の意に基づき、幾らか愚見を述べ、暫くこのように説明する。

周氏は言う。煩躁以下の種々の証候は、「躁煩」の二字を形容するに過ぎず、真に痛みがあるのではない。そこで、「これを按じるが得ることができない」と言う。

《医宗金鑑》に言う。短気し脈が濇になるのは、内因では気が多く血が虚している。外因の短気のようなものは、必ず気は粗い。これは、汗は出るが徹せず、邪気が塞がって胸中を促し、息を布散することができなくなる短気であり、発汗に過ぎて気を傷り、気が乏しくなって息を続かせることが充分でない短気でない。外因の脈濇は、必ず有力である。これは、汗は出るが徹せず、邪気が塞がって滞り、営衛が流通できなくなる脈濇であり、発汗に過ぎて津を傷り、液が少なくなって脈道を滋養しない脈濇でない。

朱氏は言う。桂枝麻黄各半湯を用いるのがよい。

【解説】　本条文は、二陽の併病の証候と治療法について論述している。

本条文は、三つの段落に分けて看るべきである。冒頭の「二陽の併病」より「此くの如きは小しく汗を発す可し」に至っては、一つの段落である。二陽の併病は、太陽が病を得たので発汗したが、発汗は充分でなく、邪は進んで陽明に入ったが、表証がなおある場合である。「徹す」は、透ることである。即ち、邪は既に裏に属しているが、僅かに表に存続しているので、いまだ攻下すべきでなく、少々発汗して先ず解表すべきである。

「設し面色縁縁として正しく赤し」は、一つの段落である。縁縁は、連続して停止しない貌である。「正しく赤し」は、他の色を雑じえないことである。怫鬱は、積もることである。即ち、表が熱し、欝滞が甚だしくなると、裏気が塞がって相互に併さるので、顔面は紅潮する。「之を解す」は、発汗する義がある。本証は病が劇しい状態にあるので、発汗すると同時に熏法を施行する。熏法は、連続して発汗するが、それでも汗が出ない場合に使用する方法である。

「若し汗を発するも徹せざるは」より「脈濇を以ての故に知るなり」までは、一つの段落である。「陽気怫鬱として越するを得ずと言うに足らず」は、一つの句として読む。「言うに足らず」は、丁度言うが言う程には至らないようなものである。即ち、陽気が積もって越えることができないと言う程でもない場合は、発汗する機会を失い、邪気が表に塞がり、散漫して出路がないので、前の証に比較して幾らか軽いが、ただ病人は煩躁し、刺すような痛みがあちらこちらに走り、忽ち腹の中にあり、忽ち四肢にあって、痛む部位が解らない。しかし、痛みは実邪ではないので、按じても得ることができない。邪熱が塞がると、気が急迫するので、短気が出現する。「但だ坐す」は、臥せることができないことである。一説に、「坐」を「責める」と解釈するのもまた通じる。本証は二陽の併病と言うが、太陽の邪は少しも衰えていないので、更に発汗する場合は、病は治癒する。脈濇は、邪気が阻んで滞り、営衛が条達できないことを診断する。そこで、発汗したが、透徹していないことが解る。以上より、本証の治療は、桂麻各半湯、桂枝二麻黄一湯、あるいは桂枝二越婢一湯を斟酌して用いるべきである。

【原文】　脈浮数者、法当汗出而愈。若下之、身重、心悸者、不可発汗。当自汗出乃解。所以然者、尺中脈微、此裏虚。須表裏実、津液自和、便自汗出愈。(49)

【本文】　脈浮数の者は、法当に汗出でて愈ゆべし。若し之を下し、身重く、心悸する者は、汗を発す可からず。当に自汗出でて乃ち解すべし。然る所以の者は、尺中の脈微、此れ裏虚す。表裏実し、津液自ら和するを須《ま》てば、便ち自汗出でて愈ゆ（数は色角の翻）。

【通釈】　脈が浮数である場合は、道理からすると汗が出て病が治癒するはずである。もしこれを下し、身体が重だるく、心悸が出現する場合は、発汗すべきでない。自汗が出ると、病は解されるはずである。そのようになる理由は、尺部の脈が微であり、これは裏が虚している。表裏が実し、津液が自ら調和するのを待つと、自汗が出て病が治癒する（数は色角の翻である）。

【本文】　此れ、誤下し、虚を致せば、更に其の汗を発す可からざるを論ずるなり。脈浮数と言う者は、邪気表に在るの診法なり。当に汗解に従うべし。設し誤下を経て、津液下に奪わるれば、則ち機関利せず。故に身重し。津液下に奪わるれば、上に奉ること能わず。故に心悸す。縦《たと》え仍お浮数なるも、亦復た汗を発して以て重ねて其の陽を虧く可からず。但だ宜しく静かに調え、以て津液自ら和するを俟つべく、其の汗自ら出づれば、乃ち解するのみ。然る所以の者は、何ぞや。尺脈は本《もと》裏を候う。今脈は浮数と雖も、尺中は則ち微なり。此れ、下して後裏津衰少するも、恃む所の表気未だ虚せず、津液全亡するに至らざれば、裏気斯《ここ》に復し、津液自ら回り、薬を用いて以て其の汗を発せずと雖も、便ち当に自ら汗出でて愈ゆべし。須は、待つなり。「表裏実す」は専ら「裏」の字を重んずるは、猶古人は害を謂いて利害と為し（《史・刺客伝》）、失を謂いて得失と為す（《呉王濞伝》）の類のごときなり。詳らかに附録の攷を見よ。此の段、「当に自汗出でて乃ち解すべし」と云い、又「津液自ら和す」と云い、又「便ち自汗出でて愈ゆ」と云う。経文の三つの「自」の字は、明らかに用薬せざるを示す。蓋し、其の人の表気幸いに未だ虚せず、裏気復すれば、則ち自ら愈ゆ可きなり。然して前の註家は、表を和し裏を実するの法、建中（102）、新加（62）の属、以て斟酌して用う可しと謂うは、其の言頗る誣《し》いざるを覚ゆ。

喩氏曰く、仲景、「尺脈微の者は、汗を発す可からず」と云い、又「尺微の者は、下す可からず」と云うは、人の津液を相《たす》くるの奥旨に非ざること無し。所以に誤下の脈は浮数改まらずと雖も、亟《すみや》かに宜しく汗を発する者は、亦必ず其の尺脈を審諦《てい》すべし。当に意に率《したが》いて情を徑《わた》るべからざるは、此くの如きこと有り。

郭氏曰く、若し心下悸して煩すれば、小建中湯に宜し。

又曰く、此の証、是れ下して後裏虚す。故に仲景其の気復し、津液自ら和して汗出づるを待ち、必ずしも更に薬を用いず。此の一証、証有りて治無きに非ず。其の薬を用うざるは、便ち是れ治法なり。

【語釈】　○誣いる：いつわる。あざむく。　○諦：審に同じ。つまびらかにすること。

【通釈】　これは、誤下して虚を引き起こす場合は、更にその汗を発すべきでないことを論じている。脈が浮数であると言うのは、邪気が表にあることを診断する方法である。治療は、汗解に従うべきである。もし誤下を経て、津液が下に奪われる場合は、機関は不利になる。そこで、身体は重だるくなる。津液が下に奪われる場合は、上に奉ることができなくなる。そこで、心悸が出現する。たとえ脈がなお浮数ではあっても、また発汗して重ねてその陽を欠くべきでない。ただ静かに調え、これによって津液が自然に調和するのを待つべきであり、その汗が自然に出ると、病は解されるだけである。そのようになる理由は、どうしてであろうか。尺脈は本来は裏を候う。今脈は浮数であるが、尺脈は微である。これは、下した後に裏の津液が衰えて少なくなるが、恃む所の表気はいまだ虚しておらず、津液が完全に失われる状態に至っていなければ、裏気はここに回復し、津液は自然に回り、薬を用いてその汗を発しないが、自然に汗が出て、病は治癒するはずである。須は、待つことである。「表裏が実する」は専ら「裏」の字を重んじるのは、丁度古人は害を言って利害とし（《史記・刺客伝》）、失を言って得失とする（《呉王濞伝》）の類のようなものである。詳らかに附録の考察を見ること。この段落は、「自汗が出て病が解されるはずである」と言い、また「津液が自ら調和する」と言い、また「即ち、自汗が出て病が治癒する」と言う。経文の三つの「自」の字は、明らかに薬を用いないことを示している。思うに、その人の表気は幸いにまだ虚しておらず、裏気が回復する場合は、病は自然に治癒するはずである。しかし、前の注釈家が、表を調和して裏を実する方法、例えば小建中湯（102）、桂枝加芍薬生姜各一両人参三両新加湯（62）の類を用い、斟酌して用いるべきであると言うが、その言葉は頗るあざむかない感じがする。

喩氏は言う。仲景が「尺脈が微でる場合は、発汗すべきでない」と言い、また「尺脈が微である場合は、下すべきでない」と言うのは、人の津液を助ける奥旨でないことがない。そこで、誤下の脈は浮数で改まっていないが、速やかに発汗する場合は、また必ずその尺脈を審らかにすべきである。意に従って情を渡るべきでないのは、このようなことがある。

郭氏は言う。もし心下に動悸が出現して煩躁する場合は、小建中湯を用いるのがよい。

また、言う。この証は、下した後に裏が虚している。そこで、仲景はその気が回復し、津液が自然に調和して汗が出るのを待ち、必ずしも更に薬を用いない。この一証は、証があって治療法がないのではない。それが薬を用いないのは、即ち治療法である。

【解釈】　本条文は、表証を誤下した後、裏虚が引き起こされる場合のその後の発汗の是非について論述している。

脈が浮数であるのは、邪気が表にあることを診断する。そこで、治療は汗解に従うべきである。誤下した後、津液が下に奪われると、機関が不利になるので、身体は重だるくなる。津液が下に奪われると、上に奉ることができなくなるので、心悸が出現する。本証は脈が浮数であるが、発汗して重ねてその陽を欠くべきでなく、静かに調え、津液が自然に調和するのを待つべきであり、汗が自然に出ると、病は解されるはずである。尺脈は、本来は裏を候う。今脈は浮数であるが、尺脈が微である場合は、下した後に裏の津液は衰えて少なくなっているが、表気はまだ虚していない。もし津液が完全に失われていない場合は、裏気は回復し、津液は自然に回り、薬を用いて発汗しないが、自然に汗が出て病が治癒するはずである。須は、待つことである。「表裏実す」は、専ら「裏」の字を重んじる。本条文に「自汗出でて乃ち解す」と言い、「津液自ら和す」と言い、「便ち自汗出でて愈ゆ」と言い、三つの「自」の字を提出するのは、明らかに薬を用いて治療しないことを示している。

【原文】　脈浮緊者、法当身疼痛。宜以汗解之。仮令尺中遅者、不可発汗。何以知之。然。以営気不足、血気微少故也。(50)

【本文】　脈浮緊の者は、法当に身疼痛すべし。宜しく汗を以て之を解すべし。仮令えば尺中遅の者は、汗を発す可からず。何を以て之を知るや。然り。営気足らず、血気微少なるを以ての故なり（旧本は「知る」の下に「之」の字無し。今成本に據りて補添す。「血気微少」は、原は「血少なし」に作る。《玉函》は「血気微少」に作る。《本事方》は本論を引きて亦同じ。今之に従う）。

【通釈】　脈が浮緊である場合は、道理からすると身体に疼痛が出現するはずである。汗法を用いてこれを解すべきである。例えば尺脈が遅である場合は、発汗すべきでない。どうしてこれが解るのであろうか。それは、「営気が不足し、血気が微かで少ないからである」と答えた（旧本では、「知る」の下に「之」の字がない。今成本によって補添する。「血気微少」は、元々は「血少なし」に作る。《玉函》では「血気微少」に作る。《本事方》は本論を引用してまた同じである。今これに従う）。

【本文】　此れ、上文を承けて、平素より液少なきは、軽々しく汗す可からざるを論ずるなり。脈浮緊なる者は、脈法を以て論ずれば、当に身体疼痛すべし。宜しく其の汗を発すべし。然して寸脈浮緊と雖も、尺中遅なれば、此の法に據るを得ず。夫れ尺は血を主る。汗は、血の液なり。設し尺遅の者は、平素より血液虧乏し、営気不足の診なり。是れ汗を発すと雖も、決して汗を作すこと能わず、正気反って虚し、特に身疼除かれざるにあらずして血を亡い、津液を亡うの変起く。病に臨むの際は、豈顧慮戒慎せざる可けんや。《爾雅釈言》は

「畣《とう》は然なり」と言う。《邢疏》は、「畣は古の「荅《とう》」の字」と。

王氏曰く、凡そ経文に「或は」と言い、「仮令えば」と言う者は、皆更《こう》端の詞、成氏の所謂或は之を為す証なり。

魏氏曰く、之を治するの法は建中にして外は、少陰の温経散寒の諸方は猶意を加えざる可からざるがごときなり。

朱氏曰く、小建中加黄耆湯と。

郭氏曰く、此の一証は、前証と略《ほぼ》似たり。小建中湯、次は則ち茈胡桂枝湯に宜し。又其の見証を別かつを待ちて之を治するに若《し》かず。蓋し、前証は是れ下して後の証なれば、当に別に証出づること無かるべし。故に仲景は薬を用いず。此の証は是れ汗する前の証なれば、須く別に証有りて出づるべし。少しく之を待つに若かず。既に血少なきを知れば、便ち小茈胡湯を用う可からざるなり。

【語釈】　○戒慎：いましめつつしむ。用心する。　○畣：答の古字。　○更端：話のいとぐちを変える。

【通釈】　これは、上文を承けて、平素より液が少ない場合は、軽々しく発汗すべきでないことを論じている。脈が浮緊である場合は、脈の診断法を用いて論じると、身体に疼痛が出現するはずである。その汗を発すべきである。しかし、寸部の脈は浮緊であるが、尺部の脈は遅であるので、この診断法に頼ることができない。そもそも尺は、血を主る。汗は、血の液である。もし尺部の脈が遅である場合は、平素より血液が欠けて乏しく、営気が不足することを診断する。これは発汗するが、決して汗を生じることができず、正気は反って虚し、特に身体の疼痛が除かれないだけではなくて血を亡い、津液を亡う変証が起こる。病に臨む際は、どうして顧慮し用心しないでおられようか。《爾雅釈言》では「畣《とう》は、然である」と言う。《邢疏》では、「畣は古の「答」の字である」とある。

王氏は言う。およそ経文に「あるいは」と言い、「たとえば」と言うのは、皆話の糸口を変える詞であり、成氏のいわゆる「あるいはこれを生じる証」である。

魏氏は言う。これを治療する方法は中焦を建立する方法の外は、少陰病の温経散寒の諸々の処方は、丁度意を加えないではおられないようなものである。

朱氏は言う。小建中加黄耆湯がよい。

郭氏は言う。この一証は、前の証と幾らか似ている。小建中湯、次は柴胡桂枝湯を用いるのがよい。また、その見証を区別するのを待ってこれを治療するのに及ばない。思うに、前の証は下した後の証であるので、別に証が出るはずはない。そこで、仲景は薬を用いない。この証は発汗する前の証であるので、別にある証が出てくるはずである。少しこれを待つのに及ばない。既に血が少ないことが解れば、小柴胡湯を用いるべきでない。

【解説】　本条文は、第49条を承けて、平素より液が少ない場合の発汗の是非について論述している。

脈が浮緊である場合は、脈法によれば身体に疼痛が出現するはずであり、治療は発汗すべきである。しかし、寸部の脈は浮緊であるが、尺部の脈が遅である場合は、発汗すべきでない。そもそも尺は血を主り、汗は血の液である。今、尺部の脈が遅である場合は、病人は平素より血液が欠けて乏しく、営気が不足した状態にある。もし本証を発汗する場合は、決して汗は発生せず、正気は反って虚すので、身体の疼痛は除かれず、更に血を亡い津液を亡う変証が発生する。

【原文】　脈浮者、病在表。可発汗。宜麻黄湯。(51)

脈浮而数者、可発汗。宜麻黄湯。(52)

【本文】　脈浮の者は、病表に在り。汗を発す可し。麻黄湯に宜し。

脈浮にして数の者は、汗を発す可し。麻黄湯に宜し（数は色角の翻）。

【通釈】　脈が浮である場合は、病は表にある。発汗すべきである。麻黄湯を用いるのがよい。

脈が浮で数である場合は、発汗すべきである。麻黄湯を用いるのがよい（数は色角の翻である）。

【本文】　此れ、脈を略して証を詳らかにするの法なり。傷寒、脈浮緊の者は、麻黄湯は洵《まこと》に合剤と為す。今脈浮と浮数は、汗を発するの列に在らざるに似たり。然して其の証候を視れば、悪寒、体痛は一一傷寒、無汗の属、表緊しく閉づる者と相い符せば、則ち脈を略して証に従うを妨げず。亦麻黄湯を用いて其の汗を発す可し。仲景、人の「浮緊」の二字に拘執《しゅう》するを恐る。故に此の二条を申して以て之を明かすなり。然して経文は並びに「之を主る」と曰わずして「宜し」と曰えば、則ち商量し斟酌するの意有り。

【語釈】　○商量：はかり考える。

【通釈】　これは、脈を省略して証を詳らかにする方法である。傷寒に罹患し、脈が浮緊である場合は、麻黄湯は真に証に適合した方剤である。今脈が浮になるのと浮数になるのとは、発汗する列にはないようである。しかし、その証候を視ると、悪寒と体痛は、一々傷寒で汗がない証に属し、表が緊しく閉じる場合に符合するので、脈を省略して証に従うことを妨げない。また、麻黄湯を用いてその汗を発すべきである。仲景は、人が「浮緊」の二字に拘泥することを恐れる。そこで、この二条を述べてこれを明らかにする。しかし、経文は並びに「これを主る」と言わずに「宜しい」と言えば、推し量って斟酌する意がある。

【解説】　本条文は、脈を省略して証を詳細にする方法について論述している。

傷寒に罹患し、脈が浮緊である場合は、治療は麻黄湯を用いる。今脈が浮になり、あるいは浮数になる場合は、発汗すべき例ではないようである。ただ、その証候を視ると、悪寒、体痛が出現している。これらの症状は、傷寒で汗がなく、表が緊しく閉じる場合に出現する。そこで、脈浮あるいは脈浮数を省略し、証に従って麻黄湯を投与して発汗する。本条文では、「之を主る」と言わずに「宜し」と言うので、推し量り斟酌する意がある。

【原文】　病常自汗出者、此為営気和。営気和者、外不諧、以衛気不共営気諧和故爾。以営行脈中、衛行脈外、復発其汗、営衛和則愈。宜桂枝湯。(53)

【本文】　病常に自汗出づる者は、此れ営気和すと為す。営気和する者は、外諧《ととの》わず、衛気、営気と共に諧和せざるを以ての故に爾《しか》り。営は脈中を行り、衛は脈外を行るを以て、復た其の汗を発し、営衛和すれば則ち愈ゆ。桂枝湯に宜し（諧は戸皆の翻）。

【通釈】　病に罹患し、常に自汗が出る場合は、営気が調和している。営気が調和している場合は、外は調っておらず、衛気が営気とともに調和しないので、そのようになる。営は脈の中を行り、衛は脈の外を行るので、またその汗を発し、営衛が調和する場合は、病は治癒する。この場合は、桂枝湯を用いるのがよい（諧は戸皆の翻である）。

【本文】　此れ、中風、汗自ら出づるの義を釈す。常なる者は、時に然らざること無きを謂うなり。成氏曰く、「自汗なる者は、発散に因らずして自然に汗出づる者を謂う」是れなり。蓋し、中風の証は、表気開きて疏に、邪は内迫せず。故に特に衛を傷りて営を傷らず。今営未だ病まずして和すれば、則ち汗液自ら通じ、衛邪を受けて諧《ととの》わざれば、則ち表気護りを失い、其の汗常に自ら出づるに宜しきなり。諧は、和らぐなり。合うなり（《史・楽書》に「其の調和し諧合するに及び、鳥獣尽く感ず」と）。夫れ営と衛とは常に相い和諧して相い離れざる者なり。営は脈中を行り衛の守りと為し、衛は脈外を行り営の護りと為すは、何ぞや。汗常に自ら出ずる理有らんや。今衛分に邪を客して営と相い離る。彼是れ衛護《まも》ること能わず。故に営衛の相い諧わんと欲すれば、必ず先ず其の邪を逐う。是れ宜しく桂枝湯を与えて以て更に其の汗を発すべし。邪去れば、則ち営衛の和せざる者は、自ら和して自汗の常に出づる者も亦愈ゆ。

松陵徐氏曰く、営気和する者は、営気病まざるを言う。調和の和に非ず。故に又之を申し言いて「衛気、営気と共に和諧せざるを以ての故に爾り」と曰う。自汗と発汗は、迥かに別なり。自汗は、乃ち営衛相い離る。発汗は、営衛をして相合せしむ。自汗は、正を傷る。発汗は、邪を駆る。復た汗を発する者は、其の自汗に因りて更に之を発すれば、則ち営衛和して自汗反って止めばなり。

郭氏曰く、《脈経》に云う、「病常に自汗出づるは、此れ営気和すと為す。営気和して外解せず。此れ、外の衛和せざるなり。営は脈中を行り、陰と為し、内を主り、衛は脈外を行り、陽と為し、外を主る。復た其の汗を発し、衛和すれば、則ち愈ゆ」と。雍曰く、「二者の語は小しく異なるも、理は皆通ず。《脈経》は尤も明らかなり。恐らく本論は後人の筆削《ひつさく》と為す」と。

【語釈】　○筆削：書くべきところは書き、削るべきところは削る。

【通釈】　これは、中風で、汗が自然に出る意義を解釈している。常は、時にそのようなことにならないことがないことを言う。成氏が「自汗は、発散によらずに自然に汗が出る場合を言う」と言うのがこれである。思うに、中風の証は、表気が開いて疏になり、邪は内に迫らない。そこで、特に衛を傷るが、営を傷らない。今営がいまだ病まずに和らぐ場合は、汗液は自ら通じ、衛が邪を受けて調わない場合は、表気は護りを失い、その汗が常に自ら出るのに適う。諧は、和らぐことであり、合うことである（《史記・楽書》に「それが調和し諧合するに及んでは、鳥獣は尽く感じ入った」とある）。そもそも営と衛は常に相互に和らぎ合わさって相互に離れないものである。営は脈の中を行って衛の守りとなり、衛は脈の外を行って営の護りとなるのは、どういうことであろうか。汗が常に自然に出る道理があるのであろうか。今衛分に邪を客するので、衛は営と相互に離れる。営は衛を守ることができず、衛は営を護ることができなくなる。そこで、営衛を相互に合わせようとするには、必ず先ずその邪を逐う。この場合は、桂枝湯を与えて更にその汗を発すべきである。邪が去る場合は、営衛が調和しないものは自然に調和し、自汗が常に出るものはまた治癒する。

松陵徐氏は言う。営気が和らぐのは、営気が病んでいないことを言う。調和の和ではない。そこで、またこれを述べて「衛気は営気とともに和らぐことがないので、そのようになる」と言う。自汗と発汗は、遙かに別である。自汗は、営衛が相互に離れる。発汗は、営衛を相互に合わせる。自汗は、正気を傷る。発汗は、邪を駆る。また、汗を発するのは、それが自汗するので、更にこれを発する場合は、営衛は和らぎ、自汗は反って止むからである。

郭氏は言う。《脈経》では、「病に罹患し、常に自汗が出る。これは、営気が和らいでいる。営気は和らいでるが、外は解されていない。これは、外の衛が和わいでいない。営は脈の中を行り、陰であり、内を主り、衛は脈の外を行り、陽であり、外を主る。また、その汗を発し、衛が和らぐ場合は、治癒する」と言う。雍は、「二つの言葉は少し異なるが、道理は皆通じる。《脈経》は最も明らかである。恐らく本論は後人が筆を加え、また削っている」と言う。

【解説】　本条文は、中風に罹患し、汗が自然に出る意義について論述している。

常は、時にそのようにならないことがないことを言う。中風の証は、表気が開いて疏になり、邪が内に迫らない状態にあるので、衛は傷られるが、営は傷られていない。今営が病まずに和らぐ場合は、汗は自ら通じる。また、衛が邪を受けて調わない場合は、表気は護りを失うので、汗は常に自ら出る。諧は、和らぎ、合わさることである。営と衛は、常に相互に和らぎ合わさって離れないものである。営は脈中を行って衛の守りとなり、衛は脈外を行って営の護りとなる。中風に罹患し、邪が衛分に客すると、衛は営と離れるので、営は衛を守ることができず、衛は営を護ることができなくなる。営衛を相互に合わせるには、必ず先ず邪を逐うべきである。そこで、桂枝湯を与えて発汗し、邪が去ると、営衛は自然に調和し、自汗もまた治癒する。

【原文】　病人藏無他病、時発熱、自汗出、而不愈者、此衛気不和也。先其時発汗則愈。宜桂枝湯。(54)

【本文】　病人藏に他病無く、時に発熱し、自汗出でて愈えざる者は、此れ衛気和せざるなり。其の時に先だちて汗を発すれば則ち愈ゆ。桂枝湯に宜し。

【通釈】　病人は臓に他の病がなく、時に発熱し、自汗が出て治癒しない場合は、衛気が和やかでない。その時に先だって汗を発する場合は、治癒する。この場合は、桂枝湯を用いるのがよい。

【本文】　此れ、上文を承けて、病有り、発熱し、自汗時に作《おこ》り時に輟《や》むの証治を論ず。藏は、腸胃を指すなり。藏に他病無き者は、腸胃に病無く、飲食二便常の如きを謂うなり。時なる者は、時有りて然るを謂うなり。周氏曰く、「「時」の字は「先」の字と為す。而して「先」の字を伏せ、「時」の字を照らして発す」と。「病人藏に他病無し」と言うは、則ち内に病無きに似たり。然して時に発熱し、自汗出でて纏《てん》綿として愈えざれば、則ち是れ病は表に在り。故に「此れ衛気和せざるなり」と曰う。上文は「常に」と謂い、此れは「時に」と謂い、其の機は異なると雖も、衛和せざるは則ち同じ。上文は「営気和す」と云い、此れは「衛気和せず」と云い、文を互いにして以て其の意を発するなり。成氏曰く、「其の時に先だつ者は、其の発熱し汗出づるの時に先だちて汗を発すれば、則ち愈ゆ」と。惟だ病機既に異なるは、其の服法も亦同じならざる所以なり。郭氏曰く、「前証は「営気和す」と言いて反って衛に及ばず、此の証は「衛気和せず」と謂いて営に及ばざるも、其の実一証なり。但だ前証は常に発熱して汗出づる者を謂い、此の証は発熱し、汗出づるに時有る者を謂う。故に論は其の時に先だちて汗を発すれば則ち愈ゆと言う。其の桂枝を用うるは、則ち二証皆同じ」と。

秦氏曰く、広めて之を推せば、則ち時に寒え時に熱するの茈胡の証の発作は、之を瘧証に准ずること有り。皆其の時に先だちて薬を服するに宜しき者なり。

【語釈】　○纏綿：心がまつわりついてはなれないさま。　○准：なぞらえる。

【通釈】　これは、上文を承けて、病があり、発熱し、自汗が時に起こり、時に止む証候と治療法を論じている。藏は、胃腸を指す。「藏に他の病がない」は、胃腸に病がなく、飲食や二便が正常のようであることを言う。時は、時にそのようになることを言う。周氏は、「「時」の字は、「先」の字とする。そして「先」の字を伏せ、「時」の字を照らして発する」と言う。「病人の藏に他の病がない」と言うのは、内に病がないようである。しかし、時に発熱し、自汗が出てまとわりついてなかなか治癒しない場合は、病は表にある。そこで、「これは、衛気が和らいでいない」と言う。上文は「常に」と言い、これは「時に」と言い、その機序は異なるが、衛が和らいでいないのは同じである。上文は「営気は和らいでる」と言い、これは「衛気は和らいでいない」と言い、文を互いにしてその意を発する。成氏は、「その時に先だつのは、それが発熱し汗が出る時に先だって発汗する場合は、治癒することである」と言う。ただ、病機が既に異なるのは、服用方法もまた同じでない理由である。郭氏は、「前の証では「営気が和らいでいる」と言って反って衛に及ばず、この証では「衛気は和らいでいない」と言って営に及ばないが、その実一つの証である。ただ、前の証では常に発熱して汗が出る場合を言い、この証では発熱し、汗が時に出る場合を言う。そこで、本論では、その時に先だって汗を発する場合は治癒すると言う。それが桂枝湯を用いるのは、二つの証では皆同じである」と言う。

秦氏は言う。広めてこれを推すと、時に寒え、時に熱する柴胡の証の発作は、これを瘧疾の証になぞらえることがある。皆その時に先だって薬を服用するのがよい場合である。

【解説】　本条文は、第53条を承けて、病があり、発熱し、自汗が時に起こり時に止む証候と治療法について論述している。

藏は、胃腸を指す。「藏に他病無し」は、胃腸に病がなく、飲食や二便が正常のようであることを言う。時は、時にそのようになることを言う。「病人藏に他病無し」であれば、病は身体の内にないようであるが、時に発熱し、自汗が出て病がなかなか治癒しない場合は、病は表にあるので、「此れ衛気和せざるなり」と言う。上文では「常に」「営気和す」と言い、本文では「時に」「衛気和せず」と言い、機序は異なるが、衛気が和らいでいないのは同じである。そこで、本証では、発熱し、汗が出る時に先だって桂枝湯を用いて発汗すると、営衛が調和するので、病は治癒する。

【原文】　傷寒、脈浮緊、不発汗、因致衄者、麻黄湯主之。(55)

【本文】　傷寒、脈浮緊、汗を発せず、因りて衄を致す者は、麻黄湯之を主る。

【通釈】　傷寒に罹患し、脈が浮緊になり、発汗せず、これによって鼻血が出現する場合は、麻黄湯がこれを主る。

【本文】　此れ、表熱し、汗を失し、衄して猶麻黄を用うべしの義を論ず。傷寒、脈浮緊なるは、当に汗を以て解すべし。汗を失すれば、則ち邪熱蘊結し、血に逼《ひつ》迫して衄す。衄は、必ず点滴して流れを成さず。此れ、邪大泄するを得ず、病必ず解せず。急ぎて宜しく麻黄湯もて之を汗すべし。汗を奪えば、則ち血無きなり。前節の「汗を発して衄す（46）」と「自ら衄する者は愈ゆ（47）」の若きは、亦薬を須《もち》うること無きなり。案ずるに、三つの「衄」の字は、一つは「必ず衄す（46）」と曰い、一つは「自ら衄す（47）」と曰い、一つは「因りて衄を致す（55）」と曰う。只「必ず」の字、「自ら」の字、「因りて」の字の上に於いて着眼すれば、便ち衄の来由《らいゆう》は胸裏に井《せい》然とす。或るひと問う、「仲景は「衄家は汗を発す可からず（86）」、「亡血家は、汗を発す可からず（87）」と云いて此に麻黄湯を用うるは何ぞや」と。曰く、「久衄の家は血を亡うこと已に多し。故に汗を発して其の血を奪う可からざるなり。今当に汗すべくして汗せず、因りて衄を致して表証依然として解せざるは、麻黄湯を用いて之を主る所以なり」と。

成氏曰く、桂枝湯、麻黄湯の衄を治する者は、衄を治するに非ざるなり。即ち、是れ肌表の邪気を発散するのみ。若し邪気発散するを得ず、表に擁《ふさ》がり盛んに血に迫れば、則ち因りて衄を致すなり。即ち、桂枝、麻黄の湯は専ら衄を治するに非ざるなり。

尤氏曰く、必ず衄せんと欲するも、血流れず、衄すと雖も、熱解せざる者は、乃ち法に合すと為す。然らずんば、其の陰を竭くさざる者有ること靡《な》し。

令韶張氏曰く、汗を発せず、因りて衄を致すを以てするは、仍お汗を発するを要する所以なり。

隠庵張氏曰く、朱氏は「此の節、当に営衛二節の前に在るべし。或は編次の誤りなり」と曰うと。

【語釈】　○来由：いわれ。原因。由来。　○井然：物事に筋道がたって乱れないさま。

【通釈】　これは、表が熱し、発汗の機会を失い、衄が出現するが、なお麻黄湯を使用すべき意義を論じている。傷寒に罹患し、脈が浮緊である場合は、汗法を用いて解すべきである。発汗の機会を失う場合は、邪熱が積もって結び、血に迫って衄になる。衄は、必ずぽたぽたと滴って流れを形成しない。これは、邪が大いに泄れることができず、病は必ず解されない。急いで麻黄湯を用いてこれを発汗すべきである。汗を奪う場合は、血はない。前節の「汗を発して衄する（46）」と「自ら衄する場合は治癒する（47）」のようなものは、また薬を用いることがない。案じるに、三つの「衄」の字は、一つは「必ず衄する（46）」と言い、一つは「自ら衄する（47）」と言い、一つは「これによって衄を引き起こす（55）」と言う。ただ、「必ず」の字、「自ら」の字、「因って」の字の上において着眼すると、衄の由来は胸の裏に整然として明らかになる。ある人が、「仲景は「衄家は、発汗すべきでない（86）」、「亡血家は、発汗すべきでない（87）」と言うが、ここで麻黄湯を用いるのは、どうしてであろうか」と質問した。私は、「久しく鼻血が出る人は、血を亡うことが既に多い。そこで、発汗してその血を奪うべきでない。今発汗すべきであるが、発汗せず、これによって衄を引き起こし、表証が依然として解されないのは、麻黄湯を用いてこれを主る理由である」と答えた。

成氏は言う。桂枝湯や麻黄湯で衄を治療するのは、衄を治療するのではない。即ち、これは肌表の邪気を発散するだけである。もし邪気は発散することができず、表に塞がり盛んになって血に迫る場合は、これによって衄を引き起こすのである。即ち、桂枝湯や麻黄湯は専ら衄を治療するのではない。

尤氏は言う。必ず衄を生じようとするが、血は流れず、衄するが、熱が解されない場合は、法に合致する。そうでなければ、その陰を尽さない場合がない。

令韶張氏は言う。発汗せず、これによって衄を引き起こすのを示すのは、なお発汗する必要がある理由である。

隠庵張氏は言う。朱氏は「この節は、営衛の二節の前にあるはずである。あるいは編次の誤りである」と言う。

【解説】　本条文は、表が熱し、発汗の機会を失い、衄が出現するが、なお麻黄湯を使用すべきである意義について論述している。

傷寒に罹患し、脈が浮緊である場合は、発汗すべきである。もし発汗の機会を失う場合は、邪熱が積もって結び、血に迫るので、衄が出現する。本証に見られる衄は、ぽたぽたと滴って流れないので、邪は大いに泄れることができず、病は必ず除かれなくなる。そこで、麻黄湯を用いて発汗し、汗を奪う場合は、衄はなくなる。

【原文】　傷寒不大便六七日、頭痛有熱者、未可与承気湯。其小便清者、知不在裏、仍在表也。当須発汗。若頭痛者必衄。宜桂枝湯。(56)

【本文】　傷寒大便せざること六七日、頭痛み熱有る者は、未だ承気湯を与う可からず。其の小便清き者は、裏に在らずして仍お表に在るを知るなり。当に須く汗を発すべし。若し頭痛む者は、必ず衄す。桂枝湯に宜し（旧本は「未可」の二字を脱す。今《玉函》に従い補入す）。

【通釈】　傷寒に罹患し、大便をしない日が六七日になり、頭が痛み熱がある場合は、いまだ承気湯を与えるべきでない。その小便が清らかである場合は、病は裏にあるのではなく、なお表にあることが解る。これは発汗すべきである。もし頭が痛む場合は、必ず衄が出現する。桂枝湯を用いるのがよい（旧本では「未だ…す可きでない」の二字を脱している。今《玉函》に従って補入する）。

【本文】　此の章、日久しく便せず、表証仍お在り、当に其の汗を発すべしの義を釈す。言うは、傷寒、大便せざること六七日は、宜しく下すべきの候と為す。然して頭痛み、熱有れば、未だ承気湯を与う可からず。此れ、「其の熱潮せずんば、未だ承気湯を与う可からず（208）」と曰うと文法を同じくす。熱已に裏に入る者は、小便必ず短赤なり。今其の小便清澄なれば、便ち熱裏に在らずして仍お表に在るを知る。日久しく便せざるを以てして之を下すを得ざるなり。当に須く桂枝湯を以て汗を発すべし。汪氏曰く、「小便を験《ため》すは、実に仲景の妙法と為す」と。「桂枝湯に宜し」の句は、直ちに「汗を発す」に接して来る。是れ桂枝を用いて衂を止むるにあらず、亦用うるは既に衂して後に在るに非ざるなり。読者は、詞を以て義を害すること勿かれば可なるのみ。案ずるに、「若し頭痛む者は、必ず衂す」は、意《おも》い料《はか》るの辞なり。蓋し、邪熱は上に壅《ふさ》がる。故に必ず衂するを知る。然して舒氏曰く、「頭痛は皆衂を発せざれば、何を以て頭痛む者は必ず衂するを知るや。仲景当に此の理非ざるの言有らざるべし」と。此の説、理有り。

郭氏曰く、「若し頭痛めば必ず衂す」の六字は、是れ此の症の中の一つの小変症なり。当に「桂枝湯に宜し」の四字を「当に須く汗を発すべし」の下に移して看れば、則ち意も亦明らかなり。

銭氏曰く、上文は是れ下の語の当に忽せにすべき在所を起こすに因るが故に承気湯は大小、及び調胃を言わざるなり。

【通釈】　この章は、日にちが久しく経過したが大便をせず、表証がなおある場合は、その汗を発すべきである意義を解釈している。ここで言う内容は、傷寒に罹患し、大便をしない日が六七日経過するのは、下すべき証候である。しかし、頭が痛み、熱があれば、いまだ承気湯を与えるべきでない。これは、「その熱が潮熱でなければ、いまだ承気湯を与えるべきでない（208）」と言うのと文法が同じである。熱が既に裏に入る場合は、小便は必ず短かく赤くなる。今その小便が清らかで澄んでいる場合は、熱は裏にはなく、なお表にあることが解る。日にちが久しくなって大便をしないので、これを下すようなことをしてはならない。桂枝湯を用いて発汗すべきである。汪氏は、「小便を調べるのは、実に仲景の妙法である」と言う。「桂枝湯によろしい」の句は、直ちに「汗を発する」に接して来ている。これは桂枝湯を用いて衂を止めるのではなく、また桂枝湯の使用は既に衂が出現した後にあるのでもない。読者は、詞によって義を害しなければ、それでよい。案じるに、「もし頭が痛む場合は、必ず衂する」は、思って測る辞である。思うに、邪熱は上に塞がる。そこで、必ず衂が出現することが解る。しかし、舒氏は「頭痛は皆衂を発生しないので、どうして頭が痛む場合は必ず衂になることが解るのであろうか。仲景にはこのように道理のない言葉はないはずである」と言う。この説は、道理がある。

郭氏は言う。「もし頭が痛めば、必ず衂になる」の六字は、この症の中の一つの小さな変症である。「桂枝湯によろしい」の四字を「発汗すべきである」の下に移して看ると、意味もまた明らかである。

銭氏は言う。上の文は下の言葉の中で忽せにすべき所在を起こすので、ただ承気湯と言って、大小の承気湯、および調胃承気湯を言わない。

【解説】　本条文は、傷寒に罹患し、日にちが久しく経過したが大便をせず、表証がなおある場合の発汗法の意義について論述している。

傷寒に罹患し、六七日の間大便をしなくなるのは、攻下すべき証候であるが、頭が痛み、熱がある場合は、いまだ承気湯を与えるべきでない。熱が既に裏に入っている場合は、小便は短く赤くなる。一方、小便が清らかで澄んでいる場合は、熱は裏にはなく表にあるので、下すべきでない。「桂枝湯に宜し」は、「当に須く汗を発すべし」に接続する。即ち、本証は桂枝湯を用いて発汗すべきである。「若し頭痛む者は、必ず衂す」は、推量の辞である。即ち、邪熱が表にあり、上に塞がると、必ず衂の出現することが解る。一説に、「頭痛は、全てが衂を発生しない。そこで、仲景にはこのような道理のない言葉はない」とするのもまた通じる。

【原文】　傷寒、発汗已解、半日許復煩、脈浮数者、可更発汗。宜桂枝湯。(57)

【本文】　傷寒、汗を発し已に解すること、半日許《ばか》りにして復た煩し、脈浮数の者は、更に汗を発す可し。桂枝湯に宜し（復は扶又の翻）。

【通釈】　傷寒に罹患し、発汗して既に病は解されたが、半日ばかりでまた心煩し、脈が浮数になる場合は、更に発汗すべきである。この場合は、桂枝湯を用いるのがよい（復は扶又の翻である）。

【本文】　此れ、余邪復た聚まれば、更に汗を発す可しを釈するなり。傷寒、汗を発し已りて解し、熱退き、身涼しく、半日許りに復た煩熱する者は、余邪未だ浄されず、復た聚まりて病を為す。譬えば猶余寇未だ平らかならず、復た合して乱を為すがごときのみ。脈浮数の者は、邪気表に在りの徴なり。故に更に其の汗を発して以て余炎を掃刷《そうさつ》す可し。《脈経》に曰く、「脈浮数の者は、汗を発す可し。麻黄湯に宜し」と。今桂枝を用うる者は、已に汗し復た汗し、国体殆ど弱く、惨苛《さんか》正を傷るを恐るるを以ての故に、麻黄の峻烈に宜しからずして桂枝の緩解に宜し。此れも又仲景機に臨みて変を制するの妙なり。

郭氏曰く、須く半日許りと言うべき者は、此れに過ぐれば而ち復た煩するを以てなり。即ち、労復に属し、桂枝湯を用いざるなり。

【語釈】　○惨苛：惨は、みじめ。いたむ。苛は、むごい。はげしい。

【通釈】　これは、余邪がまた集まると、更に発汗すべきであることを解釈している。傷寒に罹患し、発汗が終わって病が解され、熱が退き、身体は涼しくなったが、半日ばかりにまた心煩し発熱する場合は、余邪がいまだ除かれず、また集まって病を生じている。譬えば丁度残存した外敵がいまだ平定されておらず、また合わさって反乱するようなものである。脈が浮数であるのは、邪気が表にある徴候である。そこで、更にその汗を発して余炎を一掃して除くべきである。《脈経》では、「脈が浮数である場合は、発汗すべきである。麻黄湯を用いるのがよい」と言う。今桂枝湯を用いるのは、既に発汗してまた発汗し、全身が殆ど弱まり、惨めで激しい方法が正気を傷るのを恐れるので、麻黄湯の俊敏で激しい方剤は好ましくなく、桂枝湯の緩やかに解する方剤が好ましい。これもまた仲景が機に臨んで変を制する妙味である。

郭氏は言う。半日ばかりと言うべきであるのは、これに過ぎると、また煩躁するからである。即ち、これは労復に属し、桂枝湯を用いない。

【解説】　本条文は、傷寒に罹患し、余邪が再び集まる場合の証候と治療法について論述している。

傷寒に罹患し、発汗して病が解され、熱が退き、身体が涼しくなったが、余邪が完全に除かれず、また集まる場合は、半日ばかりが経過して心煩し発熱する。脈が浮数であるのは、邪気が表にある徴候である。そこで、更に発汗して余炎を一掃すべきである。本証は、既に発汗を経て全身が弱まった状態にあるので、発汗の峻剤である麻黄湯を用いるのは、正気を損傷する恐れがある。そこで、桂枝湯を用いて緩やかに汗解する。

【本文】　以上の十六章、発表の余義を申し明かす。

【通釈】　以上の十六章は、発表の余義を述べて明らかにする。

【原文】　凡病、若発汗、若吐、若下、若亡血、亡津液、陰陽脈自和者、必自愈。(58)

【本文】　凡そ病、若しくは汗を発し、若しくは吐し、若しくは下し、若しくは亡血し、津液を亡うも、陰陽の脈自ら和する者は、必ず自ら愈ゆ（「津液を亡う」の亡は音無。旧本は「陰陽」の下に「脈」の字を失す。今《発汗吐下後篇》に據りて訂して補う）。

【通釈】　およそ病に罹患し、あるいは発汗し、あるいは涌吐し、あるいは攻下し、あるいは亡血して津液を亡うが、陰陽の脈が自ら調和する場合は、必ず自然に治癒する（「津液を亡う」の亡は音が無である。旧本では「陰陽」の下に「脈」の字を失う。今《発汗吐下後篇》によって訂正して補う）。

【本文】　此れ、発汗吐下の後、自ら愈ゆるの証を論ず。郭氏曰く、「凡そと言う者は、傷寒を謂うに止まらざるなり」と。発汗吐下し、若しくは諸々の失血の後、総じて以て内に津液無し。唯だ是れ陰陽の脈自ら和して更に他の証無くんば、則ち邪既に解散し、正も亦甚だしく虚さざるは、薬すること勿き所以なり。経文に「必ず」と言い、「自ら愈ゆ」と言えば、乃ち静養して以て之を俟つ可しの意を見わす。亡と無は古字通用す。《発汗吐下後篇》《玉函》《脈経》は并びに「津液無し」に作るは、以て証す可し。亡血は、乃ち失血なり。攷うるに、論中に自ら衄して愈ゆる者（47）有り、下血して愈ゆる者（124）有り。前の注家、「汗を発し、吐下するは、皆亡血し津液を亡う所以なり」と謂うは、豈悖らざらんや。平らかに按ずるに、《弁脈法》に云う「病戦せず、汗出でずして解する者有るは、何ぞやと。答えて曰く、其の脈自ら微、此れ曽て汗を発し、若しくは吐し、若しくは下し、若しくは亡血し、以て内に津液無きを以てなり。此れ陰陽自ら和すれば、必ず自ら愈ゆ。故に戦せず、汗出でずして解するなりと(13)」は、此の条と相い発す。蓋し、陰陽の脈自ら和する者は、和平の和に非ず。所謂「其の脈自ら微」なり。乃ち、邪正両つながら衰うれば、脈と病は相応す。此れ之を和すと謂うなり。

汪氏曰く、此れ、亦当に汗すべくして汗し、当に吐下すべくして吐下す。故に陰陽和して自ら愈ゆるの日有り。汗吐下の薬を誤用する者の能く比する所に非ざるなり。

魏氏曰く、「自ら愈ゆ」と言い、且つ「必ず」と言う者は、総じて妄りに事《じ》端《たん》を生ずるを得ざるを見わすなり。程の「其の津液を充たし諸を生成化育するに求む」と説うは、総じて是れ治を要す。原文の必ず自ら愈ゆるの義に非ず。

【語釈】　○事端：事のはじまり。
【通釈】　これは、発汗し吐下した後、自然に治癒する証を論じている。郭氏は、「およそと言うのは、傷寒を言うのに止まらない」と言う。発汗し吐下し、もしくは諸々の失血の後、総じて内に津液がない。ただ、陰陽の脈が自ら和し、更に他の証がない場合に、邪気は既に解散し、正気もまた甚だしく虚していないのは、薬を用いない理由である。経文で「必ず」と言い、「自然に治癒する」と言えば、静養してこれを待つべきである意を見わしている。亡と無は、古字が通用する。《発汗吐下後篇》《玉函》《脈経》で並びに「津液が無い」に作るのは、証拠とすべきである。亡血は、失血である。考えるに、本論の中では、自然に衂が出現して治癒する場合（47）があり、下血して治癒する場合（124）がある。前の注釈家が「発汗し、吐下するのは、皆亡血し津液を亡う理由である」と言うのは、どうして悖らないことがあろうか。公平に按じるに、《弁脈法》に言う「病は戦慄がなく、汗が出ずに解される場合があるのは、どのようなものであろうか。答えて言った。その脈は自ら微である。これはかつて発汗し、あるいは涌吐し、あるいは攻下し、あるいは亡血し、これによって内に津液がないからである。これは、陰陽が自然に和すと、必ず自然に治癒する。そこで、戦慄はなく、汗は出ずに解される(13)」は、この条文と相互に発している。思うに、「陰陽の脈自ら和す」とは、平和の和ではない。いわゆる「その脈が自ら微」のことである。邪気と正気がともに衰えると、脈と病は相応する。これがこれを「和す」と言うことである。

汪氏は言う。これはまた発汗すべきであって発汗し、吐下すべきであって吐下した。そこで、陰陽が和やかになって自然に治癒する日がある。汗吐下の薬を誤用する場合とよく比較する所でない。

魏氏は言う。「自然に治癒する」と言い、かつ「必ず」と言うのは、総じて妄りに事の始めを生じるべきでないことを見わしている。程氏が「その津液を充満し、これを生成化育するのに求める」と言うのは、総じて治療が必要である。原文の必ず自然に治癒する義ではない。
【解説】　本条文は、発汗し吐下した後、病が自然に治癒する証について論述している。

冒頭の「凡そ」は、傷寒だけを言うのではない。ある病に罹患し、発汗し吐下し、あるいは種々の失血を来した後は、総じて内に津液がない。ただ、陰陽の脈が自ら和し、《弁脈篇》の第13条に言う「脈自ら微」になる場合は、邪気は既に解散し、正気も甚だしく虚していないので、更に薬を用いる必要はなく、静養してこれを待つと、病は自然に治癒する。亡は、無と古字が通用する。亡血は、失血である。「陰陽の脈自ら和す」は、平和の和ではなく、脈が自然に微になることである。即ち、邪気と正気がともに衰えると、脈と病は相応するので、脈は自然に微になり、病もまた自然に微になって治癒する。

【原文】　大下之後、復発汗、小便不利者、亡津液故也。勿治之。得小便利、必自愈。(59)
【本文】　大いに之を下して後、復た汗を発し、小便利せざる者は、津液を亡うが故なり。之を治すること勿かれ。小便利するを得れば、必ず自ら愈ゆ（亡は音無。○《巣源》に「其の小便を治すること勿かれ。必ず自ら愈ゆ」に作る）。
【通釈】　大いにこれを下した後、また発汗し、小便が不利になる場合は、津液を亡うからである。これを治療してはならない。小便が通利すると、必ず自然に治癒する（亡は音が無である。○《諸病源候論》では「その小便を治療してはならない。必ず自然に治癒する」に作る）。
【本文】　此れ、汗下の後、津液自ら回るを俟つの法有るを論ず。言うは、大いに之を下して後復た汗を発するは、乃ち是れ汗下相い反すと為す。然して他の変証無し。但だ小便利せざる者は、内に津液無きを以ての故なり。且つ之を治すること勿かれ。必ず其の津回り虚復し小便利するを得るを待てば、必ず自ら愈ゆ。若し強いて其の小便を責むれば、則ち重ねて其の津液を竭くして変証蜂起す。豈但だ小便の不利のみならんや。按ずるに、此れ誤逆を経ると雖も、其の人の胃気強く、幸いに変壊に至らざるなり。前段は汗下各々其の理を得てして自ら愈ゆるの証を掲示し、此れは亦汗下相い反して自ら愈ゆる者有るを申し釈するなり。
　程氏曰く、「小便利するを得」の「得」の字は、宜しく着眼すべし。
　朱氏曰く、《類纂》に「胃中乾けば則ち小便無し。慎みて利す可からず」と云う。
　郭氏曰く、必ずしも更に薬を以て其の小便を利さず、自ら其の通ずるを待てば、則ち愈ゆ。
【通釈】　これは、汗下の後、津液が自然に回復するのを待つ方法があることを論じている。ここで言う内容は、大いにこれを下した後、また発汗するのは、汗法と下法の順序が相互に反対になっている。しかし、他の変証はない。ただ、小便が不利になるのは、内に津液がなくなるからである。しかもこれを治療してはならない。必ずその津液が回り、津虚が復し、小便が通利するのを待つと、必ず自然に治癒する。もし強いてその小便を責める場合は、重ねてその津液を尽し、変証が蜂起する。どうしてただ小便の不利だけであろうか。按じるに、これは誤治を経るが、その人の胃気が強く、幸いに変証に至っていない。前の段落は汗法と下法が各々その道理を得て、病が自然に治癒する証を掲示し、これはまた汗法と下法が相互に反するが、病が自然に治癒する場合があることを述べて解釈する。

程氏は言う。「小便が通利するのを得る」の「得る」の字は、着眼すべきである。

朱氏は言う。《類纂》では、「胃の中が乾く場合は、小便はない。慎んで通利すべきでない」と言う。

郭氏は言う。必ずしも更に薬を用いてその小便を通利せず、自然にそれが通じるのを待つ場合は、治癒する。

【解説】　本条文は、汗下の後、津液が自然に回復するのを待つ方法について論述している。

太陽病を大いに下した後、また発汗するのは、下法と汗法の治療の順序が逆である。汗下の後、病人の胃気が強いので、他の変証は出現しないが、内に津液がなくなると、小便は不利になる。本証の小便不利は、治療をしてはならない。即ち、津液が回り、津虚が回復し、小便が通利するのを待つと、病は必ず自然に治癒する。もし強いて小便不利を責める場合は、重ねて津液を尽すので、変証が蜂起する。

【本文】　以上の二章、汗下の後、自ら愈ゆるの証を論ず。

【通釈】　以上の二章は、汗下の後、自然に治癒する証を論じている。

【原文】　下之後、復発汗、必振寒、脈微細。所以然者、以内外倶虚故也。(60)

【本文】　之を下して後、復た汗を発すれば、必ず振寒し、脈微細なり。然る所以の者は、内外倶に虚するを以ての故なり。

【通釈】　これを下した後、また発汗すると、必ず身体が振るえて悪寒がし、脈は微細になる。そのようになる理由は、内外がともに虚するからである。

【本文】　此れ、下文の為に汗下の誤逆の総綱を論ず。蓋し、上節は汗下の後、自ら愈ゆるの候を挙げ、而して以下の数章は又汗下し自ら愈えざるの証を論ずるなり。内の陽虚す。故に脈微細なり。外の陽虚す。故に振慄し悪寒す。更に又之を申して言い、「内外倶に虚するを以ての故なり」と曰う。然らば則ち下条の列する所の汗下の後の諸逆変証は、未だ必ずしも内外の陽虚に由らざるにはあらざるなり。故に之を挙げて綱領と為すのみ。程氏曰く、「陽去り陰に入るは、必ず此れ等の証と脈とに従りて始む」と。案ずるに、「内外倶に虚す」の四字を視れば、則ち四逆湯の属、宜しく其の軽重に従いて撰用すべきの意は、言外に在り。

成氏曰く、振なる者は、森《しん》然、若しくは寒えて聳《しょう》然として振動する者是れなり。傷寒、振う者は、皆其の虚寒を責むるなり。振は、戦に近きなり。而して軽き者は、振を為す。

【語釈】　○森然：樹木がさかんにしげるさま。多くならび立つさま。　○聳然：おそれつつしむさま。

【通釈】　これは、下文のために汗法と下法による誤治の総綱を論じている。思うに、上節は汗下の後、自然に治癒する証候を挙げ、以下の数章はまた汗下の後、自然に治癒しない証を論じている。内の陽が虚すので、脈は微細になる。外の陽が虚すので、身体は振るえて悪寒がする。更にまたこれを述べて、「内外がともに虚すからである」と言う。そうであれば、下の条に配列する所の汗下の後の諸々の変証は、いまだ必ずしも内外の陽虚によらないことがない。そこで、これを挙げて綱領とするだけである。程氏は、「陽が去って陰に入る場合は、必ずこれらの証と脈に従って始まる」と言う。案じるに、「内外ともに虚す」の四字を視ると、四逆湯の属を用い、その軽重に従って撰んで用いるべきである意は言外にある。

成氏は言う。振は、樹木が盛んに茂るように、あるいは寒えておそれつつしむように振動する場合がこれである。傷寒に罹患し、振える場合は、皆その虚寒を責める。振は、戦に近い。しかし、軽い場合は、振になる。

【解説】　本条文は、汗法と下法による誤治の総綱について論述している。

太陽病を攻下した後、また発汗し、内の陽気が虚すと、脈は微細になる。また、外の陽気が虚すと、身体が振るえて悪寒がする。そこで、「内外倶に虚するを以ての故なり」と言い、汗下の後の諸々の変証の綱領とする。

【原文】　下之後、復発汗、昼日煩躁不得眠、夜而安静、不嘔、不渇、無表証、脈沈微、身無大熱者、乾姜附子湯主之。(61)

【本文】　之を下して後、復た汗を発し、昼日煩躁して眠ることを得ず、夜にして安静、嘔せず、渇せず、表証無く、脈沈微、身に大熱無き者は、乾姜附子湯之を主る。

【通釈】　これを下した後、また発汗し、日中は煩躁して眠ることができず、夜間は安静になり、嘔吐はなく、口渇もなく、表証がなく、脈は沈微になり、身体に大熱がない場合は、乾姜附子湯がこれを主る。

【本文】　此れ、上文を承けて、救治の法を論ず。之を下して後、其の人昼日煩躁し、眠ることを得ざるは、欝熱患いを作《な》すに似たり。然して夜に入れば、則ち安静、而して日間は煩躁すと雖も、亦嘔せず、渇せざれば、則ち陽鬱し熱を成すの比に非ず。乃ち、下して後、汗を発し、虚陽擾乱し、陰の逼る所と為し、外は仮熱を見わすなり。夫れ昼は陽勝ち、尚陰と争いて擾乱す。夜は陰勝ち、已に陰と衡《はか》ること能わずして甘んじて其の侮を受く。嘔せず、渇せざる者は、裏に熱無きなり。身に大熱無き者は、表に熱無きなり。況や頭項強痛等の表証無くして脈も亦沈微なるをや。浮数ならざれば、則ち是れ陽は内に虚し、仮を露わにして真を乱すのみ。急ぎて辛熱以て直ちに力を搗きて其の陽を救い、他の顧みること無きなり。按ずるに、煩躁の一証は陰陽に共有する所なり。或は其の陽熱に溷《みだ》るるを嫌う。故に仲師は諄諄として之を諭し、「夜にして安静」と曰い、「嘔せず渇せず」と曰い、「表証無し」と曰い、「脈沈微」と曰い、「身に大熱無し」と曰う。茲に於いて仮の真を乱すは、竟に狐疑《こぎ》す可きこと無し。嗚《ああ》、丁寧親切の意至れり、尽せり。

柯氏曰く、身に大熱無きは、表陽将に去らんとす。幸いに此れ微熱未だ除かれず。煩躁し寧からざるの際に、独り乾姜、生附に任せて以て急ぎて其の陽を回らす。此れ四逆の変剤なり。

劉廉夫曰く、案ずるに、大熱無しは、又麻黄杏人甘草石膏湯、大陥胸湯、白虎加人参湯の条に出で、並びに身微しく熱すと謂うも、翕翕、蒸蒸の勢い無きなり。

【語釈】　○諄諄：ていねいに教えるさま。　○狐疑：疑い深く決心のつかないこと。

【通釈】　これは、上文を承けて、救急に治療する方法を論じている。これを下した後、その人は昼間に煩躁し、眠ることができなくなるのは、欝熱が患いを生じているようである。しかし、夜に入ると安静になり、しかも日中は煩躁するが、また嘔吐せず、口渇しない場合は、陽が欝滞して熱を形成する比ではない。即ち、下した後に発汗し、虚陽が乱れ、陰が迫る所となり、外は仮熱を見わしている。そもそも昼は陽が勝ち、なお陰と争って乱れる。夜は陰が勝ち、既に陰と平衡になることができず、甘んじてその侮を受ける。嘔吐がなく、口渇がないのは、裏に熱がないからである。身体に大熱がないのは、表に熱がないからである。ましてや頭項強痛などの表証はなく、脈もまた沈微であるのはなおさらである。脈が浮数でなければ、陽が内に虚し、仮の証を露わにして真の証を乱すだけである。急いで辛熱の品を用い、直ちに力を尽してその陽を救い、他を顧みることはない。按じるに、煩躁の一証は、陰陽に共有する所である。あるいはその陽熱に乱されることを嫌う。そこで、仲師は丁寧にこれを諭し、「夜間は安静である」と言い、「嘔吐はなく口渇はない」と言い、「表証はない」と言い、「脈は沈微である」と言い、「身体に大熱はない」と言う。ここにおいて仮の証が真の証を乱すのは、遂に疑うべきことがない。ああ、丁寧で親切の意は、至れり尽せりである。

柯氏は言う。身体に大熱がないのは、表の陽気が今にも去ろうとしている。幸いなことに、これは微熱がまだ除かれていない。煩躁して安らかでない時に、独り乾姜と生附子に任せて急いでその陽を回らせる。これは、四逆湯の変剤である。

劉廉夫は言う。案じるに、「大熱がない」は、また麻黄杏仁甘草石膏湯、大陥胸湯、白虎加人参湯の条に出ていて、並びに身体は微かに熱すると言うが、翕翕として羽で覆うように僅かに発熱し、あるいは蒸蒸として熱気が蒸し返るような勢いはない。

【本文】　乾姜附子湯方

乾姜（一両）　附子（一枚、生を用い、皮を去り、八片に破る。〇旧本は「破る」を「切る」に作る。今成本に據りて改訂す）

右二味、水三升を以て、煮て一升を取り、滓を去り、頓服す。

【通釈】　乾姜附子湯方

乾姜（一両）　附子（一枚、生を用い、皮を除き、八片に破る。〇旧本では「破る」を「切る」に作る。今成本によって改訂する）

右の二味に水三升を用い、煮て一升を取り、滓を除き、頓服で服用する。

【本文】　此れ、虚陽上に泛《うか》び、寒極まりて躁を発す。急ぎて姜、附の辛熱の剤を用い、直ちに其の陽を回らす。妙は最も単捷《しょう》にて奏功するに在り。故に敢えて佐使の薬を用いざるなり。

陶氏（弘景）曰く、凡そ三建を用うるは、皆熱灰にて微しく炮じて坼《さ》かしむ。焦に過ぐること勿かれ。惟だ姜附湯は之を生用す。俗方に毎に附子を用うる者に甘草、人参、生姜を須《もと》めて相い配する者は、正しく其の毒を制するを以てなり。

盧氏（祖常）曰く、仲景、一百十三方に附子を用うる者は二十一、熟用する者は十有三、必ず麻黄、桂枝、大黄、黄連、黄芩、細辛の輩を佐とす。生用する者は八、姜附湯、四逆湯、白通湯、白通猪胆湯、通脈四逆湯、通脈四逆加猪胆湯、四逆人参湯、茯苓四逆湯是れなり。方方に皆乾姜を用うるを正と為す。未だ熟附を用いて乾姜を佐くるを聞かざるなり。

劉莛庭曰く、按ずるに、此の湯と茯苓四逆湯とは並びに煩躁有りて二方の証は従りて確解無し。今文勢、方意を玩じ、以て之を憶測するに、其の病軽くして来ること急なる者は、乾姜附子湯に属す。何となれば、則ち昼日煩躁し、眠ることを得ざるは、之を躁して暫くも安き時無し（338）の孤陽絶陰に比すれば、夜にして安静の異なり有ればなり。況や未だ厥逆に至らず、其の方も亦薬は単味にして剤小なるをや。蓋し、単味なれば則ち其の力専一にして以て咄嗟に奏功す可く、剤小なれば則ち以て大敵に対するに不足す。其の病重くして来ること緩き者は、茯苓四逆湯（69）に属す。何となれば、則ち「病仍お解せず」と云うは、蓋し是れ緩き詞なり。其の方も亦薬重複して剤大なるは、蓋し重複すれば則ち其の力泛び、応に直ちに搗くの力少なかるべくして、剤大なればば則ち以て倒瀾《らん》を廻《めぐ》らす可し。

【語釈】　○三建：天雄、烏頭、附子を三建と言う。　○方方：あちらこちら。

○茯苓四逆湯：第69条では、「汗を発し、若しくは之を下し、病仍お解せず、煩躁する者は、茯苓四逆湯之を主る」とある。　○躁して暫くも安き時無し：第338条では、「傷寒、脈微にして厥し、七八日に至りて膚冷え、其の人躁し、暫らくも安き時無き者は、此れを藏厥と為す。蛔厥に非ざるなり」とある。

○瀾：波。

【通釈】　これは、虚陽が上に浮き、寒が極まって躁を発生する。急いで乾姜と附子の辛熱の剤を用い、直ちにその陽を回らせる。妙味は最も単純で俊敏な薬味で奏功することにある。そこで、敢えて佐使の薬を用いない。

陶氏（弘景）は言う。およそ天雄、烏頭、附子からなる三建を用いるには、皆熱い灰で微かに炮じて割く。著しく焦がしてはならない。ただ、乾姜附子湯はこれを生で用いる。俗方に常に附子を用いる処方で、甘草、人参、生姜を求めて相互に配するのは、正しくその毒を制するからである。

盧氏（祖常）は言う。仲景が百十三方に附子を用いるのは二十一であり、熟附子を用いるのは十三であり、必ず麻黄、桂枝、大黄、黄連、黄芩、細辛の輩を佐薬とする。生附子を用いるのは八つであり、乾姜附子湯、四逆湯、白通湯、白通加猪胆汁湯、通脈四逆湯、通脈四逆加猪胆湯、四逆加人参湯、茯苓四逆湯がこれである。あちらこちらに皆乾姜を用いるのが正しい。いまだ熟附子を用いて乾姜を佐ける例を聞いていない。

劉茝庭は言う。按じるに、この湯と茯苓四逆湯は並びに煩躁があるので、二方の証はこれによって確かな解釈がない。今文勢や方意を玩味してこれを憶測すると、その病が軽くて到来が急である場合は、乾姜附子湯に属している。その理由を言えば、昼間に煩躁し、眠ることができなくなるのは、これを躁がしくなって暫くも安らかな時がない（338）いわゆる「陽気が衰微し、陰気が旺盛になる」孤陽絶陰と比較すると、「夜間に安静になる」症状が異なっているからである。ましてやいまだ厥逆には至らず、その処方もまた薬は単味であり剤は小さいのはなおさらである。思うに、単味である場合はその力は専一で咄嗟に奏功できるが、方剤が小である場合は、大きな敵に対するには不足する。その病が重く、到来が緩やかな場合は、茯苓四逆湯（68）に属している。その理由を言えば、「病がなお解されない」と言うのは、思うに緩やかな詞である。その処方もまた薬が重複し、方剤が大であるのは、思うに重複する場合は、その力は浮き、直ちに打つ力は少ないはずであり、方剤が大である場合は、これによって倒れてくる波を廻らせることができる。

【解説】　本条文は、第60条を承けて、陽が内に虚して虚陽が乱れる仮証に対する救急の治療法について論述している。

太陽病を攻下し、また発汗すると、陽が虚して陰が迫り、虚陽が乱れ、外は仮熱が見われるので、昼間に煩躁して眠ることができなくなる。即ち、昼は陽が勝ち、なお陰と争って乱れるので、昼間は煩躁し、眠ることができなくなる。一方、夜は陰が勝ち、陽が虚して陰と平衡になることができず、甘んじて陰の侮を受けるので、夜間は安静になる。裏に熱がないと、嘔吐や口渇はない。表に熱がないと、身体に大熱はない。陰が迫り、陽が虚すと、脈は沈微になる。本証は、陽が内に虚し、虚陽が乱れて仮証を露わにした状態にある。そこで、乾姜附子湯を用いて直ちにその陽を回らせる。

乾姜附子湯は、乾姜と生附子の二味からなる処方である。本証は、虚陽が上に浮き、寒が極まって躁煩を発生するので、急いで辛熱の乾姜附子湯を用いて俊敏に奏功することを期待する。

【本文】　以上の二章、下後発汗の逆を論ず。
【通釈】　以上の二章は、下した後に発汗する逆証を論じている。

【原文】　発汗後、身疼痛、脈沈遅者、桂枝加芍薬生姜人蔆新加湯主之。(62)
【本文】　汗を発して後、身疼痛し、脈沈遅の者は、桂枝加芍薬生姜人蔆新加湯之を主る（旧本は生姜の下に「各一両」の三字有り、人蔆の下に「三両」の二字有り。攷うるに、前後の例、方名は分量を言わず。今《玉函》《脈経》《千金翼》に因りて刪《けず》りて正す）。
【通釈】　発汗した後、身体に疼痛が出現し、脈が沈遅である場合は、桂枝加芍薬生姜人参新加湯がこれを主る（旧本では生姜の下に「各一両」の三字があり、人参の下に「三両」の二字がある。考えるに、前後の例や処方の名では、分量を言わない。今《玉函》《脈経》《千金翼》によって削って正した）。
【本文】　此れ、汗して後、血液虚燥するの証治を挙ぐ。汗を発して後と言えば、則ち外邪已に去ること知る可し。身疼痛する者は、血虚し以て身を栄すること無ければなり。脈沈遅の者は、血虚し以て脈を栄すること無ければなり。乃ち、傷寒、脈浮緊にして疼痛する者とは固より霄壌《しょうじょう》す。仍お桂枝湯に芍薬、生姜を倍加え、更に人参を加うるを与え、以て其の営血を補うなり。此の証、病人素体虚し、汗に過ぎ、或は汗を発すること水の流離するが如きは、並びに皆之有り。但だ邪は既に除去し、血液虚燥するを致すも、陽脱するの勢い稍緩し。故に本方は特に養血を専らにするなり。

程氏曰く、此の条、脈沈遅に反って人蔆を用いて附子を用いざるは、身疼痛の証有り、附子の血を燥かすを恐るるを以ての故に之を去る。

張氏（兼善）曰く、仲景、凡そ汗を発して後と言えば、外は表証無く、裏は熱症無く、止《ただ》余は身疼むの一事を以てするのみ。若し脈稍浮にして盛んなれば、則ち表邪未だ尽く解せずと為す。今脈沈遅と言えば、此れ血虚して然るを致すなり。故に人蔆、生姜、芍薬を加えて血を益す。
【語釈】　○霄壌：天地のように非常に隔たっていることの例え。

【通釈】　これは、発汗した後、血液が虚して燥く証候と治療法を挙げている。発汗した後と言えば、外邪は既に去っていることを知るべきである。身体に疼痛が出現するのは、血が虚して身体を栄養することがなくなるからである。脈が沈遅であるのは、血が虚して脈を栄養することがなくなるからである。即ち、傷寒に罹患し、脈が浮緊になり、疼痛が出現する場合とは固より天地のように隔たりがある。なお桂枝湯に芍薬、生姜を増量し、更に人参を加えたものを与え、これによってその営血を補う。この証は、病人は元々体が虚しているが、発汗に過ぎ、あるいは発汗が水の流れるようになるのは、いずれも皆これがある。ただ、邪は既に除去され、血液が虚して燥くが、陽が脱する勢いは幾らか緩い。そこで、本方は特に養血を専らにする。

程氏は言う。この条は脈が沈遅であるが、反って人参を用いて附子を用いないのは、身体の疼痛の証があり、附子が血を燥かすのを恐れるので、これを除く。

張氏（兼善）は言う。仲景がおよそ発汗した後と言えば、外は表証がなく、裏は熱症がなく、ただその他は身体が疼む一症状をもってするだけである。もし脈が幾らか浮で盛んである場合は、表邪はいまだ尽く解されていない。今脈が沈遅であると言えば、これは血が虚してそのようになる。そこで、人参、生姜、芍薬を加えて血を益す。

【本文】　桂枝加芍薬生姜人蔆新加湯方

桂枝（三両、皮を去る）　芍薬（四両）　甘草（二両、炙る）　人蔆（三両）　大棗（十二枚、擘く）　生姜（四両、切る。○旧本は「切る」の字無し。今《千金翼》に因りて補う）

右六味、水一斗二升を以て、煮て三升を取り、滓を去り、一升を温服す。本云う、桂枝湯に、今芍薬、生姜、人参を加うと。

【通釈】　桂枝加芍薬生姜人参新加湯方

桂枝（三両、皮を除く）　芍薬（四両）　甘草（二両、あぶる）　人参（三両）　大棗（十二枚、きざむ）　生姜（四両、切る。○旧本では「切る」の字がない。今《千金翼》によって補う）

右の六味に水一斗二升を用い、煮て三升を取り、滓を除き、一升を温めて服用する。元々は、「桂枝湯に今芍薬、生姜、人参を加える」と言う。

【本文】　「新加」の二字は、専ら人蔆に属す。桂枝湯は、乃ち衛陽を調和するの剤なり。芍薬を倍にするは、陰液を滋養する所以なり。生姜は、陽気を宣通する所以なり。更に人蔘を加入して以て真元を振発す。蓋し、血虚すれば則ち気も亦衰え、気旺んなれば則ち血も亦生ずるなり。嗚、神にして之を明らかにするは、誰か仲景の新加の妙に非ずと謂うや。

案ずるに、桂枝湯の本方は、水七升を以て、煮て三升を取る。今水一斗二升を用うる者は、是れ汗を発するの薬に非ず。故に多く煎じて味厚きを以て妙と為すは、殆ど所謂「補湯は熟せんと欲すれば水を多くして少しく汁を取る」の義なり。

《金鑑》に曰く、桂枝は人蔘を得れば、大気周流し、気血足りて百骸理まる。人蔘は桂枝を得れば、内外を通行し、営陰を補いて衛陽を益し、表虚し身疼むは未だ愈えざる者有らざるなり。

劉茝庭曰く、新加の名は、注家は多く曲解を費やし、特に程氏は「新たに人蔘を加えて姜、芍を倍にすれば、因りて「新加」の字は専ら人蔘の為にして言うを知る」と曰う。蓋し、芍、姜は本方に固有にして人蔘は本方に無き所なり。故に彼は但だ「加」と言い、此れは「新加」と言い、以て其の別を為すなり。山田宗俊の説は亦然り。或は桂枝加大黄湯を執《とら》えて以て此の説を駁《ばく》するは、則ち拘わる。

松陵徐氏曰く、素体虚して汗に過ぐる者は、方に用う可し。

【語釈】　○曲解：事実を曲げて解釈する。　○駁：避難攻撃する。

【通釈】　「新加」の二字は、専ら人参に属している。桂枝湯は、衛陽を調和する方剤である。芍薬を増量するのは、陰液を滋養する理由である。生姜は、陽気を宣通する理由である。更に人参を加入し、これによって真元である腎陽を振発する。思うに、血が虚す場合は気もまた衰え、気が旺んになる場合は血もまた生じる。ああ、神のようにこれを明らかにするのは、誰が仲景の新加湯の妙味でないと言うことがあろうか。

案じるに、桂枝湯の本方は、水七升を用い、煮て三升を取る。今水一斗二升を用いるのは、発汗する薬ではない。そこで、多く煎じて味が厚くなるのを妙味とするのは、殆どいわゆる「補剤の湯液を熟そうとする場合は、水を多く用いて少し汁を取る」の義である。

《医宗金鑑》に言う。桂枝が人参を得ると、大気が周流し、気血が足って全身が理まる。人参が桂枝を得ると、内外を通行し、営陰を補って衛陽を益し、表が虚して身体が痛むのは、いまだ治癒しない場合はない。

劉茝庭は言う。新加の名は、注釈家は多くが曲解を費やし、特に程氏は「新たに人参を加えて生姜と芍薬を増量するので、これによって「新加」の字は専ら人参のために言うことが解る」と言う。思うに、芍薬と生姜は本方に固有の品であるが、人参は本方にない品である。そこで、彼はただ「加」と言い、これは「新加」と言い、これによってそれを区別する。山田宗俊の説はまたそのようである。あるいは桂枝加大黄湯に執われてこの説を避難するのは、拘泥している。

松陵徐氏は言う。元々の体が虚して発汗に過ぎる場合は、まさに用いるべきである。

【解説】　本条文は、太陽病を発汗した後、血が虚して燥く証候と治療法について論述している。

「汗を発して後」と言えば、外邪は既に去っていることを知るべきである。病人は元々身体が虚しているが、発汗に過ぎ、あるいは水が流れるように発汗すると、血が虚して身体を栄養できなくなるので、身体に疼痛が出現し、また、血が虚して脈を栄養できなくなるので、脈は沈遅になる。本証は、邪は既に除かれているが、血が虚して燥いた状態にある。そこで、桂枝加芍薬生姜人参新加湯を用いて営血を補う。

本方を「新加湯」と言うのは、桂枝湯に新たに人参を加えるからである。方中の桂枝湯は衛陽を調和し、芍薬を増量して陰液を滋養し、生姜を増量して陽気を宣通し、更に新たに人参を加えて真元を振発する。また、本方は水一斗二升を用いて三升に煮詰めるが、これは多煎して味を厚くする方法である。

【原文】　発汗後、不可更行桂枝湯。汗出而喘、無大熱者、可与麻黄杏人甘草石膏湯。(63)

【本文】　汗を発して後、更に桂枝湯を行《や》る可からず。汗出でて喘し、大熱無き者は、麻黄杏人甘草石膏湯を与う可し。

【通釈】　発汗した後は、更に桂枝湯を用いるべきでない。汗が出て喘が出現し、大熱がない場合は、麻黄杏仁甘草石膏湯を与えるべきである。

【本文】　此れ、汗して後、飲熱相い鬱して以て肺に迫るの証なり。杜氏は《左伝》に注し、「行るは、用うるなり」と。「更に行る」は、猶更に用うと言うがごとし。汗を発して後は、乃ち表邪悉く解す。故に再《さら》に桂枝湯を用う可からず。汗出でて喘する者は、則ち汗解しての余、宿飲発動し熱を醸して上焦に壅がればなり。故に喘す。裏熱、外に薫ず。故に汗出づ。麻黄杏人甘草石膏湯を与えて以て水壅《よう》を発越すれば、則ち喘定まり、汗止む。案ずるに、此れと桂枝加厚朴杏人湯、葛根芩連湯とは並びに喘証有り。而して彼は乃ち表未だ解せず。此れ、即ち邪已に去る。故に大いに径庭有り。証に臨むの際は、宜しく誤らしむること勿かれ。

劉茝庭曰く、成氏は此の条と葛根芩連湯を以て相い対して邪気外に甚だしと為すも是に非ず。蓋し、此れ汗出づるは殆ど裏熱外に薫じて致す所のみ。且つ其の方意を小青龍加石膏、越婢加半夏、厚朴麻黄等の湯と攷うるに、実は一轍に係れば、則ち是れ飲熱相い薄《せま》るの証なるを知る。注家は止《ただ》肺熱と為す者も亦未だ是ならざるなり。

【語釈】　○径庭：大きいへだたり。　○一轍：車の通った同じあと。同じ結果になること。

【通釈】　これは、発汗した後、飲と熱が相互に欝滞して肺に迫る証である。杜氏は《左伝》に注釈し、「「行る」は、用いることである」とする。「更に行る」は、丁度更に用いると言うようなものである。発汗した後は、表邪が悉く解される。そこで、更に桂枝湯を用いるべきでない。汗が出て喘が出現するのは、汗解した後、宿飲が発動して熱を醸し、上焦に塞がるからである。そこで、喘が出現する。裏熱は、外に熏蒸する。そこで、汗が出る。麻黄杏仁甘草石膏湯を与えて水の塞がりを発越する場合は、喘は定まり、汗は止む。案じるに、これと桂枝加厚朴杏仁湯、葛根黄芩黄連湯は、並びに喘証がある。そして彼は表がいまだ解されていない。これは、邪が既に去っている。そこで、大いに隔たりがある。証に臨む際は、誤ってはならない。

劉茝庭は言う。成氏はこの条文と葛根黄芩黄連湯を用いて相互に対比して邪気が外に甚だしいとするが、正しくない。思うに、ここで汗が出るのは殆ど裏熱が外に熏蒸して引き起こす所である。しかもその方意を小青龍加石膏湯、越婢加半夏湯、厚朴麻黄湯などの湯液と考えると、実は同一の類であるので、これは飲と熱が相互に迫る証であることが解る。注釈家がただ肺熱であるとするのもまたいまだ正しくない。

【本文】　麻黄杏人甘草石膏湯方

麻黄（四両、節を去る）　杏人（五十個、皮尖を去る）　甘草（二両、炙る）　石膏（半斤、砕き、綿もて裹む）

右四味、水七升を以て、先ず麻黄を煮て、二升を減じ、上沫を去り、諸薬を内れ、煮て二升を取り、滓を去り、一升を温服す。本云う、麻黄湯、今桂枝を去り、石膏を加うと（旧本は、本云う以下を黄耳柸に作る。其の義は通ぜず。或るひと曰く、「此れ伝寫に譌《あやま》り脱すること有り。当に是れ本云う、麻黄湯、今桂枝を去り石膏を加う」と。案ずるに、耳と湯、柸と桂は、字形相い近く、且つ此れ上下に脱文有り。故に譌る。今前後の例に照らして僭して訂正を為す）

【通釈】　麻黄杏仁甘草石膏湯方

麻黄（四両、節を除く）　杏仁（五十個、皮尖を除く）　甘草（二両、あぶる）　石膏（半斤、砕いて綿で包む）

右の四味に水七升を用い、先ず麻黄を煮て、二升を減らし、上の泡沫を除き、諸薬を入れ、煮て二升を取り、滓を除き、一升を温めて服用する。元々は、「麻黄湯より今桂枝を除き、石膏を加える」と言う（旧本では、「本言う」以下を黄耳柸に作る。その義は通じない。ある人は、「これは、伝写に誤りと脱字がある。これは、元々は、麻黄湯より今桂枝を除き、石膏を加えると言う」と言う。案じるに、耳と湯、柸と桂とは、字形が相互に近く、かつこれの上下に脱文がある。そこで、誤る。今前後の例に照らして僭越であるが、訂正する）

【本文】　麻黄と石膏は、相い藉りて専ら開を主り、水壅を疏し、杏人は麻黄と同じく壅鬱を発泄するの效有り、甘草は特に諸薬を和するのみならず、抑も以て石膏の悍を緩む。乃ち、喘を定め汗を止むの的剤なり。

松陵徐氏曰く、汗出づ。故に石膏を用う。喘す。故に麻、杏を用う。後人は但だ一味の麻黄を見れば即ち以て汗剤と為し、畏れて之を避く。豈以て仲景を窺うに足るや。

【語釈】　○悍：あらい。いさましい。

【通釈】　麻黄と石膏は、相互に借りて専ら開を主り、水の塞がりを疏通し、杏仁は麻黄と同じく塞がり欝滞するのを発泄する効能があり、甘草は特に諸薬を調和するだけではなく、抑もこれによって石膏の荒々しさを緩める。即ち、喘を定め汗を止める的確な方剤である。

松陵徐氏は言う。汗が出る。そこで、石膏を用いる。喘が出現する。そこで、麻黄と杏仁を用いる。後人はただ一味の麻黄を見ると直ちに汗剤とし、畏れてこれを避ける。これではどうして仲景を窺うのに充分なことがあろうか。

【解説】　本条文は、発汗した後、飲熱が相互に欝滞して肺に迫る証について論述している。

「行る」は、用いることである。太陽病を発汗し、表邪が悉く解される場合は、更に桂枝湯を用いるべきでない。太陽病を汗解した後、宿飲が発動して熱を醸し、上焦に塞がると、喘が出現する。裏熱が外に熏蒸すると、汗が出る。本証は、邪は既に表を去っているので、表には大熱はない。そこで、麻黄杏仁甘草石膏湯を与えて飲熱の塞がりを発越する。

本方は、喘を定めて汗を止める方剤である。方中の麻黄と石膏は、相互に借りて専ら開を主り、水の塞がりを疏通する。杏仁は、麻黄と同じく用い、塞がって欝滞するのを発泄する。甘草は、諸薬を調和し、更に石膏の荒々しさを緩める。

【原文】　発汗過多、其人叉手自冒心、心下悸欲得按者、桂枝甘草湯主之。(64)

【本文】　汗を発すること過多、其の人叉手《さしゅ》して自ら心を冒い、心下悸して按ずるを得んと欲する者は、桂枝甘草湯之を主る（叉は初和の翻。悸は其季の翻）。

【通釈】　発汗が過多になり、病人は手を交叉して自ら心を覆い、心下に動悸が出現し、手で圧迫して動悸を和らげようとする場合は、桂枝甘草湯がこれを主る（叉は初和の翻である。悸は其季の翻である）。

【本文】　此れ、汗に過ぎ、胸虚すの証治を論ず。蓋し、汗を発するは誤りに非ずして過多なるも、即ち誤る。《説文》に「叉は、手指相い錯《まじ》わるなり。又に従い、叉の手に象る」と。「冒」の字は、「覆う」の字に作りて解す。叉手し心を冒う者は、胸中の陽虚し、外の護りを為さんと欲するの象、望みて其の不足を知るなり。《説文》に「悸は、心動くなり。心に従い、季の声」と。《巣源》に曰く、「悸なる者は、動くなり。心下に悸動するを謂うなり」と。按ずるを得んと欲する者は、心下築築として寧らかならず、按を得てして之を止めんと欲するなり。此れ、汗に過ぐと雖も、亡陽す。然して外邪已に解し、且つ虚も亦軽しと為す。故に此の単捷の剤を与えて以て其の陽虚を救うなり。

銭氏曰く、凡そ病の実する者は、皆按ず可からず。之を按ずれば、則ち或は満ち、或は痛みて欲せざるなり。此れ、誤汗し亡陽するを以て、心胸の真気空虚にして悸動す。故に按ずるを得んと欲するなり。

山田宗俊曰く、汗して後、亡陽するの証は、種種同じならず。皆其の宿昔素常に表裏に強弱有り、臓腑に虚実有るに由るが故なり。

【語釈】　○宿昔：むかしから。まえまえから。
【通釈】　これは、発汗が過ぎ、胸が虚す証候と治療法を論じている。思うに、発汗するのは誤りではなく過多になるだけであるが、即ち誤りである。《説文》では「叉は、手指が相互に交わることである。又に従い、叉の手に象る」とある。「冒」の字は、「覆う」の字に作って解する。手指を交叉し、心を覆うのは、胸中の陽が虚し、外の護りをしようとする象であり、望診するとそれが不足していることが解る。《説文》では、「悸は、心が動くことである。心に従い、季の声である」とある。《諸病源候論》では、「悸は、動くことである。心下に動悸がすることを言う」と言う。手で圧迫して動悸を静めようとするのは、心下がぴくぴくと動いて安らかではなく、圧迫してこれを止めようとすることである。これは、発汗に過ぎるが、亡陽になる。しかし、外邪は既に解され、かつ虚もまた軽い。そこで、この単純で敏捷な方剤を与え、これによってその陽虚を救う。

銭氏は言う。およそ病が実する場合は、皆按じるべきでない。これを按じる場合は、あるいは脹満し、あるいは痛んで按じるのを望まない。これは、誤汗して亡陽するので、心胸部の真気が空虚になって動悸が出現する。そこで、手で圧迫して欲しくなる。

山田宗俊は言う。発汗した後に亡陽する証は、種々同じでない。皆その昔から元々常に表裏に強弱があり、臓腑に虚実があるからである。

【本文】　桂枝甘草湯方

桂枝（四両、皮を去る）　甘草（二両、炙る）

右二味、水三升を以て、煮て一升を取り、滓を去り、頓服す。

【通釈】　桂枝甘草湯方

桂枝（四両、皮を除く）　甘草（二両、あぶる）

右の二味に水三升を用い、煮て一升を取り、滓を除き、頓服で服用する。

【本文】　此れ、止《ただ》桂枝、甘草を用いて表を固め中を和す。両つながら相い綰《むす》び合すれば、乃ち陽虚は復す可く、心悸は平らぐ可し。

松陵徐氏曰く、此れ、一剤を以て一服と為す者は、二味は扶陽補中すればなり。此れ、乃ち陽虚の軽き者なり。甚だしくして振振として地に擗れんと欲すれば、則ち玄武湯を用う。一症にして軽重同じならざれば、用方は迥かに異なる。

劉廉夫曰く、案ずるに、此の方と甘草乾姜湯、芍薬甘草湯とは、立方の妙は単捷に在り。銭氏は則ち云う、「蔘、芍の補斂の如きは、恐らくは少なくす可からず。仲景の立方は、諒《まこと》に此に止まらず。或は脱落有るは、未だ知る可からざるなり。此れ、乃ち後人の見のみ」と。

【通釈】 これは、ただ桂枝と甘草を用いて表を固め中を調和する。ともに合用すると、陽虚は回復することができ、心悸は平らげることができる。

松陵徐氏は言う。これが一剤で一服とするのは、二味は陽を扶けて中を補うからである。これは、陽虚の軽い場合である。甚だしくなり、身体が振るえて地面に倒れそうになる場合は、玄武湯を用いる。一つの症状であるが、軽重が同じでなければ、用方は遙かに異なる。

劉廉夫は言う。案じるに、この処方と甘草乾姜湯、芍薬甘草湯とは、立方の妙味が単純で敏捷な点にある。銭氏は、「人参や芍薬の補い斂めるようなものは、恐らくは少なくすべきでない。仲景の立方は、真にここに止まらない。あるいは脱落があるのは、いまだ知ることができない。これは、後人の見解に過ぎない」と言う。

【解説】 本条文は、発汗が過多になり、胸部の陽気が虚す証候と治療法について論述している。

太陽病を発汗するのは誤りでないが、発汗が過多になるのは誤りである。叉は、手指を相互に交えることである。「冒う」は、「覆う」の字として解釈する。太陽病を発汗し、発汗が過多になると、胸中の陽気が虚すので、手指を交叉し、心胸部を覆って外を護ろうとする。悸は、心が動くことである。「按ずるを得んと欲す」とは、心下がぴくぴくと動いて安らかではなく、手で圧迫してこれを止めようとすることである。本証は、発汗が過多になり、亡陽を来しているが、外邪は既に解された状態にある。そこで、桂枝甘草湯を与えて胸部の陽虚を救う。本方は桂枝と甘草の二味からなり、表を固めて中を調和する。

【原文】 発汗後、其人臍下悸者、欲作奔豚。茯苓桂枝甘草大棗湯主之。(65)

【本文】 汗を発して後、其の人臍下悸する者は、奔豚を作さんと欲す。茯苓桂枝甘草大棗湯之を主る（《玉函》《脈経》は、奔を賁に作る。奔、賁は古字通用す。盧文弨の《鐘山札記》に詳らかなり。皇国の《医心方》は犇㹠に作る。「犇」は乃ち古の「奔」の字なり）。

【通釈】 発汗した後、その人は臍下に動悸が出現する場合は、奔豚を発生しようとしている。茯苓桂枝甘草大棗湯がこれを主る（《玉函》《脈経》では、奔を賁に作る。奔と賁は、古字が通用する。盧文弨の《鐘山札記》に詳らかにされている。我が国の《医心方》では、犇豘に作る。「犇」は、古の「奔」の字である）。

【本文】　此れ、汗して後、飲動くの証治を申し釈す。蓋し、其の人素虚し、飲停まる。今誤汗に因りて陽は更に虚して飲も亦動く。臍下悸なる者は、飲下焦に停まるの徴なり。「奔豚を作さんと欲す」の者は、飲邪は奔豚を発動し、作さんと欲するも未だ作さざるの間なり。宜しく苓桂甘棗湯を以て、水飲を制し、奔豚を泄す。按ずるに、《難経》は腎積を名づけて奔豚と為す。而して論中の奔豚は、乃ち《金匱》の所謂奔豚気、名同じにして病異なる。故に楊氏は《五十五難》に注して云う、「又奔豚の気有り。此れ積病に非ざるなり」と。前注暁らず、彼此《ひし》牽きて湊《あつ》め、竟に心液虚して腎邪之に乗ずるの説有り、未だ舟に刻して剣を求むるから免れず。

汪氏曰く、蓋し上条は病は但だ心下に悸す。故に桂枝甘草湯を用う。此の条は、病は臍下に至りて悸す。故に前湯を用うるの中に茯苓を加えて以て桂を引き、大棗を加えて以て甘草を輔け、表裏兼ねて上下を主り、咸《みな》宜し。乃ち、仲景用薬の的当の処なり。

【語釈】　○《金匱》：《奔豚気病脈証治第八》の第2条を参照。　○舟に刻して剣を求む：舟から剣を落とした人が、舟に印しをつけ、舟が止まってから、印しをつけた箇所から水中に入って剣を探したという話。物事の移り変わりを知らぬたとえ。　○的当：確かでぴったりである。的確。

【通釈】　これは、発汗した後、飲が動く証候と治療法を述べて解釈している。思うに、その人は元々虚し、飲が停滞する。今誤汗によって陽は更に虚して飲もまた動く。臍下悸は、飲が下焦に停まる徴候である。「奔豚を発生しようとする」は、飲邪が奔豚を発動し、発生しようとするが、いまだ発生していない間である。茯苓桂枝甘草大棗湯を用いて水飲を制し、奔豚を泄らす。按じるに、《難経》では腎積を名づけて奔豚とする。しかし、論中の奔豚は、《金匱要略》のいわゆる奔豚気であり、名は同じであるが、病は異なる。そこで、楊氏は《難経・第五十五難》に注釈し、「また、奔豚の気がある。これは、積病ではない」と言う。前の注釈家は悟らず、あれこれと引用して集め、遂に心液が虚して腎邪がこれに乗じる説があるが、これはいまだ舟に印しを付けて落とした剣を求める状態から免れていない。

汪氏は言う。思うに、上条は病はただ心下で動悸が出現する。そこで、桂枝甘草湯を用いる。この条文は、病は臍下に至って動悸が出現する。そこで、前の湯液を用い、その中に茯苓を加えて桂枝を引き、大棗を加えて甘草を助け、表裏を兼ねて上下を主り、みな好ましい。即ち、仲景の用薬が的確な所である。

【本文】　茯苓桂枝甘草大棗湯方

茯苓（半斤）　桂枝（四両、皮を去る）　甘草（二両、炙る）　大棗（十五枚、擘く）

右四味、甘爛水一斗を以て、先ず茯苓を煮て、二升を減じ、諸薬を内れ、煮て三升を取り、滓を去り、一升を温服し、日に三服す。甘爛水を作るの法、水二斗を取り、大盆の内に置き、杓を以て之を揚げ、水上に珠子五六千顆相い逐うもの有れば、取りて之を用う（爛は郎旰の翻。杓は市若の翻。顆は苦果の翻）。

【通釈】　茯苓桂枝甘草大棗湯方

茯苓（半斤）　桂枝（四両、皮を除く）　甘草（二両、あぶる）　大棗（十五枚、きざむ）

右の四味に甘爛水一斗を用い、先ず茯苓を煮て、二升を減らし、諸薬を入れ、煮て三升を取り、滓を除き、一升を温めて服用し、日に三回服用する。甘爛水を作る方法は、水二斗を取り、大盆の中に置き、杓を用いてこれを揚げ、水の上に水滴が五六千個転がるようになれば、取ってこれを用いる（爛は郎旰の翻である。杓は市若の翻である。顆は苦果の翻である）。

【本文】　此れ、即ち桂苓朮甘湯より朮を去り、棗を加え、茯苓を倍にするなり。彼は、水中焦に停まるを以ての故に朮を用う。此れ、水下焦に停まる。故に茯苓を倍す。多く桂枝を用うる者は、奔豚の気を泄すればなり。更に大棗を倍にする者は、甘草を輔けて中土を裨《おぎな》えばなり。

方後に先に茯苓を煮る者は、凡そ方中に専ら重んずるの薬は、法必ず先に煮ればなり。甘爛は、乃ち甘平、熟爛の義なり。蓋し、水数々揚ぐれば、則ち爛熟して軽く甘し。要するに其の水勢を助けざるを取り、兼ねて中土を傷らざるなり。《金匱》に胃反、嘔吐を治するの半夏湯も亦之を用う。而して《霊枢》半夏湯は、流水千里以外の者八升を以て、之を揚ぐること万遍、其の清きもの五升を取るは、其の揆は一なり。孫思邈の「五労、七傷、羸弱の病を治するに、薬を煎ずるは宜しく陳蘆《ろ》労水を以てすべし。其の水強からず、其の火猛からざるを取る」と曰うも亦是の義なり。或るひと問う、「本論の他方に未だ之を用うる者を見ず。而して此れ及び胃反の半夏湯に特に甘爛水を用うるは何ぞや」

と。曰く、「此れ、乃ち上世の遺方なり。仲師は撰集し、其の旧を存するのみ。宜しく異議無かるべきなり」と。

【語釈】　○《金匱》：《金匱要略・嘔吐噦下利病脈証治第十七》の第16条を参照。　○揆：やりかた。

【通釈】　これは、苓桂朮甘湯より朮を除き、大棗を加え、茯苓を倍にする。彼は、水が中焦に停まる。そこで、朮を用いる。これは、水が下焦に停まる。そこで、茯苓を倍にする。多く桂枝を用いるのは、奔豚の気を泄らすからである。更に大棗を倍にするのは、甘草を助けて中土を補うからである。

方後に先に茯苓を煮るのは、およそ処方の中で専ら重んじる薬は、道理からすると先に煮るからである。甘爛は甘平であり、爛熟する義である。思うに、水を数々揚げる場合は、爛熟して軽く甘くなる。要するにその水勢を助けないのを取り、兼ねて中土を傷らない。《金匱要略》に胃反の嘔吐を治療する大半夏湯もまたこれを用いる。そして《霊枢》半夏湯は、千里より遠くから流れてきた流水八升を用い、これを杓で一万遍も揚げ、その上清五升を取るが、その方法は同じである。孫思邈が「五労、七傷、羸痩の病を治療する場合に、薬を煎じるのは、陳《ふる》い蘆《あし》が生えている所の労水を用いるべきである。その水が強くなく、その火が荒々しくないのを取る」と言うのもまたこの義である。ある人が、「本論の他では、いまだこれを用いる場合を見ない。しかし、これおよび胃反の大半夏湯で特に甘爛水を用いるのはどうしてであろうか」と質問した。私は、「これは、上古の遺方である。仲師は撰んで集め、その旧い方法を温存しているだけである。異議をはさまないようにすべきである」と答えた。

【解説】　本条文は、発汗した後、下焦に停滞していた飲が動く証候と治療法について論述している。

病人は元々虚して飲が下焦に停滞しているが、これを誤汗する場合は、陽が更に虚し、飲もまた動く。臍下悸は、飲が下焦に停まっている徴候である。「奔豚を作さんと欲す」は、飲邪が奔豚を発動し、奔豚を発生しようとするが、まだ発生していない状態を言う。本条文に言う奔豚は、《金匱要略》の奔豚気であり、《難経》に言う腎積奔豚ではない。そこで、茯苓桂枝甘草大棗湯を用いて水飲を制して奔豚を泄らす。

本方は、苓桂朮甘湯より朮を除き、大棗を加え、茯苓を倍にした処方である。本証では、水が下焦に停まるので、朮を除き、茯苓を倍にする。多く桂枝を用い、奔豚の気を泄らす。大棗を倍にし、甘草を助けて中土を補う。本方は、茯苓を重視する。そこで、先に茯苓を煮る。甘爛水は甘平であり、水勢を助けず、兼ねて中土を傷ることがない。

【原文】 発汗後、腹脹満者、厚朴生姜半夏甘草人蔆湯主之。(66)
【本文】 汗を発して後、腹脹満する者は、厚朴生姜半夏甘草人蔆湯之を主る。
【通釈】 発汗した後、腹部が脹満する場合は、厚朴生姜半夏甘草人参湯がこれを主る。
【本文】 此れ、汗して後の腹満の証治なり。汗を発して後は、則ち外邪已に去りて更に他証無し。但だ腹脹満する者は、津液不足し、胃中に寒を生じ、虚気壅滞して脹満を為す。故に此の湯を与えて以て之を温泄するなり。

成氏曰く、邪気表に在り、因りて発散すれば、則ち邪去る。胃は、津液の主と為す。汗を発し亡陽すれば、則ち胃気虚して敷布《ふふ》すること能わず、諸気壅滞して脹満を為す。是れ当に温散すれば可なるべきなり。蓋し、虚気留滞するも亦之が脹を為す。但だ之を実する者に比すれば、堅く痛むに至らざるなり。

張氏（兼善）曰く、凡そ汗を発して後と言う者は、外に表証無きを以て、裏に別の術無きも、止《ただ》腹脹の一事有るのみ。此れを除きて外は、即ち全く安きを獲る。

【通釈】 これは、発汗した後の腹満の証候と治療法である。発汗した後は、外邪は既に去り、更に他の証はない。ただ、腹部が脹満するのは、津液が不足し、胃の中に寒えを生じ、虚気が塞がり滞って脹満を生じる。そこで、この湯液を与えてこれを温めて泄らす。

成氏は言う。邪気が表にあり、これによって発散する場合は、邪は去る。胃は、津液の主である。発汗して亡陽する場合は、胃気が虚して敷布できず、諸気が塞がり滞って脹満を生じる。これは、温散するのがよいはずである。思うに、虚気が留滞すると、また脹満を生じる。ただ、これを実する場合に比較すると、堅く痛むようにはならない。

張氏（兼善）は言う。およそ「発汗した後」と言うのは、外に表証がないので、裏では別のすべがないが、ただ腹部の脹満の一事があるだけである。これを除いて外は、全く安らかである。

【本文】 厚朴生姜半夏甘草人蔆湯方

厚朴（半斤、炙り、皮を去る）　生姜（半斤、切る）　半夏（半升、洗う）

甘草（二両、炙る。○旧本は「炙る」の字無し。今《発汗後篇》、成本、

《千金翼》に據り補訂す）　人蔆（一両）

右五味、水一斗を以て、煮て三升を取り、滓を去り、一升を温服し、日に三服す。

【通釈】　厚朴生姜半夏甘草人参湯方

厚朴（半斤、あぶり、皮を除く）　生姜（半斤、切る）　半夏（半升、洗う）　甘草（二両、あぶる。○旧本では「炙る」の字がない。今《発汗後篇》、成本、《千金翼》によって補って訂正する）　人参（一両）

右の五味に水一斗を用い、煮て三升を取り、滓を除き、一升を温めて服用し、日に三回服用する。

【本文】　此れ、補泄兼施の法なり。方中の厚朴は、味苦、能く腹満を泄す。生姜、半夏は、味辛、能く留滞の気を散ず。人蔆は、以て津液を生じ、汗して後の虚を補う。甘草は、以て其の中を和す。是れ汗して後の虚満の証なり。若し徒に其の虚を補えば、則ち気は愈々窒がり、又誤りて其の満を攻むれば、則ち陽は益々傷れ、補は固より可ならず、攻も亦可ならず。今此の方の如く補泄并びに行れば、而ち相い悖らず。抑も仲景の妙用なり。

劉茝庭曰く、此の証、必ずしも停飲有らず。其の半夏を用うるは、蓋し猶茯苓四逆に茯苓を用うるの意のごとし。《千金》大半夏湯の類の如く、寒脹を温泄する諸剤は、皆此の方自り脱胎す。

喩氏曰く、此れを移して泄して後の腹脹を治するに、果たして験あり。

【語釈】　○脱胎：他人の詩文の趣旨を取り、形式を変えて自分の詩文に作り直すこと。

【通釈】　これは、補と泄を兼ねて施す方法である。方中の厚朴は、味苦であり、よく腹満を泄らす。生姜、半夏は、味辛であり、よく停滞した気を散じる。人参は、津液を生じ、発汗した後の虚を補う。甘草は、その中を調和する。これは、発汗した後の虚満の証である。もし徒にその虚を補う場合は、気は愈々塞がり、また誤ってその脹満を攻める場合は、陽は益々傷れ、補うのは固よりだめであり、攻めるのもまただめである。今この処方のように補と泄を並びに行う場合は、相互に悖らない。抑も仲景の巧妙な使用法である。

劉茝庭は言う。この証は、必ずしも停飲はない。それに半夏を用いるのは、思うに丁度茯苓四逆湯に茯苓を用いる意のようなものである。《千金》の大半夏湯の類のように、寒えによる脹満を温めて泄らす諸々の方剤は、皆この方より創製された。

喩氏は言う。これを移して泄瀉の後の腹部の脹満を治療すると、果たして効果があった。

【解説】　本条文は、発汗した後に出現する腹満の治療法について論述している。

発汗した後、外邪が去り、更に他の証はないが、津液が不足し、胃中に寒えが生じると、虚気が塞がって滞るので、腹部の脹満が出現する。そこで、厚朴生姜半夏甘草人参湯を用いて温泄する。

本方は、補と泄を兼ねて施す処方である。方中の厚朴は味苦でよく脹満を泄し、生姜、半夏は味辛でよく停滞した気を散じ、人参は津液を生じて発汗した後の虚を補い、甘草は中焦を調和する。

【原文】　傷寒、若吐、若下後、心下逆満、気上衝胸、起則頭眩、脈沈緊、発汗則動経、身為振振揺者、茯苓桂枝朮甘草湯主之。(67)

【本文】　傷寒、若しくは吐し、若しくは下して後、心下逆満し、気上りて胸を衝き、起てば則ち頭眩し、脈沈緊、汗を発すれば則ち経を動じ、身振振として揺を為す者は、茯苓桂枝朮甘草湯之を主る（旧本は白朮に作る。今《脈経》に據りて「白」の字を删る）。

【通釈】　傷寒に罹患し、あるいは涌吐し、あるいは攻下した後、心下が逆満し、気が上って胸を衝き、起きると頭が眩み、脈は沈緊になり、発汗すると経を動かし、身体がぶるぶると奮えて動く場合は、茯苓桂枝朮甘草湯がこれを主る（旧本では白朮に作る。今《脈経》によって「白」の字を削る）。

【本文】　此れ、吐下して後、飲動くの証治を釈す。心下は、胃脘の間なり。逆満は、伏飲上に溢れて搏ち、膈に実すればなり。傷寒、吐下して後、胃虚して飲心下に停まるを致す者は、乃ち飲中焦に停まればなり。気上りて胸を衝く者は、飲邪の湧逆に時有りて気心胸に撞搶《つ》くなり。《説文》に「眩は、目常に主ること無きなり。目に従い玄の声」と。頭眩は、便ち俗に謂う所の頭旋、眼花是れなり。起てば則ち飲気更に上に冲《わ》く。故に頭眩を為す。其の脈沈緊も亦是れ飲停まるの候なり。《脈経》に「寸口の脈沈にして緊は、心下に寒有るを苦しむ」と曰い、又「寸口の脈緊、或は浮は、膈上に寒有り、肺下に水気有り」と云うは、以て徴す可し。若し誤りて汗を発すれば、則ち邪は発す可きこと無くして反って外は其の経脈を動ず。故に振振然として動揺す。振振は、奮いて動くなり。但だ其の誤汗すると否とを論ぜず、総じて此の湯を与えて以て専ら利水健脾するなり。然して汗を発すること太過に、其の証更に劇しきは、則ち玄武湯に属し、本湯の能く治す可きに非ざるなり。

方氏曰く、人の経脈は、津液に頼りて以て滋養す。飲の物為る、津液の類なり。静かなれば則ち養を為し、動けば則ち病を為す。病は宜しく制して之に勝つべく、汗を発するに宜しからず。既に吐下して後、脈も又沈緊にして復た汗を発すれば、重ねて津液を亡い、血気衰耗す。故に変は此くの如し。

尤氏曰く、此れ傷寒、邪解して飲発するの証なり。《金匱》に「膈間の支飲、其の人喘満し、心下痞堅、其の脈沈緊（24）」と云い、又「心下に痰飲有り、胸脇支満、目眩す（16）」と云い、又「其の人振振として身瞤すること劇しきは、必ず伏飲有り（11）」と云う是れなり。茯苓、朮を与えて以て飲気を蠲《のぞ》き、桂枝、甘草は以て陽気を生ずるは、所謂「痰飲を病む者は、当に温薬を以て之を和すべし（15）」なり。

劉茝庭曰く、案ずるに、本証と甘棗湯、及び玄武湯は、並びに陽虚し淡飲の致す所にして甘棗湯は乃ち其の証軽くして飲は下焦に停まる者なり。此れ、乃ち其の証稍重くして飲中焦に停まる者なり。玄武湯は、即ち其の証最も劇しくして其の機は本証と相い近き者なり。

【語釈】　○撞搶：撞は、つく。搶も、つく。　○冲：涌く。高く飛び上がる。跳ぶ。　○《金匱》：《金匱要略・痰飲咳嗽病脈証并治第十二》。

【通釈】　これは、吐下した後、飲が動く証候と治療法を解釈している。心下は、胃脘部の間である。逆満は、伏飲が上に溢れて搏ち、膈に実するからである。傷寒に罹患し、吐下した後、胃が虚して飲が心下に停滞するのを引き起こすのは、飲が中焦に停滞しているからである。気が上って胸を衝くのは、飲邪が時に湧いて上逆し、気が心胸部に撞くことである。《説文》では、「眩は、目が常に主ることがなくなることである。目に従い、玄の声である」とある。頭眩は、俗に言う所の頭旋や眼花がこれである。起立する場合は、飲気が更に上に涌く。そこで、頭眩を生じる。その脈が沈緊であるのもまた飲が停まる脈候である。《脈経》に「寸口の脈が沈で緊であるのは、心下に寒えがあるのを苦しむ」と言い、また「寸口の脈が緊、あるいは浮であるのは、膈の上に寒えがあり、肺の下に水気がある」と言うのは、証拠とすべきである。もし誤って発汗する場合は、邪は発散できず、反って外はその経脈を動かす。そこで、身体が振えて動揺する。振振は、奮って動くことである。ただ、それを誤汗するか否かを論じることなく、総じてこの湯液を与えて専ら利水健脾する。しかし、発汗が太過になり、その証が更に劇しくなる場合は、玄武湯に属し、本湯がよく治療できるものではない。

方氏は言う。人の経脈は、津液に頼って滋養される。飲の物と言うものは、津液の類である。静かである場合は滋養し、動く場合は病を生じる。病は制してこれに勝つべきであり、発汗するのは好ましくない。既に吐下した後、脈もまた沈緊であり、また発汗すると、重ねて津液を亡い、気血が衰えて消耗する。そこで、変証はこのようなものである。

尤氏は言う。これは、傷寒に罹患し、邪が解され、飲が発生する証である。《金匱要略》に「膈間に支飲があり、その人は喘満し、心下は痞えて堅く、その脈は沈緊（24）」と言い、また「心下に痰飲があり、胸脇は支満し、目が眩む（16）」と言い、また「その人は身体をぶるぶると激しく震わせる場合は、必ず伏飲がある（11）」と言うのがこれである。茯苓と白朮を与えて飲気を除き、桂枝と甘草は陽気を生じるのは、いわゆる「痰飲を病む場合は、温薬を用いてこれを調和すべきである（15）」のことである。

劉茝庭は言う。案じるに、本証と茯苓桂枝甘草大棗湯、および玄武湯は、並びに陽が虚して痰飲が引き起こす所であり、茯苓桂枝甘草大棗湯はその証が軽く、飲が下焦に停まる場合である。これは、その証が幾らか重く、飲が中焦に停まる場合である。玄武湯は、その証が最も劇しく、その機序は本証と類似する場合である。

【本文】　茯苓桂枝朮甘草湯方

茯苓（四両）　桂枝（三両、皮を去る）　朮　甘草（各二両、炙る）

右四味、水六升を以て、煮て三升を取り、滓を去り、分かち温め三服す。

【通釈】　茯苓桂枝朮甘草湯方

茯苓（四両）　桂枝（三両、皮を除く）　朮　甘草（各々二両、あぶる）

右の四味に水六升を用い、煮て三升を取り、滓を除き、三回に分けて温め服用する。

【本文】　《本草》の白字の茯苓は、胸脇の逆気、心下の結痛を主る。此れ、苓、朮は健胃して以て飲を滌《のぞ》き、桂、甘は中を和して以て陽を扶く。倘し方中の桂枝に泥みて邪を散ずるの用と為せば、則ち悖る。

松陵徐氏曰く、此れも亦陽虚して飲を動ずるの症、即ち玄武の症の軽き者なり。故に其の法も亦玄武の意を仿《なら》う。

【通釈】　《本草》の白字の茯苓は、胸脇の逆気や心下の結痛を主る。これは、茯苓と朮が健胃して飲を除き、桂枝と甘草は中焦を調和して陽気を扶ける。もし方中の桂枝に拘泥し、邪を散じる作用とする場合は、悖る。

松陵徐氏は言う。これもまた陽が虚して飲を動かす症であり、玄武の症の軽い場合である。そこで、その法もまた玄武の意を倣う。

【解説】　本条文は、傷寒を吐下した後、中焦に停滞した飲が動く証候と治療法について解釈している。

心下は、胃脘部の間である。伏飲が上に溢れて搏ち、膈に実すると、心下は逆満する。飲が中焦に停滞していると、傷寒を吐下した後、胃が虚して飲が心下に停滞する。「気上りて胸を衝く」は、飲邪が時に湧いて上逆し、気が心胸部を撞くことである。頭眩は、俗に言う頭旋、眼花のことである。起立し、飲気が更に上に涌くと、頭眩が出現する。脈沈緊は、飲が停まる脈候である。振振は、奮って動くことである。もし誤って発汗する場合は、邪は発散できず、反って経脈を動かすので、身体は振えて動揺する。本証の治療は、誤汗を経るか否かを問わず、茯苓桂枝朮甘草湯を与えて利水健脾する。茯苓は、《本草》では胸膈の逆気、心下の結痛を主る。方中の茯苓、白朮は健胃して飲を除き、桂枝、甘草は中焦を調和して陽気を助ける。

【原文】　発汗病不解、反悪寒者、虚故也。芍薬甘草附子湯主之。(68)

【本文】　汗を発するも病解せず、反って悪寒する者は、虚するが故なり。芍薬甘草附子湯之を主る。

【通釈】　発汗したが、病は解されず、反って悪寒がするのは、陰陽気血がともに虚すからである。芍薬甘草附子湯がこれを主る。

【本文】　此れ、汗して後、気血両虚の証治を掲ぐ。傷寒の発汗の一法は、本祛邪の為にして設く。若し汗を発して後、病遷延して解せず、反って悪寒する者は、復た表邪に非ざること知る可し。蓋し、汗外泄すれば、則ち陰血先ず虚し、反って悪寒すれば、則ち陽気も亦虧く。故に曰く、「陰陽気血倶に虚するが故なり」と。芍薬甘草附子湯を与えて以て之を雙《そう》補す。悪寒して「反って」と曰う者は、汗して後は当に悪むべからずして悪めばなり。或るひと問う、「汗を発して病解せざれば、安くんぞ表邪未だ尽きざるに非ざるを知るや」と。曰く、「病解せずと雖も、総じて表証、表脈無し。故に外解せざるに非ざるを知るなり」と。

銭氏曰く、其の脈必ず微弱、或は虚大、虚数にして但だ悪寒の証を見わすは、附子瀉心の証の之を悪寒に類するが如し。故に「虚するが故なり」と曰う。

山田宗俊曰く、悪寒は、悪風を該ねて言う。桂枝加附子湯の悪風、桂枝去芍薬加附子湯、及び附子瀉心湯の悪寒は、皆表虚の候と為す。

【通釈】　これは、発汗した後、気血両虚の証候と治療法を掲げている。傷寒の発汗の方法は、本来は邪気を除くために設けられる。もし発汗した後、病が遷延して解されず、反って悪寒がする場合は、また表邪でないことを知るべきである。思うに、汗が外泄する場合は陰血が先ず虚し、反って悪寒がする場合は陽気もまた欠ける。そこで、「陰陽気血がともに虚すからである」と言う。芍薬甘草附子湯を与えてこれをともに補う。悪寒がして「反って」と言うのは、発汗した後は悪寒はしないはずであるが、悪寒がするからである。ある人が「発汗して病が解されないのであれば、どうして表邪がいまだ尽きていないのではないことが解るのであろうか」と質問した。私は、「病は解されていないが、総じて表証や表脈がない。そこで、外が解されていないのではないことが解る」と答えた。

銭氏は言う。その脈は必ず微弱、あるいは虚大、虚数であり、ただ悪寒の証を見わすのは、附子瀉心湯の証でこれを悪寒に分類するようなものである。そこで、「虚すからである」と言う。

山田宗俊は言う。悪寒は、悪風を兼ねて言う。桂枝加附子湯の悪風と桂枝去芍薬加附子湯、および附子瀉心湯の悪寒は、皆表が虚す証候である。

【本文】　芍薬甘草附子湯方

芍薬　甘草（各三両、炙る）　附子（一枚、炮じ、皮を去り、八片に破る）

右三味、水五升を以て、煮て一升五合を取り、滓を去り、分かち温め三服す。疑うらくは仲景の方に非ず（「疑うらくは仲景の方に非ず」の五字は、《玉函》《千金翼》は並びに無し。蓋し、後人本証を誤認して表未だ尽きず、仍お宜しく汗を発すべしと為す。因りて此の方を疑いて仲景の意に非ずと為す。此の五字は当に芟《と》り去るべしに属す）。

【語釈】　○芟：かる。草を刈り取る。とりのぞく。

【通釈】　芍薬甘草附子湯方

芍薬　甘草（各々三両、あぶる）　附子（一枚、炮じ、皮を除き、八片に破る）

右の三味に水五升を用い、煮て一升五合を取り、滓を除き、三回に分けて温めて服用する。恐らくは仲景の処方ではないのではないか（「疑うらくは仲景の方に非ず」の五字は、《玉函》《千金翼》では並びにない。思うに、後人が本証を誤認して表がいまだ尽きず、なお発汗すべきであるとする。これによってこの処方を疑って仲景の意ではないとする。この五字は除去すべき文字に属している）。

【本文】　此れ、芍薬甘草湯の中に於いて附子を加え、四逆湯の中に於いて乾姜を去り、芍薬に代う。蓋し、補陰は当に芍薬を用うべく、回陽は当に附子を用うべし。此の方、芍附兼ねて資《たす》け、以て陰陽を雙補し、更に甘草を加えて二薬を調和して正気を安んず。惟だ気血倶に虚すれば、其の証頗る重し。治は当に急ぎて此れを救うべし。乃ち、単捷の剤に宜しき所以なり。

柯氏曰く、脚攣急は、芍薬甘草湯を与う。本陰虚を治す。此れ、陰陽倶に虚す。故に附子を加う。皆仲景裏を治し表を治さずの義なり。

【通釈】　これは、芍薬甘草湯の中に附子を加え、四逆湯の中より乾姜を除き、芍薬に代える。思うに、補陰には芍薬を用いるべきであり、回陽には附子を用いるべきである。この方は、芍薬と附子を兼ねて助け、これによって陰陽を雙補し、更に甘草を加えて二薬を調和して正気を安らかにする。ただ、気血がともに虚しているので、その証は頗る重い。治療は、急いでこれを救うべきである。即ち、単純で敏捷な方剤が好ましい理由である。

柯氏は言う。脚が攣急するには、芍薬甘草湯を与える。元々は陰虚を治療する。これは、陰陽がともに虚している。そこで、附子を加える。皆仲景が裏を治療し表を治療しない義である。

【解説】　本条文は、発汗した後の気血両虚の証候と治療法について論述している。

傷寒を発汗し、汗が外泄する場合は、陰血が先ず虚す。また、反って悪寒がする場合は、陽気が欠ける。即ち、本証では、病が遷延して解されず、反って悪寒が出現するが、表邪はないので、「陰陽気血倶に虚するが故なり」と言う。そこで、芍薬甘草附子湯を与えて気血をともに補う。

本方は、芍薬甘草湯の中に附子を加えた処方である。陰を補う場合は芍薬を用い、陽を回らせる場合は附子を用いる。方中の芍薬と附子は陰陽を雙補し、甘草は二薬を調和して正気を安らかにする。

【原文】　発汗、若下之、病仍不解、煩躁者、茯苓四逆湯主之。(69)

【本文】　汗を発し、若しくは之を下し、病仍お解せず、煩躁する者は、茯苓四逆湯之を主る。

【通釈】　発汗し、もしくはこれを攻下し、病はなお解されず、煩躁する場合は、茯苓四逆湯がこれを主る。

【本文】　此れ、汗下の後、陽虚の証治を論ず。凡そ此れ等の証は、皆太陽の少陰に変ずる者に係る。言うは、汗を発し、若しくは之を下せば、病は宜しく解すべし。而るに仍お解せず、反って煩躁する者は、是れ汗下倶に過ぎ、表裏両虚し、陰盛格陽し、以て此の擾乱の象を見わすなり。当に四逆湯を以て陽を壮んにして虚を復し、茯苓を加えて以て胃気を扶け、佐くるに人参以て元神を安んじ、陽長じ、陰消え、正回り、虚復し、病自ら解して煩躁安らかなるを庶幾す。条中の「病仍お解せず」の四字は、最も宜しく着眼すべし。大抵は陽の陰に変じ、外は仮熱の象を見わし、其の現症太だ認め難くして病多くは荏苒《じんぜん》として解せざるの処に在り。故に前章は「汗を発し病解せず」と曰い、此れも又「病仍お解せず」と称するなり。案ずるに、此の証、乾姜附子湯と近似す。然して彼は則ち其の病の来ること急、此れは則ち其の病の来ること緩、是れ異なりと為すなり。又之を脈証に揆《はか》るに、虚陽の煩躁なれば、大青龍の証の鬱熱の煩躁の実に属する者と判然と両途なり。証に臨むの際は、宜しく子細に弁認すべし。

中西子文曰く、此れ但だ煩躁するのみならず、或は四支厥冷等の証有るも、言わざる者は、蓋し方を掲げて証を略せばなり。

【語釈】　○庶幾：こいねがう。希望する。　○荏苒：のびのびになる。

【通釈】　これは、汗下の後、陽虚の証候と治療法を論じている。およそこれらの証は、皆太陽病が少陰病に変化する場合に係わる。ここで言う内容は、発汗し、あるいはこれを攻下する場合は、病は解されるはずである。ところが、なお病が解されず、反って煩躁する場合は、汗法と下法がともに過ぎ、表裏がともに虚し、陰が盛んになって陽を格み、これによってこのように乱れる象を見わしている。四逆湯を用いて陽を壮んにして虚を回復させ、茯苓を加えて胃気を扶け、佐けるに人参を用いて元神を安らかにし、陽が生長し、陰が消退し、正気が回り、虚証が復し、病が自然に解されて煩躁が安らかになるのを希望する。本条の中の「病がなお解されない」の四字は、最も着眼すべきである。大抵は陽が陰に変化し、外は仮熱の象を見わし、その現症は甚だ認め難く、病は多くが延び延びになって解されない所にある。そこで、前の章では「発汗して病が解されない」と言い、これもまた「病はなお解されない」と称される。案じるに、この証は乾姜附子湯の証と類似する。しかし、彼はその病の到来が急激であり、これはその病の到来が緩慢であり、これが異なる。また、これを脈証に図るに、虚陽の煩躁であるので、大青龍の証の欝熱の煩躁で実証に属する場合とは判然として二つに分かれる。証に臨む際は、子細に弁別して認識すべきである。

中西子文は言う。これはただ煩躁するだけではなく、あるいは四肢の厥冷などの証があるが、言わないのは、思うに、方を掲げて証を略するからである。

【本文】　茯苓四逆湯方

茯苓（四両）　人薓（一両）　附子（一枚、生を用い、皮を去り、八片に破る）　甘草（二両、炙る）　乾姜（一両半）

右五味、水五升を以て、煮て三升を取り、滓を去り、七合を温服し、日に三服す（旧本は二服に作る。《発汗吐下後篇》、成本、《千金翼》は三服に作る。今之に従う）。

【通釈】　茯苓四逆湯方

茯苓（四両）　人参（一両）　附子（一枚、生を用い、皮を除き、八片に破る）　甘草（二両、あぶる）　乾姜（一両半）

右の五味に水五升を用い、煮て三升を取り、滓を除き、七合を温めて服用し、日に三回服用する（旧本では二服に作る。《発汗吐下後篇》、成本、《千金翼》では三服に作る。今これに従う）。

【本文】　此れ、四逆湯以て陽虚を復し、薓、苓を加えて以て脾胃を補い正気を扶く。

劉茝庭曰く、茯苓は前輩称して陰を益すと為す。愚は滲利の品と謂う。恐らく其の効無し。蓋し、脾胃は燥を喜みて湿を悪む。其の燥は必ず煖かく、陽気以て旺んなり。其の湿は必ず冷え、陽気以て衰え、水穀淤《お》溜し、津液行らず。苓の滲利は、能く水湿を去る。此れ、姜附を佐として以て内寒を逐う所以なり。理中の朮は、其の理相い近し。

【語釈】　○淤：塞ぐ。塞がる。

【通釈】　これは、四逆湯を用いて陽虚を回復し、人参と茯苓を加えて脾胃を補い正気を扶ける。

劉茝庭は言う。茯苓は先輩は陰を益すと称する。私は、滲利の品であると思う。恐らくその効果はない。思うに、脾胃は燥を喜んで湿を悪む。それが燥くと必ず煖かくなり、陽気はこれによって旺んになる。それが湿ると必ず冷え、陽気はこれによって衰え、水穀は塞がって溜まり、津液は行らなくなる。茯苓の滲利は、よく水湿を除く。これが乾姜と附子を佐薬として内の寒えを逐う理由である。理中湯の白朮は、その道理は相互に類似する。

【解説】　本条文は、太陽病を発汗し、あるいは攻下した後の陽虚の証候と治療法について論述している。

太陽病を発汗し、あるいは攻下する場合は、病は解されるはずである。ところが、汗法あるいは下法がともに過ぎると、表裏がともに虚し、陰盛格陽証が生じるので、病がなお解されなくなる。即ち、本証は太陽病が少陰病に変化した状態にあり、虚陽が乱れるので、反って煩躁が出現する。そこで、茯苓四逆湯を用い、四逆湯で陽を壮んにして虚を回復し、茯苓を加えて胃気を扶け、人参を用いて元神を安らかにする。

【原文】　発汗後、悪寒者、虚故也。不悪寒但熱者、実也。当和胃気。与調胃承気湯。(70)

【本文】　汗を発して後、悪寒する者は、虚するが故なり。悪寒せず、但だ熱する者は、実なり。当に胃気を和すべし。調胃承気湯を与う。

【通釈】　発汗した後、悪寒がするのは、虚すからである。悪寒がなく、ただ熱するのは、実である。胃気を和やかにすべきである。この場合は、調胃承気湯を与える。

【本文】　此れ、上文を承けて、汗して後に亦実熱の一証有るを申し明かすなり。「汗を発して後、悪寒する者は、虚するが故なり」は、是れ客詞なり。先ず虚証を挙げて以て下文の胃実の義を起こすなり。「汗を発して後、悪寒する者」と言うは、即ち前段の論ずる所の如く、皆是れ正気虚亡するの証候に係る。而して又汗を発して其の津液を亡い、以て胃燥を致して実熱証を為す者有り。必ず悪寒せず、但だ蒸蒸として発熱す。是れ宜しく調胃承気湯を用いて以て其の胃気を和すべし。又泥《なず》みて虚寒と為して悉く温補を用う可からざるなり。「但だ熱する者」は、蒸蒸として発熱するを指して言う。《陽明篇》に「太陽病三日、汗を発するも解せず、蒸蒸として発熱する者は、胃に属するなり。調胃承気湯之を主る（248）」と云うは、以て見る可きのみ。前注は或は改めて「但だ悪熱す」に作るは、是に非ざるに似たり。案ずるに、傷寒の変証は窮まり無く、同じく一たび汗して後にして虚実同じならざれば、則ち其の人の胃気素強く素弱くして気之に随いて転ずるを視るなり。仲景、学ぶ者をして詳審するに宜しからしめんと欲す。故に先ず虚証を挙げて又以て実熱の証有るを示すは、親切の意至れり。此れを読めば、則ち世の涼瀉に偏り、温補に偏りて変通を知らざる者は其れ亦以て自ら返る可し。

程氏曰く、汗して後、悪寒せず、反って熱すれば、其の人の大便必ず実す。汗を発して後、津液を亡いて致す所に由る。病は営衛に在らずして胃に在り。法当に胃気を和すべし。

程氏（知）曰く、汗して後、悪寒せず、但だ発熱すれば、則ち津乾き胃実すと為す。故に胃を調え津を通ずるの法有り。然して「当に」と曰い、「与う」と曰えば、則ち深く酌量して肯えて妄りに下して以て重ねて其の津を虚せざる者有るに似たり。

【通釈】　これは、上文を承けて、発汗した後にまた実熱の一証があることを述べて明らかにしている。「発汗した後、悪寒がするのは、虚すからである」は、客詞である。先ず虚証を挙げて、これによって下文の胃実の意義を起こしている。「発汗した後、悪寒がする」と言うのは、前の段落で論じた所のように、皆正気が虚して亡われる証候に係わる。しかし、また発汗してその津液を亡い、これによって胃の乾燥を引き起こして実熱証を生じる場合がある。必ず悪寒がなく、ただ蒸蒸として熱気が蒸し返るように発熱する。これは、調胃承気湯を用いてその胃気を調和すべきである。また、拘泥して虚寒として悉く温補の品を用いるべきでない。「ただ熱する場合」は、蒸蒸として発熱することを指して言う。《陽明篇》に「太陽病に罹患して三日が経過し、発汗するが病は解されず、蒸蒸として発熱する場合は、胃に属している。調胃承気湯がこれを主る（248）」と言うのは、見るべきである。前の注釈では、あるいは改めて「ただ悪熱する」に作るのは、正しくないようである。案じるに、傷寒の変証は窮まりがなく、同じく一たび発汗した後であるが、虚実が同じでない場合は、その人の胃気が元々強く、あるいは元々弱く、気がこれに随って変化するのを視る。仲景は、学ぶ者に詳らかにさせようとする。そこで、先ず虚証を挙げ、また実熱の証があるのを示すのは、親切の意が際立っている。これを読む場合は、世間で涼法や瀉法に偏り、あるいは温法や補法に偏って変に通じることを知らない者は、また自ら公平な状態に返るべきである。

程氏は言う。発汗した後、悪寒がなく、反って発熱する場合は、その人の大便は必ず実している。発汗した後、津液を亡って引き起こす所による。病は営衛になく、胃にある。道理からすると、胃気を調和すべきである。

程氏（知）は言う。発汗した後、悪寒がなく、ただ発熱する場合は、津液が乾き胃が実している。そこで、胃を調えて津液を通じる方法がある。そして「当に」と言い、「与える」と言う場合は、深く酌量し、あえて妄りに攻下し、これによって重ねてその津液を虚すことがない場合があるようである。

【解説】　本条文は、発汗した後に出現する胃の実熱証について論述している。

冒頭の「汗を発して後、悪寒する者は、虚するが故なり」は客詞であり、先ず虚証を挙げて下文の胃実証の義を起こしている。「汗を発して後、悪寒する者」は、正気が虚して亡われる証候である。しかし、発汗し、津液を亡うと、胃が乾燥するので、実熱証が発生する。本証では、必ず悪寒がなく、蒸蒸として熱気が蒸し返るように発熱する。そこで、調胃承気湯を与えてその胃気を調和する。

【本文】　以上の九章、汗を発し、及び吐下して後の虚証を論じ、而して結ぶに胃実を以てす。隠庵張氏曰く、「本経、凡そ虚証を論ずる後は、実熱の一条を結び、正気を論じて後は、邪気の一節を引く。此れ、論を造るの章法なり」と。

【通釈】　以上の九章は、発汗し、および吐下した後の虚証を論じ、胃実の証で結んでいる。隠庵張氏は、「本経では、およそ虚証を論じた後は、実熱の一条を結び、正気を論じた後は、邪気の一節を引用する。これは、論述を造る章の方法である」と言う。

【原文】　太陽病、発汗後、大汗出、胃中乾、煩躁不得眠、欲得飲水者、少少与飲之、令胃気和則愈。若脈浮、小便不利、微熱、消渇者、五苓散主之。(71)

【本文】　太陽病、汗を発して後、大いに汗出で、胃中乾き、煩躁して眠ることを得ず、水を飲むを得んと欲する者は、少少与えて之を飲ましめ、胃気をして和せしむれば則ち愈ゆ。若し脈浮、小便不利、微熱、消渇する者は、五苓散之を主る（「之を飲ましむ」の「飲」は於鴆の翻）。

【通釈】　太陽病に罹患し、発汗した後、大いに汗が出て、胃の中が乾き、煩躁して眠ることができず、水を飲みたくなる場合は、少々与えてこれを飲ませ、胃気を調和する場合は治癒する。もし脈が浮になり、小便が通利せず、微熱し、消渇する場合は、五苓散がこれを主る（「これを飲ませる」の「飲」は、於鴆の翻である）。

【本文】　此の章、当に両截と作して看るべし。太陽病より「胃気をして和せしむれば則ち愈ゆ」に至りては是れ一截、胃中乾燥し、水を与えて以て自ら愈ゆるの証を論ず。「若し脈浮」以下は、乃ち五苓散証と為す。「太陽病、汗を発して後、大いに汗出づ」と言う者は、発汗過多なること水の流離するが如きなり。蓋し、大いに汗出づるに因りて胃中乾き、胃中乾くに因りて煩躁し、煩躁するに因りて眠ることを得ず。此れ、一串《かん》にして至るは、勢いの然る所以なり。《内経》に曰く、「胃和せざれば、則ち臥安らかならず」と。乃ち、胃中に津液無きに因る。故に水を飲むを得んと欲すれば、止《ただ》応に水を与えて之を潤すべく、則ち胃中和して自ら愈ゆ。然して恣にす可からず。其の欲する所は、須く少々与えて之を飲ましむべし。猶所謂「能く一斗を飲む者は五升を与う」の義のごとし。汗して後、胃虚して水を消すこと能わずして水逆を為すを恐るればなり。是れ一段を為す。「若し脈浮、小便不利す」は、則ち是れ表熱未だ罷まずして裏水も亦蓄《たくわ》え、水熱相い得てして津液輸布すること能わず。故に水を引きて自ら救う。即ち、外は微熱有りて内は消渇を為して止まざる所以なり。《巣源》の「消渇なる者は、渇きて小便せず」と云う是れなり。成氏曰く、「消渇なる者は、水を飲むこと多くして小便少なき者是れなり」と。其の熱能く水を消すを謂うなり。此の証、表熱軽くして裏水重し。故に五苓散を与えて以て専ら蓄水を利し、兼ねて其の汗を発すれば、則ち推陳致新して水精四に布き、熱渇止みて小便利す。「脈浮」の二字は、「汗を発して後」に対して看る。彼は、即ち表証罷む。故に其の脈浮ならず。此れは、即ち邪太陽に在り。故に其の脈浮なり。案ずるに、上截は胃中乾きて飲まんと欲す。此れ、水無きなり。水を与うれば、則ち愈ゆ。下截は小便不利して飲まんと欲す。此れ、蓄水なり。利水すれば、則ち愈ゆ。同じく一に渇して治法は霄壌なり。若し此れを認めて彼と為して誤りて多く水を与え、又彼を認めて此れと為して誤りて五苓散を用うれば、其れ害を貽《のこ》すは、豈浅く鮮なからんや。経文は並びに挙げ駢《へん》列して一条と為し、以て之を申し明かすは、其の旨深し。

銭氏曰く、此の条、当に両截に作して解すべし。「汗を発して後、大いに汗出づ」の二句は、乃ち一条の誤汗するの総領なり。

朱氏曰く、若し大いに渇し、煩躁甚だしく、能く一斗を飲む者は、五升を与えて之を飲ましむ。若し全く与えざれば、則ち乾燥し、由りて汗を作すこと無く、喘を発して死す。常人、渇に因りて水を飲みて汗を得、小しく渇して遂に劇しく之を飲み、飲を心下に停め、満ち結び、喘して死するを致す者甚だ衆《おお》きを見る。

【語釈】　○推陳致新：旧いものを整理し、その精華を取り、新たに発揚する。
　○貽：贈る。遺す。　○駢：並ぶ。連ねる。

【通釈】　この章は、二つの段落にして看るべきである。太陽病より「胃気を調和させる場合は、治癒する」に至っては一つの段落であり、胃の中が乾燥し、水を与えて自ら治癒する証を論じている。「もし脈が浮になる」より以下は、五苓散証である。「太陽病に罹患し、発汗した後、大いに汗が出る」と言うのは、発汗が過多になって水が流れるようになることである。思うに、大いに汗が出るので胃の中が乾き、胃の中が乾くので煩躁し、煩躁するので眠ることができなくなる。このように、症状が連続してこのようになるのは、勢いがそのようにする理由である。《内経》では、「胃が調和しない場合は、睡眠は安らかでない」と言う。即ち、胃の中に津液がないことによる。そこで、水を飲みたくなる場合は、ただ水を与えてこれを潤すべきであり、そうすれば胃の中が調和して自然に治癒する。しかし、恣に飲ませてはならない。飲みたくなる場合は、少々与えてこれを飲ませるべきである。丁度いわゆる「よく一斗を飲む場合は、五升を与える」の義のようなものである。発汗した後、胃が虚して水を消すことができなくなり、水逆を生じることを恐れるからである。これが一つの段落である。「もし脈が浮になり、小便が不利になる」は、表熱がいまだ止まず、裏水もまた蓄積し、水と熱が相互に合わさり、津液が輸布できなくなる。そこで、水を引いて自らを救う。即ち、外は微熱があり、内は消渇を生じて停止しない理由である。《諸病源候論》に「消渇は、口が渇いて小便をしない」と言うのがこれである。成氏は、「消渇は、水を飲むことが多くなり、小便が少なくなる場合がこれである」と言う。その熱がよく水を消すことを言う。この証は、表熱が軽く、裏水が重い。そこで、五苓散を与えて専ら蓄積した水を通利し、兼ねてその汗を発する場合は、旧いものを推して新しくし、水精は四方に布散し、熱渇は停止し、小便は通利する。「脈浮」の二字は、「発汗した後」に対して看る。彼は、表証が止んでいる。そこで、その脈は浮ではない。これは、邪が太陽にある。そこで、その脈は浮になる。案じるに、上の段落では、胃の中が乾いて水を飲みたくなる。これは、水がない。水を与える場合は、治癒する。下の段落では、小便が不利になり、水を飲みたくなる。これは、蓄水である。利水する場合は、治癒する。同じく口が渇くが、治療法は天地のように隔たる。もしこれを認めて彼とし、誤って多く水を与え、また彼を認めてこれをし、誤って五苓散を用いる場合は、害を遺すのはどうして浅く少ないことがあろうか。経文は二つの内容を並んで挙げ、連ねて一つの条文とし、これによってこれを述べて明らかにする旨は深いものがある。

銭氏は言う。この条文は、二つの段落にして解釈すべきである。「発汗した後、大いに汗が出る」の二つの句は、一つの条文の中で誤汗する綱領である。

朱氏は言う。もし大いに口が渇き、煩躁が甚だしくなり、よく一斗を飲める場合は、五升を与えてこれに飲ませる。もし水を全く与えない場合は、乾燥し、これによって汗を生じることがなく、喘を発生して死亡する。通常の人は、口が渇くので水を飲んで汗を得、小し口が渇くので遂に劇しく水を飲み、飲を心下に停滞させ、脹満して結び、喘が出現して死亡する場合が甚だ多いのを見る。

【本文】　五苓散方

猪苓（十八銖、皮を去る。〇銖は市朱の翻）　沢瀉（一両六銖）　朮（十八銖。〇旧本は朮の上に「白」の字有り。後人謬《あやま》りて補う。今従りて刪り去る）　茯苓（十八銖）　桂枝（半両、皮を去る）

右五味、搗きて散と為し、白飲を以て和して方寸匕を服し、日に三服す。多く煖水を飲み、汗出でて愈ゆ。法の如く将息す。

【通釈】　五苓散方

猪苓（十八銖、皮を除く。〇銖は市朱の翻である）　沢瀉（一両六銖）　朮（十八銖。〇旧本では、朮の上に「白」の字がある。後人は、誤って補う。今これによって削り去る）　茯苓（十八銖）　桂枝（半両、皮を除く）

右の五味を搗いて散とし、白飲を用いて混和して方寸匕を服用し、日に三回服用する。多く暖かい水を飲み、汗が出て病が治癒する。型通りに将息する。

【本文】　五苓散は、五味にして猪苓を以て主と為す。故に「五苓」と曰う。所謂「水を去る」は、則ち豕零《しれい》を君と為す者なり。案ずるに、本条の旧注は「即ち猪苓散是れなり」と云う。《証類本草》は蘇頌の《図経》を引き、「仲景の猪苓散。此れ即ち五苓散なり」と云う（《金匱要略・嘔吐噦篇》に猪苓散有り。茯苓、猪苓、朮の三味は此れと別なり）。又《外台》は五苓散に注して「仲景云う、猪苓散と。《千金翼》の五味の者是れなり」と（《聖恵方》も亦猪苓散と名づく）。且つ本方は猪苓を以て衆薬の上に冠すれば、乃ち五苓散は、則ち五味猪苓散なるを知り、互いに証す可きなり。前輩或は五苓の中の茯苓を主と為すも、未だ何れに據るかを知らず。此の方、朮、沢、二苓は淡滲して以て水を行らせ、桂枝の辛散を藉りて肌表を和して以て微熱を解し、外竅通ずれば而ち内竅利し、邪水去れば而ち新液生じ、微熱、消渇是に於いて霍《かく》然とす。此れ、表裏を両解するの剤なり。故に後章は「表裏の証有り（74）」と云い、《可発汗篇》は「五苓散を与えて以て小便を利し、汗を発す（79）」と云う是れなり。方中の桂枝は、成本、《玉函》は誤りて「枝」の字を脱し、後人遂に桂を用いて以て腎藏の蒸騰する気を助くと謂うは、大いに仲景製立の旨を失す（劉茝庭曰く、「本方は移して雑病を治すれば、則ち桂の用は温散に在りて能く滲利の力を助く」と）。蘇子容嘗て本方を論じて曰く、「水道を利する諸々の湯剤は、此の駃《はや》きに若《し》くは無し。今人皆之を用い、其の言誣いず」と。

方後の白飲は、即ち白米飲なり。猶白粉、白粥と謂うがごとし。《医壘元戎》に白米飲に改むるは、尤も明晰と為す。劉茝庭曰く、「白飲は、即ち米の泔を煮るなり」と。《斉民要術》の粔を煮るの条に、「米を折《と》ぎ白く煮て汁を取るを白飲と為す」と云う。此れ以て証す可し。而して白飲もて和して服する者は、亦其の留滞して以て奏效するの義を取るなり。凡そ本経に散を用うる其の意は、皆然りと為す。方寸匕は《本草序例》に見われ、「方寸匕なる者は、匕正方一寸、散を抄《と》りて落とさざるを度と為す」と曰く。蘇敬曰く、「正方一寸の者は、四方一寸なり。此れ寸を作す者は、周時の尺八寸、此れを以て方寸匕と為す」と。案ずるに、蘇の説は《医心方》に見われ、或るひと曰く、「其の周時の尺八寸と言うは、蓋し大尺を以て之を量るなり。今中平三年の盧傂《ち》銅尺に據れば、漢の一寸は、当に今の七分六釐《りん》なり」と。此の説、是と為す。多く煖水を飲むは、即ち桂枝湯の方後の熱稀粥を歠るの義なり。故に《外台》は云う、「多く煖水を飲み、以て薬力を助く」と。「法の如く将息す」は、此れ服薬の禁忌は前に論ずる所の法の如く将息するを言うなり（陶貞白の《補闕肘後方序録》に、凡そ散の日に三なる者は、当に旦、中、暮に取りて之を進むべし。四五服は、則ち一日の中に時を量り分けて均しくするなりと）。

松陵徐氏曰く、散を服するは、其の胸中に停留するを取る。

魏氏曰く、五苓は必ず散と為し、白飲を以て調えて服し、方に能く多く煖水を服して汗出でて始めて愈ゆ。煎法を設けて服すれば、則ち内外迎えて薬を拒み、且つ下らず。故に必ず薬を服するは法の如くし、然る後に効く可し。

【語釈】　豕零：猪苓に同じ。《本草綱目》では、「李時珍は言う。馬屎は通と言い、猪屎は零（即ち、「苓」の字である）と言う。その塊がしぼんで下るからである」とある。　○猪苓散：《金匱要略・嘔吐噦下利病脈証治第十七》の第13条を参照。　○霍然：すみやかに去るさま。　○泔：米のとぎ汁。　○

粨：「粨」の字は、諸橋轍次著《大漢和辞典》にない。長谷川弥人訓注の《傷寒論識》では、粫《べん》に作る。粫は、こごめ。　○析：《傷寒論識》では、析を淅に作る。米をとぐ。　○匕：さじ。

【通釈】　五苓散は、五味であり、猪苓を主薬とする。そこで、「五苓」と言う。いわゆる「水を去る」は、猪苓を君薬とする場合である。案じるに、本条の旧注では「即ち、猪苓散がこれである」と言う。《証類本草》は蘇頌の《図経》を引き、「仲景の猪苓散。これは、五苓散である」と言う（《金匱要略・嘔吐噦篇》には、猪苓散がある。茯苓、猪苓、朮の三味は、これとは別である）。また、《外台》では五苓散に注釈し、「仲景は、猪苓散と言う。《千金翼》の五味のものがこれである」とある（《聖恵方》もまた猪苓散と名づける）。かつ本方は猪苓を多くの薬の上に冠するので、五苓散は五味猪苓散であることが解り、互いにに証拠とすることができる。先輩はあるいは五苓散の中の茯苓を主薬とするが、いまだ何によるのかが解らない。この方の朮、沢瀉、茯苓と猪苓からなる二苓は淡滲して水を行らせ、桂枝の辛散を借りて肌表を調和して微熱を解し、外竅が通じると内竅が通利し、邪の水が去ると新たな液が生じ、微熱と消渇はここに速やかに消失する。これは、表裏を両解する方剤である。そこで、後章では「表裏の証がある（74）」と言い、《可発汗篇》では「五苓散を与えて小便を通利し、発汗する（79）」と言うのがこれである。方中の桂枝は、成本と《玉函》は誤って「枝」の字を脱するので、後人が遂に肉桂を用いて腎臓の蒸騰する気を助けると言うのは、大いに仲景が処方を制定した旨を失っている（劉茝庭は、「本方を移して雑病を治療する場合は、桂の作用は温散にあって、よく滲湿し通利する力を助ける」と言う）。蘇子容はかつて本方を論じ、「水道を通利する諸々の湯剤は、この処方の速さに及ぶものはない。今の人は皆これを用い、その言葉はいつわらない」と言う。

方後の白飲は、白米飲である。丁度白粉、白粥と言うようなものである。《医壘元戎》で白米飲に改めるのは、尤も明瞭である。劉茝庭は、「白飲は、米の泔《とぎじる》を煮る」と言う。《斉民要術》の粫《べん》を煮る条文に、「米をとぎ白く煮て汁を取ったものが白飲である」と言う。これをもって証拠とすべきである。そして白飲を用いて混和して服用するのは、またそれが留滞して奏功する義を取る。およそ本経で散を用いる意は、皆そのようである。方寸匕は《本草序例》に見られ、「方寸匕は、匕《さじ》は正方形で一寸四方であり、散を取って落とさないのを適度とする」と言う。蘇敬は、「正方一寸は、四方が一寸のことである。これを寸とするのは、周の時代の尺八寸であり、これをもって方寸匕とする」と言う。案じるに、蘇の説は《医心方》に見られ、ある人は「その周の時代の尺八寸と言うのは、思うに大尺でこれを量っている。今中平三年の盧傂銅尺によれば、漢代の一寸は今の七分六釐《りん》である」と言う。この説は、正しい。多く暖水を飲むのは、桂枝湯の方後の熱くした稀薄な粥を啜る義である。そこで、《外台》では、「多く暖水を飲み、これによって薬力を助ける」と言う。「法のように将息する」は、服薬に関する禁忌は前に論じた所の法のように将息することを言う（陶貞白の《補闕肘後方序録》では、およそ散剤を一日に三回服用する場合は、早朝、日中、夕方に取ってこれを進めるべきある。四五回服用するのは、一日の中で時を量って分けて均しくすることであるとある）。

松陵徐氏は言う。散を服用するのは、それが胸中に停留するのを取る。

魏氏は言う。五苓散は必ず散とし、白飲を用いて調和して服用し、まさによく多く暖水を服用し、汗が出て始めて病が治癒する。煎じる方法を設けて服用する場合は、内外が迎えて薬を拒み、かつ下らない。そこで、必ず薬を服用する場合は、法のようにして後に効果があるはずである。

【解説】　本条文は、発汗によって胃の中が乾燥する病証と、表熱がまだ停止せず、裏水が蓄積し、水と熱が互結して津液を輸布できなくなる証候と治療法について論述している。

本条文は、二つの段落に分けて看るべきである。冒頭の「太陽病」より「胃気をして和せしむれば、則ち愈ゆ」までは、一つの段落である。太陽病に罹患し、発汗が過多になり、水が流れるように大いに汗が出ると、大いに汗が出るので胃の中が乾き、胃の中が乾くので煩躁し、煩躁するので眠ることができなくなる。そこで、水を飲みたくなる場合は、恣に飲ませてはならず、少々水を与えてこれを潤すべきであり、そうすれば、胃の中は調和し、病は自然に治癒する。

「若し脈浮」より「五苓散之を主る」までは、一つの段落である。太陽病に罹患し、表熱が停止しなくなると、脈は浮になり、外は微熱が出現する。表熱がいまだ停止せず、裏水もまた蓄積し、水と熱が互結して津液を輸布できなくなると、小便は不利になり、内は消渇を生じて自ら水を飲む。本証は、表熱が軽く、裏水が重い状態にある。そこで、五苓散を与えて専ら蓄水を通利し、兼ねてその汗を発する。

五苓散は、猪苓を主薬とし表裏を両解する方剤である。方中の朮、沢瀉、茯苓、猪苓は淡滲して水を行らせ、桂枝は辛散で肌表を調和し微熱を解する。

方後の白飲は、白米飲である。白飲を用いて混和して服用するのは、散剤が留滞して奏功する義を取る。方寸匕は、匙は正方形で一寸四方からなり、散剤を取って落とさないのを適度とする。「多く煖水を飲む」は、桂枝湯の方後にある熱稀粥を啜る義である。即ち、多く煖水を飲み、これによって薬力を助ける。「法の如く将息す」は、服薬に関する禁忌は以前に論述した法のように将息することである。

【原文】　発汗已、脈浮数、煩渴者、五苓散主之。(72)

【本文】　汗を発し已り、脈浮数、煩渇する者は、五苓散之を主る（数は色角の翻）。

【通釈】　発汗が終わり、脈が浮数になり、煩渇する場合は、五苓散がこれを主る（数は色角の翻である）。

【本文】　此れ、上文を承けて又五苓散の証を申す。太陽病、汗を発し已《お》畢わりて脈尚浮数なるは、邪仍お表に在るを知るなり。煩と渇は、是れ二証なり。自余の諸条を参じえて知る可し。此れ、心煩し口渇する者は、乃ち亦下焦水を畜えて津液輸《おく》らざるなり。故に五苓散を与えて以て外は表邪を発し、内は畜水を利す。此の証、必ず小便不利す。言わざる者は、文を省けばなり。案ずるに、白虎湯証（26）も亦煩渇有り。然して表邪去りて脈洪大なるは、五苓の証の脈浮数、邪尚表に在る者と迥かに別なり。

舒氏曰く、脈浮数の者は、表脈なり。煩渇なる者は、裏に熱有るなり。宜しく石膏を用うべし。然して必ず小便不利なれば、方に五苓散を合用す可し。否なれば、用う可からざるなり。

【通釈】　これは、上文を承けて、また五苓散の証を述べている。太陽病に罹患し、発汗が終わり、脈がなお浮数である場合は、邪はなお表にあることが解る。煩と渇は、二つの証である。これと他の諸々の条文を合参して知るべきである。ここで心煩し、口が渇く場合は、また下焦が水を畜えて津液が輸布されていない。そこで、五苓散を与えて外は表邪を発散し、内は畜水を通利する。この証では、必ず小便が不利になる。言わないのは、文を省くからである。案じるに、白虎湯証（26）でもまた煩渇がある。しかし、表邪が去り、脈が洪大であるのは、五苓散の証の脈が浮数であり、邪がなお表にある場合とは遙かに別である。

舒氏は言う。脈が浮数であるのは、表脈である。煩渇は、裏に熱がある。石膏を用いるべきである。しかし、必ず小便が不利であれば、まさに五苓散を合用すべきである。そうでなければ、用いるべきでない。

【解説】　本条文は、第71条を承けて、五苓散の証について論述している。

太陽病に罹患し、発汗が終わるが、邪がなお表にあると、脈は浮数になる。煩渇は、心煩と口渇の二つの証である。下焦が水を蓄え、津液が輸布されなくなると、心煩し、口渇が出現する。本証では、小便不利が出現するが、言わないのは文を省くからである。そこで、五苓散を与え、外は表邪を発散し、内は蓄水を通利する。

【原文】 傷寒、汗出而渇者、五苓散主之。不渇者、茯苓甘草湯主之。(73)

【本文】 傷寒、汗出でて渇する者は、五苓散之を主る。渇せざる者は、茯苓甘草湯之を主る。

【通釈】 傷寒に罹患し、汗が出て口が渇く場合は、五苓散がこれを主る。口が渇かない場合は、茯苓甘草湯がこれを主る。

【本文】　此れ、上文を承けて汗出でて渇せざる者の証を掲げ、以て其の治を別かつなり。「傷寒、汗出でて渇する者」と言うは、先ず五苓散の証を掲げて以て下文を起こすなり。其れ脈浮数、煩渇、小便不利を言わざる者は、蓋し文を省けばなり。若し更に煩渇すれば、則ち其の裏に属する者は惟だ是れ小便不利の一証なり。即ち、裏に熱無きこと知る可きのみ。然して仍お脈浮数、汗出づるの証有りて小便不利なれば、則ち表に邪有り、裏に水有り、桂枝加苓朮の証（28）と頗る機を同じくして病は更に軽き者と為す。且つ裏証殊に少なきを以ての故に桂枝の三を取りて以て表を和し、五苓の二を留めて以て利水するなり。

周氏曰く、若し渇せざれば、則ち裏証無きに似たり。人は但だ汗出づれば乃ち在るを知るも、小便不利なれば亦仍お在るを知らざるなり。汗出で渇せず、但だ小便不利なれば、則ち利せずと雖も、極めて赤く極めて熱する者に非ざること知る可し。

銭氏曰く、此の条、汗出で渇せざるの治を言わんと欲す。故に復た上文の汗出でて渇するの証を敘《の》べて別に一証を立つに非ざるなり。其の更に脈浮数にして煩渇する者を言わざるは、是れ上文の語を承くるが故に之を略せばなり。

【語釈】　○汗出でて渇せざる者：《傷寒論識》では、「もし発汗した後、汗が出て口が渇かず、ただ小便が不利になる場合は、恐らくは内に浮かんだ水があり、これによって心下悸あるいは厥証を生じることがあろう」とある。即ち、停飲のあることが、口の渇かない原因であると指摘する。張隠庵の《傷寒論集注》では、「口が渇かないのは、津液がなおよく上に達するからである。ただ、中を調え胃を和やかにするのがよい。茯苓甘草湯がこれを主る。方中の四味は中を調え胃を和やかにし、三焦を通利する」とあり、本証では水飲が胃の中に停滞した状態にあり、茯苓甘草湯は表証を治療するのではないとする。　○桂枝加苓朮：桂枝加茯苓朮湯は、桂枝去桂加茯苓白朮湯に同じ。第28条を参照。

【通釈】　これは、上文を承けて、汗が出て口が渇かない場合の証を掲げ、これによってその治療法を区別する。「傷寒に罹患し、汗が出て、口が渇く場合」と言うのは、先ず五苓散の証を掲げて、下文を起こしている。それに脈浮数、煩渇、小便不利を言わないのは、思うに文を省くからである。もし更に煩渇する場合は、その裏に属する症状はただ小便不利の一証である。即ち、裏に熱がないことを知るべきである。しかし、なお脈が浮数になり、汗の出る証があり、小便が不利になる場合は、表に邪があり、裏に水があり、桂枝加茯苓朮湯の証（28）と頗る機転が同じであるが、病は更に軽い場合である。かつ裏証が殊に少ないので、桂枝湯の三味を取って表を調和し、五苓散の二味を留めて利水する。

周氏は言う。もし口が渇かない場合は、裏証はないようである。人はただ汗が出ると裏証があることが解るが、小便が不利であるとまたなお裏証があることが解らない。汗が出て口が渇かず、ただ小便が不利である場合は、小便は通利しないが、極めて赤く極めて熱する場合ではないことを知るべきである。

銭氏は言う。この条文は、汗が出て口が渇かない場合の治療法を言おうとする。そこで、また上文の汗が出て口が渇く証を述べて、別に一つの証を立てない。それが更に脈が浮数であり、煩渇するのを言わないのは、上文の言葉を承けるので、これを省略するからである。

【本文】　茯苓甘草湯方

茯苓（二両）　桂枝（二両、皮を去る）　甘草（一両、炙る）　生姜（三両、切る）

右四味、水四升を以て、煮て二升を取り、滓を去り、分かち温め二服す。

【通釈】　茯苓甘草湯方

茯苓（二両）　桂枝（二両、皮を除く）　甘草（一両、あぶる）　生姜（三

両、切る）

右の四味に水四升を用い、煮て二升を取り、滓を除き、二回に分けて温めて服用する。

【本文】　此れ、桂枝湯の中に於いて大棗、芍薬を去り、五苓散の中に於いて茯苓、桂枝を留む。其の芍、棗を用いざる者は、表邪軽きに因りて滞り斂めて癃閉を碍《さまた》ぐるを恐るればなり。猪、沢、朮を用いざる者は、裏飲寡なきに因りて淡洩《せつ》して燥滲に過ぐるを恐るればなり。

【語釈】　○洩：泄に同じ。もれる。　○滲：しみる。漏れる。

【通釈】　これは、桂枝湯の中において大棗と芍薬を除き、五苓散の中において茯苓と桂枝を留める。それに芍薬と大棗を用いないのは、表邪が軽いので、芍薬と大棗が停滞し収斂して尿閉を妨げることを恐れるからである。猪苓、沢瀉、朮を用いないのは、裏飲が少ないので、淡滲の品で利水して乾燥し過ぎることを恐れるからである。

【解説】　本条文は、第72条を承けて、汗が出て口が渇かない証候と治療法について論述している。

冒頭の「傷寒、汗出でて、渇く者」は五苓散の証であり、第72条の脈浮数、煩渇、第71条の小便不利の証候を省略している。本証では、口が渇くが、裏証は小便不利の症状だけであるので、裏熱はない。一方、表に邪があり、裏に水があると、脈はなお浮数になり、汗が出て、口は渇かない。本証は、桂枝加茯苓朮湯の証と機転は同じであるが、病は更に軽く、裏証は殊に少ない。そこで、茯苓甘草湯を用いて表を調和して利水する。

茯苓甘草湯は、桂枝湯より芍薬と大棗を除き、五苓散より茯苓と桂枝を留めた処方である。本証では、表邪が軽いので、停滞して収斂する芍薬と大棗を除いて尿閉を防止する。また、裏飲が少ないので、猪苓、沢瀉、朮を除いて乾燥し過ぎるのを防止する。

【原文】　中風、発熱、六七日不解而煩、有表裏証、渇欲飲水、水入則吐者、名曰水逆。五苓散主之。(74)

【本文】　中風、発熱、六七日解せずして煩し、表裏の証有り、渇して水を飲まんと欲し、水入れば則ち吐する者は、名づけて水逆と曰う。五苓散之を主る。

【通釈】　中風に罹患し、発熱し、病が六七日解されずに心煩し、表裏の証があり、口が渇いて水を飲みたくなり、水が入ると直ちに吐く場合は、名づけて水逆と言う。五苓散がこれを主る。
【本文】　此れも又上文を承けて、水逆の証治を申す。中風は、惟だ発熱を挙げて他の証を曰わざる者は、文を省けばなり。六七日と曰えば、則ち邪水内に畜して已に久し。表裏の証の表証とは、何ぞや。即ち、煩渇し、水を飲み、水入れば則ち吐す、是れなり。此れ、邪熱裏に入り、飲と相い搏つに因り、三焦其の蒸化を失して水道を通調して下は膀胱に輸ること能わず、以て飲熱上に相い格み、水下に去路無きを致す。故に水入れば則ち吐し、小便必ず利せず。蓋し、納る可き者は納らずして当に出づべき者は出でざるは、之を謂いて水逆と曰う所以なり。宜しく五苓散を与えて以て外解内利し、其の汗をして出だしめ尿をして通ぜしむれば、則ち表裏倶に解し、殆ど一挙にして両得なり。

呉氏曰く、五苓散は内外の水飲を逐うの首剤なり。《金匱》は心下の支飲、眩冒するを治するに沢瀉湯を用い、嘔吐し水を思うを治するに猪苓散を用い、止《ただ》二三味を用うるは総じて是の方の祖剤為《た》るより出でずと云う。
【語釈】　○《金匱》：沢瀉湯は、《金匱要略・痰飲咳嗽病脈証并治第十二》の第25条を参照。猪苓散は、《金匱要略・嘔吐噦下利病脈証治第十七》の第13条を参照。
【通釈】　これもまた上文を承けて、水逆の証候と治療法を述べている。中風は、ただ発熱を挙げ、他の証を言わないのは、文を省くからである。六七日と言えば、邪の水が内に蓄積して既に久しい。表裏の証の表証とは、何であろうか。即ち、煩渇し、水を飲み、水が入る場合に直ちに吐出するのがこれである。これは、邪熱が裏に入り、飲と相互に搏つので、三焦がその蒸化の作用を失調し、水道を通調して下は膀胱に送ることができなくなり、これによって飲と熱は上に相互に拒まれ、水は下に去路がなくなる。そこで、水が入る場合は吐出し、小便は必ず不利になる。思うに、入るべきものが入らず、出るべきものが出ないのは、これを水逆と言う理由である。五苓散を与えて外を解し内を通利し、その汗を出させ、尿を通じさせる場合は、表裏はともに解され、殆ど一挙両得である。

呉氏は言う。五苓散は内外の水飲を逐う第一の方剤である。《金匱要略》では心下の支飲で、目が眩むのを治療するのに沢瀉湯を用い、嘔吐して水を飲みたくなるのを治療するのに猪苓散を用い、ただ二三味を用いるが、総じてこの方の元祖の方剤より出ることがないと言う。
【解説】　本条文は、水逆の証候と治療法について論述している。

冒頭の中風は発熱の症状だけを挙げ、文を省略して他の証を言わない。既に六七日が経過していれば、邪水が内に蓄積して既に久しい。「表裏の証有り」の「表証」は、煩渇し、水を飲み、水を飲むと吐出する症状を指す。邪熱が裏に入り、飲と相互に搏ち、三焦が蒸騰気化作用を失調し、水道を通調して水を膀胱に送ることができなくなると、飲と熱が相互に上に拒まれ、水は下に去路がなくなるので、水を飲むと水は吐出され、小便は不利になる。そこで、五苓散を与えて外を解し内を通利する。

【本文】　以上の四章、五苓散の証治を論ず。
【通釈】　以上の四章は、五苓散の証候と治療法を論じている。

【原文】　未持脈時、病人手叉自冒心。師因教試令咳。而不咳者、此必両耳聾無聞也。所以然者、以重発汗、虚故如此（75-1）。
【本文】　未だ脈を持せざる時、病人手叉して自ら心を冒う。師因りて教え試みるに咳せしむ。而るに咳せざる者は、此れ必ず両耳聾いて聞ゆること無きなり。然る所以の者は、重ねて汗を発して、虚するを以ての故に此くの如し（聾は盧紅の翻）。
【通釈】　いまだ脈を持っていない時に、病人は両手の指を交叉して自ら心を覆う。師はこれによって咳をするように試みた。ところが、咳をしない場合は、これは必ず両耳が聾いて聞えていない。そのようになる理由は、重ねて発汗して虚したので、このようになったのである（聾は盧紅の翻である）。
【本文】　此れ、人に陽虚を推測する訣を示す。乃ち、望・問の法なり。医の病を診るは、必ず先ず脈を切す。而して今なる者は、脈を持たんと欲し、病人反って手叉し、自ら心を冒う。此れ、病者の精神、已に医師と相対せず。之を望めば、其の胸中の陽気餒《う》えて充たず、外の護りを為さんと欲するなり。師因りて教え試みるに咳せしむ。而るに咳せざる者は、之に問いて其の精神更に虚し、上は耳に通ずるを得ず、耳聾いて聞ゆること無きを知るなり。《霊枢》に曰く、「精脱する者は、耳聾う」と（《決気篇》に出づ）。然る所以の者は、何ぞや。汗を発すること過多、陽気大いに亡うが故なり。案ずるに、此の条其の文義を詳らかにするに、《弁》《平》二篇に似たり。疑うらくは贋《がん》手羼《さん》挿に係るは亦未だ知る可からざるなり。

許氏（叔微）曰く、傷寒、耳聾い、汗を発すること過多の者は、正気虚するなり。

張氏曰く、陽虚の耳聾と少陽の邪盛んなるの耳聾は、迥かに別なり。亟《すみや》かに宜しく其の陽を固むべし。必ず大剤蔘附もて挽回す可きを庶《こいねが》うなり。

【語釈】　○羼：混じる。入り混じる。

【通釈】　これは、人に陽虚を推測する秘訣を示している。即ち、望診と問診の方法である。医者が病を診る場合は、必ず先ず脈を切診する。ところが、今は、脈を持とうとし、病人が反って手の指を交叉し、自ら心を覆っている。これは、病者の精神が既に医者と対応していない。これを望診すると、その胸中の陽気が飢えて充足していないので、手指で覆って外の護りをしようとしている。師はこれによって咳をするように試みた。ところが、病人が咳をしない場合は、これに問診すると、その精神は更に虚しており、上は耳に通じることができず、耳が聾いて聞えないことが解る。《霊枢》では、「精が脱する場合は、耳が聾う」と言う（《决気篇》に出ている）。そのようになる理由は、どうしてであろうか。発汗が過多になり、陽気が大いに亡われたからである。案じるに、この条文のその文義を詳らかにすると、《弁脈法》と《平脈法》の二篇に類似する。恐らくは贋作でありその文章が入り混じったことに係わるのかどうかは、またいまだ知ることはできない。

許氏（叔微）は言う。傷寒に罹患し、耳が聾い、発汗が過多である場合は、正気が虚している。

張氏は言う。陽虚の耳聾と少陽の邪が盛んである耳聾は、遙かに別である。速やかにその陽を固めるべきである。必ず大剤の参附湯を用いて挽回できることを期待する。

【解説】　本条文は、発汗過多による陽虚の証候について論述している。

医者が病を診察する場合は先ず切診するが、病人が反って手の指を交叉して自ら心を覆っている場合は、望診によって胸中の陽気が充足していないことが解る。医者は病人に咳をするように言ったが、病人が咳をしない場合は、問診によって病人の精神は更に虚し、上は耳に通じることができず、耳が聾いて聞こえていないことが解る。このようになる理由は、発汗が過多になり、陽気が大いに亡われるからである。

【原文】　発汗後、飲水多必喘。以水灌之亦喘。(75-2)

【本文】　汗を発して後、水を飲むこと多ければ必ず喘す。水を以て之に灌《そそ》ぐも亦喘す。
【通釈】　発汗した後、水を多く飲む場合は、必ず喘が出現する。水を用いてこれに注ぐ場合もまた喘が出現する。
【本文】　此れ、前段の水を飲まんと欲するの証（71）を承けて、以て更に飲水過多、及び水を灌ぐの害を申し明かす。汗を発して後、水を飲まんと欲する者は、少少之を与うるは可なり。若し水を飲むこと過多なれば、則ち水寒内を傷る。故に肺に迫りて喘を為す。若し冷水を以て灌《そそ》ぎ濯《すす》げば、則ち水寒外を傷る。然して其の肺を犯すは、則ち同じ。故に均しく倶に喘を為すなり。王冰《脈要精微論》に注して曰く、「灌は、灌ぎ洗うを謂う。盛暑に多く此れを為すなり」と。柯氏曰く、「漢時は病を治するに火攻、水攻の法有り」と。案ずるに、文蛤散の条は、「反って冷水を以て之に潠《ふ》く。若しくは之を灌ぐ（141）」と云う。又《玉函》《脈経》は《可水篇》有り（《脈経・不可下篇》に曰く、「脈濡にして緊、水を汲み其の身に灌げば、客熱時に応じて罷み、慄《りつ》慄として振寒す」と）。又《宋書》に載す所の徐嗣伯の房伯玉を治するの事の如きは、并びに以て水攻の遺法を攷うるに足る。此れ、乃ち仲景の特に之に論及する所以なり。
　程氏曰く、汗を発して後、陽気微かにして津液少なければ、其の人必ず渇し、必ず燥く。渇すれば或は水を飲むこと多く、燥けば或は水を以て灌ぐ。皆喘を作さしむ。肺虚して水道を通調すること能わず、水寒上逆して然らしむるなり。
【通釈】　これは、前の段落の水を飲みたくなる証（71）を承けて、これによって更に飲水が過多になり、および水を灌ぐ害を述べて明らかにする。発汗した後、水を飲みたくなる場合は、少々これを与えるのは可能である。もし水を飲むのが過多になる場合は、水寒が内を傷る。そこで、肺に迫って喘を生じる。もし冷水をもって灌《そそ》いで濯《すす》ぐ場合は、水寒が外を傷る。しかし、それが肺を犯すのは、同じである。そこで、均しくともに喘を発生する。王冰は《素問・脈要精微論》に注釈し、「灌は、灌いで洗うことを言う。盛暑に多くこれを行う」と言う。柯氏は、「漢の時代は、病を治療するのに火で攻める方法や水で攻める方法があった」と言う。案じるに、文蛤散の条文では、「反って冷水をもってこれに吹き付ける。あるいはこれに注ぐ（141）」と言う。また、《玉函》や《脈経》では、《可水篇》がある（《脈経・不可下篇》では、「脈が濡で緊である。水を汲んでその身体に注ぐと、客熱は時に応じて止み、ぞくぞくして身体が振るえる」と言う）。また、《宋書》に記載する所の徐嗣伯が房伯玉を治療した事のようなものは、並びに水攻の遺法を考えるには充分である。これは、仲景が特にこれに論及する理由である。

程氏は言う。発汗した後、陽気が微かになり、津液が少なくなると、その人は必ず口が渇き、必ず乾燥する。口が渇くと、あるいは水を飲むことが多くなり、乾燥すると、あるいは水で注ぐ。皆喘を生じる。肺が虚して水道を通調できなくなり、水寒が上逆してそのようにする。

【解説】　本条文は、飲水が過多になり、あるいは身体に水を灌ぐ場合の危害について論述している。

発汗が過多になり、胃の中が乾燥して水を飲みたくなる場合は、少々水を与えてこれを潤すべきであり、恣に水を飲ませてはならない。もし飲水が過多になる場合は、水寒が内を傷り、肺に迫って喘を生じる。あるいは冷水を身体に灌ぐ場合は、水寒が外を傷り、肺を犯して喘を生じる。

【原文】　発汗後、水薬不得入口、為逆。若更発汗、必吐下不止（76-1）。

【本文】　汗を発して後、水薬口に入るを得ざるは、逆と為す。若し更に汗を発すれば、必ず吐下止まず。

【通釈】　発汗した後、水薬が口に入らなくなるのは、逆である。もし更に発汗する場合は、必ず嘔吐と下痢が停止しなくなる。

【本文】　此れ、前の水逆証（74）を承けて、以て胃虚の吐有るを示す。此の証、必ず素積飲有り、清陽の気久しく虚す。誤汗すれば、則ち風薬飲を挟みて上焦に結聚し、以て水薬格拒し口に入るを得ざるを致す。是れ当に逆を下し飲を消すべし。表邪有りと雖も、更に其の汗を発す可からず。若し更に之を発すれば、重ねて陽気を損じ、水飲上逆して特に嘔吐のみを為すにあらず、抑も且つ下注して洩《せつ》利す。

方氏曰く、逆なる者は、道に誖《みだ》るるを言うなり。蓋し、人の性気に通ぜずして逆治すれば、則ち適ま以て病逆にして変を生ずるに足る。故に逆と為すと曰う。

又曰く、止まざれば、蓋し甚だ害大なるを言いて以て深く戒めを致すの意を言うなり。

【語釈】　○洩：泄に同じ。もれる。

【通釈】　これは、前の水逆証（74）を承けて、胃虚の嘔吐があることを示している。この証は、必ず元々積った飲があり、清陽の気が久しく虚している。

誤汗する場合は、風薬が飲を挟んで上焦に結集し、これによって水薬を拒み、口に入ることをできなくする。これは、上逆を下し、飲を消すべきである。表邪はあるが、更にその汗を発すべきでない。もし更にこれを発する場合は、重ねて陽気を損傷し、水飲が上逆して特に嘔吐だけを生じるのではなく、抑もかつ下注して下痢になる。

方氏は言う。逆は、道理に乱れることを言う。思うに、人の本来の気に通ぜず、誤治する場合は、偶々病が逆になって変証を生じるには充分である。そこで、「逆を生じる」と言う。

また、言う。止まない場合は、思うに害が甚だ大きくなることを言って深く戒める意を言う。

【解説】　本条文は、第74条の水逆証を承けて、胃虚による嘔吐について論述している。

本証は元々積飲があり、清陽の気が久しく虚した状態にあるが、誤汗すると、風薬が飲を挟んで上焦に結集するので、水薬が拒まれて口に入ることができなくなる。本証の治療は上逆を下して飲を消すべきであるが、更に発汗すると、重ねて陽気を損傷し、水飲が上逆するので、嘔吐と下痢は停止しなくなる。

【本文】　以上の三章、第二節は前の水を飲まんと欲すを承けて飲水過多、及び灌濯の害を論じ、第三節は前の水逆を承けて、胃虚痰飲の吐を論ず。首節は、疑うらくは後人の錯なり。

【通釈】　以上の三章は、第二節は前の水を飲みたくなるのを承けて、飲水が過多になり、および水を注いで吹き付ける害を論じ、第三節は前の水逆を承けて、胃が虚して痰飲が吐出されるのを論じている。始めの節は、恐らくは後人の注釈が混じったものである。

【原文】　発汗、吐下後、虚煩不得眠。若劇者、必反覆顛倒、心中懊憹。梔子豉湯主之。若少気者、梔子甘草豉湯主之。若嘔者、梔子生姜豉湯主之。(76-2)

【本文】　汗を発し、吐下して後、虚煩眠るを得ず。若し劇しき者は、必ず反覆顛倒し、心中懊憹す。梔子豉湯之を主る。若し少気する者は、梔子甘草豉湯之を主る。若し嘔する者は、梔子生姜豉湯之を主る（倒は音到。懊は烏浩の翻。憹は奴冬の翻）。

【通釈】　発汗し、吐下した後、虚煩して眠ることができなくなる。もし病状が劇しくなる場合は、必ず反覆顛倒し、心中は懊憹する。この場合は、梔子豉湯がこれを主る。もし息切れがする場合は、梔子甘草豉湯がこれを主る。もし嘔吐する場合は、梔子生姜豉湯がこれを主る（倒は音が到である。懊は烏浩の翻である。憹は奴冬の翻である）。

【本文】　此れ、汗吐下の後、胸中に熱鬱するの証治を釈す。言うは、太陽病、汗を発し、若しくは吐し、若しくは下して後、表邪去ると雖も、其の余邪正気充たざるに乗じて上焦に客す。是を以て胸中に熱鬱し、因りて煩を生じ、陽気擾動して眠ることを得ざるなり。虚煩は、空煩なり。蓋し、心胸に実結無しの謂いなり。《千金》悪阻半夏茯苓湯の条に「空煩し、吐逆す」と云い、《婦人良方》に虚煩に作るは以て証す可し。《厥陰篇》に云う、「下利して後、更に煩し、之を按じて心下濡の者は、虚煩と為すなり（375）」と。「劇しき者は、必ず反覆顛倒す」は、即ち「眠ることを得ず」の甚だしきにして之が輾転反側を為すなり。心中懊憹なる者は、煩の甚だしきなり。憹と悩は古字通用す。成氏曰く、「懊憹なる者は、俗に鶻《こつ》突、心中鬱鬱然として舒びず、憒《かい》憒然として奈んともすること無し。之を煩悶に比して甚だしき者」是れなり。楊雄《方言》に「愁《しゅう》恚《い》憒憒、毒《うら》みて発せず、之を氐惆《ていちゅう》と謂う」と云い、郭璞は「氐惆は懊憹なり」と曰う。是に於いて主るに梔子豉湯以て之を涼解す。若し更に少気する者は、是れ胃気不足するなり。故に甘草を加えて以て之を扶く。王氏曰く、「少気する者は、気少なく以て言うに足らざるなり」と。若し又嘔する者は、是れ熱其の飲に迫るなり。故に生姜を加えて以て之を散ず。是れ皆時に因りて宜しきを制するの法なり。

松陵徐氏曰く、反覆顛倒は、身寧きを得ざるなり。心中懊憹は、心安きを得ざるなり。反覆顛倒、心中懊憹は、病情を摩《な》でて写すこと何等詳らかにして切なる。凡そ医者の病人に於けるは、必ず事事に体に貼《つ》け、身之を受くるが如若《ごと》し。而る後に薬を用うれば、誤り無し。

劉茝庭曰く、虚煩の虚は、恐らくは陽虚の虚に非ず。蓋し、是れ心腹に実結無しの謂いなり。即ち、結胸、及び胃実の鞕満に対して言う。

隠庵張氏曰く、此れ自り以下の凡そ六節は皆梔子湯の証治を論ず。

【語釈】　○輾転：寝返りをうつ。輾転反側は、心になやみなどがあり、眠ることができずに何度も寝返りをうつこと。　○鶻突：明らかでないさま。あいまいなさま。　○憒憒：心や物事の乱れるさま。　○愁：うれえる。　○恚：

いかる。　○毒：恨む。　○氏惆：なやみもだえる。懊憹に同じ。

【通釈】　これは、発汗し吐下した後、胸中に熱が鬱滞する証候と治療法を解釈している。ここで言う内容は、太陽病に罹患し、発汗し、あるいは涌吐し、あるいは攻下した後、表邪は去るが、その余邪は正気が充実していないのに乗じて上焦に客する。そこで、胸中に熱が鬱滞し、これによって煩を生じ、陽気が乱れて動き、眠ることができなくなる。虚煩は、空煩である。思うに、心胸部に実結がないことを言う。《千金》悪阻半夏茯苓湯の条文に「空煩し、吐逆する」と言い、《婦人良方》に虚煩に作るのは、証拠とすべきである。《厥陰篇》では、「下痢した後、更に心煩し、これを按じて心下が軟らかい場合は、虚煩である（375）」と言う。「劇しい場合は、必ず反覆顛倒する」は、「眠ることができなくなる」症状の甚だしい場合であり、何度も寝返りをうつ。心中懊憹は、心煩の甚だしい症状である。憹と悩は古字が通用する。成氏が言う「懊憹は、俗に鶻《こつ》突と言い、心中が鬱鬱として舒びず、憒《かい》憒として乱れ、どうしようもなくなる。これを煩悶に比較して甚だしい場合である」がこれである。楊雄の《方言》では「愁いて怒り、乱れて恨むが、発せられないのは、これを氏惆《ていちゅう》と言う」と言い、郭璞は「氏惆は懊憹である」と言う。ここにおいて主るに梔子豉湯を用いてこれを涼解する。もし更に息切れがする場合は、胃気が不足する。そこで、甘草を加えてこれを扶ける。王氏は、「少気は、気が少なくなって言うのに充分でない」と言う。もしまた嘔吐する場合は、熱がその飲に迫る。そこで、生姜を加えてこれを散じる。これは、皆時によって好ましい処方を制定する方法である。

松陵徐氏は言う。反覆顛倒は、身体が安らかではないことである。心中懊憹は、心が安らかではないことである。反覆顛倒や心中懊憹は、病状の描写が何と詳細で適切であろうか。およそ医者は病人においては、必ず事ごとに体に貼り付けるが、これは身体がこれを受けるようなものであり、その後に薬を用いると誤りはない。

劉茝庭は言う。虚煩の虚は、恐らくは陽虚の虚ではない。思うに、これは心腹部に実結がないことを言う。即ち、結胸、および胃実の硬満に対して言う。

隠庵張氏は言う。これより以下のおよそ六節は、皆梔子豉湯の証候と治療法を論じている。

【本文】　梔子豉湯方

梔子（十四個、擘く）　香豉（四合、綿もて裹む。○案ずるに、香豉は綿も

て裹む。蓋し、上焦を治するの薬は軽清ならんと欲し、濃濁ならんと欲せず。殆ど「石膏、綿もて裹む」と其の義を異にす）

右二味、水四升を以て、先ず梔子を煮て、二升半を得、豉を内れ、煮て一升半を取り、滓を去り、分かちて二服と為し、一服を温進す（旧本は、「吐を得る者は、後服を止む」の六字誤る。今僭して刪りて正す。案ずるに、張志聰曰く、「此れ瓜蔕散の中に香豉有りて誤りて此に伝うるなり」と）。

【通釈】　梔子豉湯方

梔子（十四個、きざむ）　香豉（四合、綿で包む。○案じるに、香豉は綿で包む。思うに、上焦を治療する薬は軽く清らかでありたく、濃く濁っていたくない。殆ど「石膏は、綿で包む」のとはその義が異なる）

右の二味に水四升を用い、先ず梔子を煮て、二升半を獲得し、豉を入れ、煮て一升半を取り、滓を除き、二服に分け、一服を温めて進める（旧本では、「嘔吐を得る場合は、その後の服用を停止する」の六字が誤っている。今僭越であるが、削って訂正する。案じるに、張志聰は、「これは、瓜蔕散の中に香豉があり、誤ってここに伝わっている」と言う）。

【本文】　此れ、胸中の鬱熱を涼解するの的剤なり。梔子は、苦寒、軽清なり。故に能く上焦の蘊結を解す。香豉は、《本草》に苦寒、無毒、煩躁、満悶を主り、且つ其の熟爛臭烈は能く梔子の力を住《とど》めて以て胸中に留恋す。二味は相い佐けて熱を瀉し膈を清するの聖薬なり。香豉は、即ち淡豆豉なり。《外台》に必効の赤痢を療するの方を引きて香淡豉を用い、《医心方》に極要方の積年腹内宿結疝を療するを引きて香美《こう》爛豉心を用い、注して「曝し乾かし、微しく熬りて気をして香ばしくせしむるは即ち上なり」と曰う是れなり（《斉民要術》は豉を作る法を載せ、「此れを食すれば自然に香ばしく美まし」と曰い、又「節を失し、熱に傷られ、臭い爛れ、泥の如きは、猪、狗も亦食わず」と曰う。此の「香」の字は、「臭」の辞に対す。又《要術》の脯腊の条に香美豉を取り、別に冷水を以て塵穢を淘去すと）。攷うるに、晋唐の古方の葱豉湯の類は、或は豉を用いて汗を発する者有り。而して此の方は蓋し此に取らざるなり。案ずるに、本湯は旧注に以て吐薬と為す。然して吐は本実を涌す。今誤りて汗吐下して後、虚煩し懊憹すれば、胸に実結無し。奚《なん》ぞ吐を用いて此の理の較然として昭らかに著《あら》わる者を為さんや。従来より察せず、訛《あやま》りに因りて訛りを伝うれば、今従りて改正を為す。

松陵徐氏曰く、此の剤の分両は、最も小なり。凡そ上焦を治するの薬は、皆然り。

【語釈】　○爛：ただれる。　○美：羔の俗字。こひつじ。　○脯腊：ほじし。乾し肉。　○淘：よなぐ。水に浸して不純物を取り除く。　○較然：はっきりしているさま。

【通釈】　これは、胸中の鬱熱を涼解する的確な方剤である。梔子は、苦寒で軽く清する。そこで、よく上焦の蘊結を解する。香豉は、《本草》では苦寒、無毒で煩躁、満悶を主り、かつ熟して腐敗した激しい臭いはよく梔子の力を留めて胸中に留恋させる。二味は相互に佐け、熱を瀉し膈を清する聖薬である。香豉は、淡豆豉である。《外台》では必効の赤痢を治療する処方を引用して香淡豉を用い、《医心方》では極要方の長年腹中の宿結や疝を治療するのを引用して香ばしく子羊と煮た豉の心を用い、注釈して「曝して乾かし、微かに熬って気を香ばしくさせるのが最上である」と言うのがこれである（《斉民要術》では豉を作る方法を記載し、「これを食べると、自然に香ばしく美まい」と言い、また「節度を失い、熱に傷られ、臭って爛れ、泥のようなものは、猪や狗もまた食べない」と言う。この「香」の字は、「臭」の辞に対応する。また、《要術》のほじしの条文では、香ばしく美まい豉を取り、別に冷水で塵穢を除去するとある）。考えるに、晋唐の古方の葱豉湯の類は、あるいは豉を用いて発汗する場合がある。しかし、この方は、思うに、ここでは取らない。案じるに、本湯液は旧注では吐薬とする。しかし、吐法は本来は実したものを涌かせる。今誤って汗吐下をした後、虚煩し懊憹する場合は、胸に実結がない。どうして吐法を用いてこのように道理が明確で明らかに現れることをするのであろうか。従来よりこのことを察知せず、誤りによって誤りを伝えているので、今これによって改正する。

松陵徐氏は言う。この方剤の分量は、最も小さい。およそ上焦を治療する薬は、皆そうである。

【本文】　梔子甘草豉湯方

梔子（十四個、擘く）　甘草（二両、炙る）　香豉（四合、綿もて裹む）

右三味、水四升を以て、先ず梔子、甘草を煮て、二升半を取り、豉を内れ、煮て一升半を取り、滓を去り、二服に分かち、一服を温進す。

【通釈】　梔子甘草豉湯方

梔子（十四個、きざむ）　甘草（二両、あぶる）　香豉（四合、綿で包む）

右の三味に水四升を用い、先ず梔子、甘草を煮て、二升半を取り、豉を入れ、煮て一升半を取り、滓を除き、二服に分け、一服を温めて進める。

【本文】　梔子生姜豉湯方

梔子（十四個、擘く）　生姜（五両、切る。〇旧本は「切る」の字無し。今《発汗吐下後篇》、及び《外台》に據りて校して補う）　香豉（四合、綿もて裹む）

右三味、水四升を以て、先ず梔子と生姜を煮て、二升半を取り、香豉を内れ、煮て一升半を取り、滓を去り、二服に分かち、一服を温進す。

【通釈】　梔子生姜豉湯方

梔子（十四個、きざむ）　生姜（五両、切る。〇旧本では「切る」の字がない。今《発汗吐下後篇》、および《外台》によって校正して補う）　香豉（四合、綿で包む）

右の三味に水四升を用い、先ず梔子と生姜を煮て、二升半を取り、香豉を入れ、煮て一升半を取り、滓を除き、二服に分け、一服を温めて進める。

【本文】　此れ、皆其の兼ぬる所有るを治するの剤なり。前方は、少気を兼ぬ。故に甘草を加えて以て其の不足を調う。汪氏曰く、「甘を以て之を緩むの義なり」と。後方は、嘔を兼ぬ。故に生姜を加えて以て之を宣通す。生姜は、即ち嘔家の聖薬なり。故に之を用うなり。程氏曰く、「若し少気する者は、熱は気を傷るなり。甘を加えて以て之を補う。若し嘔する者は、熱摶ちて気逆するなり。辛を加えて以て散ず。或は補い、或は散ずるは、皆津液を安らかに回らすの助なり」と。

【通釈】　これは、皆それが兼ねている所があるのを治療する方剤である。前の処方は、息切れを兼ねる。そこで、甘草を加えてその不足を調える。汪氏は、「甘をもってこれを緩める義である」と言う。後の処方は、嘔吐を兼ねる。そこで、生姜を加えてこれを宣通する。生姜は、嘔家の聖薬である。そこで、これを用いる。程氏は、「もし息切れがする場合は、熱が気を傷る。甘を加えてこれを補う。もし嘔吐する場合は、熱が摶って気が逆上する。辛を加えて散じる。あるいは補い、あるいは散じるのは、皆津液を安らかに回らせる助けとなる」と言う。

【解説】　本条文は、発汗し吐下した後、胸中に熱が欝滞する証候と治療法について論述している。

太陽病を発汗し、あるいは涌吐し、あるいは攻下すると、表邪は去るが、余邪が正気の虚に乗じて上焦に客する。胸中に熱が欝滞すると、煩が生じ、陽気が乱れて動くと、眠ることができなくなる。虚煩は空煩であり、心胸部に実結がないことを言う。「劇しき者は、必ず反覆顛倒す」は、何度も寝返りをうつことであり、「眠ることを得ず」の甚だしい場合である。「心中懊憹」は、心中が鬱鬱として舒びず、乱れてどうしようもないことであり、心煩の甚だしい場合である。そこで、梔子豉湯を用いて胸中の欝熱を涼解する。方中の梔子は苦寒で軽清であり、上焦の蘊結を解し、また、香豉は苦寒で無毒であり、煩躁、満悶を主り、その熟して腐敗した激しい臭いは梔子の力を留めて胸中に留恋させ、相互に佐けて熱を瀉し膈を清する。

もし更に息切れが出現する場合は、胃気が不足しているので、梔子豉湯に甘草を加えて甘で胃気を補って扶ける。もし更に嘔吐する場合は、熱が飲に迫っているので、梔子豉湯に生姜を加えて辛でこれを散じる。

【原文】　発汗、若下之、而煩熱胸中窒者、梔子豉湯主之。(77)

【本文】　汗を発し、若しくは之を下して煩熱し、胸中窒がる者は、梔子豉湯之を主る。

【通釈】　発汗し、あるいはこれを下して心煩して身体が熱し、胸中に塞がる感じがする場合は、梔子豉湯がこれを主る。

【本文】　此れも亦上文を承けて、胸中窒塞するの証を論ず。上文は「汗を発し吐下して後」と言い、此れは「汗下す」と言い、吐に及ばざるは、蓋し文を省けばなり。煩は、熱悶なり。煩熱は、即ち「虚煩、眠るを得ず」の互詞なり。「窒がる」は、窒がり礙《さまた》げて通ぜざるなり。此れも亦汗下の後、邪熱上焦に留まる。故に煩熱して胸中窒塞す。此の証、煩熱して且つ窒がるは、前の虚煩等の象に較ぶれば稍実すと為す。然れども其の邪鬱するは、則ち均し。故に又前方を以て之を主る。

尤氏曰く、煩熱なる者は、心煩して身熱するなり。

劉茝庭曰く、煩熱は即ち「虚煩、眠るを得ず」の互詞なり。攷うるに、煩は本熱悶の義なり。故に三陽は皆煩なる者有り。又仮に苦悩し忍び難しの貌を為す。疼煩、煩疼の煩の如きも是れのみ。少陰、厥陰の煩の如きも亦是れなり。成氏は誤りて煩熱を以て表熱と為し、煩疼を以て熱疼と為すは、未だ当を為さず。

方氏曰く、窒がる者は、邪熱壅滞して窒塞するも、未だ結痛（78）に至らずして結痛に比して較《やや》軽きなり。

【通釈】　これもまた上文を承けて、胸中が窒塞する証を論じている。上文は「発汗し吐下した後」と言い、これは「発汗し、下す」と言い、吐法に及んでいないのは、思うに文を省くからである。煩は、熱して悶えることである。煩熱は、「虚煩し、眠ることができない」の互詞である。「窒がる」は、窒がり妨げて通じなくなることである。これもまた汗下の後、邪熱が上焦に留まる。そこで、煩熱して胸中が窒塞する。この証で、煩熱してかつ窒がるのは、前の虚煩などの象に比較すると幾らか実している。しかし、その邪が欝滞しているのは、均しい。そこで、また前方を用いてこれを主る。

尤氏は言う。煩熱は、心煩して身体が熱することである。

劉茝庭は言う。煩熱は、「虚煩し、眠ることができなくなる」の互詞である。考えるに、煩は本来は熱く悶える義である。そこで、三陽は皆煩する場合がある。また、仮に苦悩し忍び難い貌を生じる。疼煩や煩疼の煩のようなものもこれである。少陰や厥陰の煩のようなものもまたこれである。成氏は誤って煩熱を表熱とし、煩疼を熱疼とするのは、いまだ穏当ではない。

方氏は言う。「窒がる」は、邪熱が壅滞して窒塞するが、いまだ結痛（78）するに至らず、結痛に比較して幾らか軽い。

【解説】　本条文は、上文を承けて、胸中に熱が欝滞して窒塞する証候と治療法について論述している。

第76-2条では「汗を発し、吐下して後」と言うが、本条文では「汗を発し、若しくは之を下す」と言い、吐法を省略する。煩は、熱して悶えることである。煩熱は、「虚煩、眠るを得ず」の互詞である。「窒がる」は、窒がり妨げて通じなくなることであり、虚煩の象に比較して幾らか実している。発汗し、あるいは攻下した後、邪熱が上焦に留まると、煩熱し、胸中が窒塞する。本証は、上文と同様に、邪熱が胸中に欝滞した状態にある。そこで、梔子豉湯を用いてこれを治療する。

【原文】　傷寒五六日、大下之後、身熱不去、心中結痛者、未欲解也。梔子豉湯主之。(78)

【本文】　傷寒五六日、大いに之を下して後、身熱去らず、心中結痛する者は、未だ解せんと欲せざるなり。梔子豉湯之を主る。

【通釈】　傷寒に罹患して五六日が経過し、大いにこれを下した後、身熱が去らず、心中が結痛する場合は、病はいまだ解されようとしていない。この場合は、梔子豉湯がこれを主る。

【本文】　此の章も亦前を承けて、心中結痛するの証を論ず。傷寒五六日は、邪尚表に在り。而して大いに之を下せば、則ち邪熱は心胸に結聚して痛を為す。之を窒に較ぶれば、更に甚だしと為す。劉茝庭曰く、「此の証、結胸を疑う。唯だ心下の鞕濡を分と為す」と。又前段は「煩熱す」と曰い、此れは「身熱去らず」と曰い、並びに内熱し外薫じて致す所にして勢い連なりて表に及ぶのみ。故に「未だ解せんと欲せざるなり」と云う。注家或は香豉の汗を発するを以て、誤りて表未だ解せずと為す者有り、之を失すること遠し。此れと前症は軽重同じならずして邪鬱するは則ち一なり。故に尚前方を以て之を主る。案ずるに、此の段は特に「大いに下す」を挙ぐるも、以て汗吐に及ばざるは、想うに亦省文に係る。学ぶ者は、宜しく類推すべし。

松陵徐氏曰く、案ずるに、「胸中窒がる」と「結痛す」とは何を以てか小陥胸を用いざるや。蓋し、小陥胸の症は、乃ち心下痛む（138）。胸中は心の上に在り。故に陥胸を用うるを得ず。何を以てか瀉心の諸法を用いざるや。蓋し、瀉心の症は、乃ち心下痞す。痞は無形と為し、痛は有象と為す。故に瀉心を用うるを得ず。古人の病を治するは、但だ内外厘毫を失わざるに非ず、即ち上下も分寸を踰えざるなり。

【語釈】　○小陥胸の症：第138条では、「小結胸の病は、正に心下に在り。之を按ずれば則ち痛む。脈浮滑の者は、小陥胸湯之を主る」とある。

【通釈】　この章もまた前文を承けて、心中が結痛する証を論じている。傷寒五六日は、邪はなお表にある。しかし、大いにこれを下す場合は、邪熱は心胸部に結集して痛みを生じる。これを胸中が窒がる証に比較すると、更に甚だしい。劉茝庭は、「この証は、結胸証を疑う。ただ、心下が硬であるのか濡であるのかが区分となる」と言う。また、前段では「煩熱する」と言い、これは「身熱が去らない」と言い、並びに内に熱し外に薫じて引き起こす所であり、勢いは連なって表に及ぶだけである。そこで、「いまだ解されようとしていない」と言う。注釈家は、あるいは香豉が発汗するので、誤って表がいまだ解されていないとする場合があるが、これを誤るのは甚だしい。これと前の症とは軽重が同じでないが、邪が欝滞するのは同じである。そこで、なお前方を用いてこれを主る。案じるに、この段落では特に「大いに下す」場合を挙げ、汗法と吐法に及ばないのは、思うにまた文章を省く例に係わる。学ぶ者は、これを類推すべきである。

松陵徐氏は言う。案じるに、「胸中が窒がる」場合と「結痛する」場合とは、どうして小陥胸湯を用いないのであろうか。思うに、小陥胸の症は、心下が痛む（138）。胸中は、心の上にある。そこで、小陥胸湯を用いる訳にはいかない。どうして瀉心の諸々の方法を用いないのであろうか。思うに、瀉心の症は、心下痞が出現する。痞は無形であり、痛は有形である。そこで、瀉心湯を用いる訳にはいかない。古人の病を治療する方法は、ただ内外のほんの僅かも違わないだけではなく、上下の僅かな差をも踰えることがない。

【解説】　本条文は、第77条を承けて、胸中に熱が欝滞し、心中が結痛する証候と治療法について論述している。

冒頭の「傷寒、五六日」は、邪がなお表にあることを言う。本証を大いに下すと、邪熱が心胸部に結集するので、痛みが出現する。「心中結痛」を「胸中窒がる」に比較すると、病状は更に甚だしい。熱が胸中に欝滞して外に熏蒸すると、煩熱が出現し（第77条）、また身熱が去らなくなる（第78条）。本証は、熱が胸中に欝滞し、勢いが連なって外に及んだ状態にあるので、「未だ解せんと欲せざるなり」と言う。本証を第77条と比較すると、軽重は同じでないが、邪熱が胸中に欝滞するのは同じである。そこで、梔子豉湯を用いてこれを治療する。

【原文】　傷寒、下後、心煩、腹満、臥起不安者、梔子厚朴湯主之。(79)

【本文】　傷寒、下して後、心煩、腹満、臥起安からざる者は、梔子厚朴湯之を主る。

【通釈】　傷寒を下した後、心煩し、腹満し、寝たり起きたりするのが安らかでない場合は、梔子厚朴湯がこれを主る。

【本文】　此れ、梔子湯証にして更に腹満を加うる者なり。「心煩、臥起安からず」は、乃ち上文の「虚煩、眠るを得ず（76）」の互詞なり。成氏曰く、「満すれば則ち坐すること能わず、煩すれば則ち臥すること能わず。故に臥起安からざらしむ」も亦通ず。是れ下して後、特に邪胸に鬱すのみならず、胃気の壅滞を兼ね、以て虚煩、中満を為す。故に梔子、枳、朴を用いて胸腹和すれば、而ち煩自ら去り、満自ら消ゆ。

《金鑑》に曰く、沈明宗は「下して後、微邪内陥して痰飲の搏結無し。故に結胸、下利の証無し」と曰う。

【通釈】　これは、梔子豉湯証で更に腹満を加える場合である。「心煩し、臥起が安らかでない」は、上文の「虚煩し、眠ることができない（76）」の互詞である。成氏が言う「脹満する場合は座ることができず、心煩する場合は床に寝ることができなくなる。そこで、臥起が安らかではなくなる」もまた通じる。これは、下した後、特に邪が胸に欝滞するだけではなく、胃気の壅滞を兼ね、これによって虚煩と中満を生じる。そこで、梔子、枳実、厚朴を用いて胸腹部が調和すると、心煩は自ら去り、脹満は自ら消える。

《医宗金鑑》に言う。沈明宗は、「下した後、微かな邪が内陥するが、痰飲の搏結がない。そこで、結胸や下痢の証はない」と言う。

【本文】　梔子厚朴湯方

梔子（十四個、擘く）　厚朴（四両、炙り、皮を去る）　枳実（四枚、水に浸し、炙り黄にならしむ。○劉完素曰く、「枳実は穣《さねわた》を去らざれば、効を為すこと甚だ速し」と）

右三味、水三升半を以て、煮て一升半を取り、滓を去り、二服に分かち、一服を温進す。

【語釈】　○穣：さねわた。果実の中身。

【通釈】　梔子厚朴湯方

梔子（十四個、きざむ）　厚朴（四両、あぶり、皮を除く）　枳実（四枚、水に浸し、あぶって黄色にする。○劉完素は、「枳実は穣《さねわた》を除かなければ、効果は甚だ速い」と言う）

右の三味に水三升半を用い、煮て一升半を取り、滓を除き、二服に分け、一服を温進する。

【本文】　此れ、梔子湯の中に於いて香豉を去り、小承気湯の中に於いて大黄を去り、厚朴、枳実を倍にし、二方は相い合して以て煩熱を清し腹満を洩す。其の豉を用いざる者は、泥恋して壅を助くるを恐るればなり。大黄を用いざる者は、胃家に実結無きに因るなり。案ずるに、此の方、及び枳実梔子湯（393）は、皆其の下泄を取りて邪を洩す。旧本、此の方の後に猶「吐を得れば後服を止む」と云うは、豈謬《あやま》らざらんや。

【通釈】　これは、梔子豉湯の中において香豉を除き、小承気湯の中において大黄を除き、厚朴と枳実を倍にし、二方を相互に合わせて煩熱を清し腹満を洩する。それに香豉を用いないのは、留恋して壅滞を助けることを恐れるからである。大黄を用いないのは、胃家に実結がないことによる。案じるに、この方、および枳実梔子湯（393）は、皆その下泄を取って邪を洩する。旧本では、この処方の後になお「嘔吐を得る場合は、その後の服用を停止する」と言うのは、どうして誤りでないことがあろうか。

【解説】　本条文は、梔子豉湯証に更に腹満が加わる証候と治療法について論述している。

「心煩し、臥起安からず」は、第76条の「虚煩、眠るを得ず」の互詞である。下した後、邪が胸に欝滞するだけではなく、更に胃気の壅滞を兼ねると、虚煩と腹満が出現する。そこで、梔子厚朴湯を用いて胸腹部を調和する。

本方は、梔子豉湯（梔子、香豉）の中から香豉を除き、小承気湯（大黄、厚朴、枳実）の中から大黄を除いて厚朴と枳実を倍にし、相互に合わせて煩熱を清し腹満を洩する。

【原文】　傷寒、医以丸薬大下之、身熱不去、微煩者、梔子乾姜湯主之。(80)

【本文】　傷寒、医、丸薬を以て大いに之を下し、身熱去らず、微煩する者は、梔子乾姜湯之を主る。

【通釈】　傷寒に罹患し、医者は丸薬を用いて大いにこれを下し、身熱が去らなくなり、微かに心煩する場合は、梔子乾姜湯がこれを主る。

【本文】　此れ、梔子湯証にして更に胃寒を兼ぬる者なり。傷寒、之を下すは未だ必ずしも誤らざるも、峻厲の丸薬を以て大いに之を下すは、則ち誤る。是を以て邪熱は胸中に客して虚煩を為し、勢い連なりて表に及ぶは、身熱去らざる所以なり。梔子、乾姜合用するは、乃ち清熱温中并施の法なり。

劉茝庭曰く、此の条文略なれば、姑く方意に就いて之を攷うるに、当に是れ他に胃寒の証候有るべし。要するに、邪は本劇しからず。故に誤治を被りて大逆に至らず。故に煩は既に微かにして胃寒も亦軽し。是を以て僅かに梔子、乾姜を須《もち》うれば、而ち足る。

喩氏曰く、以上の諸証は、総じて是れ余邪胸上に在り。宜しく梔子の軽剤を以て之を散ずべし。故に用法は即ち加減有り。大概は「煩」の字の意を脱せず。

【通釈】　これは、梔子豉湯証で更に胃寒を兼ねる場合である。傷寒に罹患し、これを下すのはいまだ必ずしも誤りでないが、俊敏で激しい作用の丸薬を用いて大いにこれを下すのは、誤りである。そこで、邪熱は胸中に客して虚煩を生じ、勢いが連なって表に及ぶのは、身熱が去らない理由である。梔子と乾姜を合用するのは、清熱と温中を並びに施す方法である。

劉茝庭は言う。この条文は省略しているので、暫く方意についてこれを考えると、これは他に胃寒の証候があるはずである。要するに、邪は本来劇しくない。そこで、誤治を被るが、大逆には至っていない。そこで、心煩は既に微かであり、胃寒もまた軽い。そこで、僅かに梔子と乾姜を用いれば、充分である。

喩氏は言う。以上の諸々の証は、総じて余邪が胸の上にある。梔子の軽剤を用いてこれを散じるべきである。そこで、用法は加減がある。大概は「煩」の字の意を脱することがない。

【本文】　梔子乾姜湯方

梔子（十四個、擘く）　乾姜（二両）

右二味、水三升半を以て、煮て一升半を取り、滓を去り、二服に分かち、一服を温進す。

【通釈】　梔子乾姜湯方

梔子（十四個、きざむ）　乾姜（二両）

右の二味に水三升半を用い、煮て一升半を取り、滓を除き、二服に分け、一服を温進する。

【本文】　梔子は苦寒にて胸中の煩熱を徹し、乾姜は辛熱にて下して後の内寒を逐い、寒熱を并施し、温清を兼ねて行ないて相い悖らず。抑も仲景の配合の妙なり。

【通釈】　梔子は苦寒で胸中の煩熱を除き、乾姜は辛熱で攻下した後の内寒を逐い、寒熱を並びに施し、温と清を兼ねて行なって相互に悖らない。抑も仲景の配合の妙である。

【解説】　本条文は、梔子豉湯証に更に胃寒を兼ねる証候と治療法について論述している。

傷寒に罹患してこれを下すのは必ずしも誤りでないが、俊敏で激しい作用がある丸薬を用いて大いにこれを下すのは、誤りである。丸薬を用いて傷寒を下し、邪熱が胸中に客すると、微かな虚煩が出現する。胸中の邪熱が連なって表に及ぶと、身熱は去らなくなる。そこで、梔子乾姜湯を用いて清熱して中焦を温める。

梔子乾姜湯は、梔子と乾姜の二味からなる処方である。方中の梔子は苦寒で胸中の煩熱を除き、乾姜は辛熱で攻下した後に生じた胃寒を逐い、寒熱を并施し、温清を兼ねて行なう。

【原文】　凡用梔子湯、病人旧微溏者、不可与服之。(81)

【本文】　凡そ梔子湯を用うるに、病人旧微溏する者は、之を与え服す可からず（溏は音唐）。

【通釈】　およそ梔子豉湯類を用いる時に、病人が元々微かに下痢をしている場合は、これを与えて服用させるべきでない（溏は音が唐である）。

【本文】　此れ、梔子湯を服するの戒め、総じて乃ち上文を結ぶの辞なり。凡そ梔子の諸湯を用うるに、病人未だ病まざるの先に大便本自ら微かに溏泄する者は、中廩《りん》素寒ゆ。之を用うるは、苦寒胃を損じて坐ろに他の変を生ずるを恐る。故に之を与え服す可からず。必ず甘温の薬、当に酌し選ぶべし。凡そ病を治するは、輙《すなわ》ち其の中気を顧みざる可からざるなり。案ずるに、仲景の用方は必ず先ず其の主証を挙げ、而る後に又服す可からざるの禁を示す。今梔子は乃ち軽清の剤にして暴烈の品に非ず。然して猶之を戒め、「病人」と曰い、「旧微溏する者は、之を与え服す可からず」と曰う。嗚呼、聖人の後人に丁寧親切に告ぐる其の旨は深し。

銭氏曰く、梔子の苦寒は、胸中の煩熱を治する所以なり。若し病人平昔大便微溏する者は、則ち中気本自ら虚寒す。之を用うれば、寒涼胃を損ない反って大腸の滑泄を致すを恐る。故に与え服す可からず。

隠庵張氏曰く、丘氏は「此に至りては亦胃気を結ぶの一条なり」と曰う。

【語釈】　○廩：倉。

【通釈】　これは、梔子豉湯を服用する場合の戒めであり、総じて上文を結ぶ辞である。およそ梔子の諸々の湯液を用いる時に、病人がいまだ病んでいない先に大便が元々自然に微かに溏泄する場合は、中焦の倉廩が元々寒えている。これを用いる場合は、苦寒が胃を損傷し、おもむろに他の変証を生じることを恐れる。そこで、これを与えて服用させるべきでない。必ず甘温の薬を斟酌して選ぶべきである。およそ病を治療するには、その中気を顧みない訳にはいかない。案じるに、仲景の用方は、必ず先ずその主証を挙げ、その後にまた服用すべきでない禁忌を示している。今梔子は軽清の方剤であり、暴烈の品ではない。しかし、なおこれを戒めて「病人」と言い、「元々微かに溏泄する場合は、これを与えて服用すべきでない」と言う。ああ、聖人が後人に丁寧に親切に告げるその旨は深いものがある。

銭氏は言う。梔子の苦寒は、胸中の煩熱を治療する理由である。もし病人は平素より大便が微かに溏泄する場合は、中気が元々自然に虚して寒えている。これを用いると、寒涼が胃を損傷し、反って大腸の滑泄を引き起こすことを恐れる。そこで、与えて服用すべきでない。

隠庵張氏は言う。丘氏は「ここに至っては、また胃気を結ぶ一条である」と言う。

【解説】　本条文は、梔子豉湯を服用する場合の戒めについて論述している。

およそ梔子の諸々の湯液を使用する時に、病人がまだ病んでいない前に大便が元々自然に微かに溏泄する場合は、中焦の倉廩が寒えている。もし本証に梔子豉湯類を投与する場合は、梔子の苦寒が胃を損傷し、他の変証が引き起こされることを恐れる。そこで、これを与えて服用させるべきでなく、甘温の品を斟酌し選んで用いるべきである。

【本文】　以上の六章、梔豉の諸証を論ず。

【通釈】　以上の六章は、梔子豉湯の諸々の証を論じている。

【原文】　太陽病発汗、汗出不解、其人仍発熱、心下悸、頭眩、身瞤動、振振欲擗地者、玄武湯主之。(82)

【本文】　太陽病汗を発し、汗出でて解せず、其の人仍お発熱、心下悸、頭眩、身瞤動し、振振として地に擗れんと欲する者は、玄武湯之を主る（眩は黄眴の翻。瞤は儒潤の翻。擗は毗亦の翻、躃と通ず。○旧本に玄武湯を真武湯に作るは、宋人の諱《いみな》を避くるに係る。今《脈経》《千金》及び《翼》《聖恵方》《神巧万全方》に因りて改訂し、以て其の旧に復す。詳らかに《少陰篇》に見わる）。

【通釈】　太陽病を発汗し、汗は出るが病は解されず、その人はなお発熱し、心下に動悸が出現し、頭が眩み、身体の筋肉が跳動し、ぶるぶると震えて地面に倒れそうになる場合は、玄武湯がこれを主る（眩は黄眴の翻である。瞤は儒潤の翻である。擗は毗亦の翻であり、躃と通じる。○旧本に玄武湯を真武湯に作るのは、宋人が諱《いみな》を避けることに係わる。今《脈経》《千金》および《千金翼》《聖恵方》《神巧万全方》によって改訂し、その旧に復する。詳らかに《少陰篇》に見われている）。

【本文】　此れ、汗して後、陽虚し飲動くの証治を申し明かす。太陽病、其の汗を発して解せず、仍お発熱する者は、表邪未だ解せざるに非ず、大いに汗して後亡陽し、虚陽外に浮越すればなり。心下悸する者は、陽虚して水飲之が動を為す。故に心下築築然として跳動するなり。頭眩なる者は、水飲清陽の気を阻みて上昇せず、頭暈、眼黒を為すなり。身瞤動する者は、経脈衰弱し、飲の為に動かさると為す。故に蠕蠕然として瞤動するなり。振は、聳《しょう》動するなり。瞤と躃は、同じく倒るるなり。「振振として地に擗れんと欲す」の者は、聳動の甚だしく、撐持すること能わず、地に倒れんと欲するを言うなり。是れ乃ち桂苓朮甘の証の「汗を発すれば則ち経を動じ、身振振として揺を為す（67）」の意にして更に重きこと一等を加うる者なり。故に玄武湯を与えて以て扶陽利水するなり。案ずるに、《少陰篇》に「此れ水気有りと為す（316）」と曰い、且つ本方は已に苓、朮有れば、其れ陽虚し飲動くの証と為すこと疑い無し。而して歴世詮釈するも惟だ陽虚と為して水飲の義に及ばざるは、抑も何ぞや。

劉茝庭曰く、此れ「身瞤動す」と曰うは、大青龍の肉瞤に変ずると殆ど異なる。「経脈動惕する者は、久しくして痿と為る（160）」と曰い、《金匱》の鬲上に痰を病むの条に「其の人振振として身瞤動す」と曰うは是れ即ち此れなり。

山田宗俊曰く、「地に擗る」の二字は、諸家紛紜す。按ずるに、《法華経・信解品》に「転じて更に惶《こう》怖悶絶し、地に躃る」と云い、慧琳は「躃は倒るるなり」と云う。《脈経》は「地に仆《たお》る」に作るは、字異にして義同じ。宋版の注に一に僻に作る。是れ擗、躃、僻の三字は古並びに相い通用するのみ。

【語釈】　○瞤：引く。肉が引き攣る。　○蠕蠕：うごめくさま。はい歩くさま。　○聳動：おそれ動く。　○撐：支える。　○詮釈：解き明かす。　○《金匱》：《金匱要略・痰飲咳嗽病脈証并治第十二》の第11条を参照。　○惶怖：おそれおののく。

【通釈】　これは、発汗した後、陽が虚し飲が動く証候と治療法を述べて明らかにしている。太陽病に罹患し、その汗を発して病が解されず、なお発熱するのは、表邪がいまだ解されていないのではなく、大いに発汗した後に亡陽し、虚陽が外に浮越するからである。心下悸は、陽が虚して水飲が動くからである。そこで、心下がぴくぴくと飛び跳ねる。頭眩は、水飲が清陽の気を阻んで上昇させなくし、頭が暈《くら》み、眼の前が黒くなることである。身瞤動は、経脈が衰弱し、飲のために動かされるからである。そこで、ぴくぴくと引き攣る。振は、おそれて動くことである。瞤と躃は、同じく倒れることである。「振るえて地面に倒れようとする」のは、おそれて動くのが甚だしい状態であり、支えて保持することができず、地面に倒れそうになることを言う。これは、苓桂朮甘湯証の「発汗する場合は経を動じ、身体がぶるぶると震えて動く（67）」の意であるが、更に一等重くなる場合である。そこで、玄武湯を与えて扶陽利水する。案じるに、《少陰篇》に「これは、水気がある（316）」と言い、かつ本方は既に茯苓と朮があるので、それは陽が虚して飲が動く証であるのは疑いがない。しかし、歴代の注釈家が解き明かし、ただ陽虚として水飲の義に及ばないのは、抑もどうしてであろうか。

劉茝庭は言う。これが「身体が引き攣る」と言うのは、大青龍湯証の筋肉が引き攣る状態に変化するのとは殆ど異なる。「経脈が震える場合は、久しくなって痿証になる（160）」と言い、《金匱要略》の膈上に痰を病む条文に「その人は振振と震えて身体が引き攣る」と言うのは、これである。

山田宗俊は言う。「地に擗れる」の二字は、諸家の説は盛んに乱れる。按じるに、《法華経・信解品》では「転じて更に恐れおののいて悶絶し、地面に躃れる」と言い、慧琳は「躃は、倒れることである」と言う。《脈経》に「地に仆《たお》れる」に作るのは、字は異なるが義は同じである。宋版の注釈では、一に「僻」の字に作る。このように、擗、躃、僻の三字は、古は並びに相互に通用するだけである。

【解説】　本条文は、太陽病を発汗した後、陽が虚して飲が動く証候と治療法について論述している。

太陽病に罹患し、大いに発汗すると、亡陽し、虚陽が外に浮越するので、病は解されず、なお発熱が持続する。陽が虚して水飲が動くと、心下悸が出現し、心下がぴくぴくと飛び跳ねる。清陽の気が水飲で阻まれて上昇しなくなると、頭眩が出現し、頭が暈み目の前が黒くなる。経脈が衰弱し、水飲に動かされると、身体はぴくぴくと引き攣る。振は、おそれて動くことである。「擗る」は、倒れることである。「振振として地に擗れんと欲す」は、甚だしくおそれて動き、支えて保持することができず、地面に倒れそうになることを言う。本証は、苓桂朮甘湯証の「経を動じ身振振として揺を為す」と意は同じであるが、更に重篤な状態にある。そこで、玄武湯を与えて扶陽利水する。

【本文】　以上の一章、陽虚の水飲の証を論ず。疑うらくは、前の汗して後に虚すの証中の錯簡と為す。

【通釈】　以上の一章は、陽虚の水飲の証を論じている。恐らくは、前の発汗した後に虚す証の中の錯簡である。

【原文】　咽喉乾燥者、不可発汗。(83)
【本文】　咽喉乾燥する者は、汗を発す可からず（乾は音干）。
【通釈】　咽喉が乾燥する場合は、発汗すべきでない（乾は音が干である）。
【本文】　以下の六章、並びに汗を発するの戒めを挙げて之を宿疾に験《ため》すの法に係る。此れ、液上焦に虧く者を論ずるなり。蓋し、咽喉なる者は、津液上潮の道路にして乾燥すれば則ち上焦の津液不足するを知る。若し強いて之を発すれば、乾燥益々甚だしく、咳を為し、咽痛を為し、膿血を吐すと為し、至らざる所無し。凡そ汗す可きの証に遇えば、必ず当に夫の上焦の津液此くの如き者有るを顧慮すべきなり。或るひと曰く、「既に咽喉と言えば、則ち口舌は其の中に在り」と。

尤氏曰く、汗を発す可からざる者は、本当に汗すべくして之を発す可からざるを謂い、本当に汗す可からざるの証に非ざるなり。此れ、謂う所の変なり。下文は此れに倣え。

方氏曰く、末後に汗を発するの変無し。疑うらくは、漏落有り。
【通釈】　以下の六章は、並びに発汗の戒めを挙げて、これを宿疾に試す方法に係わる。これは、液が上焦に欠ける場合を論じている。思うに、咽喉は、津液が上に溢れる道路であり、乾燥する場合は上焦の津液が不足していることが解る。もし強いてこれを発汗する場合は、乾燥は益々甚だしくなり、咳を生じ、咽痛を生じ、膿血を吐出し、病は至らない所がない。およそ発汗すべき証に遇えば、必ずその上焦の津液がこのような場合があることを顧慮すべきである。ある人は、「既に咽喉と言う場合は、口と舌はその中にある」と言う。

尤氏は言う。発汗すべきでないのは、元々発汗すべきであるが、これを発汗できないことを言い、元々発汗すべきでない証ではない。これは、いわゆる変である。下文はこれに倣う。

方氏は言う。末に発汗した時の変証がない。恐らくは、脱落がある。
【解説】　本条文は、咽喉の乾燥と発汗の禁忌について論述している。

咽喉は、津液が上に溢れる道路である。咽喉が乾燥している場合は、上焦の津液が不足している。もし強いて発汗する場合は、乾燥が益々甚だしくなり、咳、咽痛、膿血の吐出などの変証が発生する。そこで、咽喉が乾燥する場合は、軽々しく発汗すべきでない。

【原文】　淋家、不可発汗。発汗必便血。(84)

【本文】　淋家は、汗を発す可からず。汗を発すれば必ず便血す。

【通釈】　小便が渋って滴り、尿道に疼痛が出現する人は、発汗すべきでない。発汗する場合は、必ず血尿が出現する。

【本文】　此れ、津下焦に虧く者なり。小便淋する者は、膀胱の気化行らず、下焦の液乾くこと知る可し。更に其の汗を発すれば、則ち津液耗竭し、徒に血に逼りて小便従り出づるのみ。凡そ汗す可きの証に遇えば、必ず当に下焦の津液此くの如き者有るを顧慮すべきなり。

【通釈】　これは、津液が下焦に欠ける場合である。小便が滴る場合は、膀胱の気化が行らず、下焦の液が乾いていることを知るべきである。更にその汗を発する場合は、津液が消耗して尽き、徒に血に迫って小便より出るだけである。およそ発汗すべき証に遇えば、必ず下焦の津液がこのような場合があることを顧慮すべきである。

【解説】　本条文は、淋家と発汗の禁忌について論述している。

小便が滴る淋家では、膀胱の気化が行らないので、下焦の液が乾いている。もし本証を更に発汗する場合は、津液が消耗して尽き、血に迫って小便より出るので、血尿が出現する。そこで、淋家は、軽々しく発汗すべきでない。

【原文】　瘡家、雖身疼痛、不可発汗。汗出則痙。(85)

【本文】　瘡家は、身疼痛すと雖も、汗を発す可からず。汗出づれば則ち痙す（旧本は痙を痓に作りて謬《あやま》る。今《玉函》に従いて改む）。

【通釈】　久しく刀傷を患う人は、身体に疼痛が出現しても、発汗すべきでない。本証を発汗する場合は、痙病が発生する（旧本では、痙を痓に作って誤る。今《玉函》に従って改める）。

【本文】　此れ、血軀殻《くかく》に虧く者なり。瘡は金瘡を指して言い、癰疽の謂いに非ざるなり。瘡と創は古字通用す。此れ、金瘡家は軀殻の血乏しきを以て、傷寒、身体疼痛等の表証有りと雖も、軽々しく其の汗を発す可からず。若し誤りて其の汗を発すれば、則ち陰液外泄し、筋脈益々燥く。即ち、勁急して痙す。《経》に云う、「太陽病、汗を発すること太だ多ければ、因りて痙を致す（《痓湿暍篇》第118条）」と。況や瘡家をや。凡そ汗す可きの証に遇えば、必ず当に顧みて軀殻の血液此くの如き者有るに及ぶべきなり。又《巣源》に金瘡中風痙候有り、其の由稍異なると雖も、然れども亡血して痙を成すは則ち一なり。

劉茝庭曰く、攷うるに、瘡は古瘡痍《い》の義なり。《説文》に「刅《そう》（楚良の切）は傷つくるなり。刃に従い一に従う。創は、或は刀に従い、倉の声」と。大徐曰く、「今俗に別に瘡に作るは是に非ず」と。此れに據れば、《平脈法》の「手を以て刃を把り、坐ろに瘡を作すなり(58)」、《金匱》の「若し身に瘡有るは、刀斧《とうふ》を被りて傷られ、亡血するが故なり」は、並びに本条と互いに徴す可し。瘍腫は古亦或は「創」の字を用うるは、蓋し仮借なり。

徐氏（彬）曰く、仲景另に方を出ださず、人に将息するを聴《ゆる》す（《金匱論註》）。

魏氏曰く、此の証、太陽の表を解するは必ず清熱を兼ぬる所以、葛根黄芩黄連湯の立つ所以なり。

【語釈】　○軀殻：からだ。　○瘡：きず。　○痍：きず。きりきず。　○大徐：《傷寒論疏義》では、大除に作る。今《傷寒論述義》によって改める。○《金匱》：《金匱要略・瘡癰腸癰浸淫病脈証并治第十八》の第5条を参照。　○仮借：借用すること。

【通釈】　これは、血が体躯に欠ける場合である。瘡は金瘡を指して言い、癰疽を言うのではない。瘡と創は古字が通用する。これは、金瘡家は体躯の血が乏しいので、傷寒で身体疼痛などの表証はあるが、軽々しくその汗を発すべきでないことである。もし誤ってその汗を発する場合は、陰液が外泄し、筋脈は益々燥く。即ち、強く拘急して痙病になる。《経》では、「太陽病に罹患し、発汗が太だ多くなると、これによって痙病が引き起こされる（《痙湿暍篇》第118条）」と言う。ましてや瘡家ではなおさらである。およそ発汗すべき証に遇えば、必ず顧みて体躯の血液がこのような場合があることに及ぶべきである。また、《諸病源候論》では金瘡中風痙候があり、その由来は幾らか異なるが、しかし亡血して痙病を形成するのは同じである。

劉茝庭は言う。考えるに、瘡は古は瘡痍《い》の義である。《説文》では「刅《そう》（楚良の切である）は傷つけることである。刃に従い、一に従う。創は、あるいは刀に従い、倉の声である」とある。大徐は、「今俗に別に瘡に作るのは、正しくない」と言う。これによれば、《平脈法》の「手をもって刃を握り、おもむろに瘡を形成する(58)」、《金匱要略》の「もし身体に瘡がある場合は、刀や斧を被って傷られ、亡血するからである」は、並びに本条と互いに明らかにすべきである。瘍腫は、古はまたあるいは「創」の字を用いるのは、思うに借用である。

徐氏（彬）は言う。仲景は別に処方を提出せず、人が病状に応じて将息するのを許している（《金匱論註》）。

魏氏は言う。この証は、太陽の表を解する場合は必ず清熱を兼ねる理由であり、葛根黄芩黄連湯の立てる理由である。

【解説】　本条文は、瘡家と発汗の禁忌について論述している。

瘡は金瘡を指して言い、癰疽を指すのではない。金瘡家は体躯の血が乏しいが、傷寒に罹患し、身体疼痛などの表証があり、誤汗する場合は、陰液が外泄し、筋脈が益々燥き、強く拘急して痙病を発生する。そこで瘡家は、軽々しく発汗すべきでない。

【原文】　衄家、不可発汗。汗出、必額上陥、脈急緊、直視、不能眴、不得眠。(86)

【本文】　衄家は、汗を発す可からず。汗出づれば、必ず額上陥り、脈急緊し、直視し、眴ずること能わず、眠ることを得ず（衄は女六の翻。額は五陌の翻。眴は胡絹の翻）。

【通釈】　衄家は、発汗すべきでない。汗が出ると、必ず額上の肉が脱出して落ち込み、目系は拘急して緊張し、眼球は直視して揺らぐことができず、目を閉じることができなくなる（衄は女六の翻である。額は五陌の翻である。眴は胡絹の翻である）。

【本文】　此れ、血上に燥く者なり。額は、顙《ひたい》なり。陥は、大肉陥下すの陥、額上の肉脱するなり。脈急緊は、目系急緊するを謂うなり。言うは、平素衄血に慣れるの家は、血液上分に脱するを以て、表邪有りと雖も、汗を発す可からず。若し更に其の汗を発すれば、則ち血液枯れて竭き、額上の肉脱して陥下し、筋脈養を失して目に系《かか》るの脈急緊して直視す。眴は本旬《しゅん》に作る。《説文》に「目揺らぐなり。目に従い、勻の省の声」と。《史記》に「項梁、藉に眴《めくばせ》す」是れなり。眠は、「瞑《めい》」の字なり。《説文》に「目を翕《あ》わすなり。目冥に従い、冥亦の声」と。徐曰く、「今俗に眠に作るは、是に非ず」と。「眴すること能わず、眠ることを得ず」は、乃ち直視を形容するの詞なり。蓋し、睛は転ずること能わず。故に眴ずることを得ず。目は翕わすこと能わず。故に眠ることを得ざるなり。諸注は、謬りなり。

韓氏曰く、此の人素衄血の証有り。傷寒の後、前の証の衄の如きに非ざるなり。故に汗を発す可からず（全書に引く）。

喩氏曰く、傷寒、煩を発し目瞑る者は、必ず衄す。宜しく麻黄湯を用いて汗を発すべし（46）。此れ、素衄血に慣れるの人、汗を発し以て其の虚を虚すを戒む。宜しく両つながら之を諦《あきら》かにすべし。

【語釈】　○大肉陥下：出典は《素問・玉機真蔵論》。大肉は、頭、項、四肢などの肌肉。陥下は、大肉が痩せ衰えること。　○旬：またたく。眴に同じ。　○瞑：目をつぶる。　○睛：ひとみ。くろめ。

【通釈】　これは、血が上に燥く場合である。額は、顙《ひたい》である。陥は、「頭、項、四肢などの肌肉がやせ衰える」の陥であり、額上の肉が脱出することである。脈急緊は、目系が拘急して緊しくなることを言う。ここで言う内容は、平素より衄血に慣れた人は、血液が上に脱出するので、表邪はあるが、発汗すべきでない。もし更にその汗を発する場合は、血液が枯れて尽き、額上の肉が脱出して陥り、筋脈が栄養されなくなり、目に係わる脈が拘急して緊張し、両目は直視する。眴は、元々は旬《しゅん》に作る。《説文》では「目が揺れることである。目に従い、匀と省の声である」とある。《史記》に「項梁は、藉に眴《めくばせ》した」がこれである。眠は、「瞑《めい》」の字である。《説文》では「目を翕《あ》わせることである。目冥に従い、冥亦の声である」とある。徐は、「今俗に眠に作るのは、正しくない」と言う。「目を揺らぐことができず、目を翕わせることができない」は、直視を形容する詞である。思うに、瞳は回転することができない。そこで、目は揺れることができない。目は翕わせることができない。そこで、瞑《つむ》ることができなくなる。諸々の注釈は、誤りである。

韓氏は言う。この人は、元々衄血の証がある。傷寒の後、前の証の衄のようなものではない。そこで、発汗すべきでない（全書に引く）。

喩氏は言う。傷寒に罹患し、心煩し、目を瞑る場合は、必ず衄が出現する（46）。麻黄湯を用いて発汗すべきである。これは、元々衄血に慣れた人に発汗し、これによってその虚を虚すことを戒める。ともにこれを明らかにすべきである。

【解説】　本条文は、衄家と発汗の禁忌について論述している。

額は、ひたいである。「額上陥る」は、額上の肉が脱出することである。脈急緊は、目系が拘急して緊張することを言う。平素より衄血に慣れた衄家は、血液が上に脱出するので、表邪はあるが、発汗すべきでない。もし更に発汗する場合は、血液が枯れて尽きるので、額上の肉は脱出し、筋脈は栄養されず、目系の脈は拘急して緊張し、両目は直視する。眴は、目が揺れることである。

眠は、目を翕わせることである。「眴すること能わず」は、瞳を回転できなくなるので、目を揺らぐことができなくなることである。「眠るを得ず」は、目を翕わせることができなくなることである。即ち、「眴すること能わず、眠ること能わず」とは、直視を形容する詞である。

【原文】　亡血家、不可発汗。発汗則寒慄而振。(87)
【本文】　亡血家は、汗を発す可からず。汗を発すれば則ち寒慄して振るう（慄は音栗）。
【通釈】　血を亡う人は、発汗すべきでない。発汗する場合は、身体が寒えて震える（慄は音が栗である）。
【本文】　此れ、血は内に亡われて外は虚に随うの証なり。亡血は、乃ち吐血、便血、及び婦人の崩漏、滞下の類是れなり。前段の衄家、瘡家は并びに亡血に属するも、此れ再び亡血家を挙ぐる者は、蓋し衄家は則ち血上に燥き、瘡家は則ち血外従り失い、此れは則ち血内従り亡えばなり。言うは、諸々の失血の後、陰血已に虚せば、表邪有りと雖も、復た汗を発す可からず。若し誤りて汗を発すれば、則ち陰血更に竭くるにあらず、陽気随いて亡えば、安くんぞ身寒え戦慄して振振として聳動せざるを得んや。案ずるに、以上は並びに誤汗の変を論ず。而して各条は方を処せず。然して邪已に表に在り、若し更に汗を発せざれば、恐らくは邪熱解せず。是れ或は汗を発すと雖も、必ず当に其の津液を顧慮すべし。蓋し、建中、新加の属、活意変通し証に臨みて斟酌するを要す。是れ仲景予め一方を定めざる所以なり（《聖恵方》に「若し当に汗を発すべくして其の人適ま已に失血し、及び大いに下利する者は、汗す可からずと雖も、此くの如き者は数々桂枝湯を与え、体の中をして漐漐として汗出せしむること連日此くの如ければ、自ら当に解すべきなり」と）。注家は察せず、強いて其の方を擬《なぞら》え以て後人の眼目を印定するは、則ち株を守り柱に膠し適従し難きのみ。

成氏曰く、《針経》に曰く、「血を奪う者は汗無く、汗を奪う者は血無し」と（《営衛生会篇》に出づ）。血を亡い汗を発すれば、則ち陰陽倶に虚す。故に寒慄して振揺す。

龐氏曰く、凡そ当に汗を発すべからずして強いて之を汗すれば、則ち津液枯槁《こう》して死す。

劉茝庭曰く、「下して後、汗を発すれば、振寒し、脈微細なる（60）」は、其の機相似す。

【語釈】　○変通：物事に応じて変化して、何事にもうまくいくこと。　○適従：たよっていく。
【通釈】　これは、血が内に亡われ、外は虚に随う証である。亡血は、吐血、便血、および婦人の崩漏、滞下の類がこれである。前の段落の衂家と瘡家は並びに亡血に属しているが、ここに再び亡血家を挙げるのは、思うに衂家は血が上に燥き、瘡家は血が外より失われ、これは血が内より亡われるからである。ここで言う内容は、諸々の失血の後、陰血が既に虚している場合は、表邪はあるが、また発汗すべきでない。もし誤って発汗する場合は、陰血が更に尽きるのではなく、陽気が汗に随って亡われるので、どうして身体が寒え、戦慄してぶるぶると震わないことがあろうか。案じるに、以上は並びに誤汗の変証を論じている。そして各々の条文は、処方をしていない。しかし、邪は既に表にあるので、もし更に発汗しない場合は、恐らく邪熱は解されない。これは、あるいは発汗するが、必ずその津液を顧慮すべきである。思うに、小建中湯、桂枝加芍薬生姜各一両人参三両新加湯の類を用い、意を活かして物事に対処し、証に臨んで斟酌する必要がある。これが、仲景が予め一つの処方を定めない理由である（《聖恵方》では、「もし発汗すべきであるが、その人は偶々既に失血し、および大いに下痢する場合は、発汗すべきでないが、このような人に数々桂枝湯を与え、体の中が漐漐として微かに汗を滲むように出させ、連日このようにすれば、自然に解されるはずである」とある）。注釈家はこれを察知せず、強いてその処方を擬えて後人の眼に印しを付けて定めるのは、株を守り琴柱に膠するように融通がきかず、頼りがたいだけである。

成氏は言う。《針経》では、「血を奪う場合は汗がなく、汗を奪う場合は血がない」と言う（《営衛生会篇》に出る）。亡血し発汗する場合は、陰陽がともに虚す。そこで、寒慄して震える。

龐氏は言う。およそ発汗すべきでないが、強いてこれを発汗する場合は、津液が枯れ果てて死亡する。

劉茝庭は言う。「下した後に発汗すると、振寒し、脈は微細になる（60）」は、その病機が類似する。

【解説】　本条文は、亡血家と発汗の禁忌について論述している。

亡血は、吐血、便血、婦人の崩漏、滞下の類を言う。亡血家は、血が内より亡われ、陰血が既に虚しているので、表邪はあっても発汗すべきでない。もし亡血家を誤汗する場合は、陽気が汗に随って亡われるので、身体が寒え、戦慄して震える。そこで、亡血家は、軽々しく発汗すべきでない。

【原文】　汗家、不可発汗。発汗、必恍惚心乱、小便已陰疼。与禹余粮丸。(88)

【本文】　汗家は、汗を発す可からず。汗を発すれば、必ず恍惚として心乱れ、小便已りて陰疼む。禹余粮丸を与う。（方は本闕く。○恍は虎晃の翻。惚は呼骨の翻。旧本は汗家の下の「汗を発す可からず」の四字を「重ねて」の一字に作る。今前文、并びに《不可発汗篇》に照らして訂正す）。

【通釈】　平素より汗が多い人は、発汗すべきでない。発汗すると、必ず恍惚として心が乱れ、小便が終わって後、陰茎が疼む。この場合は、禹余粮丸を与える。（処方は元々欠いている。○恍は虎晃の翻である。惚は呼骨の翻である。旧本では汗家の下の「汗を発する可きでない」の四字を「重ねて」の一字に作る。今前文と並びに《不可発汗篇》に照らして訂正する）。

【本文】　此れ、液表に竭くるの証なり。言うは、平素より汗多きの家は、中下の二焦倶に薄く、表陽随いて弱し。今更に汗を発すれば、則ち陽気益々脱す。是を以て心気斂まらず、恍惚揺蕩《こうこつようとう》して自ら主ること能わず、是れ之を「乱る」と謂うなり。又下焦は水無きを以て、小便已れば、則ち茎中渋痛するなり。註家は汗を心液と為して解するは、并びに含糊《がんこ》に属す。案ずるに、禹余粮丸は、原《もと》方闕く。今攷う可からず。或るひと曰く、「此の段、前後の諸条を攷うるに、亦汗を禁ずるの例に係れば、自ら主る一方を須いず。蓋し、「禹余粮丸を与う」の数字は衍文なり。《千金翼》も又此の五字無し」と。其の説是に似たり。

王氏（三陽）曰く、血家、汗家は倶に本人平時の旧病を指して之を言うなり。

銭氏曰く、禹余粮丸は、闕くと雖も、然れども余粮は乃ち鎮墜の重剤にして、専ら下焦の前後の諸病を主るは、能く恍惚の心乱を鎮め、便已るの陰疼むを治する所以なり。其の佐使の属に、或は扶陽補虚の用有るは、未だ知る可からざるなり（愚嘗て後人諸方を補添して禹余粮丸と為す者を採輯し、編して今附録に載《しる》す。宜しく参閲すべし）。

【語釈】　○恍惚：ぼんやりするさま。　○揺蕩：揺れ動く。　○含糊：言葉がはっきりしない。

【通釈】　これは、液が表に竭きる証である。ここで言う内容は、平素より汗が多い人は、中焦と下焦の二焦がともに薄く、表陽がこれに随って弱くなっている。今更に発汗する場合は、陽気が益々脱出する。そこで、心気が収まらず、ぼんやりとして揺れ動き、自ら主ることができなくなるが、これを「乱れる」と言う。また、下焦は水がないので、小便が終わる場合は、陰茎の中が渋って痛む。注釈家が汗を心液として解釈するのは、並びに言葉の意味がはっきりしない。案じるに、禹余粮丸は、元々処方を欠いている。今考えることができない。ある人は、「この段落は、前後の諸々の条文を考えると、また発汗を禁じる例に係わるので、自ら主る一方を用いない。思うに、「禹余粮丸を与える」の数字は衍文である。《千金翼》もまたこの五字がない」と言う。その説は正しいようである。

王氏（三陽）は言う。血家、汗家は、ともに本人の通常の時の旧病を指してこれを言う。

銭氏は言う。禹余粮丸は、処方が欠けているが、しかし禹余粮は鎮墜する重剤であり、専ら下焦の前後の諸病を主るのは、よく恍惚として心が乱れるのを鎮め、小便が終わった後に陰茎が疼むのを治療する理由である。その佐使の品に、あるいは扶陽補虚の作用があるのは、いまだ知ることはできない（私はかつて後人が諸々の処方を補添して禹余粮丸としたものを採集し、編集して今附録に記載した。これを参照して閲読すべきである）。

【解説】　本条文は、汗家と発汗の禁忌について論述している。

汗家は、中焦と下焦の二焦がともに薄く、表陽が汗に随って弱まった状態にある。汗家を更に発汗し、陽気が益々脱出すると、心気が収まらず、自ら主ることができなくなるので、精神はぼんやりとして乱れる。液が表に尽き、下焦に水がなくなると、小便をした後に陰茎の中が渋って痛む。禹余粮丸は元々処方を欠いているので、今は考えることができない。

【原文】　病人有寒、復発汗、胃中冷、必吐蚘。(89)

【本文】　病人寒有り、復た汗を発すれば、胃中冷え、必ず蚘を吐す（蚘は音回）。

【通釈】　病人は寒えがあるが、反って発汗すると、胃の中が冷えるので、必ず回虫を吐出する（蚘は音が回である）。

【本文】　此れ、内寒の証は誤汗す可からざるを論ず。「復た」は、「反って」なり。言うは、病人の胃中に原《もと》寒有り、偶々外邪を感ずれば、当に温中して以て寒を逐うべし。建、理の輩に宜し。若し反って其の汗を発すれば、則ち陽気愈々微かに、胃中冷ゆること甚だしく、其の蚘安んずること能わず。故に必ず蚘を吐するなり。或るひと問う、「胃中に寒有るは、何を以て之を候わん」と。曰く、「《脈経》は、「実緊なれば、胃中に寒有り。若し食すること能わず、時時利する者は、治し難し」と曰う。此の類是れなり。或は瓜蔕散の条の「胸に寒有り（166）」に據りて解して寒飲と為すは、誤りなり。凡そ経文を釈するは、常に融会し、執泥す可からず」と（案ずるに、傷寒は蚘証最も多し。家君槐園先生、嘗て《蚘志》の一書を著わす。凡そ蚘虫の名義、脈証、治法の委に至りては、捜羅《そうら》殆ど尽くせり。学ぶ者は当に参攷すべきなり。

常氏曰く、烏梅丸を服す可し。郭曰く、「理中丸を服するに宜し」と（《補亡論》）。

隠庵張氏曰く、本論、凡そ汗吐下を論じて後は、必ず胃気の一条を結ぶ。傷寒を治する者は、当に胃気を以て本と為すべきなり。

【語釈】　○融会：融会貫通の略。多くの学説を理解し、全てをよく知りつくすこと。　○委：ゆだねる。委嘱。　○捜羅：徹底的にさがし集める。

【通釈】　これは、内寒の証は誤汗すべきでないことを論じている。「復た」は、「反って」である。ここで言う内容は、病人の胃の中には元々寒えがあるが、偶々外邪を感じる場合は、温中して寒えを逐うべきである。小建中湯や理中湯の類を用いるのがよい。もし反ってその汗を発する場合は、陽気は愈々微かになり、胃の中の冷えは甚だしくなり、その回虫は安らかになることができなくなる。そこで、必ず回虫を吐出する。ある人が、「胃の中に寒えがあるのは、どのようにこれを候うのであろうか」と質問した。私は、「《脈経》では、「脈が実で緊である場合は、胃の中に寒えがある。もし食事を摂取することができず、常に下痢する場合は、治療が困難である」と言う。この類がこれである。あるいは瓜蔕散の条文の「胸に寒がある（166）」によって解釈して寒飲とするのは、誤りである。およそ経文を解釈するには、常に融会貫通し、固執し拘泥すべきでない」と答えた（案じるに、傷寒は回虫の証が最も多い。私の父親の槐園先生は、かつて《回志》の一書を著わした。およそ回虫の名義、脈証、治法の委嘱に至っては、殆ど徹底的に探して集められている。学ぶ者は参考にすべきである。

常氏は言う。烏梅丸を服用すべきである。郭は、「理中丸を服用するのがよい」と言う（《補亡論》）。

隠庵張氏は言う。本論で、およそ汗法、吐法、下法を論じた後は、必ず胃気の一条を結んでいる。傷寒を治療する場合は、胃気をもって本とすべきである。

【解説】　本条文は、内寒の証と発汗の禁忌について論述している。

「復た」は、「反って」である。病人の胃の中には元々寒えがあるが、偶々外邪を感じた場合は、小建中湯あるいは理中湯の類を用いて中を温め、寒えを逐うべきである。本証を反って発汗すると、陽気が愈々微かになり、胃の中の冷えが甚だしくなり、回虫は安らかになることができなくなるので、必ず回虫を吐出する。

【本文】　以上の七章、汗を禁ずるの戒めを論ず。
【通釈】　以上の七章は、発汗を禁じる戒めを論じている。

【原文】　本発汗、而復下之、此為逆也。若先発汗、治不為逆。本先下之、而反汗之、為逆。若先下之、治不為逆。(90)
【本文】　本汗を発して、復た之を下すは、此れを逆と為すなり。若し先ず汗を発するは、治は逆と為さず。本先ず之を下して反って之を汗するは、逆と為す。若し先ず之を下すは、治は逆と為さず。
【通釈】　元々発汗し、反ってこれを下すのは、逆である。もし先ず発汗する場合は、治療は逆でない。元々先ずこれを下し、反ってこれを発汗するのは、逆である。もし先ずこれを下す場合は、治療は逆でない。
【本文】　此れ、病に表裏有り、汗下に各々先後有るの義を釈す。復と覆は古字通用す。「復た」は、亦「反って」なり。乃ち、下文の「反って之を汗す」の「反って」と意を同じくす。言うは、表は裏より急なれば、本応に汗を発すべし。而るに反って之を下すは、此れを逆と為す。若し先ず汗し、而る後に下すは、治は逆と為さざるなり。若し裏は表より急なれば、本応に之を下すべし。而るに反って之を汗するは、此れを逆と為す。若し先ず之を下し、而る後に汗するは、治は逆と為さざるなり。乃ち、証は更に表裏を見わせば、治は随いて緩急有るを知る。豈倒行逆施す可けんや。《内経》に曰く、「順に反するは、逆と為す」と（《四気調神論》に見わる）。

郭氏曰く、此れ、病当に先ず汗すべくして反って之を下す。故に逆と為すなり。若し已に汗して復た之を下す者は、逆と為さざるなり。或は当に先ず下すべくして反って先ず之を汗す。故に逆と為すなり。若し已に下して後、之を汗する者は、逆と為さざるなり。

程氏（知）曰く、汗下に先後緩急有り、倒行逆施するを得ざるを言う。

【語釈】　○倒行逆施：常理にさからって事を行う。無理を押し通す。
【通釈】　これは、病に表裏があり、汗下に各々先後がある義を解釈している。復と覆は、古字が通用する。「復た」は、また「反って」である。即ち、下文の「反ってこれを汗する」の「反って」と意が同じである。ここで言う内容は、表が裏より急である場合は、本来は発汗すべきである。ところが、反ってこれを攻下するのは、逆である。もし先ず発汗し、その後に攻下するのは、治療は逆でない。もし裏が表より急である場合は、本来はこれを攻下すべきである。ところが、反ってこれを発汗するのは、逆である。もし先ずこれを攻下し、その後に発汗する場合は、治療は逆でない。即ち、証が更に表裏を見わす場合は、治療はこれに随って緩急のあることが解る。どうして常理に逆らって行うことができようか。《内経》では、「順に反するのは、逆である」と言う（《四気調神論》に見われている）。

郭氏は言う。これは、病は先ず発汗すべきであるが、反ってこれを攻下する。そこで、逆になる。もし既に発汗し、またこれを攻下する場合は、逆ではない。あるいは先ず攻下すべきであるが、反って先ずこれを発汗する。そこで、逆になる。もし既に攻下した後、これを発汗する場合は、逆ではない。

程氏（知）は言う。汗法と下法に先後と緩急があり、常理に逆らって行うことができないことを言う。
【解説】　本条文は、表裏同病に対する汗法と下法の使用の順序について論述している。

「復た之を下す」の「復た」は、下文の「反って之を汗す」と同様に、「反って」である。表裏同病に罹患し、表証が裏証より急迫している場合は、本来は先ず発汗すべきであるが、反って裏証を攻下するのは逆である。もし先ず発汗した後に裏証を攻下する場合は、治療は逆でない。あるいは表裏同病に罹患し、裏証が表証より急迫している場合は、本来は先ず攻下すべきであるが、反って表証を発汗するのは逆である。もし先ず攻下した後に表証を発汗する場合は、治療は逆でない。即ち、表裏同病の場合は、汗法あるいは下法を用いて急迫した病証を先に治療することが重要である。

【原文】　傷寒、医下之、続得下利、清穀不止、身疼痛者、急当救裏。後身疼痛、清便自調者、急当救表。救裏宜四逆湯、救表宜桂枝湯。(91)
【本文】　傷寒、医之を下し、続いて下利を得、清穀止まず、身疼痛する者は、急いで当に裏を救うべし。後身疼痛し、清便自ら調う者は、急いで当に表を救うべし。裏を救うには四逆湯に宜しく、表を救うには桂枝湯に宜し。

【通釈】　傷寒に罹患し、医者がこれを下し、続いて下痢が出現し、清穀が停止せず、身体に疼痛が出現する場合は、急いで裏を救うべきである。その後、身体に疼痛が出現するが、清便が自ら調和する場合は、急いで表を救うべきである。裏を救うには四逆湯を用いるのがよく、表を救うには桂枝湯を用いるのがよい。

【本文】　此れ、下して後、表裏兼ねて見わるの証を掲げ、以て其の治を論ず。言うは、傷寒、医誤りて之を下して後、裏気大いに虚し、続いて下利圊穀を得てして止まざる者は、此れ陽は内従り脱すれば、身体疼痛し、表証仍お在りと雖も、急いで当に裏を救うべし。其の故は何ぞや。裏は表より急なればなり。然して身体疼痛すれば、則ち表も亦軽からず。故に清便才《はじ》めて止めば、仍お表従り治す。豈緩く図る可けんや。裏を救うには、宜しく四逆湯以て其の陽を復すべし。表を救うには、宜しく桂枝湯以て其の邪を解すべし。本経に凡そ「急いで」と曰う者は、急にして待つを容《ゆる》さず。緩なれば則ち及ぶこと無し。但だ本証の身体疼痛は、原《もと》麻黄の主治なるも、今桂枝を用うる者は、下して後に因るなり。又後章に曰く、「邪風を救わんと欲する者は、桂枝湯に宜し（95）」と。「表を救う」の「救う」の字は、亦此の義と同じ。案ずるに、桂枝人蔘湯の一条（163）も亦表裏解せずに属す。然して彼は則ち表邪内陥し、裏陽将に脱せんとす。故に治は雙救に主らる。是れ則ち表邪未だ解せず、裏陽已に脱す。故に単に鞭《う》ちて之を扶く。蓋し、外証有りと雖も、勢い之を舎《お》かざるを得ず、力を此に併《あわ》す。故に《金匱・藏府経絡先後病篇》も亦此の条を挙げて以て治法に先後緩急の序有るを示すのみ。

朱氏曰く、大抵大便利して身体疼む者は、当に裏を救うべし。大便常の如くにして身体疼む者は、急いで当に表を救うべし。此れ、知らざる可からざるなり。

楊氏（士瀛）曰く、大抵病を治するは、奕碁《えきき》の如し。当に先ず急なるを救うべし。急なる者は、何ぞや。其の重きを救いて其の軽きを略するなり。

喩氏曰く、《厥陰篇》の「下利し、腹脹り、身体疼痛する者は、先ず其の裏を温め、乃ち其の表を攻む。裏を温むるは四逆湯に宜しく、表を攻むるは桂枝湯に宜し（372）」は、「先ず温む」と曰い、「乃ち攻む」と曰い、已むを得ざるの次第を形容するは、此の意を互いにするに足る。

【語釈】　○《金匱・藏府経絡先後病篇》：《金匱要略・臓腑経絡先後病脈証第一》の第14条を参照。　○奕碁：囲碁。　○腹脹：原文では、腹脹満に作る。

【通釈】　これは、下した後、表裏が兼ねて見われる証を掲げ、これによってその治療を論じている。ここで言う内容は、傷寒に罹患し、医者が誤ってこれを下した後、裏気が大いに虚し、続いて清穀の下痢が出現して停止しない場合は、陽が内より脱するので、身体に疼痛が出現し、表証はなおあるが、急いで裏を救うべきである。その理由は、どうしてであろうか。裏は表より急であるからである。しかし、身体に疼痛が出現しているので、表もまた軽くない。そこで、下痢が始めて停止する場合は、なお表より治療する。どうして緩やかに図ることができようか。裏を救うには、四逆湯を用いてその陽を回復させるべきである。表を救うには、桂枝湯を用いてその邪を解すべきである。本経におよそ「急いで」と言う場合は、急にして待つことを容《ゆる》さない。緩やかである場合は、及ぶことがない。ただ、本証の身体疼痛は、元々は麻黄湯の主治であるが、今桂枝湯を用いるのは、下した後による。また、後章では、「邪風を救おうとする場合は、桂枝湯を用いるのがよい（95）」と言う。「表を救う」の「救う」の字は、またこの義と同じである。案じるに、桂枝人参湯の一条（163）もまた表裏が解されていない状態に属している。しかし、彼は表邪が内陥し、裏陽が今にも脱しようとする。そこで、治療は表裏を同時に救う。これは表邪がいまだ解されず、裏陽が既に脱している。そこで、単に鞭をうってこれを扶ける。思うに、外証はあるが、勢いはこれを捨てておく訳にいかず、力をここに併せる。そこで、《金匱要略・臓腑経絡先後病篇》もまたこの条文を挙げて治法に先後と緩急の順序があることを示すだけである。

朱氏は言う。大抵は大便が下痢になって身体が疼む場合は、裏を救うべきである。大便が通常のようであって身体が疼む場合はは、急いで表を救うべきである。これは、知らないでいてはならない。

楊氏（士瀛）は言う。大抵は病を治療するのは、囲碁のようなものである。先ず急なものを救うべきである。急なものは、何であろうか。その重いものを救い、その軽いものを略することである。

喩氏は言う。《厥陰篇》の「下痢し、腹が脹満し、身体に疼痛が出現する場合は、先ずその裏を温め、即ちその表を攻める。裏を温めるには四逆湯を用いるのがよく、表を攻めるには桂枝湯を用いるのがよい（372）」は、「先ず温める」と言い、「即ち攻める」と言い、やむを得ない次第を形容するのは、この意を互いにするのに充分である。
【解説】　本条文は、誤下した後の表裏同病の治療法について論述している。
傷寒に罹患し、医者が誤下した後、裏気が多いに虚すと、清穀の下痢が持続して停止しなくなる。本証では、表証があって身体に疼痛が出現するが、下痢によって陽気が内より脱するので、四逆湯を用いて急いで陽気を回復させるべきである。四逆湯を使用して下痢が停止した後、更に身体の疼痛が持続する場合は、表証は軽くないので、桂枝湯を用いて表邪を解すべきである。本証の身体疼痛は元々は麻黄湯を用いて治療すべきであるが、誤下後であるので、桂枝湯を使用する。

【原文】　病、発熱頭痛、脈反沈、若不差、身体疼痛、当救其裏。宜四逆湯。(92)
【本文】　病、発熱頭痛し、脈反って沈、若し差えず、身体疼痛するは、当に其の裏を救うべし。四逆湯に宜し。
【通釈】　病に罹患し、発熱し、頭が痛み、脈は反って沈であり、もし治癒せず、身体に疼痛が出現する場合は、その裏を救うべきである。この場合は、四逆湯を用いるのがよい。
【本文】　前段は表裏病む者を論じて此れは又前を承けて、虚寒の表熱に似るの証治を申し釈す。発熱頭痛すと言えば、病表に在り。脈は当に浮なるべし。而るに今反って沈なれば、則ち陽気素虚す。之を太陽に列すと雖も、実は少陰に係る。想うに、是れ其の初めは、必ず麻黄附子の二湯の宜しく酌用すべき所なり。而して医誤りて汗薬を投ずれば、則ち病遷延して差えず、以て陽気外に亡われ、陰寒内に凝りて身体骨節の疼痛を致す。尤氏曰く、「差えざる者は、汗薬を以て之を発して差えざるを謂うなり」と。若し敢えて陽を回らさざれば、則ち厥逆、煩躁の勢い必ず至る所なり。故に四逆湯之を主る。蓋し、頭痛も亦陰寒上に冲《と》ぶに因る者有り、三陰は頭痛無しと謂うを得ざるなり。案ずるに、前段の下利清穀して身体疼痛するは、仍お表熱に属す。乃ち、桂芍の治なり。此の条の発熱頭痛して身体疼痛するは、却って陽虚に属す。乃ち、姜附の治なり。経文は互いに挙げて以てその異なりを示す。然して四逆湯に宜しと言う者は、蓋し酌量の辞なり。
程氏曰く、此の条、乃ち太陽の中の少陰、麻黄附子細辛湯の条なり。乃ち、少陰の中の太陽なり。究竟、二証は皆是れ陽に発して病は陰に在り。故に皆陽病は陰脈を見わす。

劉茝庭曰く、此の証、殆ど附子湯と相同す。而るに四逆を用うる者は、或は是れ其の既に誤治を経て陽虚殊に甚だしくして更に厥冷等の証有るを以てするのみ。三陰に頭痛無しは、是れ経絡に就いて言う。戴元礼は、既に其の正法に非ざるを弁ず。頭痛は固より陰寒上に冲ぶに因る者有り。此れ、即ち是れのみ。

【語釈】　○冲ぶ：跳ぶ。涌く。

【通釈】　前の段落は表裏が病む場合を論じ、これはまた前を承けて、虚寒が表熱に似る証候と治療法を述べて解釈している。発熱し頭が痛むと言えば、病は表にある。脈は浮になるはずである。ところが、今反って脈が沈になる場合は、陽気が元々虚している。これを太陽病に配列するが、実は少陰に係わる。想うに、その初めは必ず麻黄細辛附子湯と麻黄附子甘草湯の二湯を用いて斟酌して使用すべき所である。しかし、医者が誤って汗薬を投与する場合は、病は遷延して治癒せず、これによって陽気は外に亡われ、陰寒は内に凝り、身体や骨節の疼痛が引き起こされる。尤氏は、「差えないのは、汗薬を用いてこれを発汗して差えないことを言う」と言う。もし敢えて陽を回らさない場合は、厥逆や煩躁の勢いが必ず到来する。そこで、四逆湯がこれを主る。思うに、頭痛もまた陰寒が上に跳ぶことによる場合があり、三陰病では頭痛がないと言うことはできない。案じるに、前の段落で清穀を下痢し、身体に疼痛が出現するのは、なお表熱に属している。即ち、桂枝と芍薬を用いた治療である。この条文の発熱し頭が痛んで身体に疼痛が出現するのは、反って陽虚に属している。即ち、乾姜と附子を用いた治療である。経文は互いに例を挙げて以てその異同を示している。そして四逆湯を用いるのがよいと言うのは、思うに酌量する辞である。

程氏は言う。この条文は、太陽の中の少陰であり、麻黄附子細辛湯の条文である。即ち、少陰の中の太陽である。結局、二証は皆陽に発生するが、病は陰にある。そこで、皆陽病は陰脈を見わすのである。

劉茝庭は言う。この証は、殆ど附子湯と類似する。しかし、四逆湯を用いるのは、あるいは既に誤治を経て陽虚が殊に甚だしく、更に厥冷などの証があるからである。三陰に頭痛がないのは、経絡について言う。戴元礼は、既にそれが正しい法ではないことを弁じている。頭痛は固より陰寒が上に跳ぶことによる場合がある。これが即ちこれである。

【解説】　本条文は、表裏同病が発生し、虚寒が甚だしくなって表熱に類似する証候と治療法について論述している。

発熱し、頭痛が出現する場合は、病は表にあるので、脈は浮になるはずである。ところが、陽気が元々虚している場合は、脈は反って沈になる。即ち、本証の初めは、必ず麻黄細辛附子湯あるいは麻黄附子甘草湯を斟酌して使用すべきである。「差えず」は、汗薬を用いて発汗し、病が治癒しないことを言う。医者が誤って汗薬を使用すると、病は治癒せずに遷延し、陽気は外に亡われ、陰寒は内に凝り、身体に疼痛が出現する。もし本証を回陽しない場合は、厥逆や煩躁などの症状が必ず到来する。「四逆湯に宜し」は、酌量する辞である。そこで、四逆湯を用いて先ず裏証を救うことを急務とする。

【原文】　太陽病、先下而不愈、因復発汗。以此表裏倶虚、其人因致冒。冒家汗出自愈。所以然者、汗出表和故也。裏未和、然後下之。(93)

【本文】　太陽病、先ず下して愈えず、因りて復た汗を発す。此れを以て表裏倶に虚し、其の人因りて冒を致す。冒家は汗出づれば自ら愈ゆ。然る所以の者は、汗出づれば表和するが故なり。裏未だ和せざれば、然る後に之を下す（復は扶又の翻。○《補亡論》は「裏」の上に「得」の字有り、「然る後」の下に「復た」の字を補う。義は甚だ晣《あき》らかなり）。

【通釈】　太陽病に罹患し、先ず攻下したが病は治癒せず、これによってまた発汗した。これによって表裏がともに虚し、その人はこれによって目が眩むようになった。目が眩む人は、汗が出ると病は自然に治癒する。そのようになる理由は、汗が出ると表が調和するからである。裏がいまだ調和しなければ、その後にこれを攻下する（復は扶又の翻である。○《補亡論》では「裏」の上に「得」の字があり、「然る後」の下に「復た」の字を補う。義は甚だ明らかである）。

【本文】　此れも亦表裏並見し、以て汗下序を失するの証を叙《の》ぶる者なり。蓋し、此の段、冒すと雖も、太陽は本必ず兼ねて表裏の証有るを以て、医裏を以て急と為して先ず之を下して後、表仍お在るを見て、以て復た其の汗を発す。然して下を被ると雖も、表邪幸いにして陥らず、且つ表裏の熱も亦汗下に従りて解すれば、乃ち其の病本軽きを知る。但だ汗下当に過ぎ、先後と序を失するを以て、表裏両虚して其の人因りて冒を致す。《説文》に「冒は、蒙《おお》われて前《すす》むなり。冃《ぼう》に従い目に従う」と。此れ、汗下の後、気血倶に虚し、清陽徹せず、物を以て其の頭目を蒙蔽するが如し。即ち、是れ昏迷の義なり。「冒家は汗出づれば自ら愈ゆ」の者は、津液表に復すれば、則ち表気随いて和するが故なり。此の時に当たりて裏未だ和せず、大便或は鞕き者有るは、斟酌して之を下し、以て其の津液を助けざるを得ず。「然る後」の者は、緩詞なり。如し裏証無くんば、必ず下さざる可し。案ずるに、「冒家は汗出づれば自ら愈ゆ」は、此れ薬を以て強いて之を発するの謂いに非ず。乃ち、正気復するを得て後、汗自ら出づるのみ。之を下すには、宜しく調胃承気湯もて之を和すべし。諸註は未だ瑩《あき》らかならず。

常氏曰く、復た下すは、調胃承気湯を用う。

龐氏曰く、人将に大いに汗せんとし、必ず冒昧なる者は、久旱、天将に時雨せんとし、六合皆昏昧なるに至り、雨降るの後、草木皆蘇《よみがえ》り、庶物明浄なるが若し。《玉册》の所謂陽を換うの吉証なり。

【語釈】　○旱：ひでり。　○時雨：ちょうどよい時に降る雨。　○六合：天地と東西南北。世界。　○庶物：万物。

【通釈】　これもまた表裏が並びに見われ、これによって汗法と下法が順序を失《たが》う証を述べる場合である。思うに、この段落では、目が眩んで覆われるが、太陽は本来は必ず兼ねて表裏の証があるので、医者は裏を急として先ずこれを攻下した後、表がなおあるのを見て、またその汗を発した。しかし、下法を被ったが、表邪は幸いに内陥せず、かつ表裏の熱もまた汗法と下法によって解されたので、その病は元々軽いことが解る。ただ、汗法と下法が穏当に過ぎ、前後の順序が失われたので、表裏はともに虚し、その人はこれによって冒が引き起こされた。《説文》では「冒は、蒙《おお》われて進むことである。冃《ぼう》に従い目に従う」とある。これは、汗下の後、気血がともに虚し、清陽が通らず、物をもってその頭や目を覆って遮るようなものである。即ち、これは昏迷の義である。「冒家は汗が出ると自然に治癒する」のは、津液が表に回復する場合は、表気がこれに随って調和するからである。この時に当たって裏がいまだ調和せず、大便があるいは硬い場合があれば、斟酌してこれを攻下し、これによってその津液を助けない訳にはいかない。「然る後」は、緩やかな詞である。もし裏証がない場合は、必ず攻下しないはずである。案じるに、「冒家は汗が出ると自然に治癒する」は、薬を用いて強いてこれを発汗することを言うのではない。即ち、正気が回復した後、汗が自然に出るだけである。これを下すには、調胃承気湯を用いてこれを調和すべきである。諸々の注釈は、いまだ明らかでない。

常氏は言う。また下すには、調胃承気湯を用いる。

龐氏は言う。人が今にも大いに汗が出ようとし、必ず頭や目が眩むのは、久しい日照りが続き、天がいまにも雨を降らそうとし、全世界が皆昏んで暗くなり、雨が降った後に草木は皆蘇《よみがえ》り、万物が明るく清らかになるようなものである。《玉册》に言う所の陽を換える吉証である。

【解説】　本条文は、表裏同病に対して汗法と下法の順序を違えた場合に出現する証候と治療法について論述している。

本証は表裏同病で発症したが、医者は裏証が急迫しているとして先ず攻下した。攻下した後、表証がなお持続するので、また発汗した。本証は、下法によっても表邪は内陥せず、また下法と汗法によって表裏の熱が解されているので、病は元々軽症である。ただ、汗法と下法が穏当ではなく、また先後の順序を違えたので、表裏がともに虚し、冒が引き起こされた。冒は、物で蒙われて進むことを言う。即ち、冒は昏迷の義である。本証は、太陽病に下法と汗法を使用した後、気血がともに虚し、清陽が通らなくなるために頭や目が物で覆われて遮られた状態にある。もし津液が表に回復し、表気がこれに従って調和する場合は、汗が自然に出て冒は解される。「然る後」は、緩やかな詞である。もし裏証がいまだ調和せず、大便が硬い場合は、斟酌してこれを攻下すべきであり、この時は調胃承気湯を用いるのがよい。

【原文】　太陽病未解、脈陰陽倶微、必先振慄、汗出而解。但陽脈微者、先汗出而解。但陰脈微者、下之而解。若欲下之、宜調胃承気湯。(94)

【本文】　太陽病未だ解せず、脈陰陽倶に微なるは、必ず先ず振慄し、汗出でて解す。但だ陽脈微の者は、先ず汗出でて解す。但だ陰脈微の者は、之を下して解す。若し之を下さんと欲すれば、調胃承気湯に宜し（慄は音栗。〇旧本は、「陰陽倶に微」の「微」の字を「停まる」に作る。原注に一に「微」に作る。案ずるに、停脈は、諸々の医書に攷うること無し。下文の「陽脈微、陰脈微」に據りて之を推して其れを「微」に作る者は、極めて允《いん》当と為す。故に今之に従う）。

【語釈】　〇允当：正しく道理にかなう。

【通釈】　太陽病がいまだ解されず、脈が陰陽ともに微になる場合は、必ず先ず振慄し、汗が出て病が解される。ただ、陽脈が微の場合は、先ず汗が出て病が解される。ただ、陰脈が微の場合は、これを下して病を解する。もしこれを攻下しようとする場合は、調胃承気湯を用いるのがよい（慄は音が栗である。

○旧本では、「陰陽ともに微」の「微」の字を「停まる」に作る。元々の注釈の一つに「微」に作る。案じるに、停脈は、諸々の医書に考えることがない。下文の「陽脈微、陰脈微」によってこれを推してそれを「微」に作るのは、極めて正しく道理に適っている。そこで、今これに従う）。

【本文】　此れ、上章（93）を承けて、以て更に病自ら愈ゆる所以の義を演《の》ぶ。「太陽病、未だ解せず」は、蓋し上文の「先ず下し、後に汗す」を承けて文を省くなり。上文は、脈を言わず。故に此に「陰陽倶に微」の四字を補出して以て詳らかに之を釈す。「振慄し汗出づ」は、乃ち「冒家、汗出づ」の互詞なり。「脈微」の二字は、当に活かして看るべし。此れ、微弱の微に非ず。乃ち、邪正交争し脈道滞り伏するなり。言うは、太陽病、本表裏の証有り、汗下叙《じょ》を失して解せず。脈陰陽倶に微の者は、其の病本軽きを以て、汗下の余、邪正交争して正気復せんと欲し、邪気将に解せんとするの徴なり。唯だ其の正気は本虚し、邪に勝つこと難し。故に交争の際に脈道暫時《ざんじ》鬱伏す。其の正気既に復するに逬《およ》びては、則ち振振として聳動し、汗出でて解す。《弁脈法》に「其の人本虚す。是を以て戦を発す（11）」と曰う是れなり。更に之を申して解し、「但だ其の陽脈の微の者は、即ち表気の条達すること能わず、汗に随うと雖も、自ら和す。其の陰脈の微の者に至りては、裏気の通暢すること能わず、之を下すに非ざれば則ち除かれず」と曰う。故に「若し之を下さんと欲すれば、調胃承気湯に宜し」と曰う。然して「若し」と言い、「欲す」と言うの意は、甚だ軽活なれば、大いに下すを取ること無きは自ら言外に在り。蓋し、汗は則ち自ら得、下は則ち薬を用う。上章は但だ「之を下す」と言いて此れは其の方を挙ぐるは、互いに相い発する所以なり。案ずるに、「陰陽倶に微」は是れ総説、下辺は陽脈と陰脈に分かちて解するなり。此の段の文意は晰《あき》らかならず、従来の箋釈は倶に是れ靴を隔てて癢《かゆ》きを掻《か》く。予姑く之が解を為す。未だ経旨に愜《きょう》するを知らず。

【語釈】　○叙：順序。　○暫時：しばらく。　○箋釈：本文の意味の解釈。注釈。　○愜：こころよい。

【通釈】　これは、上章（93）を承けて、更に病が自然に治癒する意義を演繹している。「太陽病がまだ解されず」は、思うに上文の「先ず攻下し、後に発汗する」を承けて文を省いている。上文は、脈を言わない。そこで、ここに「陰陽ともに微」の四字を補って提出し、これによって詳らかにこれを解釈する。「振慄して汗が出る」は、「冒家は、汗が出る」の互詞である。「脈微」

の二字は、活かして看るべきである。これは、微弱の微ではない。即ち、邪気と正気が交々争い、脈道が滞って潜伏することである。ここで言う内容は、太陽病に罹患し、元々表裏の証があり、汗法と下法の順序を違え、病は解されなくなった。脈が陰陽ともに微である場合は、その病は元々軽いので、汗法と下法の後、邪気と正気が交々争って正気が回復しようとし、邪気が今にも解されようとする徴候である。ただ、その正気は元々虚し、邪気に勝つことが困難である。そこで、交々争う際に脈道がしばらく欝滞して潜伏する。その正気が既に回復するに及んでは、身体がぶるぶると震えて動き、汗が出て病が解される。《弁脈法》に「その人は元々虚している。そこで、戦慄を発生する（11）」と言うのがこれである。更にこれを述べて解釈し、「ただ、その陽脈が微である場合は、表気が条達できず、汗に随うが、病は自然に調和する。その陰脈が微である場合に至っては、裏気が通暢できず、これを攻下するのでなければ病は除かれない」と言う。そこで、「もしこれを攻下しようとする場合は、調胃承気湯を用いるのがよい」と言う。そして「もし」と言い、「欲する」と言う意は、甚だ軽やかで活き活きとしているので、大いに攻下する方法を取らないのは、自ら言外にある。思うに、汗は自然に得られ、攻下は薬を用いる。上章はただ「これを下す」と言い、これはその処方を挙げるのは、相互に言葉を発する理由である。案じるに、「陰陽ともに微」の句は総説であり、下では陽脈と陰脈に分けて解釈する。この段落の文章の意味は明らかでなく、従来の解釈はともに靴を隔てて痒い部位を掻くようなものである。私は暫くこのように解釈する。いまだ経旨に快く適合するかどうかは解らない。

【解説】　本条文は、第93条を承けて、病が自然に治癒する場合と攻下して治癒する場合の意義について論述している。

冒頭の「太陽病、未だ解せず」は、上文の「先ず下し、後汗す」を承けて言う。即ち、太陽病に罹患し、元々表裏の証があったが、汗法と下法の順序を違えたので、病が解されなくなったことを指す。上文は脈を言わないが、本条文は「陰陽倶に微」と言い、更に「陽脈微」、「陰脈微」に分けて詳細にこれを解釈する。「脈微」は、邪気と正気が交々争い、脈道が渋って潜伏することを言う。脈が陰陽ともに微である場合は、その病は元々軽く、邪気は今にも解されようとする状態にある。ただ、正気は、元々虚して邪気に勝つことができない。「振慄して汗出づ」は、上文の「冒家は、汗出づ」の互詞である。正気が既に回復すると、戦汗が発生し、身体はぶるぶると震え、汗が出て、病が解される。即ち、陽脈が微である場合は、表気が条達できないでいるが、正気が回復すると、戦汗が出現するので、病は自然に調和する。一方、もし陰脈が微である場合は、裏気が通用できずにいるが、これを攻下しなければ病は除かれない。そこで、本証の治療は、調胃承気湯を用いるのがよい。

【本文】　以上の五章、病に表裏を兼ぬる者有るの義を論ず。
【通釈】　以上の五章は、病に表裏を兼ねる場合がある意義を論じている。

【原文】　太陽病、発熱、汗出者、此為営弱衛強。故使汗出。欲救邪風者、宜桂枝湯。(95)
【本文】　太陽病、発熱し、汗出づる者は、此れ営弱衛強と為す。故に汗をして出ださしむ。邪風を救わんと欲する者は、桂枝湯に宜し。
【通釈】　太陽病に罹患し、発熱し、汗が出る場合は、営が弱く衛が強い。そこで、汗を出させる。風邪を解して救おうとする場合は、桂枝湯を用いるのがよい。
【本文】　此れ、中風、発熱し、汗出づるの義を釈す。太陽病、発熱し、汗出づる者は、乃ち表気開泄するの故なり。営弱は、営気和して病まざるを謂う。衰弱の弱に非ざるなり。衛強は、衛気病みて和せざるを謂う。強暴の強に非ざるなり。此れ、邪気肌表に泛漫し、衛は特に傷を受く。是を以て衛気は営気と和諧せず。所謂「営は自ら脈中を行り、衛は自ら脈外を行る（53）」なり。是れ営弱衛強と為す。即ち、皮表益々開洩を為して熱自ら発し、汗自ら出づる所以なり。「救う」は、解して救うの義なり。《玉函》に「解す」に作るは、証す可し。又《八正神明論》の「工候いて之を救う」に王は「救うは、止むるなり」と注するは、亦是れ一説なり。喩氏曰く、「邪風は、即ち風邪なり。穿ちて看ること勿かれ」と。案ずるに、旧説以て風は衛に并《あわ》さり、寒は営に并さると為すは、則ち誤りなり。

柯氏曰く、此れ中風、汗出づるの義を釈す。桂枝湯は営衛を調和する為にして設くるを見る。営なる者は、陰なり。衛なる者は、陽なり。陰弱ければ藏することを能わず、陽強ければ密なること能わず。故に汗出づ。
【語釈】　○営弱衛強：一説に、営が弱いのは、汗が出て、営陰が外泄し、相対的に不足することを言い、衛が強いのは、衛の中の邪気が強くなることを言い、実際は衛が弱まることを指すとする。《医宗金鑑》には、「《経》では、

「邪気が盛んである場合は実し、精気が奪われる場合は虚す」と言う。衛は風が入る場合は発熱し、邪気はこれによって実する。そこで、衛は強くなる。これは衛の中の邪気が強いことである。営は邪の熏蒸を受ける場合は、汗が出て、精気がこれによって虚す。そこで、営は弱くなる。これは、営の中の陰気が弱まることである。そこで、発熱して汗を出させる」とある。　○泛漫：泛は、浮かぶ。漫は、はびこる。みなぎる。一面に広がる。　○陽強ければ：柯韻伯の《傷寒来蘇集》では、第12条の「陽浮の者は、熱自ら発す」に注釈し、「陽が浮である場合は、風が衛に中り、二つの陽が相互に搏つので、熱が自ら発生する。これが衛が強いことである」とある。　○編次：集めて順序だてる。

【通釈】　これは、中風に罹患して発熱し、汗が出る義を解釈している。太陽病に罹患し、発熱し、汗が出るのは、表気が開いて泄れるからである。営が弱いのは、営気が調和して病んでいないことを言う。衰弱の弱ではない。衛が強いのは、衛気が病んで調和しないことを言う。強暴の強ではない。これは、邪気が肌表に泛かんで散漫し、衛が特に損傷を受ける。ここをもって衛気は営気と調和しなくなる。いわゆる「営は自ら脈の中を行り、衛は自ら脈の外を行る（53）」である。これが、営が弱く衛が強いことである。即ち、皮表が益々開いて洩れ、熱が自然に発生し、汗が自然に出る理由である。「救う」は、解して救う義である。《玉函》に「解する」に作るのは、証拠とすべきである。また、《素問・八正神明論》の「工が候ってこれを救う」に王冰は「「救う」とは、止めることである」と注釈するのは、また一説である。喩氏は、「邪風は、風邪である。穿って看てはならない」と言う。案じるに、旧説で風が衛に并《あわ》さり、寒が営に并さるとするのは、誤りである。

柯氏は言う。これは中風で汗が出る義を解釈している。桂枝湯は営衛を調和するために設けられたことが解る。営は、陰である。衛は、陽である。陰が弱いと藏することができず、陽が強いと緻密になることができない。そこで、汗が出る。

【解説】　本条文は、中風に罹患し、発熱して汗が出る意義について論述している。

太陽の中風に罹患し、表気が開泄すると、発熱して汗が出る。営弱は、営気が調和して病んでいないことを言う。衛強は、衛気が病んで営気と調和しないことを言う。本証では、邪気が肌表に浮かんで散漫し、特に衛気が損傷されるので、衛気は営気と調和しなくなり、営は自ら脈中を行り、衛は自ら脈外を行る。即ち、営が弱く衛が強い場合は、皮表は益々開泄するので、熱は自然に発生し、汗は自然に出る。「救う」は、解して救うことである。邪風は、風邪である。そこで、本証は、桂枝湯を用いて営衛を調和する。

【本文】　以上の一章、中風、汗出づるの義を釈す。攷うるに、此の条、《玉函》《脈経》《千金翼》は并びに《太陽上篇》の桂枝湯の本方の後に載す。今此に在る者は、疑うらくは編次の錯なり。
【通釈】　以上の一章は、中風で汗が出る義を解釈している。考えるに、この条文は《玉函》《脈経》《千金翼》では並びに《太陽上篇》の桂枝湯の本方の後に記載されている。今ここにあるのは、恐らくは編次の誤りである。

【原文】　傷寒五六日、中風、往来寒熱、胸脇苦満、嘿嘿不欲飲食、心煩喜嘔、或胸中煩而不嘔、或渇、或腹中痛、或脇下痞鞕、或心下悸、小便不利、或不渇、身有微熱、或咳者、小茈胡湯主之。(96)
【本文】　傷寒、五六日、中風、往来寒熱、胸脇苦満、嘿嘿として飲食を欲せず、心煩喜嘔し、或は胸中煩して嘔せず、或は渇し、或は腹中痛み、或は脇下痞鞕し、或は心下悸し、小便利せず、或は渇せず、身に微熱有り、或は咳する者は、小茈胡湯之を主る（嘿は音墨。痞は符鄙の翻。鞕は五更の翻。〇旧本は、茈を柴に作る。案ずるに、蘇敬の《本草》は、注して曰く「「茈」は是れ古の「柴」の字なり」と。李時珍曰く、「古本の張仲景《傷寒論》は尚茈胡に作る」と。成本は音を釈し、茈は音柴と載す。皇国の丹波康頼の《医心方》の「柴」の字は亦「茈」に作れば、的《あき》らかに古文は此くの如きを知る。今従りて改訂す。後は並びに同じ）。
【通釈】　傷寒、あるいは中風に罹患して五六日が経過し、寒熱が往来し、胸脇苦満が出現し、言葉が少なくなって食欲がなくなり、心煩し、数々嘔吐し、あるいは胸中は心煩するが嘔吐せず、あるいは口が渇き、あるいは腹の中が痛み、あるいは脇下が痞硬し、あるいは心下に動悸が出現して小便が不利になり、あるいは口は渇かず、身体に微熱があり、あるいは咳嗽が出現する場合は、小柴胡湯がこれを主る（嘿は音が墨である。痞は符鄙の翻である。鞕は五更の翻である。〇旧本では、「茈」の字を「柴」の字に作る。案じるに、蘇敬の《本草》では、注釈して「「茈」の字は、古の「柴」の字である」と言う。李時珍は、「古本の張仲景《傷寒論》ではなお茈胡に作る」と言う。成本では音を解釈し、茈は音が柴であると記載される。皇国の丹波康頼の《医心方》の「柴」の字はまた「茈」の字に作るので、明らかに古文はこのようであることが解る。今これによって改訂する。後は並びに同じである）。

【本文】　此れ、少陽の初証、其の来るは必ず太陽自りするを以ての故に此に剟《けず》る。「傷寒、中風」は、傷寒、或は中風を言い、文を互いにするなり。下条に「傷寒中風、茈胡の証有り（101）」は、以て徴す可し。五六日は、太約、邪少陽に伝うるの時なり。往来寒熱なる者は、寒已りて熱し、熱已りて寒ゆ。太陽の発熱悪寒の寒ゆるに亦熱し、熱する時に亦寒ゆるとは殆ど異なる。言うは、病は傷寒、中風を論ぜず、五六日の時に当たり、往来寒熱する者は、邪半表半裏の地に入る。正気は邪の為に斂束すれば而ち寒え、邪気は正気と相い搏てば而ち熱す。邪気遂に正気を服すること能わず、正気も亦邪気を逐うこと能わず、更に互いに分かれて争う。所以に寒熱間々作るなり。胸脇は一身の半ばに居り、所謂半表半裏の地なり。乃ち、少陽の主る所の部位に係るなり。故に邪胸脇に結べば、則ち苦満を為す。胸脇既に満すれば、胃中の水谷も亦消えず。所以に黙黙然として飲食を需《もと》めざるなり。嘿嘿として飲食を欲せざるの貌は、《厥陰篇》に「嘿嘿として食を欲せず（339）」、《金匱》に又云う「食を欲するも食すること能わず」の意、常に嘿然とす是れなり。煩は、熱悶なり。喜嘔は、数々嘔するを謂うなり。心煩喜嘔なる者は、熱心の間に逼れば而ち煩し、裏気上逆すれば而ち嘔す。此れ、則ち少陽定めて之有るの証なり。惟だ其の人の気血の偏勝、宿疾の有無に因りて兼挟する所有り、以て病は同じならずと為す。故に或は諸証を為すこと有り。夫れ胸中煩して嘔せざる者は、熱聚まりて気逆せざればなり。或は渇する者は、津液不足すればなり。或は腹中痛む者は、血渋りて内寒ゆればなり。或は脇下痞鞕する者は、邪熱伏飲搏ちて聚まり実を為せばなり。或は心下悸し、小便利せざる者は、水心下に停まれば則ち悸し、所以に小便利せざるなり。或は渇せざる者は、津液虧くること無ければなり。外に微熱有るは、表未だ全く罷まざればなり。或は咳する者は、気逆して嗽すればなり。凡そ此れ皆少陽兼挟の証、但だ一証を見わせば便ち是なり。必ずしも悉くは具わらず（101）。総じて口苦し、咽乾く、目眩く（263）を見わし、弦細の脈（265）と更に往来寒熱云々の証有れば、則ち邪已に少陽に伝うるを知る。故に小茈胡湯を与えて以て之を和するなり。

程氏曰く、少陽は自ら受くるの邪無く、俱に太陽に属す。逼蒸して起こる。故に傷寒中風と曰う。邪は必ず逗延し、而る後に此に界す。故に五六日と曰う。

柯氏曰く、寒熱往来は、病情外に見わる。苦、喜、欲せずは、病情内に見わる。「喜」「苦」「欲」等の字を看れば、真に嘔し、真に満ちて飲食すること能わざるに非ざるなり。「往来」の二字を看れば、寒熱せざるの時有るを見る。寒熱往来、胸脇苦満は、是れ無形の半表なり。心煩、喜嘔、黙黙として飲食を欲せずは、是れ無形の半裏なり。或然の七証は、皆裏に偏る。惟だ微熱は表に在りと為す。皆無形に属するも、惟だ心下悸は有形と為す。皆風寒の通証なるも、惟だ脇下痞鞕は少陽に属す。総じて気分の病為り、実に據る可きこと有るに非ず。故に皆半表半裏の治法に従う。

又曰く、脇は一身の半ばに居り少陽の枢と為す。邪脇に結べば、則ち枢機利せず。所以に胸脇苦満し、黙して飲食を欲せざるなり。

劉茝庭曰く、苦満なる者は、物有りて填満して苦悩し忍び難きが如きを言う。此れ、病人自覚するの情、外より測りて得る所に非ず。《金匱》に「苦喘、苦重、苦痛、苦冒」等の文有り、其の義は相同す。其の胸満と云い、胸脇満と云うは、倶に文を省くなり。或るひと「満と懣は通ず」と謂う。果たして然らば、則ち胸懣と心煩は何ぞ別なる。且つ脇にして懣と云えば、意義通ぜず。其の説従い難し。

成氏曰く、傷寒、邪気表に在る者は、必ず形を漬くるに汗を為すを以てし、邪気裏に在る者は、必ず蕩滌するに利を為すを以てす。其の外ならず、内ならず、半表半裏に在れば、既に発汗の宜しき所に非ず、吐下の対する所に非ず。是れ当に和解すれば則ち可なるべし。小茈胡は、表裏を和解するの剤と為すなり。

銭氏曰く、邪半表半裏の間に在り、之を汗すれば則ち表に達するの途遠く、誤汗すれば則ち陽気虚して邪必ず胃を犯し、恐らくは譫語、煩、悸の変生ずること有り、吐下すれば則ち内陥の機速やかに、誤りて吐下すれば則ち正気傷れて虚邪内を侵し、恐らくは驚悸の患い作ること有り。故に汗吐下は皆禁ずる所に在りて小茈胡湯を以て其の半表半裏の邪を和解するなり。

【語釈】　○黙黙：口を閉じてものを言わないさま。　○食を欲するも食すること能わず：《金匱要略・百合狐惑陰陽毒病証治第三》の第1条を参照。　○嘿然：口をつぐんで、だまりこんでいるさま。　○逗：留まる。一か所にながく宿る。　○界：境界を接する。

【通釈】　これは、少陽の初期の証であり、その到来は必ず太陽から来るので、ここに文章を削っている。「傷寒、中風」は、傷寒あるいは中風を言い、文を互いにする。下条の「傷寒中風で柴胡の証がある（101）」は、証拠とすべきである。五六日は、おおよそ邪が少陽に伝わる時である。往来寒熱は、悪寒が終わると発熱し、発熱が終わると悪寒がすることである。太陽病の発熱悪寒で悪寒がしてまた発熱し、発熱する時にまた悪寒がするのとは殆ど異なる。ここで言う内容は、病は傷寒や中風を論じることなく、五六日の時に当たり、往来寒熱が出現する場合は、邪は半表半裏の部位に入っている。正気は邪のために斂められ束ねられると悪寒がし、邪気が正気と相互に搏つと発熱する。邪気は遂に正気を屈服させることができず、正気もまた邪気を逐うことができず、更に互いに分かれて争う。そこで、寒熱が間々起こる。胸脇は一身の半ばにあり、いわゆる半表半裏の部位である。即ち、少陽が主る所の部位に係わる。そこで、邪が胸脇に結ぶ場合は、苦満を生じる。胸脇が既に脹満していると、胃の中の水穀もまた消えなくなる。そこで、黙り込んで飲食を求めなくなる。「嘿嘿として飲食を求めない」の貌は、《厥陰篇》に言う「嘿嘿として食を欲しない（339）」や《金匱要略》にまた言う「食事を摂取したいが摂取することができない」の意であり、常に黙り込むのがこれである。煩は、熱悶である。喜嘔は、数々嘔吐することを言う。心煩喜嘔は、熱が心の間に迫ると心煩し、裏気が上逆すると嘔吐することである。これは、少陽病に必ず出現する証である。ただ、その人の気血の偏勝、宿疾の有無によっては兼挟する所があり、これによって病は同じでない。そこで、あるいは諸々の証を生じることがある。そもそも胸中が煩わしくなるが嘔吐しないのは、熱は集まるが、気が逆上しないからである。あるいは口が渇くのは、津液が不足するからである。あるいは腹の中が痛むのは、血が渋って内が寒えるからである。あるいは脇下が痞硬するのは、邪熱と伏飲が搏ち、集まって実を形成するからである。あるいは心下に動悸が出現し、小便が不利になるのは、水が心下に停まる場合は動悸が出現し、そこで小便が不利になる。あるいは口が渇かないのは、津液が欠けないからである。外に微熱があるのは、表がいまだ全く止まないからである。あるいは咳をするのは、気が逆上して嗽《せ》くからである。およそこれらは皆少陽が兼挟する証であり、ただ一つの証を見わす場合は、少陽病である。必ずしも悉くは具わらない（101）。総じて口が苦い、咽が乾く、目が眩く（263）などの症状を見わし、弦細の脈（265）と更に往来寒熱云々の証がある場合は、邪は既に少陽に伝わっていることが解る。そこで、小柴胡湯を与えてこれを調和する。

程氏は言う。少陽は、直接受ける邪がなく、ともに太陽に属している。迫って熏蒸して起こる。そこで、傷寒中風と言う。邪は必ず逗留して遷延し、その後にここに境する。そこで、五六日と言う。

柯氏は言う。寒熱往来は、病状が外に見われる。口が苦い、喜嘔、黙って食欲がないなどは、病状が内に見われる。「喜ぶ」「苦い」「欲する」などの字を看ると、真に嘔吐し、真に脹満して飲食ができなくなるのではない。「往来」の二字を看ると、悪寒と発熱のない時があることが解る。寒熱往来、胸脇苦満は、無形の半表である。心煩、喜嘔、黙り込んで飲食を欲しないは、無形の半裏である。或然《わくぜん》の七証は、皆裏に偏る。ただ、微熱は表にある。皆無形に属しているが、ただ心下悸は有形である。皆風寒に通じて見われる証であるが、ただ脇下痞硬だけは少陽に属している。総じて気分の病であり、実際頼ることのできるものがあるのではない。そこで、皆半表半裏の治療法に従う。

また、言う。脇は一身の半ばにおり、少陽の枢である。邪が脇に結ぶ場合は、枢機が不利になる。そこで、胸脇苦満が出現し、黙り込んで飲食を欲しなくなる。

劉茝庭は言う。苦満は、物があって充満し苦悩し忍び難くなるようなことを言う。これは病人が自覚する病状であり、外より測ることができるものではない。《金匱要略》には「苦喘、苦重、苦痛、苦冒」などの文があるが、その意義は相互に同じである。それが胸満と言い、胸脇満と言うのは、ともに文を省いている。ある人は、「満と懣は通じる」と言う。果たしてそうであれば、胸懣と心煩はどのようにして区別するのであろうか。かつ脇懣と言えば、意義が通じない。その説は従い難い。

成氏は言う。傷寒で邪気が表にある場合は、必ず発汗して身体を汗で浸《ひた》し、邪気が裏にある場合は、必ず下痢をさせて邪気を除き去る。それが外ではなく、内ではなく、半表半裏にある場合は、既に発汗は好ましい所ではなく、吐法や下法が対応する所でもない。これは、和解するとよいはずである。小柴胡湯は、表裏を和解する方剤である。

銭氏は言う。邪は半表半裏の間にあり、これを発汗する場合は表に到達する道は遠く、誤汗する場合は陽気が虚して邪は必ず胃を犯し、恐らくは譫語、心煩、動悸などの変証の発生することがあり、吐下する場合は邪気が内陥する機転は速やかであり、誤って吐下する場合は正気が傷れて虚邪は内を侵し、恐らくは驚悸の患いが発生することがある。そこで、汗法、吐法、下法は皆禁じる所にあり、小柴胡湯を用いてその半表半裏の邪を和解する。

【本文】　小茈胡湯方

茈胡（半斤）　黄芩（三両）　人蓡（三両）　半夏（半升、洗う）　甘草（炙る）　生姜（各三両、切る）　大棗（十二枚、擘く）

右七味、水一斗二升を以て、煮て六升を取り、滓を去り、再煎して三升を取り、一升を温服し、日に三服す。若し胸中煩して嘔せざる者は、半夏、人蓡を去り、括樓実一枚を加う。若し渇するは、半夏を去り、人蓡を前に合わせて四両半と成し、括樓根四両を加う。若し腹中痛む者は、黄芩を去り、芍薬三両を加う。若し脇下痞鞕するは、大棗を去り、牡蛎四両を加う。若し心下悸し、小便利せざる者は、黄芩を去り、茯苓四両を加う。若し渇せず、外に微熱有る者は、人蓡を去り、桂枝三両を加え、温覆して微しく汗すれば愈ゆ。若し咳する者は、人蓡、大棗、生姜を去り、五味子半升、乾姜二両を加う。

【通釈】　小柴胡湯方

柴胡（半斤）　黄芩（三両）　人参（三両）　半夏（半升、洗う）　甘草（あぶる）　生姜（各々三両、切る）　大棗（十二枚、きざむ）

右の七味に水一斗二升を用い、煮て六升を取り、滓を除き、再煎して三升を取り、一升を温服し、日に三回服用する。もし胸中に心煩が出現するが、嘔吐しない場合は、半夏と人参を除き、括樓実一枚を加える。もし口が渇く場合は、半夏を除き、人参を前に合わせて四両半とし、括樓根四両を加える。もし腹中が痛む場合は、黄芩を除き、芍薬三両を加える。もし脇下が痞硬する場合は、大棗を除き、牡蛎四両を加える。もし心下悸が出現し、小便が不利になる場合は、黄芩を除き、茯苓四両を加える。もし口が渇かず、外に微熱がある場合は、人参を除き、桂枝三両を加え、温覆して微かに発汗すると治癒する。もし咳嗽が出現する場合は、人参、大棗、生姜を除き、五味子半升、乾姜二両を加える。

【本文】　此の湯、名づけて小茈胡と曰う者は、大茈胡湯に対して言う。蓋し、其の用の軽重、力の大小を以て、之を名づくるは、亦猶大小の青龍、大小の建中の例のごときなり。劉茝庭曰く、「茈胡の物為る、固より芩連の寒に非ず、亦麻葛の発に非ず。然して其の性微寒にして壅鬱を豁《ひら》く。故に少陽を清解するに於いては適然として相応するも、其の力は稍緩し。故に佐くるに黄芩を以てす。其の喜嘔する者は、是れ派証に似たり。然して胃気安らかならざれば、則ち茈、芩は其の力を擅《ほしいまま》にするを得ず。是れ半夏、生姜を用うる所以なり。人参は動《やや》もすれば輒ち邪を住《とど》む。故に前輩或は去りて用いず。或るひと曰く、「既に茈、芩を与えて相い配し、且つ滓を去りて再煎すれば、則ち性味混和し、啻能く胃を助けて敢えて補を攔《さえぎ》らず。即ち、七味相い藉りて以て少陽の正方と為す」と。此の言、理に合するに似たり」と（案ずるに、《外台》の張文仲の消渇、熱中を療するの加減六物丸の方後に「脇下満つれば、人参を加う」と云うは、攷を存す。又徐洄溪曰く、「蓋し、薬の性は、各々其の能を尽くす。攻むる者は必ず攻め、強く補う者は必ず弱きを補う。猶坎《あな》を地に掘れば、水は高処従り下に流れ、必ず先ず坎を盈《み》たし、而る後に進み、必ず反って高処に向かって流れざるがごときなり。如し大黄と人参と同じく用うれば、大黄は自ら能く堅積を去り、決して反って正気を傷らず、人参は自ら能く正気を充盈して反って邪気を補わず。蓋し、古人の方を製するの法は、神明の道有り」と。《医学源流論》に見わる）。

楊雄《方言》に「煎は、火もて乾かすなり。凡そ汁有り乾かす、之を煎と謂う」と。是の段に曰く、「煮て六升を取り、滓を去り、再煎して三升を取る」と。茈胡桂姜湯、半夏瀉心湯、施覆代赭湯の類は、皆然り。是れ煎は乃ち乾かし煎ずるの義なるを知る。若し其の物有りて煮る者は、必ず之を再煎、更煎と謂う。論中の「煎」「煮」の字は、別有ること此くの如し。案ずるに、方後の加減法は、是れ後人の増す所なり。説は既に小青龍湯の条下に見わる。今敢えて釈せざるなり。

銭氏曰く、少陽の一証は、惟だ此の一方のみにして他方無きなり。多くの証有りと雖も、亦此れに因りて出入変化するに過ぎざるのみ。変証に至りては、既に少陽を離る。茈胡之に与うるに中らざれば、則ち更に他の法を用う。後人の補中益気湯、及び逍遙散の類と雖も、其の清陽を昇発し鬱結を解するの義は亦皆小茈胡の旨を離れざるなり。

又曰く、今の世俗、皆人蔘を棄てて用いず、以て穏当と為すは、乃ち盲医は虚実を知らざるが故なり。惟だ熱盛んにして邪実する者は、乃ち之を去る可し。或は兼証の相い合せざる者有れば、又去る可きなり。若し邪軽くして正気虚す者は、未だ概ね去る可からざるなり。或は邪気盛んなりと雖も、正気大いに虚す者は、亦当に其の去取を酌むべきなり。

松陵徐氏曰く、滓を去り、再煎する者は、此の方乃ち和解の剤、再煎すれば則ち薬性和合し、剛柔相済すればなり。古聖は但だ用薬の妙のみにあらず、其の煎法も倶に精義有り。

又曰く、按ずるに、小茈胡と桂枝の二方は、用うる処、極めて多し。能く深く其の義を求むれば、則ち変化心に生ず。

【語釈】　○方後の加減法：尤在涇の《傷寒貫珠集》では、「胸中が煩わしくなるが嘔吐しないのは、邪は膈に集まるが上逆しないからである。熱が集まる場合は甘を用いて補うことができず、上逆しない場合は必ずしも辛を用いて散じない。そこで、人参と半夏を除き、栝楼実の寒を加えて熱を除き、実を取り除く。口が渇くのは、木火が内に煩わしくなり、津が虚して気が燥くからである。そこで、半夏の温燥を除き、人参の甘潤、栝楼根の涼苦を加え、熱を去って津を生じる。腹の中が痛むのは、木邪が土を傷るからである。黄芩の苦寒は、脾陽に不利である。芍薬の酸寒は、よく土中に木を瀉し、邪気を去って腹痛を止める。脇下が痞硬するのは、邪が少陽の募に集まるからである。大棗の甘はよく満を増し、牡蛎の鹹はよく軟堅する。好古は、「牡蛎は柴胡でこれを引くと、よく脇下の痞えを去る」と言う。心下悸が出現し、小便が不利になるのは、水飲が蓄積して行らなくなるからである。水は冷えを得る場合は停まり、淡を得る場合は通利する。そこで、黄芩を去り、茯苓を加える。口が渇かず外に微熱があるのは、裏は調和しているが表はまだ解されていないからである。そこで、人参が裏を補うのを取らず、桂枝が外を解するのを用いる。咳するのは、肺が寒えて気が逆するからである。《経》では、「肺が気の上逆を苦しむ場合は、急いで酸を食べてこれを収める」と言い、また「形が寒えて冷たいものを飲む場合は、肺を傷る」と言う。そこで、五味子の酸を加えて上逆した気を収める。乾姜の温は、肺の冷えを退ける。人参と大棗の甘は塞がり、逆に不利である。生姜の辛は、またそれが散じるのを悪むだけである」とある。

【通釈】　この湯を名づけて小柴胡湯と言うのは、大柴胡湯に対して言う。思うに、その作用の軽重、力の大小でこれを名づけるのは、また丁度大小の青龍湯、大小の建中湯の例のようなものである。劉茝庭は、「柴胡の品は、固より黄芩や黄連の寒ではなく、また麻黄や葛根の発散でもない。そしてその性は微寒で塞がった欝滞を開く。そこで、少陽を清解する場合は、適切に相応するが、その力は幾らか緩い。そこで、これを佐けるのに黄芩を用いる。喜嘔は、派生する証のようである。しかし、胃気が安らかでない場合は、柴胡と黄芩はその力を充分に発揮することができない。これが半夏と生姜を用いる理由である。人参は動もすれば邪を留める。そこで、先輩はあるいは除いて用いない。ある人は、「既に柴胡と黄芩を与えて相互に配し、かつ滓を除いて再煎する場合は、性味は混和し、ただよく胃を助けるだけではなく、敢えて補を遮ることがない。即ち、七味が相互に借りあって少陽の正方となる」と言う。この言葉は道理に合致するようである」と言う（案じるに、《外台》で張文仲が消渇と熱中を治療する加減六物丸の方後に「脇下が満ちる場合は、人参を加える」と言うのは、考えなければならない。また、徐洄溪は、「思うに、薬の性質は、各々がその能力を尽すのである。攻めるものは必ず攻め、強く補うものは必ず弱いところを補う。丁度穴を地面に掘ると、水は高い所より下に流れ、必ず先ず穴を充たして後に進み、必ず反って高い所に向かって流れないようなものである。もし大黄と人参を同じく用いる場合は、大黄は自らよく堅積を除き、決して反って正気を傷らず、人参は自らよく正気を充盈して反って邪気を補わない。思うに、古人の処方を創製する方法は、神の道がある」と言う。《医学源流論》に見われている）。

楊雄《方言》では「煎じるのは、火で乾かすことである。およそ汁があって乾かすのは、これを煎じると言う」とある。この段落では、「煮て六升を取り、滓を除き、再煎して三升を取る」と言う。柴胡桂枝乾姜湯、半夏瀉心湯、施覆代赭湯の類は、皆そうである。これは、煎じるのは乾かして煎じる義であることが解る。もし物があって煮る場合は、必ずこれを再煎、更煎と言う。本論の中の「煎」や「煮」の字に区別があるのは、このようなものである。案じるに、方後の加減法は、後人の増す所である。説は既に小青龍湯の条下に見われている。今敢えて解釈しない。

銭氏は言う。少陽の一証は、ただこの一方だけであり、他の方はない。多くの証があるが、またこれによって出入変化するに過ぎない。変証に至っては、既に少陽を離れている。小柴胡湯はこれに与えることができなければ、更に他の方法を用いる。後人の補中益気湯、および逍遙散の類でも、それが清陽を昇発し鬱結を解する義はまた皆小柴胡湯の旨を離れない。

また、言う。今の世俗は皆人参を棄てて用いないのが穏当であるとするのは、めくらの医者が虚実を知らないからである。ただ、熱が盛んになり邪が実する場合は、これを除くべきである。あるいは兼証で相互に合致しない場合があれば、また除くべきである。もし邪が軽く、正気が虚す場合は、いまだ概ね除くべきでない。あるいは邪気は盛んであるが、正気が大いに虚す場合は、またそれを除くのか取るのかを斟酌すべきである。

松陵徐氏は言う。滓を除き、再煎するのは、この方は和解の方剤であり、再煎する場合は薬性が和合し、剛柔が相済するからである。古の聖人はただ用薬の妙味があるだけではなく、その煎じる方法もともに精しい意義がある。

また、言う。按じるに、小柴胡湯と桂枝湯の二方は、用いる所が極めて多い。よく深くその意義を求める場合は、変化が心に生じる。

【解説】　本条文は、少陽病の初期の証候と治療法について論述している。

冒頭の「傷寒、中風」は、傷寒あるいは中風に罹患することを言う。「五六日」は、おおよそ邪が少陽に伝わる時である。往来寒熱は、悪寒が終わると発熱し、発熱が終わると悪寒がすることである。即ち、傷寒あるいは中風を問わず、病が五六日持続し、往来寒熱が出現する場合は、邪は半表半裏に入っている。正気が邪気に斂められて束ねられると、悪寒が出現する。邪気が正気と打ち合うと、発熱が出現する。邪気が正気を屈服させることができず、正気が邪気を逐うことができず、邪気と正気が分かれて争うと、悪寒と発熱が間々発生する。胸脇は一身の半ばにあり、半表半裏に位置し、少陽が主る部位である。邪が胸脇に結ぶと、胸脇苦満が出現する。胸脇部が脹満し、胃中の水穀が消えなくなると、黙り込んで食欲がなくなる。煩は、熱悶である。熱が心の間に迫ると、心煩が出現する。喜嘔は、数々嘔吐することである。裏気が上逆すると、喜嘔が出現する。以上の「往来寒熱、胸脇苦満、嘿嘿として飲食を欲せず、心煩、喜嘔」は少陽病に必ず出現する症状であるが、病人の気血の偏勝、宿疾の有無によっては時に兼挟する証がある。即ち、あるいは熱が少陽に集まるが、気が上逆しなくなると、胸中に心煩が出現するが、嘔吐はしなくなる。あるいは津液が不足すると、口が渇く。あるいは邪熱と伏飲が撃ち合い、集まって実を形成すると、脇下が痞硬する。あるいは水飲が心下に留まると、心下悸が出現し、小便は不利になる。あるいは津液が欠けないと、口は渇かなくなる。あるいは表証がまだ止んでいないと、身体の外に微熱が出現する。あるいは気が逆上すると、咳嗽が出現する。これらの証候はいずれも少陽が兼挟する証であるが、ただ一つの証が見われる場合は少陽病である。以上を総合すると、口が苦い、咽が乾く、目が眩くなどの症状があり、脈は弦細になり、更に往来寒熱、胸脇苦満、嘿嘿として飲食を欲せず、心煩、喜嘔などの症状が出現する場合は、邪は既に少陽に伝わっているので、小柴胡湯を与えて少陽を和解する。

本方は、大柴胡湯と比較すると、作用は軽く、力は小さいので、小柴胡湯と名づける。方中の柴胡は、微寒で塞がった欝滞を開く。黄芩は、柴胡を佐けて少陽を清解する。半夏、生姜は、胃気を安らかにして柴胡と黄芩の作用を助ける。人参は、正気の虚を補う。本方は、煮て六升を取り、先ず滓を除き、再煎して三升を取り、火を用いて煮詰めて薬性を和合させ、剛柔を相済させる。なお、方後の加減法は、後人が記載した文章であるので、解釈しない。

【原文】 血弱気尽、腠理開、邪気因入、与正気相搏、結於脇下。正邪分争、往来寒熱、休作有時、嘿嘿不欲飲食。藏府相連、其痛必下、邪高痛下。故使嘔也。(97-1)

【本文】 血弱く気尽き、腠理開き、邪気因りて入り、正気と相い搏ち、脇下に結ぶ。正と邪と分かち争い、往来寒熱、休作時有り、嘿嘿として飲食を欲せず。藏府相い連なり、其の痛み必ず下《くだ》り、邪高く痛み下《ひく》し。故に嘔せしむるなり(「必ず下る」「痛み下し」の「下」は遐嫁の翻)。

【語釈】 ○故に嘔せしむるなり:成無己の《注解傷寒論》では、「故使嘔也」の後に「小柴胡湯主之」の六字がある。

【通釈】 血が弱く、気が尽き、腠理が開き、邪気がこれによって入り、正気と相互に搏ち、脇下に結ぶ。正気と邪気が分かれて争い、往来寒熱し、休止する時があり、黙り込んで飲食を欲しない。藏府は相互に連なり、その痛みは必ず下り、邪は高く痛みは低い。そこで、嘔吐させる(「必ず下る」「痛みは下《ひく》い」の「下」は遐嫁の翻である)。

【本文】 此れ、上文の義を申し明かす。「血弱く気尽く」より「脇下に結ぶ」は、邪少陽に入るの由を述べ、以て胸脇苦満の句を釈す。「正と邪と分かち争う」よりの三句は、是れ往来寒熱の句を釈す、倒装法なり。「嘿嘿として飲食を欲せず」は、上文の「苦満」を兼ねて言う。「藏府相い連なる」の四句は、心煩、喜嘔を釈するなり。「血弱く気尽く」は、《生気通天論》に云う「魄汗未だ尽きず、形弱くして気爍《と》ろければ、穴兪以て閉じ、発して風瘧と為る」も亦是の類なり。蓋し、生気盛旺なれば、邪は敢えて半表裏の地界に客せず。故に必ず其の人の気血の不足に因りて虚に乗じて以て深く入るなり。旧注に以為《おもえ》らく「人の気血は時に随いて盛衰し、月郭空の時に当たりては、則ち気弱く血尽き、腠理開きて疏なるの時と為す」は、恐らくは非なり。是れ「尽」の字は、宜しく看て活を得べし。只「充虚」の字に解す。脇下は、乃ち少陽の部位なり。邪正相い搏つ。所以に必ず此に結ぶなり。正は出でんと欲し、邪は入らんと欲し、彼是分かれ争う。所以に寒休めば則ち熱を作し、熱休めば則ち寒作り、往来に時有りて止むこと能わざるなり。胸脇已に満つれば、其れ飲食すること能わざるは宜《むべ》なるかな。「藏府相い連なる」の者は、藏は上と為し、府は下と為す。上は則ち心煩、喜嘔し、下は則ち胸脇苦満す。此れ邪高く痛み下しと為す。《金匱》に婦人の病を論じ、「両脇疼痛し、藏と相い連なる」と曰う是れなり。痛なる者は、是れ疼痛の義に非ず。病む所、結ぶ処を謂う。《診要経終論》に「痛病必ず下る」と云い、又原注の一つに「其の病必ず下る」と曰うは、以て互いに徴す可きなり。「故に嘔せしむるなり」の句は、上文を総結するの詞なり。但だ嘔を言いて煩満を言わざる者は、蓋し文を省くなり。是れ小茈胡湯は乃ち半表裏の邪を和解する所以なり。

尤氏曰く、血弱く気尽き腠理開くは、亡血、新産、労力の人、気血不足し、腠理疏豁《かつ》して邪気之に乗ずるを言うなり。

柯氏曰く、此れ仲景自ら柴胡の証に注す。首の五句は、胸脇苦満の因を釈す。正邪の三句は、往来寒熱の義を釈す。此の下は多く闕文有り。故に文理連属せざるなり。

【語釈】　○倒装：逆に取り付ける。倒装句は、倒置文に同じ。　○藏府相い連なる：一説に、脇下の痛み、腹痛、嘔吐が出現する機序を解釈するとする。「藏府相い連なる」の藏は肝を指し、府は胆を指し、肝と胆は相互に連なり、肝はよく脾を剋し、脾はよく胃に伝わり、脾と胃はまた相互に連なる。邪が少陽にあると、痛みは脇あるいは腹にある。そこで、邪は高く痛みは低くなる。肝気が横逆し、胆熱が胃を犯し、胃気が上逆すると、嘔吐が出現する。尤在涇の《傷寒貫珠集》では、「「藏府相い連なる」の四句は、邪気が入って結ぶ理由を尋ねている。胆は肝に寄せ、地が迫り気が通じているので、その邪は必ず府より藏に入ることを言う。いわゆる「其の痛み必ず下る」である。「邪高し」は、病の来る所を言う。「痛み下し」は、病の結ぶ所を言う。邪気は入ろうとするが、正気がこれを拒む場合は、必ず上逆して嘔吐する」とある。　○魄汗：魄汗は、身体の汗を言う。魄は、身体を指す。《礼記》祭義疏に「魄は、体である」とある。　○風瘧：張景岳の《類経》では、「汗が出てまだ停止せず、衛気がいまだ固まっていない。その時は、形気は正しく消えて弱まっている。そして風寒がこれに迫り、兪穴がこれに従って閉じ、邪気が留められて止まり、欝滞して瘧となる。病む所は風にあるので、風瘧と名づける」とある。

○旧注：成無己の《注解傷寒論》では、「人の気血は時に随って盛衰する。月郭が空の時に当たるのは、血が弱まり、気が尽き、腠理が開いて疏になる時である。邪気が虚に乗じ、人を傷る場合は、深くなる。《針経》では、「月郭空なれば、則ち海水東に盛んにして、人の血気虚し、衛気去り、形独り居り、肌肉減り、皮膚縦《ゆる》み、腠理開き、毛髪残《そこな》われ、膲《しょう》理薄く、煙垢落つ。是の時に当たり、賊風に遇えば、則ち其の入るや深し」と言うのがこれである」とある。月郭空は、月が欠けて闇夜になること。郭は、輪郭を言う。　〇充虚：充は実に同じ。虚実を言う。　〇《金匱》：《金匱要略・婦人雑病脈証并治第二十二》の第8条を参照。　〇豁：開く。

【通釈】　これは、上文の義を述べて明らかにしている。「血が弱く気が尽きる」より「脇下に結ぶ」までは、邪が少陽に入る理由を述べ、これによって胸脇苦満の句を解釈する。「正気と邪気と分かれて争う」よりの三句は、往来寒熱の句を解釈する文章を倒置する方法である。「黙り込んで飲食を欲しない」は、上文の「苦満」を兼ねて言う。「藏府が相互に連なる」の四句は、心煩、喜嘔を解釈する。「血が弱く気が尽きる」は、《素問・生気通天論》に言う「汗がまだ完全に出尽さず、身体が衰弱している場合に風寒の邪を受けると、正気は溶かされ、兪穴が閉塞し、風瘧を発生する」もまたこの類である。思うに、生気が旺盛であると、邪はあえて半表半裏の部位に客することはない。そこで、必ずその人の気血の不足によって、虚に乗じて深く入る。旧注に「人の気血は時に随って盛衰し、闇夜の時に当たっては、気が弱まり血が尽き、腠理が開いて疏になる時である」とするのは、恐らくは誤りである。「尽」の字は、活かして看るべきである。ただ、虚実の「虚」の字に解釈する。脇下は、少陽の部位である。邪気と正気が相互に搏つ。そこで、必ずここに結ぶ。正気は出ようとし、邪気は入ろうとし、正気と邪気は分かれて争う。そこで、悪寒が休む場合は発熱を生じ、発熱が休む場合は悪寒を生じ、往来に時があって停止することはできない。胸脇が既に脹満する場合に、飲食ができなくなるのは、もっともである。「藏府が相互に連なる」は、藏は上であり、府は下である。上は心煩、喜嘔であり、下は胸脇苦満である。これが、邪が高く痛みが下いことである。《金匱要略》では婦人の病を論じ、「両脇に疼痛が出現し、藏と相互に連なる」と言うのがこれである。痛は、疼痛の義ではない。病む所、結ぶ処を言う。《素問・診要経終論》に「痛病必ず下る」と言い、また原注の一つに「その病は必ず下る」と言うのは、互いに証拠とすべきである。「そこで、嘔吐させる」の句は、上文を総括する詞である。ただ、嘔吐を言って煩満を言わないのは、思うに文を省いている。このように、小柴胡湯は半表半裏の邪を和解する理由である。

尤氏は言う。血が弱まり、気が尽き、腠理が開くのは、血を亡い、新たに出産し、あるいは労力する人では、気血が不足し、腠理が疏になって開き、邪気がこれに乗じることを言う。

柯氏は言う。これは、仲景が自ら柴胡の証に注釈する。始めの五句は、胸脇苦満の原因を解釈する。「正気と邪気が分かれて争う」より以下の三句は、往来寒熱の意義を解釈する。この下は多く文章の脱落がある。そこで、文章の道理は連続しない。

【解説】　本条文は、第96条に言う小柴胡湯証の意義について論述している。

「血弱く気尽く」より「脇下に結ぶ」までは、邪が少陽に入る理由を述べ、胸脇苦満の句を解釈する。即ち、正気が旺盛であれば邪は半表半裏に客することはないが、病人の気血が不足すると、邪はその虚に乗じて深く少陽に侵入する。脇下は、少陽の部位である。邪気と正気が相互に搏つと、必ず脇下に結ぶ。「正と邪と分かち争う」より「休作時有り」までは、往来寒熱の句を解釈する。少陽病では、正気は出ようとし、邪気は入ろうとし、正気と邪気は分かれて争うので、悪寒がない場合は発熱し、発熱がない場合は悪寒がし、寒熱の往来に時があって停止しなくなる。「嘿嘿として飲食を欲せず」は、第96条の「苦満」を兼ねて言う。即ち、胸脇苦満が出現する場合は、当然のこととして飲食は進まなくなる。「藏府相い連なる」より「故に嘔せしむるなり」までは、心煩と喜嘔を解釈する。「藏府」の「藏」は上の心煩、喜嘔を言い、「府」は下の胸脇苦満を言う。これが、「邪は高く、痛み下し」のことである。「痛み」は、疼痛を言うのではなく、病む所、邪が結ぶ所を言う。「故に嘔せしむるなり」は、上文を総括する。

【原文】　服茈胡湯已、渴者属陽明。以法治之。(97-2)

【本文】　茈胡湯を服し已《お》わり、渇する者は、陽明に属す。法を以て之を治せ。

【通釈】　小柴胡湯の服用が終わり、口が渇く場合は、陽明に属している。陽明病を治療する方法に従ってこれを治療すべきである。

【本文】　此れ、少陽の陽明に伝うるの証を論ず。「已わる」は、「畢《お》わる」なり。「渇す」は、亦茈胡之を兼ねて主るの一候なり。今湯を服し已わりて渇すれば、則ち邪陽明に伝わり、熱は已に胃に入れば、又茈胡の能く治する所に非ざるなり。「法を以て之を治せ」の者は、蓋し白虎、承気各々其の宜しきに随いて之を用うるを言うのみ。

鄭氏（重光）曰く、少陽、陽明の病機は、嘔と渇との中の分に在り。渇すれば則ち陽明に転属し、嘔すれば則ち仍お少陽に在り。如し嘔多ければ、陽明の証有りと雖も、之を攻むる可からざるは、病未だ少陽を離れざるに因るなり。茈胡湯を服すれば、渇は当に止むべし。若し茈胡湯を服し已わり、渇を加うる者は、是れ熱胃府に入り、津を耗らし、水を消す。此れ、陽明の胃病に属するなり。

【通釈】　これは、少陽病が陽明に伝わる証を論じている。「已わる」は、「畢《お》わる」ことである。「口が渇く」のは、また小柴胡湯がこれを兼ねて主る一つの証候である。今湯液の服用が終わり、口が渇く場合は、邪は陽明に伝わり、熱は既に胃に入っているので、また小柴胡湯がよく治療する所でない。「法をもってこれを治療すべきである」は、思うに白虎湯や承気湯の各々好ましい所に随ってこれを用いることを言うだけである。

鄭氏（重光）は言う。少陽と陽明の病機は、嘔吐と口渇の中の区分にある。口が渇く場合は病は陽明に転属し、嘔吐する場合は病はなお少陽にある。もし嘔吐が多ければ、陽明の証はあっても、これを攻めるべきでないのは、病がいまだ少陽を離れていないからである。小柴胡湯を服用すれば、口渇は止むはずである。もし小柴胡湯の服用が終わり、口渇が加わる場合は、熱が胃府に入り、津液を消耗して水を消す。これは、陽明の胃病に属している。

【解説】　本条文は、少陽病が陽明に伝わる証について論述している。

「已わる」は、終わることである。口渇は、小柴胡湯が兼ねて主る証候の一つである。今小柴胡湯の服用が終わり、口が渇く場合は、邪は陽明に伝わり、熱は既に胃に入っているので、小柴胡湯がよく治療できる所でない。「法を以て之を治せ」は、白虎湯あるいは承気湯の好ましい所に従ってこれを用いることを言う。

【原文】　得病六七日、脈遅浮弱、悪風寒、手足温。医二三下之、不能食、而脇下満痛、面目及身黄、頸項強、小便難者、与茈胡湯、後必下重。本渇飲水而嘔者、茈胡不中与也。食穀者噦。(98)

【本文】　病を得て六七日、脈遅浮弱、悪風寒、手足温なり。医二三之を下し、食すること能わず、而して脇下満痛、面目及び身黄、頸項強ばり、小便難の者は、茈胡湯を与うれば、後必ず下重す。本渇し水を飲みて嘔する者は、茈胡与うるに中らざるなり。穀を食する者は噦す（頸は居影の翻。噦は於月の翻。中は丁仲の翻。〇旧本は、「小便難」を「小便黄」に作る。今《発汗吐下後篇》、成本、《玉函》《脈経》《千金翼》に據りて改訂す）。

【語釈】　○後必ず下重す：下重は、排便時に下腹部や肛門部が重だるく脹満して墜落する感じがすることを言う。即ち、いわゆる裏急後重であり、痢疾や腹瀉の患者に多く見られる。ここでは、湿熱が原因ではなく、寒湿による気滞が原因になる。要約すると、小柴胡湯の苦寒が中焦を傷り、脾気が下陥するので、大便をする時に肛門部が重だるく墜落する感じが出現することを言う。方有執の《傷寒論条弁》では、「後は、大便をもって言う。下重は、柴胡は寒であり、裏陰は既に虚して気が滞るからである」とある。

【通釈】　病を得て六七日が経過し、脈は遅浮弱になり、悪風寒が出現し、手足は温かくなる。医者は二三これを攻下し、食事を摂取することができず、しかも脇下は満痛し、顔面、目、および身体が黄色になり、頸項部が強ばり、小便が困難になる場合は、小柴胡湯を与えると、大便は必ず渋って出なくなる。元々口が渇き、水を飲んで嘔吐する場合は、小柴胡湯を与えてはならない。穀物を摂取する場合は、吃逆が出現する（頸は居影の翻である。噦は於月の翻である。中は丁仲の翻である。○旧本では、「小便難」を「小便黄」に作る。今《発汗吐下後篇》、成本、《玉函》《脈経》《千金翼》によって改訂する）。

【本文】　此れ、病少陽に似て実は茈胡の証に非ざるを弁ずるなり。浮弱は桂枝の脈と為し、悪風寒は桂枝の証と為す。然して手足温かく熱して身熱せず、脈遅なるは寒と為し、陽無しと為す。是れ表裏の虚寒なり。法当に温中散寒すべし。而るに反って二三之を下せば、胃陽喪亡し、食すること能わず。虚気上逆すれば、脇下満痛す。虚陽外に走る。故に一身面目悉く黄ばむ。筋脈、養を失す。故に頸と項相い引きて強急す。津液輸《おく》ること無し。故に小便難し。乃ち、太陽誤下の壊病にして茈胡の証に非ず。後は、大便を謂うなり。劉向の《新序》に「恵王の後に蛭出づ」是れなり。下重は、即ち後重なり。許宏曰く、「下重なる者は、下さんと欲して出でざるの意」と。若し脇下満痛、食すること能わずを誤認し、与うるに小茈胡湯を以てすれば、則ち後は必ず下重す。蔆甘有りと雖も、茈芩の苦寒を禁ぜざるなり。是れ渇証有りと雖も、乃ち数々下して津を奪うの渇に係る。其れ水を飲みて即ち嘔するも亦少陽本証の嘔に非ず、誤下に縁りて致す所なり。茈胡湯は与うるに中らざるなり。《説文》に「噦は、気悟《さから》うなり。口に従い歳の声」と。後人訛《なま》りて呃逆《あいぎゃく》、吃逆《きつぎゃく》なる者是れなり。此れ、胃中の陽気大いに傷るるを以て、但だ水を与うれば嘔するのみならず、即ち穀を食しても亦噦す。本証、医の誤下に由り、以て表裏混淆、陰陽雑糅《じゅう》を致す。尤も証に臨み斟酌して治を処すを要す。此れ、経文予め一方を主らざる所以なり。前輩或は末後に尚脱落有るを疑うは、果たして何ぞや。

郭氏曰く、若し証は陽旦に象り、小便難き者は、桂枝加附子湯に属す。

程氏（知）曰く、後に「茈胡の証、但だ一証を見わせば便ち是なり（101）」と言う。此れ更に脇下満痛を言うも、亦茈胡に宜しからざる者有り、以て戒めと為すなり。

【語釈】　○手足温かく熱す：一説に、太陰病に罹患すると、脈は浮で緩になり、手足は自ら温かくなるとする。《医宗金鑑》では、「手足が温かくなるのは、太陰の証である」とある。　○一身面目悉く黄ばむ：一説に、湿邪が表に欝滞すると、顔面、目、および身体が黄ばむとする。《医宗金鑑》では、「顔面、目、および身体が黄ばむのは、太陰の証が既に具わるからである」とある。
　○雑糅：混ざる。

【本文】　これは、病は少陽病に似るが、実は柴胡の証でないことを弁別している。浮弱は桂枝の脈であり、悪風寒は桂枝の証である。しかし、手足は温かく熱するが、身体は熱することがなく、脈が遅であるのは寒であり、陽がない。これは、表裏の虚寒である。道理からすると、温中散寒すべきである。ところが、反って二三これを下すと、胃の陽気が衰亡し、食事を摂取できなくなる。虚気が上逆すると、脇下は満痛する。虚陽は、外に走る。そこで、一身、顔面、目は、悉く黄ばむ。筋脈は、濡養されなくなる。そこで、頸と項が引き合って強く拘急する。津液が輸布されなくなる。そこで、小便は困難になる。即ち、太陽を誤下した場合の壊病であり、柴胡の証ではない。後は、大便を言う。劉向の《新序》に「恵王の後に蛭が出る」とあるのがこれである。下重は、後重である。許宏は、「下重は、下そうとするが、出なくなる意である」と言う。もし脇下が満痛し、食事を摂取できなくなるのを誤認し、小柴胡湯を与える場合は、大便は必ず下重する。人参や甘草があるが、柴胡や黄芩の苦寒を禁じることができない。これは、口が渇く証はあるが、数々攻下して津液を奪った口渇に係わる。そして水を飲んで直ちに嘔吐するのもまた少陽本証の嘔吐ではなく、誤下によって引き起こす所である。小柴胡湯は、これを与えるべきでない。《説文》では、「噦は、気が逆らうことである。口に従い歳の声である」とある。後人は訛って呃逆《あいぎゃく》、吃逆《きつぎゃく》とするのがこれである。これは、胃の中の陽気が大いに傷られるので、ただ水を与えると嘔吐するだけではなく、穀物を食べてもまた噦が出現する。本証は、医者の誤下によって、表裏が入り混じり、陰陽が入り乱れる。尤も証に臨んで斟酌して治療を施す必要がある。これが、経文が予め一処方を主らない理由である。先輩はあるいは原文の末になお脱落があることをを疑うが、果たして何であろうか。

郭氏は言う。もし証が桂枝湯証であり、小便が困難な場合は、桂枝加附子湯に属している。

程氏（知）は言う。後に「柴胡の証は、ただ一つの証を見わせば、それでよい（101）」と言う。これは更に脇下満痛を言うが、また小柴胡湯が好ましくない場合があり、これによって戒めとする。

【解説】　本条文は、病は少陽病に似るが、小柴胡湯証ではない病証について論述している。

浮弱脈は、桂枝の脈である。悪風寒は、桂枝の証である。手足は温かく熱するが、身体は熱せず、脈が遅であるのは、寒であり、陽がない。即ち、本証は表裏の虚寒証であるので、治療は温中散寒すべきである。もし本証を二三攻下し、胃の陽気が衰亡すると、食事を摂取できなくなる。虚気が上逆すると、脇下は満痛する。虚陽が外に走ると、一身、顔面、目が悉く黄ばむ。筋脈が濡養されなくなると、頸と項が引き攣って拘急する。津液が輸布されなくなると、小便は困難になる。本証は、太陽病を誤下した後の壊病であり、柴胡の証ではない。後は、大便を謂う。下重は、後重である。もし「脇下満痛、食すること能わず」を柴胡の証と誤認し、小柴胡湯を与える場合は、柴胡と黄芩の苦寒が脾の陽気を損傷するので、大便は必ず下重する。本証では、数々攻下し、津液が奪われるので、口渇が出現するが、柴胡の証の中の口渇ではない。また、水を飲んで直ちに嘔吐するのは、柴胡の証の中の嘔吐ではない。そこで、小柴胡湯を与えるべきでない。また、本証では、胃の中の陽気が大いに傷られているので、穀物を摂取すると、噦が出現する。

【原文】　傷寒四五日、身熱、悪風、頸項強、脇下満、手足温而渇者、小柴胡湯主之。(99)

【本文】　傷寒四五日、身熱、悪風、頸項強ばり、脇下満、手足温にして渇する者は、小柴胡湯之を主る。

【通釈】　傷寒に罹患して四五日が経過し、身熱し、悪風がし、頸項が強ばり、脇下が満ち、手足が温かくなり、口が渇く場合は、小柴胡湯がこれを主る。

【本文】　此れ、上文を承けて、小茈胡の証を論ず。身熱し、悪風し、項強ばるは、皆太陽の表証なり。脇下満は、邪少陽に伝うるなり。然して身熱し悪風するは、発熱し悪風するに較ぶれば、已に裏に近きこと一層なり。頸項強ばるは、頭痛、項の強ばりに較ぶれば、自ら是れ低きこと一歩なり。況や脇下満をや。手足温にして更に渇する者は、是れ太陽の邪軽くして少陽の邪重し。所以に別に汗解を須いずして特に小茈胡を取ること有るなり。脇下満は、乃ち胸脇苦満の互詞なり。案ずるに、張志聰曰く、「陸氏曰く、「手足温の者は、手足熱するなり」と。凡そ《霊》《素》の中に温と言う者は、皆熱を謂うなり。熱せざるを謂うに非ざるなり」と。攷うるに、《説文》は「熱は、温なり」と。陸の説は是と為す。前章、及び此の段は並びに胸満有り、但だ前証は身熱せずして手足温、是れ茈胡の証に非ず。今身熱して手足温なるは、乃ち茈胡の証なり。経文は対挙し以て互いに相い発明するなり。

中西子文曰く、悪風、頸項強ばるは、太陽なり。身熱し、及び渇するは、陽明なり。脇下満は、少陽なり。《経》に曰く、「傷寒中風、茈胡の証有るは、但だ一証を見わせば、便ち是なり。必ずしも悉くは具えず（101）」と。又曰く、「慎みて汗を発す可からず（142）」と。又曰く、「慎みて之を下す勿かれ（171）」と。故に独り脇下満の一証を少陽に取りて方を此に決するなり。

劉廉夫曰く、案ずるに、《外台》に仲景《傷寒論》を引き、本条は亦「小茈胡湯之を主る」と云いて其の方は則ち茈胡桂枝乾姜湯なり。蓋し、加減例に従いて改易する者なり。

【通釈】　これは、上文を承けて、小柴胡湯の証を論じている。身熱し、悪風がし、項が強ばるのは、皆太陽の表証である。脇下満は、邪が少陽に伝わっている。しかし、身熱し悪風がするのは、発熱し悪風がするのに比較すると、既に裏に一層近い。頸項が強ばるのは、頭が痛み、項が強ばるのに比較すると、自ら一歩低い。ましてや脇下が脹満するのはなおさらである。手足が温かくなり、更に口が渇く場合は、太陽の邪が軽く、少陽の邪が重い。そこで、別に汗解を使用せず、特に小柴胡湯を取ることがある。脇下満は、胸脇苦満の互詞である。案じるに、張志聰は、「陸氏は、「手足が温かいのは、手足が熱することである」と言う。およそ《霊枢》や《素問》の中で温と言うのは、皆熱することを言う。熱しないのを言うのではない」と言う。考えるに、《説文》では「熱は、温である」とある。陸氏の説は正しい。前章、およびこの段落では、いずれも胸満があるが、ただ前証で身体は熱せず、手足が温かくなるのは、柴胡の証ではない。今身体が熱して手足が温かくなるのは、柴胡の証である。経文は対応させて列挙し、これによって互いに発して明らかにしている。

中西子文は言う。悪風がし、頸項が強ばるのは、太陽である。身体が熱し、および口が渇くのは、陽明である。脇下が脹満するのは、少陽である。《経》では、「傷寒や中風で、柴胡の証がある場合は、ただ一つの証を見わせば、それで充分である。必ずしも悉くは具わらない（101）」と言い、また「慎んで発汗すべきでない（142）」と言い、また「慎んでこれを下してはならない（171）」と言う。そこで、ただ脇下満の一証を少陽に取り、処方をここに決定する。

劉廉夫は言う。案じるに、《外台》では仲景の《傷寒論》を引用し、本条はまた「小柴胡湯がこれを主る」と言うが、その処方は柴胡桂枝乾姜湯である。思うに、加減の例に従って改易するものである。

【解説】　本条文は、第98条を承けて、小柴胡湯証について論述している。

本証は、邪が太陽と少陽にあるが、太陽の邪が軽く、少陽の邪が重い状態にある。即ち、邪が太陽にあると、身熱し、悪風がし、項が強ばる。邪が更に少陽に伝わると、脇下満が出現する。脇下満は、胸脇苦満の互詞である。身熱、悪風を太陽病の発熱、悪風と比較すると、病は裏に一層近い。また、頸項部の強ばりを太陽病の頭痛、項の強ばりに比較すると、病は一歩低い。手足が温かくなるのは、手足が熱することである。本証では、第96条に「或は渇す」とあるように、少陽病の口渇が出現している。そこで、治療は汗法を使用せず、小柴胡湯を用いて少陽の邪を和解する。

【原文】　傷寒、陽脈濇、陰脈弦、法当腹中急痛。先与小建中湯。不差者、小茈胡湯主之。(100)

【本文】　傷寒、陽脈濇、陰脈弦なるは、法当に腹中急痛すべし。先ず小建中湯を与う。差えざる者は、小茈胡湯之を主る（濇は音色）。

【通釈】　傷寒に罹患し、陽脈が濇であり、陰脈が弦である場合は、道理からすると腹の中は急痛するはずである。先ず小建中湯を与える。治癒しない場合は、小柴胡湯がこれを主る（濇は音が色である）。

【本文】　此れ、少陽に兼ねて裏虚を挟むの証治を論ず。蓋し、本条は必ず少陽の証を具う。而して経文に言及せざる者は、文を省けばなり。陰陽は、乃ち尺寸なり。陽脈濇は、気血虚少を主る。陰脈弦は、弦は本少陽の脈、又痛を主る。是れ其の人の胃虚し、内寒え、更に少陽の邪の鼓動する所と為す。故に当に腹中急痛すべし。法先ず小建中湯を与えて温中補虚し、以て其の痛みを緩むは、亦猶先ず四逆を与うの意（91）のごとし。而して痛み未だ止まざる者は、裏寒散ずと雖も、少陽の留邪尚未だ解せざるなり。故に換うに小茈胡湯を以てす。蓋し、腹痛此に至れば、即ち亦茈胡の中の一候と為すなり。

汪氏曰く、先に補い後に解するは、乃ち仲景の神妙の法なり。

令韶張氏曰く、先ず小建中を与うるは、便ち茈胡を与うるの意有り。小建中効かざるに因りて又小茈胡を与うるに非ざるなり。

【語釈】　○陰陽は、乃ち尺寸なり：柯韵伯の《傷寒来蘇集》では、「尺寸がともに弦であれば、少陽が病を受ける。今陽脈が渋であり、陰脈が弦である。これは、寒が厥陰を傷り、少陽にはない。寸は陽であり、陽は表を主る。陽脈が渋であるのは、陽気が舒びず、表寒が解されていないからである。弦は木邪であり、必ず相火を挟む。相火は寒を制御できず、必ず更に厥陰に入って患いを生じる。厥陰は少腹に至り、胃を挟み、肝に属し、胆に絡えば、腹中は皆厥陰の部である。尺は陰であり、尺は裏を主る。今陰脈が弦であるのは、肝の脈である。必ず腹中が急痛するはずである」とある。一説に、陽脈は浮取を指し、陰脈は沈取を指すとする。汪苓友の《傷寒論弁証広注》では、「この陰陽は、浮沈をもって言う。脈はこれを浮取すると渋で流利せず、これを沈取するとまた弦で緩和でない。渋は気血の虚少を主り、弦はまた痛を主る」とある。

【通釈】　これは、少陽が兼ねて裏虚を挟む証候と治療法を論じている。思うに、本条文は、必ず少陽の証を具えている。しかし、経文に言及しないのは、文を省くからである。陰陽は、尺寸である。陽脈が濇であるのは、気血の虚少を主る。陰脈が弦であるのは、弦は本来少陽の脈であり、また痛みを主る。これは、その人の胃が虚して内が寒え、更に少陽の邪が鼓動する所となる。そこで、腹中は急に痛むはずである。道理からすると先ず小建中湯を与えて温中補虚し、これによってその痛みを緩めるのは、また丁度先ず四逆湯を与える意（91）のようなものである。しかし、痛みがいまだ停止しない場合は、裏寒は散じるが、少陽に留まった邪はなおいまだ解されていない。そこで、換えるに小柴胡湯をもってする。思うに、腹痛がここに至っては、また柴胡の証の中の一つの証候である。

汪氏は言う。先に補い後に解するのは、仲景の神のように巧妙な方法である。

令韶張氏は言う。先ず小建中湯を与えるのは、小柴胡湯を与える意がある。小建中湯が効かないので、また小柴胡湯を与えるのではない。

【本文】　小建中湯方

桂枝（三両、皮を去る）　甘草（三両、炙る。○旧本は二両に作る。今《玉函》、成本、《金匱》を照らして改む）　大棗（十二枚、擘く）　芍薬（六両）　生姜（三両、切る）　膠飴（一升。○飴は延知の翻。陶隠居曰く、「方家の飴糖を用うるは、乃ち膠飴と云う。皆是れ湿糖なり。厚蜜の如き者は、建中湯之を多用す。其の凝り強く、及び白を牽く者は、薬に入れず」と。呉綬曰く、「膠飴は即ち餳《とう》糖なり。其の色紫にして深く、琥珀の如き者は佳し」と）

右六味、水七升を以て、煮て三升を取り、滓を去り、飴を内れ、更に微火に上せて消解し、一升を温服し、日に三服す。嘔家は建中湯を用う可からず。甜きを以ての故なり（甜は徒兼の翻）。

【語釈】　○方家：有名な大家。　○餳：糖に同じ。甘蔗からとった甘味料。

【通釈】　小建中湯方

桂枝（三両、皮を除く）　甘草（三両、あぶる。○旧本では、二両に作る。今《玉函》、成本、《金匱》を参照して改める）　大棗（十二枚、きざむ）　芍薬（六両）　生姜（三両、切る）　膠飴（一升。○飴は延知の翻である。陶隠居は、「大家が用いる飴糖は、膠飴と言う。皆これは湿った糖である。厚く蜜のようなものは、建中湯がこれを多用する。その凝りが強く、および白い糸を引くものは、薬には入れない」と言う。呉綬は、「膠飴は、餳《とう》糖である。その色は紫で深く、琥珀のようなものがよい」と言う）

右の六味に水七升を用い、煮て三升を取り、滓を除き、飴を入れ、更に微かな火に載せて溶解し、一升を温服し、日に三回服用する。よく嘔吐する人は、小建中湯を用いるべきでない。小建中湯は甘いからである（甜は徒兼の翻である）。

【本文】　建中は、中藏を温建するなり。銭氏曰く、「中焦を建立するは、即ち《洪範》の建中、立極の義なり」と。小建中は、之を大建中に視れば、薬力和緩なり。故に小と曰うのみ。案ずるに、此の方、乃ち桂枝湯に芍薬を倍して膠飴を加うるなり。桂枝湯は、陽を扶けて営衛を和し、津液を通ず。芍薬を倍する者は、《本草》に邪気、腹痛、寒熱、疝瘕を主り、止痛し、益気し、《別録》に血脈を通順し、中を緩むと。膠飴を加うる者は、《別録》に味甘微温、虚乏を補うを主ると。孟詵《しん》曰く、「虚を補い、脾胃の気を建て、中を補い、並びに此の意を取るなり」と。此の湯の妙は、尤も膠飴に在り。今の人、小建中湯を用うる者、或は膠飴を用いざるは、大いに仲景の遺意を失す。「嘔家は建中湯を用う可からず」は、即ち「酒客は桂枝湯を与う可からず（17）」の義、味甜《てん》は嘔を助くるを恐るればなり。

呉氏（綬）曰く、仲景は「嘔家は甘きを喜まず」と謂う。凡そ甘草、棗、糖《あめ》餔《こなもち》の物に于《おい》ては、皆用う可からざるなり。甘草を用うるが如きは、則ち少少之を用う。凡そ嘔吐を治するは、生姜を缺《か》く可からず。孫真人の「嘔家の聖薬」と謂う是れなり。

劉茝庭曰く、仲景の中焦を温養するの剤、建中、理中は、実は相い対して設く。建中は潤を主り、理中は燥を主りて倶に陽を救うを取る。其の人の胃津不足し、陽虚し寒を生ずる者は、建中以て液を和して中を温む。胃気不足し、陰寒内に盛んなる者は、理中以て湿を逐いて散寒す。蓋し、温養の法は実は二方の範囲より出づること能わざるなり。

【語釈】　○建中：中正の道を建てて示す。　○立極：中正の道を定めて示す。

○遺：つかわす。与える。　○餔：餌に同じ。こなもち。だんご。米の粉をこね、丸めて蒸したもの。

【通釈】　小建中湯は、中焦の臓を温めて建立する。銭氏は、「中焦を建立するのは、《洪範》に言う中正の道を建てる義である」と言う。小建中湯は、これを大建中湯に比較して視ると、薬力が緩和である。そこで、「小」と言うだけである。案じるに、この処方は、桂枝湯の中の芍薬を二倍用い、膠飴を加える。桂枝湯は、陽を扶けて営衛を調和し、津液を通じる。芍薬を二倍用いるのは、《本草》では邪気、腹痛、寒熱、疝瘕を主り、痛みを止め、気を益し、《別録》では通じて血脈を順《したが》わせ、中を緩めるからである。膠飴を加えるのは、《別録》では味甘微温で虚乏を補うことを主るからである。孟詵《しん》は、「虚を補い、脾胃の気を建立し、中焦を補い、並びにこの意を取る」と言う。この湯液の妙味は、尤も膠飴にある。今の人で小建中湯を用いる場合に、あるいは膠飴を用いないのは、大いに仲景の遺した意義を失っている。「嘔吐を来しやすい人は、小建中湯を用いるべきでない」は、「酒を嗜む人は、桂枝湯を与えるべきでない（17）」の義であり、味甘が嘔吐を助けることを恐れるからである。

呉氏（綬）は言う。仲景は、「嘔吐を来しやすい人は、甘いものを喜まない」と言う。およそ甘草、棗、飴、粉餅などの品は、皆用いるべきでない。甘草を用いるような場合は、少々これを用いる。およそ嘔吐を治療するには、生姜を欠いてはいけない。孫真人が「嘔家の聖薬である」と言うのがこれである。

劉茝庭は言う。仲景が中焦を温養する方剤の小建中湯と理中湯は、実は相互に対応させて設けらている。小建中湯は潤を主り、理中湯は燥を主り、ともに陽を救う効能を取る。その人の胃津が不足し、陽が虚して寒を生じる場合は、小建中湯を用いて液を調和して中焦を温める。胃気が不足し、陰寒が内に盛んになる場合は、理中湯を用いて湿を逐い寒を散じる。思うに、温養の方法は実際この二方の範囲より出ることができない。

【解説】　本条文は、少陽病が裏虚を兼ねる証候と治療法について論述している。

本条文は必ず少陽の証を具えているはずであるが、証候は省かれている。陰陽は、尺寸を指して言う。陽脈が濇であるのは、気血の虚少を主る。陰脈が弦であるのは、少陽を主り、痛みを主る。本証は、胃が虚して内が寒え、更に邪が少陽で鼓動した状態にある。即ち、本証では、腹中が急痛するはずである。そこで、先ず小建中湯を与えて温中補虚する。

小建中湯は中焦の臓を温めて建立する処方であり、大建中湯に比較して薬力が緩和であるので、「小建中湯」と言う。本方は、桂枝湯の中の芍薬を二倍使用し、膠飴を加えた処方である。方中の桂枝湯は、陽を扶けて営衛を調和し、津液を通じる。芍薬は二倍用い、邪気、腹痛、寒熱、疝瘕を主り、痛みを止め、気を益し、通じて血脈を順《したが》わせ、中を緩める。膠飴は、味甘微温で虚乏を補う。方後の注に言う「嘔家は建中湯を用う可からず」は、味甘が嘔吐を助長することを恐れることを指す。

小建中湯を投与し、腹痛がまだ停止しない場合は、裏寒は散じているが、少陽の邪はまだ解されていない。即ち、腹痛は、第96条に「或は腹中痛む」とあるように、小柴胡湯証の或然証の一つである。そこで、次いで小柴胡湯を与えて少陽を和解する。

【原文】　傷寒中風、有茈胡証、但見一証便是。不必悉具。（101-1）

【本文】　傷寒中風、茈胡の証有るは、但だ一証を見わせば便ち是なり。必ずしも悉くは具えず（見は音現）。

【通釈】　傷寒あるいは中風に罹患し、柴胡の証がある場合は、ただ一つの証を見わせばそれで充分である。必ずしも悉くは具わらない（見は音が現である）。

【本文】　此れ、復た首条の義を申し明かす。傷寒中風なる者は、或は傷寒、或は中風、必ずしも拘わらざるを謂う。即ち、所謂「傷寒五六日、中風（9

6）」是れなり。茈胡の証なる者は、邪少陽に入りて半表半裏の間に在るを謂うなり。「但だ一証を見わせば便ち是なり。必ずしも悉くは具えず」は、少陽の証候多端なるを言う。故に往来寒熱、胸脇苦満、凡そ茈胡の中の一証有る者は、即ち是れ半表半裏に渉れば、宜しく之を主るに小柴胡湯を以てすべし。必ずしも其の諸証全て具わるを待たざるなり。

隠庵張氏曰く、或は煩し、或は渇し、或は痛み、或は痞し、或は悸し、或は咳するの并びに呈するに泥むを恐る。故に此に於いて之を申し明かす。

朱氏曰く、近時多く小茈胡湯を行るに、陰陽表裏を問わず。凡そ傷寒家は皆之を服せしむ。此の薬は寒を差《い》やせば、軽々しくは用う可からず。大茈胡湯、小承気湯の緊しきに若かずと雖も、然れども薬と病相い主らざれば、其れ害を為すは一なり。仲景、「傷寒中風、茈胡の証有り、一証を見わせば便ち是なり。必ずしも悉くは具えず」と云う。此れ、是れ少陽の証を為せば当に小茈胡を服すべく、必ずしも少陽の証悉くは具えざるのみ。

【通釈】　これは、また始めの条文の意義を述べて明らかにしている。「傷寒中風」は、あるいは傷寒であり、あるいは中風であり、必ずしも拘わらないことを言う。即ち、いわゆる「傷寒五六日、中風（96）」がこれである。柴胡の証は、邪が少陽に入って半表半裏の間にあることを言う。「ただ一つの証を見わせばそれで充分である。必ずしも悉くは具わらない」は、少陽の証候が多端であることを言う。そこで、往来寒熱、胸脇苦満などのおよそ柴胡の中の一つ証がある場合は、邪は半表半裏に渉っているので、これを主るには小柴胡湯を用いるべきである。必ずしもその諸々の証が全て具わるのを待つのではない。

隠庵張氏は言う。あるいは胸中に心煩が出現し、あるいは口が渇き、あるいは腹中が痛み、あるいは脇下が痞硬し、あるいは心下悸が出現し、あるいは咳嗽が出現するなどの症状が並びに呈されるのに拘泥することを恐れる。そこで、ここにおいてこれを述べて明らかにする。

朱氏は言う。最近多く小柴胡湯を与える場合に、陰陽や表裏を問診しない。およそ傷寒家は皆これを服用させる。この薬は寒を治療するので、軽々しく用いるべきでない。大柴胡湯や小承気湯の緊しい作用には及ばないが、しかし薬と病が相互に主らないと、それが害を生じるのは同じである。仲景は、「傷寒や中風に罹患し、柴胡の証がある場合は、一つの証を見わせばそれで充分である。必ずしも悉くは具わらない」と言う。これは、少陽の証があれば小柴胡湯を服用すべきである。必ずしも少陽の証が悉くは具わらないだけである。

【解説】　本条文は、第96条に言う柴胡の証の意義について論述している。

「傷寒中風」は、第96条に「傷寒五六日、中風」とあるように、あるいは傷寒、あるいは中風であり、必ずしも拘泥しないことを言う。柴胡の証は、邪が少陽の半表半裏の間に入ることを言う。「但だ一証を見わせば便ち是なり。必ずしも悉くは具えず」は、少陽の証候は多端であるので、往来寒熱、胸脇苦満などの柴胡の証が一つあれば小柴胡湯を用いるべきであり、必ずしも諸々の証が全て具わるのを待つのでないことを言う。

【原文】　凡茈胡湯病証而下之。若茈胡証不罷者、復与茈胡湯。必蒸蒸而振、却復発熱汗出而解。(101-2)

【本文】　凡そ茈胡湯の病証にして之を下す。若し茈胡の証罷まざる者は、復た茈胡湯を与う。必ず蒸蒸として振るい、却って復た発熱し汗出でて解す（復は扶又の翻）。

【通釈】　およそ小柴胡湯の病証であるが、これを攻下した。もし柴胡の証が止まない場合は、また小柴胡湯を与える。必ず熱気が内より外に達するように身体が振るえ、反ってまた発熱し、汗が出て、病が解される（復は扶又の翻である）。

【本文】　此れ、少陽の邪、振え汗するに因りて解するの証を論ず。柴胡の証は、即ち前段の所謂「往来寒熱、胸脇苦満」等是れなり。是れ当に小茈胡湯を以て其の邪を和解すべし。而るに医之を誤下す。然して元気尚持して幸いに他の変無し。茈胡の証仍お罷まざる者は、未だ壊逆に至らず、邪は尚少陽に在るなり。当に復た茈胡湯を与うべく、必ず蒸蒸として振るう。蒸蒸なる者は、熱気内従り外に達すること蒸炊《すい》の状の如きなり。邪半裏に在れば、表に達するに易からず。必ず気蒸し、膚潤い、振戦し、鼓慄するを得て後、発熱し、汗出でて解す。然る所以の者は、何ぞや。蓋し、下して後、正気内に虚するを以ての故なり。《弁脈法》に「其の人本虚す。是を以て戦を発す（11）」と曰うは是れ之を謂うなり（案ずるに、《史・周本紀》の幽王二年、西周三川皆震う。伯陽甫曰く、「陽伏して出づること能わず。陰迫りて蒸すこと能わず。是に於いて地震有り」と。蓋し、理は乃ち一なり）。

銭氏曰く、小茈胡湯を服して和解する者、多し。未だ必ずしも皆蒸蒸として振るわざるなり。此れ、誤下の後、元気已に虚すことに因る。茈胡を得て和解するの後、邪気既に衰え、正気将に復せんとするの際に当たると雖も、但だ元気已に虚すこと一時、正は邪に勝つこと難ければ、必ず邪正相い搏ち、陰陽相い持するに至りて振戦寒慄し、而る後に発熱し、汗出でて解するなり。若し正気未だ虚せざる者は、必ずしも振戦に至らず、而る後に解するなり。若し正気大いに虚せば、戦すと雖も汗無き者は、是れ真元已に敗れて汗を作ること能わざればなり。危うし、殆《あや》うし。

松陵徐氏曰く、凡そ誤治して本証未だ罷まざれば、尚本証の方を用う。六病は尽く同じ。独り茈胡の証のみならざるなり。

【語釈】　○蒸炊：蒸して飯を炊く。

【通釈】　これは、少陽の邪が振戦し発汗することによって解される証を論じている。柴胡の証は、前の段落のいわゆる「往来寒熱、胸脇苦満」などがこれである。これは、小柴胡湯を用いてその邪を和解すべきである。ところが、医者はこれを誤下した。しかし、元気はなお保持され、幸いに他の変証はない。柴胡の証がなお止まない場合は、いまだ壊病には至らず、邪はなお少陽にある。また、小柴胡湯を与えるべきであり、必ず蒸蒸として身体が振るえる。蒸蒸は、飯を炊くように熱気が内より外に達することである。邪が半裏にあれば、表に到達するのは容易でない。必ず気が蒸され、膚が潤い、身体ががくがくと振るえた後、発熱し、汗が出て病が解される。そのようになる理由は、どうしてであろうか。思うに、下した後、正気が内に虚すからである。《弁脈法》に「その人は元々虚している。そこで、戦慄を発生する（11）」と言うのは、このことを言う（案じるに、《史記・周本紀》の幽王二年に、西周の三川が皆震動した。伯陽甫は、「陽は潜伏して出ることができない。陰は迫って蒸すことができない。そこで、地震があった」と言う。思うに、道理は同じである）。

銭氏は言う。小柴胡湯を服用して和解する場合は多い。いまだ必ずしも皆蒸蒸として身体が振るえない。これは、誤下した後、元気が既に虚していることによる。小柴胡湯を得て和解した後、邪気は既に衰え、正気は今にも回復しようとする際に当たるが、ただ元気は既に一時虚し、正気は邪気に勝つことが困難であるので、必ず邪気と正気が相互に搏ち、陰陽が相互に対峙するに至って振戦して寒慄し、その後に発熱し汗が出て病が解される。もし正気がいまだ虚していない場合は、必ずしも振戦には至らず、その後に病が解される。もし正気が大いに虚している場合は、戦慄するが、汗がないものは真元が既に敗られて汗を生じることができないからであり、非常に危険である。

松陵徐氏は言う。およそ誤治し、本証がいまだ止まない場合は、なお本証の処方を用いる。六病は尽く同じであり、独り柴胡の証だけではない。

【解説】　本条文は、少陽病が戦汗によって解される証について論述している。

往来寒熱、胸脇苦満などの柴胡の証が出現する場合は、小柴胡湯を用いて少陽の邪を和解すべきである。医者は少陽病を誤下したが、元気がなお保持されていると、他の変証は出現しない。誤下した後、柴胡の証が依然として停止しない場合は、邪はなお少陽にあるので、小柴胡湯を与えるべきであり、そうすれば蒸蒸として身体が振るえる。蒸蒸は、飯を炊くように、熱気が内より外に達することである。本証は、少陽病を誤下した後、正気が内に虚した状態にある。そこで、小柴胡湯を投与すると、正気が助長され、奮起して邪気と争うので、戦汗が発生し、病が解される。

【原文】　傷寒二三日、心中悸而煩者、小建中湯主之。(102)

【本文】　傷寒二三日、心中悸して煩する者は、小建中湯之を主る。

【通釈】　傷寒に罹患して二三日が経過し、心中に動悸が出現して心煩する場合は、小建中湯がこれを主る。

【本文】　此れ、前の小建中湯の条（100）を承けて、中気不足するの証治を論ず。心中は、乃ち心胸の間を謂うなり。悸は、心動くなり。陶氏曰く、「心悸なる者は、築築然として動き、怔怔《せい》忡忡《ちゅう》として自ら安んずること能わず」是れなり。傷寒二三日と言えば、病久しからずと為す。悸は裏虚と為し、煩は邪擾すと為す。二三日悸して煩する者は、正虚し不足して邪内に入らんと欲するなり。是れ表証有りと雖も、亦其の邪を攻む可からず。但だ小建中湯を与えて以て中気を温養す。蓋し、中州建立すれば、煩、悸は除く可く、邪気は随いて解す。即ち、解せざれば、而ち攻め取るの法も亦因りて施す可し。案ずるに、悸と煩は并びに小茈胡湯の「或は」の中の一証なり。然して傷寒二三日は、未だ少陽の証有らず。而して悸し且つ煩するは、乃ち中気虚餒《だい》して致す所に属し、小茈胡湯は与う可きに非ざるなり。故に茲に之を挙げて以て煩と悸とは亦茈胡に宜しからざる者有るを弁明するなり。

周氏曰く、聖人法を立つるに、邪勝つ者は邪を散ずるを主と為し、正虚する者は正を益すを先と為す。但だ正を補うは必ず邪を散ずるを兼ね、味軽活なるを用う。必ず後人小茈胡を以て必ず人薓を去り反って謹慎を為すが如くならざるのみ。

銭氏曰く、炙甘草湯の悸は、乃ち気血皆虚す。小建中湯の悸は、乃ち中気の不足なり。

【語釈】　○築：土をつき固める。搗く。土をつき固める杵。　○怔：おそれるさま。　○忡忡：うれえるさま。

【通釈】　これは、前の小建中湯の条文（100）を承けて、中気が不足する証候と治療法を論じている。心中は、心胸の間を言う。悸は、心が動くことである。陶氏が「心悸は、ぴくぴくと動き、恐れ憂えて自ら安らかになることができない」と言うのがこれである。「傷寒に罹患して二三日」と言えば、病は久しくない。悸は裏が虚すからであり、煩は邪が乱すからである。二三日動悸がして心煩する場合は、正気が虚して不足し、邪気が内に入ろうとする。これは、表証はあるが、またその邪を攻めるべきでない。ただ、小建中湯を与えて中気を温養する。思うに、中州が建立する場合は、心煩や動悸は除くことができ、邪気はこれに従って解される。即ち、邪気が解されない場合は、攻め取る方法もまたこれによって施すべきである。案じるに、動悸と心煩は、並びに小柴胡湯の或然証の中の一つである。しかし、傷寒に罹患した二三日目では、いまだ少陽の証はない。そして動悸がしてしかも心煩するのは、中気が虚して引き起こす所であり、小柴胡湯は与えるべきでない。そこで、ここにこれを掲げ、心煩と動悸はまた小柴胡湯の好ましくない場合があることを弁じて明らかにしている。

周氏は言う。聖人の立法では、邪気が勝つ場合は邪気を散じることを主とし、正気が虚す場合は正気を益すことを先とする。ただ、正気を補うには、必ず邪気を散じることを兼ね、味が軽く活き活きとしている品を用いる。後人が小柴胡湯を用いる場合は必ず人参を除き、反って謹慎するようには必ずならないだけである。

銭氏は言う。炙甘草湯の動悸は、気血が皆虚している。小建中湯の動悸は、中気の不足である。

【解説】　本条文は、中気が不足する証候と治療法について論述している。

「傷寒二三日」は、病に罹患して久しくない時期である。心中は、心胸部の間を言う。悸は、心が動くことである。本証は、正気が虚して不足し、邪気が内に入ろうとする状態にある。即ち、裏が虚すと心中に動悸が出現し、邪が乱すと心煩が出現する。本証は表証を伴うが、裏が虚しているので、その邪を攻めるべきでない。そこで、小建中湯を与えて中気を温養する。

【原文】　太陽病、過経十余日、反二三下之。後四五日、茈胡証仍在者、先与小茈胡湯。嘔不止、心下急、鬱鬱微煩者、為未解也。与大茈胡湯下之則愈。(103)

【本文】　太陽病、過経十余日、反って二三之を下す。後四五日、茈胡の証仍お在る者は、先ず小茈胡湯を与う。嘔止まず、心下急、鬱鬱微煩する者は、未だ解せずと為すなり。大茈胡湯を与えて之を下せば則ち愈ゆ（旧本は小茈胡の下に「湯」の字を脱す。今成本、《脈経》《千金翼》に據りて校して補う）。

【通釈】　太陽病に罹患し、既に十数日が経過し、反って二三これを攻下した。その後、四五日が経過し、柴胡の証がなおある場合は、先ず小柴胡湯を与える。嘔吐が止まず、心下が急迫し、鬱鬱として微かに煩躁する場合は、いまだ解されていない。大柴胡湯を与えてこれを下す場合は、病は治癒する（旧本では「小柴胡」の下に「湯」の字を脱している。今、成本、《脈経》《千金翼》によって校正して補う）。

【本文】　此れ、少陽に胃実を兼ぬるの証治を論ず。過経なる者は、唯だ是れ日数過多を謂うなり。柯氏曰く、「経なる者は、常なり。過経は、是れ其の常度を過ぐ。経絡の経に非ざるなり」と（内藤希哲は、「過経なる者は、太陽の表証罷むを言うなり」と曰い、山田宗俊は、「苓桂朮甘湯の「経を動ず（67）」及び《太陽下篇》の「経脈動惕す（160）」の経は、皆表を指すの辞なり」と曰うは并びに是なり）。「太陽病、過経十余日」と言えば、其の時、邪既に少陽を犯すを知る。故に二三之を下すを以て「反って」と為す。程氏曰く、「太陽病、過経十余日は、邪裏に入らざれば、此の際已に柴胡の証を具有するを知る」と。下文を観れば、「柴胡の証仍お在り」の字は見る可し。若し反って二三之を下して四五日更に他の変無く、柴胡の証依然として仍お在れば、此の時縦え下す可き証有るも、須く先ず小茈胡湯を与えて以て半表半裏の邪を和解すべし。如し之を和解するも嘔止まず、之に兼ぬるに心下急迫して鬱鬱微煩す。心下なる者は、正しく胃府の中に当たる。心下急なれば、則ち逼迫已に極まる。況や鬱鬱然として微煩するをや。是れ裏熱壅がり、実邪既に陽明に併さるの験《しるし》なり。之を下して除くに非ざれば、可ならず。故に与うるに大茈胡湯を以て兼ねて之を行う。鬱鬱は、微煩の貌なり。

劉茝庭曰く、攷うるに、急は是れ緩の対なり。蓋し、物有りて窘《きん》迫するの勢いを謂い、拘急の謂いに非ず。李氏《脾胃論》に、「裏急なる者は、腹中寛快せず」と曰う是れなり。蓋し、所謂寛快せざる者、以て裏急を釈するは、則ち未だ当を為さず。而して心下急に於いては、則ち其の義襯《しん》す。桃核承気の条（106）の少腹急結の急も亦義を同じくするなり。

林氏（瀾）曰く、嘔止まざれば、則ち半表半裏の証猶在り。然して心下急、鬱鬱微煩なれば、必ず燥屎有るなり。下して之を除くに非ざれば、可ならず。故に大茈胡を以て兼ねて之を行う。

程氏（知）曰く、此れ過経、誤下し大小の茈胡を用うるの両解法を言うなり。蓋し、其の人の邪は屢々下すに因りて深く入る。若し表証未だ罷まざれば、必ず先ず小茈胡を用いて其の半表を和し、而る後に兼ねて其の裏を攻む可きなり。

程氏曰く、此の条、陽明の「嘔多きは、陽明の証有りと雖も、之を攻む可からず（204）」の条と細細に酌量す。陽明の証、嘔上に在れば、而ち邪も亦膈の上に在り、未だ府に入らず。故に下す可からず。此の条、嘔止まず、心下急なるは、乃ち邪膈の下に在り、已に胃に属すれば、乃ち下す可きなり。下す可しと下す可からずの此れ等の処は、最も誤りを容《ゆる》さざるなり。

【語釈】　○窘迫：さしせまった状態になる。　○寛：ゆるやか。ひろい。○襯：つく。ちかづく。あらわす。

【通釈】　これは、少陽に胃実を兼ねる証候と治療法を論じている。過経は、ただ日数が過多であることを言う。柯氏は、「経は、常のことである。過経は、その常度を過ぎることである。経絡の経ではない」と言う（内藤希哲は「過経は、太陽の表証が止むことを言う」と言い、山田宗俊は「苓桂朮甘湯の「経を動かす（67）」および《太陽下篇》の「経脈がぴくぴくと震える（160）」の経は、皆表を指す辞である」と言うのは並びに正しい）。「太陽病、過経十余日」と言えば、その時、邪は既に少陽を犯していることが解る。そこで、二三これを下すので、「反って」とする。程氏は、「太陽病に罹患し、過経十余日で邪が裏に入らない場合は、この際は既に柴胡の証を具有していることが解る」と言う。下文を観るに、「柴胡の証がなおある」の字は見るべきである。もし反って二三これを下し、四五日目に更に他の変証がなく、柴胡の証が依然としてなおあれば、この時たとえ下すべき証があっても、先ず小柴胡湯を与えて半表半裏の邪を和解すべきである。もしこれを和解するも、嘔吐は停止せず、これに兼ねるに心下は急迫し、鬱鬱として微かに心煩する。心下は、正しく胃府の中に当たる。心下が急迫する場合は、切迫は既に極まっている。ましてや鬱鬱として微かに心煩するのはなおさらである。これは、裏熱が塞がり、実邪が既に陽明に併さっている印である。これを下して除くのでなければ、駄目である。そこで、与えるに大柴胡湯をもって兼ねてこれを行う。鬱鬱は、微煩の貌である。

劉茝庭は言う。考えるに、急は緩に対応する。思うに、物があって差し迫った勢いであることを言い、拘急を言うのではない。李氏の《脾胃論》で「裏急は、腹の中が緩やかで快くないことである」と言うのがこれである。思うに、いわゆる緩やかで快くないことで裏急を解釈するのは、いまだ穏当ではない。しかし、心下急においては、その義は近い。桃核承気湯の条文（106）の少腹急結の急もまた義が同じである。

林氏（瀾）は言う。嘔吐が停止しない場合は、半表半裏の証はなおある。そして心下が急迫し、鬱鬱として微かに心煩する場合は、必ず燥屎がある。下してこれを除くのでなければ、駄目である、そこで、大柴胡湯を用いて兼ねてこれを行う。

程氏（知）は言う。これは、過経で誤下し、大小の柴胡湯を使用する両解法を言う。思うに、その人の邪は屡々下すことによって深く入る。もし表証がいまだ止んでいない場合は、必ず先ず小柴胡湯を用いてその半表を和解し、その後に兼ねてその裏を攻めるべきである。

程氏は言う。この条文は、《陽明篇》で「嘔吐が多い場合は、陽明の証があっても、これを攻めるべきでない（204）」の条文と細かに酌量する。陽明の証で嘔吐が上にあれば、邪もまた膈の上にあり、いまだ府に入っていない。そこで、下すべきでない。この条文では、嘔吐が停止せず、心下が急迫するのは、邪は膈の下にあり、既に胃に属しているので、下すべきである。下すべきであり、下すべきでないこれらの所は、最も誤ることは許されない。

【本文】　大茈胡湯方

茈胡（半斤）　黄芩（三両）　芍薬（三両）　半夏（半升、洗う）　生姜（五両、切る）　枳実（四枚、炙る。○陶隠居曰く、「枳実若干枚の者は、穣《さねわた》を去り畢わり、一分を以て二枚に準ず」と）　大棗（十二枚、擘く）

右七味、水一斗二升を以て、煮て六升を取り、滓を去り、再煎して三升を取り、一升を温服し、日に三服す。一方に、大黄二両を加う。若し加えざれば、恐らくは大茈胡湯と為さず（旧本は、再煎の下に「三升を取る」の三字無し。小茈胡湯の煎法に依れば、此れ脱文に係る。今《発汗吐下後篇》及び《玉函》《外台》に據りて訂して補う）。

【通釈】　大柴胡湯方

柴胡（半斤）　黄芩（三両）　芍薬（三両）　半夏（半升、洗う）　生姜（五両、切る）　枳実（四枚、あぶる。○陶隠居は、「枳実の若干枚は、穣《さねわた》を除き終わった一分を二枚に準じる」と言う）　大棗（十二枚、きざむ）

右の七味に水一斗二升を用い、煮て六升を取り、滓を除き、再煎して三升を取り、一升を温服し、日に三回服用する。一方に、大黄二両を加える。もし加えない場合は、恐らくは大柴胡湯にはならない（旧本では、再煎の下に「三升を取る」の三字がない。小柴胡湯を煎じる方法によれば、これは文章を脱している。今《発汗吐下後篇》および《玉函》《外台》によって訂正して補う）。

【本文】　大茈胡なる者は、小茈胡に対して名を設くるなり。此れ、少陽、陽明の両解の剤なり。故に小茈胡湯の中に於いて人蔘、甘草の陽を助け胃に恋するの味を除き、而して芍薬、枳実、大黄の沈降を加えて熱の滞りを滌除するなり。多く生姜を倍する者は、嘔止まざるに因るなり。少しく大黄を加うる者は、裏実軽きを以てなり。又芍薬を用うる者は、其の大黄を佐けて実を泄するを取ればなり。成氏曰く、「芍薬は以て壅を通ず」と。建安許氏の「枳実、芍薬の二者合用すれば、而ち能く堅きを除き、積を破り、大黄の功を助けて内熱を下す」と曰う是れなり（張志聡曰く、「芍薬の気味は苦平、苦は血に走る。故に血分の薬と為す。苦は下泄す。故に《本経》は邪気、腹痛を主り、血痺を除き、堅積、寒熱を破るは、其の破泄に因る。故に《太陰篇》に「云々」と曰う。今の人咸「芍薬は酸斂を主る」と云うも、大黄の効能有るを知らず」と。元如曰く、「芍薬は、乃ち《神濃》中品の薬なり。《本経》に曰く、「気味苦平」と。後人増して酸と曰うも、実は未だ嘗て酸ならざるなり」と）。又成聊攝《りょうせつ》は、「大茈胡は下剤の緩き者と為す」と謂う。蓋し、少陽の胃実を兼ぬる者は、此の方の真的と為す。世は或は承気の太だ緊しきを畏れ、輙《すなわ》ち敢えて用いず大茈胡を以て穏当と為して之に代う者有り。噫《ああ》是れ又仲景の旨を失す。案ずるに、原方は大黄を脱す。故に叔和は方後に於いて乃ち「一方に云々」と云う。且つ本証は既に「之を下せば則ち愈ゆ」と言えば、其れ脱落を為すは疑い無し。

《金鑑》に曰く、許叔微曰く、「大茈胡湯の一方は大黄無く、一方は大黄有り。此の方、大黄を用うる者は、大黄に蘊熱を蕩滌するの功有るを以て、傷寒の中の要薬と為す。王叔和云う、「若し大黄を用いざれば、恐らくは大茈胡湯と名づけず」と。且つ経文に明らかに「之を下せば則ち愈ゆ」と言う。若し大黄無くんば、将に何を以て心下の急を下さんや。応に叔和に従うを是と為すべし」と。

建安許氏曰く、大茈胡湯の中は必ず大黄を用うるも、古方の中に又「一方に大黄を加う」と云うは、何ぞや。湯中に若し大黄無くんば、何ぞ大茈胡湯もて之を下すと言う者を得んや。此れ、乃ち前人剛断する処なり。

【語釈】　○《太陰篇》に云々と曰う：第280条では、「太陰の病為る、脈弱、其の人続いて自ら便利す。設し当に大黄、芍薬を行るべき者は、宜しく之を減ずべし。其の人胃気弱く、動じ易きを以ての故なり」とある。　○原方は大黄を脱す：一説に、大柴胡湯は三焦の無形の邪熱を治療するので、大黄を必要としないとする。柯韵伯の《傷寒来蘇集》では、「この方は、三焦の無形の熱邪を治療し、胃府の有形の実邪を治療するのではない。その心下急、煩、痞硬は病が胃口にあり、胃中にはない。熱を結んで裏にあるが、実を結んで胃にあるのではない。有形に属さないので、十余日にまたよく往来寒熱する。もし実を結んで胃にある場合は、蒸蒸として発熱するのであり、また寒があることを知らない。往来寒熱によって生姜を倍にし、柴胡を佐けて解表する。熱を結んで胃にあるので、人参、甘草を去り、枳実、芍薬を加えて破結する。条文の中では並びに大便硬に言及しない。しかもかつ下痢の症がある。仲景が大黄を用いない意は、明らかである。後人は「之を下す」の二字があるので、妄りに大黄を加えて胃気を傷るのは、大いなる謬りではないだろうか」とある。　○応に叔和に従う：《傷寒論疏義》では、「応に叔微に従う」に作るが、《医宗金鑑》によって訂正する。　○剛断：心がつよく決断力のあること。

【通釈】　大柴胡湯は、小柴胡湯に対して名を設ける。これは、少陽と陽明を両解する方剤である。そこで、小柴胡湯の中において陽を助け胃に留恋する人参と甘草を除き、芍薬、枳実、大黄の沈降の品を加えて熱の滞りを除去する。多く生姜を加えるのは、嘔吐が停止しないことによる。少し大黄を加えるのは、裏実が軽いからである。また、芍薬を用いるのは、それが大黄を佐けて実を泄する効能を取るからである。成氏は、「芍薬は、壅滞を通じる」と言う。建安許氏が「枳実、芍薬の二者を合用すると、よく堅いものを除き、積を破り、大黄の効能を助けて内熱を下す」と言うのがこれである（張志聰は、「芍薬の気味は苦平であり、苦は血に走る。そこで、血分の薬となる。苦は下洩する。そこで、《本経》では邪気、腹痛を主り、血痺を除き、堅積、寒熱を破るのは、それが破って洩らすことによる。そこで、《太陰篇》では、「云々」と言う。今の人は皆「芍薬は、酸斂を主る」と言うが、大黄の効能があることが解っていない」と言う。元如は、「芍薬は、《神農本草経》の中品の薬である。《本経》では、「気味は苦平」と言う。後人は増して酸と言うが、実はいまだかつて酸ではない」と言う）。また、成聊攝《りょうせつ》は、「大柴胡湯は、下剤の緩いものである」と言う。思うに、少陽病で胃実を兼ねる場合は、この処方が最も適切である。世間では、あるいは承気湯の作用が甚だ緊しいのを畏れ、敢えて承気湯を用いず、大柴胡湯を穏当として承気湯に換える場合がある。ああ、これもまた仲景の旨を失っている。案じるに、原方では大黄を脱している。そこで、叔和は方後において即ち「一方に云々」と言う。かつ本証は既に「これを下す場合は、治癒する」と言えば、それが脱落しているのは疑いがない。

《医宗金鑑》に言う。許叔微は、「大柴胡湯の一方は大黄がなく、一方は大黄がある。この処方に大黄を用いるのは、大黄に積もった熱を除く効能があるからであり、傷寒の中の重要な薬である。王叔和は、「もし大黄を用いない場合は、恐らくは大柴胡湯と名づけない」と言う。かつ経文に明らかに「これを下す場合は、治癒する」と言う。もし大黄がない場合は、何をもって心下の急を下すのであろうか。叔和に従うのが正しいとすべきである」と言う。

建安許氏は言う。大柴胡湯の中は必ず大黄を用いるが、古方の中にまた「一方に大黄を加える」と言うのは、どうしてであろうか。湯液の中にもし大黄がない場合は、どうして大柴胡湯を用いてこれを下すと言う場合があろうか。これは、前人が強く断定する所である。

【解説】　本条文は、少陽病に胃実証を兼ねる証候と治療法について論述している。

過経は、日数が過多であることを言う。「太陽病、過経十余日」と言えば、邪は既に少陽を犯している。本証は少陽病であり、柴胡の証が出現しているが、これを二三下すので、「反って之を下す」と言う。もし反って二三これを下し、四五日後に柴胡の証がなおある場合は、下すべき証があっても、先ず小柴胡湯を与えて半表半裏の邪を和解すべきである。心下は、正しく胃府の中に当たる。鬱鬱は、微煩の貌である。小柴胡湯を与えた後、嘔吐は止まず、更に心下が急迫し、鬱鬱として微かに心煩する場合は、裏熱が塞がり、実邪が既に陽明に併さった状態にある。そこで、大柴胡湯を与えて少陽を和解し、併せて陽明の裏を攻下する。

大柴胡湯は、少陽と陽明を両解する方剤である。本方は、小柴胡湯の中から陽を助け胃に留恋する人参と甘草を除き、芍薬、枳実、大黄の沈降の品を加えて熱の滞りを除去する。本証では、嘔吐が停止しないので、生姜は三両から五両に増量する。芍薬は、大黄を佐けて胃実を泄する。

【原文】　傷寒十三日不解、胸脇満而嘔、日晡所発潮熱、已而微利。此本茈胡証、下之以不得利。今反利者、知医以丸薬下之。此非其治也。潮熱者、実也。先宜服小茈胡湯以解外。後以茈胡加芒硝湯主之。(104)
【本文】　傷寒十三日解せず、胸脇満して嘔し、日晡所潮熱を発し、已《すで》にして微利す。此れ本茈胡の証、之を下して以て利を得ず。今反って利する者は、医丸薬を以て之を下すを知る。此れ其の治に非ざるなり。潮熱する者は、実なり。先ず宜しく小茈胡湯を服して以て外を解すべし。後茈胡加芒硝湯を以て之を主る（所は許と通ず）。
【語釈】　○已而：最初の事柄が発生し、久しい時間を経ずに第二の事柄が発生することを言う。久しくないこと。
【通釈】　傷寒に罹患して十三日の間解されず、胸脇は脹満して嘔吐し、日晡所に潮熱を発生し、程なく微かな下痢が出現した。これは本来は柴胡の証であり、これを攻下しても下痢することはない。今反って下痢する場合は、医者が丸薬を用いてこれを攻下したことが解る。これは、その治療ではない。潮熱は、実証である。先ず小柴胡湯を服用して外を解すべきである。その後、柴胡加芒硝湯を用いてこれを主る（所は許と通じる）。
【本文】　此の段、当に三截に作りて看るべし。「傷寒十三日」より「潮熱を発す」に至るは是れ一截、其の本証此くの如きを言う。「已にして微利す」より「此れ其の治に非ざるなり」は是れ一截、其の壊は医の誤りより出づるを論ず。「潮熱する者は、実なり」より以下は、誤りを救うの治を論ずるなり。十三日なる者は、約略の辞、必ずしも拘わらず。晡は、申の時なり。所は許と古字通用す。方氏の《通雅》に見ゆ。又《礼・檀弓疏》に、「所は、是れ不定の名」と。言うは、傷寒、十三日の久しきに至りて解せず。其の証、胸脇満して嘔するは、少陽なり。日晡所潮熱を発するは、陽明なり。乃ち、是れ少陽、陽明の併病なり。邪熱は方に結ぶも、何ぞ既にして微利を為すや。蓋し、此の病、本大茈胡もて両解するの証なり。已に之を下すを経れば、而ち利を得ず。今反って微利する者は、医茈胡の清涼を以て下さずして丸薬の毒熱を以て之を下すを知る。故に其の利は通暢せずして微なり。此れ、下を用いて法を失するを以ての故に徒に腸胃を擾して邪と実は依然として具わり存す。程氏の所謂「去る者は留まる所に非ず。留まる者は去る所に非ず。故に溏する者は自ら溏し、結ぶ者は自ら結ぶ。而して結ぶ者は既に結び、溏する者は益々溏す」なり。更に人攻めて後の下利を虚と為すを恐る。因りて又之を証して「潮熱は、乃ち胃府の熱結びて実を為せばなり」と曰う。是れ宜しく蚤《はや》く雙解に従うべし。而るに丸薬もて之を誤下して後は、続いて駃《かい》薬を以てするを欲せず。故に姑く先ず小茈胡を用いて胃安らかなるを待ち、而る後即ち芒硝を加えて以て之を洗滌すれば、則ち少陽の邪祛《さ》りて胃中の熱も亦解す。案ずるに、《陽明篇》は「陽明病、潮熱を発し、大便溏し、小便自ら可なり。胸脇満ちて去らざる者は、小茈胡湯之を主る（214）」と云う。但だ彼は誤下を経る者に非ずして其の用方の意は則ち此の段の先ず小茈胡湯を用うると義を同じくす（趙氏獻可曰く、「仲景、傷寒の熱積を蕩滌するは皆湯薬を用う。切に丸薬を用うるに宜しからざるは、知らざる可からず。乃ち、今人輒《すなわ》ち滾《こん》痰捱《がい》積等の丸を用いて傷寒を治するは何ぞや」と）。

成氏曰く、潮熱は、潮水の潮の若く、其の来るは其の時を失せざるなり。潮熱は陽明に属し、必ず日晡時に発す。陽明なる者は胃、土に属し、未申に王ず。邪気胃に入れば、王ずるに随いて潮するなり。

銭氏曰く、胃邪は実すと雖も、奈んせん少陽半表の邪未だ去らず。当に小茈胡湯を用いて以て外邪を解すべし。然る後に再び茈胡湯加芒硝を以て之を下せば、則ち胃中の熱邪も亦解す。

【通釈】　この段落は、三つの段落に作って看るべきである。「傷寒十三日」より「潮熱を発生する」に至っては一つの段落であり、その本証がこのようであることを言う。「程なく微かな下痢が出現する」より「これはその治療でない」までは一つの段落であり、その壊病が医者の誤りより出ることを論じている。「潮熱は、実証である」より以下は、誤りを救う治療を論じている。十三日は、およその辞であり、必ずしも拘わらない。晡は、申の時である。所は許と古字が通用する。方氏の《通雅》に見える。また、《礼記・檀弓疏》に、「所は、不定の名である」とある。ここで言う内容は、傷寒に罹患し、十三日の久しい間に至って病が治癒しなくなった。その証は、胸脇が脹満して嘔吐するのは、少陽病である。日晡所に潮熱を発生するのは、陽明病である。即ち、これは少陽と陽明の併病である。邪熱はまさに結ぶが、どうして既に微かな下痢になるのであろうか。思うに、この病は本来大柴胡湯を用いて両解する証である。既にこれを攻下すれば、下痢はない。今反って微かな下痢になる場合は、医者が柴胡の清涼を用いて下さず、丸薬の毒熱を用いてこれを下したことが解る。そこで、その下痢は通暢せず、微かである。これは、下剤を用いて道理に違うので、徒に胃腸を乱し、邪と実は依然として具わって存続する。程氏のいわゆる「去るものは、留まる所でない。留まるものは、去る所でない。そこで、下痢するものは自ら下痢し、結ぶものは自ら結ぶ。そして結ぶものは既に結び、下痢するものは益々下痢する」である。更に人が攻めた後の下痢を虚証とすることを恐れる。これによってまたこれを明らかにし、「潮熱は、胃府の熱が結んで実証を形成するからである」と言う。これは、早く双解すべきである。ところが、丸薬を用いてこれを誤下した後は、続いて俊敏な薬を用いて治療することを望まない。そこで、暫く先ず小柴胡湯を用いて胃が安らかになるのを待ち、その後芒硝を加えてこれを洗って除く場合は、少陽の邪は去り、胃の中の熱もまた解される。案じるに、《陽明篇》では「陽明病に罹患し、潮熱を発生し、大便は溏になり、小便は自ら可能である。胸脇が満ちて去らない場合は、小柴胡湯がこれを主る（214）」と言う。ただ、彼は誤下を経る場合でないが、その処方を用いる意はこの段落の先ず小柴胡湯を用いるのと意義が同じである（趙氏獻可は、「仲景が傷寒の熱積を除く場合は、皆湯薬を用いる。切に丸薬を用いるのが好ましくないのは、知らないでいてはならない。即ち、今の人が滾《こん》痰捱《がい》積などの丸剤を用いて傷寒を治療するのは、どうしてであろうか」と言う）。

成氏は言う。潮熱は、潮水の潮のように、その到来はその時を失わない。潮熱は陽明に属し、必ず日晡時に発生する。陽明は胃であり、土に属し、未申に盛んになる。邪気が胃に入ると、盛んになる時に従って潮熱を発生する。

銭氏は言う。胃邪は実しているが、どうしようもないことに少陽の半表の邪はいまだ去っていない。小柴胡湯を用いて外邪を解すべきである。その後、再び小柴胡湯に芒硝を加えてこれを攻下する場合は、胃の中の熱邪もまた解される。

【本文】　茈胡加芒硝湯方

茈胡（二両十六銖）　黄芩（一両）　人蓡（一両）　甘草（一両、炙る）　生姜（一両、切る）　半夏（二十銖、本云う、五枚、洗うと）　大棗（四枚、擘く）　芒硝（二両）

右八味、水四升を以て、煮て二升を取り、滓を去り、芒硝を内れ、更に煮て微沸し、分かち温め再服す。解せざれば更に作る。

【通釈】　柴胡加芒硝湯方

柴胡（二両十六銖）　黄芩（一両）　人参（一両）　甘草（一両、あぶる）
生姜（一両、切る）　半夏（二十銖、元々は五枚を洗うと言われている）
大棗（四枚、きざむ）　芒硝（二両）

右の八味に水四升を用い、煮て二升を取り、滓を除き、芒硝を入れ、更に煮て微かに沸騰させ、二回に分けて温めて服用する。病が解されない場合は、更に作る。

【本文】　此れも亦双解の法なり。乃ち、小茈胡湯の中に芒硝を加うる者は、蓋し本証は下利すればなり。故に壅実は大茈胡より軽し。而して凡そ丸薬もて誤下して後に燥結すれば、則ち焉《こ》れより甚だしきこと有り。是を以て大黄の破実を藉《か》らずして殊に芒硝の軟堅を取る。後人或は大柴胡湯加芒硝を以てする者有るは、大いに仲景の法を失す。

方後の「解せざれば」は、邪気解散せざるを謂うなり。

松陵徐氏曰く、此れ薬剤の最も軽き者なり。今秤を以て之を計るに、約二両を二服に分かてば、則ち一服は止《ただ》一両のみ。案ずるに、大茈胡湯加大黄、枳実は、乃ち小承気を合用するなり。此れ、芒硝を加え、乃ち調胃承気を合用するなり。皆少陽、陽明同治の方なり。

汪氏曰く、微利の後、溏する者は已に去り、燥く者は自ら留まる。芒硝を加うる者は、能く熱に勝ちて堅きを攻め、又其の性速やかに下りて胃気を礙《さまた》ぐること無ければなり。乃ち、一挙にして両得なり。

【通釈】　これもまた双解の方法である。即ち、小柴胡湯の中に芒硝を加えるのは、思うに本証は下痢するからである。そこで、塞がって実するのは大柴胡湯より軽い。そしておよそ丸薬を用いて誤下した後に燥結する場合は、これより甚だしいことがある。そこで、大黄の破実の効能を借りずに殊に芒硝の軟堅の効能を取る。後人があるいは大柴胡湯に芒硝を加えたものを用いる場合があるが、大いに仲景の法を失っている。

方後の「解されない場合」は、邪気が解散されないことを言う。

松陵徐氏は言う。これは、薬剤の最も軽いものである。今秤でこれを計ると、約二両を二服に分ける場合は、一服はただ一両だけである。案じるに、大柴胡湯に大黄と枳実を加えるのは、小承気湯を合用することである。これは芒硝を加え、調胃承気湯を合用することである。皆少陽と陽明を同じく治療する処方である。

汪氏は言う。微かに下痢した後、下痢する場合は邪は既に去り、燥く場合は邪は自ら留まる。芒硝を加えるのは、よく熱に勝って堅いものを攻め、またその性は速やかに下って胃気を妨げることがないからである。即ち、一挙両得である。

【解説】　本条文は、少陽と陽明の併病の証候と治療法について論述している。

本節は、三つの段落にして看るべきである。冒頭の「傷寒十三日」より「日晡所潮熱を発す」までは一つの段落であり、少陽と陽明の併病の証候が出現することを言う。十三日は、およその辞である。晡は申の所であり、「日晡所」の「所」の字は「許り」の字と古字が通用する。即ち、傷寒に罹患し、十三日もの長い間病が治癒せず、邪が少陽に入る場合は、胸脇は脹満して嘔吐し、また邪が更に陽明に入る場合は、日晡所に潮熱が発生する。

「已にして微利す」より「此れ、其の治に非ざるなり」までは一つの段落であり、医者の誤治によって壊病が発生することを言う。本証は大柴胡湯の清涼を用いて少陽と陽明を両解すべきであり、そうすれば下痢が出現することはない。ところが、医者が丸薬の毒熱を用いて誤って攻下する場合は、胃腸が乱されるので、微かな下痢になるが、邪と実は依然として解されずに存続する。

「潮熱する者は、実なり」より「柴胡加芒硝湯を以て之を主る」までは一つの段落であり、誤治を救う治療法を言う。人は攻下した後の下痢を虚証と誤認する恐れがある。そこで、「潮熱は、胃府の熱が結んで実証を形成するからである」と指摘する。本証は早く双解すべきであるが、丸薬を用いて誤下した後であるので、俊敏な薬で治療することを望まない。そこで、先ず小柴胡湯を与えて胃を安らかにし、次いで柴胡加芒硝湯を用いて胃中の実熱を除去する。

柴胡加芒硝湯は、少陽と陽明を双解する処方である。本証では下痢が出現しているので、小柴胡湯の中に芒硝を加えて軟堅する。方後の注に言う「解せざれば」は、邪気が解散されないことを言う。

【原文】　傷寒十三日、過経譫語者、以有熱也。当以湯下之。若小便利者、大便当鞕。而反下利、脈調和者、知医以丸薬下之。非其治也。若自下利者、脈当微厥。今反和者、此為内実也。調胃承気湯主之。(105)

【本文】　傷寒十三日、過経、譫語する者は、熱有るを以てなり。当に湯を以て之を下すべし。若し小便利する者は、大便当に鞕なるべし。而るに反って下利し、脈調和する者は、医、薬を以て之を下すを知る。其の治に非ざるなり。若し自下利する者は、脈当に微、厥すべし。今反って和する者は、此れ内実と為すなり。調胃承気湯之を主る（鞕は五更の翻）。

【語釈】　○過経：病が解される一般の日程を過ぎることを言う。第103条の本文を参照。　○脈調和：病脈と陽明腑実証とが符合することを言う。汪苓友の《傷寒論弁証広注》では、「もしその人が誤下によらずに自利する場合は、その脈は微で手足は厥冷を見わすはずである。これは内が虚しているので、下すべきでない。今脈は反って調和する。反って調和するのは、その脈と陽明腑証が相互に背かない意を言う」とある。

【通釈】　傷寒に罹患して十三日が経過し、病が解される通常の日程を超過し、譫語が出現するのは、熱があるからである。湯液をもってこれを攻下すべきである。もし小便が通利する場合は、大便は硬くなるはずである。ところが、反って下痢し、脈は調和してその他の虚の象がない場合は、医者が丸薬を用いてこれを攻下したことが解る。これは治療の誤りである。もし自下利する場合は、脈は微になり、四肢は厥冷するはずである。今脈が反って調和する場合は、内が実している。この場合は、調胃承気湯がこれを主る（鞕は五更の翻である）。

【本文】　此れ、証は上条と相似するに因りて並びに挙げて以て互いに其の治を詳らかにするなり。傷寒、十三日の久しきは、其の常度を過ぎて解せざるを言う。譫語なる者は、邪熱胃に入るを以て、胃中に熱有り、熱気膈を熏ずれば、則ち神昏みて譫妄するなり。法当に湯を以て之を蕩滌すべし。銭氏曰く、「「湯」と曰いて「承気」と曰わざる者は、上の四句は是れ下文の語を起こすを以てなり。乃ち、客を借りて主を形わすの詞なり。故に忽せにする所に在るなり」と。若し小便利する者は、津液偏滲し、大便当に鞕かるべし。今反って下利し、脈も又調和すれば、而ち自利の脈に非ず。夫れ譫語なる者は、胃実を為して下利に応ぜず。下利は虚脈を為して調和に応ぜず。今皆互いにして之有り脈証協わざれば、医之を下すに丸薬を以てするを知る。故に曰く、「其の治に非ざるなり」と。蓋し、本証之を下すは固より誤りに非ずして丸薬もて之を下すは乃ち誤りなり。更に又之を申して「若し自下利する者は、当に脈微にして四支厥すべし」と曰う。今脈「反って和す」の「和」の字は、「微」の字に対して看る。即ち、脈と証と相い背かざるの意なり。若し脈果たして調和すれば、則ち病無し（案ずるに、「微」と「厥」との間は「而」の字を省く。《厥陰篇》に「脈微にして厥す（脈微而厥）（338）」の文有るは、徴す可し）。或るひと曰く、「微厥の「厥」の字は、衍文なり」も亦通ず。此れ、胃中の熱実し燥屎有りと為す。故に譫語、下利等の証を見わすなり。蓋し、医の下を用うるは法を失し、腸胃の中の堅実の物は去ること能わずして下す所の者は旁流溏垢のみ。《経》に曰く、「下利、讝語する者は、燥屎有るなり。小承気湯に宜し（374）」と。是れ小承気湯証に属すと雖も、之を誤下するを以ての故に内実去らず、胃気徒に傷る。只宜しく之を和するに調胃承気湯を以てすべきなり。

汪氏曰く、此の段、五つの反、一つの対有り。熱は厥と反し、湯は丸と反し、便鞕しは下利と反し、脈微は脈和すと反し、薬もて下すは自利と反し、小便すは大便鞕しと一対を為す。読者は宜しく細かに之を詳らかにすべし。

【語釈】　○讝妄：讝は、言葉が多い。しゃべりちらす。妄は、でたらめ。

【通釈】　これは、証が上の条文と類似するので、並びに挙げて互いにその治療を詳らかにしている。傷寒に罹患し、十三日の久しい間が経過するのは、それが通常の程度を過ぎて病が解されないことを言う。譫語は、邪熱が胃に入るので、胃の中に熱があり、熱気が膈を熏じる場合は、神が昏んででたらめな言葉を多く喋ることである。道理からすると、湯液を用いてこれを除去すべきである。銭氏は、「「湯」と言い、「承気」と言わないのは、上の四句が下文の語を起こすからである。即ち、客を借りて主を現わす詞である。そこで、忽せにする所である」と言う。もし小便が通利する場合は、津液は偏滲し、大便は硬くなるはずである。今反って下痢し、脈もまた調和する場合は、自利の脈ではない。そもそも譫語は胃実証であり、下痢に応じない。下痢は虚脈を生じて調和の脈に応じない。今皆互いにこれがあり、脈と証が協調しない場合は、医者がこれを攻下するのに丸薬を用いたことが解る。そこで、「その治療ではない」と言う。思うに、本証でこれを攻下するのは固より誤りでないが、丸薬を用いてこれを攻下するのは誤りである。更にまたこれを述べて、「もし自下利する場合は、脈は微になり、四肢は厥冷するはずである」と言う。今脈が「反って調和する」の「和」の字は、「微」の字に対して看る。即ち、脈と証とが相互に背かないの意である。もし脈が果たして調和する場合は、病はない（案じるに、「微」と「厥」との間では「而」の字を省いている。《厥陰篇》に「脈が微で厥冷する（脈微而厥）（338）」の文があるのは、証拠とすべきである）。ある人が言う「微厥の「厥」の字は、衍文である」もまた通じる。これは、胃の中の熱が実して燥屎がある。そこで、譫語や下痢などの証が見われる。思うに、医者が下法を用いるのは道理を失い、胃腸の中の堅い実した物は去ることができず、下す所のものは旁流の溏垢だけである。《経》では、「下痢し、譫語する場合は、燥屎がある。小承気湯を用いるのがよい（374）」と言う。これは小承気湯証に属しているが、これを誤下するので、内実は去らず、胃気が徒に傷られる。ただ、これを調和するには調胃承気湯を用いるべきである。

汪氏は言う。この段落では、五つの反と一つの対がある。熱は厥と反し、湯は丸と反し、便が硬いのは下痢と反し、脈が微であるのは脈が調和するのと反し、薬で下すのは自利と反し、小便するのは大便が硬いのと一対となる。読者は、細かにこれを詳らかにすべきである。

【解説】　本条文は、譫語と下痢が出現し、第104条と類似する証候と治療法について論述している。

本条文は、証候が第104条と類似するので、並びに挙げてその治療法を明らかにする。冒頭の「傷寒十三日、過経」は、傷寒に罹患し、十三日もの久しい期間が経過し、通常の程度を過ぎて病が解されなくなることを言う。即ち、邪熱が胃に入り、胃の中に熱があり、熱気が膈を熏蒸すると、神が昏んで譫語が出現する。本証は胃実証であるので、湯液を用いてこれを攻下すべきである。もし小便が通利する場合は、津液が膀胱に偏滲するので、大便は硬くなるはずである。今反って下痢する場合は、脈は虚脈になるはずである。ところが、脈が調和するのは、自利の脈に応じない。また、譫語が出現する場合は、胃実証であるので、下痢するはずがない。ところが、下痢するのは、調和した脈に応じない。即ち、本証を攻下したのは誤りでないが、湯液を用いず、丸薬を用いて攻下したのは正しい治療法ではない。もし虚寒による自下利が出現する場合は、一般に脈は微になり、四肢は厥冷するはずである。脈が「反って和す」の「和」の字は脈と証が相互に背かないの意であり、「微」の字に対して看る。即ち、本証は、胃の中の熱が実して燥屎があるが、丸薬を用いて攻下したために燥屎が去らず、旁流の溏垢が下痢となって外に排出される状態にある。本証は、既に誤下を経て胃気が傷られているので、調胃承気湯を用いて緩やかにこれを攻下する。

【原文】　太陽病不解、熱結膀胱、其人如狂、血自下。下者愈。其外不解者、尚未可攻。当先解其外。外解已、但少腹急結者、乃可攻之。宜桃核承気湯。（106）

【本文】　太陽病解せず、熱膀胱に結び、其の人狂の如く、血自ら下る。下る者は愈ゆ。其の外解せざる者は、尚未だ攻む可からず。当に先ず其の外を解すべし。外解し已わり、但だ少腹急結する者は、乃ち之を攻む可し。桃核承気湯に宜し（核は下革の翻）。

【通釈】　太陽病が解されず、熱が膀胱に結び、その人は狂ったようになり、血が自然に下る。下る場合は病は治癒する。その外が解されない場合は、なおいまだ攻めるべきでない。先ずその外を解すべきである。外を解し終わり、ただ少腹が急結する場合は、これを攻めるべきである。桃核承気湯を用いるのがよい（核は下革の翻である）。

【本文】　此れ、下焦蓄血の証治を論ず。言うは、太陽病、邪熱解せざれば、下焦蓄血す。此れ、熱膀胱に結ぶと為す。膀胱は、猶下焦と言うがごとし。蓋し、「胃中に燥屎有り（238）」と例を同じくす。抵当湯の条に「熱下焦に在り（124）」と云うは是れ互いに発するのみ。旧注に乃ち「太陽経の邪熱解せず、経に随いて府に入る」と云うは、殊に分析を欠く。其の人狂の如き者は、瘀熱内結し、心は擾す所と為す。故に狂の如きなり。「如し」の字は、必ずしも深く講ぜず。唯だ是れ狂うを謂うなり。《毛詩》の「風雨晦《くら》むが如し」と同じ。若し熱血に迫りて自ら下れば、則ち邪血に随いて下泄す。故に愈ゆるなり。若し其の血自ら下るを得ずして下に畜積すれば、則ち少腹は急結の形を作す。当に之を下すべし。宜しく桃核承気湯を以て畜血を下し尽せば、則ち愈ゆべし。蓋し、血は乃ち水の類なり。故に其の瘀畜は必ず下に就きて以て少腹に結ぶなり。然して外証未だ解せざる者、之を下せば、裏虚し邪陥るを恐る。故に尚未だ攻む可からず。必ず当に先ず其の外邪を解すべし。外邪已に解すれば、乃ち之を攻む可し。原注、及び《脈経》《千金翼》に據りて之を攷うるに、外を解するの薬は桂枝湯に属す。案ずるに、此の条当に後段の瘀血の中に移すべし。今此に在る者は、疑うらくは編次の錯なり。

程氏曰く、此の条、小便に及ばざる者は、「血自ら下る」の三字有るを以てなり。然して「少腹急結」の処は「小便自利す」の句有るを包む。

尤氏曰く、血下れば則ち熱血に随いて出でて愈ゆ。所謂「血病血を見わせば、自ら愈ゆ」なり。若し其れ愈えずして少腹急結する者は、必ず法を以て攻めて之を去る。

【語釈】　○其の人狂の如き者：一説に、発狂に似るが、症状は軽いとする。銭天来の《傷寒溯源集》では、「これを「狂の如し」と言うのは、狂うがいまだ甚だしくない詞である」とある。

【通釈】　これは、下焦の蓄血の証候と治療法を論じている。ここで言う内容は、太陽病に罹患し、邪熱が解されない場合は、下焦が蓄血する。これは、熱が膀胱に結ぶ。膀胱は、丁度下焦と言うようなものである。思うに、「胃の中に燥屎がある（238）」と例が同じである。抵当湯の条文に「熱が下焦にある（124）」と言うのは互いに述べるだけである。旧注に「太陽経の邪熱が解されず、経に随って府に入る」と言うのは、殊に分析を欠いている。その人が狂ったようになるのは、瘀熱が内に結び、心が乱される。そこで、狂ったようになる。「如し」の字は、必ずしも深く議論しない。ただ、これは狂うことを言う。《毛詩》の「風雨が晦むようである」のと同じである。もし熱が血に迫って自ら下る場合は、邪は血に随って下に泄れる。そこで、治癒する。もしその血が自ら下ることができず、下に蓄積する場合は、少腹は急結の形を生じる。これを下すべきである。桃核承気湯を用いて蓄血を下し尽くす場合は、治癒するはずである。思うに、血は水の類である。そこで、その瘀血の蓄積は必ず下に向かって少腹に結ぶ。そして外証がいまだ解されていない場合にこれを下すと、裏が虚して邪が陥ることを恐れる。そこで、なおいまだ攻めるべきでない。必ず先ずその外邪を解すべきである。外邪が既に解される場合は、これを攻めるべきである。原注、および《脈経》《千金翼》によってこれを考えるに、外を解する薬は桂枝湯に属している。案じるに、この条文は後の段落の瘀血の中に移すべきである。今ここにあるのは、恐らくは編次の誤りである。

程氏は言う。この条文が小便に及ばないのは、「血が自ら下る」の三字があるからである。そして「少腹急結」の所は、「小便が自利する」の句があるのを包括する。

尤氏は言う。血が下る場合は、熱が血に随って出て、病が治癒する。いわゆる「血病が血を見わす場合は、自ら治癒する」である。もしそれが治癒せず、少腹が急結する場合は、必ず法によって攻めてこれを除く。

【本文】　桃核承気湯方

桃人（五十個、皮尖を去る）　大黄（四両）　桂枝（二両、皮を去る）　甘草（二両、炙る）　芒硝（二両）

右五味、水七升を以て、煮て二升半を取り、滓を去り、芒硝を内れ、更に火に上せ微沸し、火より下す。食に先だちて五合を温服し、日に三服す。当に微利すべし。

【通釈】　桃核承気湯方

桃仁（五十個、皮尖を除く）　大黄（四両）　桂枝（二両、皮を除く）　甘草（二両、あぶる）　芒硝（二両）

右の五味に水七升を用い、煮て二升半を取り、滓を除き、芒硝を入れ、更に火に載せて微かに沸騰させ、火より降ろす。食事に先だって五合を温服し、日に三回服用する。微かな下痢が出現するはずである。

【本文】　《玉函》《脈経》は、桃人承気湯に作る。案ずるに、桃核は即ち是れ桃人なり。猶杏子、杏人のごときなり。此れ、調胃承気湯の中に於いて桃人、桂枝の二味を加え、以て其の畜血を攻む。《本草》に桃人は瘀血、血閉を主り、桂枝は辛熱、血を利して滞を行らす。此の方、後人用いて以て血溢、血泄、打撲、傷損、及び婦人の産後の諸疾、経閉、腹疼等の証を治して并びに効く。

方後の「食に先だつ」は又烏梅丸（338）の方後に見え、服薬は飲食に先だつことを謂うなり。案ずるに、《本草序例》に曰く、「病胸膈已上に在る者は、先に食し後に服薬す。病心腹已下に在る者は、先に服薬し、而る後に食す」と。又王冰《素問・腹中論》に注して曰く、「飯は後、薬は先は、之を後飯と謂う」は、並びに此の段の義なり。

松陵徐氏曰く、微利なれば則ち僅かに通じ、大便必ずしも定めて血を下さざるなり。

劉茝庭曰く、愚謂うに、此の証血結びて気滞るに非ず。是れ枳、朴の破気を用いずして芒硝、甘草の軟堅緩急を取ること有る所以なり。

【通釈】　《玉函》《脈経》では、桃仁承気湯に作る。案じるに、桃核は桃仁である。丁度杏子、杏仁のようなものである。これは、調胃承気湯の中において桃仁と桂枝の二味を加え、これによってその畜血を攻める。《本草》では桃仁は瘀血、血閉を主り、桂枝は辛熱で血を通利して滞を行らせる。この処方は、後人は用いて血が溢れ、血が泄れ、打撲し、損傷し、および婦人の産後の諸々の疾患、経閉、腹部の疼痛などの証を治療して並びに有効である。

方後の「食に先だつ」はまた烏梅丸（338）の方後に見え、服薬は飲食に先だつことを言う。案じるに、《本草序例》では、「病が胸膈以上にある場合は、先に食べて後に服薬する。病が心腹以下にある場合は、先に服薬し、その後に食べる」と言う。また、王冰は《素問・腹中論》に注釈して言う「飯は後であり、薬は先であるのは、これを後飯と言う」は、並びにこの段落の義である。

松陵徐氏は言う。微かな下痢では僅かに通じるだけであり、大便は必ずしも定めて血を下さない。

劉茝庭は言う。私が思うには、この証は血が結ぶのであり、気が滞るのではない。これが、枳実や厚朴の破気の品を用いずに芒硝や甘草の軟堅緩急の品を取る理由である。

【解説】　本条文は、下焦の蓄血の証候と治療法について論述している。

太陽病に罹患し、邪熱が解されなくなると、下焦が蓄血する。本条文は「熱膀胱に結ぶ」と言うが、ここで言う膀胱は下焦を指す。瘀熱が内に結ぶと、心が乱されるので、狂ったようになる。「如し」は狂うことを言い、必ずしも深く議論しない。もし熱が血に迫り、血が自然に下る場合は、邪は血に従って下泄されるので、病は治癒する。もし血が自然に下ることができず、下に蓄積する場合は、少腹が急結するので、これを下すべきである。外証がまだ解されていない場合にこれを下すと、裏が虚して邪が内陥する恐れがあるので、例えば桂枝湯を用いて先ずその外邪を解すべきである。外邪が解された後は、次いで桃核承気湯を用いて蓄血を下すべきである。

桃核承気湯は、調胃承気湯の中に桃仁と桂枝を加えた処方である。方中の桃仁は瘀血、血閉を主り、桂枝は辛熱で血を通利して滞を行らせ、調胃承気湯とともに蓄血を攻める。なお、方後の注に言う「食に先だつ」は、服薬は飲食に先だつことを言う。

【原文】　傷寒八九日、下之、胸満煩驚、小便不利、讝語、一身尽重、不可転側者、茈胡加龍骨牡蛎湯主之。(107)

【本文】　傷寒八九日、之を下し、胸満、煩驚、小便不利、讝語し、一身尽く重く、転側す可からざる者は、茈胡加龍骨牡蛎湯之を主る（讝は之廉の翻）。

【通釈】　傷寒に罹患して八九日が経過し、これを攻下し、胸満し、煩驚し、小便が不利になり、譫語し、一身が尽く重だるくなり、寝返りができなくなる場合は、柴胡加龍骨牡蛎湯がこれを主る（讝は之廉の翻である）。

【本文】　此れ、少陽誤下の壊証なり。傷寒八九日は、蓋し邪少陽を犯すの時なり。若し之を誤下すれば、則ち邪熱胸中に客す。故に胸満して煩す。胆気寧らかならず。故に驚く。小便不利の者は、気化行らず、津液輸《おく》らざればなり。讝語する者は、邪気裏に入り、胃熱し、神昏めばなり。一身尽く重く、転側す可からざる者は、熱灼き、気擁《ふさ》がり、血液流行するに快からざればなり。劉茝庭曰く、「「一身尽く重し」は「三陽の合病、身重く以て転側し難し（219）」と其の機稍同じ」と。茈胡加龍骨牡蛎湯を以て之を主るの大意は、和解

・鎮固・攻補兼施の法に在るなり。案ずるに、此の証、蓋し其の人素肝胆の気平らかならず、誤りて攻下を行い、内は宿疾を動かし、現症錯雑す。故に薬も亦攻補兼施し以て正を養い邪を祛《さ》るは、真に神化無方の者なり。前輩或は煩驚を以て耑《もっぱ》ら心病に属する者は、今竊《ひそ》かに取らざる所なり。周氏の所謂「煩驚は心に係ると雖も、未だ肝胆に因らざること有らず」は是なり。

尤氏曰く、傷寒、下して後、其の邪一か処に併帰する者は、結胸、下利の諸候の如き是れなり。一身に散漫する者有り、此の条の云う所の諸候の如き是れなり。

【語釈】　○神化：神のような不思議な変化をする。神のごとき感化。　○無方：限りがない。つきる所がない。

【通釈】　これは、少陽の誤下の壊証である。傷寒八九日は、思うに邪が少陽を犯す時である。もしこれを誤下する場合は、邪熱が胸中に客する。そこで、胸満して心煩する。胆気は、寧らかでない。そこで、驚く。小便が不利になるのは、気化が行らず、津液が輸布されなくなるからである。譫語するのは、邪気が裏に入り、胃が熱し、神が昏むからである。一身が尽く重だるくなり、転側できなくなるのは、熱が灼き、気が塞がり、血液の流行が快くないからである。劉茝庭は、「「一身が尽く重くなる」は、「三陽の合病で、身体が重くなって転側し難くなる（219）」のと、その機序が幾らか同じである」と言う。柴胡加龍骨牡蛎湯を用いてこれを主る大意は、和解し鎮固し攻補兼施する方法にある。案じるに、この証は、思うに、その人は元々肝胆の気が平らかでないが、誤って攻下を行い、内は宿疾を動かし、現症が錯雑する。そこで、薬もまた攻補兼施して正気を養い邪気を去るのは、真に神のように尽きるところがないものである。先輩はあるいは煩驚を専ら心の病に属するのは、今窃かに取らない所である。周氏のいわゆる「煩驚は心に係わるが、いまだ肝胆によらないことがない」は正しい。

尤氏は言う。傷寒を攻下した後、その邪が一か所に併帰するのは、結胸証や下痢などの諸々の証候のようなものがこれである。一身に散漫する場合があり、この条文が言う所の諸々の証候のようなものがこれである。

【本文】　茈胡加龍骨牡蛎湯方

茈胡（四両）　龍骨　黄芩　生姜（切る）　鉛丹　人参　桂枝（皮を去る）

茯苓（各一両半）　半夏（二合半、洗う）　大黄（二両）　牡蛎（一両半、熬《い》る。○熬は牛刀の翻。《説文》は「熬るは、乾かし煎ずるなり」と。楊雄

《方言》に「凡そ火を以て五穀の類を乾かし、山自りして東、斉楚より以往は之を「熬る」と謂う」と）　大棗（六枚、擘く）

右十二味、水八升を以て、煮て四升を取り、大黄を切りて碁《ご》子の如きを内れ、更に煮ること一両沸、滓を去り、一升を温服す。本云う茈胡湯に、今龍骨等を加うと。

【通釈】　柴胡加龍骨牡蛎湯方

柴胡（四両）　龍骨　黄芩　生姜（切る）　鉛丹　人参　桂枝（皮を除く）

茯苓（各々一両半）　半夏（二合半、洗う）　大黄（二両）　牡蛎（一両半、熬る。〇熬は牛刀の翻である。《説文》では「熬るは、乾かして煎じることである」とある。楊雄《方言》では、「およそ火を用いて五穀の類を乾かし、山より東、斉楚より後は、これを「熬る」と言う」とある）　大棗（六枚、きざむ）

右の十二味に水八升を用い、煮て四升を取り、大黄を切って碁石のようなものを入れ、更に煮て一二沸し、滓を除き、一升を温服する。元々は柴胡湯に、今龍骨などを加えると言う。

【本文】　此れ、小茈胡湯以て胸満して煩するを除き、龍骨、牡蛎、鉛丹を加えて以て肝胆の怯《おび》えを鎮め、茯苓を加えて以て津液を行らして小便を利し、大黄を加えて以て胃熱を逐い譫語を止め、桂枝を加えて以て陽気を行らせて身重きを解す。且つ甘草を除去する者は、蓋し大茈胡湯と義を同じくす。是に於いて表裏虚実泛応曲当し、而ち錯雑の邪尽く解するを庶幾するのみ。

方後の「大黄を切ること碁子の如し」は、又枳実梔子湯（393）の方後に見え、「大黄博碁子の如きもの五六枚を加う」と曰う。攷うるに、《医心方》は《経心方》に「胡粉十二碁」と云うを引き、「博碁は其の大小寸」と注す是れなり。然して此れ「如し」と言う者は、形容の辞なり。蓋し、切ること博碁子の様の如く、其の大小は必ずしも博碁に比するに非ざるなり。「切ること碁子の如し」は、既に「細かに剉《き》る」とは同じならず。況や僅かに煮ること一二佛なれば、気味軽清、瀉降の性も亦速やかにして胃気を礙《さまた》ぐること無きをや。此れ、誤下して後、中焦既に傷るるを以て、敢えて峻攻せざるなり。

銭氏曰く、大黄は乃ち蕩滌の薬なり。熱邪胃に在り、譫語し神昏むは、此れに非ざれば療せず。但だ下して後の虚に因るが故に、切ること碁子の如くし、僅かに煮ること一二佛、性味をして全たからざらしむれば、則ち峻下を成さず。

松陵徐氏曰く、案ずるに、此の方能く肝胆の驚痰を治す。之を以て癲癇を治すれば必ず効く。

【語釈】　○泛：ひろく。あまねく。　○曲当：つぶさに理にあたる。すべてあたる。　○庶幾：希望する。

【通釈】　これは、小柴胡湯を用いて胸満し心煩するのを除き、龍骨、牡蛎、鉛丹を加えて肝胆の怯《おび》えを鎮め、茯苓を加えて津液を行らせて小便を通利し、大黄を加えて胃熱を逐って譫語を止め、桂枝を加えて陽気を行らせて身体が重だるくなるのを解する。かつ甘草を除去するのは、思うに大柴胡湯と義が同じである。ここにおいて表裏と虚実が広く応じ、つぶさに道理にあたるので、錯雑する邪が尽く解されるのを期待するだけである。

方後の「大黄を碁石のように切る」は、また枳実梔子湯（393）の方後に見え、「大黄の碁石のようなもの五六枚を加える」と言う。考えるに、《医心方》は《経心方》に「胡粉十二碁」と言うのを引用し、「碁石は、その大小は寸である」と注釈するのがこれである。しかし、これが「如し」と言うのは、形容する辞である。思うに、碁石のように切るが、その大小は必ずしも碁石に比較するのではない。「碁石のように切る」は、既に「細かく剉《き》る」と同じでない。ましてや僅かに煮て一二佛すれば、気味は軽清であり、瀉降の性もまた速やかであり、胃気を妨げることがないのはなおさらである。これは、誤下した後、中焦が既に傷られているので、敢えて峻攻しない。

銭氏は言う。大黄は、洗い清める薬である。熱邪が胃にあり、譫語し神が昏む場合は、これでなければ治療ができない。ただ、攻下した後に虚しているので、碁石のように切り、僅かに煮て一二佛し、性味を完全にしない場合は、峻下を形成しない。

松陵徐氏は言う。案じるに、この処方は、よく肝胆の驚痰を治療する。これを用いて癲癇を治療すると、必ず有効である。

【解説】　本条文は、少陽病を誤下した後の壊病の証候と治療法について論述している。

「傷寒八九日」は、邪が少陽を犯す時である。即ち、少陽病を誤下し、邪熱が胸中に客すると、胸満し、心煩する。胆気が寧らかではなくなると、驚く。気化が行らず、津液が輸布されなくなると、小便は不利になる。邪気が裏に入り、胃が熱すると、神が昏むので、譫語する。熱が灼き、気が塞がり、血液の流行が快くなくなると、一身が尽く重だるくなり、転側できなくなる。本証は、邪気が一身に散漫し、内は宿疾を動かし、現症が錯雑した状態にある。そこで、柴胡加龍骨牡蛎湯を用いて和解・鎮固・攻補兼施する。

柴胡加龍骨牡蛎湯は、小柴胡湯より甘草を除き、龍骨、牡蛎、鉛丹、茯苓、大黄、桂枝を加えた処方である。甘草は、陽を助けて胃に留恋するので、小柴胡湯より除去する。方中の小柴胡湯は胸満、心煩を除き、龍骨、牡蛎、鉛丹は肝胆の怯えを鎮め、茯苓は津液を行らせて小便を通利し、大黄は胃熱を逐って譫語を止め、桂枝は陽気を行らせて身体が重だるくなるのを解する。なお、方後に言う「大黄を内れ切ること碁子の如し」は、碁石のような大きさに切ることを指す。また、大黄は煮て一二怫するだけであるので、気味は軽清であり、瀉下の性は速やかであり、胃気を妨げることはない。

【本文】　以上の十四章、大小の茈胡湯証を論じ、而して傷寒二三日の章（102）は前の小建中湯の条（100）を承け、傷寒十三日の章（105）は其の証前条と相い似れば、仍お参対に供す。太陽病解せずの一章（106）は疑うらくは後段の瘀血の中の錯簡なり。

【通釈】　以上の十四章は、大小の柴胡湯証を論じ、傷寒二三日の章（102）は前の小建中湯の条（100）を承け、傷寒十三日の章（105）はその証が前の条文と類似しているので、なお参考にして対応させる。太陽病が解されない一章（106）は、恐らくは後の段落の瘀血の中の錯簡である。

【原文】　傷寒、腹満讝語、寸口脈浮而緊、此肝乗脾也。名曰縦。刺期門。（108）

傷寒発熱、嗇嗇悪寒、大渇欲飲水。其腹必満。自汗出、小便利、其病欲解。此肝乗肺也。名曰横。刺期門。（109）

【本文】　傷寒、腹満讝語し、寸口の脈浮にして緊なるは、此れ肝脾に乗ずるなり。名づけて縦と曰う。期門を刺す（縦は将容の翻）。

傷寒発熱、嗇《しょく》嗇として悪寒し、大いに渇して水を飲まんと欲す。其の腹必ず満す。自汗出で、小便利するは、其の病解せんと欲す。此れ肝肺に乗ずるなり。名づけて横と曰う。期門を刺す。

【語釈】　○傷寒、腹満讝語云々：柯韵伯の《傷寒来蘇集》では、「腹満と譫語は、太陰と陽明の内証に得られる。脈が浮で緊であるのは、太陽と陽明の表脈に得られる。陰陽の表裏が類似して明らかにし難い場合は、証は詳らかに弁じるべきであり、脈は類推すべきである。脈法では、「脈が浮で緊である場合は、名づけて弦と言う」と言う。弦は、肝の脈である。《内経》では、「諸々の腹部の脹大は、皆熱に属している」と言い、また「肝気が甚だしい場合は、多言する」と言う。このように腹満は、肝火による。そして譫語は肝が旺盛になって発する所である。肝が旺盛になる場合は、それが勝つ所を侮り、直ちに脾土を犯す。そこで、縦と言う。期門を刺してこれを瀉し、厥陰の汗下の禁忌を犯さないことを期待する」とある。　○傷寒発熱、嗇嗇として悪寒す云々：柯韵伯の《傷寒来蘇集》では、「発熱し悪寒がすれば、寒は表にある。口が渇いて水を飲みたくなれば、熱は裏にある。その腹は水を飲むのが多くなって脹満するのであり、太陰の腹満ではなく、また厥陰の消渇でもない。これは、肝邪が火を挟んで金を剋している。脾の精微は上は肺に帰らない。そこで、大いに渇く。肺気は水道を通調できない。そこで、腹満する。このように勝てない所を侮り、畏れることが少ない。そこで、名づけて横と言う。必ず期門を刺してそれが実するに随ってこれを瀉す。自汗を得る場合は、悪寒や発熱は自ら解される。小便が通利する場合は、腹満は自ら除かれる」とある。

【通釈】　傷寒に罹患し、腹満し、譫語し、寸口の脈が浮で緊である場合は、肝が脾に乗じる。名づけて縦と言う。この場合は、期門を刺す（縦は将容の翻である）。

傷寒に罹患して発熱し、ぞくぞくと悪寒がし、大いに口が渇いて水を飲みたくなる。その腹は必ず脹満する。自汗が出て、小便が通利する場合は、その病は解されようとする。これは、肝が肺に乗じる。名づけて横と言う。この場合は、期門を刺す。

【本文】　以上の二条、解す可からず。縦横は又《平脈法》（45）に見ゆ。蓋し、古の病名にして今攷うる所無し。姑く闕《か》きて以て後賢を俟つ。

舒氏曰く、腹満、讝語は、陽明の裏証なり。脈浮にして緊は、太陽の表脈なり。此れ、太陽と陽明為るも、何を以てか其れ肝脾に乗ずるを見わすや。竊かに誤り有るを疑う。

《金鑑》に曰く、此れ肝脾に乗ず。名づけて縦と曰う。期門を刺す。此れ、肝肺に乗ず。名づけて横と曰う。期門を刺す。并びに上下の文と属せず。遺誤有るに似たり。

【通釈】　以上の二条は、解釈することができない。縦横はまた《平脈法》（45）に見られる。思うに、古の病名であるが、今では考える所がない。姑く解釈を欠いて後の賢人が解釈するのを待つ。

舒氏は言う。腹満と譫語は、陽明の裏証である。脈が浮で緊であるのは、太陽の表脈である。これは太陽病と陽明病であるが、どうしてそれが肝が脾に乗じるのを見わすのであろうか。窃かに誤りがあることを疑う。

《医宗金鑑》に言う。これは肝が脾に乗じる。名づけて縦と言う。期門を刺す。これは、肝が肺に乗じる。名づけて横と言う。期門を刺す。これらは並びに上下の文と属しない。遺漏や誤りがあるようである。

【解説】　第108条と第109条に言う「縦」「横」は古の病名であるが、条文に遺漏や誤りがあると指摘されているので、解釈することができない。

【本文】　以上の二章、縦横を論ずるも、其の義は解す可からず。

【通釈】　以上の二章は、縦と横を論じるが、その意義は解釈できない。

【原文】　太陽病二日、反焼瓦熨其背而大汗出、火熱入胃、胃中水竭、躁煩、必発讝語。十余日振而反汗出者、此為欲解也。其汗従腰以下不得汗、欲小便不得、反嘔、欲失溲。足下悪風、大便鞕、小便当数、而反不数及不多。大便已、頭卓然而痛、其人足心必熱。穀気下流故也。(110)

【本文】　太陽病二日、反って焼き瓦もて其の背を熨すに大いに汗出で、火熱胃に入り、胃中の水竭き、躁煩し、必ず讝語を発す。十余日にして振るいて反って汗出づる者は、此れ解せんと欲すと為すなり。其の汗腰従り以下汗するを得ず、小便せんと欲するも得ず、反って嘔し、溲《しゅう》を失せんと欲す。足下悪風し、大便鞕く、小便当に数なるべくして反って数ならず及び多からず。大便已わり、頭卓然として痛み、其の人足心必ず熱す。穀気下流するが故なり（熨は紆勿の翻。溲は疎有の翻。数は音朔。卓は竹角の翻。○旧本は「焼瓦」を「燥凡」に作る。蓋し、「燥」と「焼」の字は形相似す。「凡」は乃ち「瓦」の譌《あやま》りなり。今《玉函》《脈経》に據りて校して改む。又「火熱」は旧「大熱」に作り、「而反汗出」の四字は「慄自下利」の四字に作る。「其汗」の上に「故」の字有り。並びに訛《あやま》りなり。今《玉函》《脈経》及び宋版の注に従いて悉く刪り正すと為す）。

【語釈】　○躁煩：《傷寒論疏義》では燥煩に作るが、《傷寒論輯義》《傷寒論識》によって躁煩に改める。　○溲を失せんと欲す：一説に、「失溲せんと欲す」と読み、尿失禁を発生しようとするとする。黄元御の《傷寒懸解》では、「陽気が昇って泄れ、水に根ざさなくなると、膀胱が束ねることができなくなるので、時に失溲しようとする」とある。　○卓然：高くぬきんでいるさま。ここでは、突然に同じ。

【通釈】　太陽病に罹患して二日が経過し、反って焼いた瓦を用いてその背中を熨法を用いて治療し、大いに汗が出ると、火熱が胃に入り、胃の中の水が尽き、煩躁し、必ず譫語を発生する。十余日が経過し、戦慄して反って汗が出る場合は、病は解されようとしている。その汗は腰より以下は汗が出ず、小便しようとするが出ず、反って嘔吐し、小便を失いそうになる。足の下に悪風がし、大便は硬くなり、小便は数になるはずであるが、反って数にならず、および多くない。大便が終わり、頭が突然痛み、その人の足の底は必ず発熱する。これは、穀気が下流するからである（熨は紆勿の翻である。溲は疎有の翻である。数は音が朔である。卓は竹角の翻である。○旧本では「焼瓦」を「燥凡」に作る。思うに、「燥」と「焼」の字は形が類似している。「凡」は「瓦」の誤りである。今《玉函》《脈経》によって校正して改める。また、「火熱」は旧本では「大熱」に作り、「而反汗出」の四字は「慄自下利」の四字に作る。「其汗」の上に「故」の字がある。並びに誤りである。今《玉函》《脈経》、および宋版の注に従って悉く削って改正する）。

【本文】　此れ、火逆の軽証を挙げて之を論ず。太陽病二日、邪は方に表に在り。反って焼き瓦もて其の背を熨し、以て汗を取る。蓋し、焼き瓦もて背を熨すも亦火もて劫かす汗法なり。《千金》逐風毒石膏湯の方後の「汗出でざれば、焼き石もて熨して汗をして出ださしむ」は、即ち此の類なり。乃ち、大いに汗出づるを以て津液徒に亡い、邪未だ解せずして火熱已に胃に入る。汗は既に外に越え、火は復た内に攻め、胃汁奪われ尽く。是れ胃中の水竭くと為す。水竭くれば則ち必ず躁煩し、躁煩すれば則ち必ず讝語す。皆火熱胃に入り、火は水の制すること無きの故なり。此の時に当たり、其の人本気強健なれば、十余日を過ぎて正気漸く復す。忽ち振慄を得て汗出づる者は、則ち邪正交々争えばなり。火邪の勢い微かに、津液復するを得れば、此れ解せんと欲するの象を為す。前の大汗は、乃ち強いて奪うの汗なり。故に邪は解せず。此の汗出づるは、即ち津回るの汗なり。故に邪乍ち去る。一つの「反って」の字を下せば、而ち其の義自ら明らかなり。若し乃ち「振慄し汗出づ」と曰うと雖も、腰従り以下汗有るを得ざれば、則ち是れ火劫の余、津液未だ卒かに一身を周布せず。故に下気通ぜずして小便せんと欲するも得ず、溲を失せんと欲す。熱気上逆すれば、而ち反って嘔するなり。汪氏曰く、「溲を失せんと欲する者は、此れ是れ小便するを得ずの状を形容す」と。足下悪風する者は、気下に通ずるを得ざればなり。津液偏滲し、大便をして鞕からしむる者は、小便当に数なるべし。《経》に曰く、「小便数なる者は、大便必ず鞕きなり（244）」と。此れ、火熱内に燥き津液下に通ずるを得ざるを以ての故に小便数ならず、及び多からざるなり。若し火熱消え、津液和すれば、則ち結鞕の便は潤いを得、因りて自ら大便するなり。便已わり頭卓然として痛む者は、陰気上に達すればなり。足心必ず熱する者は、陽気下に通ずればなり。頭痛と足熱は、並びに是れ胃気流布するの休徴なり。故に「穀気下流するが故なり」と曰う。「穀気」の字は、又《陽明篇》に見え、「水穀気に勝たず（192）」と曰い、張錫駒は「穀気は、胃気なり」と曰う。魏氏曰く、「卓然と言えば、則ち痛み巓頂に在るは知る可し」と。案ずるに、「穀気下流す」は「腰以下汗せず」に照着して言い、「足心熱す」の句は反って「足下悪風す」の句に応ず。前の此の上下の気は阻絶を成すも、大便一たび通ずれば、上気は従りて下降するなり。下気は従りて上昇するなり。案ずるに、此の段、仲景方を処せず。是れ皆妄りに火劫を行りて変を致し、以て成規を拘定し難ければ、学ぶ者は当に証に随いて詳審《つまび》らかに之を治すれば可なるべし。

隠庵張氏曰く、此れ自り以下の凡そ十一節は皆火攻の誤りを論ず。

周氏曰く、学ぶ者此の篇を細認すれば、病勢、治法は目前に躍然とするを見る。然れども此れ必ず強壮の人なり。故に能く此の種種の危候を経る。文中に脈理を言わざるも、意に想い悟る可し。倘《も》し素虚に過ぎ尺遅なれば、安くんぞ能く其の生を保たんや。

又曰く、「欲す」の字と「反って」の字は、最も精しく此れより前の邪盛んなるの日に且《まさ》に小便を作さずとするを見わす。想うに、邪内に実すれば、并びに嘔態を作さず。「溲を失せんと欲す」の三字に至りては、「小便得ず」を形容し、尤も妙なり。「穀気下流す」の一語を観れば、並びに前日の悪風は陽虚と為すを知る。

呉氏曰く、種種の解せんと欲するの状は、尚病状、火邪の助逆此くの如きを類す。所以に卒かに自ら解する者は止《ただ》幸いにして胃中の津液仍お多きのみ。

郭氏曰く、若し解せんと欲すれば、諸証未だ生ぜざるの時勢に須く先ず火邪を去るべし。救逆湯に宜し。

【語釈】　○休：おおいに。盛んに。　○成規：できあがった法規。旧い法規。

○躍然：おどりあがるさま。飛び出すさま。

【通釈】　これは、火逆の軽証を挙げてこれを論じている。太陽病二日は、邪がまさに表にある。反って焼き瓦を用いてその背を熨し、これによって汗を取る。思うに、焼き瓦を用いて背を熨すのもまた火で劫かして発汗する方法である。《千金》逐風毒石膏湯の方後の「汗が出なければ、焼いた石で熨して汗を出させる」は、この類である。即ち、大いに汗が出るので、津液が徒に亡われ、邪はいまだ解されず、火熱は既に胃に入っている。汗は既に外に越え、火はまた内を攻め、胃汁が奪われて尽きる。これは、胃の中の水が竭きる。水が竭きる場合は必ず躁煩し、躁煩する場合は必ず譫語する。皆火熱が胃に入り、火が水で制せられないからである。この時に当たり、その人の本来の気が強健であれば、十数日を過ぎて正気は漸く回復する。忽ち身体が振慄して汗が出るのは、邪気と正気が交々争うからである。火邪の勢いは微かになり、津液が回復すれば、病が解されようとする象である。前の大汗は、強いて奪った汗である。そこで、邪は解されることがない。ここで汗が出るのは、津液が回復する汗である。そこで、邪は忽ち去る。一つの「反って」の字を下しているので、その義は自ら明らかである。もし「振慄して汗が出る」と言うが、腰より以下に汗が出ない場合は、火で劫かした後に津液がいまだ遽かに全身に遍く布散していない。そこで、下の気は通じなくなり、小便をしようとするが出ず、尿を失いそうになる。熱気が上逆すると、反って嘔吐する。汪氏は、「尿を失いそうになるのは、小便をすることができない病状を形容する」と言う。足下に悪風がするのは、気が下に通じることができないからである。津液が偏滲し、大便が硬くなる場合は、小便は数になるはずである。《経》では、「小便が数になる場合は、大便は必ず硬くなる（244）」と言う。これは、火熱が内を乾燥させ、津液が下に通じることができないので、小便は数にならず、および多くない。もし火熱が消え、津液が調和する場合は、結んで硬くなった大便は潤いを得、これによって自然に排便する。排便が終わり、頭が突然痛むのは、陰気が上に達するからである。足の底が必ず熱するのは、陽気が下に通じるからである。頭痛と足の熱感は、並びに胃気が流布する明らかな徴候である。そこで、「穀気が下流するからである」と言う。「穀気」の字はまた《陽明篇》に見られ、「水は穀気に勝てない（192）」と言い、張錫駒は「穀気は、胃気である」と言う。魏氏は、「卓然と言えば、痛みが巓頂にあるのは知るべきである」と言う。案じるに、「穀気が下流する」は「腰より以下は汗がない」に照らして言い、「足心が熱する」の句は反って「足下が悪風する」の句に対応する。前はこの上下の気は阻絶しているが、大便が一たび通じると、上の気はこれによって下降し、下の気はこれによって上昇する。案じるに、この段落では、仲景は処方をしていない。これは、皆妄りに火で劫かして発汗する方法を行って変証を引き起こしているので、これによって一定の規則を定め難い。そこで、学ぶ者は証に随って詳らかにこれを治療すればよいはずである。

隠庵張氏は言う。これより以下のおよそ十一節は皆火攻の誤りを論じている。

周氏は言う。学ぶ者がこの篇を細かに認識すれば、病勢や治法は目前に躍り上がるように見られる。しかし、これは必ず強壮の人である。そこで、よくこの種々の危険な証候を経ている。条文の中では脈理を言わないが、心に想って悟るべきである。もし元々著しい虚証で尺脈が遅である場合は、どうしてよくその生を保つことがあろうか。

また、言う。「欲する」の字と「反って」の字は、これより前で邪が盛んである日に今にも小便をしようとはしなくなることを最も精しく見わしている。想うに、邪が内に実する場合は、並びに嘔吐の状態を形成しない。「溲を失わんと欲する」の三字に至っては「小便するのを得られない」を形容し、尤も妙味がある。「穀気が下流する」の一語を観ると、並びに前日の悪風は陽虚であることが解る。

呉氏は言う。種々の解されようとする症状は、なお病状、火邪の補助や逆証がこのようであるのを分類する。そこで、遽かに自然に解される場合は、ただ幸いにして胃の中の津液がなお多いだけである。

郭氏は言う。もし解されようとする場合は、諸々の証がいまだ発生していない時に先ず火邪を除くべきである。救逆湯を用いるのがよい。

【解説】　本条文は、火逆の軽症について論述している。

「太陽病二日」は、邪がまさに表にある。ところが、反って焼き瓦を用いて背中を熨し、これによって発汗させた。焼き瓦で背を熨し、汗が大いに出ると、津液は亡われ、邪は解されず、火熱は胃に入って内を攻め、胃汁が奪われて尽き、胃の中の水が竭きるので、煩躁し、譫語する。もし病人の元々の気が強健である場合は、十数日が経過すると、正気が漸く回復し、正気が邪気と交々争うので、忽ち身体が振慄し、反って汗が出る。即ち、火邪の勢いは既に微かになり、津液が回復するので、病は解されようとする。

戦慄して汗が出るが、腰より以下で汗が出ない場合は、津液がいまだ遽かには全身に布散していない。下の気が通じなくなると、小便をしようとするが出なくなる。熱気が上逆すると、反って嘔吐する。「溲を失せんと欲す」は、小便をすることができない病状を形容する。気が下に通じることができなくなると、足下に悪風がする。津液が偏滲し、大便が硬くなる場合は、小便は数になるはずである。本証は、火熱が内を乾燥させ、津液が下に通じることができない状態にある。そこで、小便は数にならず、また多くない。

もし火熱が消え、津液が調和する場合は、硬く結んだ大便が潤されるので、自然に排便する。排便が終わり、陽気が下に通じ、陰気が上に達すると、頭は突然痛む。陽気が下に通じると、足の底が必ず熱くなる。穀気は、胃気を言う。即ち、大便が一たび通じると、隔絶されていた上の気は上昇し、下の気は下降する。そこで、足の底に熱感が出現するのは、「穀気下流するが故なり」と言う。

【原文】　太陽病中風、以火劫発汗。邪風被火熱、血気流溢、失其常度。両陽相熏灼、其身発黄。陽盛則欲衄、陰虚小便難。陰陽倶竭虚、身体則枯燥、但頭汗出、剤頸而還。腹満、微喘、口乾、咽爛、或不大便。久則譫語、甚者至噦、手足躁擾、捻衣摸牀。小便利者、其人可治。(111)

【本文】　太陽病中風、火を以て劫かして汗を発す。邪風火熱を被り、血気流溢し、其の常度を失す。両陽相い熏灼し、其の身黄を発す。陽盛んなれば則ち衄せんと欲し、陰虚すれば小便難し。陰陽倶に虚竭すれば、身体則ち枯燥し、但だ頭汗出で、頸を剤りて還る。腹満し、微かに喘し、口乾き、咽爛れ、或は大便せず。久しければ則ち譫語し、甚だしき者は噦するに至り、手足躁擾し、捻衣摸牀す。小便利する者は、其の人治す可し（劫は訖業の翻。溢は夷質の翻。灼は之若の翻。竭は巨列の翻。擾は如招の翻。捻は奴恊の翻。摸は音莫）。

【通釈】　太陽病の中風に罹患し、火を用いて劫かして発汗した。邪である風邪は火熱を被り、血気が流れて溢れ、正常の規律を失った。二つの陽が相互に熏灼し、その身体は黄疸を発生した。陽が盛んである場合は鼻血を発生しようとし、陰が虚す場合は小便は困難になる。陰陽がともに虚して尽きる場合は、身体は枯れて乾燥し、ただ頭汗だけが出て、頸を限って還る。腹満し、微かな喘が出現し、口は乾き、咽は爛れ、あるいは大便をしなくなる。久しくなる場合は譫語が出現し、甚だしい場合は噦を生じるようになり、手足は躁がしく乱れ、無意識に衣服や床を撫でたり触ったりする。小便が通利する場合は、その人は治療が可能である（劫は訖業の翻である。溢は夷質の翻である。灼は之若の翻である。竭は巨列の翻である。擾は如招の翻である。捻は奴恊の翻である。摸は音が莫である）。

【本文】　此れ、火攻の危うき証を挙げて之を論ず。太陽の中風は、当に桂枝湯を以て汗を発すべし。而るに反って火を以て強奪して汗を取れば、則ち邪風は火熱の気を被り、其の血気に逼り、外に流溢して其の常に行くの度を失す。両陽は、風邪と火邪とを謂うなり。風火熾盛に、両陽相い熏灼す。故に其の身黄を発す。陽盛んなれば則ち血に迫って上に妄行して衂せんと欲し、陰虚すれば則ち津液倶に下に不足して小便難し。「陰陽倶に虚す」は、専ら「陰」の字を重んず。蓋し、陰液陽津倶に虚すを謂うなり。乃ち、下篇に「陰陽の気並びに竭き、陽無ければ則ち陰独りなり（153）」と曰うのと語例を同じくす。否なれば、則ち上文に「陽盛んなれば」と曰うのと乖《もと》る。諸解は并びに謬《あやま》る。夫れ風火相い灼き、陰気陽津倶に虚竭すれば、則ち膚を充たし、毛を澤《うるお》し、経脈を濡潤すること能わず。故に身体則ち枯燥す。但だ頭汗出づ。剤は、是れ剤《き》り限るの剤なり。「而還」は、猶「以て還る」と謂うがごとし。頸を剤《き》り限り、以て還りて頭汗出づるを言うなり。王氏《脈経》に「腰を斉して還る（斉腰而還）」の文有るは亦是れ此の義なり。頸を剤りて還る者は、火熱上攻して津液周《めぐ》り遍《あまね》くすること能わざればなり。夫れ身体既に枯燥すれば、安くんぞ能く汗有らんや。所以に頭を剤りて還る。火邪煎迫し、胃に併さり、呼吸利せず。故に腹満して喘す。胃熱欝蒸す。故に口乾き、咽爛る。或は久しく大便せざれば、則ち実熱久しく胃に留まり、煎熬薫灼し、神昏みて讝語するを致すなり。《外台秘要》に讝語を注し、「荒《こう》語なり」と。「甚だしき者は、噦するに至る」は、火熱胃に入りて胃気敗れて逆すればなり。四肢は諸陽の本と為す。陽は四支に実す。故に自ら主ること能わずして手足躁擾し、捻衣摸牀するなり。乃ち、是れ一団の邪火内に熾《さか》んにして、真陰立ちどころに尽くるの象、危険極まる。然して小便利する者は、陰液未だ尽くは消亡せずして三焦決瀆の官尚其の職を失せざれば、始めて以て駆邪救陰の法を施すを得。故に其の人治す可きなり。

方氏曰く、強奪して之を取る、之を「劫かす」と謂う。「邪風、火熱を被る」は、上を承けて下の詞を起こし、太陽の中風は当に此くの如く治すべからざるを言う。故に「其の常度を失す」と曰う者は、其の変を著わして以て戒めを致すの意なり。「衂せんと欲す」は、衂を待つも未だ衂せざるの詞なり。

隠庵張氏曰く、節を通じ、皆危険の証なり。重んずるは、「小便利する者は、其の人治す可し」に在り。所謂「陰陽自ら和する者は、之を治すること勿かれ。小便利するを得れば、必ず自ら愈ゆ（58、59）」なり。

【語釈】　○強奪：無理に奪う。　○陰陽倶に虚す：喩嘉言の《尚論篇》では、「陽邪が深く陰分に入るようになると、勢いは必ず劫かして精津を尽す。そこで、頸を限って以下は汗を得ることができず、口は乾き、咽は爛れ、肺は焦がれて喘促し、身体は枯燥し、小便は困難になり、大便は秘し、手足は乱れて動き、譫妄し噦逆する。即ち、これは一団の邪火が内に盛んになり、真陰が少しの間に立ちどころに尽きる象である」とある。　○剤：たつ。切る。断ち切る。　○煎：焦がす。

【通釈】　これは、火攻法による危険な証を挙げてこれを論じている。太陽の中風は、桂枝湯を用いて発汗すべきである。ところが、反って火を用いて無理に奪って汗を取る場合は、邪風は火熱の気を被り、その血気に迫り、外に流れて溢れ、それが通常に行く度数を失う。両陽は、風邪と火邪とを言う。風火が盛んになり、両つの陽が相互に熏灼する。そこで、その身体は発黄する。陽が盛んになる場合は、血に迫り上に妄行して鼻血を出そうとし、陰が虚す場合は、津液がともに下に不足して小便は困難になる。「陰陽がともに虚す」は、専ら「陰」の字を重んじる。思うに、陰液と陽津がともに虚すことを言う。即ち、下篇に「陰陽の気が並びに尽き、陽がない場合は陰は独りになる（153）」と言うのと語の例が同じである。そうでない場合は、上文に「陽が盛んになれば」と言うのと悖る。諸々の解釈は、並びに誤っている。そもそも風火が相互に灼き、陰気と陽津がともに虚して尽きる場合は、膚を充満し、毛を潤わせ、経脈を濡養することができなくなる。そこで、身体は枯燥する。ただ、頭汗だけが出る。剤は、剤《き》り限るの剤である。「而還」は、丁度「以て還る」と言うようなものである。頸を切って限り、これによって還って頭汗が出ることを言う。王氏の《脈経》に「腰を斉して還る（斉腰而還）」の文があるのはまたこの義である。汗が頸を限って還るのは、火熱が上攻し、津液が遍く周ることができなくなるからである。そもそも身体が既に枯燥する場合は、どうしてよく汗が出ることがあろうか。そこで、汗は頭を限って還る。火邪が焦がして迫り、胃に併さり、呼吸が不利になる。そこで、腹満し、喘が出現する。胃熱が欝滞して熏蒸する。そこで、口は乾き、咽は爛れる。あるいは久しく大便をしない場合は、実熱が久しく胃に留まり、煎熬し薫灼し、神が昏んで譫語を引き起こす。《外台秘要》では、讝語を「荒い言葉である」と注釈する。「甚だしい場合は、噦が出現するようになる」のは、火熱が胃に入り、胃気が敗れて上逆するからである。四肢は、諸陽の本である。陽は、四肢に実する。そこで、自ら主ることができず、手足を躁がしく乱し、衣類や床を撫でたり触ったりする。即ち、これは一団の邪火が内に盛んになり、真陰が立ちどころに尽きる象であり、危険な状態が極まっている。しかし、小便が通利する場合は、陰液はいまだ尽くは消え失せず、三焦の決瀆の官はなおその機能を失っていないので、始めて邪を駆って陰を救う方法を施すことができる。そこで、その人は治療が可能になる。

方氏は言う。無理に奪ってこれを取るのは、これを「劫かす」と言う。「邪風が火熱を被る」は、上を承けて下の詞を起こし、太陽の中風はこのように治療すべきでないことを言う。そこで、「その常度を失う」と言うのは、その変証を著わして戒めをする意である。「鼻血が出そうになる」は、鼻血を待つが、いまだ鼻血は出ていない詞である。

隠庵張氏は言う。節を通じて皆危険な証である。重点は、「小便が通利する場合は、その人は治療が可能である」にある。いわゆる「陰陽が自ら調和する場合は、これを治療してはならない。小便が通利する場合は、必ず自然に治癒する（58、59）」である。

【解説】　本条文は、火攻法を使用した後に出現する危険な証候について論述している。

太陽の中風は桂枝湯を用いて発汗すべきであるが、反って火法を用いて発汗する場合は、風邪は火熱の気を被り、その気血に迫り、気血は外に流れて溢れ、正常に運行できなくなる。両陽は、風邪と火邪を指して言う。風邪と火邪が盛んになり、二つの陽が相互に熏灼すると、身体は発黄する。陽が盛んになり、血に迫って上に妄行すると、鼻血が出ようとする。陰が虚し、津液が下に不足すると、小便は困難になる。「陰陽倶に虚す」は、専ら「陰」の字を重んじる。即ち、陰液と陽津がともに虚すことを言う。風邪と火邪が相互に灼き、陰気と陽津がともに虚して尽きると、膚を充満し、毛を潤わし、経脈を濡養できなくなるので、身体は枯燥し、ただ頭汗だけが出る。「剤」は、剤《き》って限ることを言う。「而還」は、丁度「以て還る」ことを言うようなものである。即ち、火熱が上攻すると、津液が遍く周ることができなくなるので、汗は頸を限り、頭汗だけが出る。火邪が焦がして迫り、胃に併さり、呼吸が不利になると、腹満し、喘が出現する。胃熱が欝滞して熏蒸すると、口は乾き、咽は爛れる。実熱が久しく胃に留まり、煎熬して熏灼すると、久しく大便がなく、譫語が出現する。火熱が胃に入り、胃気が敗れて上逆すると、噦が出現する。四肢は、諸陽の本である。陽が四肢に実し、四肢は自ら主ることができなくなると、手足を躁がしく動かし、衣類や床を撫でたり触ったりする。以上の証候は、火邪が内に盛んになり、真陰が立ちどころに尽きる象である。一方、もし小便が通利する場合は、陰液はまだ尽くは消え失せず、三焦の決瀆を主る機能は失われていない。そこで、その人は治療が可能になる。

【原文】　傷寒脈浮、医以火迫劫之、亡陽、必驚狂、臥起不安者、桂枝去芍薬加蜀漆牡蛎龍骨救逆湯主之。(112)

【本文】　傷寒脈浮、医火を以て之を迫劫し、亡陽し、必ず驚狂し、臥起安からざる者は、桂枝去芍薬加蜀漆牡蛎龍骨救逆湯之を主る。

【通釈】　傷寒に罹患し、脈は浮であるが、医者は火を用いてこれに迫って劫かし、亡陽し、必ず驚いで狂乱し、寝ても起きても安らかでない場合は、桂枝去芍薬加蜀漆牡蛎龍骨救逆湯がこれを主る。

【本文】　此れも亦火逆の証治を論じて明らかにす。傷寒、脈浮は、病太陽の表に在り。医は麻桂の薬を用いずして火を以て劫かして汗を取り、汗過ぎて亡陽し、津液大いに脱し、神其の養を失すれば、必ず驚狂して起臥安からざるなり。《経》に曰く、「太陽の傷寒なる者は、温針を加うれば、必ず驚す（119）」と。桂枝去芍薬加蜀漆牡蛎龍骨湯を以て急ぎて其の火劫亡陽の逆を救うなり。

　龐氏曰く、傷寒、医火を以て臥床の下に置き、或は周身火を用いて迫りて汗を劫かし、或は熨し、或は誤りて灸するは、皆火邪に属するなり。

　銭氏曰く、火迫なる者は、或は熏じ、或は熨し、或は焼針するは、皆是れなり。劫なる者は、要《さえぎ》り狭《はさ》み逼《おど》し脇《おびや》かすの称なり。

　松陵徐氏曰く、亡陽し、必ず驚狂するは、火を以て其の胸中の陽を劫かせばなり。

【語釈】　○要狭逼脇：要は、さえぎる。狭は、挟に同じ。挟は、はさむ。逼は、おびやかす。おどしつける。脇は、脅に同じ。脅はおびやかす。

【通釈】　これもまた火逆の証候と治療法を論じて明らかにしている。傷寒に罹患し、脈が浮であるのは、病は太陽の表にある。医者は麻黄湯や桂枝湯の薬を用いず、火を用いて劫かして汗を取り、汗が過ぎて亡陽し、津液が大いに脱出し、神がその養を失う場合は、必ず驚狂し、起臥が安らかではなくなる。《経》では、「太陽の傷寒は、温針を加えると、必ず驚く（119）」と言う。桂枝去芍薬加蜀漆牡蛎龍骨湯を用い、急いでその火で劫かし亡陽を来した逆証を救う。

龐氏は言う。傷寒に罹患し、医者が火を用いて寝床の下に置き、あるいは周身に火を用いて迫って汗を劫かし、あるいは熨し、あるいは誤って灸をすえるのは、皆火邪に属している。

銭氏曰く、火迫は、あるいは熏じ、あるいは熨し、あるいは焼針するのが皆これである。劫は、遮り、挟み、おどし、おびやかすことの名称である。

松陵徐氏は言う。亡陽し、必ず驚いて狂乱するのは、火を用いてその胸中の陽を劫かすからである。

【本文】　桂枝去芍薬加蜀漆牡蛎龍骨救逆湯方

桂枝（三両、皮を去る）　甘草（二両、炙る）　生姜（三両、切る）　大棗（十二枚、擘く）　牡蛎（五両、熬る）　蜀漆（三両、洗いて腥《なまぐさ》を去る。○腥は音星）　龍骨（四両）

右七味、水一斗二升を以て、先ず蜀漆を煮て、二升を減じ、諸薬を内れ、煮て三升を取り、滓を去り、一升を温服す。本云う、桂枝湯より今芍薬を去り、蜀漆、牡蛎、龍骨を加うと。

【通釈】　桂枝去芍薬加蜀漆牡蛎龍骨救逆湯方

桂枝（三両、皮を除く）　甘草（二両、あぶる）　生姜（三両、切る）　大棗（十二枚、きざむ）　牡蛎（五両、熬る）　蜀漆（三両、洗って生臭い臭いを除く。○腥は音が星である）　龍骨（四両）

右の七味に水一斗二升を用い、先ず蜀漆を煮て、二升を減らし、諸薬を入れ、煮て三升を取り、滓を除き、一升を温服する。元々は、桂枝湯より今芍薬を除き、蜀漆、牡蛎、龍骨を加えると言われている。

【本文】　此れ、桂枝湯に於いて芍薬を去り、龍骨、牡蛎、蜀漆の三味を加え、以て火邪の錯逆を救う可し。故に名づけて「救逆」と曰う。劉蔭庭曰く、「桂の品為る、辛と雖も、燥ならず、温と雖も、僭せず。是を以て能く火邪の内犯する者をして之を誘いて外越せしむ」は是なり。或いは以て解表と為すは、経旨に非ざるに似たり。芍薬を去る者は、其の苦洩を以てなり。龍骨、牡蛎を加うる者は、陽神の怯えを鎮めればなり。甘草、姜、棗は中焦の水穀の精を助けて以て此の神を生ず。蜀漆は、乃ち常山苗なり。味苦寒、以て火熱を清し、殆ど火邪の専対の薬と為すは、正しく茵蔯の黄に於ける、黄耆の湿に於けるが如きのみ。此れ、火邪の亡陽は少陰の亡陽と治法は迥かに異なる。

劉廉夫曰く、傷風、誤りて灸して煩熱し、及び湯もて潑《そそ》ぎ、火もて焼くは、救逆湯甚だ験《ききめ》あり。

【通釈】　これは、桂枝湯において芍薬を除き、龍骨、牡蛎、蜀漆の三味を加え、これによって火邪の逆証を救うことができる。そこで、名づけて「救逆湯」と言う。劉茝庭が言う「桂枝の品と言うものは、辛であるが、燥ではなく、温であるが、おごらない。そこで、よく火邪が内を犯す場合にこれを誘って外に越えさせる」は正しい。あるいは解表するとするのは、経旨でないようである。芍薬を除くのは、それが苦で洩らすからである。龍骨と牡蛎を加えるのは、陽神のおびえを鎮めるからである。甘草、生姜、大棗は、中焦の水穀の精を助けてこの神を生じる。蜀漆は、常山苗である。味は苦寒であり、これによって火熱を清し、殆ど火邪に専ら対応する薬とするのは、正しく茵蔯蒿が発黄に用いられ、黄耆が湿邪に用いられるようなものである。このように、火邪の亡陽は少陰の亡陽と治療法は遙かに異なる。

劉廉夫は言う。傷風に罹患し、誤って灸をすえて煩熱が出現し、および湯を用いて注ぎ、火を用いて焼く場合は、救逆湯は甚だ効き目がある。

【解説】　本条文は、火逆の証候と治療法について論述している。

傷寒に罹患し、病が太陽の表にあると、脈は浮になる。医者は麻黄湯や桂枝湯を用いて発汗せず、火を用いて劫かして汗を取ると、発汗が過多になり、胸中の陽気を失って亡陽し、津液が大いに脱して神が養われなくなるので、必ず驚いて狂乱し、起臥が安らかではなくなる。そこで、桂枝去芍薬加蜀漆牡蛎龍骨救逆湯を用いて急いで火逆証を救う。

桂枝去芍薬加蜀漆牡蛎龍骨救逆湯は、桂枝湯から芍薬を除き、龍骨、牡蛎、蜀漆を加えた処方であり、火邪の逆証を救うので、「救逆湯」と名づけられる。芍薬は苦で泄らすので、桂枝湯から除去する。方中の桂枝は、内を犯した火邪を誘って外に越えさせる。龍骨、牡蛎は、陽神のおびえを鎮める。甘草、生姜、大棗は、中焦の水穀の精を助けて陽神を生じる。蜀漆は常山苗であり、味苦で火熱を清する。

【原文】　傷寒、其脈不弦緊而弱。弱者必渇。被火必讝語。弱者発熱、脈浮。解之当汗出愈。(113)

【本文】　傷寒、其の脈弦緊ならずして弱なり。弱の者は必ず渇す。火を被れば必ず譫語す。弱の者は発熱し、脈浮なり。之を解するに当に汗出でて愈ゆべし（旧本は「傷寒」の上に「形作」の二字有り。今《可発汗篇》、及び《玉函》《脈経》《千金翼》に照らして刪り正す）。

【通釈】　傷寒に罹患し、その脈は弦緊ではなく、弱である。弱である場合は、必ず口が渇く。火を被ると、必ず譫語が出現する。弱である場合は発熱し、脈は浮になる。これを解するには、汗が出て治癒するはずである（旧本では「傷寒」の上に「形作」の二字がある。今《可発汗篇》、および《玉函》《脈経》《千金翼》に参照して削って訂正する）。

【本文】　此れ、傷寒素虚し、誤りて火を被るの証なり。傷寒と言えば、其の脈当に弦緊なるべし。而るに今反って弱なり。弱は、陰不足と為す。而して邪気之に乗じて熱を生じ津を損ずれば、則ち必ず渇を発す。若し更に誤りて火を被れば、則ち津液益々爍《と》ろけ、火熱胃に入り、胃熱し神昏みて語言倫《りん》せず、遂に成りて劇しく難治の病に至る。若し前の所謂「其の脈弦緊ならずして弱の者」変じて「発熱し、脈浮」と為せば、則ち気機外に達し、邪表に還らんと欲す。故に宜しく解散の法を用うべく、当に汗出でて愈ゆべし。若し脈浮ならざれば、則ち邪熱内に擾し、津液大いに虚し、将に陰を救わんとするの暇あらざれば、而ち更に其の汗を取る可けんや。案ずるに、本条は当に「弱の者は発熱し、脈浮なり」を以て句と為し、「之を解するに、当に汗出でて愈ゆべし」を句と為すべし。諸家「形作」の二字に拘執して解を為すは、殆ど葛藤を覚ゆ。

方氏曰く、「之を解す」とは、脈は既に浮に属すれば、則ち当に法を以て之を解すべきを言い、人に治を用うるの大意を訣するなり。

【語釈】　○傷寒：一説に、本証は狭義の傷寒ではなく、温病であるとする。銭天来の《傷寒溯源集》では、「これは、温病が傷寒に似る場合である。「形傷寒を作す」は、その形象が傷寒に似ることがあり、また頭項強痛、発熱、体痛、悪寒、無汗などの証があるが、実は傷寒ではないことを言う。これによってその脈は傷寒の弦緊に似ずに反って弱である。弱であるのは、細軟無力であることを言う。今の発斑のようなものは、常に軽く軟らかで細数で秩序のない脈を見わし、その実、口が燥き、舌が焦げ、歯は垢づき、目は赤く、発熱し、譫語するが、脈が証と対応しない病である。そこで、弱である場合は必ず口が渇く。脈は弱に似るが、邪熱は裏に盛んである。そこで、胃が熱して渇く。邪熱が旺盛である証であり、また形は傷寒の無汗に似るので、火で劫かして汗を取る方法を誤用すると、必ず温邪は火を得て、邪熱は愈々盛んになり、言語は秩序がなく、遂に形成して劇しく難治の病に至る。もし前のいわゆる「その脈が弦緊ではなく弱である場合」は、身体は発熱し、また浮脈を見わす。即ち、弱脈は変化して浮脈になるのは、邪気が表に還ってまた太陽に帰るからである。解散の方法を用いるべきであり、汗が出ると治癒するはずである」とある。
○倫：秩序。　○訣す：告げる。
【通釈】　これは、傷寒で体質が元々虚し、誤って火を被る証である。傷寒と言えば、その脈は弦緊になるはずである。ところが、今脈は反って弱である。弱脈は、陰が不足している。そして邪気がこれに乗じて熱を生じ津を損傷する場合は、必ず口渇が発生する。もし更に誤って火を被る場合は、津液は益々溶かされ、火熱は胃に入り、胃が熱し、神が昏んで言語に秩序がなく、遂に形成して劇しく難治の病に至る。もし前のいわゆる「その脈が弦緊ではなく弱である場合」が変化して「発熱し脈が浮」になる場合は、気機は外に達し、邪は表に還ろうとする。そこで、解散の法を用いるべきであり、汗が出て治癒するはずである。もし脈が浮でない場合は、邪熱が内を乱し、津液が大いに虚し、今にも陰液を救おうとする暇がないので、更にその汗を取ることができようか。案じるに、本条文は、「弱の場合は発熱し、脈は浮になる」を一句とし、「これを解するに、汗が出て治癒するはずである」を一句とすべきである。諸々の注釈家が「形作す」の二字に拘泥して解釈するのは、殆ど葛藤を覚える。
　方氏は言う。「これを解する」は、脈は既に浮に属しているので法をもってこれを解すべきであることを言い、人に治療を用いる大意を告げている。
【解説】　本条文は、元々体質の虚している人が傷寒に罹患し、誤って火を被った病証について論述している。
　傷寒に罹患する場合は、脈は弦緊になるはずである。ところが、体質が元々虚した人が傷寒に罹患すると、脈は陰の不足を現わす弱になる。邪気が陰の不足に乗じて侵入し、熱を生じ、津液を損傷すると、必ず口渇が出現する。もし更に誤って火を被る場合は、津液は溶かされ、火熱は胃に入り、胃が熱し、神が昏んで言語に秩序がなくなり、遂に劇しい難治の病になる。脈は弱であったが、次いで浮になり、発熱する場合は、気機が外に達し、邪が表に還ろうとするので、治療は解散の方法を用いるべきであり、汗が出ると病は治癒するはずである。

【原文】　太陽病、以火熏之、不得汗、其人必躁。到経不解、必清血。名為火邪。(114)

【本文】　太陽病、火を以て之を熏じ、汗を得ず、其の人必ず躁す。経に到って解せず、必ず清血す。名づけて火邪と為す（清は圊と同じ）。

【通釈】　太陽病に罹患し、火を用いてこれを熏じたが、汗が得られなくなると、その人は必ず煩躁する。他経に伝わる時期になって病が解されなくなると、必ず下血する。これは、火邪と名づける（清は圊と同じである）。

【本文】　此れ、火邪血に迫りて下行し便血を為すの証なり。熏も亦汗を劫かすの法なり。《脈経》に《四時経》の「重客裏に在れば、慎みて熏ず可からず」と曰うを引き、注して「熏は、焼針、及び湯火の輩を以て熏じて其の汗を発するを謂う」と。言うは、太陽病、汗解を用いず火熏を以て逼まりて終に汗を得ざれば、則ち陽邪火熱を被り、鬱すること愈々甚だし。方氏曰く、「躁は、手足疾く動くなり」と。「経に到る」は、太陽を過ぎて他経に到るの時、病猶解せざるを言う。《霍乱篇》に「後経中に到り、頗る能く食す（384）」と曰うも亦或は是の義なり。諸家の「経に到る」の解は、並びに鑿《うが》つ。其の人必ず煩躁して寧らかならず、後経の期に到りて遷延して解せざれば、則ち熱気血に迫り腸胃の中に滲入し下行して圊血するなり。清は厠なり。清血は便血を謂うなり。「名づけて火邪と為す」の四字を見わし、人に以て血を治せずして火邪を治せば、則ち血証自ら愈ゆるの訣を示す。乃ち、亦救逆湯輩の主る所なり。

【語釈】　○躁：尤在涇の《傷寒貫珠集》では、「太陽の表病で、火を用いてこれを熏じたが汗が得られない場合は、邪はこれによって出ることがなく、熱気が内を攻めるので、必ず躁を発生する」とある。

【通釈】　これは、火邪が血に迫って下行し便血を生じる証である。熏もまた汗を劫かす方法である。《脈経》では《四時経》の「重客が裏にあれば、慎んで熏じるべきでない」と言うのを引用し、「熏は、焼針、および湯、火の類をもって熏じてその汗を発することを言う」と注釈する。ここで言う内容は、太陽病に罹患し、汗解を用いず、火熏法を用いて迫るが、遂に汗を得ない場合は、陽邪は火熱を被り、欝滞は愈々甚だしくなる。方氏は、「躁は、手足を疾く動かすことである」と言う。「経に到る」は、太陽を過ぎて他経に到る時、病はなお解されていないことを言う。《霍乱篇》に「後経中に到り、頗るよく食する（384）」と言うのもまたあるいはこの義である。諸家の「経に到る」の解釈は、並びに穿った見方である。その人は必ず煩躁して安らかではなく、後他経に伝わる時期になって病が遷延して解されない場合は、熱気が血に迫り、胃腸の中に滲入し、下行して圊血になる。清は、厠である。清血は、血便になることを言う。「名づけて火邪とする」の四字を見わし、人に血を治療せずに火邪を治療する場合は、血証は自然に治癒する秘訣を示している。即ち、また救逆湯の類が主る所である。

【解説】　本条文は、火邪が血に迫り、下行して便血を生じる病証について論述している。

熏法は、焼針、湯、火などの類を用い、熏じて発汗する方法である。太陽病は麻黄湯や桂枝湯を用いて汗解すべきであるが、火熏法を用い、遂に汗が得られない場合は、陽邪が火熱を被り、益々欝滞するので、煩躁して安らかではなくなる。躁は、手足を疾く動かすことである。「経に到る」は、太陽病が他経に伝わる時期を言う。即ち、煩躁し、その後、病が他経に伝わる時期になって遷延して解されなくなると、熱気が血に迫り、胃腸の中に滲入するので、清血になる。清は厠のことであり、清血は血便になることを言う。以上の症状が出現する場合は火邪が引き起こした病であり、救逆湯の類を用いて火邪を治療すれば、血を治療しないが、血証は自然に治癒する。

【原文】　脈浮、熱甚。而反灸之。此為実。実以虚治。因火而動、必咽燥、吐血。(115)

【本文】　脈浮、熱甚だし。而るに反って之に灸す。此れを実と為す。実に虚を以て治す。火に因りて動ずれば、必ず咽燥き、吐血す。

【通釈】　脈が浮であり、熱が甚だしい。ところが、反ってこれに灸をすえる。これは、表実証である。実証に虚証として治療する。火によって動かされると、必ず咽が燥き、吐血する。

【本文】　此れ、火邪血に迫り上行して吐血を為すの証なり。脈浮、熱甚だしきは、乃ち邪気表に盛んなり。此れ、表実を為す。固より之に灸するの理無くして反って之に灸するは、其の人の虚実弁ぜざるに由るが故なり。夫れ灸法は補瀉の分有りと雖も、表実し熱有れば、尤も宜しく禁ずべき所なり。今の者、虚寒と誤認して灸法を用いて之を治し、熱従りて泄るること無く、火に因りて動ずれば、其の勢い炎炎として咽燥きて吐血するを致すは必ずなり。

《金鑑》に曰く、蓋し上条は火陰分を傷り、血に迫り下行す。故に圊血せしむ。此の条は、火陽分を傷り、血に迫り上行す。故に吐血するなり。

汪氏曰く、此の条、仲景治法無し。《補亡論》に常器之曰く、「前の救逆湯に依る可し」と。

【語釈】　○炎炎：熱気の強いさま。

【通釈】　これは、火邪が血に迫り、上行して吐血を生じる証である。脈が浮になり、熱が甚だしい場合は、邪気が表に盛んである。これは、表が実している。固よりこれに灸をすえる道理はないが、反ってこれに灸をすえるのは、その人の虚実を弁別しないからである。そもそも灸法は補瀉の区分があるが、表が実して熱がある場合は、尤も禁じるべき所である。今、虚寒と誤認して灸法を用いてこれを治療し、熱はこれによって泄れることがなく、火によって動かされると、その勢いは強く炎上し、必ず咽が燥いて吐血する。

《医宗金鑑》に言う。思うに、上の条文（114）は火が陰分を傷り、血に迫って下行する。そこで、下血する。この条文は、火が陽分を傷り、血に迫って上行する。そこで、吐血する。

汪氏は言う。この条文では、仲景は治療法がない。《補亡論》では、常器之は「前の救逆湯によるべきである」と言う。

【解説】　本条文は、火邪が血に迫り、上行して吐血を生じる病証について論述している。

脈が浮になり、熱が甚だしい場合は、邪気が表で盛んな状態にあるので、これに灸をすえる道理はない。ところが、反ってこれに灸をすえるのは、病人の虚実を弁別しないからである。本証に灸をすえるのは禁忌であるが、虚寒証と誤認して灸をすえると、熱は泄れることがなく、火で動かされて強く炎上するので、必ず咽は乾燥し、吐血する。

【原文】　微数之脈、慎不可灸。因火為邪、則為煩逆。迫虚逐実、血散脈中。火気雖微、内攻有力。焦骨傷筋、血難復也。（116-1）

【本文】　微数の脈は、慎んで灸す可からず。火に因りて邪を為せば、則ち煩逆を為す。虚を迫い実を逐い、血、脈中に散ず。火気微なりと雖も、内に攻むること力有り。骨を焦がし筋を傷り、血復し難きなり。

【通釈】　脈が微数の場合は、慎んで灸をすえるべきでない。誤って灸をすえて火邪になる場合は、煩躁して不安になる変証を発生する。陰が虚しているのに誤って灸をすえると陰は益々虚し、熱は本来は実であるが、更に火を加えると益々裏熱を増し、血は鼓動されて脈中に散じる。火気は微かであるが、内を攻めるには力がある。甚だしい場合は、筋骨は濡養されなくなるので、骨は焦がれ、筋は傷られ、血は回復し難くなる。

【本文】　此れ、火邪内攻し、血脈中に散ずる証なり。脈微数を見わせば、血少なく陰虚すと為す。慎んで灸す可からず。火に因りて邪を為せば、則ち心胸之が為に煩悶して気上逆す。蓋し、陰素虚す。而るに更に火を加うれば、則ち是れ虚を迫うと為して愈々之を虚するなり。熱は本実なり。而るに更に火を加うれば、則ち是れ実を逐うと為して益々之を実するなり。逐うは、亦迫うなり。《倉公伝》に曰く、「法当に砭《へん》灸すべからずして砭灸すれば、気逐うに至る」是れなり。諸注は未だ瑩《えい》せず。血脈中を散ずれば、営血の脈中を行る者は火邪鼓蕩して流散し守られざるなり。艾《がい》火は微なりと雖も、内攻すれば力有り。血の逼る可きこと無くんば、焦がれ燎かるるは、乃ち筋骨に在り。夫れ血なる者は、筋骨を濡養する所以の者なり。血脈中に散ずれば、則ち筋骨以て濡養すること無く、焦がれ傷らるるは立ちどころに致す。血一たび散失すれば、以て回復し難し。火攻の誤りは此くの如し。慎まざる可きや。案ずるに、此の条方無し。黄氏の所謂「宜しく陰を助け、血を生じ、火熱を徹すべし。炙甘草湯は、其れを得れば可なるに庶《ちか》からん」なり。

常氏曰く、前の救逆湯に依る可し。

喩氏曰く、凡そ病は皆然り。独り傷寒のみならず。宜しく戒むるべきなり。針灸家も亦此の義を識るや否や。

程氏曰く、同一の火逆にて或は圊血し、或は吐血し、或は血脈中に散じ、火の勢到らざる処無し。其の人の虚と実の処を視て之を迫い之を逐う。総じて是れ陰絡煎熬を受くるなり。

【語釈】　○脈微数を見わす：喩嘉言の《尚論篇》では、「微数の脈は、陰が虚して熱が多い徴候である」とある。　○砭灸：鍼灸に同じ。　○瑩：明らか。

○鼓蕩：鼓は、鼓動する。ふるい動く。震動する。蕩は、動く。　○煎熬：焦がす。

【通釈】　これは、火邪が内攻し、血が脈中に散じる証である。脈が微数を見わす場合は、血が少なく、陰が虚しているので、慎んで灸をすえるべきでない。火によって邪となる場合は、心胸部はこのために煩悶して気が上逆する。思うに、陰は元々虚している。ところが、更に火を加える場合は、虚を迫って愈々これを虚す。熱は本来実している。ところが、更に火を加える場合は、実を逐って益々これを実する。逐うは、また迫うことである。《史記・倉公伝》に言う「道理からすると、針灸をすべきでないが、針灸をすると気を逐うようになる」がこれである。諸々の注釈は、いまだ明らかでない。血が脈中を散じると、営血で脈中を行るものは、火邪が鼓動して、流れて散じ、守られなくなる。よもぎの火は微かであるが、内攻すると力がある。血は迫られることがなければ、焦がれて焼かれるのは筋骨にある。そもそも血は、筋骨を濡養する理由のものである。血が脈中に散じる場合は、筋骨は濡養されることがなく、焦がれて傷られるのは立ちどころに引き起こされる。血が一たび散失する場合は、回復し難い。火攻の誤りはこのようなものである。慎まないでおられようか。案じるに、この条文では処方がない。黄氏のいわゆる「陰を助け、血を生じ、火熱を取り去るべきである。炙甘草湯は、それを得ると幾らかよいようである」である。

常氏は言う。前の救逆湯によるべきである。

喩氏は言う。およそ病は皆このようである。独り傷寒だけではない。戒めるべきである。針灸家もまたこの意義を知っているのであろうか。

程氏は言う。同一の火逆であるが、あるいは下血し、あるいは吐血し、あるいは血が脈中に散じ、火の勢いは到らない所がない。その人が虚している所と実している所とを視てこれを迫い、これを逐う。総じてこれは陰絡が焦がされている。

【解説】　本条文は、火邪が内攻し、血が脈中に散じる病証について論述している。

微数の脈が出現する場合は、血が少なく、陰が虚しているので、灸をすえるべきでない。ところが、誤って灸をすえて火邪が内攻すると、心胸部は煩悶し、気が上逆する。「虚を迫う」は、陰は元々虚しているが、更に火を加えて益々陰を虚すことを言う。「実を逐う」は、熱は本来実しているが、更に火を加えて益々熱を実することを言う。「逐う」は、「迫う」と同じである。火邪が内攻して営血を鼓動すると、血は脈中に散じて守られなくなる。よもぎの火は微かであるが、内攻すると力がある。血が迫られない場合は、筋骨が焦がれて焼かれる。即ち、火邪が内迫し、血が脈中に散じると、筋骨が濡養されなくなるので、骨は焦がれ、筋は傷られ、血は回復し難くなる。

【原文】　脈浮、宜以汗解。用火灸之、邪無従出。因火而盛。病従腰以下、必重而痺。名火逆也。欲自解者、必当先煩。煩乃有汗而解。何以知之。脈浮、故

知汗出解。(116-2)

【本文】　脈浮なるは、宜しく汗解を以てすべし。火を用いて之に灸すれば、邪従りて出づること無し。火に因りて盛んなり。病腰従り以下、必ず重くして痺す。火逆と名づくなり。自ら解せんと欲する者は、必ず当に先ず煩すべし。煩すれば、乃ち汗有りて解す。何を以てか之を知るや。脈浮なるが故に汗出でて解するを知る。

【通釈】　脈が浮である場合は、発汗して解すべきである。火を用いてこれに灸をすえると、邪はこれによって出ることがなくなる。病勢は火によって盛んになり、病は腰より以下で必ず重くなって痺れる。この種の変証は、火逆証と名づける。もし病が自然に解されようとする場合は、必ず先ず心煩するはずである。心煩する場合は、始めて汗が出て病が解される。どうしてこれが解るのであろうか。脈が浮であるので、汗が出て病が解されることが解る。

【本文】　此れも復た前を承けて、火攻の逆を論ず。脈浮と言えば、表邪なれば、宜しく汗を以て解すべし。誤りて火を用いて灸し、其の血液を傷り、表邪をして出づること能わざらしむ。反って火勢に因りて盛を加え、火の性は炎上すれば、陽気は倶に火に従いて上に騰《のぼ》り、復た下行せず。故に病腰従り以下必ず重くして痺するなり。鄭康成、《易緯通卦験》に注して「痺する者は、気達せずして病を為す」と曰う是れなり。名づけて火逆と曰えば、則ち其の痺を治さんと欲する者は、宜しく先ず其の火を治すべし。案ずるに、自ら解せんと欲する者以下は、上文と属せず。疑うらくは、前段の「傷寒、其の脈弦緊ならず云々（113）」の章の注脚ならん。前は「発熱す」と曰い、此れは「煩す」と曰い、文を互いにするなり。隠庵張氏、注するに燕氏以て「此の節は前節の脈浮、之を解して当に汗出でて愈ゆべし」の義と為すを引く。其の説是に近し。

郭氏曰く、宜しく少しく救逆湯を与うべし。

柯氏曰く、以上の三条は、皆之に灸して変を生ずるを論ずるなり。当に灸法は虚証の為にして設け、風寒の為に設けざるを知るべし。故に丁寧なること此くの如し。

中西子文曰く、麻黄湯に曰く、「薬を服し已わり微しく除く。其の人煩を発し、目瞑す。劇しき者は必ず衄す。衄すれば乃ち解す（46）」と。小青龍湯に曰く、「湯を服し已わり、渇する者は、此れ寒去りて解せんと欲するなり（41）」と。小茈胡湯に曰く、「必ず蒸蒸として振るい、却って発熱し汗出でて解す（101）」と。茈胡桂枝乾姜湯に曰く、「初め服して微煩し、復た服して汗出でて便ち愈ゆ（147）」と。四逆湯に曰く、「必ず鬱冒し、汗出でて解す（366）」と。是れ皆煩して解する者なり。桂枝湯に曰く、「初め桂枝湯を服し、反って煩して解せず（24）」と。又曰く、「汗を発し、解すること半日許りにして復た煩す。脈浮数の者は、更に汗を発す可し（57）」と。白虎加人蔘湯に曰く、「桂枝湯を服し、大いに汗出でて後、大煩渇解せず、脈洪大（26）」と。大承気湯に曰く、「大いに下して後、六七日大便せず、煩解せず、腹痛する者は、此れ燥屎有るなり（241）」と。是れ煩して解せざる者なり。是れ等は弁ぜざる可からず。

【語釈】　○自ら解せんと欲する者以下：成無已の《注解傷寒論》では、「煩は、熱である。邪気が表に還る場合は、煩熱し、汗が出て解される。脈が浮であるので、邪は外に還る」とある。

【通釈】　これもまた前を承けて、火攻の逆証を論じている。脈が浮であると言えば、表邪であるので、発汗して解すべきである。誤って火法を用いて灸をすえ、その血液を傷り、表邪を出させなくする。反って火の勢いによって表邪は更に盛んになり、火の性は炎上するので、陽気はともに火に従って上に昇り、また下行しなくなる。そこで、病は腰より以下が必ず重くなって痺れる。鄭康成は《易緯通卦験》に注釈し、「痺は、気が到達せずに病を生じる」と言うのがこれである。名づけて火逆と言えば、その痺を治療しようとする場合は、先ずその火を治療すべきである。案じるに、「自ら解されようとする者」以下は、上文と属さない。恐らくは、前の段落の「傷寒で、その脈が弦緊でない云々（113）」の章の脚注であろう。前は「発熱する」と言い、これは「心煩する」と言い、文を互いにする。隠庵張氏は注釈し、燕氏が「この節は、前節の脈が浮であれば、これを解すると汗が出て治癒するはずである」の義であるとするのを引用する。その説は正解に近い。

郭氏は言う。少し救逆湯を与えるべきである。

柯氏は言う。以上の三条は、皆これに灸をすえて変証が生じるのを論じている。灸法は虚証のために設けられており、風寒のために設けらていないことを知るべきである。そこで、丁寧なのは、このようなものである。

中西子文は言う。麻黄湯では、「薬の服用が終わり、微かに除かれる。その人は心煩を発生し、目が眩む。劇しい場合は、必ず衄する。衄する場合は、解される（46）」と言う。小青龍湯では、「湯の服用が終わり、口が渇く場合は、寒が去って解されようとする（41）」と言う。小柴胡湯では、「必ず蒸蒸として振るい、反って発熱し、汗が出て解される（101）」と言う。柴胡桂枝乾姜湯では、「初め服用して微かに心煩し、また服用し汗が出て治癒する（147）」と言う。四逆湯では、「必ず気分が鬱ぎ、目が眩み、汗が出て解される（366）」と言う。これは、皆心煩して解される場合である。桂枝湯では、「初め桂枝湯を服用し、反って心煩して解されなくなる（24）」と言う。また、「発汗し、病は解され、およそ半日が経過してまた心煩が出現した。脈が浮数の場合は、更に発汗すべきである（57）」と言う。白虎加人参湯では、「桂枝湯を服用し、大いに汗が出た後、大煩渇が解されず、脈は洪大になった（26）」と言う。大承気湯では、「大いに下した後、六七日大便をせず、心煩は解されず、腹が痛む場合は、燥屎がある（241）」と言う。これは心煩して解されない場合である。これらは弁別しない訳にはいかない。

【解説】　本条文は、火攻による逆証について論述している。

脈が浮である場合は、表邪があるので、発汗して解すべきであるが、誤って火法を用いて灸をすえると、火邪はその血液を傷り、表邪は外に出なくなる。表邪は火の勢いによって更に盛んになり、陽気は火が炎上するのに従って上に昇り、下行しなくなるので、腰より以下は必ず重くなって痺れる。痺は、気が到達せずに病を生じることを言う。本証は火逆証と名づけるので、痺を治療する場合は、先ず火を治療すべきである。「自ら解せんと欲する者」以下は、恐らくは第113条の「脈浮、之を解するに、当に汗出でて愈ゆべし」の脚注であると思われる。

【原文】　焼針令其汗、針処被寒、核起而赤者、必発奔豚。気従少腹上衝心者、灸其核上各一壮、与桂枝加桂湯。（117）

【本文】　焼針其れをして汗せしめ、針する処寒を被り、核起こりて赤き者は、必ず奔豚を発す。気少腹従り上りて心を衝く者は、其の核上に各々一壮灸し、桂枝加桂湯を与う（核は下革の翻。○旧本は、桂枝加桂湯の下に「更に桂二両を加うるなり」の六字有り。按ずるに、此の条已に本方を載せて各薬の分両を注して明かせば、則ち方名の下は宜しく此の六字有る可からず。今《可発汗篇》、及び《玉函》《脈経》《千金翼》に據りて刪り正す）。

【通釈】　焼針を用いて発汗し、針刺した所が寒邪を被り、核塊が起こって赤くなる場合は、必ず奔豚を発生する。気が少腹部より上って心を衝く場合は、その核の上に各々一壮灸をすえ、桂枝加桂湯を与える（核は下革の翻である。

○旧本では、桂枝加桂湯の下に「更に桂二両を加える」の六字がある。按じるに、この条文は既に本方を記載し、各々の薬の分量を注釈して明らかにすれば、方名の下にこの六字はあるべきでない。今《可発汗篇》、および《玉函》《脈経》《千金翼》によって削って訂正する）。

【本文】　此れ、火逆奔豚の証治を申し明かす。焼針は、即ち温針なり。亦汗を劫かす法なり。蓋し、風寒表に在り、医麻桂の発汗を用いずして誤りて焼針を以て汗を取り、針する処の孔穴閉じず。已に外は寒の襲を被り、火は脈中に鬱し、血流行せず。故に針する処、紅く腫れて状核を結ぶが如きなり。夫れ温針して汗を取るは、其の法も亦迅《じん》烈と為す。故に但だ寒気外束するのみならずして核を発して赤し。邪直ちに裏に鬱して陽気舒びざれば、必ず奔豚を発するなり。夫れ針する処寒を被り、発して赤核を為す。是れ将に奔豚を作さんとするの兆しなり。気少腹従り上りて心を衝くは、乃ち奔豚已に発するの象なり。《脈経》に曰く、「奔豚は小腹に発し、上りて心下に至り、豚の奔走するが如きの状なり」と。其の核上に灸する者は、即ち外寒を散ずる所以なり。桂枝加桂湯を与うる者は、即ち鬱陽を洩する所以なり。灸するに「各一壮」と曰えば、則ち針するは一か処に止まらざるを知る。案ずるに、諸家奔豚を以て腎邪に属し、遂に邪太陽の本府を犯し、腎寒を引動するの説有るは、抑も経旨と相い矛盾するを知らざるなり（《千金方》に「凡そ壮数を言う者、若し丁壮、病根深く篤ければ、方数を倍す可し。老少羸弱は半ばに減ず可し」と。《夢渓筆談》に「医艾一灼を用う、之を一壮と謂うは、壮人を以て法と為すなり。其れ若干壮と言えば、壮人は常に此の数に依り、老幼羸弱は力を量りて之を減ず」と）。

劉茝庭曰く、灸艾は大率《おおむね》回陽・補虚に在り。然して針する処の核起こるの灸は、殆ど瀉に属する者なり。孫真人、脚気に灸して以て風気を洩らすと称するは、或は是れ一轍なり。虞恒徳の《医学或問》の言は、宜しく併攷すべし。

【語釈】　○迅烈：迅は、早い。激しい。烈は、激しい。　○丁壮：一人前の人。主として男子に言う。　○轍：前代の遺法。

【通釈】　これは、火逆による奔豚の証候と治療法を述べて明らかにしている。焼針は、温針である。また、汗を劫かす方法である。思うに、風寒が表にあるが、医者は麻黄湯や桂枝湯の発汗を用いず、誤って焼針を用いて汗を取り、針する所の孔穴が閉じなくなった。既に外は寒邪の侵襲を被り、火は脈中に欝滞し、血は流行しなくなった。そこで、針する所は紅く腫れ、性状は核を結ぶようである。そもそも温針して汗を取るのは、その方法もまた迅速で激しい。そこで、ただ寒気が外束するだけではなく、核を発生して赤くなる。邪は直ちに裏に欝滞し、陽気が舒びなくなると、必ず奔豚を発生する。そもそも針する所は寒を被り、発して赤い核を生じる。これは、今にも奔豚を発生しようとする兆しである。気が少腹より上って心を衝くのは、奔豚が既に発生している象である。《脈経》では、「奔豚は小腹に発生し、上って心下に至り、豚が奔走するような性状である」と言う。その核の上に灸をすえるのは、外寒を散じる理由である。桂枝加桂湯を与えるのは、欝滞した陽気を洩す理由である。灸をすえるのに「各々一壮」と言えば、針は一か所に止まらないことが解る。案じるに、諸家は奔豚を腎邪に属し、遂に邪が太陽の本《もと》の府を犯し、腎寒を引動する説があるが、抑も経旨と相互に矛盾するのが解っていない（《千金方》では、「およそ壮の数を言う場合に、もし一人前の人で、病根が深く重篤であれば、方数を倍にすべきである。老人、若者、羸痩、虚弱の人は、半ばに減らすべきである」とある。《夢溪筆談》では「医者が艾を一回灼く分量を用い、これを一壮と言うのは、盛んな人をもって規準とする。それが若干壮と言えば、盛んな人は常にこの数によるが、老人、幼児、羸痩、虚弱な人は力を量ってこれを減らす」とある）。

劉茝庭は言う。よもぎを用いた灸は概ね陽を回らせ虚を補うことにある。しかし、針刺した所で核が起こる場合の灸は、殆ど瀉に属する場合である。孫真人が脚気に灸をすえて風気を洩らすと称するのは、あるいは前代の一つの遺法である。また、虞恒徳の《医学或問》の言葉は、併せて考えるべきである。

【本文】　桂枝加桂湯方

桂枝（五両、皮を去る）　芍薬（三両）　生姜（三両、切る）　甘草（二両、炙る）　大棗（十二枚、擘く）

右五味、水七升を以て、煮て三升を取り、滓を去り、一升を温服す。本云う桂枝湯に、今桂を加えて満五両とすと。桂を加うる所以の者は、能く奔豚気を泄らすを以てなり。

【通釈】　桂枝加桂湯方

桂枝（五両、皮を除く）　芍薬（三両）　生姜（三両、切る）　甘草（二両、あぶる）　大棗（十二枚、きざむ）

右の五味に水七升を用い、煮て三升を取り、滓を除き、一升を温服する。元々は、桂枝湯に今桂枝を加えて満五両にすると言われている。桂枝を加える理由は、よく奔豚気を泄らすからである。

【本文】　此れ、桂枝湯の中に於いて更に桂二両を加え、外寒を散じて火邪を洩す。蓋し、桂枝は能く鬱陽を発越す。故に奔豚の気を洩らす効有り。兼ねて其の核上に灸するは、即ち輔治の法なり。

松陵徐氏曰く、桂枝の原方に桂二両を加う。即ち、另に湯名を立て、治法は迴かに異なる。古聖立方の厳しきこと此くの如し。

柯氏曰く、茯苓桂枝甘草大棗湯証（65）は已に裏に在りて奔豚未だ発せず。此の症尚表に在りて発す。故に治は同じならざること有り。

【通釈】　これは、桂枝湯の中において更に桂枝二両を加え、外寒を散じ、火邪を洩らす。思うに、桂枝はよく欝滞した陽気を発越する。そこで、奔豚の気を洩らす効能がある。兼ねてその核上に灸をすえるのは、治療を補う方法である。

松陵徐氏は言う。桂枝の原方に桂枝二両を加える。即ち、別に湯名を立て、治法は遙かに異なる。古の聖人が処方を厳しく立てるのはこのようなものである。

柯氏は言う。茯苓桂枝甘草大棗湯証（65）は既に裏にあって、奔豚はいまだ発生していない。この症はなお表にあって発生する。そこで、治療は同じでないことがある。

【解説】　本条文は、火逆による奔豚の証候と治療法について論述している。

焼針は温針であり、汗を劫かして発汗させる方法である。風寒が表にあるが、医者は麻黄湯や桂枝湯を用いて発汗せず、誤って焼針を用いて汗を取ると、針した所の孔穴は閉じず、火は脈中に欝滞し、血は流行しなくなるので、針する所が紅く腫れて核を結んだようになる。針する所が赤い核を生じるのは、今にも奔豚を発生しようとする兆しである。邪が直ちに裏に欝滞し、陽気が舒びなくなると、奔豚を発生し、気が少腹より上って心を衝く。本証では、寒邪が外に侵襲し、更に奔豚を発生した状態にある。そこで、その核上に各々一壮灸をすえ、更に桂枝加桂湯を与えて欝滞した陽気を洩らす。

桂枝加桂湯は、桂枝湯の中で桂枝を更に二両加えた処方である。桂枝は欝滞した陽気を発越し、外寒を散じ、奔豚の気を洩らす。兼ねて核上に灸をすえ、湯液による治療を補う。

【原文】　火逆下之、因焼針煩躁者、桂枝甘草龍骨牡蛎湯主之。(118)

【本文】　火逆之を下し、焼針に因りて煩躁する者は、桂枝甘草龍骨牡蛎湯之を主る。

【語釈】　○火逆：《医宗金鑑》では、「火逆は、およそ火で劫かして汗を取り、逆を引き起こす場合を言う。この火逆は、火針による」とあり、「焼針し、之を下し、火逆に因りて煩躁する者」と解釈する。即ち、先ず焼針し、次いで攻下し、二度の誤治を経るとする。一説に、本証は三度の誤治を経るとする。尤在涇の《傷寒貫珠集》では、「火逆し、また下し、既に誤り、また誤り、また焼針を加え、火気が内に迫り、心陽が内に傷られる場合は、煩躁を生じる。桂枝、甘草は心陽の気を回復させ、牡蛎、龍骨は煩乱する神を安らかにする」とある。

【通釈】　火逆証に罹患し、これを攻下し、焼針によって煩躁する場合は、桂枝甘草龍骨牡蛎湯がこれを主る。

【本文】　此れも又火もて劫かし、更に誤下するの証治を申し明かす。火逆なる者は、火もて劫かして汗を取りて逆を致すを謂うなり。言うは、焼針して汗を劫かし、而して復た之を下して更に誤る。然して此の煩躁は、乃ち火逆にて亡陽し神気浮越して致す所なり。即ち、「驚狂し臥起安からず（112）」の漸《ぜん》なり。経文に「焼針に因りて煩躁す」と曰えば、則ち誤下の亡陽に非ざることを知るなり。但だ火逆の邪は、幸いに下に因りて減ず。之を救逆湯証（112）に比すれば、病軽きこと一等なり。故に此の湯を与えて以て火邪を発散し、陽神を鎮固するなり。案ずるに、茯苓四逆湯（69）、乾姜附子湯（61）は、並びに誤下に因りて亡陽して煩躁を致す。此れ、乃ち火邪に因りて致す所なり。故に其の治は大いに径庭有るなり。

【語釈】　○漸：兆し。糸口。　○径庭：大きい隔たり。

【通釈】　これもまた火法を用いて劫かして発汗し、更に誤下する場合の証候と治療法を述べて明らかにしている。火逆は、火を用いて劫かして汗を取り、逆証を引き起こすことを言う。ここで言う内容は、焼針して汗を劫かし、またこれを攻下して更に誤る。そしてこの煩躁は、火逆で亡陽し神気が浮越して引き起こす所である。即ち、「驚いて狂乱し、臥起が安からでない（112）」の兆しである。経文に「焼針によって煩躁する」と言えば、誤下の亡陽ではないことが解る。ただ、火逆の邪は、幸いに攻下によって減少する。これを救逆湯証（112）に比較すると、病は一等軽い。そこで、この湯液を与えて火邪を発散し、陽神を鎮めて固める。案じるに、茯苓四逆湯（69）と乾姜附子湯（61）は、並びに誤下によって亡陽して煩躁を引き起こしている。これは、火邪によって引き起こす所である。そこで、その治療は大いに隔たりがある。

【本文】　桂枝甘草龍骨牡蛎湯方

桂枝（一両、皮を去る）　甘草（二両、炙る）　牡蛎（二両、熬る）　龍骨（二両）

右四味、水五升を以て、煮て二升半を取り、滓を去り、八合を温服し、日に三服す。

【通釈】　桂枝甘草龍骨牡蛎湯方

桂枝（一両、皮を除く）　甘草（二両、あぶる）　牡蛎（二両、熬る）　龍骨（二両）

右の四味に水五升を用い、煮て二升半を取り、滓を除き、八合を温めて服用し、日に三回服用する。

【本文】　此れ、救逆湯証の証候に較ぶれば稍軽し。故に薬味も稍異なりて分両も亦減ず。其の蜀漆を用いざる者は、已に攻下を経るを以てなり。棗を去る者は、証に煩躁有り、胸中に泥むを恐るるを以てなり。姜を去る者は、表に走るを欲せざればなり。方中の桂枝は、前の救逆湯と同じく火邪を散ずるの用と為す。前注、以て解表すと為すは、謬りなり。

【通釈】　これは、救逆湯証の証候に比較すると、幾らか軽い。そこで、薬味も幾らか異なり、分量もまた減量する。それに蜀漆を用いないのは、既に攻下を経ているからである。大棗を除くのは、証に煩躁があり、胸中に泥むのを恐れるからである。生姜を除くのは、表に走るのを望まないからである。方中の桂枝は、前の救逆湯の桂枝と同様に、火邪を散じる作用を発揮する。前の注釈で解表するとするのは、誤りである。

【解説】　本条文は、火法を用いて発汗し、更に誤下する場合の証候と治療法について論述している。

火逆は、火を用いて劫やかして汗を取り、逆証を引き起こすことを言う。焼針して汗を劫かし、これを攻下して更に誤ると、亡陽し、神気が浮越するので、煩躁が出現する。本証の煩躁は、第112条に言う「驚狂し、臥起安からず」が発生する始めであり、病は救逆湯証より一等軽い。そこで、桂枝甘草龍骨牡蛎湯を与えて火邪を発散し、陽神を鎮めて固める。

桂枝甘草龍骨牡蛎湯は、桂枝去芍薬加蜀漆牡蛎龍骨救逆湯より蜀漆、大棗、生姜を除いた処方である。本証は攻下を経ているので、救逆湯より蜀漆を除き、煩躁が出現しているので、大棗を除いて胸中に泥むのを防ぎ、生姜を除いて表に走るのを防ぐ。方中の桂枝は、火邪を散じる。

【原文】　太陽傷寒者、加温針必驚也。(119)
【本文】　太陽の傷寒なる者は、温針を加うれば必ず驚するなり。
【通釈】　太陽の傷寒に温針を加えると、必ず驚狂が出現する。
【本文】　前段は、火攻の害を歴言す。此れ、再び焼針の誤りを挙げて以て上文の義を結ぶ。温針は、即ち焼針なり。《千金翼・忌火篇》に引きて火針に作るは、証す可し。施氏曰く、「温なる者は、熱なり。温針なる者は、即ち燔《はん》針、焠《さい》刺の類なり」と（張志聡《集註》に引く）。太陽の傷寒と言えば、当に桂麻を以て汗を発するを正治と為す。若し誤りて温針を加え以て劫かして汗を取れば、則ち火気邪を迫いて外泄するを得ず、而して火邪反って内に鬱す。是を以て正気浮越し陽神寧らかならずして振るい驚き揺れ動くと為す。豈慎まざる可けんや。是の章、乃ち戒警の辞なり。故に処方せざるなり。

令韶張氏曰く、此れ自り以上は、火攻の害を歴言す。今人陰虚弱の症を治するに、動もすれば輒《すなわ》便ち灸して以て骨を焦がし筋を傷り血散じて復せずして死するは、勝げて悼む可けんや。陽気下陥する者は、之に灸す。是れ灸は陽を助くる所以にして陰を助くる所以に非ざるなり。

【語釈】　○戒警：警戒に同じ。　○統：おおすじ。
【通釈】　前の段落は、火攻の害を歴言する。これは、再び焼針の誤りを挙げて、上文の義を結ぶ。温針は、焼針である。《千金翼・忌火篇》に引用して火針に作るのは、証拠とすべきである。施氏は、「温は、熱である。温針は、燔《はん》針、焠《さい》刺の類である」と言う（張志聡《集註》に引用する）。太陽の傷寒と言えば、桂枝湯や麻黄湯を用いて発汗するのが正治である。もし誤って温針を加え、劫かして汗を取る場合は、火気は邪を迫うが、邪は外泄できず、火邪は反って内に欝滞する。そこで、正気は浮越し、陽神は寧らかでなく、身体は振るえて驚く。どうして慎まないでおられようか。この章は、戒めの辞である。そこで、処方をしない。

令韶張氏は言う。これより以上は、火攻の害を歴言する。今の人は陰が虚弱な症を治療するのに、ややもすれば灸をすえて骨を焦がし、筋を傷り、血は散じ、回復せずに死亡するのは、ことごとく悼むことができようか。陽気が下陥する場合は、これに灸をすえる。このように、灸は陽を助ける方法であり、陰を助ける方法ではない。

【解説】　本条文は、焼針を誤用した場合の証候について論述している。
温針は、焼針である。太陽の傷寒は、桂枝湯や麻黄湯を用いて発汗するのが正治である。もし誤って温針を加え、劫かして汗を取る場合は、火気は邪を逐うが、邪は外泄されなくなる。火邪が反って内に欝滞すると、正気が浮越し、陽神が寧らかではなくなるので、必ず身体はぶるぶると振るえて驚く。

【本文】　以上の十一章、火逆の証治を統論す。
【通釈】　以上の十一章は、火逆の証候と治療法をまとめて論述する。

【原文】　太陽病、当悪寒発熱。今自汗出、反不悪寒発熱、関上脈細数者、以医吐之過也。一二日吐之者、腹中飢、口不能食。三四日吐之者、不喜糜粥、欲食冷食、朝食暮吐。以医吐之所致也。此為小逆。(120)
【本文】　太陽病、当に悪寒発熱すべし。今自汗出で、反って悪寒発熱せず、関上の脈細数の者は、医之を吐すること過るを以てなり。一二日之を吐する者は、腹中飢え、口食すること能わず。三四日之を吐する者は、糜粥を喜まず、冷食を食せんと欲し、朝に食して暮に吐す。医之を吐するを以て致す所なり。此れを小逆と為す。
【通釈】　太陽病は、悪寒と発熱が出現するはずである。今自汗が出て、反って悪寒と発熱がなく、関上の脈が細数になる場合は、医者が誤って吐法を用いたからである。病を得た一二日の間に吐法を用いる場合は、腹中が飢え、口は食事を摂取することができなくなる。病を得た三四日の間に吐法を用いる場合は、重湯を食べたいとは思わず、冷たい食物を欲しがり、朝に食事を摂取して暮に嘔吐する。これは、医者が吐法を用いて引き起こす所である。これは、比較的軽い変証である。
【本文】　此れ、誤吐の虚証を論ず。病太陽に在れば、自ら当に発熱悪寒すべく、自ら当に脈浮なるべし。今自汗出でて反って悪寒発熱せず、又関上の脈細数なるは、此れ脈と証は相い符せず。乃ち、前医誤吐するの過りに係るなり。因りて汗は本中焦の水穀の液なるを知るなり。今自汗するは、則ち吐は中気を傷りて脾津外洩するの故なり。関上は、脾胃の部位なり。今脈細数なるは、則ち中焦の陽虚して津液衰少するの象なり。夫れ一二日は、邪気尚浅く、之を吐すも胃未だ大いに損ぜず。所以に腹中猶飢うるがごとし。然して胃気已に傷らる。故に口は食すること能わず。三四日は、邪熱漸く深く、之を吐して胃気大いに傷らる。所以に糜粥を喜まず。胃液虚して燥く。故に冷食を食せんと欲す。朝食暮吐は、暮食朝吐の互辞なり。蓋し、中焦の陽虚し、水穀化せず。所以に朝食暮吐するなり。並びに是れ粗工誤吐するに由りて致す所なれば、宜《むべ》なるかな、脈証の印合を為さざるは。経文重ねて「医之を吐す」と言うは、深く戒むるの詞なり。夫れ吐は本実を涌《は》く。今なる者、病は表に在れば、固より之を吐するの理無し。而るに誤治すれば、上項の諸々の変証を為す。此れ、豈小逆為らんや。蓋し、古文は簡潔なり。故に此れ等の句法有り。諸解は、文に随い順に釈し、嚼然として臘《ろう》を嚛《く》う。

隠庵張氏曰く、馬氏は「正虚し、邪陥り、胃気孤して危うし。此れ、尚小逆と為すを得んや。此れ、小逆を詰詞と為すなり」と曰う。

銭氏曰く、此の条、当に下文の誤汗して逆に変ずるの病人、脈数、数は熱と為すの一節（122）と互いに看るべし。此れ、誤吐するを以て胃を傷り、陽気衰微し、陽虚し、脈数、穀を消すこと能わずして吐す。彼は、誤汗するを以て陽虚し、胃冷え、客熱穀を消すこと能わずして吐す。

【語釈】　○反って悪寒発熱せず：太陽病に吐法を使用すると、表の邪気は除かれることを言う。尤在涇の《傷寒貫珠集》では、「病は表にあるが、医者はこれを吐かせる。邪気は去るが、胃気は傷られる。そこで、自汗が出て寒熱がなく、脈は細数になる」とある。　○脈細数：銭天来の《傷寒溯源集》では、「細は虚であり、数は熱である。誤吐した後、胃気が既に傷られ、津液は消耗して亡われ、虚邪が誤って陽明に入り、胃脘の陽が虚して躁がしくなる。そこで細数になる」とある。　○腹中猶飢うるがごとし：張令韶の《傷寒直解》では、「一二日は、陽明が気を主る。これを吐かせる場合は、胃は傷られるが、脾はいまだ傷られていない。そこで、脾はよく運化するので腹中は飢えるが、胃は受納できなくなるので、口は食事を摂取できなくなる」とある。　○嚼：かむ。かみくだく。あじわう。意味を了解する。　○臘：乾し肉。　嚛：喫の俗字。くう。くらう。　○詰：といつめる。

【通釈】　これは、誤吐の虚証を論じている。病が太陽にあれば、自ら発熱し悪寒がするはずであり、自ら脈は浮になるはずである。今自汗が出て反って悪寒や発熱がなく、また関上の脈が細数になる場合は、脈と証が相互に符合しない。即ち、前の医者が誤吐した誤りに係わる。これによって、汗は本来は中焦の水穀の液であることが解る。今自汗が出るのは、吐法が中気を傷り、脾の津液が外泄するからである。関上は、脾胃の部位である。今脈が細数であるのは、中焦の陽気が虚して津液が衰え少なくなる象である。そもそも一二日は、邪気がなお浅いので、これを吐かせるが、胃はいまだ大いに損傷されていない。そこで、腹中はなお飢えるようになる。しかし、胃気は既に傷られている。そこで、口は食事を摂取することができなくなる。三四日は、邪熱が漸く深くなり、これを吐かせて胃気が大いに傷られる。そこで、重湯を喜まなくなる。胃液が虚して燥く。そこで、冷たい食物を食べたくなる。朝食暮吐は、暮食朝吐の互辞である。思うに、中焦の陽気が虚し、水穀が運化されなくなる。そこで、朝食暮吐する。並びにこれは劣った医者が誤吐して引き起こす所であるので、脈と証が符合しないのはもっともなことである。経文が重ねて「医者がこれを吐かせた」と言うのは、深く戒める詞である。そもそも吐法は本来は実を涌かせる方法である。今、病は表にあるので、固よりこれを吐かせる道理はない。ところが、誤治すると、上の項目の諸々の変証を発生する。これは、どうして小逆であろうか。思うに、古文は簡潔である。そこで、これらの句法がある。諸々の解釈は、文に随って順番に解釈し、かみ砕くが乾し肉を食らうようなものである。

隠庵張氏は言う。馬氏は、「正気が虚し、邪気が陥り、胃気が孤立して危険である。これは、なお小逆とすることができようか。これは、小逆を問い詰める詞である」と言う。

銭氏は言う。この条文は、下文の誤汗して逆証に変化する病人で、「脈は数になり、数は熱である」の一節（122）と互いに看るべきである。これは、誤吐するので、胃を傷り、陽気が衰微し、陽が虚し、脈が数になり、穀物を消すことができずに吐く。彼は、誤汗するので、陽が虚し、胃が冷え、客熱が穀物を消すことができずに吐く。

【解説】　本条文は、誤吐した後の虚証について論述している。

太陽病は自ら発熱して悪寒がするはずであり、脈は浮になるはずである。今太陽病に罹患し、自汗が出現し、悪寒や発熱がなく、関部の脈が細数になる場合は、脈と証が符合しないので、前の医者が誤吐し、変証が出現していることが解る。即ち、太陽病を誤吐して中気を傷ると、脾の津液が外泄するので、自汗が出現する。関部の脈は、脾胃を候う部位である。中焦の陽気が虚し、津液が衰えて少なくなると、脈は細数になる。一二日は、邪気がなお浅い。そこで、誤吐した後、胃は大いに損傷されていないので、腹中はなお飢える。ただ、胃気は既に傷られているので、口は食事を摂取できなくなる。三四日は、邪熱が漸く深くなる。そこで、誤吐した後、胃気が大いに傷られるので、重湯を好まなくなる。しかも胃液が虚して燥くので、冷たい食物を食べたくなる。朝食暮吐は、暮食朝吐の互辞である。誤吐した後、中焦の陽気が虚し、水穀が運化されなくなると、朝食暮吐が発生する。吐法は、実を吐かせる方法である。今病は表にあるので、固より吐かせる道理はないが、これを誤吐すると、上述した変証が出現する。これは、どうして小逆であろうか。

【原文】　太陽病吐之。但太陽病当悪寒。今反不悪寒、不欲近衣。此為吐之内煩也。(121)
【本文】　太陽病之を吐す。但だ太陽病は当に悪寒すべし。今反って悪寒せず、衣を近づけんことを欲せず。此れ之を吐して内煩することを為すなり（近は巨靳の翻）。
【通釈】　太陽病に罹患し、これを吐かせた。ただ、太陽病は悪寒がするはずである。今反って悪寒がなく、衣類を近づけたくなくなる。これは、誤吐したために煩躁が内から発生するからである（近は巨靳の翻である）。
【本文】　此の章、乃ち誤吐の実証なり。所以に上文と反覆して申し明かすなり。太陽病、医之を誤吐すと為す。但だ太陽病は、当に悪寒すべし。而るに今反って悪寒せざれば、則ち太陽病罷む。衣を近づけんと欲せざる者は、乃ち是れ悪熱するなり。此れ、之を吐して後、津液亡われ、胃中乾きて悗《ばん》熱を生ずるに由るなり。昔人云う、「竹葉石膏湯は、益気生津の中に清熱寧煩するは可なり」と。愚謂うに、此の証若し更衣せざれば、胃実の例に従いて微しく下すを妨げず。
　柯氏曰く、前条は其の人の胃虚するを見わし、此の条は其の人の陽盛んなるを見わす。
【語釈】　○悗：わずらう。方有執の《傷寒論条弁》では、「これもまた誤吐の変証である。悪寒がなく、衣類を近づけたくないのは、表は明らかに熱しないが、熱が裏にあることを言う。そこで、内煩と言う。内煩は、吐かせる場合は、津液が亡われ、胃中が乾き、熱がわずらわしく内に起こる（熱悗内作）ことである」とある。　○昔人云う：《医宗金鑑・訂正傷寒論注・陽明全篇》では、「今吐かせることにより、後に内は煩熱を生じる。これは、気と液が既に傷られた虚煩であり、いまだ汗法や下法を経ていない実煩ではない。以上の方法は皆施すことができない。ただ、竹葉石膏湯を用いるべきであり、益気生津の中において清熱寧煩すればそれでよい」とある。

【通釈】　この章は、誤吐の実証である。そこで、上文と反覆して述べて明らかにする。太陽病に罹患し、医者はこれを誤吐した。ただ、太陽病は、悪寒がするはずである。ところが、今反って悪寒がしない場合は、太陽病は止んでいる。衣類を近づけたくないのは、悪熱するからである。これは、吐かせた後に津液が亡われ、胃の中が乾いて悗熱を生じることによる。昔の人は、「竹葉石膏湯は、益気生津する中に清熱し煩を寧らかにすれば、それでよい」と言う。私が思うには、この証で、もし大便をしない場合は、胃実証の例に従って微かに攻下するのを妨げない。

柯氏は言う。前の条文はその人の胃が虚しているのを見わし、この条文はその人の陽が盛んであるのを見わしている。

【解説】　本条文は、誤吐した後の実証について論述している。

太陽病は悪寒がするはずであるが、医者が誤吐すると、太陽病は止むので、悪寒がしなくなる。誤吐した後、津液が亡われ、胃の中が乾くと、悪熱が出現するので、衣類を近づけたくなくなる。もし更に大便をしない場合は、胃実証に従って微かに攻下すべきである。

【原文】　病人脈数。数為熱。当消穀引食。而反吐者、此以発汗、令陽気微、膈気虚、脈乃数也。数為客熱、不能消穀。以胃中虚冷、故吐也。(122)

【本文】　病人脈数なり。数は熱と為す。当に穀を消して食を引くべし。而るに反って吐する者は、此れ汗を発するを以て、陽気をして微ならしめ、膈気虚し、脈は乃ち数なり。数は客熱と為し、穀を消すこと能わず。胃中虚冷するを以ての故に吐するなり（数は色角の翻）。

【通釈】　病人の脈は、数である。数は、一般には熱を主る。もし熱証の場合は、穀物を消化して食欲が増進するはずである。ところが、反って嘔吐を発生するのは、発汗が不適切であったために陽気が不足し、膈間の正気が虚すので、脈は数になる。数脈は陽虚による仮熱であり、穀物を消化することができない。胃の中が虚して冷えるので、嘔吐を発生させる（数は色角の翻である）。

【本文】　此れ、前節の誤吐の義を承けて、以て嘔吐の虚証を論ず。「病人脈数なり」より「反って吐する者」に至りては、乃ち病証を掲ぐ。「此れ汗を発するを以て」より已下は、上文を反覆して詳らかに其の然る所以の理を明らかにす。言うは、病人、脈数なり。数は熱脈と為す。当に穀を消して食を引くべし。汪氏曰く、「引くは、進むなり」と。而るに今反って吐を致す者は、何ぞや。蓋し、陽は気を胸中より受く。此れ、汗を発すること過多なるを以て、胃中の陽気已に微かに、膈間の宗気大いに虚し、根無く、虚陽浮動して脈は乃ち数なり。然らば則ち数は客来の仮熱と為し、本来の真熱に非ず。此れ、穀を消すこと能わざる所以なり。尤氏曰く、「浮熱は穀を消すこと能わず、虚冷の気逼りて上に浮き、客の寄せるが如く、久しからずして散ずと為す。故に客熱と曰う」と。夫れ虚陽上に客し、下温すること能わざれば、胃中は仍お復た虚冷し、唯だ穀を消すこと能わざるのみに非ず、抑も且つ容納すること能わず。故に吐するなり。案ずるに、胃虚し気逆するの嘔は、実熱の吐と同じならず。若し其の数に因りて投ずるに清胃の剤を以てすれば、則ち左《もと》る。

隠庵張氏曰く、愚案ずるに、上の両節は医之を吐するの過りを言い、此れは下節を合して病人其の吐を致すを言うなり。

【通釈】　これは、前節の誤吐の義を承けて、嘔吐の虚証を論じている。「病人は脈が数である」より「反って嘔吐する場合」に至っては、病証を掲げる。「これは発汗することにより」より以下は、上文を反覆して詳らかにそのようになる道理を明らかにする。ここで言う内容は、病人は、脈が数である。数は、熱脈である。そうであれば、穀物を消化して食事が増進するはずである。汪氏は、「引くのは、進むことである」と言う。ところが、今反って嘔吐を引き起こすのは、どうしてであろうか。思うに、陽は気を胸中より受ける。これは、発汗が過多になるので、胃の中の陽気が既に微かになり、膈間の宗気が大いに虚して根がなく、虚陽が浮いて動くので、脈は数になる。そうであれば、数は客として来る仮熱であり、本来の真熱ではない。これが、穀物を消化することができない理由である。尤氏は、「浮いた熱は、穀物を消化することができず、虚して冷えた気が迫って上に浮き、客が立ち寄るように、久しくはなく散じる。そこで、客熱と言う」と言う。そもそも虚陽が上に客し、下を温めることができなくなると、胃の中はなおまた虚して冷え、ただ穀物を消化することができなくなるだけではなく、抑もまた受納することができなくなる。そこで、嘔吐する。案じるに、胃が虚し、気が上逆する嘔吐は、実熱の嘔吐と同じでない。もしその脈が数であることによって胃を清する方剤を投与する場合は、道理に悖っている。

隠庵張氏は言う。私が案じるに、上の両節は医者がこれを吐かせる誤りを言い、これは下節を合わせて病人が嘔吐することを言う。

【解説】　本条文は、誤汗後に出現する嘔吐の虚証について論述している。
病人の脈が熱を主る数である場合は、穀物を消化し、食欲は増進するはずである。「食を引く」の「引く」は、進むことである。今発汗が過多になると、胃の中の陽気が微かになり、膈間の宗気が大いに虚して根がなく、虚陽が浮いて動くので、脈は仮熱を現わす数になる。即ち、本証の数脈は、真熱を現わすのではない。そこで、胃の中が虚して冷えると、穀物を消化できないだけではなく、更に受納ができなくなるので、嘔吐が出現する。

【原文】　太陽病、過経十余日、心下温温欲吐而胸中痛、大便反溏、腹微満、鬱鬱微煩。先此時極吐下者、与調胃承気湯。若不爾者、不可与。但欲嘔、胸中痛、微溏者、此非茈胡湯証。以嘔故知極吐下也。(123)
【本文】　太陽病、過経十余日、心下温温として吐せんと欲して胸中痛み、大便反って溏、腹微満し、鬱鬱として微煩す。此の時に先だちて吐下を極むる者は、調胃承気湯を与う。若し爾らざる者は、与う可からず。但だ嘔せんと欲し、胸中痛み、微溏する者は、此れ茈胡湯の証に非ず。嘔するを以ての故に吐下を極むるを知るなり（温は慍《うん》と同じ。溏は音唐。〇旧本は、「極」の上に「自」の字有り。其の義は叵《すこぶ》る通ず。今《発汗誤下後篇》に因りて刪り正す。又王引之の《経典釈詞》は云う、「自は、之を用《もっ》てと詞《い》う」と。《書》康誥は「凡そ民自《もっ》て罪を某に得」と曰い、伝は自を訓じて「用《もっ》て」と為す。召誥は「自て土中に服す」と曰い、鄭は注して亦「自は用てなり」と曰う。此れに據れば「自《もっ》て」の字は刪らずして亦通ず）。
【通釈】　太陽病に罹患し、邪が他の経に伝わって既に十数日が経過し、心下部が塞がり舒びなくなって嘔吐しそうになり、胸中が痛み、大便は反って溏になり、腹部は微かに脹満し、精神は鬱鬱として微かな煩躁が出現した。この時より前に激しい吐法や下法を用いた場合は、調胃承気湯を与える。もしそうでない場合は、与えるべきでない。ただ、嘔吐しそうになり、胸中が痛み、微かに溏になる場合は、柴胡湯の証ではない。嘔吐するので、激しい吐法や下法を用いたことが解る（温は慍《うん》と同じである。溏は音が唐である。〇旧本では、「極」の字の上に「自」の字がある。その義は頗る通じる。今《発汗誤下後篇》によって削って訂正する。また、王引之の《経典釈詞》では、「自は、これを「用《もっ》て」と言う」と言う。《書経》康誥では「およそ民は自《もっ》て罪を某に得る」と言い、伝では「自」を訓読して「用《もっ》て」とする。召誥では「自て土中に服する」と言い、鄭は注釈してまた「自は、用てである」と言う。これによれば「自《もっ》て」の字は削らないでもまた通じる）。

【本文】　此れも亦前を承けて、嘔吐の実証を論ず。太陽病、過経十余日と言えば、則ち表邪已に去る。温温は、舒暢せざるの貌なり。《少陰篇》の「心中温温（324）」を《千金》は引きて「愠愠」に作る。《金匱》の附方の炙甘草湯は「温温液液」とし、《神巧万全方》は「蘊蘊」に作る。此れ、温・愠・蘊の三字は古音互いに通ずるを知る。必ずしも訓義に拘わらざれば可なり。説は、附録に見ゆ。是れ嘗て吐下を経て解せず、以て吐を極むれば、則ち其の胸を虚し、邪熱胸中に客す。故に心下温温として吐せんと欲して胸中痛む。下を極むれば、則ち其の裏を虚し、邪熱胃中に入る。故に大便反って溏し、腹微満し、鬱鬱として微煩す。「反って」の字は、腹満、鬱、煩に対して看る。蓋し、腹満し、微煩する者は、大便溏に当たらず。此れ、則ち大便溏と雖も、殆ど延陵呉氏の所謂熱結旁流なり。一つの「反って」の字を下せば、而ち其の義は自ら明らかなり。詢《まこと》に時に先だちて吐下を極むれば、則ち表に在るの邪熱悉く胸腹に陥入し、乃ち胃気傷を受くと雖も、邪熱結実し、吐下に因りて去らざるを知るなり。故に見わす所の諸証、胃気未だ和せざればなり。唯だ既に吐下を経るの後を以て、敢えて峻攻せず、宜しく調胃承気湯を与えて以て其の胃を和すべきのみ。「若し爾らざる者」は、未だ嘗て吐下を経ざるを謂う。而して斯の証有れば、則ち病胃に在らず。乃ち、是れ嘔止まずして鬱鬱微煩する者なり。当に之を大茈胡に属すべし。又当に是の湯を与うべからざるなり。因りて更に申して之を釈し、「茈胡の証は、心煩し、喜嘔すれば、是の証と彷彿とす」と曰う。然して彼は則ち往来寒熱、胸脇苦満し、病は少陽に属し、此れは則ち心下温温として吐せんと欲して胸中痛み、大便反って溏し、腹微満し、鬱鬱として微煩し、吐下を極むるを経ての後は既に陽明に転属す。故に茈胡の証に非ざるを知るなり。程氏の「只此の一証にして界は茈胡と腸胃の間に在り。幾微、疑似は最も剖《ほう》析し難し」と曰うは是なり。「嘔するを以ての故に吐下を極むるを知るなり」の一句は、上文を繳《きょう》結するの詞なり。特に嘔を言いて便溏、腹満等の証を挙げざる者は、蓋し文を省けばなり。前輩或は以て闕《けつ》文有りと為すは、豈其れ然るや。且つ従来の諸家は、此の段を釈するに紛紜糊塗として一人も能く解き得る者無し。

柯氏曰く、心煩、喜嘔は、茈胡の証と為す。然して茈胡の証は、或は胸中煩して痛まず、或は大便微結して溏せず、或は腹中痛みて満せず。此れ、則ち胸中痛み、大便溏、腹微満す。皆是れ茈胡の証ならず。但だ嘔せんと欲すの一証を以て茈胡に似れば、当に深く其の嘔せんと欲するの故を究むべし。夫れ傷寒中風は、茈胡の証有り、半表の証有るなり。故に嘔して発熱する者は之を主る（379）。此れ、病既に少陽の寒熱往来、脇下痞鞕の半表に関わらず、太陽の過経を見わして来れば、一切皆裏証に属す。必ず十日前に吐下して誤るの壊病なり。胸中痛む者は、必ず吐を極むるを知る可し。腹微満し、便微溏するは、必ず誤下するを知る可し。是れ太陽の陽明に転属して少陽に属せず。今胃気傷ると雖も、余邪未だ尽きず。故に調胃承気を与えて之を和す。枳、朴を用いざる者は、胸中痛み、上焦傷らるを以て、即《も》し嘔多ければ、陽明の症有りと雖も、之を攻む可からざるの謂いなり。若し未だ吐下を経ざれば、是れ気分を病みて胃に在らず。則ち嘔止まずして鬱鬱微煩する者は、当に之を大茈胡に属すべし。

【語釈】　○舒暢：舒は、のびる。のびひろがる。暢は、のびる。のびのびする。　○炙甘草湯：《金匱要略・肺痿肺癰上気病脈証治第七》の附方の《外台》炙甘草湯を参照。　○彷彿：よく似ているさま。　○幾微：かすかな兆し。気配。機微に同じ。　○剖析：分析する。　○繳：いぐるみ。まとう。まつわる。　○闕文：文字・語句の脱落があること。　○紛紜糊塗：紛紜は、乱れるさま。糊塗は、あいまいにする、ぼんやりする。

【通釈】　これもまた前を承けて、嘔吐の実証を論じている。太陽病に罹患し、病が他の経に伝わる時期を過ぎて十数日になったと言えば、表邪は既に去っている。温温は、舒びなくなる貌である。《少陰篇》の「心中温温（324）」を《千金》は引用して「愊愊」に作る。《金匱要略》の附方の炙甘草湯は「温温液液」とし、《神巧万全方》は「蘊蘊」に作る。このように、温・愊・蘊の三字は古の音が互いに通じることが解る。必ずしも訓読の義に拘泥しなければそれでよい。説は、附録に見われている。これは、かつて吐下を経て病が解されず、吐法を極める場合は、その胸を虚し、邪熱は胸中に客する。そこで、心下は温温として気が舒びずに嘔吐しそうになり、胸中が痛む。下法を極める場合は、その裏を虚し、邪熱が胃の中に入る。そこで、大便は反って溏になり、腹は微かに脹満し、鬱鬱として気分がふさぎ、微かな煩躁が出現する。「反って」の字は、腹満、鬱、煩に対して看る。思うに、腹満し、微かに煩躁する場合は、大便は溏にならない。これは、大便が溏になるが、殆ど延陵呉氏のいわゆる熱結旁流である。一つの「反って」の字を下す場合は、その義は自ら明らかである。真にその時に先だって吐下を極める場合は、表にある邪熱は悉く胸腹部に陥入し、胃気は損傷を受けるが、邪熱は結実し、吐下によって去っていないことが解る。そこで、見わす所の諸々の証は、胃気がいまだ調和していないからである。ただ、既に吐下を経た後であるので、敢えて峻攻せず、調胃承気湯を与えてその胃を和下すべきであるだけである。「もしそうでない場合」は、いまだかつて吐下を経ていないことを言う。しかし、この証がある場合は、病は胃にはない。即ち、これは、嘔吐が停止せず、鬱鬱として微かに煩躁する場合である。これは、大柴胡湯証に属するはずである。また、この湯液（調胃承気湯）を与えるべきでない。これによって更に述べ、これを解釈して「柴胡の証は、心煩し、喜嘔するので、この証に類似している」と言う。しかし、彼は往来寒熱や胸脇苦満があり、病は少陽に属しているが、これは心下が温温として舒びずに嘔吐しそうになり、胸中が痛み、大便は反って溏になり、腹部は微かに脹満し、鬱鬱として微かに煩躁するが、吐下を極めた後は既に陽明に転属している。そこで、柴胡の証ではないことが解る。程氏の「ただ、この一つの証が境となって柴胡と腸胃の間にある。微かな兆しや類似した点は、最も分析し難い」と言うのは正しい。「嘔吐するので、吐下を極めたことが解る」の一句は、上文をまとめて結ぶ詞である。特に嘔吐を言って便溏や腹満などの証を挙げないのは、思うに文を省くからである。先輩はあるいは文章に脱落があるとするのは、実際そのようであろうか。しかも従来の諸家は、この段落の解釈が乱れてぼんやりとし、一人もよく解釈できるものはない。

柯氏は言う。心煩と喜嘔は、柴胡の証である。そして柴胡の証は、あるいは胸中に心煩が出現するが痛みはなく、あるいは大便が微かに秘結して溏にはならず、あるいは腹中が痛んで脹満しない。これは、胸中が痛み、大便は溏になり、腹部が微かに脹満する。皆これは柴胡の証ではない。ただ、嘔吐しそうになる一証が柴胡の証に似るので、深くそれが嘔吐しそうになる理由を究めるべきである。そもそも傷寒や中風は、柴胡の証があり、半表の証がある。そこで、嘔吐して発熱する場合は、これ（小柴胡湯）が主る（379）。これは、病が既に少陽の寒熱往来や脇下痞硬の半表の証に関わらず、太陽の過経を見わして来ているので、一切が皆裏証に属している。必ず十日前に吐下して誤った壊病である。胸中が痛む場合は、必ず吐法を極めたことを知るべきである。腹部が微かに脹満し、便が微かに溏になる場合は、必ず誤下したことを知るべきである。これは、太陽病が陽明に転属しているが、少陽には属していない。今胃気は傷られるが、余邪はいまだ尽きていない。そこで、調胃承気湯を与えてこれを和下する。枳実と厚朴を用いないのは、胸中が痛み、上焦が傷られているので、もし嘔吐が多い場合は、陽明の証があっても、これを攻めるべきでないことを言う。もしいまだ吐下を経ていない場合は、気分を病んでいて、病は胃にはない。即ち、嘔吐が停止せず、鬱鬱として微かに煩躁する場合は、これを大柴胡湯の証に属するべきである。

【解説】　本条文は、誤吐後に出現する嘔吐の実証について論述している。

「太陽病、過経十余日」は、表邪は既に去っていることを言う。温温は、舒びなくなる貌である。本証は、太陽病を吐下し、壊病が引き起こされて解されない状態にある。即ち、太陽病に吐法を極めると、胸を虚し、邪熱が胸中に客するので、心下は温温として気が舒びず、嘔吐しそうになり、胸中が痛む。また、下法を極めると、裏を虚し、邪熱が胃の中に入るので、大便は反って溏になり、腹部は微かに脹満し、鬱鬱として微かな煩躁が出現する。一般に腹満し、微かに煩躁する場合は、大便は溏にならない。即ち、本証に出現する大便溏は、熱結旁流である。このように太陽病に吐法と下法を極める場合は、表の邪熱は悉く胸腹部に陥入し、胃気は損傷されるが、邪熱は結実し、吐下によって去っていないことが解る。上述した諸証は、胃気が調和していないからである。本証は既に吐下を経ているので、調胃承気湯を与えてその胃を和下する。

「若し爾らざる者」は、いまだかつて吐下を経ていないことを言う。即ち、吐下を経ず、嘔吐が停止せず、鬱鬱として微煩する場合は、大柴胡湯証であるので、調胃承気湯を与えるべきでない。柴胡の証の心煩、喜嘔は、本証に類似する。ただ、本証は、吐下を極め、病は太陽から陽明に転属した状態にある。しかも「心下温温として吐せんと欲す」「胸中痛む」「大便反って溏」「腹微満」「鬱鬱として微煩す」などの症状は柴胡の証ではないので、既に吐下を極めたことが解る。「嘔するを以ての故に吐下を極むることを知るなり」の句は上の文章を要約した詞であり、この句では便溏や腹満などの証は省略されている。

【本文】　以上の四章、誤吐と嘔吐の義を統論し、以て互いに虚実と邪正の分有るを示すなり。

【語釈】　以上の四章は、誤吐と嘔吐の意義を統合して論じ、これによって互いに虚・実と邪気・正気の区分があることを示している。

【原文】　太陽病、六七日表証仍在、脈微而沈、反不結胸。其人発狂者、以熱在下焦、少腹当鞕満。小便自利者、下血乃愈。所以然者、以太陽随経、瘀熱在裏故也。抵当湯主之。(124)

【本文】　太陽病、六七日表証仍お在り、脈微にして沈、反って結胸せず。其の人発狂する者は、熱下焦に在るを以て、少腹当に鞕満すべし。小便自利する者は、血を下せば乃ち愈ゆ。然る所以の者は、太陽経に随って瘀熱裏に在るを以ての故なり。抵当湯之を主る（瘀は音於。抵は都禮の翻）。

【語釈】　○発狂：浅田宗伯の《傷寒論識》では、「発狂の「狂」の字は、包括することがまさに多い。言葉を誤り、錯乱し、挙動が逆になるのは、既にその中に含まれている。また、これを桃核承気湯の「狂の如し」と比較すると、「如し」と「発す」との二字の分別は、甚だ微細である。一つは病状が乱れ、一つは邪熱が激しく暴れ、軽重と劇易の区分は自ら備わる」とある。

【通釈】　太陽病に罹患し、六七日目に表証がなおあり、ただ脈は微で沈であり、反って結胸しない。その人が発狂する場合は、熱が下焦にあるので、少腹は硬満するはずである。小便が自利する場合は、血を下すと病は治癒する。そのようになる理由は、太陽の邪熱は経に随って裏に入り、瘀熱が裏にあるからである。この場合は、抵当湯がこれを主る（瘀は音が於である。抵は都禮の翻である）。

【本文】　此の章、却って前段の桃核承気湯（106）を承けて、復た下焦の畜血、其の較《やや》重き者を以てす。「太陽病六七日、表証仍お在り」と言うは、蓋し汗を発すること徹せざるを以ての故なり。夫れ表証仍お在れば、法当に脈浮なるべし。而るに反って沈なり。若し脈沈を見わせば、胸は宜しく結すべし。而るに反って結せず。乃ち、其の人発狂して少腹鞕満し、小便自利し、証と脈と相い反して極まるは、疑う可し。因りて是れ邪熱壅鬱し、血常度を失し、熱と血と相い搏ちて瘀下焦に畜するの証を為すを知る。其の人発狂する者は、熱下焦に在り、煎迫熏蒸して知覚昏昧するを致すを以てなり。「少腹当に鞕満すべし」の者は、下焦畜血の験《しるし》なり。況や小便自利するをや。是れ熱気分を傷ること無くして耑《もっぱ》ら血分に結ぶ。乃ち、少腹鞕満の証有るも亦膀胱畜水に非ざるは、以て徴す可し。故に曰く、「其の血を下せば而ち愈ゆ」と。更に又之を申して曰く、「然る所以の者は、太陽経に随って瘀熱裏に在るを以ての故なり」と。「経に随う」の者は、惟だ是れ邪熱表自り裏に行くの辞なり。必ず其の経に随って府に入るを謂うに非ざるなり。「瘀」の字は、淤に係わり疒に従う。《説文》に「淤は、澱滓濁泥なり。水に従い於の声」と（斉徳之の《外科精義》の射膿丸は主に針を当て陳き臭悪の淤を開くを療す。趙献可の《医貫》の桃核承気湯は、淤血症に作る。此れ、并びに淤を以て瘀と為すなり）。是れ病勢日に深く、盤固凝結し、殆ど桃核の力の及ばざる所に在り。自ら此の猛厲駃《けつ》剤に非ざれば詎《なん》ぞ能く邪窟に抵当するを得てして之を駆逐す可けんや。按ずるに、桃核承気の証は、畜結日浅くして病熱頗る劇し。然して邪熱猶散漫して斂結せず。故に主るに承気を以て、亟《すみや》かに逐いて之を利す。本証は、畜結日深くして病勢殊に慢なり。然して邪熱凝固し、既に極まる。故に主るに此の湯を以て専ら破りて之を潰《くず》す。蓋し、病は緊慢有り、攻は緩峻有り、壁塁井《せい》然として紊《みだ》れしめざるなり。

劉茝庭曰く、六七日、表証仍お在る者は、蓋し汗を発して徹せざるを以ての故のみ。「表証仍お在り」の一句は、其の外解せざる者は、尚未だ攻む可からずの義有るを内蘊す。宜しく桃核承気の条と互いに看るべし。「脈微にして沈」の「微」は、所謂沈滞して起きずの状、微弱の微に非ず。楊士瀛曰く、「血を挟む者は、脈来ること乍ち渋、乍ち数、閃《せん》灼明滅し、或は沈細にして隠伏す是れなり」と。

令韶張氏曰く、前章に「少腹急結（106）」と曰い、此の章に「少腹鞕満」と曰う。急結なる者は、急ぎて出でんと欲して能わざるも、通ぜんと欲するの象有り。故に必ずしも攻めずして血も亦能く自ら下ること有り。故に「下る者は愈ゆ」と曰うは、必ずしも攻めざるなり。但だ少腹急結は、只宜しく桃核承気もて足るべし。今鞕満する者は、全く下に通ずるの機無し。故に「血自ら下る」と曰わずして「血を下せば乃ち愈ゆ」と曰うは、乃ち必ず攻めて始めて下るを言うなり。抵当に非ざれば可ならず。此の二証の分別此くの如し。

松陵徐氏曰く、桃核承気は乃ち瘀血将に結せんとするの時を治し、抵当は乃ち瘀血已に結するの後を治するなり。

山田宗俊曰く、桃核承気は邪下焦に結びて血之が為に行らず、滞りて瘀を為す者を治し、抵当湯丸は素瘀血有りて熱邪之に乗ずるを治す。故に《陽明篇》の抵当湯の条（237）に「本久しく瘀血有り」と云うは、以て見る可し。

呉氏（綬）曰く、傷寒の畜血は最も微妙と為す。人識らざること多くして能く識る者は、唾《だ》手して功を取るは妙と為す可し。

【語釈】　○於：どろ。おり。かす。　○澱：おり。どろ。　○決：さく（裂）　○盤：大きな岩。　○駃：早い。　○抵当：ぶつかる。　○壁塁：とりで。　○井然：区画のきちんとしているさま。　○閃：ひらめく。　○灼：あきらか。　○明滅：明るくなったり暗くなったりする。　○唾手：手のひらにつばきする。極めて容易なたとえ。

【通釈】　この章は、反って前の段落の桃核承気湯（106）を承けて、また下焦の畜血証でそれが比較的重い場合である。「太陽病に罹患して六七日が経過し、表証がなおある」と言うのは、思うに発汗が充分ではなかったからである。そもそも表証がなおある場合は、道理からすると脈は浮になるはずである。ところが、脈は反って沈である。もし脈が沈を見わす場合は、結胸証が発生するはずである。ところが、反って結胸証は発生しない。即ち、その人は発狂して少腹が硬満し、小便は自利し、証と脈が相互に反して極まるのは、疑うべきである。これによって、これは邪熱が塞がって欝滞し、血は正常の規律を失い、熱と血が相互に搏ち、瘀血が下焦に蓄積する証を発生することが解る。その人が発狂するのは、熱が下焦にあり、迫って熏蒸し、知覚が昏むからである。「少腹が硬満するはずである」は、下焦に畜血する験である。ましてや小便が自利するのはなおさらである。これは、熱は気分を傷ることがなく、専ら血分に結ぶ。即ち、少腹硬満の証があるのもまた膀胱の畜水ではないのは、これによって証拠とすべきである。そこで、「その血を下すと、治癒する」と言う。更にまたこれを述べて、「そのようになる理由は、太陽の邪熱が経に随って裏に入り、瘀熱が裏にあるからである」と言う。「経に随う」は、ただ邪熱が表より裏に行く辞である。必ずその経に随って府に入ることを言うのではない。「瘀」の字は、淤に係わり、疒に従う。《説文》では「淤は、おり、かす、にごり、どろである。水に従い、於の声である」とある（斉徳之の《外科精義》の射膿丸は主に針を当て、古い臭悪の淤を開くのを治療する。趙献可の《医貫》の桃核承気湯は、淤血症に作る。これは、並びに淤を瘀とする）。これは、病勢が日ごとに深くなり、岩のように固く凝結するので、殆ど桃核承気湯の力が及ばない所にある。自らこの猛烈で速やかに効果を発揮する方剤でなければ、どうしてよく邪の洞窟にぶつかってこれを駆逐することができようか。按じるに、桃核承気の証は、畜結する日は浅いが、病熱は頗る劇しい。しかし、邪熱はなお散漫し、収斂して結んでいない。そこで、主るに承気湯を用い、速やかに逐って下痢させる。本証は、畜結する日が深いが、病勢は殊に緩慢である。しかし、邪熱は凝固して既に極まっている。そこで、主るにこの湯液を用い、専ら破ってこれを崩す。思うに、病は緊しい場合と緩慢な場合があり、攻法は緩やかな方法と峻敏な方法があり、砦は井然として乱れさせることがない。

劉茝庭は言う。六七日目に表証がなおあるのは、思うに発汗が充分ではないからである。「表証がなおある」の一句は、その外が解されない場合は、なおいまだ攻めるべきでない義があることを含んでいる。桃核承気湯の条文と互いに看るべきである。「脈が微で沈である」の「微」は、いわゆる沈んで滞り起きなくなる性状であり、微弱の微ではない。楊士瀛は、「血を挟む場合は、脈の到来は忽ち渋になり、忽ち数になり、ひらめいて明るくなったり暗くなったりし、あるいは沈細で隠れて潜伏するのがこれである」と言う。

令韶張氏は言う。前の章では「少腹急結（106）」と言い、この章では「少腹硬満」と言う。急結は、急いで出ようとしてできないが、通じようとする象がある。そこで、必ずしも攻めないが、血もまたよく自然に下ることがある。そこで、「下る場合は治癒する」と言うのは、必ずしも攻めないことである。ただ、少腹急結は、ただ桃核承気湯を用いて充分であるはずである。今硬満する場合は、全く下に通じる機転がない。そこで、「血が自ら下る」と言わずに「血を下すと治癒する」と言うのは、必ず攻めて始めて下ることを言う。抵当湯でなければ、駄目である。この二つの証の分別は、このようなものである。

松陵徐氏は言う。桃核承気湯は、瘀血が今にも結ぼうとする時を治療し、抵当湯は瘀血が既に結んだ後を治療する。

山田宗俊は言う。桃核承気湯は邪が下焦に結び、血がこのために行らず、滞って瘀を生じる場合を治療し、抵当湯・丸は元々瘀血があり、熱邪がこれに乗じる場合を治療する。そこで、《陽明篇》の抵当湯の条文（237）に「本久しく瘀血がある」と言うのは、見るべきである。

呉氏（綬）は言う。傷寒の畜血は、最も微妙である。人は識らないことが多いが、よく識る者は容易に効果を取るのは、真に巧妙である。

【本文】　抵当湯方

水蛭（熬る。○蛭は音質。黄氏曰く、「凡そ方に「熬る」と言う者は、都て炒を用う」と）　虻虫（各三十個、翅足を去り、熬る。○虻は武庚の翻。翅は施智の翻）　桃人（二十個、皮尖を去る）　大黄（三両、酒もて洗う）

右四味、水五升を以て、煮て三升を取り、滓を去り、一升を温服す。下らざれば更に服す。

【通釈】　抵当湯方

水蛭（熬る。○蛭は音が質である。黄氏は、「およそ処方で「熬る」と言う場合は、全て炒める方法を用いる」と言う）　虻虫（各々三十個、羽と足を除きり、熬る。○虻は武庚の翻である。翅は施智の翻である）　桃仁（二十個、皮尖を除く）　大黄（三両、酒で洗う）

右の四味に水五升を用い、煮て三升を取り、滓を除き、一升を温服する。下らない場合は、更に服用する。

【本文】　《説文》に「抵は、擠《お》すなり。手に従い氏の声」と（擠は、排《おしひら》くなり）。此の湯、名づけて「抵当」と曰う者は、成氏の所謂「血下に畜すれば、大毒の駛《し》剤に非ざれば、則ち其の甚だしき邪に抵当すること能わず」なり。《金匱》に抵当烏頭桂枝湯有るも亦此れと義を同じくす。案ずるに、水蛭は積血を治すは、劉向の《新序》、王充の《論衡》等に見え、又《淮南子・説山訓》は曰く、「虻は積血を散ず」と。茲に水陸の血を吮《す》う者を取り之を攻むるは、同気相い求むるのみ。更に佐くるに桃人以て推陳致新し、大黄以て邪熱を蕩滌し、激烈猛鷙《し》して以て下焦の畜血を駆逐するは、殆ど之を抵当と称する所以か。喩氏曰く、「邪胸に結べば則ち陥胸を用いて以て滌飲し、邪少腹に結べば則ち抵当を用いて以て逐血す。予謂うに、其の人素胸中に淡飲有り、邪熱飲を挟みて胸中に結ぶ。其の人素下焦に畜血し、邪熱血を挟みて下焦に瘀す。所謂「邪は水の窪みの如き者之を受く」なり」と。

尤氏曰く、此の方、桃核承気湯を視れば、較《やや》峻と為す。蓄血自ら下る者は、其の血動き易し。故に宜しく緩剤以て未だ尽きざるの邪を去る。瘀熱裏に在る者は、其の血動き難し。故に峻薬を須いて以て固く結ぶの勢いを破るなり。

舒氏曰く、汪訒庵は、「水蛭、虻虫は皆血を食うの虫なり。故に用いて以て血を治するなり。二薬は、人罕に用うる所なり。故に製するに抵当湯に代わり、桃人、生地、帰尾の潤以て之を通じ、肉桂の熱以て之を動じ、大黄、芒硝以て之を推蕩し、穿山甲は之を引きて以て瘀の所に達するなり」と曰う。

【語釈】　○擠：推す。　○駛：早い。　○抵当烏頭桂枝湯：《金匱要略・腹満寒疝宿食病脈証治第十》の第19条を参照。　○鷙：あらあらしい。雄猛。

【通釈】　《説文》では「抵は、擠《お》すことである。手に従い氏の声である」とある（擠は、排《おしひら》くことである）。この湯を名づけて「抵当」と言うのは、成氏のいわゆる「血が下に蓄積する場合は、大毒で効果が速く現れる方剤でなければ、その甚だしい邪にぶつかることができない」である。《金匱要略》に抵当烏頭桂枝湯があるが、またこれと義が同じである。案じるに、水蛭が積血を治療するのは劉向の《新序》、王充の《論衡》などに見られ、また《淮南子・

説山訓》では「虻虫は、積血を散じる」と言う。ここに水陸の血を吮《す》う品を取ってこれを攻めるのは、同じ気は相互に求めるからである。更に佐けるに桃仁を用いて推陳致新し、大黄を用いて邪熱を除去し、激烈で勇猛に下焦の畜血を駆逐するのは、殆どこれを「抵当」と称する理由であろうか。喩氏は、「邪が胸に結ぶ場合は、陥胸湯を用いて飲を除き、邪が少腹に結ぶ場合は抵当湯を用いて逐血する。私が思うには、その人は元々胸中に痰飲があり、邪熱が飲を挟んで胸中に結ぶ。その人は元々下焦に畜血し、邪熱が血を挟んで下焦に瘀滞する。いわゆる「邪は、水の窪みのようなものがこれを受ける」である」と言う。

尤氏は言う。この方は、桃核承気湯を視ると、比較的峻烈である。蓄血が自ら下る場合は、その血は動き易い。そこで、緩剤を用いていまだ尽きていない邪を除く。瘀熱が裏にある場合は、その血は動き難い。そこで、峻薬を用いて固く結んだ勢いを破る。

舒氏は言う。汪訒庵は、「水蛭と虻虫は、皆血を食う虫である。そこで、用いて血を治療する。二つの薬は、人がまれに用いる所である。そこで、製する場合は、抵当湯に代わって桃仁、生地、帰尾の潤でこれを通じ、肉桂の熱でこれを動かし、大黄、芒硝でこれを推して動かし、穿山甲はこれを引いて瘀のある所に到達する」と言う。

【解説】　本条文は、第106条の桃核承気湯を承けて、下焦の蓄血証が比較的重い病証と治療法について論述している。

太陽病に罹患し発汗が充分でないと、六七日が経過して表証がなお持続する。表証がある場合は脈は浮になるはずであるが、脈は反って沈である。脈が沈である場合は結胸証を発生するはずであるが、反って結胸証はない。即ち、本証は、邪熱が塞がって欝滞し、血が正常の規律を失い、熱と血が相互に搏ち、瘀血が下焦に蓄積した状態にある。「脈微にして沈」の「微」は、沈んで停滞し起きなくなることを言い、微弱の微を言うのではない。熱が下焦にあり、迫って熏蒸し、知覚が昏むと、病人は発狂する。下焦に蓄血すると、少腹は硬満する。熱が気分を傷らず、専ら血分に結ぶと、小便は自利する。本証を桃核承気湯証と比較すると、下焦に蓄血した瘀血は、全く下に通じる機転がない。そこで、病は血を攻めて下す場合に始めて治癒する。「経に随う」は、邪熱が表より裏に行く辞であり、邪熱が経に随って府に入ることを言うのではない。「瘀熱」の「瘀」は「淤」と係わり、「淤」は、おり、かす、にごり、どろのことを言う。本証では、太陽の邪熱が経に随って表より裏に入り、瘀熱が裏に固く凝結する。そこで、抵当湯を用いて下焦の畜血を駆逐する。

抵当湯の「抵」は、擠《お》すことを言う。この湯を「抵当湯」と言うのは、血が下に蓄積する場合は、大毒で効果が速やかに現れる方剤でなければ、甚だしい邪にぶつかることができないからである。本方は、水蛭、虻虫、桃仁、大黄の四味からなる。方中の水蛭と虻虫は血を吸う品であり、これを用いて蓄血を攻める。桃仁は推陳致新し、大黄は邪熱を蕩滌する。

【原文】　太陽病、身黄、脈沈結、少腹鞕、小便不利者、為無血也。小便自利、其人如狂者、血証諦也。抵当湯主之。(125)

【本文】　太陽病、身黄にして、脈沈結、少腹鞕く、小便不利の者は、血無しと為すなり。小便自利し、其の人狂の如き者は、血証諦かなり。抵当湯之を主る（諦は音帝）。

【通釈】　太陽病に罹患し、身体は黄ばみ、脈は沈結になり、少腹は硬く、小便が不利になる場合は、蓄血証ではない。小便が自利し、その人が狂ったようになる場合は、蓄血証は明らかである。抵当湯がこれを主る（諦は音が帝である）。

【本文】　此れも又上文を承けて、小便の利すと利せずとを以て血有りと血無しとを審らかにするなり。身黄は、遍身倶に黄なり。沈は裏に在りと為して下焦を主る。結は則ち脈動遏《あつ》止するの統称、気血凝滞して相い接続せざればなり。前に「少腹鞕満（124）」と云い、此に「少腹鞕し」と云うは、文を省けばなり。身黄、脈沈結、少腹鞕しの三者は、皆下焦蓄血の証なり。然して尚湿熱発黄証と相い近し。故に当に小便を以て之を弁ず。其の少腹満して小便不利の者は、終に是れ胃中の瘀熱鬱蒸するの発黄、茵蔯湯の輩に属し、血証の発黄に非ざるなり。故に「血無し」と曰う。若し小便自利して其の人狂の如きは、則ち熱邪は気分と渉ること無きを知る。故に気化乖《もと》ること無し（楊仁斎曰く、「疸証の黄は小便利せず、血証の黄は則ち小便自利するのみ」と）。此れ、乃ち畜血発黄、復た疑いを納めず。故に「血証諦かなり」と曰う。諦は、詳審なり。当に抵当湯を与えて以て瘀を逐い堅きを攻むるなり。仲師は、人誤りて水を血と為すを恐る。其の丁寧にして慎みを致して詳らかにし、且つ悉《つく》せり。学ぶ者洵《まこと》に能く心を潜めて体認すれば、病は形を遁《のが》るること無し。

柯氏曰く、「如し」の字は、語を助くるの辞なり。若し「如し」の字を以て実に講じ、発狂と軽重を分かてば、則ち謬る。

成氏曰く、少腹満なる者は、臍下満是れなり。胸中満、心下満は、皆気のみ。即ち、物無きなり。及び腹満なる者は、又燥屎之を為す者有り。少腹満の者に至っては、止《ただ》気のみに非ざるなり。必ず物此に聚まりて之が満を為すこと有るのみ。所謂物なる者は、溺と血のみ。邪気下焦に聚まれば、則ち津液通ずるを得ず、血気行るを得ず、或は溺、或は血留まりて下に滞る。是れ脹満を生じて鞕く痛むなり。若し但だ少腹鞕満して痛み、小便利する者は、則ち是れ畜血の証なり。小便不利の者は、則ち是れ溺渋るの証なり。之を滲し之を利し参酌して宜しきに随えば上工為る可し（《明理論》）。

【語釈】　○遏：とめる。とどめる。　○詳審：つまびらかなこと。こまやかでゆきとどいていること。

【通釈】　これもまた上文を承けて、小便が通利するのと通利しないのとをもって血がある場合と血がない場合を審らかにしている。身体が黄ばむのは、遍身がともに黄ばむことである。沈は、病が裏にあり、下焦を主る。結は、脈の動きが止められる総称であり、気血が凝滞し、相互に接続しないからである。前に「少腹硬満（124）」と言い、ここに「少腹が硬い」と言うのは、文を省くからである。身黄、脈沈結、少腹が硬いの三つは、皆下焦の蓄血の証である。しかし、なお湿熱発黄証と相互に近い。そこで、小便をもってこれを弁別する。その少腹が脹満して小便が不利になるのは、終に胃の中の瘀熱が鬱蒸する発黄であり、茵陳蒿湯の類に属し、血証の発黄ではない。そこで、「血はない」と言う。もし小便が自利し、その人が狂ったようになる場合は、熱邪が気分と渉ることがないことを知る。そこで、気化は悖ることがない（楊仁斎は、「疸証の発黄は小便が不利になるが、血証の発黄は小便が自利するだけである」と言う）。これが、畜血の発黄であるのは、また疑いを入れることがない。そこで、「血証は明らかである」と言う。諦は、詳らかにすることである。抵当湯を与えて瘀を逐い堅いものを攻める。仲師は、人が誤って水を血とすることを恐れる。そこで、このように丁寧にして慎んで詳らかにし、しかも尽している。学ぶ者が真によく心を潜めて体認すれば、病は形を逃れることがない。

柯氏は言う。「如し」の字は、語を助ける辞である。もし「如し」の字を実際に講じ、発狂と軽重を区分する場合は、誤る。

成氏は言う。少腹満は、臍下満がこれである。胸中満と心下満は、皆気だけである。即ち、物はない。および腹満は、また燥屎がこれを生じる場合がある。少腹満に至っては、ただ気だけではない。必ず物がここに集まってこの満を生じることがあるに過ぎない。いわゆる物とは、尿と血だけである。邪気が下焦に集まる場合は、津液は通じることができず、気血は行ることができず、あるいは尿、あるいは血は留まって下に滞る。これは、脹満を生じて硬く痛む。もしただ少腹が硬満して痛み、小便が通利する場合は、畜血の証である。小便が不利になる場合は、尿が渋る証である。これを滲湿し、これを下痢させ、互いに参考にして斟酌し、好ましい方法に従う場合は、優れた医者であるはずである（《傷寒明理論》）。

【解説】　本条文は、下焦の蓄血証の鑑別点について論述している。

身黄は、遍身がともに黄ばむことである。脈沈は、病が裏にあり、下焦を主る。脈結は、脈の動きが止められることの総称である。即ち、気血が凝滞し、相互に通じなくなると、脈は結になる。「少腹鞕し」は、第124条の「少腹鞕満」と義が同じである。即ち、太陽病に罹患し、「身黄」「脈沈結」「少腹鞕し」が出現するのは、いずれも下焦の蓄血の証である。しかし、これらは湿熱発黄証と類似する。そこで、「小便自利」と「小便不利」でこれを弁別する。少腹が脹満し、小便が不利になる場合は、胃の中の瘀熱が鬱蒸する湿熱発黄証であり、治療は茵蔯蒿湯の類を使用する。本証は、蓄血証の発黄ではないので、「血無きなり」と言う。一方、小便が自利し、その人が狂ったようになる場合は、熱邪は気分と渉ることがなく、蓄血発黄証であるのは疑いがないので、「血証諦らかなり」と言う。そこで、抵当湯を与えて瘀を逐い堅いものを攻める。

【原文】　傷寒有熱、少腹満。応小便不利。今反利者、為有血也。当下之。不可余薬。宜抵当丸。(126)

【本文】　傷寒熱有り、少腹満す。応に小便不利すべし。今反って利する者は、血有りと為すなり。当に之を下すべし。余薬す可からず。抵当丸に宜し。

【語釈】　○余薬：一説に、薬と滓を同時に服用することを指すとする。程応旄の《傷寒論後条弁》では、「抵当湯を代えて丸剤にし、煮て滓を連ねてこれを服用し、これを直ちに病む所に到達させ、血を変化させて出させると、古い熱は除き尽され、新たな瘀は根を除かれるだけである」とある。

【通釈】　傷寒に罹患して熱があり、少腹は脹満した。道理からすると、小便は不利になるはずである。今反って小便が通利する場合は、下焦に蓄血がある。治療はその瘀血を下すべきである。その他の薬を使用すべきでない。この場合は、抵当丸を用いるのがよい。

【本文】　此れ、前条の較《やや》軽き者を挙げて、以て其の治方を示す。「傷寒熱有り」は、乃ち「表証仍お在り（124）」の互辞にして、亦上条を承けて文を省くなり。少腹満の者は、急結（106）に比すれば稍甚だしきも、「鞕し（125）」に比すれば稍軽し。若し小便不利の者は、湿熱内に畜すと為す。今は則ち小便反って利す。是れ畜血行らざるが故なり。当に其の畜血を下すべし。然して身黄、屎黒無く、又喜忘、発狂無し。故に他の駃《かい》峻の薬に宜しからず。当に抵当丸を与えて以て小しく逐いて之を利す。余薬は、猶他薬と言うがごときなり。案ずるに、下焦の畜血は日に深く、根は固ければ、湯薬の能く治する所に非ず。必ず丸薬の恋滞以て緩やかに之を攻むるは、最も其の宜しき所なり。故に湯を変じて丸と為す。《金匱》の下瘀血湯の製は、殆ど亦此の意なり。然して其の証の劇しき者、及び少腹急結に至りては、自ら下さんと欲するの機有り、湯以て之を蕩滌するに非ざれば、則ち速やかに其の績を奏すること能わず。故に斯に特に丸を用い、且つ「余薬す可からず」と曰えば、而ち彼は廼ち然らざるなり。

周氏曰く、「余薬す可からず」は、桃人承気は則ち不足し、抵当湯は復た之に過ぐれば、二者の間を酌みて其の中を得るを謂う。

程氏曰く、三条の証を弁ずるは、総じて「小便」の字を脱せず。是れ人に詳らかにして慎み其の顕然なる者に従えば察し易きを教えるなり。

張氏（兼善）曰く、或るひと「桃核承気、及び抵当湯丸証は、倶に下焦畜血に係る。中間は軽重有りと雖も、未だ何に縁りて此れを致すかを審らかにせざるなり。此れ、皆汗を発して未だ其の宜しきを得ず、或は当に汗すべくして汗せず、或は脈盛んにして汗は微、或は覆蓋週《めぐ》らずして汗せず、其の太陽の邪従りて出づること無し。故に経に随いて府に入り膀胱に結ぶ」と云う。

劉茝庭曰く、按ずるに、抵当湯の条は既に「表証仍お在り（124）」の語有りて汗を失して蓄血す。《脈経》及び陳延之の芍薬地黄湯の主療は既に之を言う。巣氏諸家に亦屡々其の説有り、且つ之を病者に験すに、蓋し張氏の言は誣《あざむ》かず。

【語釈】　○下瘀血湯：《金匱要略・婦人産後病脈証治第二十一》の第6条では、「右三味、之を末とし、煉蜜もて和して四丸と為し、酒一升を以て、一丸を煎じ、八合を取り、之を頓服す。新血下ること豚肝の如し」とある。　○績：仕事のすぐれた結果。功績に同じ。

【通釈】　これは、前の条文の比較的軽い場合を挙げて、その治療の処方を示している。「傷寒で熱がある」は、「表証がなおある（124）」の互辞であり、また上の条文を承けて文を省いている。少腹満は、急結（106）に比較すると幾らか甚だしいが、「硬い（125）」に比較すると幾らか軽い。もし小便が不利になる場合は、湿熱が内に蓄積する。今は、小便が反って通利する。これは、畜血が行らないからである。その畜血を下すべきである。しかし、身体が発黄し便が黒くなることはなく、また喜忘や発狂もない。そこで、他の速く俊敏に作用する薬を用いるのは好ましくない。抵当丸を与えて僅かに畜血を逐ってこれを下痢させる。余薬は、丁度他薬と言うようなものである。案じるに、下焦の畜血は日ごとに深くなり、根は固くなるので、湯薬がよく治療する所でない。必ず丸薬の留恋し停滞する性質を用いて緩やかにこれを攻めるのは、最もそれが好ましい所である。そこで、湯を変化させて丸剤とする。《金匱要略》の下瘀血湯の創製は、殆どまたこの意である。そして、その証が劇しい場合、および少腹急結に至っては、自然に血を下そうとする機転があるので、湯を用いてこれを除き去るのでなければ、速やかにその功績を発揮することができない。そこで、ここに丸剤を用い、かつ「余薬すべきでない」と言えば、彼はそのようではない。

周氏は言う。「余薬すべきでない」は、桃仁承気湯は力が不足し、抵当湯はまたこれに過ぎるので、二者の間を斟酌し、その中間を得ることを言う。

程氏は言う。三条が証を弁別するのは、総じて「小便」の字を脱することがない。これは、詳らかにして慎み、その明らかなものに従えば、察知し易いことを人に教えている。

張氏（兼善）は言う。ある人は、「桃核承気湯、および抵当湯・丸の証は、ともに下焦の畜血に係わる。中間は軽重があるが、いまだ何によってこれを生じるのかを審らかにしていない。これは、皆発汗するが、いまだ好ましい状態を得ず、あるいは発汗すべきであるが発汗せず、あるいは脈は盛んであるが汗は微かあり、あるいは衣類や布団の覆いが全身を巡らずに発汗せず、太陽の邪はこれによって出なくなる。そこで、経に随って府に入り、膀胱に結ぶ」と言う。

劉茝庭は言う。按じるに、抵当湯の条文は既に「表証がなおある（124）」の語があり、発汗されず蓄血になる。《脈経》、および陳延之の芍薬地黄湯の主治は既にこれを言っている。巣氏や諸家にはまた屢々その説があり、かつこれを病人に試すと、思うに張氏の言葉は欺かない。

【本文】 抵当丸方

水蛭（二十個、熬る） 虻虫（二十個、翅足を去り、熬る） 桃人（二十五個、皮尖を去る） 大黄（三両）

右四味、搗きて四丸に分かつ。水一升を以て、一丸を煮て、七合を取り之を服す。晬時にして当に血を下すべし。若し下らざる者は、更に服す（晬は子対の翻。〇案ずるに、《金匱》下瘀血湯は、大黄、桃人、䗪虫の三味を用い、而して方後に「煉蜜もて和して四丸と為す」と云う。大陥胸丸（131）も亦白蜜二合を用う。巧うるに、《千金》及び《翼》は、此の方後に疑うらくは「蜜もて和す」の二字を脱す）。

【通釈】 抵当丸方

水蛭（二十個、熬る） 虻虫（二十個、羽と足を除き、熬る） 桃仁（二十五個、皮尖を除く） 大黄（三両）

右の四味を搗いて四丸に分ける。水一升を用い、一丸を煮て、七合を取り、これを服用する。二十四時間が経過すると、血を下すはずである。もし下らない場合は、更に服用する（晬は子対の翻である。〇案じるに、《金匱》下瘀血湯は、大黄、桃仁、䗪虫の三味を用い、方後に「煉蜜に混和して四丸とする」と言う。大陥胸丸（131）もまた蜂蜜二合を用いる。考えるに、《千金》および《翼》は、この方後に恐らくは「蜜で混和する」の二字を脱している）。

【本文】 此れ、乃ち抵当湯、殊に其の制を小にして湯を変じて丸を為す者なり。又煮て滓を連ねて之を服するは、殆ど大陥胸丸、及び《金匱》下瘀血湯の類と其の義を同じくす。

按ずるに、陶氏曰く、「晬時なる者は、周時なり。今旦從り明旦に至る」と（《本草序例》）。蓋し、丸は緩やかなり。故に晬時に至りて当に下血すべきなり。

尤氏曰く、案ずるに、此の条の証治は、前条と大いに同じなるも、湯を変じて丸と為すは、未だ何の謂いなるかを詳らかにせず。嘗て其の制を考えるに、抵当丸の中の水蛭、虻虫は湯方の三分の一に減じて服する所の数は又湯方の十分の六に居るは、是れ緩急の分にして特に湯、丸の故に在らず。此れ、其の人必ず攻めざる可からざること有りて又峻攻す可からざるの勢い有り。身発黄せず、或は脈沈結ならずの類の如きは、仲景特に未だ明らかに言わざるのみ。志有るの士は、当に徒に之を語言の文字の中に求めざるべきなり。

郭氏曰く、凡そ病は各々軽重有り、治病の用薬も又軽重有り、且つ瘀血の一症の如きは、抵当湯を用い、法に依ること此くの如く、易う可からざるなり。若し其の血症軽く、或は之を治するに早き者は、亦須く用うべからず。只犀角地黄湯を服す。血症稍重く、之を治するに差えず、遅き者は、則ち桃核承気湯を用う。其れ重く、及び之を治するに遅き者は、方に抵当湯丸を用う。抵当湯丸は、是れ十分の薬なり。軽病は、用う可からざるなり。他薬は、此れに倣え。

【通釈】　これは、抵当湯を用い、殊にその制を小にして湯液を変化させて丸剤に作る場合である。また、煮て滓を連ねてこれを服用するのは、殆ど大陥胸丸、および《金匱要略》下瘀血湯の類とその義が同じである。

按じるに、陶氏は、「晬時は、周時である。今朝より明朝に至る時間である」と言う（《本草序例》）。思うに、丸剤は作用が緩やかである。そこで、晬時に至って下血するはずである。

尤氏は言う。案じるに、この条文の証候と治療法は、前の条文と大いに同じであるが、湯液を変化させて丸剤とするのは、いまだどのようなことを言うのかが詳らかにされていない。かつてその制を考えたが、抵当丸の中の水蛭、虻虫は湯液の処方の三分の一に減じ、服用する所の数もまた湯液の処方の十分の六であるのは、緩急の区分であり、特に湯液と丸剤の原因ではない。これは、その人に必ず攻めないではおられないことがあるが、また峻攻すべきでない勢いもある。身体は発黄せず、あるいは脈が沈結でない類のようなものは、仲景は特にいまだ明らかに言わないだけである。志のある人は、徒にこれを言語の文字の中に求めないのがよい。

郭氏は言う。およそ病は各々に軽重があり、病を治療する用薬もまた軽重があり、かつ瘀血の一症のようなものは、抵当湯を用い、法によってこのようにするのであり、易えることができない。もしその血症が軽く、あるいはこれを治療するのに早い場合は、また用いるべきでない。ただ、犀角地黄湯を服用する。血症がやや重く、これを治療するが治癒せず、遅い場合は、桃核承気湯を用いる。それが重く、およびこれを治療するのに遅い場合は、まさに抵当湯や丸を用いる。抵当湯や丸は、十分の薬である。軽病では、用いるべきでない。他の薬は、これに倣う。

【解説】　本条文は、蓄血証の比較的軽い病証と治療法について論述している。

「傷寒熱有り」は第124条の「表証仍お在り」の互辞であり、上の条文を承ける。少腹満は、第106条の少腹急結に比較すると幾らか甚だしいが、第125条の「少腹鞕し」に比較すると幾らか軽い。湿熱が内に蓄積すると、小便は不利になる。一方、蓄血が行らなくなると、小便は反って通利する。本証は、小便が自利するので、蓄血証である。ただ、本証には、第124条の「発狂」、第125条の「身黄」、第237条の「大便の色必ず黒」「喜忘」などの抵当湯の証候は出現していない。本証は、峻薬を用いて蓄血を下すべきでなく、丸薬を用いて緩やかに蓄血を攻めるべきである。余薬は、他薬と言うようなものである。即ち、本証を治療する場合は、桃核承気湯や抵当湯を用いて速やかに治療せず、抵当丸を用いて緩やかに蓄血を逐って下痢させる。

【原文】　太陽病、小便利者、以飲水多、必心下悸。小便少者、必苦裏急也。(127)

【本文】　太陽病、小便利する者は、水を飲むこと多きを以て、必ず心下悸す。小便少なき者は、必ず裏急を苦しむなり。

【通釈】　太陽病に罹患し、小便が通利する場合は、水を多く飲むことによって、必ず心下に動悸が出現する。小便が少ない場合は、必ず少腹が拘急して苦しむ。

【本文】　此れも又上文の蓄水証を論ずるを承けて、亦小便利する者は必ずしも瘀血せざること有り、以て前節の意を結ぶ。言うは、太陽病、水を飲みて過多、小便利する者は、水内に畜せず及ばずと雖も、即ち腹中を行るの水多く、気流通せざれば、必ず心下をして悸動せしむるなり。其れ血証と同じならざる者は、此くの如し。若し小便少なき者は、膀胱之が為に填満して水は下に輸られず。故に腹裏拘急するを苦しむ。其れ又血証と同じならざる者は、此くの如し。誠に後学、水を認めて血と為すを恐る。故に復た申し明かして以て之を別かつ。

喩氏曰く、「水を飲むこと多し」の三字を以て下に貫けば、其の旨躍然なり。

銭塘張氏曰く、上節は小便不利を以てして其の血の有無を験し、此れは又小便の多少を以てして其の水の有無を験し、并びに以て前説の意を結び、以て概ね認めて血証と為さざるを見わす。其の章、法の精密なること此くの如し。

【通釈】　これもまた上文が蓄水証を論じるのを承けて、また小便が通利する場合は、必ずしも瘀血でないことがあり、これによって前節の意を結んでいる。ここで言う内容は、太陽病に罹患し、水を飲むことが過多になり、小便が通利する場合は、水は内に蓄積されず、充分でないが、腹中を行る水が多くなり、気が流通しなくなると、必ず心下に動悸を出現させる。それが蓄血証と同じでないのは、このようなものである。もし小便が少なくなる場合は、膀胱がこのために充満し、水は下に輸布されなくなる。そこで、腹の裏は拘急するのを苦しむ。それがまた蓄血証と同じでないのは、このようなものである。誠に後の学ぶ者が水を認めて血とすることを恐れる。そこで、また述べて明らかにし、これによってこれを区別する。

喩氏は言う。「水を飲むことが多い」の三字をもって下に貫くと、その旨は明瞭になる。

銭塘張氏は言う。上節は小便不利でその血の有無を試し、これはまた小便の多少でその水の有無を試し、並びに前説の意を結び、これによって一概に認めて蓄血証としないことを見わしている。その章では、道理が精密であるのは、このようなものである。

【解説】　本条文は、小便が通利する場合は必ずしも蓄血証ではないことについて論述している。

太陽病に罹患し、多量の水を飲むが、小便が通利する場合は、水は体内に蓄積されない。ただ、腹中を行る水が多くなり、気が流通しなくなると、必ず心下に動悸が出現する。また、多量の水を飲むが、小便が少なくなる場合は、膀胱が充満し、水が下に輸布されなくなるので、腹の裏は拘急して苦しむ。以上の二種類の病証は、いずれも蓄血証とは同じでない。

【本文】　以上の四章、并びに下焦の畜血の証治を論じ、末章は則ち上文を承けて、小便利するは啻瘀血のみにあらざるを釈するなり。○案ずるに、此の篇首は傷寒一類の証治を論ず。而して其の方則ち葛根湯、及び加半夏湯、葛根芩連湯は皆葛根自り変ずる者なり。麻黄湯、大小の青龍湯は皆麻黄自り変ずる者なり。其の次は亦発表の余義に係り、要するに麻桂二方の主治する所を以て更に互いに之を論ず。而して其の次は乃ち太陽伝変の諸候に係り、総綱を以てするの後に細目を以てす。載する所の方則ち桂枝加厚朴杏子湯、桂枝新加湯、桂枝甘草湯、苓桂甘棗、及び朮甘湯、麻杏甘石湯、乾姜附子湯、芍薬甘草附子湯、茯苓四逆湯、厚朴生姜半甘人薓湯は、総じて是れ汗吐下の後の変証錯綜論叙す。而して其の次の節は即ち五苓の一類に係り、五苓散を曰い、茯苓甘草湯を曰い、而る後に梔豉の一類に論及し、梔豉湯を曰い、甘草生姜厚朴の三湯を曰い、又却って汗を禁ずるの諸条自りして病は表裏の候を兼ぬるに至り、尤も後に大小の茈胡、建中の諸方を挙ぐるは、乃ち太陽の少陽に伝うるの治なり。更に火もて劫やかすの逆証を併せ、而して結ぶに瘀血の一類を以てし、桃核承気を曰い、抵当湯丸を曰う。其の間には論有り、法有り、案有り、戒め有り、陰陽伝変の理、合併の諸病の紆余曲折、神化無方を蘊《つ》みて条理秩《ちつ》然として紊《みだ》れず。学ぶ者苟も能く此の篇に熟《な》れて詳らかに之を玩《もてあそ》べば、以て変に応じて窮まり無し。豈特に傷寒を治するのみならんや。

【語釈】　○迂余曲折：事情がこみいっていて、幾度も変化をくりかえすこと。
　○秩然：きちんと順序の整っているさま。

【通釈】　以上の四章は、並びに下焦の畜血の証候と治療法を論じ、末の章は上文を承けて、小便が通利するのはただ瘀血だけではないことを解釈している。○案じるに、この篇の始めは傷寒の一類の証候と治療法を論じている。そしてその処方の葛根湯、および葛根加半夏湯、葛根黄芩黄連湯は、皆葛根湯より変化したものである。麻黄湯、大小の青龍湯は、皆麻黄湯より変化したものである。その次はまた発表の余義に係り、要するに麻黄湯と桂枝湯の二方が主治する所をもって更に互いにこれを論じている。そしてその次は、太陽が伝変する諸々の証候に係わり、総綱を示した後に細目を示す。記載する所の処方の桂枝加厚朴杏子湯、桂枝加芍薬生姜各一両人参三両新加湯、桂枝甘草湯、茯苓桂枝甘草大棗湯、および茯苓桂枝白朮甘草湯、麻黄杏仁甘草石膏湯、乾姜附子湯、芍薬甘草附子湯、茯苓四逆湯、厚朴生姜半夏甘草人参湯は、総じて汗吐下の後の変証が錯綜するのを論述している。そしてその次の節は、五苓散の一類に係わり、五苓散を言い、茯苓甘草湯を言い、その後に梔子豉湯の一類に論及し、梔子豉湯を言い、梔子甘草豉湯、梔子生姜豉湯、梔子厚朴湯の三種類の湯を言い、また反って発汗を禁じる諸々の条文より病が表裏の証候を兼ねる場合に至り、尤も後に大小の柴胡湯、小建中湯の諸々の処方を挙げるのは、太陽病が少陽に伝わる治療である。更に火で劫やかした逆証を併せて瘀血の一類で結び、桃核承気湯を言い、抵当湯・丸を言う。その間には論があり、法があり、案があり、戒めがあり、陰陽の伝変する道理や合病、併病などの諸々の病が紆余曲折し、神のように尽きることがない内容を積み重ね、筋道は秩序が整然として乱れていない。学ぶ者がいやしくもよくこの篇に慣れて詳らかにこれを玩味すれば、これによって種々の変化に対応して窮まることがない。どうして特に傷寒を治療するだけであろうか。

傷寒論疏義巻第三

江都　喜多村直寛士栗　学

弁太陽病脈証并治下

【原文】　問曰、病有結胸、有藏結、其状何如。答曰、按之痛、寸脈浮、関脈沈、名曰結胸也。(128)

何謂藏結。答曰、如結胸状、飲食如故、時時下利、寸脈浮、関脈小細沈緊、名曰藏結。舌上白胎滑者、難治。(129)

【本文】　問いて曰く、病に結胸有り、藏結有り、其の状何如にと。答えて曰く、之を按じて痛み、寸脈浮、関脈沈、名づけて結胸と曰うなり。

何をか藏結と謂うと。答えて曰く、結胸状の如くなるも、飲食故の如く、時時下利し、寸脈浮、関脈小細沈緊なるは、名づけて藏結と曰う。舌上白胎滑の者は、治し難し。

【通釈】　ある人が、「病には結胸証があり、藏結証があるが、その性状はどのようなものであろうか」と質問した。これに対し、「これを按じると痛み、寸脈が浮になり、関脈が沈になる場合は、名づけて結胸と言う」と答えた。

また、ある人が「何を藏結証と言うのであろうか」と質問した。これに対し、「藏結証は結胸証の性状のようになるが、飲食は元のままであり、常に下痢し、寸脈が浮になり、関脈が小細沈緊になる場合は、名づけて藏結と言う。舌苔が白滑になる場合は、治療が困難である」と答えた。

【本文】　此れ、問答を設けて以て結胸、藏結の異なりを弁ず。夫れ飲と邪と相い結び、胸堂に盤踞するは、名づけて結胸と曰う。陰寒凝結し、心下に逆するは、名づけて藏結と曰う。二者は、大抵之を誤下後に得。而るに其の脈と証の状は、則ち同じならず。其の鞕満して之を按じて痛むは、結胸の証なり。寸脈浮、関脈沈は、結胸の脈なり。夫れ之を按じて痛むと之を按じて反って快き者とは、自ら天淵《えん》なり。惟だ寸浮、関沈は、之を病者に験《ため》すに、必ず此の脈無くんば、疑うらくは差字有らん。或るひと、「攷うるに、《玉函》《千金》及び《翼》は、「関上自ら沈」に作る（《総病論》に曰く、「其の脈寸口浮、関上、尺中皆沈、或は沈緊なるは、名づけて結胸と曰うなり」と。又《金匱・下利篇》の「下利し、寸脈反って浮数、尺の下自ら濇」も文例を同じくす）。蓋し、寸は胸を主り、関は胃を主る。今寸脈浮は、是れ其の病位を験《あか》す所以なり。而して関上自ら沈結の状を見わすは、是れ其の結実を徴する所以なり。乃ち、飲と邪と相い胸中に結びて実を為すの診なり」と曰うも亦通ず。結胸状の如く、飲食故の如く、時時下利するは、藏結の証なり。寸脈浮、関脈小細沈緊は、藏結の脈なり。尤氏曰く、「結胸状の如き者は、結胸の按じて痛むが如しを謂う」是れなり。飲食故の如しは、其の義難解、疑うらくは羨《ぜん》字有るは、亦未だ知る可からず。時時下利する者は、胃中虚冷し、水穀別かたざればなり。結胸は熱実に属す。故に脈沈なり。藏結は虚寒に属す。故に脈更に細小緊、勢いの然らしむるなり。「舌上白胎滑の者は、治し難し」は、蓋し陰寒上は胸中に結び、熱無ければなり。故に舌は白胎滑を見わし、結胸の黄燥に似ざるなり。此の章「治し難し」と曰い、下文は乃ち「攻む可からず（130）」と言うは、並びに藏結の治し難く、妄りに攻む可からざるを見わす。「者」の字は、宜しく虚に講ずべし。必ずしも舌上白胎滑の者にして始めて治し難しを言うに非ざるなり。「胎」の字は、《聖恵方》は苔に作る（《総病論》《神巧万全方》は、並びに同じ）。因りて胎は本是れ「苔」の字、肉に従う者なるを知る。胚胎の胎の義とは、自ら別なり（《孝慈備覧》は、「舌なる者は、腸胃を司る。傷寒、胃に伝われば則ち胃熱し、焼灼し津液乾き枯れ、舌上に結びて胎を為すは、鍋の心滾《こん》沸し、米飲煎じ乾き、衣一層を鍋の底に結ぶが如しは、即ち此の意なり」と）。案ずるに、《経》に曰く、「病脇下に素痞有り、連なりて臍傍に在り、痛み少腹に引き、陰筋に入る者は、此れを藏結と名づく。死す(167)」と。当に此の節と参じえて攷うべし。夫れ府は陽に属し、藏は陰に属す。此の証、名づけて藏結と曰うは、惟だ是れ陰寒凝結するの義のみ。若し邪深く入りて藏に結ぶと曰えば、則ち乖る。

魏氏曰く、人は、仲景結胸を弁じて藏結に非ざるを論ずと為すを知るも、仲景正しく藏結と痞とは相い類すること有りて結胸とは実は同じならざるを謂うを知らざるのみ。蓋し、結胸なる者は、陽邪なり。痞と藏結は、陰邪なり。痞は則ち尚陽の上に浮くこと有り。藏結は、則ち上下倶に陽無く陰独りなり。陰気内に満つれば、四逆湯の対なり。

【語釈】　○寸脈浮、関脈沈：《医宗金鑑》では、「寸脈が浮、関脈が沈であるのは、結胸の脈である。寸脈の浮は胸を主り表を主り、関脈の沈は胃を主り裏を主る。これは、その邪が胸の表より胃の裏に入って結んでいることが解る」とある。　○天淵：天と淵。非常にへだたっているさま。　○差：あやまり。まちがう。　○《金匱・下利篇》：《金匱要略・嘔吐噦下利病脈証治第十七》の第32条を参照。　○寸脈浮、関脈小細沈緊：《医宗金鑑》では、「寸脈が浮、関脈が細小沈緊であるのは、藏結の脈である。細小沈緊は、藏結の寒痛を主る。これは、その邪が胸の表より臓の裏に陥入して結んでいることが解る」とある。　〇飲食故の如し：一説に、飲食は可能であるとする。汪苓友の《傷寒論弁証広注》では、「藏結証では、その人は元々胃の中に食物がない。これを下して太過になる場合は、臓が虚して邪が入り、冷えが腸に積もる。そこで、性状は結胸証のようにこれを按じても痛まず、よく飲食し、時に下痢をする」とある。一説に、飲食は以前のように進まなくなるとする。聶恵民の《傷寒論与臨証》では、「藏結証は多くが虚寒の体質であり、通常は飲食が進まないが、病後も飲食はなお進まず、多くの変化がないので、「故の如し」と言う」とある。　〇羨：余り。衍に同じ。　〇胚胎：身ごもる。胎は、はらむ。　〇滾沸：水が盛んにわき出る。滾は、水がわきたつ。

【通釈】　これは、問答を設けて結胸証と藏結証の異同を弁別している。そもそも飲と邪が相互に結び、胸膈に盤踞する場合は、名づけて結胸証と言う。陰寒が凝結し、心下に逆上する場合は、名づけて藏結証と言う。二者は、大抵これを誤下した後に得る。ところが、その脈と証の性状は、同じでない。心下が硬満し、これを按じて痛むのは、結胸の証である。寸脈が浮になり、関脈が沈になるのは、結胸の脈である。一体、これを按じて痛む場合とこれを按じて反って快い場合とは、自ら天と地のように隔たりがある。ただ、寸脈浮と関脈沈は、これを病人に試すと、必ずこの脈がないので、恐らくは字の間違いがあるはずである。ある人は、「考えるに、《玉函》《千金》、および《千金翼》では、「関上自ら沈」に作る（《総病論》では、「その脈は寸口が浮、関上、尺中は皆沈、あるいは沈緊であるのは、名づけて結胸と言う」と言う。また、《金匱要略・下利篇》の「下痢し、寸脈が反って浮数、尺の下が自ら濇」も文の例が同じである）。思うに、寸脈は胸を主り、関脈は胃を主る。今寸脈が浮であるのは、その病位を明らかにする理由である。そして関上が自ら沈結の性状を見わすのは、その結実を明らかにする理由である。即ち、飲と邪と相互に胸中に結んで実証となることを診断する」と言うのもまた通じる。結胸証の性状のようであり、飲食が元のようであり、常に下痢するのは、藏結の証である。寸脈が浮になり、関脈が小細沈緊になるのは、藏結の脈である。尤氏が「結胸証の性状のようであるのは、結胸証でこれを按じて痛むようなものを言う」がこれである。飲食が元のようであるのは、その意義は難解であり、恐らくは余分の文字があるのは、またいまだ知ることができない。常に下痢するのは、胃の中が虚して冷え、水穀が泌別されないからである。結胸証は、熱実証に属している。そこで、脈は沈である。藏結証は、虚寒証に属している。そこで、脈は更に細小緊になるが、これは勢いがそのようにする。「舌苔が白滑の場合は、治療し難い」は、思うに、陰寒が上は胸中に結び、熱がないからである。そこで、舌は白滑苔を見わし、結胸証の黄燥苔に似ない。この章は「治療し難い」と言い、下文は「攻めるべきでない（130）」と言うのは、並びに藏結証は治療し難く、妄りに攻めるべきでないことを見わしている。「者」の字は、意味のない字として考えるべきである。必ずしも舌苔が白滑である場合に始めて治療が困難になることを言うのではない。「胎」の字は、《聖恵方》では苔に作る（《総病論》《神巧万全方》では、並びに同じである）。これによって「胎」の字は本来は「苔」の字であり、肉偏であることが解る。胚胎の胎の義とは、自ら別である（《孝慈備覧》では、「舌は、胃腸を司る。傷寒に罹患し、邪が胃に伝わる場合は胃が熱し、焼灼し津液が乾燥して枯れ果て、舌上に結んで胎を生じるのは、鍋の中心の水が沸き立ち、米飲を煎じ詰めて乾燥し、衣が一層鍋の底に結ぶようなものがこの意である」とある）。案じるに、《経》では、「病に罹患し、脇下に元々痞塊があり、連なって臍傍にあり、痛みが少腹に引き、陰筋に入る場合は、これをを藏結と名づける。これは、死亡する(167)」と言う。この節と合参して考えるべきである。そもそも府は陽に属し、藏は陰に属している。この証を名づけて藏結と言うのは、ただ陰寒が凝結する義だけである。もし邪が深く入って藏に結ぶと言うのは、経旨に悖る。

魏氏は言う。人は仲景が結胸証を弁別して藏結証ではないことを論じているのを知っているが、仲景が正しく藏結証と痞証は相互に類似する点があり、結胸証とは実際同じでないことを言っているのを知っていない。思うに、結胸証は、陽邪である。痞証と藏結証は、陰邪である。痞証はなお陽が上に浮くことがある。藏結証は、上下ともに陽がなく陰だけである。陰気が内に満ちるのは、四逆湯が対応する証である。

【解説】　本条文は、問答形式による結胸証と藏結証の異同について論述している。

結胸証と藏結証は、大抵は太陽病を誤下した後に発症する。ただ、これらの病証と脈象は同じでない。結胸証は、邪と飲が相互に結び、胸膈に盤踞した状態にある。本証では、心下が硬満し、これを按じると痛み、寸脈が浮になり、関脈が沈になる。寸脈の浮、関脈の沈は、これを病人で確認すると、必ずこの脈がないので、恐らくは文字の間違いがある。あるいは寸脈は胸を主り、関脈は胃を主る。結胸証は、飲と邪が互いに胸中に結んでいるので、寸脈の浮は結胸証の病位を明らかにし、関脈の沈は熱実証を明らかにする。本証の舌は、熱証を現わす黄燥苔になる。一方、藏結証は、陰寒が凝結し、心下に逆上した状態にある。本証では、結胸証の性状のようになり、飲食が元のようであり、常に下痢をし、寸脈が浮になり、関脈が小細沈緊になる。「結胸の状の如し」は、結胸証でこれを按じて痛むようなことを言う。「飲食故の如し」は、意義が難解である。藏結証は、胃の中が虚冷し、水穀が泌別されなくなるので、常に下痢が出現する。藏結証は、虚寒証に属している。そこで、寸脈は浮であるが、関脈は沈で更に細小緊になる。本証は、陰寒が上は胸中に結び、熱証がないので、舌は白滑苔になり、治療は困難になる。

【原文】　藏結者、無陽証、不往来寒熱、其人反静、舌上胎滑者、不可攻也。(130)

【本文】　藏結なる者は、陽証無く、往来寒熱せず、其の人反って静かにして、舌上胎滑の者は、攻む可からざるなり（藏結の下の「者」の字は、《玉函》《千金翼》に据《よ》りて訂して補う）。

【通釈】　藏結は、陽証がなく、往来寒熱はなく、その人は反って静かであり、舌苔が滑の場合は、攻めるべきでない（藏結の下の「者」の字は、《玉函》《千金翼》によって訂正して補う）。

【本文】　此れ、上文を承けて、亦藏結を論ず。言うは、結胸は熱実し、尚陽証有りて外に見わる。而して藏結は、乃ち純陰凝固し、決して陽熱の証無し。結胸は、或は潮熱す（137）。而して藏結は、往来寒熱せず。結胸は、煩躁有り（133）。而して藏に結ぶは、其の人反って静かなり。結胸は、舌上燥きて渇す（137）。而して藏に結ぶは、舌上滑潤なり。病状相似すと雖も、証と証とは相い対し、寒熱虚実は敻《けい》然として侔《ひと》しからず。況や経文に明らかに「攻む可からず」と曰えば、則ち其の胸中の結実は、攻下の能く任える所に非ずして、温経復陽の治は言外に瞭然とするをや。然して上文に「治し難し（129）」と曰いて此れも又其の端を引きて「攻む可からず」と曰う。之を読めば、洵《まこと》に藏結の積は漸く凝固し、宗気も亦憊《つか》れて攻下に任えず、其の証錯悪し、最も療し難き者なり。案ずるに、藏結は脇下に素痞有り（167）、或は柴胡の証と溷《に》ごるを嫌えば、斯に「往来寒熱せず」の一句を掲げ、特に証は結胸し潮熱すると異なること有るのみならず、抑も其れと柴胡の証とは同じならざるを断ずるなり。

劉茝庭曰く、「太陰病、之を下して胸下結鞕す（273）」は、此れと相い近し。《金匱》に「病者萎黄、躁して渴せず、胸中に寒実す。而して利止まざる者は、死す」も亦類証のみ。

【語釈】　○敻然：遙かなさま。　○端：始め。端緒。本源。　○錯悪：錯は、まじる。みだれる。たがう。悪は、にくむ。わるい。　○病者：《金匱要略・腹満寒疝宿食病脈証治第十》の第4条を参照。《傷寒論疏義》の「燥」の字は、《金匱要略疏義》に従って「躁」の字に改める。

【通釈】　これは、上文を承けて、また藏結証を論じている。ここで言う内容は、結胸証は熱実証であり、なお陽証があって外に見われる。しかし、藏結証は純粋の陰証で凝固し、決して陽熱の証はない。結胸証では、あるいは潮熱が出現する（137）。しかし、藏結証では、往来寒熱しない。結胸証では、煩躁がある（133）。しかし、藏結証では、その人は反って静かである。結胸証では、舌上が燥いて口が渴く（137）。しかし、藏結証では、舌上は滑らかで潤っている。病状は類似するが、個々の証は相互に対応し、寒熱と虚実は遙かに等しくない。ましてや経文では明らかに「攻めるべきでない」と言えば、その胸中の結実は、攻下がよく耐える所ではなく、温経復陽の治療は言外に明らかであるのはなおさらである。そして上文に「治療し難い（129）」と言い、これもまたその端緒を引用して「攻めるべきでない」と言う。これを読めば、真に藏結証の積聚は漸く凝固し、宗気もまた疲弊して攻下に耐えず、その証は入り乱れて悪く、最も治療し難い場合である。案じるに、藏結証は脇下に元々痞塊があり（167）、あるいは柴胡の証と混同することを嫌うので、ここに「往来寒熱しない」の一句を掲げ、特に証は結胸証で潮熱するのと異なるだけではなく、抑もそれと柴胡の証とは同じでないことを断定する。

劉茝庭は言う。「太陰病に罹患し、これを攻下すると、胸下は痞結して硬くなる（273）」の内容は、これと近い。《金匱要略》に「病人は皮膚の色が薄暗い黄色になって潤いがなく、煩躁するが、口渴がない場合は、胸中に寒邪が実している。もし下痢が停止しない場合は、死亡する」もまた証が類似している。

【解説】　本条文は、藏結証の証候と攻下の禁忌について論述している。

結胸証は熱実証であり、陽証が外に見われるが、藏結証は純粋の陰証であり、決して陽熱の証がない。結胸証では、潮熱が出現し、煩躁し、舌上が燥いて口が渇くが、藏結証では往来寒熱はなく、反って静かであり、舌上は滑らかで潤っている。このように、病状は類似するが、寒熱と虚実は遙かに異なる。あるいは藏結証では、脇下に痞塊がある場合があり、柴胡の証と混同することを嫌うので、「往来寒熱せず」と言う。本証は、積聚が次第に凝固し、宗気が疲弊して攻下に耐えられる状態ではない。そこで、本証は攻下が禁忌になる。

【原文】　病発於陽。而反下之、熱入因作結胸。病発於陰。而反下之、因作痞也。所以成結胸者、以下之太早故也。(131-1)
【本文】　病陽に発す。而るに反って之を下し、熱入りて因りて結胸を作す。病陰に発す。而るに反って之を下し、因りて痞を作す。結胸を成す所以の者は、之を下すこと太だ早きを以ての故なり。
【通釈】　病は、陽に発生した。ところが、反ってこれを攻下し、熱が入り、これによって結胸証を形成した。病は、陰に発生した。ところが、反ってこれを攻下し、これによって痞証を形成した。結胸証を形成した理由は、これを攻下するのが甚だ早過ぎたからである。
【本文】　此れ、痞と結の原由《ゆう》を論ず。太陽病、其の人実して飲有り。是れ陽に発すと為す。其の人虚して飲有り。是れ陰に発すと為す。反って之を下す者は、当に下すべからずして下すなり。因なる者は、誤下の虚に因るなり。言うは、病陽に発して反って早く之を下し、表熱虚に乗じて陥入し、飲と邪と相い結び、胸堂に盤踞し、因りて結胸を作す。大小の陥胸湯丸証の如き是れなり。結胸なる者は、飲邪心胸に結聚するを謂うなり。成氏曰く、「結なる者は繫《つな》ぎ結ぶの結ぶが如く、分解すること能わざる者なり」と。病陰に発して反って早く之を下せば、亦表熱陥入し、飲と邪と相い併さりて心下に逆し、因りて痞鞕を作す。甘草、半夏、生姜の三瀉心湯証の如き是れなり。「痞」の字は、否に係り、疒に従う。劉熙の《釈名》に「脴は否なり。気、否結するなり」と。《説文》の注に、徐曰く「痞は病結ぶなり」と。喩氏曰く、「二証は皆下すこと早きに繇《よ》る。文を省きて以て意を見わすなり」と。案ずるに、陽に発すと陰に発すは、旧説に以て上篇の「発熱悪寒し、熱無く悪寒す（7）」の義と為す。果たして爾らば、直入の陰証にして反って之を下せば、豈立ちどころに斃《たお》れざる者有らんや。或るひと謂う、「中風傷寒の別」と。然らば痞と結の二証は、風寒互いに有り、論中に未だ嘗て分属せざるなり。故に亦未だ清晢《ちょう》ならず。

因りて顧みるに、「陰陽」の二字は該ぬる所広し。茲の所謂「陰陽」は、均しく太陽の一証の上に在りて区別す。是れ人の虚実の何如《いか》んのみ。即ち、上篇に云う「熱有り、熱無し」の者とは別に是れ一義なり。此くの如く看做《な》せば、便ち夜光雪竇《とう》妙理眼前たり。嗚虖《ああ》、千古よりの読書家、朦朦《もう》朧朧《ろう》既既として悟ること能わず、復た疑うこと能わず、又何ぞ恠《あや》しまんや。

巣氏曰く、結胸なる者は、熱毒結びて心胸に聚まるを謂うなり。否は、則ち心下満つるなり。之を按じて自ら耎《ぜん》、但だ気否するのみ。復た下す可からざるなり。又痞なる者は、寒なり。府藏否塞して宣通せざるを言うなり（《病源》）。

秦氏曰く、病陽に発して反って之を下し、熱入り因りて結胸を作す。病陰に発して反って之を下し、因りて痞満を作す。此れ、千古の疑句なり。仲景を観るに、大小の陷胸湯の重方を以て結胸を治し、諸々の瀉心湯の軽方を以て痞満を治すれば、則ち陽に発すと陰に発すは乃ち病の軽重を言うを知る。旧注に発熱し悪寒するは陽に発し、熱無く悪寒するは陰に発するを以てするも、熱無く悪寒する者は陰症なるを知らず。反って之を下せば、則ち死す。焉《いずく》んぞ能く痞満を成さんや。仲景豈黄連の心を瀉すの寒薬を用いて誤下後の陰症を治するや（案ずるに、此の解未だ確かならず。然して稍旧注より優る。故に此に掲ぐ）。

又曰く、此の条、表熱未だ解せず、汗を失し、誤下して結胸、痞満を成すの由を申し明かす。言うは、病陽に発し、表熱の重き者、下すこと早ければ、表熱内陷して結胸を成す。陰に発し、表熱の軽き者、若し下すこと早ければ、痞満を成す。必ず是れ表熱の軽重を以てして陰陽を分かつなり。

【語釈】　○原由：原因。　○病陰に発して反って早く之を下せば、亦表熱陷入す：一説に、痞証の発症は表熱が内陥するのではなく、病が元々裏に発生するとする。銭天来の《傷寒溯源集》では、「陰病は本来は無陽に属している。一たびこれを誤下する場合は、陽気がいよいよ虚し、飲邪がいよいよ盛んになり、客気が上逆し、これによって痞硬を生じる」とある。　○脴：痞の俗字。

○否：ふさがる。　○喩氏曰く：《尚論篇》では、「風は陽邪である。病は中風に発生する。陽邪はいまだ外より解されていないが、反ってこれを下すと、その熱勢は虚に乗じて内陥し、必ず胸上に硬く結ぶ。寒は陰邪である。病は傷寒に発生する。陰邪はいまだ外より解されていないが、反ってこれを下すと、その熱勢は虚に乗じて陥入し、必ず心の間に痞塞する」とある。　○啚：のびる。ひろがる。　○竇：穴。　○妙理：すぐれて奥深い道理。真理。　○朦朧：ぼんやりとして物事の確かでないさま。　○朧朧：おぼろげなさま。　○耎：よわい。軟らかい。

【通釈】　これは、痞証と結胸証の原因を論じている。太陽病に罹患し、その人は実して飲がある。これが「陽に発生する」である。その人は虚して飲がある。これが「陰に発生する」である。反ってこれを下すのは、下すべきでないが下すことである。「因りて」は、「誤下の虚によって」である。ここで言う内容は、病が陽に発生し、反って早くこれを下し、表熱が虚に乗じて陥入し、飲と邪と相互に結び、胸膈に盤踞し、これによって結胸証を形成する。大小の陥胸湯・丸証のようなものがこれである。結胸は、飲邪が心胸に結集することを言う。成氏は、「結は、繋《つな》いで結ぶの「結ぶ」のようなものであり、分解することができないものである」と言う。病が陰に発生し、反って早くこれを下すと、また表熱が陥入し、飲と邪と相互に併さって心下に逆上し、これによって痞硬を形成する。甘草、半夏、生姜の三瀉心湯証のようなものがこれである。「痞」の字は、否に係わり、疒に従う。劉熙の《釈名》では「脴は、否である。気が塞がって結ぶことである」とある。《説文》の注釈では、徐は「痞は、病が結ぶことである」と言う。喩氏は、「二つの証は、皆早く下すことによる。文を省いてこれによって意義を見わしている」と言う。案じるに、「陽に発生する」と「陰に発生する」とは、旧説では上篇の「発熱し悪寒がし、熱がなく悪寒がする（7）」の義とする。果たしてそうであれば、直入の陰証で反ってこれを下す場合は、どうして立ちどころに死亡しない場合があろうか。ある人は、「中風と傷寒の区別である」と言う。そうであれば、痞証と結胸証の二証は風寒で互いにこれがあり、本論の中ではいまだかって分けて分類していない。そこで、またいまだその説は清らかで伸びやかでない。これによって考えると、「陰陽」の二字は兼ねる所が広い。ここのいわゆる「陰陽」は、いずれも太陽の一証の上にあってこれを区別する。これは人の虚実の違いだけである。即ち、上篇に言う「熱があり、熱がない」の場合とは別の義である。このように見なすと、夜の明かりが雪の窪みに投影されるように、奥深い道理が眼前に現れる。ああ、古くからの読書家はこのことにぼんやりとしておぼろげであり、既に悟ることができず、また疑うこともできず、またどうして怪しまないのであろうか。

巣氏は言う。結胸証は、熱毒が結んで心胸部に集まることを言う。痞証は、心下が脹満する。これを按じると自ら軟らかく、ただ気が塞がっているだけである。また、下すべきでない。また、痞証は寒証である。臓腑が塞がり宣通しなくなることを言う（《諸病源候論》）。

秦氏は言う。病は陽に発生し、反ってこれを下し、熱が入り、これによって結胸証を形成する。病が陰に発生し、反ってこれを下し、これによって痞満証を形成する。これは、千古に渡って疑わしい句である。仲景の治療法を観ると、大小の陥胸湯の重い処方を用いて結胸証を治療し、諸々の瀉心湯の軽い処方を用いて痞満証を治療するので、「陽に発生する」のと「陰に発生する」のとは、病の軽重を言うことが解る。旧注で発熱し悪寒がするのは陽に発生することであり、熱がなく悪寒がするのは陰に発生することであるとするが、熱がなく悪寒がするのは陰症であることが解っていない。反ってこれを下す場合は、死亡する。どうしてよく痞満証を形成することがあろうか。仲景は、どうして心を瀉す黄連などの寒薬を用いて誤下後の陰症を治療することがあろうか（案じるに、この解釈はいまだ確かでない。しかし、幾らか旧注より優れる。そこで、ここに掲げる）。

また、言う。この条文は、表熱がいまだ解されず、発汗する機会を失い、誤下して結胸証と痞満証を形成する理由を述べて明らかにする。ここで言う内容は、病が陽に発生し、表熱が重い場合に、攻下が早過ぎると、表熱は内陥して結胸証を形成する。病が陰に発生し、表熱が軽い場合に、もし攻下が早過ぎると、痞満証を形成する。必ずこれは表熱の軽重によって陰陽を区分する。

【解説】　本条文は、結胸証と痞証の原因について論述している。

「陽に発す」は、太陽病に罹患し、その人は実して飲があることを言う。「陰に発す」は、太陽病に罹患し、その人は虚して飲があることを言う。即ち、本条文に言う「陰陽」は、太陽病に罹患した病人の虚実の違いを指す。太陽病に罹患する場合は攻下すべきでないが、反って攻下した。「因りて」は、「誤下の虚に因って」である。即ち、病が陽に発生し、反ってこれを早く下し、表熱が虚に乗じて陥入すると、飲と邪が相互に結び、胸膈に盤踞して結胸証を発生する。結胸は、飲邪が心胸部に集結することを言う。本証は、大小の陥胸湯・丸証のようなものである。一方、病が陰に発生し、反ってこれを早く下し、表熱が陥入すると、飲と邪が相互に併さって心下に逆上し、痞証を発生する。痞は、気が塞がって結ぶことである。本証は、甘草、半夏、生姜の三瀉心湯証のようなものである。

【本文】　以上の三章、結胸と藏結、痞との同異を弁ず。
【通釈】　以上の三章は、結胸証、藏結証、痞証との異同を弁別する。

【原文】　結胸者、項亦強、如柔痙状。下之則和。宜大陥胸丸。(131-2)
【本文】　結胸なる者は、項も亦強ばり、柔痙状の如し。之を下せば則ち和す。大陥胸丸に宜し（旧本は痙を痓に譌《あやま》る。今《玉函》《脈経》に因りて校して改む）。
【通釈】　結胸証では、項部もまた強張り、柔痙の性状のようになる。これを下す場合は、強張りは柔和になる。大陥胸丸を用いるのがよい（旧本では「痙」の字を「痓」の字に誤る。今《玉函》《脈経》によって校正して改める）。
【本文】　此れも亦結胸の稍軽くして勢い上に連なりて甚だしき者を挙げて、以て其の証治を申し明かすなり。「結胸、心下従り少腹に至りて鞕満して痛み、近づく可からず（137）」と言えば、則ち其の勢い下に連なりて甚だしき者なり。下を治するは、宜しく急ぎて之を攻むるに大陥胸湯を以てすべし。今結胸、胸上従り満ちて鞕く、項の強ばること柔痙の状の如ければ、則ち其の勢い上に連なりて甚だしき者なり。上を治するは、宜しく緩やかに之を攻むるに大陥胸丸を以て直ちに胸邪を攻むべし。煮服は蜜を倍し、峻治緩やかに下に行りて之を和す。其の病勢、緩急の形既に殊なれば、湯丸の製も亦異なるなり。汪氏曰く、「「之を下せば和す」の者は、邪実は胸中を去りて和し、而して項自ら舒ぶるの意を言う」と。蓋し、「和」の字は「強」の字に対して言うのみ。其の「柔痙状の如し」と言う者は、胸間の邪結緊しく実し、項の勢い常に昂《たか》くして俯《うつむ》くこと能わず、其の項の強ばり殊に甚だしき状は、痙に似ること有るを以てす。但だ剛痙の背反張するが如きに非ず。故に「柔痙状」と云うなり。
柯氏曰く、此れ是れ結胸症の中に或は此の状有り。若し結胸なる者は必ず是くの如しと謂えば、則ち当に湯丸の制有るべからず。
【語釈】　○結胸、心下従り：《傷寒論疏義》では「心上」に作るが、「心下」に訂正する。
【通釈】　これもまた結胸証が幾らか軽く、勢いが上に連なって甚だしい場合を挙げて、その証候と治療法を述べて明らかにしている。「結胸証に罹患し、心下より少腹に至って硬満して痛み、近づくことができない（137）」と言えば、その勢いは下に連なって甚だしい場合である。下を治療するには、急いでこれを攻めるのに大陥胸湯を用いるべきである。今結胸証に罹患し、胸の上より脹満して硬く、項の強張りが柔痓の性状のようになる場合は、その勢いが上に連なって甚だしい場合である。上を治療するには、緩やかにこれを攻めるのに大陥胸丸を用い、直ちに胸邪を攻めるべきである。煮服の方法に関しては、蜂蜜を加え、俊敏な治療法を緩やかに下に行らせて強張りを柔和にする。その病勢は緩急の形が既に異なるので、湯と丸の創製もまた異なる。汪氏は、「「これを下すと、和やかになる」は、邪の実したものが胸中を去って和やかになり、しかも項が自ら舒びる意を言う」と言う。思うに、「和」の字は「強」の字に対して言うだけである。「柔痓の性状のようである」と言うのは、胸の間の邪の集結が緊しく実し、項の勢いは常に高くて俯《うつむ》くことができず、その項の強張りが殊に甚だしい性状は、痓病に類似するからである。ただ、剛痓で背が弓のように反り返るようなものではない。そこで、「柔痓の性状である」と言う。

柯氏は言う。これは、結胸証の中であるいはこの症状がある。もし結胸証では必ずこのようになると言う場合は、湯剤と丸剤との創製はあるはずがない。

【本文】　大陥胸丸方

大黄（半斤）　葶藶子（半升、熬る）　芒硝（半升）　杏人（半升、皮尖を去り、熬りて黒くす。〇陶氏曰く、「凡そ丸と散に杏人、桃人を用うるに、諸《これ》膏膩《じ》有り。薬は皆先ず熬りて黒黄にし、別に擣《つ》きて膏の如くせしめ、指もて攙《ぬぐ》えば、泯泯《びん》たるを視るのみ。乃ち、向《さき》に散を成すを以て、稍《しょう》稍として臼中に下し、合して研《す》りて擣き、消散せしめ、仍お復た都てに軽く踈《あら》き絹を以て、篩いて之を度り、須く尽くすべし。又臼中に内れ、法に依りて擣くこと数百杵なり」と）

右四味、二味を擣きて篩い、杏人、芒硝を内れ、合して研りて脂の如くし、散に和す。弾丸の如きもの一枚を取り、別に甘遂末一銭匕を擣き、白蜜二合、水二升もて、煮て一升を取り、温めて之を頓服す。一宿にして乃ち下る。如し下らざれば、更に服す。下を取るを效と為す。禁ずること薬法の如くす（篩は音師。弾は徒案の翻）。

【語釈】　〇膏膩：膏、膩は、いずれもあぶら。　〇攙：ぬぐう。　〇泯泯：泯は尽きる。なくなる。泯泯はほろびるさま。　〇稍稍：すこしずつ。

【通釈】　大陥胸丸方

大黄（半斤）　葶藶子（半升、熬る）　芒硝（半升）　杏仁（半升、皮尖を除き、熬って黒くする。〇陶氏は、「およそ丸剤と散剤には杏仁や桃仁を用いるが、これらは油がある。薬は皆先ず熬って黒黄色にし、別に搗いて油のようにし、指で払うと、塊がなくなっているのが視られる。即ち、予め散にしたものを少しずつ臼の中に入れ、合わせて研《す》って搗いて消散させ、なおまた全てに軽くて目の粗い絹を用いて篩ってこれを計り、完全な粉末にすべきである。また、臼の中に入れ、法によって数百回杵で搗く」と言う）

右の四味の中の二味を搗いて篩い、杏仁と芒硝を入れ、合わせて研って脂のようにし、散に混和する。弾丸状のようなものを一個を取り、別に甘遂末一銭匕を搗き、蜂蜜二合と水二升を用い、煮て一升を取り、温めてこれを頓服で服用する。一宿が経つと、下痢が出現する。もし下痢しない場合は、更に服用する。下痢する場合を有効とする。禁忌は、通常の方法のようにする（篩は音が師である。弾は徒案の翻である）。

【本文】　此れ、大陥胸湯に於いて葶藶、杏人の二味を増入し、更に倍白蜜を加うる者なり。葶藶は飲を逐い、杏人は気を下し、湯を変じて丸と為し、殆ど蕩滌の体を以て和緩の用を為す者なり。白蜜一合は、十棗湯（152）の大棗十枚なり。案ずるに、経文直ちに「之を下す」と曰わずに「之を下せば則ち和す」と曰う者は、即ち緩下なること知る可し。又服する所は一弾の丸剤に過ぎず、大と雖も、実は小なり。且つ「一宿」と曰えば、乃ち下は豈承気、陥胸の必ず一鼓にして下すが如くならんや。陶氏曰く、「凡そ銭匕なる者は、大銭を以て上せて之を抄《と》る。若し半銭と云えば、則ち是れ一銭の抄の一辺を取るのみ。並びに五銖銭を用うるなり」と（《肘後百一方序録》）。喩氏曰く、「胸邪緊しく逼るは、大陥胸湯を以て之を下せば、恐らくは過ぎて留まらず。即ち、単に大陥胸丸を以て之を下すも又恐らくは滞りて行らず。故に煮て滓を連ねて之を服し、然る後に邪と相い当たれば、而ち戦勝攻取の略を施す可し。観るに、方中に大黄、芒硝、甘遂を用うるは、峻と謂う可し。乃ち、更に之に葶藶、杏人を加えて以て肺邪を射りて上行するは、其れ急なり。煮る時に又倍に白蜜を加え、以て留恋して之を潤導して下行するは、其れ緩なり。必ず此の意を識りて始めて用法の妙を得」と。

尤氏曰く、此れ乃ち峻薬もて緩やかに用うるの法なり。峻なれば則ち能く堅きを破りて実を蕩《やぶ》るの任に勝り、緩なれば則ち能く上に際《まじ》わり下に迄ぶの邪を尽くす。

龐氏曰く、虚弱家は大陥胸湯に耐えず。即ち、大陥胸丸を以て之を下す。

【語釈】　○大陥胸湯に於いて葶藶、杏人の二味を増入し、更に倍白蜜を加うる者：成無已の《注解傷寒論》では、「大黄と芒硝の苦鹹は、熱を下す理由である。葶藶子と杏仁の苦甘は、満を泄する理由である。甘遂は、それが直ちに到達する効能を取る。蜂蜜は、その潤って通利する効能を取る。皆満ちて実した物を泄らす」とある。

【通釈】　これは、大陥胸湯において葶藶子と杏仁の二味を加入し、更に蜂蜜を加えた処方である。葶藶子は飲を逐い、杏仁は気を下し、湯液を変化させて丸剤とし、殆ど除き去る本体を用いて緩和する作用を発揮するものである。蜂蜜一合は、十棗湯（152）の大棗十枚に相当する。案じるに、経文では直ちに「これを下す」と言わず、「これを下す場合は和やかになる」と言うのは、緩やかに下すことを知るべきである。また、服用する所は弾丸一個の丸剤に過ぎず、大きいが、実際は小さい。しかも「一宿」と言えば、下痢はどうして承気湯や大陥胸湯が必ず一たび鼓動しただけで下すようになることがあろうか。陶氏は、「およそ銭匕は、大銭を載せてこれを取る。もし半銭と言う場合は、一銭で取った分の一辺を取るだけである。並びに五銖銭を用いる」と言う（《肘後百一方序録》）。喩氏は、「胸邪が緊しく迫る場合に大陥胸湯を用いてこれを下すと、恐らくは過ぎて留まらない。即ち、単に大陥胸丸を用いてこれを下してもまた恐らくは滞って行らない。そこで、煮て滓を連ねてこれを服用し、その後に邪に当たる場合は、戦に勝って攻め取る戦略を施すことができる。処方を観るに、方中に大黄、芒硝、甘遂を用いるのは、作用が峻であると言うべきである。即ち、更にこれに葶藶子と杏仁を加えて肺邪を射って上行するのは、作用が急である。煮る時にまた蜂蜜を加え、留恋してこれを潤導し下行するのは、作用が緩やかである。必ずこの意を識って始めて用法の妙味が得られる」と言う。

尤氏は言う。これは、峻薬を緩やかに用いる方法である。峻である場合は、よく堅いものを破って実を除く任に勝り、緩である場合は、よく上に交わり下に及ぶ邪を尽くす。

龐氏は言う。虚弱な人は、大陥胸湯に耐えられない。そこで、大陥胸丸を用いてこれを下す。

【解説】　本条文は、結胸証が幾らか軽く、勢いが上に連なって甚だしくなる証候と治療法について論述している。

結胸証に罹患し、心下より少腹に至って硬満して痛み、近づくことができなくなる場合は、勢いが下に連なって甚だしいので、大陥胸湯を用いて急いでこれを攻める。一方、結胸証に罹患し、胸の上より脹満して硬く、項の強張りが柔痓の性状のようになる場合は、勢いが上に連なって甚だしいので、大陥胸丸を用いて緩やかに胸邪を攻める。「之を下せば則ち和す」は、邪が胸中を去り、項が自ら舒びる意である。即ち、「和す」の字は「強ばる」の字に対して言う。本方は、蜂蜜を加え、俊敏な治療法を緩やかに下に行らせ、これによって強張りを柔和にする。「柔痓の状の如し」は、胸間の邪の集結が緊しく実し、項の勢いは常に高くて俯くことができず、強張りが痓病に類似するからである。ただ、項の強張りは剛痓の角弓反張ではないので、「柔痓の状の如し」と言う。

大陥胸湯は、大黄、芒硝、甘遂からなる大陥胸湯に葶藶子、杏仁、蜂蜜を加えた処方である。方中の葶藶子は飲を逐い、杏仁は気を下し、蜂蜜を加えて丸剤に作り、留恋して潤導し、緩やかに攻下して強張りを緩和する。

【原文】　結胸証、其脈浮大者、不可下。下之則死。(132)
【本文】　結胸証、其の脈浮大の者は、下す可からず。之を下せば則ち死す。
【通釈】　結胸証に罹患し、その脈が浮大である場合は、下すべきでない。これを下す場合は、死亡する。
【本文】　此れ以下の二章、結胸の死証を挙げて、以て其の戒めを示すなり。結胸証は、大抵は之を誤下して後に得、邪熱陥入して致す所なり。本当に下して以て其の結を開くべし。然して脈浮大なれば、則ち其の表邪尚多く、未だ全く結ばざるなり。必ず脈沈緊を待ちて始めて之を下す可し。若し輒《すなわ》ち之を下すこと早く、重ねて其の裏を虚せば、一たび誤れば堪えられず、再び誤れば、死せざるを欲すと雖も、其れ得可きや。

柯氏曰く、此れ脈に憑《よ》りて証に憑らざるの法なり。
【通釈】　これより以下の二章は、結胸証の死証を挙げて、その戒めを示している。結胸証は、大抵はこれを誤下した後に得られ、邪熱が陥入して引き起こされる。元々は下してその結を開くべきである。しかし、脈が浮大である場合は、その表邪はなお多く、いまだ完全には結んでいない。必ず脈が沈緊になるのを待って始めてこれを下すべきである。もしこれを早く下し、重ねてその裏を虚す場合は、一たび誤ると堪えられなくなるが、再び誤ると、死なないでいたいと思っても、それは可能であろうか。

柯氏は言う。これは、診断が脈に頼り、証に頼らない方法である。
【解説】 本条文は、結胸証の死証について論述している。
結胸証は、大抵は太陽病を誤下した後、邪熱が胸膈に陥入して引き起こされる。本証の治療は、大陥胸湯を用いて下して熱結を開くべきである。ただ、脈が浮大である場合は、表邪はなお多く、完全には結んでいないので、下すべきでない。もし本証を早く下す場合は、重ねて裏が虚すので、死証になる。

【原文】 結胸証悉具、煩躁者亦死。(133)
【本文】 結胸証悉く具わり、煩躁する者も亦死す。
【通釈】 結胸証が悉く具り、更に煩躁する場合もまた死亡する。
【本文】 「亦」の字は、上を受く。煩躁は、便ち結胸中の一証なり。当に死ぬべからざるに似たり。然して「脈沈緊、心下痛み、之を按じて石鞕(135)」、及び「大便せず、舌上燥きて渇し、日晡所潮熱す(137)」の下文に云う所の如く其の証悉く具わりて煩躁する者は、津液已に竭き、胃気敗絶の徴を為す。故に亦死す。蓋し、前証は表邪未だ尽きず、早く之を下せば、則ち死す。本証は、従前に下を失し、之を下さずして亦死す。「悉く具わる」の二字は、全て一章の眼目と為す。
令韶張氏曰く、煩躁は未だ必ずしも就ち是れ死症ならず。惟だ結胸症悉く具わりて又煩躁を加うれば、必ず死す。全ては「悉く具わる」の二字に在り。
喩氏曰く、煩躁は、津液已に竭き、胃気垂絶するの徴と為す。医人は、此に於いて寧ろ投薬すること莫く、病家の咎を免る可し。
【通釈】 「亦」の字は、上を受ける。煩躁は、結胸証の中の一つの証である。これは、死亡しないようである。しかし、「脈が沈緊になり、心下が痛み、これを按じると石のように硬くなる(135)」などや、「大便をせず、舌上が燥いて口が渇き、日晡所に潮熱が出現する(137)」などの下文に言う所のように、その証が悉く具わって煩躁する場合は、津液が既に尽き、胃気が敗絶する徴候である。そこで、また死亡する。思うに、前の証は、表邪がいまだ尽きず、早くこれを下す場合は、死亡する。本証は、以前に下す機会を失い、これを下さないが、また死亡する。「悉く具わる」の二字は、全て一章の重点である。
令韶張氏は言う。煩躁は、いまだ必ずしも死証でない。ただ、結胸証が悉く具わり、また煩躁を加えると、必ず死亡する。全ては、「悉く具わる」の二字にある。

喩氏は言う。煩躁は、津液が既に尽き、胃気が途絶える徴候である。医者は、このような場合はむしろ投薬をせず、病人の家族から咎を受けることから免れるべきである。

【解説】　本条文は、第132条を承けて、再び結胸証の死証について論述している。

「亦」の字は、上文を受ける。即ち、第132条は、表邪がいまだ尽きていないが、これを早く下す場合は、死亡することを言う。一方、本条文は、下す機会を失い、これを下さないが、また死亡することを言う。煩躁は結胸証の中の一つの証であり、煩躁が出現する場合は、死亡しないようである。しかし、第135条の「脈沈にして緊」「心下痛む」「之を按じて石硬」、第137条の「大便せず」「舌上燥きて渇す」「日晡所潮熱」などの証候が悉く具わり、更に煩躁する場合は、津液が既に尽き果て、胃気が敗絶しているので、死亡する。即ち、本条文の重点は、「悉く具わる」の二字にある。

【原文】　太陽病、脈浮而動数。浮則為風、数則為熱。頭痛、発熱、微盗汗出、而反悪寒者、表未解也。医反下之、動数変遅、膈内拒痛、胃中空虚、客気動膈、短気躁煩、心中懊憹、陽気内陥、心下因鞕、則為結胸。大陥胸湯主之。若不結胸、但頭汗出、余処無汗、剤頸而還、小便不利、身必発黄。(134)

【本文】　太陽病、脈浮にして動数。浮は則ち風と為し、数は則ち熱と為す。頭痛、発熱、微しく盗汗出でて反って悪寒する者は、表未だ解せざるなり。医反って之を下し、動数は遅に変じ、膈内拒痛、胃中空虚、客気膈を動じ、短気躁煩、心中懊憹、陽気内陥し、心下因りて鞕きは、則ち結胸を為す。大陥胸湯之を主る。若し結胸せず、但だ頭汗出でて、余処に汗無く、頸を剤りて還り、小便不利なれば、身必ず黄を発す（拒は其呂の翻。〇旧本は、「数は則ち熱と為す」の下に「動は則ち痛と為し、数は則ち虚と為す」の八字有り。案ずるに、「動は則ち痛を為し、数は則ち熱煩す」は、《平脈法》に見わる。《金鑑》に云う、「「数は則ち虚と為す」の句は、疑うらくは是れ衍文なり」と。劉茝庭曰く、「当に「動は則ち痛を為す」の句を併せて刪るに従うべし。動数の動は、宜しく泛《ひろ》く講ずべし」と。今并びに其の説に従い、竊かに芟《さん》訂を為す）。

【語釈】　〇動は則ち痛と為し、数は則ち虚と為す：喩嘉言の《尚論篇》では、「中風の病で浮、動、数の三種類の脈が見われるのは、風を主り、熱を主り、痛みを主り、更に虚を主る。虚しているので、邪は持続して日にちが久しくなり、頭が痛み、発熱し、悪寒がし、表は遂に解されなくなる」とある。　○《平脈法》：《平脈法》の第35条を参照。　○芟：取り除く。

【通釈】　太陽病に罹患し、脈は浮で動数になった。浮は風邪が表にあることを示し、数は表に熱があることを示している。頭が痛み、発熱し、微かに盗汗が出て、反って悪寒がする場合は、表はいまだ解されていない。医者は反ってこれを攻下し、動数の脈は遅に変化し、胸膈の中が拒按になって痛み、胃の中は空虚になり、邪気は胸膈を動かし、息切れがして煩躁し、心中は懊憹し、陽熱の邪気が内陥し、心下がこれによって硬くなる場合は、結胸証を発症する。この場合は、大陥胸湯がこれを主る。もし誤下した後にいまだ結胸証を形成せず、ただ頭汗が出て、その他の部位は汗がなく、汗は頸を限って還り、小便が不利になる場合は、身体は必ず発黄する（拒は其呂の翻である。○旧本では、「数は則ち熱である」の下に「動は則ち痛であり、数は則ち虚である」の八字がある。案じるに、「動は則ち痛であり、数は則ち熱煩である」は、《平脈法》に見われる。《医宗金鑑》では、「「数は則ち虚である」の句は、恐らくは衍文である」と言う。劉茝庭は、「「動は則ち痛である」の句を併せて削るべきである。動数の「動」の字は、広く議論すべきである」と言う。今並びにその説に従い、窃かに取り除いて訂正する）。

【本文】　此れ、大陥胸湯の総治を論ず。当に分かちて三截と作して看るべし。「太陽病」より「表未だ解せざるなり」に至りては、従前の見わす所の脈証を掲ぐ。「医反って之を下す」より「大陥胸湯之を主る」に至りては、誤治の変と変を救うの治を言う。乃ち、結胸の正証を為す。「若し結胸せず」の一段は、其の変の軽き者を以て之を言う。太陽病、脈浮にして動、浮は則ち風寒表に在るの診と為し、数は則ち邪熱正に進むの兆しと為す。宜なるかな、其れ頭痛し発熱するなり。盗汗は、病人睡《ねむ》り著いて汗出づるを言う。即ち、《内経》の所謂寝汗なり（《藏気法時論》）。然して微しく盗汗出づる者は、表解し邪裏に伝わらんと欲するに似たり。当に悪寒すべからずして今反って悪寒する者は、表未だ解せずと為せばなり。当に是れ茈胡桂枝湯証なり。傷寒の盗汗証は、少陽に属す。説は、《明理論》に見わる。若し医表裏を弁ぜずして之を誤下すれば、則ち動数の脈は変じて遅と為す。乃ち、是れ胃中空虚の故なり。此の時、豈浮脈有らんや。其の膈内拒痛の者は、乃ち是れ客気膈を動ずるの故なり。此の時、尚詎《なん》ぞ表有りて膈と心胸との間を熱せんや。拒は、格拒なり。拒痛なる者は、邪熱膈に入り、膈気と邪気と相い格拒して痛を為すを言うなり。客気は

《外台》は「客熱」に作り、《総病論》は「宿熱」に作る。方氏、「陽気は客気の別名」と曰えば、是れ陽気と客気は同じなるを知る。乃ち、陽熱の邪気なり。詳らかに中篇に見わる。短気し、躁煩し、心中懊憹する者は、膈中の飲は邪の動かす所と為し、気は乃ち舒びずして神明寧からざればなり。是れ陽邪内陥し飲と相い結び、心下因りて鞕くして結胸の病成るに由る。大陥胸湯は、則ち飲邪内は胸中に結ぶの正薬なり。若し其の人結胸せざれば、湿熱相い併さり上りて頭に蒸す。故に但だ頭汗出で、津液旁らに達すること能わず。故に余処に汗無く、頸を剤りて還る。水道行らざれば、則ち湿熱内に鬱し、必ず外は皮膚に蒸す。故に小便不利し、身必ず黄を発するなり。治は当に小便を利して以て其の湿熱を瀉すべし。其の方法の若きは、則ち後に詳らかにす。故に茲に贅《ぜい》せざるなり。

喩氏曰く、「動数は遅に変ず」よりの三十六字は、結胸の状を模写す。歴歴として絵の如く、化工の筆に非ざれば、安くんぞ能く病状を点綴《てい》すること此くの如きや。

常氏曰く、発黄する者は、茵陳蒿湯を与う。茵陳の煎汁もて五苓散を調うるも亦可なり。

隠庵張氏曰く、下の四節を合して皆大陥胸湯の証と為す。

【語釈】　○傷寒の盗汗証：成無己の《傷寒明理論》では、「雑病の盗汗は、その陽虚を責める。傷寒の盗汗は、雑病の虚のようなものではない。これは、邪気が半表半裏にあってそのようにすることによる。その理由を言えば、もし邪気が一切表にあり、衛を干す場合は、自然に汗が出る。これは、邪気が侵入して裏を行り、外は表邪に連なり、眠るに及んで衛気は裏を行り、表中の陽気が緻密でないのに乗じると、津液が泄れる。そこで、ただ眠ると汗が出るが、覚めると気が表に散じて汗が止む」とある。　○格拒：格と拒は、いずれも「こばむ」の意。　○歴歴：明らかなさま。　○化工：造化のたくみ。天が万物を作ったたくみさ。　○点綴：そえものの飾りがつく、また、つける。

【通釈】　これは、大陥胸湯の総合的な治療を論じている。分けて三つの段落にして看るべきである。「太陽病」より「表がいまだ解されていない」に至っては、以前に見われている所の脈証を掲げる。「医者は反ってこれを下す」より「大陥胸湯がこれを主る」に至っては、誤治の変証と変証を救う治療を言う。即ち、結胸証の正証である。「もし結胸証はなく」の段落は、その変証が軽い場合をもってこれを言う。太陽病に罹患し、脈が浮で動になったが、浮脈は風寒が表にあることを診断し、数脈は邪熱が正に進む兆しである。それに頭痛と発熱が出現するのは、もっともなことである。盗汗は、病人が寝入って汗が出ることを言う。即ち、《内経》のいわゆる寝汗である（《藏気法時論》）。そして微かに盗汗が出るのは、表が解され、邪が裏に伝わろうとするのに似ている。これは、悪寒がしないはずであるが、今反って悪寒がするのは、表がいまだ解されていないからである。これは、柴胡桂枝湯証である。傷寒の盗汗証は、少陽に属している。説は、《傷寒明理論》に見われている。もし医者が表裏を弁別せずにこれを誤下する場合は、動数の脈は変化して遅になる。即ち、これは胃の中が空虚になるからである。この時は、どうして浮脈のあることがあろうか。膈内拒痛になるのは、客気が膈を動かすからである。この時は、なおどうして表証があって膈と心胸部との間を熱することがあろうか。拒は、こばむことである。拒痛は、邪熱が膈に入り、膈気と邪気と相互に拒んで痛みを生じることを言う。客気は、《外台》では「客熱」に作り、《総病論》では「宿熱」に作る。方氏が「陽気は、客気の別名である」と言えば、陽気と客気は同じであることが解る。即ち、陽熱の邪気である。これは、詳らかに中篇に見われている。息切れがし、煩躁し、心中が懊憹するのは、膈中の飲が邪によって動かされ、気が舒びず、神明が寧らかにならないからである。これは、陽邪が内陥して飲と相互に結び、心下がこれによって硬くなり、結胸証の病が形成されることが原因である。大陥胸湯は、飲邪が内は胸中に結ぶ場合の正薬である。もしその人が結胸証を発症しない場合は、湿熱が相互に併さり、上って頭に熏蒸する。そこで、ただ頭汗が出て、津液は傍らに到達することができなくなる。そこで、他の部位には汗がなく、汗は頸を限って上に還る。水道が行らなくなる場合は、湿熱が内に欝滞し、必ず外は皮膚に熏蒸する。そこで、小便は不利になり、身体は必ず発黄する。治療は、小便を通利してその湿熱を瀉すべきである。その方法のようなものは、後に詳らかにするので、ここではくどくどと述べない。

喩氏は言う。「動数は遅に変化する」より以下の三十六字は、結胸証の性状を模写している。明らかに絵に書いたようであり、造化の工《たくみ》の筆でなければ、どうしてこのようによく病状を修飾することができようか。

常氏は言う。発黄には、茵陳蒿湯を与える。茵陳を煎じた汁を用いて五苓散を調えるのもまた可能である。

隠庵張氏は言う。下の四節を合わせて皆大陥胸湯の証である。

【本文】　大陥胸湯方

大黄（六両、皮を去る）　芒硝（一升）　甘遂（一銭匕）

右三味、水六升を以て、先ず大黄を煮て、二升を取り、滓を去り、芒硝を入れ、煮て一両沸し、甘遂末を内れ、一升を温服す。快利を得れば、後服を止む。

【通釈】　大陥胸湯方

大黄（六両、皮を除く）　芒硝（一升）　甘遂（一銭匕）

右の三味に水六升を用い、先ず大黄を煮て、二升を取り、滓を除き、芒硝を入れ、煮て一二回沸騰させ、甘遂の粉末を入れ、一升を温服する。快い下痢を得る場合は、その後の服用を停止する。

【本文】　陥胸なる者は、能く邪熱の胸中に陥入するを治するを謂いて之を名づくるなり。成氏曰く、「胸は高邪と為す。下に陥れば、以て之を平らかにす。故に結胸を治するは、陥胸と曰う」も亦通ず。此の方、大黄は苦寒にて蕩滌し、芒硝は鹹寒にて輭《なん》堅し、甘遂は乃ち通水の要薬なり。三味相い藉りて以て能く水邪胸中に結するを治す。方内の大黄は六両、他方に較ぶれば分量更に重し。此れ其れを峻剤と為すこと知る可きなり。

尤氏曰く、大承気は専ら腸中の燥糞を主り、大陥胸は并びに胸間の水邪を主る。燥糞は腸に在れば、必ず推逐の力を藉る。故に枳、朴を須《もち》う。水邪胸に結べば、必ず飲を破るの長を兼ぬ。故に甘遂を用う。且つ大承気は先ず枳、朴を煮、而る後に大黄を内る。大陥胸は先ず大黄を煮、而る後に諸薬を内る。夫れ上を治する者は制は緩に宜しく、下を治する者は制は急に宜し。而して大黄の生は則ち行くこと速やかに、熟は則ち行くこと遅なり。蓋し、即《たと》い一物にしても其の用は又同じならざること此くの如き有り。

徐氏曰く、結胸は痞の飲を挟むが若きに非ずと雖も、宜しく瀉すべし。然して太空の地は単に気は結ぶこと能わず、亦必ず痰湿を藉りて邪至高に聚まる。故に用薬は必ず胸脇由り以て腸胃に及びて蕩滌して始めて余り無し。否なれば、則ち但だ腸胃の結熱を下して反って胸上の痰飲を遺すなり。

【通釈】　陥胸は、よく邪熱が胸中に陥入する場合を治療することを言い、「陥胸湯」と名づける。成氏が「結胸は、高い邪である。邪が下に陥る場合は、これを平らかにする。そこで、結胸証を治療するのは、陥胸湯と言う」と言うのもまた通じる。この処方の中の大黄は苦寒で蕩滌し、芒硝は鹹寒で軟堅し、甘遂は通水の要薬である。三味は相互に作用を借り、これによってよく水邪が胸中に結ぶ場合を治療する。方中の大黄は六両であり、他の処方に比較すると分量は更に重い。これからすると、それが峻剤であることを知るべきである。

尤氏は言う。大承気湯は専ら腸中の燥糞を主り、大陥胸湯は並びに胸間の水邪を主る。燥糞は腸にあり、必ず推逐する力を借りる。そこで、枳実と厚朴を用いる。水邪が胸に結ぶ場合は、必ず飲を破る長を兼ねる。そこで、甘遂を用いる。かつ大承気湯は、先ず枳実と厚朴を煮て、その後に大黄を入れる。大陥胸湯は、先ず大黄を煮て、その後に諸薬を入れる。そもそも上を治療する場合は制は緩やかにするのがよく、下を治療する場合は制は急にするのがよい。そして大黄の生は行くのが速やかであり、熟は行くのが遅い。思うに、たとえ一物であるが、その作用はまたこのように同じでないことがある。

徐氏は言う。結胸証は、痞証で飲を挟むようなものではないが、瀉すべきである。しかし、甚だ空の部位では、気だけでは結ぶことができず、また必ず痰湿を借りて邪は至って高い部位に集まる。そこで、用薬は必ず胸脇より胃腸に及んで蕩滌して始めて余りがない。そうでなければ、ただ胃腸に結んだ熱を下して反って胸上の痰飲を遺すことになる。

【解説】　本条文は、結胸証の正証と治療法について論述している。

本条文は、三つの段落に分けて看るべきである。「太陽病」より「表未だ解せざるなり」までは、見われている脈証を掲げる。太陽病に罹患し、風寒が表にあると、脈は浮になる。また、邪熱が正に進む兆しがあると、脈は動になる。本証では、邪が太陽の表にあるので、頭が痛み、発熱する。盗汗は、《内経》に言う寝汗である。盗汗は、少陽病に属している。即ち、表が解され、邪が裏に入ろうとすると、微かに盗汗が出現する。ただ、反って悪寒がするので、表証はまだ解されていない。以上の証候は、柴胡桂枝湯証に属している。

「医反ってこれを下す」より「大陥胸湯之を主る」までは、太陽病を誤治した後の変証と治療法を言う。もし医者が表裏を弁別せずにこれを誤下する場合は、胃の中が空虚になるので、動数脈は遅脈に変化する。拒は、こばむことを言う。客気は、陽熱の邪気を言う。膈内拒痛は、誤下した後、邪気が膈に入って膈を動かし、邪気と膈気が相互に拒んで痛むことを言う。膈中の飲が邪に動かされ、気が舒びず、神明が寧らかではなくなると、息切れがし、煩躁し、心中は懊憹する。本証では、陽熱の邪が膈に内陥して飲と相互に結ぶので、これによって心下が硬くなり、結胸証が形成される。そこで、大陥胸湯を用いてこれを峻下する。即ち、大陥胸湯は、飲邪が胸中に結ぶ場合の正薬である。大陥胸湯は、よく邪熱が胸中に陥入する場合を治療するので、「陥胸湯」と言う。

方中の大黄は苦寒で蕩滌し、芒硝は鹹寒で軟堅し、甘遂は通水する。

「若し結胸せず」より以下は、変証の軽い場合を言う。即ち、病人は結胸証を発症せず、湿と熱が相互に併さり、上は頭部に熏蒸すると、ただ頭汗が出て、その他の部位に汗はなく、汗は頸を限って上に還る。水道が行らなくなると、湿熱が内に欝滞し外は皮膚に熏蒸するので、小便は不利になり、身体は必ず発黄する。

【原文】　傷寒六七日、結胸熱実、脈沈而緊、心下痛、按之石鞕者、大陥胸湯主之。(135)

【本文】　傷寒六七日、結胸熱実、脈沈にして緊、心下痛み、之を按じて石鞕の者は、大陥胸湯之を主る。

【通釈】　傷寒に罹患して六七日が経過し、結胸証は熱に属し実に属し、脈は沈で緊になり、心下が痛み、これを按じると石のように硬くなる場合は、大陥胸湯がこれを主る。

【本文】　此の節、結胸は亦誤下に因らずして成る者有るを論ずるなり。傷寒六七日、結胸熱実と言う者は、其の人の胸中に素痰涎有り、邪熱と此れと併さりて膈内に填《てん》実し、竟に結胸を成すなり。脈沈にして緊の者は、飲邪搏結するの診なり。

程氏曰く、此の処の緊脈は、痛みに従りて之を得。寒と作して断ぜず。心下痛み、之を按じて石鞕の者は、乃ち水邪填塞するの明徴なり。故に亦大陥胸湯を以て之を主る。

張氏（兼善）曰く、下すこと早きは結胸の事の常なり。熱実結胸は結胸の事の変なり。入る所の因は同じならざるも、其の証治は則ち一の理のみ。

中西子文曰く、熱実は寒実と相対す。実は、即ち胃家実の実なり。

【語釈】　○填：うずめる。

【通釈】　この節では、結胸証はまた誤下によらずに形成される場合があることを論じている。傷寒に罹患して六七日が経過し、結胸証が熱で実であると言う場合は、その人の胸中に元々痰涎があり、邪熱がこれと併さって膈の内に埋まって実し、竟に結胸証を形成する。脈が沈で緊であるのは、飲邪が搏って結ぶことを診断する。

程氏は言う。この所の緊脈は、痛みに従ってこれを得る。寒として断定しない。心下が痛み、これを按じると石のように硬くなるのは、水邪が塞がることの明らかな徴候である。そこで、また大陥胸湯を用いてこれを主る。

張氏（兼善）は言う。下すことが早過ぎるのは、結胸証にいつもある事である。熱して実する結胸証は、結胸証で見られる病変の事である。邪が入る所の原因は同じでないが、その証候と治療法は一つの道理だけである。

中西子文は言う。熱実は、寒実と相対する。実は、胃家実の実である。

【解説】　本条文は、誤下によらずに発症する結胸証について論述している。

傷寒に罹患して六七日が経過し、結胸証が熱証に属し実証に属する場合は、病人の胸中に元々あった痰涎と邪熱が胸膈の中に埋まって塞ぐので、結胸証が発症する。飲邪が邪熱と搏って結ぶと、脈は沈緊になる。飲邪が胸膈に塞がると、心下は痛み、これを按じると石のように硬くなる。そこで、大陥胸湯を用いてこれを治療する。

【原文】　傷寒十余日、熱結在裏、復往来寒熱者、与大茈胡湯。但結胸、無大熱者、此為水結在胸脇也。但頭微汗出者、大陥胸湯主之。(136)

【本文】　傷寒十余日、熱結んで裏に在り、復た往来寒熱する者は、大茈胡湯を与う。但だ結胸して、大熱無き者は、此れ水結んで胸脇に在りと為すなり。但だ頭に微かに汗出づる者は、大陥胸湯之を主る。

【通釈】　傷寒に罹患して十数日が経過し、熱が結んで裏にあり、また往来寒熱する場合は、大柴胡湯を与える。ただ、結胸証の症状があり、大熱がない場合は、水が結んで胸脇にある。ただ、頭に微かに汗が出る場合は、大陥胸湯がこれを主る。

【本文】　此れも亦上を承けて、結胸の誤下に因らざる者の証治を申し明かす。傷寒、十余日の久しきに、熱結びて裏に在りと言えば、必ず是れ大便閉結し、舌胎乾燥し、渇して冷を飲まんと欲するなり。而るに復た加うるに往来寒熱を以てすれば、仍お半表を兼ぬ。当に大茈胡湯を用いて以て表裏を両解すべし。陥胸の義に於いては取ること無し。「裏」の字は、表に対するの詞なり。直ちに胃と言う者とは別有り。説は附録に見わる（汪氏曰く、「裏なる者は、胃府は内を以てなり」と。此の説、恐らくは是に非ず）。若し但だ結胸し、表に大熱無き者は、此れ水邪結びて胸脇に在り。其の人の頭に微しく汗有るは、乃ち邪上に隔たりて気下に通ぜず、水気上に蒸して然らしむるなり。故に大陥胸を与えて以て破飲して散結するは允《まこと》に的対と為す。案ずるに、大茈胡の証は亦心下急（103）、痞鞕（165）等有り、結胸と疑いを為す。故に対待して弁を為す。蓋し、「往来寒熱」と「大熱無し」とは相い対し、「熱結びて裏に在り」と「水結びて胸脇に在り」とは相い対し、「但だ頭汗出づ」も亦茈胡の証の無き所なり。且つ上文に「熱実（135）」と曰い、此れは「水結ぶ」と曰い、意を互いにして以て結胸の病源を相い発明するなり。或るひと、「結胸の外に更に水結胸の一証有り」と謂うは、謬りも甚だし。

銭氏曰く、若し是れ水飲必ず熱邪と并結せざれば、則ち大陥胸の方中に何ぞ必ず逐水利痰の甘遂有らんや。一言にして惑いを破ると謂う可し。

尤氏曰く、邪気裏に入れば、必ず身中に有する所を挟みて以て依附するの地と為す。是を以て腸胃に在れば則ち糟粕に結び、胸膈に在れば則ち水飲と結ぶ。各々其の有する所に随いて病を為すのみ。

【語釈】　○的対：よく釣り合いが取れた対句。ここでは、適切であることを言う。　○対待：対立。

【通釈】　これもまた上文を承けて、結胸証で誤下によらない場合の証候と治療法を述べて明らかにしている。傷寒に罹患し、十数日の久しい間が経過し、熱が結んで裏にあると言えば、必ず大便は閉じて結び、舌苔は乾燥し、口は渇いて冷たいものを飲みたくなる。ところが、またこれに往来寒熱が加わる場合は、なお半表の証候を兼ねている。これは、大柴胡湯を用いて表裏を両解すべきである。大陥胸湯の義においては取ることがない。「裏」の字は、表に対する詞である。直ちに胃と言う場合とは、区別がある。説は、附録に見われている（汪氏は、「裏は、胃府が内であるからである」と言う。この説は、恐らくは正しくない）。もしただ結胸し、表に大熱がない場合は、水邪が結んで胸脇にある。その人の頭に微かに汗があるのは、邪が上に隔たり、気が下に通じなくなり、水気が上に熏蒸してそのようにする。そこで、大陥胸湯を与えて破飲して散結するのは、真に適切である。案じるに、大柴胡の証はまた心下急（103）や痞硬（165）などがあり、結胸証と疑似する。そこで、対立させて弁別する。思うに、「往来寒熱」と「大熱がない」は相互に対立し、「熱が結んで裏にある」と「水が結んで胸脇にある」は相互に対立し、「ただ頭汗が出る」もまた柴胡の証にない所である。かつ上文では「熱が実する（135）」と言い、これは「水が結ぶ」と言い、意を互いにして結胸証の病源を相互に発して明らかにしている。ある人が「結胸証の外に更に水結胸の一証がある」と言うのは、誤りも甚だしい。

銭氏は言う。もし水飲が必ず熱邪と併さって結ばない場合は、大陥胸湯の方中にどうして必ず逐水利痰する甘遂があるのであろうか。一言で惑いを破ると言うことができる。

尤氏は言う。邪気が裏に入る場合は、必ず身体の中にある所を挟んで付着する部位とする。そこで、邪気が胃腸にある場合は糟粕に結び、胸膈にある場合は水飲と結ぶ。各々それがある所に随って病を生じるだけである。

【解説】　本条文は、大柴胡湯証と大陥胸湯証との鑑別点について論述している。

傷寒に罹患し、既に十数日の久しい間が経過し、熱が結んで裏にある場合は、必ず大便は秘結し、舌苔は乾燥し、口は渇いて冷たいものを飲みたくなる。ただ、これらの症状に加えて往来寒熱が出現する場合は、病は半表の証候を兼ねている。そこで、大柴胡湯を用いて表裏を両解すべきである。一方、誤下を経ずに結胸証が発症し、表に大熱がない場合は、水邪が結んで胸脇にある。即ち、邪熱が水邪と結んで上に隔たり、気が下に通じなくなると、水気が上に熏蒸されるので、頭に微かな汗が出る。そこで、大陥胸湯を与えて破飲散結する。

【原文】　太陽病、重発汗而復下之、不大便五六日、舌上燥而渇、日晡所小有潮熱、従心下至少腹鞕満而痛不可近者、大陥胸湯主之。(137)

【本文】　太陽病、重ねて汗を発して復た之を下し、大便せざること五六日、舌上燥きて渇し、日晡所小しく潮熱有り、心下従り少腹に至り鞕満して痛み、近づく可からざる者は、大陥胸湯之を主る（晡は博孤の翻。所と許は通ず）。

【通釈】　太陽病に罹患し、重ねて発汗してまたこれを攻下し、大便をしなくなって五六日が経過し、舌上が燥いて口が渇き、日晡所に僅かに潮熱があり、心下より少腹に至って硬満して痛み、手で触れて近づくことができなくなる場合は、大陥胸湯がこれを主る（晡は博孤の翻である。所と許は通じる）。

【本文】　此れ、結胸に胃実を兼ぬるの証なり。太陽病、重ねて汗を発して復た之を下し、内外誤治し、両つながら其の津液を亡う。以て邪熱内結するを致し、大便せざること五六日なれば、胃府已に実すること知る可し。舌上燥きて渇するは、胃津已に竭くること知る可し。日晡所小しく潮熱有るは、胃熱薫蒸すること知る可し。此れ、皆陽明内実の証なり。然れども心下従り少腹に至り鞕満して痛み、近づく可からざれば、則ち陽明必ず此の大痛無し。是れに由りて其れを弁じて結胸に胃実を兼ぬと為すなり。此れ、已に下証に属す。但だ飲と邪と相い結べば、必ず陥胸湯を用い、胸脇由り以て胃腸に及びて蕩滌すれば、始めて余り無し。若し但だ腸胃の結実を下し、反って胸上の痰飲を遺せば、則ち法に非ず。蓋し、本証必ず膈内拒痛、心中懊憹等（134）有り、言わざる者は上を承けて以て文を省けばなり。前注に心下を改めて心上に作る者は是に非ず。案ずるに、前は「膈内拒痛、心下因りて鞕し（134）」と云い、次は「心下石鞕（135）」と云い、其の証稍重し。此れ、「心下従り少腹に至り鞕満し近づく可からず」と云えば、其の証最も重し。然して其の源は則ち一なり。故に均しく此の方を用いて以て水熱を駆除するなり。

尤氏曰く、大承気を用いずして大陥胸を用うる者は、亦水食互いに結ぶを以てなり。且つ少腹に至ると雖も、未だ心下を離れざるが故なり。

隠庵張氏曰く、全ては「痛み近づく可からず」の四字に在り、以て太陽の結胸を証す。

中西子文曰く、「汗を発す」と曰い、「重ねて之を下す」と曰うは、復た津液匱《き》乏するを見わすなり。

劉廉夫曰く、案ずるに、「舌上燥乾して渇す」と「藏結の舌上滑白（129）」とは大いに分別する処なり。

【語釈】　○日晡所小しく潮熱有り：成無己の《注解傷寒論》では、「日晡に潮熱するのは、胃に属している。これは日晡に小しく潮熱するので、ただ胃だけにあるのではない」とある。　○匱乏：とぼしい。

【通釈】　これは、結胸証に胃実証を兼ねる証である。太陽病に罹患し、重ねて発汗してまたこれを攻下し、内と外を誤治し、ともにその津液を亡った。これによって邪熱は内に結び、大便をしなくなって五六日が経過するのは、胃府が既に実していることを知るべきである。舌上が燥いて口が渇くのは、胃津が既に尽きていることを知るべきである。日晡所に僅かに潮熱があるのは、胃熱が薫蒸することを知るべきである。これは、皆陽明の内実の証である。しかし、心下より少腹に至って硬満して痛み、近づくことができない場合は、陽明病では必ずこの大痛がない。これによって、それを弁別して結胸証に胃実証を兼ねているとする。これは、既に下証に属している。ただ、飲と邪と相互に結ぶ場合は、必ず大陥胸湯を用い、胸脇より胃腸に及んで蕩滌すると、始めて余りがない。もしただ胃腸の結実を下し、反って胸上の痰飲を遺す場合は、道理に合致しない。思うに、本証は必ず膈内拒痛や心中懊憹（134）などがあるが、言わないのは上文を承けて文を省くからである。前の注釈に「心下」を改めて「心上」に作るのは正しくない。案じるに、前は「膈内拒痛し、心下はこれによって硬くなる（134）」と言い、次は「心下が石のように硬くなる（135）」と言い、その証は幾らか重い。これは、「心下より少腹に至って硬満し、近づくことができない」と言うので、その証は最も重い。しかし、その病源は同じである。そこで、この処方を用いて水熱を駆除する。

尤氏は言う。大承気湯を用いずに大陥胸湯を用いるのは、また水と食物が互いに結ぶからである。かつ少腹に至るが、いまだ心下を離れないからである。

隠庵張氏は言う。全ては「痛んで近づくことができない」の四字にあり、これによって太陽の結胸証を明らかにする。

中西子文は言う。「汗を発する」と言い、「重ねてこれを下す」と言うのは、また津液が乏しくなっていることを見わしている。

劉廉夫は言う。案じるに、「舌上が乾燥して口が渇く」と「藏結証の舌苔は滑白である（129）」のとは大いに分別する所である。

【解説】　本条文は、結胸証に胃実証を兼ねた証候と治療法について論述している。

太陽病を重ねて発汗し、また攻下して内外を誤治し、津液を亡うと、邪熱が胃府に結んで実するので、大便をしなくなって五六日が経過する。胃の津液が尽きると、舌上が燥き、口が渇く。胃熱が熏蒸すると、日晡所に小しく潮熱がある。これらは、皆陽明の内実の証である。今心下より少腹に至って硬満して痛み、これに近づくことができない場合は、陽明病では大痛がないので、結胸証に胃実証を兼ねた状態にある。本証は下証に属している。そこで、大陥胸湯を用いて胸脇から胃腸に及んで蕩滌し、水熱を駆除する。

【原文】　小結胸病、正在心下。按之則痛、脈浮滑者、小陥胸湯主之。(138)
【本文】　小結胸の病は、正しく心下に在り。之を按ずれば則ち痛み、脈浮滑の者は、小陥胸湯之を主る。
【通釈】　小結胸の病位は、正しく心下にある。これを按じる場合は痛み、脈が浮滑の場合は、小陥胸湯がこれを主る。
【本文】　此の章、乃ち結胸の軽き証なり。夫れ結胸は邪重く、結深く、膈内拒痛し、心中懊憹し（134）、心下従り少腹に至り鞕満して痛み、近づく可からず（137）、脈も亦沈実なり。故に宜しく大陥胸湯以て其の結を攻め、其の邪を瀉すなり。小結胸は邪浅く、結軽く、正しく心下に在り、膈上に及ばず、之を按ずれば則ち痛み、按ぜざれば痛まず、脈も亦浮滑なり。方氏曰く、「浮は則ち沈より浅く、滑は則ち緊より緩し」と。廼ち、之を名づけて「小結胸の病」と曰うなり。故に攻撃の鷙《し》剤を須《もち》いず。然して遂に是れ飲邪併結す。所以に小陥胸湯を用いて其の結を開き其の邪を滌《のぞ》くなり。

銭氏曰く、正しく心下に在る者は、止《ただ》心下の一か処に在るを言う。心下満して鞕痛し（149）、之を按じて石鞕（135）、結んで胸脇に在り（136）の甚だしく且つ大なるが若くならざるなり。之を按ずれば則ち痛むは、亦膈内拒痛（134）に似ず。心下従り少腹に至り硬満して痛み、近づく可からざる者（137）に及びては、心下に至りては痛みは按ぜずして自ら痛むなり。

程氏曰く、痞証も亦心下鞕き者有るも、但だ痛まざるのみ。

【語釈】　○鷙：あらい。あらあらしい。

【通釈】　この章は、結胸証の軽証である。そもそも結胸証は邪が重く、結が深く、膈内拒痛し、心中懊憹し（134）、心下より少腹に至って硬満して痛み、近づくことができず（137）、脈もまた沈実である。そこで、大陥胸湯を用いてその結を攻め、その邪を瀉す。小結胸証は邪が浅く、結が軽く、正しく心下にあり、膈上に及ばず、これを按じる場合は痛み、按じない場合は痛まず、脈もまた浮滑である。方氏は、「浮は沈より浅く、滑は緊より緩い」と言う。即ち、これを名づけて「小結胸証の病」と言う。そこで、攻撃の荒々しい方剤を用いない。しかし、遂にこれは飲と邪が併せて結ぶ。そこで、小陥胸湯を用いてその結を開き、その邪を除く。

銭氏は言う。正しく心下にあるのは、ただ心下の一か所にあることを言う。心下が脹満して硬痛し（149）、これを按じて石のように硬く（135）、結んで胸脇にある（136）などの甚だしく、かつ大きいようなものではない。これを按じる場合に痛むのは、また膈内拒痛（134）に似ない。心下より少腹に至って硬満して痛み、近づくことができなくなる場合（137）に及んでは、心下に至っては痛みは按じないで自ら痛む。

程氏は言う。痞証もまた心下が硬くなる場合があるが、ただ痛まないだけである。

【本文】　小陥胸湯方

黄連（一両）　半夏（半升、洗る）　栝樓実（大なる者一枚。○王氏曰く、「栝樓実は殻を連ね剉《きざ》みて用う。殻を去れば功無し」と）

右三味、水六升を以て、先ず栝樓を煮て、三升を取り、滓を去り、諸薬を内れ、煮て二升を取り、滓を去り、分かち温め三服す。

【通釈】　小陥胸湯方

黄連（一両）　半夏（半升、洗る）　栝樓実（大きなもの一枚。〇王氏は、「栝樓実は、殻を連ねて刻んで用いる。殻を除くと効果がない」と言う）

右の三味に水六升を用い、先ず栝樓実を煮て、三升を取り、滓を除き、諸薬を入れ、煮て二升を取り、滓を除き、三回に分けて温めて服用する。

【本文】　黄連は熱を滌き、半夏は飲を導き、栝樓は燥を潤し、三味相い合して以て胸膈の痰飲を滌き、胸膈の邪結を開き、攻むるは峻ならずと雖も、亦能く囲いを突きて入る。故に小陥胸湯と名づく。分かち温め三服するは、乃ち緩く以て上を治するの法なり。

尤氏曰く、黄連の熱を下すは大黄より軽く、半夏の飲を破るは甘遂より緩く、栝樓の潤利は芒硝より和やかなり。而も其れ胸中の結邪を蠲《けん》除するの意なれば、則ち又同じならざること無きなり。故に小陥胸湯と曰う。

【語釈】　〇蠲：のぞく。

【通釈】　黄連は熱を除き、半夏は飲を導き、栝樓は燥を潤し、三味を相互に合わせて胸膈の痰飲を除き、胸膈の邪結を開き、攻めは峻でないが、またよく囲いを突いて入る。そこで、小陥胸湯と名づける。三回に分けて温めて服用するのは、緩やかに上を治療する方法である。

尤氏は言う。黄連の熱を下すのは大黄より軽く、半夏の飲を破るのは甘遂より緩く、栝樓の潤して通利するのは芒硝より和やかである。しかもそれは胸中に結んだ邪を除く意であるので、また同じでないことがない。そこで、小陥胸湯と言う。

【解説】　本条文は、結胸証の軽証の証候と治療法について論述している。

小結胸証は、結胸証に比較すると、邪が浅く、結が軽く、病位は正しく心下にあって膈上に及ばず、これを按じると痛むが、按じないと痛まず、脈は浮滑である。脈が浮であるのは、結胸証の脈沈より浅い。また、脈が滑であるのは、結胸証の緊より緩い。そこで、荒々しく攻撃する方剤を用いず、小陥胸湯を用いて結を開いて邪を除く。

小陥胸湯は、黄連、半夏、栝樓実の三味からなる処方である。方中の黄連は熱を除き、半夏は飲を導き、栝樓実は燥を潤し、ともに胸膈の痰飲を除き、邪結を開く。本方は三回に分けて温めて服用し、緩やかに上を治療する。

【原文】　太陽病、二三日、不能臥、但欲起、心下必結、脈微弱者、此本有寒

分也。反下之、若利止、必作結胸。未止者、四日復下之、此作協熱利也。(139)

【本文】　太陽病、二三日、臥すこと能わず、但だ起きんと欲し、心下必ず結し、脈微弱の者は、此れ本寒分有るなり。反って之を下し、若し利止めば、必ず結胸を作す。未だ止まざる者は、四日にして復た之を下せば、此れ協熱利を作すなり。

【通釈】　太陽病に罹患し、二三日床に臥せることができず、ただ起きたくなり、心下は必ず痞結し、脈が微弱になる場合は、元々寒分がある。反ってこれを攻下し、もし下痢が止む場合は、必ず結胸証を発症する。いまだ下痢が停止しない場合に、四日目にまたこれを攻下すると、協熱利を発症する。

【本文】　此の条、表証誤下し、結胸と熱利の変有るを弁ずるなり。太陽病、二三日は、表邪未だ解せず。臥すこと能わず、但だ起きんと欲する者は、水飲内に畜し、心下結びて満するを以て、臥せば則ち気壅がりて愈々甚だし。故に臥すこと能わずして但だ起きんと欲すは、猶支飲の倚息の類のごとし。其の脈微弱の者は、中気素衰え、寒飲停留し、陽気暢《の》びざるを以てなり。故に「此れ本寒分有るなり」と曰う。寒分は、即ち寒飲なり。凡そ論中に寒と言う者は、多くは是れ水飲なり。小青龍湯の条に「此れ寒去りて解せんと欲す（41）」と曰い、《少陰篇》に「膈上に寒飲有り（324）」と曰う是れなり。而して之を寒分と謂う者は、「分」の字に太だ意義無し。尤氏曰く、「病は寒に属するを以ての故に寒分と謂う。猶《金匱》の所謂血分、気分、水分、損分の分のごときなり」と。治は、当に解表の中に兼ねて寒飲を温散すべし。若し医心下結ぶを見て之を誤下し、利は下に随いて止めば、陥入の邪は勢いに乗じて下に走るを得ず、飲と相い搏ち、邪は寒に従いて化して胸中に結び、必ず結胸を作すなり。乃ち、亦寒実結胸の類証なり。但だ其の人の陽素虚すを以ての故に利薬に宜しからざるなり。四日は、上文の二三日を承けて言う。必ずしも拘わらず。若し三日に之を下して利未だ止まざる者、第四日に復た之を下せば、則ち已に誤り再び誤り、中気守れず、胃気下陥し、裏寒は表熱を挟みて下利す。故に「挟熱」と曰う。《玉函》《脈経》は、挟熱に作る。按ずるに、「協」「挟」の字は古字通用す。方氏の《通雅》に見わる。

銭氏曰く、桂枝人薓湯証は誤下して利下止まず。故に虚寒に因りて痞鞕を成す。此の条の「協熱」の二字は、当に桂枝人薓湯の条（163）と甚だ相い遠からざるなり。

【語釈】　○支飲の倚息：《金匱要略・痰飲咳嗽病脈証并治第十二》の第2条では、「咳逆倚息し、短気して臥すを得ず、其の形腫るるが如きは、之を支飲と謂う」とある。　○《金匱》の所謂血分、気分、水分、損分：《金匱要略・水気病脈証并治第十四》の第19条、第20条，第30条，第31条、および《金匱要略・婦人雑病脈証并治第二十二》の第8条を参照。

【通釈】　この条文は、表証を誤下すると、結胸証と熱利の変証があることを弁別している。太陽病に罹患した二三日は、表邪はまだ解されていない。床に臥せることができず、ただ起きたくなる場合は、水飲が内に蓄積し、心下に結んで脹満するので、臥せる場合は気が塞がって愈々甚だしくなる。そこで、臥せることができなくなり、ただ起きたくなるのは、丁度支飲の倚息の類のようなものである。その脈が微弱であるのは、中気が元々衰え、寒飲が停留し、陽気が伸びないからである。そこで、「これは、元々寒分がある」と言う。寒分は、寒飲である。およそ本論の中で「寒」と言う場合は、多くが水飲である。小青龍湯の条文に「これは、寒が去って解されようとしている（41）」と言い、《少陰篇》に「膈上に寒飲がある（324）」と言うのがこれである。そしてこれを寒分と言う場合は、「分」の字に大きな意義はない。尤氏は、「病は寒に属しているので、寒分と言う。丁度《金匱要略》のいわゆる血分、気分、水分、損分の分のようなものである」と言う。治療は、解表の中に兼ねて寒飲を温散すべきである。もし医者は心下が結ぶのを見てこれを誤下し、下痢が攻下に随って止む場合は、陥入する邪は勢いに乗じて下に走ることができず、飲と相互に搏ち、邪は寒に従って変化して胸中に結び、必ず結胸証を発症する。即ち、また寒実結胸証の類証である。ただ、その人の陽が元々虚しているので、利薬を用いるのは好ましくない。四日は、上文の二三日を承けて言う。必ずしも拘わらない。もし三日目にこれを下して下痢がいまだ停止しない場合に、四日目にまたこれを攻下する場合は、既に誤り、再び誤るので、中気は守られず、胃気は下陥し、裏寒は表熱を挟んで下痢する。そこで、「挟熱」と言う。《玉函》や《脈経》は、挟熱に作る。按じるに、「協」と「挟」の字は、古字は通用する。方氏の《通雅》に見われている。

　銭氏は言う。桂枝人参湯証は、誤下して下痢が停止しなくなる。そこで、虚寒によって痞硬を形成する。この条文の「協熱」の二字は、桂枝人参湯の条文（163）と内容が甚だ遠くない。

【解説】　本条文は、表証を誤下した後に出現する結胸証と協熱利について論述している。

太陽病に罹患した二三日目は、表邪はまだ解されていない。水飲が体内に蓄積し、心下に結んで脹満すると、床に臥せる場合は気が益々塞がるので、床に臥せることができず、起きあがりたくなる。中気が元々衰え、寒飲が停滞し、陽気が伸びなくなると、脈は微弱になる。寒分は、寒飲である。本証の治療は、例えば小青龍湯を用いて解表の中に兼ねて寒飲を温散すべきである。

医者は心下が結ぶのを見てこれを攻下し、下痢がこれによって停止する場合は、陥入する邪は下に走ることができなくなるので、飲と相互に搏ち、邪は寒に従って変化して胸中に結び、寒実結胸証を発症する。

四日は、上文の二三日を承けて言う。もし三日目に攻下して下痢が停止せず、四日目に再び攻下する場合は、中気が守られず、胃気が下陥するので、裏寒は表熱を挟んで下痢し、協熱利を発症する。

【原文】　太陽病、下之、其脈促、不結胸者、此為欲解也。脈浮者、必結胸。脈緊者、必咽痛。脈弦者、必両脇拘急。脈細数者、頭痛未止。脈沈緊者、必欲嘔。脈沈滑者、協熱利。脈浮滑者、必下血。(140)

【本文】　太陽病、之を下し、其の脈促、結胸せざる者は、此れを解せんと欲すと為すなり。脈浮の者は、必ず結胸す。脈緊の者は、必ず咽痛す。脈弦の者は、必ず両脇拘急す。脈細数の者は、頭痛未だ止まず。脈沈緊の者は、必ず嘔せんと欲す。脈沈滑の者は、協熱利す。脈浮滑の者は、必ず下血す（数は色角の翻。協と挟は同じ）。

【通釈】　太陽病に罹患し、これを攻下し、その脈が促になり、結胸証がない場合は、病は解されようとしている。脈が浮である場合は、必ず結胸証を発症する。脈が緊である場合は、必ず咽が痛む。脈が弦である場合は、必ず両脇が拘急する。脈が細数である場合は、頭痛はいまだ停止しない。脈が沈緊である場合は、必ず嘔吐しそうになる。脈が沈滑である場合は、協熱利が出現する。脈が浮滑である場合は、必ず下血が出現する（数は色角の翻である。協と挟は同じである）。

【本文】　此の章、脈に據りて証を断じ、其の文義を詳らかにするは、《弁》《平》二篇と相似す。疑うらくは、贋《がん》手闌《らん》挿と為す。今敢えて釈せず。

舒氏曰く、張蓋仙曰く、「下して後、脈促は、断じて表未だ解せずと為すは、此の条何ぞや。又解せんと欲すと云い、且つ篇を通じて単に脈に憑《よ》りて以て証を決するは、尤も紕繆《ひびゅう》と為す。一脈の証を主るは多端なれば、安くんぞ其れ他の証を見わさざるを知らんや。若し望聞問の三法を舎《す》てて以て病を論ずるは、茫として確據無し。先聖断じて此れを為さず」と。

【語釈】　○此の章：尤在涇の《傷寒貫珠集》では、「これは、結胸証によって並びに太陽の誤下の諸々の変証を詳らかにしている。思うに、脈が促であるのは陽が盛んであるからであり、胸に結ばない場合は、必ず下痢や肥満の変証はないので、その邪は今にも外より解されようとする。脈が浮である場合は、下した後に邪が既に裏に入るが、なお陽分にあるので、必ず結胸証を発症する。脈が緊である場合は、太陽の邪が少陰の絡に伝入する。そこで、必ず咽が痛む。脈を緊にするところは少陰に属し、また邪は足少陰の絡に客し、人の咽を痛くし、食事を摂取できなくするのがこれである。脈が弦である場合は、太陽の邪が少陽の経に伝入する。そこで、必ず両脇が拘急する。尺と寸をともに弦にするのは、少陽が病を受け、その脈は脇を循り耳に絡うからである。脈が細であるのは気が少ないからであり、数であるのは陽脈である。気が不足し、陽が有余である場合は、邪が上で盛んである。そこで、頭痛はいまだ停止しない。脈が沈であるのは裏にあるからであり、緊であるのは寒脈である。邪が裏に入り、正気が容れない場合は、内は必ず拒む。そこで、必ず嘔吐しそうになる。脈が沈滑である場合は、熱が勝って下にある。そこで、協熱利が出現する。脈が浮滑である場合は、陽が勝ち、陰が傷られる。そこで、必ず下血する。《経》に「下すべきでないが、更にこれを攻めると、諸々の変証は数え挙げることができない」と言うのは、これを言う（《傷寒例篇》第98条）」とある。　○贋：にせ。にせもの。　○闌：妄りに入る。　○紕繆：あやまり。　○茫：ぼんやりするさま。

【通釈】　この章は、脈によって証を断定し、その文の意義を詳らかにするのは、《弁脈法》と《平脈法》の二篇と類似する。恐らくは、にせの手を借りて妄りに挿入した文章である。今敢えて解釈しない。

舒氏は言う。張蓋仙は、「下した後、脈が促である場合は、断定して表がいまだ解されていないとするが、この条文ではどうしてそのようになるのであろうか。また、解されようとすると言い、かつ篇を通じて単に脈に頼って証を決定するのは、尤も誤りである。一つの脈が証を主るのは多端であるので、どうしてそれが他の証を見わさないことを知るのであろうか。もし望診、聞診、問診の三種類の方法を棄てて病を論じるのは、ぼんやりとして確かな根拠がない。

先聖は断じてこのようなことはしない」と言う。
【解説】　本条文は脈によって証を断定しているが、恐らくはにせの手を借りて妄りに挿入した文章であるので、解釈しない。

【原文】　病在陽、応以汗解之。反以冷水潠之。若灌之、其熱被劫不得去、彌更益煩、肉上粟起。意欲飲水、反不渴者、服文蛤散。若不差者、与五苓散。（141-1）
【本文】　病陽に在れば、応に汗を以て之を解すべし。反って冷水を以て之に潠《ふ》く。若しくは之に灌《そそ》げば、其の熱劫かされて去るを得ず、彌《いよ》いよ更に益々煩し、肉上粟起す。意に水を飲まんと欲すれども、反って渇せざる者は、文蛤散を服す。若し差えざる者は、五苓散を与う。
【通釈】　病が陽分の表にある場合は、汗法を用いてこれを解すべきである。反って冷水をもってこれに吹き付ける。あるいはこれに注ぐと、その熱は止められて去ることができず、更に煩躁が加わり、皮膚に鳥肌が立った。心では水を飲みたいと思うが、反って口が渇かない場合は、文蛤散を服用する。もし病状が軽減しない場合は、五苓散を与える。
【本文】　此れ、冷水潠《ふ》き灌《そそ》ぐの逆を論じ、以て併せて其の治法を示す。病陽に在る者は、邪熱表に在るを謂うなり。潠は噀と同じ。水を含みて噴《ふ》くなり。灌は、漑《そそ》ぐなり。汪氏曰く、「灌は、則ち潠より甚だし」と。劫は、止《とど》め劫《おしとど》むなり（《金匱・百合病篇》に百合洗方有り、亦是れ潠き灌ぐの一法なり）。病表に在りと言えば、法当に麻桂を以て其の汗を発すべし。医反って冷水を以て之に潠き、若しくは之に灌げば、則ち水寒其の外を束ね、表熱止め劫められて発越するを得ず、水邪欝して肌表に留まりて彌いよ更に益々悶熱す。「彌いよ更に益々」なる者は、之を甚だしくするの詞なり。粟起なる者は、毛竅竪《た》ちて起こり、粟を聚むるの状の如きなり。水寒の気表に客すれば、則ち汗孔閉づ。故に肉上粒起こること粟の如きなり。然して此れ只留熱皮膚、肌肉の中に在りて胃口に在らず。故に意に水を得んと欲して反って渇せず。先ず文蛤散を与えて以て煩を解して水を導く。若し差えざる者は、水邪必ず内を犯す。故に五苓散を与えて内は以て之を消し、外は以て之を散ず。乃ち、表裏両解の法なり。
　山田宗俊曰く、文蛤散を服し、差えざれば五苓散を与うる者は、猶小建中湯を与え、差えざれば小茈胡湯を与う（100）と、小茈胡湯を与え、解せざれば大茈胡湯を与う（103）の例のごとし。按ずるに、文蛤の証は渇して飲まざるに似るも、五苓の証は渇して能く飲む。文蛤の証は小便利し、五苓の証は小便不利す。是れ其の別なり。

【語釈】　○《金匱・百合病篇》に百合洗方有り：《金匱要略・百合狐惑陰陽毒病証治第三》の第6条を参照。

【通釈】　これは、冷水を噀き、あるいは注ぐ場合の逆証を論じ、併せてその治療法を示している。病が陽にあるのは、邪熱が表にあることを言う。潠は噀と同じである。水を含んで噴《ふ》くことである。灌は、漑《そそ》ぐことである。汪氏は、「灌ぐのは、潠くのより甚だしい」と言う。劫は、止《とど》め劫《おしとど》めることである（《金匱要略・百合病篇》には百合洗方があり、またこれは噴いて注ぐ一法である）。病が表にあると言う場合は、道理からすると麻黄湯や桂枝湯を用いてその汗を発すべきである。医者は反って冷水を用いてこれに噴き、あるいはこれに注ぐ場合は、水寒がその外を束ね、表熱が止められて発越することができず、水邪は欝滞し、肌表に留まり、いよいよ更に益々悶えて熱する。「彌いよ更に益々」は、これを甚だしくする詞である。粟起は、毛竅が立って起こり、粟を集めた性状のようになることである。水寒の気が表に客する場合は、汗孔が閉じる。そこで、肉の上に粒が粟のように起こる。しかし、これはただ留まった熱が皮膚と肌肉の中にあるだけであり、胃口にはない。そこで、心に水を飲みたくなるが、反って口は渇かない。先ず文蛤散を与えて煩を解し、水を導く。もし病状が軽減しない場合は、水邪が必ず内を犯している。そこで、五苓散を与えて内はこれを消し、外はこれを散じる。即ち、表裏を両解する方法である。

山田宗俊は言う。文蛤散を服用し、軽減しない場合に五苓散を与えるのは、丁度小建中湯を与え、軽減しなければ小柴胡湯を与える場合（100）と、小柴胡湯を与え、解されなければ大柴胡湯を与える場合（103）の例のようなものである。按じるに、文蛤の証は口は渇くが水を飲まないようであるが、五苓の証は口が渇いてよく水を飲む。文蛤の証は小便が通利し、五苓の証は小便が不利になる。これがその区別である。

【本文】　文蛤散方

文蛤（五両。○《別録》は云う、「文蛤は東海に生じ、表に文有り」と。陶隠居曰く、「文蛤は小大にして紫斑有り」と。陳藏器曰く、「按ずるに、海蛤は是れ海中に爛《ただ》れ、最も久しく泥沙に在り、風波淘《あら》い灑《そそ》ぎて自然に丸く浄《きよ》く、大有り小有り。小なる者を以て久遠に佳と為す。文蛤は是れ未だ爛れざる時、

殻は元同一の類なり」と。並びに《証類本草》に見わる)

右一味、散と為し、沸湯を以て一方寸匕を和して服す。湯は五合を用う。

【語釈】　○久遠：長くひさしい。永久。

【通釈】　文蛤散方

文蛤(五両。○《別録》では、「文蛤は東海に生じ、表に紋がある」と言う。陶隠居は、「文蛤は、形は大小で紫斑がある」と言う。陳藏器は、「按じるに、海蛤は海中に爛《ただ》れ、最も久しく泥砂の中にあり、風や波が洗って注ぐので、自然に丸く浄《きよ》らかになり、大きいものがあり、小さいものもある。小さいものが永久に佳い。文蛤はいまだ爛れていない時は、殻は元々同一の類である」と言う。並びに《証類本草》に見われている)

右の一味を散とし、沸湯を用い一方寸匕を混和して服用する。湯は五合を用いる。

【本文】　此れ、文蛤一味を用うる者は、蓋し其の能く水気を利すを取ればなり。尤氏曰く、「文蛤は鹹寒にして性燥、能く表間の水熱互結の気を去る」と。蘇頌曰く、「此の方、医家多用して殊に効く」と。案ずるに、此の条、柯氏は以て《金匱》の文蛤湯の錯文と為す。其の説は甚だ理有るに似たり。今左方に録す。

柯氏曰く、此れ等の軽剤は、恐らくは湿熱の重邪、彌いよ更に益々煩する者を散じ難し。《金匱要略》に「渇して水を得んと欲して飲を貪る者は、文蛤湯之を主る。兼ねて微風、脈緊、頭痛を治す」と。症を審らかにして方を用うるに、彼の方を移して此に補入すれば而ち可なり。其の方、麻黄湯去桂枝、加文蛤、石膏、姜、棗なり。此れも亦大青龍の変局なり。

劉茝庭曰く、此の条、柯氏に従いて文蛤湯に作れば、証と方は始めて対す。且つ《金匱》の「渇して水を得んと欲して飲を貪る者」は、豈発散の宜しき所ならんや。一味の文蛤は、自ら切当なるに似たり。蓋し、其の方互いに錯するなり。

【語釈】　○《金匱要略》：《金匱要略・嘔吐噦下利病脈証治第十七》の第19条を参照。

【通釈】　これが文蛤一味を用いるのは、思うにそれがよく水気を通利するのを取るからである。尤氏は、「文蛤は鹹寒で性は燥であり、よく表の間で水と熱が互いに結んだ気を除く」と言う。蘇頌は、「この処方は、医家が多用して殊に効く」と言う。案じるに、この条文は、柯氏は《金匱要略》の文蛤湯の条文の誤りであるとする。その説は、甚だ道理があるようである。今左に記録する。

柯氏は言う。これらの軽剤は、恐らくは湿熱の重邪で、いよいよ更に益々心煩するのを散じ難い。《金匱要略》では「口が渇いて水を飲みたくなり、水を貪るように飲む場合は、文蛤湯がこれを主る。兼ねて微風、脈緊、頭痛を治療する」とある。症を審らかにして処方を用いるに、彼の処方を移してここに補って入れると可能である。その処方は、麻黄湯より桂枝を除き、文蛤、石膏、生姜、大棗を加えている。これもまた大青龍湯の変局である。

劉茝庭は言う。この条文は、柯氏に従って文蛤湯に作ると、証と方が始めて対応する。かつ《金匱要略》の「口が渇いて水を飲みたくなり、水を貪るように飲む場合」は、どうして発散が好ましい所であろうか。一味の文蛤は、自ら適切であるようである。思うに、その処方は互いに誤っている。

【解説】　本条文は、太陽病に罹患し、冷水を潠《ふ》き、あるいは灌《そそ》ぐ場合の逆証と治療法について論述している。

「病陽に在り」は、邪熱が表にあることを言う。潠は水を含んで噴《ふ》くことを言い、灌は漑《そそ》ぐことを言う。劫は、止《とど》めることを言う。病が表にある場合は麻黄湯や桂枝湯を用いて発汗すべきであるが、医者が反って冷水を用いてこれに噴きつけ、あるいはこれに注ぐと、水寒が外を束ね、表熱が止められて発越できなくなるので、水邪は欝滞し、肌表に留まって益々悶えて熱する。「彌いよ更に益々」は、性状を甚だしくする詞である。粟起は、毛竅が立って起こり、粟を集めた性状のようになることを言う。水寒の気が表に客すると、汗孔が閉じるので、肌肉の上に粟のような粒が起こる。本証は、熱が皮膚と肌肉の中に留まった状態にあり、胃口には熱がないので、水を飲みたくなるが、反って口渇はない。そこで、先ず文蛤散を与えて煩を解し水を導く。文蛤散は、文蛤一味からなる。文蛤は鹹寒で性燥であり、よく表の間で水熱が互結した水気を通利する。

もし病状が軽減しない場合は、水邪が内を犯している。そこで、五苓散を与えて内は水を消し、外は邪を散じ、表裏を両解する。

【原文】　寒実結胸、無熱証者、与三物白散。(141-2)

【本文】　寒実結胸、熱証無き者は、三物白散を与う（旧本は「三物」の下に「小陥胸湯」の四字有り、「白散」の下に「亦服す可し」の三字有り。案ずるに、《玉函》《千金翼》は并びに「三物小白散を与う」に作る。尤氏曰く、「「小陥胸湯」、及び「亦服す可し」の七字は疑うらくは衍なり。蓋し、未だ寒実にして仍お黄連、括樓を用うる者有らず」と。《金鑑》に云う、「「小陥胸湯」の四字は必ず是れ伝写の誤りなり。桔梗、貝母、巴豆の三物は其の色皆白なり。三物白散の義有り。温にして能く攻め、寒実の理と相い属す。「亦服す可し」の三字も亦衍文なり」と。今其の説に従いて竊かに刪り正す。案ずるに、朝鮮国の《医方類聚》は、本経を引きて云う、「無求子《活人書》、南陽《活人書》、《得功方》《永類鈐方》は三物白散と名づく」と。又《外台》は范汪の「男子虚し、精を失するを療するは、三物天雄散」を引くも、亦三物を以て散を名づく。乃ち、尤氏及び《金鑑》の説は、并びに據る所有り）。

【通釈】　寒実結胸証で、熱証がない場合は、三物白散を与える（旧本では「三物」の下に「小陥胸湯」の四字があり、「白散」の下に「亦服す可し」の三字がある。案じるに、《玉函》と《千金翼》は並びに「三物小白散を与える」に作る。尤氏は、「「小陥胸湯」、および「亦服す可し」の七字は恐らくは衍文である。思うに、いまだ寒実証でなお黄連や括樓を用いる場合はない」と言う。《医宗金鑑》では、「「小陥胸湯」の四字は、必ず伝写の誤りである。桔梗、貝母、巴豆の三物は、その色は皆白である。三物白散の義がある。温でよく攻め、寒実証の道理と相互に属する。「亦服す可し」の三字もまた衍文である」と言う。今その説に従って窃かに削って訂正する。案じるに、朝鮮国の《医方類聚》は本経を引用し、「無求子の《活人書》、南陽の《活人書》、《得功方》、《永類鈐方》は、三物白散と名づける」と言う。また、《外台》は范汪の「男子が虚し、精を失うのを治療するのは、三物天雄散」を引用するが、また三物をもって散を名づける。即ち、尤氏、および《医宗金鑑》の説は、並びによる所がある）。

【本文】　此れ、寒実結胸の証治を論ず。夫れ結胸は水邪相い結び、概ね皆熱実なり。今は乃ち胸中素水気寒涎有り。邪気内陥し此れと相い搏ち、自ら寒に従いて化して遂に寒実結胸証を為す。熱証無き者は、身に大熱無く、口燥渇せざるの類是れなり。惟だ其の人の陽猶持するを以ての故に三物白散を用いて之を峻利するなり。案ずるに、陽気は胸中より受く。今水寒結実し、要害を窒礙《がい》するは、自ら細かな故に非ず。所以に此の嶮駃《けんかい》の剤を用いて寒を下して破結するは、亦已むを得ざるの兵なり。

程氏（知）曰く、結胸は大小の別、寒熱の異なり有り。概ね硝黄を用うるを得ざるなり。

松陵徐氏曰く、結胸は皆熱陥るの症に係る。此れを寒実と云うは、乃ち水気寒冷の結ぶ所の痰飲なり。

山田宗俊曰く、寒実は熱実に対して言う。所謂「熱証無し」是れなり。敢えて寒証有りと曰うに非ざるなり。

【語釈】　○窒礙：ふさぎ妨げる。　○嶮：けわしい。　○駃：はやい。

【通釈】　これは、寒実結胸証の証候と治療法を論じている。そもそも結胸証は水と邪が相互に結び、概ね皆熱実証である。今は、胸中に元々水気や寒涎がある。邪気が内陥し、これと相互に搏ち、自然に寒に従って変化して遂に寒実結胸証を発症する。熱証がないのは、身体に大熱がなく、口が燥いて渇くことがないなどの類がこれである。ただ、その人の陽はなお維持されるので、三物白散を用いてこれを峻利する。案じるに、陽気は胸中より受ける。今水と寒が結実し、要害を塞いで妨げるのは、自ら些細なことが原因ではない。そこで、この険しく速やかな方剤を用いて寒を下して結を破るのは、またやむをえない兵法である。

程氏（知）は言う。結胸証は、大小の別と寒熱の異なりがある。概ね芒硝と大黄を用いる訳にはいかない。

松陵徐氏は言う。結胸証は皆熱が陥る症に係わる。これを寒実証と言うのは、水気や寒冷が結ぶ所の痰飲である。

山田宗俊は言う。寒実証は、熱実証に対して言う。いわゆる「熱証がない」のがこれである。敢えて寒証があると言うのではない。

【本文】　白散方

桔梗（三分。○陶氏曰く、「古の秤は、惟だ銖両有りて分の名無し。今十黍を以て一銖と為し、六銖は一分と為し、四分は一両と成す」と。攷うるに、《玉函》《千金翼》は巴豆六銖、桔梗、貝母各十八銖にして孫氏の《千金》は陶の説を挙げて以て神農の旧秤と為す。則ち、六銖を分と為すこと明らかなるを知る）　巴豆（一分、皮心を去り、熬りて黒くし、研りて脂の如くす。○陶氏曰く、「巴豆は、打ちて破り、其の皮を剥ぎ、刮りて心を去る。爾らずんば、人の心をして悶えしむ」と。又熬りて黒くし、研《す》りて脂の如くするは、正しく杏人と義を同じくす。詳らかに大陥胸丸方に見ゆ）　貝母（三分）

右三味、散と為し、巴豆を内れ、更に臼中に於いて之を杵き、白飲を以て和して服す。強人は半銭匕、羸者は之を減ず。病膈上に在れば必ず吐し、膈下に在れば必ず利す。利せざれば、熱粥一杯を進む。利過ぎて止まざれば、冷粥一杯を進む（杵は昌与の翻。羸は力為の翻。〇旧本は、此の方の後に「身熱皮粟解せず、衣を引き自ら覆わんと欲す。若し水を以て之に潠き之を洗えば、益々熱をして劫かして出づることを得ざらしむ。当に汗すべくして汗せざれば則ち煩す。仮令えば汗出で已わり、腹中痛むは、芍薬三両を与うること上法の如くす」の四十八字有り。是れ蓋し前章の文蛤散の注脚の錯簡此に在り。然して《玉函》《外台》は并びに無し。柯氏曰く、「身熱、皮粟の一段は、人をして解し難からしむ。今従りて刪る」と。愚も亦其の説に従い、竊かに之を芟《か》りて去る）。

【通釈】　白散方

桔梗（三分。〇陶氏は、「古の秤は、ただ銖両があって分の名がない。今十黍をもって一銖とし、六銖は一分とし、四分は一両とする」と言う。考えるに、《玉函》と《千金翼》は、巴豆六銖、桔梗、貝母各々十八銖にし、孫氏の《千金》は陶氏の説を挙げて、神農の旧い秤とする。即ち、六銖を分とするのは明らかであることが解る）　巴豆（一分、皮と中心を除き、熬って黒くし、研って脂のようにする。〇陶氏は、「巴豆は、打って破り、その皮を剥ぎ、削って中心を除く。そうでない場合は、人の心を悶えさせる」と言う。また、熬って黒くし、研って脂のようにするのは、正しく杏仁と義が同じである。詳らかに大陥胸丸方に見える）　貝母（三分）

右の三味を散とし、巴豆を入れ、更に臼の中においてこれを杵き、白飲を用いて混和して服用する。身体の強い人は半銭匕、痩せた人はこれを減量する。病が膈の上にある場合は必ず嘔吐し、膈の下にある場合は必ず下痢する。下痢をしない場合は、熱い粥一杯を進める。下痢が過ぎて停止しない場合は、冷たい粥一杯を進める（杵は昌与の翻である。羸は力為の翻である。〇旧本では、この処方の後に「身熱し皮の粟は解されず、衣を引いて自ら覆いたくなる。もし水をもってこれに潠き、これを洗う場合は、益々熱を劫かし、出ることができなくなる。発汗すべきであるが、発汗しない場合は心煩する。例えば汗が出た後に腹の中が痛む場合は、芍薬三両を与え、上の方法のようにする」の四十八字がある。これは、思うに前章の文蛤散の脚注の錯簡がここにある。しかし、《玉函》《外台》は並びにない。柯氏は、「身熱し、皮の粟云々の一段は、人に理解をし難くさせる。今これによって削る」と言う。私もまたその説に従い、窃かにこれを除去する）。

【本文】　是の方、寒実結胸証を治するの極峻の薬なり。桔梗は以て胸閉を開き、貝母は以て胸中の欝結を散じ、巴豆は極辛極烈にして関を斬り門を奪う。故に能く寒実を散じて水飲を破る。蓋し、熱に非ざれば以て其の水寒を開くに足らず、峻に非ざれば以て其の実結を破るに足らざるのみ。

散なる者は、其の結塞を散ず。湯以て之を蕩ずるに比すれば、更に精なり。且つ白飲もて和して服する者は、其の胸に留恋して速やかに下らしめざるを取るのみ。病膈上に在れば必ず吐し、膈下に在れば必ず利すは、総じて胸邪を捜し逐って悉く尽して余り無し。然して惟だ毒に任せて以て邪を攻むるを知るも、強羸を量らざれば、能く其の後を善くすること鮮なし。故に強人は半銭匕、羸者は之を減ず。孫氏曰く、「銭匕なる者は、大銭を以て上せて全て之を抄る。若し半銭匕と云う者は、則ち是れ一銭もて抄《と》りて一辺を取るのみ。並びに五銖銭を用うるなり」と（洪遵の《泉志・前漢武帝紀》に曰く、「元狩五年、半両銭を罷めて五銖銭を行らす」と。舊譜曰く、「此れ、銭厚き者なり。経《たて》一寸、重さ五銖なり」と）。巴豆の性は大熱なり。熱粥を進むる者は、其の熱勢を助けて以て之を行らせばなり。冷粥を進むる者は、其の熱勢を制して以て之を止めればなり。倶に粥を用うる者は、穀気を藉りて以て胃を保てばなり。案ずるに、熱は能く薬力を助け、冷は能く薬力を解す。徐子才は「巴豆の毒に中る者は、冷水を用う」と云い、《外台》は仲景肺癰を治するの桔梗白散を引き、方後に「若し利止まざる者は、冷水一杯を飲めば、則ち定まる」と云えば、以て証を互いにす可し。

【語釈】　○蕩：やぶる。とりのける。　○精：くわしい。もっぱらにする。

【通釈】　この処方は、寒実結胸証を治療する極めて俊敏な薬である。桔梗は胸の閉塞を開き、貝母は胸中の欝結を散じ、巴豆は極辛、極烈で関を斬って門を奪う。そこで、よく寒実を散じて水飲を破る。思うに、熱でなければその水寒を開くには不足し、峻でなければその実結を破るには不足するだけである。

散は、その結塞を散じる。湯を用いてこれを破るのに比較すると、更に作用が精密である。かつ白飲を用いて混和して服用するのは、その胸に留恋し、速やかに下らないようにする効能を取るだけである。病が膈の上にあると必ず嘔吐し、膈の下にあると必ず下痢するのは、総じて胸邪を捜して逐い、悉く尽して余りがないことである。しかし、ただ毒に任せて邪を攻めることを知っていても、身体の強い人と痩せた人を量らなければ、よくその後を最善にすることは少ない。そこで、身体の強い人は半銭匕を用い、痩せた人はこれを減量する。

孫氏は、「銭匕は、大銭を用いて載せて全てこれを量る。もし半銭匕と言う場合は、一銭を用いて量り、その一辺を取るだけである。並びに五銖銭を用いる」と言う（洪遵の《泉志・前漢武帝紀》では、「元狩五年に半両銭を止め、五銖銭を流通させた」とある。舊譜は、「これは、銭の厚いものである。縦は一寸、重さは五銖である」と言う）。巴豆の性は、大熱である。熱い粥を進めるのは、その熱勢を助けてこれを行らせるからである。冷たい粥を進めるのは、その熱勢を制してこれを止めるからである。ともに粥を用いるのは、穀気を借りて胃を保つからである。案じるに、熱はよく薬力を助け、冷えはよく薬力を解する。徐子才は「巴豆の毒に中る場合は、冷水を用いる」と言い、《外台》では仲景が肺癰を治療する桔梗白散を引用し、方後に「もし下痢が停止しない場合は、冷水一杯を飲むと、下痢は停止する」と言うので、証を互いにして理解すべきである。

【解説】　本条文は、寒実結胸証の証候と治療法について論述している。

一般に結胸証は、水と邪が相互に胸膈に結び、概ね熱実証を呈している。一方、病人の胸中に元々水気や寒涎がある場合に、邪熱が内陥して水気や寒涎と相互に搏ち、邪が寒に従って変化すると、寒実結胸証が発症する。本証では、身体に大熱がなく、口が燥いて渴くなどの症状がない。そこで、三物白散を用いて寒実を峻利する。

三物白散は、桔梗、貝母、巴豆の三味からなる。方中の桔梗は胸の閉塞を開き、貝母は胸中の欝結を散じ、巴豆は極辛、極烈で関を斬って門を開き、諸薬を合用し、よく寒実を散じて水飲を破る効能を発揮する。本方は白飲を用いて混和して服用し、薬を胸に留恋させて速やかに下らないようにする。

【本文】　以上の十二章、結胸の証治を統論す。而して病陽に発す（141-1）の一節は、疑うらくは中篇の五苓散証の中の錯簡と為す。

【通釈】　以上の十二章は、結胸証の証候と治療法を総合して論述している。しかし、病が陽に発生する（141-1）一節は、恐らくは中篇の五苓散証の中の錯簡である。

【原文】　太陽与少陽併病、頭項強痛、或眩冒、時如結胸、心下痞鞕者、当刺大椎第一間、肺兪、肝兪。慎不可発汗。発汗則讝語。脈弦、五六日讝語不止、当刺期門。(142)

【本文】　太陽と少陽の併病、頭項強痛、或は眩冒し、時に結胸の如く、心下痞鞕する者は、当に大椎第一間、肺兪、肝兪を刺すべし。慎んで汗を発す可からず。汗を発すれば則ち讝語す。脈弦、五六日にして讝語止まざれば、当に期門を刺すべし（兪、腧、輸は同じ。〇旧本は「五六日」を「五日」に作る。今成本、《玉函》に因りて訂して補う）。

【通釈】　太陽と少陽の併病に罹患し、頭や項が強く痛み、あるいは眩暈がして昏み、時に結胸証のようになり、心下が痞硬する場合は、大椎穴、肺兪穴、および肝兪穴を針刺すべきである。慎んで発汗すべきでない。発汗する場合は、譫語が出現する。脈が弦になり、五六日に譫語が停止しない場合は、期門を針刺すべきである（兪、腧、輸は同じである。〇旧本では「五六日」を「五日」に作る。今成本、《玉函》によって訂正して補う）。

【本文】　此れ、乃ち併病の輔治の法なり。其の証結胸の如きを以て上文の結胸を承けて、類に連ねて之に及ぶ。頭痛み項強ばる者は、太陽なり。或は眩冒し、時に結胸の如く、心下痞鞕する者は、少陽なり。「或は」と曰い、「時に」と曰うは、倶に未定の詞なり。方氏曰く、「眩は、目常に主ること無くして旋転するなり。冒は、昏蒙して明らかならざるなり」と。「或は」は、「時に」と言を互いにするなり。蓋し、本証は必ず発熱、悪寒、心煩、喜嘔等有り。言わざる者は、冒首の七字は其の義を寓すればなり。此れ、当に茈胡桂枝湯に属すべきは、言を俟たずして知る。而して兼ねて刺法を行い、以て盛邪を泄するは、乃ち其の治法なり。大椎第一間は、即ち百労穴なり。一椎の上の陥中、胸中の諸々の熱気を瀉すことを主る。肺兪は、第三椎の下の両傍の各一寸五分に在り。肝兪は、第九椎の下の両傍各一寸五分に在り。并びに五臓の熱を瀉すことを主る。此れ、太陽の証有りと雖も、慎みて麻黄、青龍の輩を以て其の汗を発す可からず。強いて其の汗を発すれば、則ち邪熱は燥に乗じて胃に入りて讝語を発す。設し脈実大なれば、則ち邪已に陽明を犯せば、猶順と為し、以て之を下す可し。今脈弦、縦令えば五六日、讝語止まざれば、亦未だ少陽を離れず。慎みて之を下すこと勿かれ。当に更に期門を刺して以て其の邪を瀉すべきなり。期門は、第二肋端の不容の傍ら一寸五分に在り、上は両乳に直《あ》たり、傷寒、胸中煩熱、過経、汗出でざるを主る。案ずるに、《経》に「太陽と少陽の併病、心下鞕く、頸項強ばりて眩む者は、当に大椎、肺兪、肝兪を刺すべし。慎んで之を下す勿かれ(171)」と云うは、正しく此の条と互いに発す。

楊氏（士瀛）曰く、期門は即ち三焦の府なり。取穴は、病人の中指の中節を以て寸と為す。仰臥せしめ、臍心従り正中にて上に向かうこと五寸、黒点を以て定め、黒点従り両辺の横、量ること各二寸半、大約両乳に直たる。是れ期門穴なり。

程氏曰く、此れ尚太陽有余にして少陽不足す。故に頭項の強く痛むは主を専らにして眩冒すと結胸の如きの痞鞕とは僅かに或は時なり。汗を発す可しに似たるも、知らず、已に少陽有れば、輒ち汗を発す可からず。万に讝語の処に従りて胃を瀉すに宜しからず。邪少陽に在れば、只是れ胃液を昭料することを主と為す。此れ大法なり。

【語釈】　○昏蒙：真っ暗。暗黒。　○昭料：昭は、明らか。料は、はかる（量）。

【通釈】　これは、併病を輔けて治療する方法である。その証が結胸証のようになるので、上文の結胸証を承けて、類に連ねてこれに及んでいる。頭が痛み、項が強張るのは、太陽病である。あるいは眩冒し、時に結胸証のようになり、心下が痞硬するのは、少陽病である。「或は」と言い、「時に」と言うのは、ともに未定の詞である。方氏は、「眩は、目が常に主ることがなく、ぐるぐる回ることである。冒は、真っ暗になって明るくないことである」と言う。「或は」は、「時に」とともに言葉を互いにする。思うに、本証では必ず発熱、悪寒、心煩、喜嘔などがある。言わないのは、冒首の七字がその義を寓しているからである。これが柴胡桂枝湯証に属するはずであるのは、言うまでもなく解る。そして、兼ねて刺法を行い、これによって旺盛な盛邪を泄すのは、その治療法である。大椎第一間は、百労穴である。第一胸椎の上の陥った中にあり、胸中の諸々の熱気を瀉すことを主る。肺兪は、第三胸椎の下の両傍の各々一寸五分にある。肝兪は、第九胸椎の下の両傍の各々一寸五分にある。並びに五臓の熱を瀉すことを主る。これは、太陽の証があるが、慎んで麻黄湯や青龍湯などの類を用いてその汗を発すべきでない。強いてその汗を発する場合は、邪熱は乾燥に乗じて胃に入り、譫語を発生する。もし脈が実大である場合は、邪は既に陽明を犯しているので、病はなお順であり、これによってこれを攻下すべきである。今脈が弦であり、例えば五六日して譫語が停止しない場合は、病はまたいまだ少陽を離れていない。慎んでこれを攻下すべきでない。更に期門を刺してその邪を瀉すべきである。期門は、季肋より数えて第二肋骨の端の不容穴の傍ら一寸五分にあり、上は両側の乳線上に当たり、傷寒で胸中が煩熱し、過経して汗が出なくなるのを主る。案じるに、《経》に「太陽と少陽の併病に罹患し、心下が硬くなり、頸項が強張って眩む場合は、大椎、肺兪、肝兪を刺すべきである。慎んでこれを下すべきでない(171)」と言うのは、正しくこの条文と互いに述べている。

楊氏（士瀛）は言う。期門は、三焦の府である。取穴には、病人の中指の中節を寸とする。患者を仰臥させ、臍の中心より正中線で上に向かって五寸上がり、黒点を付けて位置を定め、黒点より両側の横で、量って各々二寸半の部位で、およそ両側の乳線上に当たる。これが期門穴である。

程氏は言う。これはなお太陽が有余であり、少陽が不足する。そこで、頭や項が強く痛む症状が主体であり、眩冒するのと結胸証のようになる痞硬とは僅かに「或は」であり「時に」である。発汗すべき状態に似るが、一体、既に病が少陽にある場合は、発汗すべきでない。万が一にも譫語する所によって胃を瀉すべきでない。邪が少陽にある場合は、ただ胃液を昭らかに量ることを主とする。これが治療の大法である。

【解説】　本条文は、太陽と少陽の併病の輔治の方法について論述している。

太陽と少陽の併病に罹患し、病が太陽にあると、頭が痛み、項が強張る。病が更に少陽にあると、あるいは眩冒し、時に結胸証のように心下が痞硬する。「或は」と「時に」は、いずれも未定の詞である。眩は目が常に主ることがなく、ぐるぐると回ることを言い、冒は真っ暗になって明るくないことを言う。本証は太陽と少陽の併病であるので、発熱、悪寒、心煩、喜嘔などの症状が出現するはずであるが、条文では省略されている。本証は柴胡桂枝湯証に属しているので、柴胡桂枝湯を与え、更に針刺の方法を行って旺盛な邪を泄らして治療を助ける。大椎第一間は百労穴であり、第一胸椎の上の陥入した中にあり、胸中の諸々の熱気を瀉すことを主る。肺兪は第三胸椎の下の両傍の一寸五分にあり、肝兪は第九胸椎の下の両傍の一寸五分にあり、並びに五臓の熱を瀉すことを主る。本証は太陽の証があるが、麻黄湯や青龍湯などの類を用いて発汗すべきでない。強いて発汗すると、邪熱が乾燥に乗じて胃に入り、譫語を発生する。もし脈が実大である場合は、邪は既に陽明を犯しているので、病は順であり、攻下すべきである。一方、もし脈が弦であり、例えば五六日目に譫語が停止しない場合は、病はまだ少陽を離れていないので、攻下すべきでなく、更に期門を刺してその邪を瀉すべきである。期門は季肋より数えて第二肋骨の端の不容穴の傍ら一寸五分にあり、上は両側の乳線上に位置し、傷寒で胸中が煩熱し、過経して汗が出なくなるのを主る。

【本文】　以上の一章、太少の併病の輔治の法を論ず。
【通釈】　以上の一章は、太陽と少陽の併病の輔治の方法を論じている。

【原文】　婦人中風、発熱悪寒、経水適来。得之七八日、熱除而脈遅、身涼、胸脇下満、如結胸状、讝語者、此為熱入血室也。当刺期門。随其実而取之。（143）
【本文】　婦人中風、発熱悪寒し、経水適ま来る。之を得て七八日、熱除きて脈遅、身涼しく、胸脇の下満つること結胸状の如く、讝語する者は、此れ熱血室に入ると為すなり。当に期門を刺すべし。其の実するに随って之を取る。
【通釈】　婦人が中風に罹患し、発熱し悪寒がし、月経が偶々到来した。寒熱の症状が出現して七八日が経過し、熱は除かれて脈は遅になり、身体は涼しくなったが、胸脇の下が脹満して結胸証の性状のようになり、譫語する場合は、これは熱邪が血室に入って引き起こされる。期門を刺すべきである。それは熱実証であるので、瀉法を用いて治療する。
【本文】　此れより以下の三節は、婦人の中風、傷寒にて熱入血室の証を成すを論ず。此の章、乃ち病を得るの際、経水適ま来る者なり。中風、惟だ発熱、悪寒を挙げて他の証を曰わざる者は、文を省けばなり。之を経水と謂う者は、李瀕湖は「経は、常なり。常の範有るなり」と曰う。経水適ま来る者は、中風の寒熱の時を以てなり。「適ま」は、遇うなり。衝任盈満し、当に瀉すべきの候に或は熱邪煎逼し、胞脈已に開き、子宮の血方に出でて熱邪闥《たつ》を排《おしひら》きて直入すれば、熱入血室を為すを致すなり。血室は、即ち子宮なり。《素問》の所謂女子胞是れなり。又子戸と称す（《金匱》大黄甘遂湯の条に「此れ水と血と倶に結んで血室に在りと為すなり」と云うは、亦子宮を言うなり。陳良甫曰く、「巣氏《病源》、并びに《産実方》に並びに之を胞門、子戸と謂い、仲景は之を血室と謂う」と）。成氏の「血室は、即ち衝脈なり。衝は、即ち血海なり」と曰うは、誤りなり。且つ経水適ま来り、七八日に至れば、則ち表熱血に従いて下泄す。是を以て熱除かれて脈遅、身涼し。然して邪は又血室の虚に乗じて内は之に據《し》める。所以に胸脇の下満つること結胸状の如く、讝語を致すなり。法当に内は小茈胡湯を服して以て其の邪を解し、外は期門を刺して以て其の実を洩すべきなり。案ずるに、「之を得て」の二字は下条に據《よ》りて之を攷うるに、蓋し寒熱を指して言うなり。専ら経水に属せず。又此の証は、方を擬《はか》らず。蓋し、適ま来ると適ま断ずを論ぜず、並びに小茈胡湯を以て之が套《とう》剤と為す。昔人已に其の説有り、尤も経旨を得。今且《まさ》に之に従わんとす。凡そ本経に針刺を論ずるは、皆輔治の法なり。未だ薬すること勿くして特に針刺を用うる者有らざるなり。或るひと、「経水適ま来るは、乃ち紅汗の類なり。薬せずして自ら愈ゆ」と謂うは、豈其れ然るや。

山田宗俊曰く、期門を刺す者は、胸脇の下満つるを洩するを以てなり。猶太陽の頭痛み項強ばるに風池、風府、及び大椎、肺兪を刺すの類（24、142、171）のごとし。注家は以て期門は肝の募、肝は血を主ると為すは、則ち悖る。

常氏曰く、「其の実するに随って瀉す」は、針家は当に瀉法を行うべきを謂うなり。

令韶張氏曰く、《経》に「婦人の生は、気に有余にして血に不足す」と。病は男子と同じと雖も、経水は男子と異なる。故に此の三節は特に婦人の中風、傷寒を掲ぐ。又其の病は経脈に在り、状は結胸の如し。故に又小結胸の篇の中に在るなり。

程氏曰く、婦人の中風、傷寒の治法に至りては、稍男子と同じにして唯だ熱入血室の一証は則ち必ず少陽従り主治す。

【語釈】　○範：規範に同じ。　○闈：宮中の小門。　○《素問》：《素問・五藏別論》を指す。　○《金匱》大黄甘遂湯：《金匱要略・婦人雑病脈証并治第二十二》の第13条を参照。　○據：占める。立てこもる。占拠する。　○胸脇の下満つること結胸状の如く、讝語を致す：成無己の《注解傷寒論》では「胸脇の下が脹満して結胸証の性状のようになり、譫語するのは、熱が血室に入り、裏が実するからである」とあり、《医宗金鑑》に引用する汪苓友の説では「邪が少陽に伝わり、熱が血室に入る。そこで、譫語などの証を発生する」とある。　○套：おきまり。常套。　○婦人の生は…：《霊枢・五音五味》を参照。

【通釈】　これより以下の三節は、婦人の中風、傷寒で、熱が血室に入る証を形成することを論じている。この章は、病を得る際に経水が偶々到来する場合である。中風に罹患し、ただ発熱と悪寒を挙げて、その他の証を言わないのは、文を省くからである。これを経水と言うのは、李瀕湖は「経は、常である。常の規範があることである」と言う。経水が偶々到来するのは、中風で悪寒がして発熱する時である。「適ま」は、遇うことである。衝任の二脈が充満し、瀉すべき時期に、あるいは熱邪が迫り、胞脈が既に開き、子宮の血がまさに出て熱邪が門を開いて直ちに入ると、熱入血室証を発症する。血室は、子宮である。《素問》のいわゆる女子胞がこれである。また、子戸とも称される（《金匱要略》の大黄甘遂湯の条文に「これは、水と血がともに結んで血室にある」と言うのは、また子宮を言う。陳良甫は、「巣氏の《諸病源候論》、並びに《産実方》では、いずれもこれを胞門、子戸と言い、仲景はこれを血室と言う」と言う）。成氏の「血室は、衝脈である。衝脈は、血海である」と言うのは、誤りである。かつ経水が偶々到来し、七八日に至る場合は、表熱は血に従って下泄される。そこで、熱は除かれて脈は遅になり、身体は涼しくなる。しかし、邪はまた血室の虚に乗じて内はこれを占拠する。そこで、胸脇の下が脹満して結胸証の性状のようになり、譫語を発生する。道理からすると、内は小柴胡湯を服用してその邪を解し、外は期門を刺してその実を洩らすべきである。案じるに、「これを得て」の二字は下条によってこれを考えると、思うに寒熱を指して言う。専ら経水に属さない。また、この証は、処方をはかっていない。思うに、経水が偶々到来する場合と偶々断絶する場合とを論じることなく、いずれも小柴胡湯を常套の方剤とする。昔の人に既にその説があり、尤も経旨を得ている。今これに従おうとする。およそ本経に針刺を論じるのは、皆輔治の方法である。いまだ薬を投与することなく、特に針刺だけを用いる場合はない。ある人が「経水が偶々到来するのは、紅汗の類である。薬を投与せずに自然に治癒する」と言うのは、実際そのようであろうか。

山田宗俊は言う。期門を刺すのは、胸脇の下が脹満するのを洩らすからである。丁度太陽病で頭が痛み項が強ばる場合に、風池、風府、および大椎、肺兪を刺す類（24、142、171）のようなものである。ある注釈家が期門は肝の募穴であり、肝は血を主るとするのは、経旨に悖っている。

常氏は言う。それが実しているのに随って瀉すのは、針家は瀉法を行うべきであることを言う。

令韶張氏は言う。《経》では「婦人の生理は、気が有余であり、血が不足している」と言う。病は男子と同じであるが、経水は男子と異なる。そこで、この三節は特に婦人の中風と傷寒を掲げる。また、その病は経脈にあり、性状は結胸証のようである。そこで、また小結胸証の篇の中にある。

程氏は言う。婦人の中風と傷寒の治法に至っては、ほぼ男子と同じであるが、ただ熱入血室の一証は必ず少陽より主治する。

【解説】　本条文は、婦人が中風に罹患した後に発症する熱入血室証について論述している。

婦人が中風に罹患すると、発熱し悪寒がする。ただ、その他の中風の証は、本条文では省略されている。「経水」の「経」は、常に規範があることを言う。「経水適ま来る」は、中風で悪寒がして発熱する時を言う。「適ま」は、経水の到来に遭遇することを言う。「之を得て」は、寒熱を指して言う。即ち、婦人の衝任の二脈が充満し、経水を瀉す時期になったが、熱邪が迫り、胞脈が既に開き、子宮の血が出て、熱邪が門を開いて入ると、熱入血室証が発症する。血室は、子宮である。経水が偶々到来して七八日になると、表熱は血に従って下泄されるので、熱は除かれ、身体は涼しくなる。ただ、邪が血室の虚に乗じて少陽を占拠すると、胸脇の下は脹満し、結胸証の性状のようになり、譫語が発生する。そこで、内は小柴胡湯を服用して少陽の邪を解し、外は期門を刺して実邪を瀉す。

【原文】　婦人中風、七八日、続得寒熱、発作有時、経水適断者、此為熱入血室。其血必結。故使如瘧状発作有時。小茈胡湯主之。(144)

【本文】　婦人中風、七八日、続いて寒熱を得、発作時有り、経水適ま断つ者は、此れ熱血室に入ると為す。其の血必ず結す。故に瘧状の如く、発作時有らしむ。小茈胡湯之を主る。

【通釈】　婦人が中風に罹患して七八日が経過し、続いて悪寒発熱が発生して発作が間歇的に出現し、経水が偶々断絶する場合は、熱が血室に入る証である。邪熱は必ずその血と結ぶ。そこで、瘧状のように、悪寒発熱の発作に時がある。この場合は、小柴胡湯がこれを主る。

【本文】　此れも亦婦人の熱入血室証なり。未だ病を得ざるの前に月事已に来りて病を得、適ま断つ者なり。前条、中風は血の来るの前に在るに由り、血出でて熱遂に遺るなり。此の条、中風は血の来るの後に在るに由り、熱と血と相い搏ちて内に留まる。故に「其の血必ず結す」と曰うなり。劉茝庭曰く、「「経水適ま断つ」の四字は、当に「七八日」の上に在るべし。倘《も》し七八日の後に適ま断つ者は、則ち其の来ること必ず病を得るの初めに在り。是れ「適ま来る」と何ぞ別なる。唯だ文勢は体有り、錯易するを要せず」と。愚謂うに、本条の「七八日」の上に「之を得て」の二字を省くなり。蓋し、経断ちて七八日の久しきに尚続いて寒熱已まず、発作時有るは、即ち下文の所謂「瘧の如し」なり。「其の血必ず結す」は、下文を以てす。此れ、経断ち寒熱する所以の義を申し明かす。周氏曰く、「此れ、経は応に断ずべからずして断ずるは、明らかに邪と合して血室に帰るに係る。則ち其の血は熱に因りて断じ、亦熱に因りて結す」と。熱と血と結し、邪去るを得ざれば、寒熱をして発作に瘧状の如く有らしむ。小茈胡湯之を主る者は、上は刺法を言い、此れは治方を掲げ、以て互いに相い発明すればなり。

楊氏（士瀛）曰く、小茈胡は特に表裏の和解の為に設くるに非ず。其の血熱を解し悪血を消すに於いては誠に功有り。蓋し、傷寒、発熱し、一二日の間に解し撤《てつ》して其の熱を去らざれば、必ず血を傷るに至り、男女を問わず皆然り。小茈胡湯の内に黄芩、茈胡有るは、最も血熱を行らすに屡々奇功を得る所以なり。否なれば、則ち熱血室に入る。張氏特に小茈胡を以て之を主るは、何ぞや。

方氏曰く、「続いて」は続いて後得るを謂うなり。「適ま断つ」は、経水正に来るに値《あ》い、適然として断ち止まるを言うなり。上は刺を言い、此れは小茈胡を出だし、皆互いに相い発明するなり。

【語釈】　○錯易：錯は、たがえる。あやまる。易は、かえる。あらためる。

○寒熱をして発作に瘧状の如く有らしむ：《医宗金鑑》では、「なお瘧状のような寒熱があり、発作に時があるのは、なお邪が少陽の半表半裏にあるからである」とある。　○撤：すてる。取り除く。　○適然：偶然。

【通釈】　これもまた婦人の熱入血室証である。いまだ病を得ていない前に月経が既に到来して病を発症し、経水が偶々断絶する場合である。前条では、中風は経血が到来する前にあるので、血が出て熱が遂に遺る。この条では、中風は経血が到来する後にあるので、熱と血が相互に搏って内に留まる。そこで、「その血は必ず結ぶ」と言う。劉茝庭は、「「経水が適ま断つ」の四字は、「七八日」の上にあるべきである。もし七八日の後に経水が偶々断絶する場合は、それが到来するのは必ず病を得た初めにある。これは、経水が「適ま来る」のと、何と異なることであろうか。ただ、文勢は体裁があるので、誤りを改める必要はない」と言う。私が思うには、本条文の「七八日」の上に「之を得て」の二字を省いている。思うに、経水が断絶して七八日の久しい間になお続いて悪寒発熱が停止せず、発作に時があるのは、下文のいわゆる「瘧のようである」である。「その血は必ず結ぶ」は、下文による。即ち、これは経水が断絶して寒熱する理由の意義を述べて明らかにする。周氏は、「これは、経水は断絶するはずがないのに断絶するのは、明らかに邪と合わさって血室に帰ることに係わる。即ち、その血は熱によって断絶し、また熱によって結ぶのである」と言う。熱と血が結び、邪は去ることができなくなると、悪寒発熱は瘧状のように発作となって発生する。小柴胡湯がこれを主るのは、上文は刺法を言い、これは処方を掲げ、互いに発して明らかにするからである。

楊氏（士瀛）は言う。小柴胡湯は特に表裏を和解するためだけに設けられたのではない。その血熱を解し、悪血を消す効能においては、誠に効果がある。思うに、傷寒で発熱する場合に、一二日の間に邪を解して除き、その熱を去らなければ、必ず血を傷るようになり、男女を問わず皆そのようになる。小柴胡湯の中に黄芩と柴胡があるのは、最も血熱を行らすのに屡々奇功が得られる理由である。そうでなければ、熱は血室に入る。張（仲景）氏が特に小柴胡湯を用いてこれを主るのは、どのようなことであろうか。

方氏は言う。「続いて」は、続いて後に得ることを言う。「適ま断つ」は、経水が正に到来する時期に会い、偶然に経水が断って止まることを言う。上は刺法を言い、これは小柴胡湯を提出し、皆互いに発して明らかにしている。

【解説】　本条文は、婦人の熱入血室証と治療法について論述している。

「経水適ま断つ」の四字は、「七八日」の上にあるはずである。また、「七八日」の上に「之を得て」の二字が省かれている。即ち、本証は、婦人に経水が偶々到来し、次いで中風に罹患し、熱と血が相互に搏って内に留まり、経水は偶々断絶し、熱入血室証が発症した状態にある。中風に罹患した後、熱入血室証が発症し、熱と血が少陽に属する血室に結び、邪は去ることができなくなると、経水が断絶し、七八日が経過してなお悪寒と発熱が停止せず、瘧状のように悪寒と発熱の発作が出現する。そこで、小柴胡湯を用いてこれを治療する。

【原文】　婦人傷寒、発熱、経水適来、昼日明了、暮則譫語、如見鬼状者、此為熱入血室。無犯胃気、及上焦、必自愈。(145)

【本文】　婦人傷寒、発熱し、経水適ま来り、昼日明了なるも、暮れば則ち譫語し、鬼状を見わすが如き者は、此れ熱血室に入ると為す。胃気、及び上焦を犯すこと無ければ、必ず自ら愈ゆ（旧本は、「上焦」を「上の二焦」に作る。案ずるに、「二焦」の「二」は剰文に係る。《脈経》の注も亦嘗て之を疑う。今竊かに刪りて正す）。

【語釈】　○上の二焦：一説に、上焦と中焦を指すとする。方有執の《傷寒論条弁》では、「上の二焦は、上中の二焦を言い、これによって汗法と吐法を禁じて言う」とある。

【通釈】　婦人が傷寒に罹患して発熱し、経水が偶々到来し、昼間は精神は明瞭であるが、暮れると譫語が出現し、鬼のように精神が錯乱するような場合は、熱が血室に入る証である。胃気、および上焦を犯すことがなければ、病は必ず自然に治癒する（旧本では、「上焦」を「上の二焦」に作る。案じるに、「二焦」の「二」は、余分な文字に係わる。《脈経》の注釈でもまたかつてこれを疑う。今窃かに削って訂正する）。

【本文】　此れも亦経水適ま来る証を論ず。前は「中風」と云い、此れは「傷寒」と云い、文を互いにして以て風寒倶に此の証有るを見わすなり。上条は「発熱悪寒す」と云い、此れは但だ「発熱す」と云うは、前を承けて以て文を省けばなり。且つ「経水適ま下る」の下は、「之を得て七八日」の字を蘊《つ》む。婦人、傷寒、発熱するの候に当たり、経水適ま来ると言えば、則ち血室空虚に、邪熱虚に乗じて血室に入る。昼は陽と為して気を主り、暮は陰と為して血を主る。昼日明了なる者は、陽気に関わること無ければなり。暮れれば則ち譫語し、鬼状を見わすが如き者は、陰血を傷ること有ればなり。無と毋は通じ、禁止の辞なり。胃気を犯すは、之を下すを言う。上焦を犯すは、之を吐すを言う。此れ、病は血に在りて気に在らず、下に在りて上に在らざるなり。若し誅伐過無ければ、変証随いて出づ。烏《いず》くんぞ能く自ら愈えんや。案ずるに、此の節も亦方薬を議らず。然して汗吐の二法は皆宜しき所に非ず。小茈胡湯に宜しく期門を刺すは、則ち其の治なり。蓋し、経文の「自ら愈ゆ」の二字は、「胃気、及び上焦を犯すこと無ければ」の為にして発す。若し「治せずして自ら愈ゆ」と言えば、経旨と相い去ること遠し。

成氏曰く、「胃気を犯すこと無かれ」の者は、譫語を以て陽明の内実と為し、之を攻めて其の胃気を犯すことを謂うなり（《明理論》）。

黄氏曰く、此の三節は、婦人の経の前後に病を感ずるの原《もと》を論ず。産後と経後は同じ。

汪氏曰く、此れ汗吐下の三法は皆用う可からざるを言うなり。小茈胡湯を与えて以て邪熱を和解すれば、斯れ其の経を調えずして経血調い、譫語等の証は治さずして愈ゆ可し。

【語釈】　○蘊：積む。包みかくす。　○誅伐：罪を責めて征伐する。　○過：あやまち。間違い。　○自ら愈ゆ：一説に、治療を経ずに自然に治癒するとする。成無己の《注解傷寒論》では、「必ず自然に治癒するのは、経が行る場合は熱は血に随いて去り、血が下ってしまう場合は邪熱は悉く除かれて治癒するからである」とある。

【通釈】　これもまた経水が偶々到来する証を論じている。前は「中風」と言い、これは「傷寒」と言い、文を互いにして中風と傷寒ではともにこの証があることを見わしている。上の条文は「発熱し悪寒がする」と言い、これはただ「発熱する」と言うのは、前を承けて文を省くからである。かつ「経水が偶々下る」の下は、「これを得て七八日」の字を包んでいる。婦人が傷寒に罹患し、発熱する時期に当たり、経水が偶々到来すると言えば、血室が空虚になり、邪熱が虚に乗じて血室に入る。昼は陽であり気を主り、暮は陰であり血を主る。昼間は精神が明瞭であるのは、病が陽気に関わることがないからである。暮れる場合に譫語し、鬼のように精神が錯乱するようになるのは、病が陰血を傷ることがあるからである。無と毋は通じ、禁止の辞である。「胃気を犯す」は、これを攻下することを言う。「上焦を犯す」は、これを涌吐することを言う。これは、病は血にあって気にはなく、下にあって上にはない。もし誅伐して誤ることがない場合は、変証がこれに随って出る。どうして病が自然に治癒することがあろうか。案じるに、この節もまた処方を議っていない。しかし、汗法と吐法の二種類の方法は、皆好ましい所でない。小柴胡湯を用いるのがよく、期門を刺すのは、その治療である。思うに、経文の「自ら愈える」の二字は、「胃気、および上焦を犯すことがなければ」のために発した言葉である。もし「治療せずに自然に治癒する」と言えば、経旨と著しく懸け離れている。

成氏は言う。「胃気を犯してはならない」は、譫語を陽明の内実証とし、これを攻めてその胃気を犯すことを言う（《傷寒明理論》）。

黄氏は言う。この三節は、婦人の経水の前後に病を感受する原因を論じている。産後と月経後は同じである。

汪氏は言う。これは、汗法、吐法、下法の三種類の方法は皆用いるべきでないことを言う。小柴胡湯を与えて邪熱を和解すると、その経を調えないが、経血は調い、譫語などの証は治療せずに治癒するはずである。

【解説】　本条文は、熱入血室証の証候と禁忌について論述している。

前の条文（143、144）は「中風」と言い、本条文は「傷寒」と言い、中風と傷寒はともに熱入血室証を発症することを見わしている。本条文は、ただ「発熱す」と言い、「悪寒」の症状を省いている。「経水適ま来る」の下には、「之を得て七八日（143）」の字が含まれている。婦人が傷寒に罹患し、発熱する時に経水が偶々到来すると、血室が空虚になるので、邪熱は血室の虚に乗じて侵入する。昼は陽であり、気を主る。暮は陰であり、血を主る。熱入血室証が発症し、病が陽気に関わらなくなると、昼間は精神は明瞭である。病が陰血を傷ることに関わると、暮には譫語し、鬼のように精神が錯乱する。「無かれ」の字は毋は通じ、禁止の辞である。「胃気を犯す」はこれを攻下することを言い、「上焦を犯す」はこれを涌吐することを言う。もし本証に下法や吐法を用いない場合は、病は必ず自然に治癒する。本証は、病は血にあって気にはなく、下にあって上にない。もし本証を誅伐する場合は、変証はこれに従って蜂起するので、病は自然に治癒することがない。この場合は、小柴胡湯を投与し、期門を刺す方法を採用する。

【本文】　以上の三章、婦人の熱入血室証を論ず。
【通釈】　以上の三章は、婦人の熱入血室証を論じている。

【原文】　傷寒六七日、発熱、微悪寒、支節煩疼、微嘔、心下支結、外証未去者、茈胡桂枝湯主之。(146)
【本文】　傷寒六七日、発熱、微悪寒、支節煩疼、微嘔、心下支結し、外証未だ去らざる者は、茈胡桂枝湯之を主る。
【通釈】　傷寒に罹患して六七日が経過し、発熱し、微かに悪寒がし、四肢や関節が悶えて疼み、微かに嘔吐し、心下が支結し、外証がいまだ去らない場合は、柴胡桂枝湯がこれを主る。
【本文】　此れ、太陽と少陽の併病なり。証を詳らかにして名を略するなり。支節は、《玉函》は「肢節」に作る。四肢の関節を言うなり。「支」「枝」「肢」の三字は、古字通用す。煩疼は、猶「悶え疼む」と曰うがごとし。《不可発汗篇》に「心中太だ煩し、骨節疼みに苦しむ(9)」と曰い、《脈経》に「骨節煩に苦しむ」の文有るは、并びに此の義なり。或は以て熱疼と為すは、是に非ず。傷寒六七日、発熱悪寒し、支節煩疼するは、太陽の証なり。乃ち、悪寒発熱して微かに、支節煩疼して一身の骨節疼痛せざれば、則ち太陽も亦稍減ず。支結は、支撐して結ぶなり。朱氏曰く、「心下妨げ悶ゆる者は、痞に非ざるなり。之を支結と謂う」と。王冰曰く、「支は、拄《ささ》え妨ぐるなり」と。《説文》に「拄《ちゅ》は、支えるなり」と（《巣源・支飲候》に云う、「支飲は水飲胸膈の間に停まり、支えて心に乗ず。故に支飲と云う」と）。並びに徴す可し。嘔して心下支結するは、少陽の証なり。乃ち、嘔逆して微かに、心下支結して胸脇苦満せざれば、則ち少陽も亦尚浅し。此くの若き者は、惟だ正に小茈胡湯を以て少陽を和解して加うるに桂枝湯を以て太陽を発散す。蓋し、証の軽重は相い均し。故に治も亦雙解を取る。此れ不易の法なり。経文に再び「外証未だ解せざる者」と云うは、太陽を指して外証と為す。蓋し、表証已に去り、邪全て少陽に入れば、則ち桂枝の宜しき所に非ざるなり。柯氏曰く、「仲景の書の中は、最も茈・桂の二方を重んず。故に六病の外に於いては、独り桂枝の証、茈胡の証の称有り。二方の任重きは、病に拘わらざるなり」と。

松陵徐氏曰く、「傷寒六七日、発熱し、微悪寒し、支節煩疼す」より以上は、太陽の症なり。「微嘔し、心下支結す」より以上は、少陽の症なり。外症未だ去らざる者は、太陽の症を外症と為す。

程氏曰く、支結は、下条の微結（147）なり。微は其の勢いを言い、支は其の状を言う。

【語釈】　○悪寒発熱して微か：柯韵伯の《傷寒来蘇集》では、「悪寒が微かである場合は、発熱もまた微かである」とある。　○支撐：支は、ささえる。撐は、ささえる。つっかえ棒をする。

【通釈】　これは、太陽と少陽の併病である。証を詳細にして名を省略している。支節は、《玉函》では「肢節」に作る。四肢の関節を言う。「支」「枝」「肢」の三字は、古字は通用する。煩疼は、丁度「悶えて疼む」と言うようなものである。《不可発汗篇》では「心中が甚だ煩わしくなり、骨節の疼みに苦しむ(9)」と言い、《脈経》に「骨節が煩わしくなって苦しむ」の文があるのは、並びにこの義である。あるいは熱して疼むとするのは、正しくない。傷寒に罹患して六七日が経過し、発熱し悪寒がし、支節が煩疼するのは、太陽の証である。即ち、悪寒と発熱は出現するが微かであり、支節は煩疼するが、一身の骨節に疼痛がない場合は、太陽もまた幾らか軽減している。支結は、支えてつっかえ棒をして結ぶことである。朱氏は、「心下が妨げられて悶えるのは、痞ではない。これを支結と言う」と言う。王冰は、「支は、拄《ささ》えて妨げることである」と言う。《説文》では「拄《ちゅ》は、支えることである」とある（《諸病源候論・支飲候》では、「支飲は、水飲が胸膈の間に停まり、支えて心に乗じる。そこで、支飲と言う」と言う）。これらは並びに証拠とすべきである。嘔吐して心下が支結するのは、少陽の証である。即ち、嘔逆するが微かであり、心下が支結するが、胸脇が苦満しない場合は、少陽もまたなお浅い。このような場合は、ただまさに小柴胡湯を用いて少陽を和解し、これに加えるに桂枝湯を用いて太陽を発散する。思うに、証の軽重は、相互に等しい。そこで、治療はまた双解法を取る。これが、変わることのない方法である。経文に再び「外証がいまだ解されていない場合」と言うのは、太陽を指して外証とする。思うに、表証が既に去り、邪が全て少陽に入る場合は、桂枝湯は好ましい所でない。柯氏は、「仲景の書の中では、最も小柴胡湯と桂枝湯の二つの処方を重んじている。そこで、六病の外においては、独り桂枝の証と柴胡の証の名称がある。二つの処方の責任が重いのは、病に拘わらない」と言う。

松陵徐氏は言う。「傷寒に罹患して六七日が経過し、発熱し、微かに悪寒がし、支節が煩疼する」より以上は、太陽の症である。「微かに嘔吐し、心下が支結する」より以上は、少陽の症である。外症がいまだ去らないのは、太陽の症を外症とする。

程氏は言う。支結は、下条の微結（147）である。微はその勢いを言い、支はその性状を言う。

【本文】　茈胡桂枝湯方

桂枝（一両半、皮を去る。○旧本は両数を脱す。今成本、《玉函》に因りて補う）　黄芩（一両半）　人蔘（一両半）　甘草（一両、炙る）　半夏（二合半、洗う）　芍薬（一両半）　大棗（六枚、擘く）　生姜（一両半、切る）　茈胡（四両）

右九味、水七升を以て、煮て三升を取り、滓を去り、一升を温服す。本云う人蔘湯、作ること桂枝の法の如く、半夏、茈胡、黄芩を加え、復た茈胡の法の如くす。今人蔘を用いて半剤と作すと。

【通釈】　柴胡桂枝湯方

桂枝（一両半、皮を除く。○旧本では分量を脱している。今成本、《玉函》によって補う）　黄芩（一両半）　人参（一両半）　甘草（一両、あぶる）　半夏（二合半、洗う）　芍薬（一両半）　大棗（六枚、きざむ）　生姜（一両半、切る）　柴胡（四両）

右九味に水七升を用い、煮て三升を取り、滓を除き、一升を温服する。元々は人参湯であり、作製は桂枝湯の方法のようにし、半夏、柴胡、黄芩を加え、また小柴胡湯の方法のようにする。今人参を用いて半量とすると言われている。

【本文】　此れ、小茈胡と桂枝湯の各々其の半ばを取り、合して一方と為す。乃ち、太陽と少陽の併病の正方なり。桂枝は以て太陽未だ解せざるの表を散じ、茈胡は以て少陽已に併さるの邪を解すれば、斯に病と相い適《かな》う。名づけて茈胡桂枝湯と曰い、其の茈胡を以て桂枝の上に冠する者は、敢えて深意有るに非ず。只是れ宜しきに随いて文を搆《かま》えて云うのみ。

中西子文曰く、是れ茈胡と桂枝の二湯を合して一方と為す者なり。然して其の煎煮法の如きは、則ち茈胡に依らずして一に桂枝に依るは、殆ど亦其の旨を察せざる可からず。

山田宗俊曰く、本云う以下は、《玉函》、成本は並びに无《な》し。是れ後人の攙《さん》なり。删る可し。此の方、茈胡と桂枝の二湯を合する者は、已に人葠湯自り変じて来るに非ざるなり。

【語釈】　○攙：混ぜる。

【通釈】　これは、小柴胡湯と桂枝湯の各々その半ばを取り、合わせて一方とする。即ち、太陽と少陽の併病の正方である。桂枝湯は太陽のいまだ解されていない表を散じ、小柴胡湯は少陽の既に併さった邪を解するので、ここに病と相互に適合する。そこで、名づけて柴胡桂枝湯と言い、その柴胡を桂枝の上に冠するのは、敢えて深い意味があるのではない。ただ、これは好ましい所に従って文を構えて言うだけである。

中西子文は言う。これは、小柴胡湯と桂枝湯の二つの湯液を合わせて一つの処方とする場合である。しかし、その煎じて煮る方法のようなものが、小柴胡湯によらずに、一に桂枝湯によるのは、殆どまたその旨を察知しない訳にはいかない。

山田宗俊は言う。「元々は…と言う」以下は、《玉函》と成本では並びにない。これは後人が混ぜて加えた文章であり、削るべきである。この処方で、小柴胡湯と桂枝湯の二つの湯液を合わせるのは、既に人参湯より変化してくるのではない。

【解説】　本条文は、太陽と少陽の併病の証候と治療法について論述している。

本条文では、証は詳細であるが、「太陽と少陽の併病」の名は省略されている。支節は、四肢の関節を言う。煩疼は、悶えて疼むことを言う。傷寒に罹患して六七日が経過し、太陽の証が持続すると、発熱し、悪寒がし、四肢が煩疼する。本証では、悪寒と発熱は微かであり、支節は煩疼するが、一身の骨節に疼痛が出現しないので、太陽の邪は幾らか軽減している。支結は、支え、つっかえ棒をして結ぶことである。本証では、病は太陽にあるが、更に少陽にあると、嘔吐して心下が支結する。即ち、嘔逆するが微かであり、心下は支結するが、胸脇は苦満しないので、少陽の邪はまた浅い。「外証未だ去らざる者」は、太陽の証を指して言う。そこで、小柴胡湯を用いて少陽を和解し、桂枝湯を加えて太陽を発散し、太陽と少陽を双解する。

柴胡桂枝湯は、小柴胡湯と桂枝湯の各々の半ばを取って一つに合わせた処方である。方中の桂枝湯は太陽でいまだ解されていない表を散じ、小柴胡湯は既に少陽と併さった邪を解する。

【原文】　傷寒五六日、已発汗而復下之、胸脇満微結、小便不利、渴而不嘔、但頭汗出、往来寒熱、心煩者、此為未解也。茈胡桂枝乾姜湯主之。(147)

【本文】　傷寒五六日、已に汗を発して復た之を下し、胸脇満微結、小便不利、渇して嘔せず、但だ頭汗出で、往来寒熱、心煩する者は、此れ未だ解せずと為すなり。茈胡桂枝乾姜湯之を主る。

【通釈】　傷寒に罹患して五六日が経過し、既に発汗してまたこれを攻下し、胸脇が脹満して微かに塞がった感じがし、小便が不利になり、口は渇くが、嘔吐はなく、ただ頭汗だけが出て、往来寒熱し、心煩する場合は、いまだ解されていない。この場合は、柴胡桂枝乾姜湯がこれを主る。

【本文】　此れも亦太少の併病に水飲を兼ぬる者の証治を論ず。傷寒五六日、既に汗下を経ての後は、則ち邪当に解すべし。今胸脇満し、往来寒熱し、心煩する者は、是れ邪猶半表半裏の間に在り。微結し、小便不利し、渇して嘔せず、頭汗出づる者は、水気留結するの徴なり。或るひと、「「微結」の字は、当に胸脇に於いて之を称さざるべし。蓋し、心下微結の省文なり」と曰うは、太だ通ず。程氏曰く、「微結は、之を痞満に較ぶれば、実して有形と為す。之を結胸に較ぶれば、其の沈鞕に遜《ゆず》る。微は、其の勢いを謂う」も亦是なり。夫れ渇する者は、水飲停蓄し、津液布かざるを以てなり。嘔せざる者は、水胸脇に在りて胃に在らざるを以てなり。頭汗出づる者は、水気上に壅ぐを以てなり。此れを未だ解せずと為す者は、太陽の表も亦未だ尽く解せざるなり。故に当に茈胡桂枝乾姜湯を与えて以て太少の両邪を雙解し、併せて其の水飲を温散するなり。前注、以て汗下の後、津液を亡いて内燥くと為すは、未だ其の旨を得ず。

銭氏曰く、汗を発して復た之を下し、胸脇満して微結するを致す。是れ必ず汗徹せずして表邪未だ尽きず、下すこと早きに因りて外邪内陥するなり。

令韶張氏曰く、本経に「復」の字、「反」の字、「妄」の字を用うるは、各々宜しく着眼すべし。

劉茝庭曰く、此の条、諸注は津乏しと為して解す。然して今験して飲を治するに甚だ效く。因りて攷うるに、「微結」と曰い、「小便不利」と曰い、「渇す」と曰うは、倶に水気に似るの徵なり。嘔せざる者は、水胸脇に在りて胃を犯さざるを以てなり。故に但だ頭汗出づるも亦邪気上を壅ぐの候なり。

【語釈】　○此れも亦太少の併病に水飲を兼ぬ：一説に、本証は少陽病に水飲を兼ねるが、太陽病はないとする。汪苓友の《傷寒論弁証広注》では、「この条文もまた太陽病が少陽に伝わった証である」とある。また、舒馳遠の《傷寒論集注》では、「既に発汗してまたこれを下し、二つの禁じる所を犯すが、結局大きな変証はなく、微結し、ただ頭汗が出るに過ぎない。胸脇が満ち、小便が不利になり、口は渇くが、嘔吐はなく、往来寒熱し、心煩するのは、誤汗と誤下の変証ではなく、皆五六日前の少陽の本証である。いわゆる「微結」は、胸中の陽が治まらずに飲邪が上逆することである。頭汗が出るのは、上にある陽が固まらないからである。道理からすると回陽滌飲・開結散逆・調中すべきであり、並びに太陽の表証はない」とある。　○微結：山田正珍の《傷寒論集成》では、「胸脇満微結は、胸脇苦満である。結は欝結の結を謂い、病人が自覚するものであり、医者が按じて得る所でない。梔子豉湯の条（78）の心中結痛の結のようなものもまたそうである」とある。　○未だ解せずと為す：一説に、少陽病がまだ解されていないとする。汪苓友の《傷寒論弁証広注》では、「往来寒熱し、胸が煩わしくなる場合は、少陽の邪がいまだ解されていない。そこで、柴胡桂枝乾姜湯を与えて半表半裏の邪を解し、兼ねてその半表の結を散じる」とある。　○前注、以て汗下の後、津液を亡いて内燥くと為す：成無己の《注解傷寒論》では、「小便が不利になり、口が渇くのは、汗下の後に津液を亡い内が燥くからである」とある。

【通釈】　これもまた太陽と少陽の併病に水飲を兼ねる場合の証候と治療法を論じている。傷寒に罹患して五六日が経過し、既に汗法と下法を経た後は、邪は解されるはずである。今胸脇が脹満し、往来寒熱し、心煩する場合は、邪はなお半表半裏の間にある。微結し、小便が不利になり、口は渇くが嘔吐はなく、頭汗が出るのは、水気が留まって結ぶ徴候である。ある人が「「微結」の字は、胸脇においてはこのように称されることがないはずである。思うに、心下微結の省文である」と言うのは、甚だ通じる。程氏が「微結は、これを痞満に比較すると、実して有形である。これを結胸証に比較すると、それが沈んで硬いのは劣る。微は、その勢いを言う」と言うのもまた正しい。そもそも口が渇くのは、水飲が停まって蓄積し、津液が布散しなくなるからである。嘔吐しないのは、水が胸脇にあって胃にないからである。頭汗が出るのは、水気が上に塞がるからである。「これはいまだ解されていない」は、太陽の表もまたいまだ尽くは解されていないことである。そこで、柴胡桂枝乾姜湯を与えて太陽と少陽の二つの邪を双解し、併せてその水飲を温散する。前の注釈で、汗法と下法の後、津液を亡って内が燥くとするのは、いまだその旨を得ていない。

銭氏は言う。発汗してまたこれを攻下し、胸脇が脹満して微結する。これは、必ず発汗が充分でなくて表邪がいまだ尽きず、攻下が早すぎることによって外邪が内陥する。

令韶張氏は言う。本経に「復」の字、「反」の字、「妄」の字を用いるのは、各々に着眼すべきである。

劉茝庭は言う。この条文では、諸々の注釈は津液が乏しくなるとして解釈する。しかし、今試して飲を治療すると、甚だ有効である。これによって考えるに、「微結」と言い、「小便不利」と言い、「渇く」と言うのは、ともに水気に似る徴候である。嘔吐しないのは、水が胸脇にあって胃を犯さないからである。そこで、ただ頭汗が出るのもまた邪気が上を塞ぐ証候である。

【本文】　茈胡桂枝乾姜湯方

茈胡（半斤）　桂枝（三両、皮を去る）　乾姜（二両）　栝樓根（四両）　黄芩（三両）　牡蛎（二両、熬る）　甘草（二両、炙る）

右七味、水一斗二升を以て、煮て六升を取り、滓を去り、再煎して三升を取り、一升を温服し、日に三服す。初め服して微煩し、復た服して汗出でて便ち愈ゆ。

【通釈】　柴胡桂枝乾姜湯方

柴胡（半斤）　桂枝（三両、皮を除く）　乾姜（二両）　栝樓根（四両）　黄芩（三両）　牡蛎（二両、熬る）　甘草（二両、あぶる）

右の七味に水一斗二升を用い、煮て六升を取り、滓を除き、再煎して三升を取り、一升を温服し、日に三回服用する。初めに服用して微かに心煩し、また服用して汗が出て、治癒する。

【本文】　此れ、太少の両邪未だ解せず。故に柴胡桂枝の合剤を以てして之を主る。即ち、茈胡桂枝湯の変制なり。兼ねて水飲相い結ぶを以てすれば、更に乾姜、栝樓根、牡蛎を加う。劉茝庭曰く、「乾姜は寒飲を温散し、牡蛎、栝樓根は並びに水飲を逐う。牡蛎沢瀉散（395）も亦此の二味有り、其の理は一なり」と（《金匱》の小便不利を治す栝樓瞿麦丸も亦利水を取る）。案ずるに、此の方に乾姜を用うる者は、小青龍と意を同じくす。蓋し、証は冷熱並びに有り。故に薬も亦寒温互いに錯するなり。

張氏曰く、薬を服して後、反って微煩を加うる者は、近世之を薬煩と謂い、汗して後、津液傷を受け、胃気虚して熱し、薬力に勝つこと能わざればなり。必ず須く復た薬を服して病邪に勝ち、方に汗出づるを得て解すべし。

松陵徐氏曰く、邪気已に深く、一時に即出すること能わず。蒸蒸として振るい、発熱し汗出でて解すの類（101）の如し。

【語釈】　○栝樓瞿麦丸：《金匱要略・消渇小便利淋病脈証并治第十三》の第10条を参照。　○錯：まじわる。まじる。　○薬を服して後、反って微煩を加う：唐容川の《傷寒論浅註補正》では、「そもそも寒を散じるには、必ず先ずその火を助ける。本証の心煩は、既に火が内に欝滞している。初めに桂枝と乾姜を服用して反ってその火を助ける。そこで、なお微煩が見われる。後に服用する場合は、桂枝と乾姜の性は既に升達を得ているので、火は外に発する。そこで、汗が出て治癒する」とある。

【通釈】　これは、太陽と少陽の二つの邪がいまだ解されていない。そこで、小柴胡湯と桂枝湯の合剤を用いてこれを主る。即ち、柴胡桂枝湯の加減法である。兼ねて水飲が相互に結ぶので、更に乾姜、栝樓根、牡蛎を加える。劉茝庭は、「乾姜は寒飲を温散し、牡蛎、栝樓根は並びに水飲を逐う。牡蛎沢瀉散（395）もまたこの二味があり、その道理は一つである」と言う（《金匱要略》の小便不利を治療する栝樓瞿麦丸もまた利水の効能を取る）。案じるに、この処方に乾姜を用いるのは、小青龍湯と意が同じである。思うに、証は冷と熱が並びにある。そこで、薬もまた寒と温が互いに混ざる。

張氏は言う。薬を服用した後、反って微煩を加えるのは、近世ではこれを薬煩と言うが、発汗した後、津液が損傷を受け、胃気が虚して熱し、薬力に勝つことができなくなるからである。必ずまた薬を服用して病邪に勝ち、まさに汗が出て病は解されるはずである。

松陵徐氏は言う。邪気は既に深く、一時に直ちに出ることができない。蒸蒸として熱気が湧き上がり、身体が振るえ、発熱し、汗が出て解されるの類（101）のようなものである。

【解説】　本条文は、太陽と少陽の併病に水飲を兼ねる証候と治療法について論述している。

傷寒に罹患して五六日が経過し、既に汗法と下法を経ると、病は解されるはずである。今邪が太陽から少陽に伝わり、半表半裏の間にあると、胸脇が脹満し、往来寒熱し、心煩する。即ち、少陽病が発症し、水気が留まって結ぶと、微結し、小便は不利になる。微結は心下微結の省文であり、痞満に比較すると実して有形であるが、結胸証に比較すると沈んで硬いのが劣る。水飲が停まって蓄積し、津液が布散しなくなると、口は渇く。水は胸膈にあるが胃にないと、嘔吐はない。水気が上に塞がると、頭汗が出る。「此れ未だ解せずと為すなり」は、太陽の表がいまだ尽くは解されていないことを言う。そこで、柴胡桂枝乾姜湯を与えて太陽と少陽にある邪を双解し、併せて水飲を温散する。

柴胡桂枝乾姜湯は、太陽と少陽の邪を双解する処方である。即ち、本方は柴胡桂枝湯の加減法である。本証は、兼ねて水飲が相互に結ぶ。そこで、方中の乾姜は寒飲を温散し、牡蛎、栝樓根は水飲を逐う。

【原文】　傷寒五六日、頭汗出、微悪寒、手足冷、心下満、口不欲食、大便鞕、脈細者、此為陽微結。必有表、復有裏也。脈沈、亦在裏也。汗出、為陽微。仮令純陰結、不得復有外証、悉入在裏。此為半在裏半在外也。脈雖沈緊、不得為少陰病。所以然者、陰不得有汗、今頭汗出、故知非少陰也。可与小茈胡湯。設不了了者、得屎而解。(148)

【本文】　傷寒五六日、頭汗出で、微悪寒し、手足冷え、心下満ち、口食を欲せず、大便鞕く、脈細の者は、此れ陽微結と為す。必ず表有り、復た裏有るなり。脈沈なるも、亦裏に在るなり。汗出づるは、陽微と為す。仮令えば純陰結なれば、復た外証有るを得ず、悉く入りて裏に在り。此れ半ば裏に在り半ば外に在りと為すなり。脈は沈緊と雖も、少陰病と為すを得ず。然る所以の者は、陰は汗有るを得ざるに、今頭汗出づるが故に少陰に非ざるを知るなり。小茈胡湯を与う可し。設し了了たらざる者は、屎を得て解す（屎は式視の翻）。

【通釈】　傷寒に罹患して五六日が経過し、頭汗が出て、微かに悪寒がし、手足は冷え、心下は脹満し、口は食欲がなく、大便は硬く、脈が細になる場合は、陽微結である。必ず表があり、また裏がある。脈が沈であるのも、また裏にある。汗が出るのは、陽微である。例えば純陰結である場合は、また外証があるはずはなく、悉く入って裏にある。これは、半ばが裏にあり、半ばが外にある。脈は沈緊であるが、少陰病とすることはできない。そのようになる理由は、陰は汗があるはずはないが、今頭汗が出るので、少陰病ではないことが解る。小柴胡湯を与えるべきである。もし身体がなお爽快でない場合は、大便が通じると病は解される（屎は式視の翻である）。

【本文】　此れも又前条を承けて、病に表裏の証有るを論ず。傷寒、五六日と言えば、邪は当に裏に伝うるべきの候なり。頭汗出で、微悪寒する者は、表仍お未だ解せざればなり。手足冷え、心下満ち、口食を欲せず、大便鞕く、脈細の者は、邪裏に結べばなり。両邪互いに拒む。乃ち、陽気微しく欝滞して暢びず。所以に手足冷え、脈細なり。是れ表有り復た裏有るなり。若し此の証に脈沈を見わせば、亦裏有るなり。此の句は、下文の「脈沈緊と雖も」の句に応ず。夫れ頭汗出づる者は、陽気怫鬱し外に達すること能わざればなり。故に週身汗無くして但だ頭汗のみ出づ。故に「是れ陽微結と為す」と曰う。経文は惟だ「汗出づ」と曰いて「頭汗」と曰わず、「陽微」と曰いて「微結」と曰わざるは、并びに文を省くなり。又本証の心下満ち、大便鞕きは、或は邪全て裏に陥り、陽極まりて陰に似るの証と為すを疑う。而して又然らざる者有り。仮令えば純陰結にして裏に在れば、則ち復た頭汗、悪寒の外証有るを得ず、始めて悉く入りて裏に在るの純陰結と合す。故に此れ半ば裏に在り半ば外に在るなり。純は、真なり。陰は、裏を指して言う。純陰結なる者は、邪全て裏に結ぶなり。更に前の所謂肢冷え、脈沈なるは、殊に少陰に似るも、又必ずしも然らざるを曰う。蓋し、脈は沈緊と雖も、少陰病と為すを得ず。然る所以の者は、何ぞや。陰は汗有るを得ず。而るに今頭汗出づ。故に決して少陰に非ざるを知るなり。当に小茈胡湯を与えて以て陽鬱を開達すれば、則ち自ら愈ゆ。是れ殆ど四逆散（318）を与うと意を同じくす。若し湯を服し已わり、外証罷みて了了たらざる者は、必ず大便の鞕きは未だ除かれず。自ら宜しく其の大便を利して屎を得て解すべきなり。経文は湯薬を処せず。即ち、小承気、調胃承気の輩は、皆当に酌用すべき所の者のみ。

令韶張氏曰く、「必ず表有り復た裏有り」は、必ず頭汗、悪寒、手足冷ゆの表証有り、復た心下満ち、口食を欲せず、大便鞕しの裏証有るなり。

郭氏曰く、実する者は大茈胡、虚する者は蜜煎もて之を導く。

程氏曰く、凡そ脈細、脈沈、脈緊は、皆陽熱鬱結の診、少陰に関わること無きなり。見る可し、陽気一たび鬱結を経れば、但だ陽証は陰に似るのみならず、并びに陽脈は陰に似るを。此の条の結は、大便鞕しの上従り説う。

又曰く、其の解するを得るを験すに、須く是れ沈緊の脈は浮大に還り、汗出で手足温なるべし。

【語釈】　○陽微結：柯韻伯の《傷寒来蘇集》では、「大便が硬いのは、これを結と言う。脈が浮数で食欲があるのは陽結と言い、脈が沈遅で食事を摂取できなくなるのは陰結と言う。…邪が陽明にあると、陽が盛んである。そこで、食欲がある。これを純陽結と言う。邪が少陽になると、陽が微かであるので食欲がない。これを陽微結と言う。小柴胡湯証に属するのがよい」とある。　○小茈胡湯を与えて以て陽鬱を開達す：沈目南の《傷寒六経弁証治法》では、「これは、風寒が三陽に微結するが、専ら少陽の枢を治療する。頭汗が出るのは、少陽である。微かに悪寒がし、手足が冷え、心下が満ちるのは、太陽である。口は食欲がなく、大便が硬くなるのは、少陽に陽明の裏を兼ねている。脈が細であるのは、邪気と正気がともに衰えている。即ち、微邪が搏って三陽の経絡に結んでいる。そこで、陽微結と言う。ただ、悪寒がし、手足が冷えるのは表であり、心下が満ち、口は食欲がなく、大便が硬くなり、脈が沈緊であるのは裏である。いわゆる「表にあり、また裏にある」である。仲景は自ら注釈し、脈が沈であるのは寒邪が裏にあるからであり、汗が出るのは風邪が微かに表に結ぶからであるとする。そこで、たとえば純陰結ではまた外証があるはずはなく、悉く入って裏にあるはずであるが、これは半ばは裏にあり、半ばは外にあると言う。また、脈を弁別すると、沈緊であるが、少陽の臓の病を疑うことはできない。これは、外寒が裏に入った徴候であ。もし果たしてこれが少陰である場合は、汗があるはずはない。今頭汗が出るのは、少陰と符合しないので、少陰ではないことが解る。ただ、三陽の風寒は二つを傷り、見われる証は一つでないが、少陽は陽経の枢であるのに従うべきである。そこで、小柴胡湯を与えて総じて少陽を提げ、少陽枢機を転じる場合は、三陽の邪はこの枢機に従って解される」とある。

【通釈】　これもまた前の条文を承けて、病に表裏の証があることを論じている。傷寒に罹患した五六日と言えば、邪が裏に伝わるべき時期である。頭汗が出て、微かな悪寒がするのは、表がなおいまだ解されていないからである。手足が冷え、心下が満ち、口は食欲がなく、大便が硬くなり、脈が細になるのは、邪が裏に結ぶからである。両つの邪が互いに拒む。即ち、陽気が微かに欝滞して暢びなくなる。そこで、手足は冷え、脈は細になる。これは、表があり、また裏がある。もしこの証に脈沈を見わす場合は、また裏がある。この句は、下文の「脈は沈緊であるが」の句に相応する。そもそも頭汗が出るのは、陽気が沸騰して欝滞し、外に達することができなくなるからである。そこで、周身は汗が出ないが、ただ頭汗だけが出る。そこで、「これは陽微結である」と言う。

経文はただ「汗が出る」と言うが「頭汗」と言わず、「陽微」と言うが「微結」と言わないのは、並びに文を省いている。また、証の心下が満ち、大便が硬くなるのは、あるいは邪が全て裏に陥り、陽が極まって陰に似る証となることを疑う。しかし、またそのようではない場合がある。たとえば純陰結で病が裏にある場合は、また頭汗や悪寒の外証があるはずはなく、始めて悉く入って裏にある純陰結と合致する。そこで、これは半ばは裏にあり、半ばは外にある。純は、真である。陰は、裏を指して言う。純陰結は、邪が全て裏に結んでいる。更に前のいわゆる「四肢が冷え、脈が沈である」のは、殊に少陰に似るが、また必ずしもそうではないことを言う。思うに、脈は沈緊であるが、少陰病とすることはできない。そのようになる理由は、どうしてであろうか。陰の病では汗は出ることがない。ところが、今頭汗が出る。そこで、決して少陰病ではないことが解る。小柴胡湯を与えて陽気の欝滞を開いて達する場合は、自ら治癒する。これは、殆ど四逆散（318）を与えるのと意義が同じである。もし小柴胡湯の服用が終わり、外証は止むが、身体が爽快でない場合は、必ず大便が硬くなっていまだ除かれていない。自らその大便を通利して屎を得て病を解すべきである。経文では湯液を処方していない。即ち、小承気湯や調胃承気湯の類は、皆斟酌して用いるべき所のものである。

令韶張氏は言う。「必ず表があり、また裏がある」は、必ず頭汗、悪寒、手足の冷えなどの表証があり、また心下が満ち、口は食欲がなく、大便が硬くなるなどの裏証があることである。

郭氏は言う。実している場合は大柴胡湯であり、虚している場合は蜜煎導を用いてこれを導く。

程氏は言う。およそ脈が細、脈が沈、脈が緊であるのは、皆陽熱が鬱結することを診断し、少陰病に関わることがない。陽気が一たび鬱結すれば、ただ陽証は陰に似るだけではなく、並びに陽脈も陰に似ることを見るべきである。この条文の結は、大便が硬いことより言う。

また、言う。それが解される場合を考察すると、沈緊の脈が浮大に還り、汗が出て手足が温かくなるはずである。

【解説】　本条文は、病が太陽の表と少陽の裏にある陽微結について論述している。

「傷寒五六日」は、邪が裏に伝わる時期である。病が太陽の表にあり、表証がなお解されない場合は、頭汗が出て、微かな悪寒がする。病が更に少陽に伝わり、邪の大半が少陽の裏に結ぶ場合は、手足は冷え、心下は脹満し、口は食欲がなく、大便は硬くなり、脈は細になる。即ち、太陽と少陽の邪が互いに拒み、陽気が微かに欝滞して暢びなくなると、手足は冷え、脈は細になる。このように、本証は、表証があり、また裏証がある。「脈沈なるも、亦裏に在るなり」は、「脈沈緊と雖も」に相応する。陽気が沸騰して欝滞し、外に出ることができなくなると、頭汗が出るが、周身では汗が出なくなる。そこで、「此れ陽微結と為す」と言う。「汗出づ」は「頭汗出づ」のことを言い、「陽微」は「陽微結」のことを言う。即ち、頭汗が出る場合は、陽微結である。陽微結に見られる「心下が満ち、大便が硬くなる」症状は、邪が全て裏に陥り、陽が極まって陰に似る証であることを疑う。「純陰結」の「純」は真のことを言い、「陰」は裏を指して言う。即ち、純陰結は、邪が全て裏に結んでいる。純陰結では、病が少陰の裏にある。また、三陰の病では、汗は出ない。そこで、純陰結では、頭汗や悪寒発熱などの外証はあるはずがない。一方、頭汗が出る場合は、四肢が冷え、脈が沈緊になる証候は少陰病に類似するが、少陰病とすることはできない。以上より、本証は、邪の一部が太陽にあり、邪の大半が少陽にある併病である。そこで、小柴胡湯を与えて陽気の欝滞を開いて達すると、病は自ら治癒する。もし小柴胡湯を服用した後、外証は止むが、身体が爽快でない場合は、必ず大便が硬くなって除かれていない。そこで、小承気湯や調胃承気湯を斟酌して用い、大便を通利して病を解する。

【本文】　以上の三章、太陽と少陽の併病を論ず。
【通釈】　以上の三章は、太陽と少陽の併病を論じている。

【原文】　傷寒五六日、嘔而発熱者、茈胡湯証具。而以他薬下之、茈胡証仍在者、復与茈胡湯。此雖已下之、不為逆。必蒸蒸而振、却発熱汗出而解。若心下満而鞕痛者、此為結胸也。大陥胸湯主之。但満而不痛者、此為痞。茈胡不中与之。宜半夏瀉心湯。(149)
【本文】　傷寒五六日、嘔して発熱する者は、茈胡湯の証具わる。而るに他薬を以て之を下し、茈胡の証仍お在る者は、復た茈胡湯を与う。此れ已に之を下すと雖も、逆と為さず。必ず蒸蒸として振るい、却って発熱汗出でて解す。若し心下満して鞕痛する者は、此れを結胸と為すなり。大陥胸湯之を主る。但だ満して痛まざる者は、此れを痞と為す。茈胡之を与うるに中らず。半夏瀉心湯に宜し（痞は音否）。

【通釈】　傷寒に罹患して五六日が経過し、嘔吐して発熱する場合は、小柴胡湯の証が具わる。ところが、他の薬を用いてこれを攻下し、柴胡の証がなおある場合は、また小柴胡湯を与える。これは、既にこれを攻下しているが、逆証ではない。必ず蒸蒸として熱気が湧き上がり、身体が振るえ、反って発熱し、汗が出て病が解される。もし心下が脹満し、硬く痛む場合は、結胸証である。大陥胸湯がこれを主る。ただ、心下は脹満するが、痛まない場合は、痞証である。小柴胡湯をこれに与える訳にはいかない。半夏瀉心湯を用いるのがよい（痞は音が否である）。

【本文】　此の節は、三截に分かつ。上截は、少陽の誤下後、其の証仍お在れば、復た茈胡湯を与うるを弁ず。中節は、之を下して結胸の大陥胸湯を成すを言う。下節は、下して後、変じて痞証を為せば、半夏瀉心湯に宜しを論ず。夫れ嘔して発熱する者は、小茈胡の証なり。嘔多ければ、陽明の証有りと雖も、之を攻む可からず（204）。若し下証有れば、亦大茈胡に宜し。而るに他薬を以て之を下すは、誤りなり。他薬は、即ち承気の類なり。別の薬有るに非ざるなり。此の証、唯だ柴胡を証に対するの薬と為すに因りて、彼は当用せざる者なり。即ち、指して他薬と為すなり。「他薬」の字は、又禹余粮丸の条（159）に見わる。他薬もて之を下すを経ると雖も、幸いに他の変無く、茈胡の証依然として仍お在る者は、復た茈胡湯以て之を和解するを妨げず。故に曰く、「此れ已に之を下すと雖も、逆と為さず」と。惟だ下して後正虚し、邪に勝ち難きを以ての故に、必ず蒸蒸然として振動戦慄し、反って発熱し汗出でて解するなり。《太陽中篇》に「凡そ茈胡湯の病証にして之を下す。若し茈胡の証罷まざる者は、復た茈胡湯を与う。必ず蒸蒸として振るい、却って復た発熱し汗出でて解す(101)」と曰うは、此の節と互いに発す。宜しく参照すべし。若し下して後、心下満して鞕痛する者は、此れ其の人本実し、水邪相い搏ち、胸中に盤結し、此れを結胸を為すを以ての故に、大陥胸湯に宜し。若し但だ満して痛まざれば、則ち此れ其の人本虚し、飲邪相い併さりて心下に逆し、遂に痞証を為すを以て、特に陥胸の用う可からざるにあらず、即ち茈胡も亦与うるに中らず。宜しく半夏瀉心湯もて其の熱を瀉して以て其の飲を滌《のぞ》くべきなり。

秦氏曰く、此れ、結胸、痞満は独り太陽下すこと早くして成るのみならず、即ち少陽の表証の誤下も亦成るを言うなり。

松陵徐氏曰く、「痛まず（不痛）」の二字は、痞証に尤も的《あき》らかなり。

周氏曰く、人の津液一たび邪の閉を経れば、則ち肺気自ら宣通せず。即ち、聚まりて痰飲を為す。況や復た誤下すれば則ち外邪内陥し、搏ちて心胸に結び、膠のごとく滞りて開き難きは、自然の勢いなるをや。「但だ満して痛まず」の若きは、生姜瀉心湯の条（157）に較ぶれば、「和せず」「下利す」等の証無し。即ち、方中より生姜を去りて半夏を君とすれば、則ち有形の飲と無形の熱は倶に去りて心膈の満は自ら消ゆ。

令韶張氏曰く、此れも復た小茈胡の症、大陥胸の症を以て、以て痞症は二症と同じならず、特に陥胸は与う可からざるのみにあらず、即ち茈胡も亦与うるに中らざるを明らかにし、併せて以て下文の諸々の瀉心湯の義を起こすなり。

【通釈】　この節は、三つの段落に分かれる。上の段落は、少陽を誤下した後、その証がなおある場合は、また小柴胡湯を与えることを弁じている。中節は、これを下して結胸証の大陥胸湯を形成することを言う。下節は、下した後、病が変化して痞証を生じる場合は、半夏瀉心湯を用いるのがよいことを論じている。そもそも嘔吐して発熱する場合は、小柴胡湯の証である。嘔吐が多い場合は、陽明の証があっても、これを攻めるべきでない（204）。もし下証がある場合は、また大柴胡湯を用いるのがよい。ところが、他の薬を用いてこれを下すのは、誤りである。他の薬は、承気湯の類である。別の薬があるのではない。この証は、ただ小柴胡湯が証に対応する薬であるので、彼（承気湯）は当用しない薬である。即ち、指して他薬とする。「他薬」の字は、また禹余粮丸の条文（159）に見われている。他の薬を用いてこれを攻下するのを経るが、幸いに他の変証はなく、柴胡の証が依然としてなおある場合は、また小柴胡湯を用いてこれを和解することを妨げない。そこで、「これは既にこれを下しているが、逆ではない」と言う。ただ、下した後に正気が虚し、邪気に勝ち難くなるので、必ず熱気が湧き上がるように蒸蒸として身体が振動して戦慄し、反って発熱し、汗が出て、病が解される。《太陽中篇》に「およそ小柴胡湯の病証でこれを攻下する。もし柴胡の証が止まない場合は、また小柴胡湯を与える。必ず熱気が湧き上がるように蒸蒸として身体が振るえ、反ってまた発熱し、汗が出て解される(101)」と言うのは、この節と互いに発している。参照すべきである。もし下した後、心下が満ちて硬痛する場合は、その人は元々実し、水と邪が相互に搏ち、胸中に盤踞して結び、結胸証を発症するので、大陥胸湯を用いるのがよい。もしただ脹満するが痛まない場合は、その人は元々虚し、飲と邪が相互に併さって心下に逆上し、遂に痞証を発症するので、特に大陥胸湯を用いるべきでないだけではなく、小柴胡湯もまた与えるべきでない。半夏瀉心湯を用いてその熱を瀉し、これによってその飲を除くべきである。

秦氏は言う。これは、結胸証や痞満はただ太陽病を早く攻下して形成されるだけではなく、少陽の表証を誤下する場合もまた形成されることを言う。

松陵徐氏は言う。「痛まず（不痛）」の二字は、痞証に尤も明らかである。

周氏は言う。人の津液が一たび邪の閉塞を経る場合は、肺気は自ら宣通しなくなる。即ち、集まって痰飲を生じる。ましてやまた誤下する場合は、外邪は内陥し、搏って心胸に結び、膠のごとく滞って開き難くなるのが自然の勢いであるのはなおさらである。「ただ脹満するが痛まない」ようなものは、生姜瀉心湯の条文（157）に比較すると、「胃の中が調和しない」「下痢する」などの証がない。即ち、方中より生姜を除き、半夏を君とする場合は、有形の飲と無形の熱はともに去り、心膈の脹満は自ら消える。

令韶張氏は言う。これもまた小柴胡湯の症と大陥胸湯の症をもって、痞症は二つの症と同じではなく、特に大陥胸湯は与えるべきでないだけではなく、小柴胡湯もまた与えるべきでないことを明らかにし、併せて下文の諸々の瀉心湯の義を起こしている。

【本文】　半夏瀉心湯方

半夏（半升、洗う）　黄芩　乾姜　人蔘　甘草（炙る、各三両）　黄連（一両）　大棗（十二枚、擘く）

右七味、水一斗を以て、煮て六升を取り、滓を去り、再煎して三升を取り、一升を温服し、日に三服す（旧本は、「三服す」の下に「大陥胸湯を須《もち》うるは、前の第二法を用う」の十字有り。今成本に據りて删り去る）。

【語釈】　○各三両：《傷寒論疏義》では「各一両」に作るが、生姜瀉心湯の条文（157）に「此れ即ち半夏瀉心湯の中より乾姜二両を減ず」に従って「各三両」に改める。

【通釈】　半夏瀉心湯方

半夏（半升、洗う）　黄芩　乾姜　人参　甘草（あぶる、各々三両）　黄連（一両）　大棗（十二枚、きざむ）

右の七味に水一斗を用い、煮て六升を取り、滓を除き、再煎して三升を取り、一升を温服し、日に三回服用する（旧本では、「三服する」の下に「大陥胸湯を須《もち》いるには、前の第二法を用いる」の十字がある。今成本によって削って除く）。

【本文】　瀉心なる者は、心下の邪を瀉すなり。瀉心は同じと雖も、証中に嘔を具うれば、則ち功は専ら飲を滌く。故に半夏を以て湯を名づくるのみ。此の方、姜夏は飲を滌きて以て痞気を散じ、芩連は清粛して以て痞熱を瀉す。下して後、胃気必ず虚す。蔘甘棗は、其の虚を補い、之が斡旋を為す所以なり。此れ、其の人の胃気本弱く、水液行らず、更に誤治を経て、冷熱搏ちて心下痞塞を為す。蓋し、証は冷熱調わず、虚実相い半ばなり。故に薬も亦寒熱互いに用い、補泄相い因りて以て之を調停し、立方の精義は殆ど神に入る。後人、之を移して雑病の痞鞕を治す。孫真人、「若し寒ゆれば、附子一枚を加う」と曰うは、並びに運用の妙を見わす。

尤氏曰く、按ずるに、痞なる者は満して実せずの謂いなり。夫れ客邪内陥すれば、即ち汗従り泄す可からず。而して実せざれば又下従り奪う可からず。惟だ半夏、乾姜の辛は能く其の結を散じ、黄連、黄芩の苦は能く其の満を泄す。而して其の泄すると散ずる所以の者は、薬の能と雖も、実は胃気の使なり。蔘草棗を用うる者は、下して後中虚すを以ての故に、之を以て気を益して其の薬の能を助くるなり。

呉氏曰く、滓を去り復た煎ずる者は、要するに薬性をして合して一と為し、漫《みだ》りに異同無く、併せて胃中に停まり、少頃に胃気に随って以て敷布し、而して裏の未だ和せざる者は遂に和せざること無からしむればなり。甘草瀉心湯、生姜瀉心湯の三湯は倶に滓を去り、復た煎ずるも亦此の義と同じ。皆復た煎じて以て共に其の事を行うの義を取る。

秦氏曰く、細玩するに、瀉心の諸方は後人に方を練りて病を治するは惟だ分両上の軽重、加減に在るを示す。

【語釈】　○斡旋：めぐらせる。　○少頃：しばらくして。

【通釈】　瀉心は、心下の邪を瀉すことである。瀉心は同じであるが、証の中に嘔吐を具える場合は、効能は専ら飲を除く。そこで、半夏をもって湯液を名づけるだけである。この処方では、乾姜と半夏は飲を除いて痞気を散じ、黄芩と黄連は清粛して痞熱を瀉す。攻下した後は、胃気は必ず虚している。人参、甘草、大棗は、その虚を補って廻らせる理由である。これは、その人の胃気が元々弱く、水液が行らず、更に誤治を経て、冷と熱が搏ち、心下の痞塞を生じる。思うに、証は冷と熱が調わず、虚と実が相互に半ばである。そこで、薬もまた寒と熱を互いに用い、補と泄を相互に合わせてこれを調停するので、立方の精義は殆ど神に入っている。後人は、これを移して雑病の痞硬を治療する。

孫真人が「もし寒える場合は、附子一枚を加える」と言うのは、いずれも運用の妙味を見わしている。

尤氏は言う。按じるに、痞は脹満するが実しないことを言う。そもそも客邪が内陥する場合は、汗法によって泄らすべきでない。ところが、実しない場合は、また下より奪うべきでない。ただ、半夏と乾姜の辛はよくその結を散じ、黄連と黄芩の苦はよくその満を泄らす。そしてそれが泄らし散じる理由は、薬の効能であるが、実際は胃気の使いである。人参、甘草、大棗を用いるのは、下した後、中が虚すので、これをもって気を益してその薬の効能を助ける。

呉氏は言う。滓を除いてまた煎じるのは、要するに薬性を合わせて一つにし、妄りに異同がないようにし、併せて胃の中に停まり、しばらくして胃気に随って敷布し、裏がいまだ調和していない場合は、遂に調和しないことがないようにするからである。甘草瀉心湯、生姜瀉心湯などの三つの湯はともに滓を除き、また煎じるのもまたこの義と同じである。皆また煎じてともにその事を行う義を取る。

秦氏は言う。細かく玩味すると、瀉心湯の諸々の処方は、後人に処方を練って病を治療するのは、ただ分量上の軽重や加減にあることを示している。

【解説】　本条文は、少陽病を誤下した後の小柴胡湯証、結胸証、痞証の証候と治療法について論述している。

傷寒に罹患して五六日が経過し、嘔吐して発熱する場合は、小柴胡湯の証である。もし嘔吐が多い場合は、陽明の証があっても、これを攻めるべきでなく、大柴胡湯を用いるべきである。他薬は、承気湯の類である。少陽病を他薬を用いてこれを下すのは、誤りである。本証は小柴胡湯を使用すべきであるが、他薬を用いてこれを攻下した。攻下した後、他の変証はなく、柴胡の証が依然として持続している場合は、また小柴胡湯を用いて少陽を和解するのは、治療は逆でない。ただ、攻下した後に正気が虚し、邪気に勝ち難くなっている。そこで、小柴胡湯を服用した後は、熱気が湧き上がるように蒸蒸として身体が戦慄し、汗が出て、病が解される。もし攻下した後、心下が脹満して硬痛する場合は、病人は元々実し、水と邪が相互に搏ち、胸中に盤踞して結び、結胸証を発症しているので、大陥胸湯を用いるのがよい。もし心下は脹満するが、痛まない場合は、病人は元々虚し、飲と邪が相互に併さって心下に逆上し、痞証を発症しているので、大陥胸湯だけではなく、小柴胡湯も与えるべきでなく、半夏瀉心湯を用いて熱を瀉して飲を除くべきである。

半夏瀉心湯の「瀉心」は、心下の邪を瀉すことである。方中の乾姜、半夏は、飲を除いて痞気を散じ、黄芩、黄連は清粛して痞熱を瀉し、人参、甘草、大棗は胃気の虚を補って廻らせる。本証では、病人の胃気が元々弱く、水液が行らず、更に誤治を経て冷熱が摶ち、心下が痞塞しているので、薬は寒と熱を互いに用い、補と泄を相互に合わせてこれを調停する。

【原文】　太陽少陽併病、而反下之、成結胸。心下鞕、下利不止、水漿不入、其人心煩。(150)

【本文】　太陽と少陽の併病、而るに反って之を下し、結胸を成す。心下鞕く、下利止まず、水漿入らず、其の人心煩す（漿は音将）。

【通釈】　太陽と少陽の併病に罹患したが、反ってこれを攻下し、結胸証を形成した。心下が硬くなり、下痢が停止せず、湯や水が咽を下らず、その人は心煩する（漿は音が将である）。

【本文】　此れ、太少の併病、誤下し以て結胸を成す者を言う。《経》に曰く、「太陽と少陽の併病、心下鞕く、頸項強ばりて眩む者は、慎んで之を下すこと勿かれ(171)」と。此れ、乃ち茈胡桂枝湯の主治する所にして反って之を誤下し以て其の禁を犯せば、則ち熱邪内陥し、水飲と相い結び以て結胸を成し、心下鞕し。又誤下の虚に因りて中気守れざれば、而ち下利止まず。胃土傷を受くれば、則ち水漿下らず。其の人心煩する者は、津液已に竭き、正気散乱すればなり。此れ、結胸を成すと曰うと雖も、陥胸の能く任ずる所に非ず。或は温補を重用し、僥倖を万が一に生ず可きを庶《こいねが》うのみ。方氏曰く、「心煩の下に疑うらくは脱簡有り」と。汪氏以為《おもえ》らく、大抵は其の候不治の証と為すは、亦宜《むべ》ならずや。

喩氏曰く、其の人心煩するは、了ならざるの語に似たり。然して《経》に謂う、「結胸証悉く具わり、躁煩する者は死す（133）」と。意《おも》うに、此れも亦「其の人心煩する者は死す」と謂うか。

【語釈】　○僥倖：思いがけないしあわせ。こぼれざいわい。

【通釈】　これは、太陽と少陽の併病に罹患し、誤下して結胸証を形成する場合を言う。《経》では、「太陽と少陽の併病に罹患し、心下が硬くなり、頸項が強張って眩む場合は、慎んでこれを下すべきでない(171)」と言う。これは、柴胡桂枝湯の主治する所であるが、反ってこれを誤下してその禁忌を犯す場合は、熱邪が内陥し、水飲と相互に結んで結胸証を形成し、心下は硬くなる。また、誤下の虚によって中気が守られなくなると、下痢は停止しなくなる。胃土が損傷を受ける場合は、水漿が下らなくなる。その人が心煩するのは、津液が既に尽き、正気が散乱するからである。これは、結胸証を形成すると言うが、大陥胸湯がよく責任を発揮する所でない。あるいは温補を重用し、思いがけず万が一にも生きることができることを願うだけである。方氏は、「心煩の下に、恐らくは脱簡がある」と言う。汪氏は、大抵はその証候は不治の証であると見なすのは、またもっともなことではないだろうかと思う。

喩氏は言う。その人が心煩するのは、明瞭でない言葉のようである。しかし、《経》では、「結胸証が悉く具わり、煩躁する場合は、死亡する（133）」と言う。思うに、これもまた「その人が心煩する場合は、死亡する」と言うのであろうか。

【解説】　本条文は、太陽と少陽の併病を誤下する場合に発症する結胸証の証候について論述している。

太陽と少陽の併病は柴胡桂枝湯を用いて治療すべきであるが、反って誤下すると、熱邪が内陥し、水飲と相互に結んで結胸証を形成するので、心下が硬くなる。誤下した後、中気が虚して守られなくなると、下痢は停止しなくなる。胃土が損傷を受けると、水漿は下らなくなる。津液が既に尽き、正気が散乱すると、心煩が出現する。本証は、結胸証を形成しているが、大陥胸湯が好ましい所でないので、温補を重用して万が一にも生きることを期待する。

【原文】　脈浮而緊、而復下之、緊反入裏、則作痞。按之自濡、但気痞耳。（151）

【本文】　脈浮にして緊、而るに復た之を下し、緊反って裏に入れば、則ち痞を作す。之を按じて自ら濡なるは、但だ気痞するのみ（濡は音軟）。

【通釈】　太陽の傷寒に罹患して脈は浮で緊になったが、反ってこれを攻下し、緊脈が反って裏に入る場合は、痞証を形成する。これを按じて自ら柔軟であるのは、ただ気が痞えているだけである（濡は音が軟である）。

【本文】　此の章、気痞の証を論じ明かし、以て飲結ぶの痞を分かつなり。「復た」は、「反って」なり。「脈浮にして緊」は、風寒表に在るの診なり。法当に汗を以て解すべし。而るに医反って之を誤下し、則ち緊反って裏に入る者は、前に見わす所の緊脈の邪熱、誤下の虚に因りて裏に陥入して心下痞満を作すなり。銭氏曰く、「此れ、表邪未だ解せざるに因り、誤下して裏虚し、無形の邪気裏に陥入して痞を成すに過ぎざるのみ」と。周氏曰く、「緊去れば、単に浮なり。正しく「緊反って裏に入る」の句に照合す。裏に入れば、痞を為す。故に耑《もっぱ》ら浮を顕《あき》らかにす」と。二説は並びに是なり。然れども但だ是れ熱結ぶのみにして水飲の相い得ること無し。所以に之を按ずるに鞕痛せず、自ら輭《なん》なり。故に曰く、「但だ気痞するのみ」と。濡は輭、軟、耎に同じ、古字通用す。案ずるに、半夏、甘草、生姜の三瀉心湯証は、并びに水熱相い結ぶ。故に皆心下痞鞕して痛む。此の証、惟だ是れ熱結ぶ。故に心下自ら濡にして痛まず。即ち、当に大黄黄連瀉心湯に属すべし。蓋し、経文の「自ら濡」の二字は、乃ち痞鞕に対するの辞なり。前註謂う、「此れ無形の気にして結胸の有形の如くならず」と。廼ち、気痞を以て結胸と対して看るは、妥を欠く。

方氏曰く、濡は、鞕からず、痛まずして柔輭なるを言うなり。痞は、気隔たり通ぜずして痞塞するを言うなり。

隠庵張氏曰く、此れ自り以下は、皆痞証を論ず。

山田宗俊曰く、邪表に在り。而るに反って之を下し、其の人留飲有れば、則ち結胸を成す。飲無ければ、則ち痞を成す。故に「但だ気痞するのみ」と云う。其の「濡云々」の若きは、倶に是れ水飲無しの辞なり。

【通釈】　この章は、気痞の証を論じて明らかにし、これによって飲が結ぶ痞証を区別している。「復た」は、「反って」である。「脈が浮で緊である」は、風寒が表にあることを診断する。道理からすると、汗法を用いて解すべきである。ところが、医者が反ってこれを誤下し、緊が反って裏に入るのは、前に見わしている緊脈の邪熱が誤下の虚によって裏に陥入し、心下痞満を生じることである。銭氏は、「これは、表邪がいまだ解されないことによって、誤下して裏が虚し、無形の邪気が裏に陥入して痞を形成するに過ぎないだけである」と言う。周氏は、「緊が去ると、単に浮だけである。正しく「緊が反って裏に入る」の句に照合する。裏に入ると、痞を生じる。そこで、専ら浮を明らかにする」と言う。二つの説は並びに正しい。しかし、ただこれは熱が結ぶだけであり、水飲を相互に得ることはない。そこで、これを按じても硬痛はなく、自ら柔軟である。そこで、「ただ気が痞えるだけである」と言う。濡は、「輭」「軟」「耎」の字と同じであり、古字は通用する。案じるに、半夏、甘草、生姜の三瀉心湯証は、並びに水と熱が相互に結ぶ。そこで、皆心下が痞硬して痛む。この証は、ただ熱だけが結ぶ。そこで、心下は自ら柔軟であって痛まない。即ち、大黄黄連瀉心湯証に属するはずである。思うに、経文の「自ら濡」の二字は、痞硬に対応する辞である。前の注釈では、「これは無形の気であり、結胸証の有形のようではない」と言う。即ち、気痞を結胸証と対応させて看るのは、妥当性を欠く。

方氏は言う。濡は、硬くはなく、痛みはなく、柔軟であることを言う。痞は、気が隔たって通じなくなり、痞えて塞がることを言う。

隠庵張氏は言う。これより以下は、皆痞証を論じている。

山田宗俊は言う。邪は表にある。ところが、反ってこれを下し、その人に留飲がある場合は、結胸証を形成する。留飲がない場合は、痞証を形成する。そこで、「ただ、気が痞えるだけである」と言う。それが「濡である云々」のようなものは、ともに水飲がない辞である。

【解説】　本条文は、気痞の証について論述している。

「脈浮にして緊」は、風寒が表にあることを診断する。道理からすると、汗法を用いて解するべきである。「復た」は、「反って」である。医者が反ってこれを誤下すると、「緊反って裏に入る」とあるように、緊脈の邪熱が誤下の虚に乗じて裏に陥入し、心下痞満を生じる。本証は、ただ熱が結ぶだけであり、邪熱と水飲が相互に結ぶのではない。そこで、これを按じても硬痛はなく、心下は自ら柔軟である。即ち、経文の「自ら濡」の二字は、痞硬に対応する辞である。また、本証は大黄黄連瀉心湯証に属するはずである。

【原文】　太陽中風、下利、嘔逆、表解者、乃可攻之。其人漐漐汗出、発作有時、頭痛、心下痞鞕満、引脇下痛、乾嘔、短気、汗出不悪寒者、此表解裏未和也。十棗湯主之。(152)

【本文】　太陽の中風、下利、嘔逆し、表解する者は、乃ち之を攻む可し。其の人漐漐として汗出で、発作時有り、頭痛、心下痞して鞕満し、脇下に引きて痛み、乾嘔、短気、汗出でて悪寒せざる者は、此れ表解して裏未だ和せざるなり。十棗湯之を主る（漐は直立の翻。乾は音干）。

【通釈】　太陽の中風に罹患し、下痢し、嘔逆し、表が解される場合は、これを攻めるべきである。その人はじわっと汗が出て、発作に一定の時があり、頭が痛み、心下が痞えて硬く脹満し、脇下に引いて痛み、乾嘔し、息切れがし、汗が出て悪寒がない場合は、表は解されているが、裏はいまだ調和していない。この場合は、十棗湯がこれを主る（漐は直立の翻である。乾は音が干である）。

【本文】　此れ、水邪併せて結びて其の証最も劇しき者を言う。「太陽の中風」より「乃ち之を攻む可し」に至っては、先ず大綱を挙げて、以て水邪相い結ぶ者を論ず。表解して後に攻む可しの意なり。下文は、乃ち其の義を述べて明らかにするなり。太陽の中風にして下は則ち下利し、上は則ち嘔逆すと言えば、此れ水気淫溢《いんいつ》して患いを為すなり。若し表既に解し、速やかに之を攻めず、胃気大いに虚すれば、後は力を為し難し。然して太陽と陽明の合病は、必ず下利（32）、嘔逆（33）す。況や表証に裏虚する者は亦間々之有るをや。何を以て其れ水気の患い為るを知るや。故に更に之を申して明かし、「其の人漐漐として汗出づ」と曰えば、表証に似たり。然して発作に時有れば、則ち邪已に実を成すこと知る可し。頭痛は、是れ表証なり。然して既に悪寒せず、又発熱せざれば、則ち是れ水邪壅閼《ようあつ》し、裏気上に冲《と》びて然らしむ。表に関わるに非ざるなり。乃ち、心下痞鞕して満し、脇下に牽引して痛み、乾嘔し、短気し、汗出でて悪寒せざるは、即ち是れ一団の水邪胸胃に蟠踞して結び、脇下に連なればなり。且つ水勢瀰漫し澼《へき》を卜《あた》うれば、而ち利を為す。飲邪壅がり盛んにして上逆すれば、而ち嘔を為す。水内に伏すれば、則ち気宣通せず。故に短気す。水外に走りて毛竅守れず。故に汗出づ。斯の水飲大いに肆《ほしいまま》に浩浩として禦《ふせ》ぐこと莫し。自ら此の利水の峻剤に非ざれば、豈直ちに其の衝く者を折る可けんや。「汗出でて悪寒せず」の句は、却って上文の「漐漐として汗出づ」の句に応じ、以て再び其の表已に解して病実は裏に属するの義を証するなり。案ずるに、結胸証は、邪胸に結ぶ。此れ、即ち心下、及び脇に在り。但だ其の状は結胸、及び瓜蔕散証（166）と相似して同じならず。病に臨むの際は、宜しく仔細に体認すべし。

程氏曰く、顧みるに、下の一法は、多くは胃実の為にして設く。今邪は胸脇に在り、之を胃に較ぶれば、高下同じならず。況や胃実する者は、邪熱津液を燥乾し、腸胃の中は其の水無きを責むるも、今は則ち邪と液と腸脘に結聚し、其の水多きを責むるをや。故に腸胃を蕩滌するの薬は、倶に取る所無し。故に胸脇の間に蠲飲逐水し、以て下法と為すを取るなり。

尤氏曰く、《金匱》に「飲みて後、水流れて脇下に在り、咳唾引痛するは、之を懸飲と謂う」と云い、又「懸飲を病む者は、十棗湯之を主る」と云う。此れ、心下痞して鞕満し、脇下に引きて痛むは、其れ懸飲為るを知る所以なり。

方氏曰く、此れ、蓋し邪熱、伏飲搏ちて胸脇に満つ。結胸と渉ること近似すと雖も、胃実とは則ち大いに相同せず。

建安許氏曰く、伏飲の証は、雑病より出づ。此れ、傷寒の法の中も亦此の証有るは、何ぞや。其の人本痰疾有り、傷寒に因りて発せられ、或は水湯に傷られ、停まり結びて散ぜず。故に伏飲の証を成すなり。

【語釈】　○淫：あふれる。　○発作に時有り：柯韵伯の《傷寒来蘇集》では、「もしその人が漐漐として汗が出る場合は、表証に似るが、しかし発作に時がある場合は、病は表にない。頭痛は表証であるが、しかし既に悪寒はなく、また発熱せず、ただ心下が痞硬して脹満し、脇下に牽引して痛むのは、心下の水気が反乱し、上は脳を攻めて頭痛がする。…乾嘔し汗が出るのは、邪は表にあるが、しかし汗が出て時があり、更に悪寒はなく、乾嘔し、息切れがするのは、裏症は明らかである。これは、表の風邪は既に解され、裏の水気が調和していないことを見るべきである」とある。　○壅閼：壅は、ふさぐ。閼は、ふさぐ。とどめる。　○澼：さらし打つ。腸の間の水。　○卜：卜は、与える。《傷寒論疏義》では「卜」の字に読めるが、もし「下」の字の誤りである場合は、腸の間の水を下すことを言う。　○浩浩：ひろびろとした水のさま。　○飲みて後云々：《金匱要略・痰飲咳嗽病脈証并治第十二》の第2条を参照。　○懸飲を病む云々：《金匱要略・痰飲咳嗽病脈証并治第十二》の第22条を参照。

【通釈】　これは、水と邪が併せて結び、その証が最も劇しい場合を言う。「太陽の中風」より「即ち、これを攻めるべきである」に至っては、先ず大綱を挙げて、水と邪が相互に結ぶ場合を論じている。表が解された後に攻めるべきであるの意である。下文は、その義を述べて明らかにする。太陽の中風に罹患し、下は下痢し、上は嘔逆すると言えば、水気が溢れて患いを生じている。もし表は既に解されているが、速やかにこれを攻めず、胃気が大いに虚す場合は、その後は力を発揮し難い。しかも太陽と陽明の合病は、必ず下痢し（32）、あるいは嘔逆（33）する。ましてや表証に裏が虚す場合はまた間々これがあるのはなおさらである。何によってそれが水気の患いであることを知るのであろうか。そこで、更にこれを述べて明らかにし、「その人は漐漐としてじわっと汗が出る」と言えば、表証に類似するが、しかし発作に時がある場合は、邪は既に実を形成していることを知るべきである。頭痛は、表証である。しかし、既に悪寒がなく、また発熱しない場合は、水邪が塞ぎ、裏気が上に衝いてそのようにする。表に関わるのではない。即ち、心下が痞硬して脹満し、脇下に牽引して痛み、乾嘔し、息切れがし、汗が出て悪寒がしなくなるのは、一団の水邪が胸と胃に蟠踞して結び、脇下に連なるからである。しかも水の勢いが瀰漫し腸の中の水を下すと、下痢になる。飲邪が塞がり盛んになって上逆すると、嘔吐する。水が内に伏する場合は、気が宣通しなくなる。そこで、息切れがする。水が外に走って毛竅が守られなくなる。そこで、汗が出る。この水飲は大いに肆《ほしいまま》に広々と溢れて禦《ふせ》ぐことがない。自らこの利水の峻剤でなければ、どうして直ちにその衝き挙げるのを折ることができようか。「汗が出て悪寒しない」の句は、反って上文の「じわっと汗が出る」の句に対応し、これによって再びその表は既に解され、病は実際は裏に属している義を明らかにしている。案じるに、結胸証は、邪が胸に結ぶ。これは、心下、および脇にある。ただ、その性状は、結胸証、および瓜蔕散証（166）に類似するが、同じでない。病に臨む際は、仔細に身体全体で確認すべきである。

程氏は言う。顧みるに、攻下の方法は、多くは胃実証のために設けられている。今邪は胸脇にあり、これを胃に比較すると、高下は同じでない。ましてや胃が実する場合は、邪熱が津液を乾燥させ、胃腸の中ではそれに水がないことを責めるが、今は邪と液が腸脘部に結集し、それに水が多いことを責めるのはなおさらである。そこで、胃腸を除き去る薬は、ともに取る所がない。そこで、胸脇の間に飲を除いて水を逐い、これによって攻下する方法とするのを取る。

尤氏は言う。《金匱要略》に「水を飲んだ後、水が流れて脇下にあり、咳をし、唾が出て、脇に引いて痛むのは、これを懸飲と言う」と言い、また「懸飲を病む場合は、十棗湯がこれを主る」と言う。これは、心下が痞えて硬く脹満し、脇下に引いて痛むのは、それが懸飲であることを知る理由である。

方氏は言う。これは思うに邪熱と伏飲が搏って胸脇に満ちる。結胸証と渉って類似するが、胃実証とは大いに同じでない。

建安許氏は言う。伏飲の証は、雑病より出る。このように、傷寒の法の中にもまたこの証があるのは、どうしてであろうか。その人は元々痰疾があり、傷寒によって発せられ、あるいは水や湯に傷られ、停まり結んで散じなくなる。そこで、伏飲の証を形成する。

【本文】　十棗湯方

芫花（熬る）　甘遂　大戟

右三味、等分し、各々別に擣きて散と為す。水一升半を以て、先ず大棗の肥なる者十枚を煮て、八合を取り、滓を去り、薬末を内る。強人は一銭匕を服し、羸人は半銭を服し、之を温服す。平旦に服す。若し下少なく病除かれざる者は、明日更に服し、半銭を加う。快下利を得たる後は、糜粥もて自らを養う。

【通釈】　十棗湯方

芫花（熬る）　甘遂　大戟

右の三味を等分し、各々別に擣いて散とする。水一升半を用い、先ず大棗の肥えたもの十枚を煮て八合を取り、滓を除き、薬の粉末を入れる。身体の頑丈な人は一銭匕を服用し、痩せた人は半銭を服用し、これを温服する。早朝に服用する。もし下痢が少なく、病が除かれない場合は、明日更に服用し、半銭を加える。快い下痢を得た後は、薄い粥を食べて養生する。

【本文】　此れ、水邪充斥して患いを為す。最も猛《たけ》く速やかに之を蠲《けん》除しなければ、則ち中気支えられず、亡は立ちどころに待つ可し。而も亦尋常の滲泄の品の能く治する所に非ず。故に此の駃《けつ》峻の剤を選びて以て直ちに之を折る。甘遂、大戟、芫花は、皆辛苦気寒、利水の至って鋭き者なり。並びに挙げて之に任ずれば、溝渠《きょ》径隧《すい》は達せざる処無く、一挙にして水の患い平らぐ可し。大棗十枚は、乃ち大陥胸丸（131）の白蜜と意を同じくし、且つ土気を補いて以て毒勢を殺《へら》して破結し、仍お是れ和中して其れをして胃に傷有らしめず。此れ、仲景立方の善を尽くすなり。

陶氏曰く、方家に云う所の等分なる者は、分両の分に非ず、諸薬の斤両の多少は皆同じなるを謂うのみ。先ず病の大小、須うる所の軽重を視て、乃ち意を以て之が羸痩劣を裁つなり（《五常政大論》に「毒に能《た》うる者は、厚薬を以てし、毒に能えざる者は、薄薬を以てす」と。新校正に云う、「按ずるに、《甲乙経》は、「胃厚く、色黒く、大骨肉肥なる者は、皆毒に勝つ。其の痩せて薄き胃の者は、皆毒に勝たず」と云う」と。案ずるに、此れも亦是の段の強人、羸人の義なり。存して参す）。

劉茝庭曰く、平旦に服すは、諸家解無し。蓋し、陰気未だ動かず、飲食未だ進めざる時は、薬力は以て結を潰《つぶ》し易し。《本草経》に曰く、「病四肢、血脈に在る者は、宜しく空腹にして旦に在るべし」と。陶隠居曰く、「毒利薬は、皆須く空腹にすべし」と。孫真人曰く、「凡そ利薬を服するは、侵早を得んと欲す」と。並びに宜しく参《まじ》え商《はか》るべし。案ずるに、《釈名》に「糜は、米を煮て糜爛せしむるなり。粥は、糜より濯《たく》にして粥《しゅく》粥然なり」と。《左伝》昭七年の注に、「稠なる者は糜と曰い、淖《どう》なる者は粥なり」と。糜粥もて自ら養う者は、胃気を養うなり。此の薬峻厲にして脾胃を傷ること有るを恐るるが故のみ。

隠庵張氏曰く、糜粥もて自ら養う者は、其の胃気を養うなり。此れを観れば、則ち凡そ痞鞕を攻むる者は、実証有りと雖も、須く其の脾胃の土気を顧みるべきなり。

銭氏曰く、方書を参え攷うるに、控涎丹、小胃丹、舟車丸、神祐丸等の法は後賢の変通の法と雖も、然れども皆之を此に本づく。

【語釈】　○蠲：のぞく。除去する。　○溝渠：みぞ。　○径隧：みち。　○羸痩劣：羸は、よわい。つかれる。痩は、やせる。劣は、おとる。　○能：耐える。　○侵早：早朝。　○濯：水の形容。　○粥粥：ぐにゃぐにゃしているさま。　○淖：どろどろしたもの。　○変通：物事に応じて変化して、何事もうまくいくこと。

【通釈】　これは、水邪が充斥して患いを生じている。最も猛烈で速やかにこれを除去しない場合は、中気が支えられなくなるので、立ちどころに死亡するのを待つべきである。しかもまた通常の滲泄する品がよく治療する所でない。そこで、この俊敏な方剤を選んで直ちにこれを折る。甘遂、大戟、芫花は、皆辛苦、気寒であり、利水の至って鋭い品である。並びに挙げてこれに任せると、みぞやこみちは到達しない所がなく、一挙にして水の患いを平らげることができる。大棗十枚は、大陥胸丸（131）の蜂蜜と意が同じであり、かつ土気を補い毒勢を減らして結を破り、なお中焦を調和して胃を損傷させなくする。このように、仲景は立方の最善を尽くしている。

陶氏は言う。処方をする人が言う所の等分は、分両の分ではなく、諸薬の斤両の多少が皆同じであることを言うだけである。先ず病の大小や用いる所の軽重を視て、心をもって病人が弱いのか、痩せているのか、劣っているのかを裁定する（《素問・五常政大論》では「毒をもつ薬物に耐えられる人は、味や性が厚い薬を用い、毒をもつ薬物に耐えられない人は、味や性の薄い薬を用いる」とある。新校正では、「按じるに、《甲乙経》では、「胃が厚く、色が黒く、大骨の肉が肥えた人は、皆毒に勝つ。痩せて胃が薄い人は、皆毒に勝てない」と言う」と言う。案じるに、これもまたこの段落の身体の強い人と痩せた人の義である。この内容を遺して参考にする）。

劉茝庭は言う。早朝に服用するのは、諸家は解釈がない。思うに、陰気がいまだ動かず、飲食をいまだ進めない時は、薬力は結を潰《つぶ》し易い。《本草経》では、「病が四肢や血脈にある場合は、空腹で早朝に服用すべきである」と言う。陶隠居は、「毒性のある通利薬は、皆空腹に服用すべきである」と言う。孫真人は、「およそ通利薬を服用するには、早朝を選びたいものである」と言う。並びに参考にして計るべきである。案じるに、《釈名》では、「糜は、米を煮て糜爛させたものである。粥は、糜よりはみずみずしく、ぐにゃぐにゃである」とある。《左伝》の昭七年の注釈では、「粘稠なものは糜と言い、どろどろしたものは粥である」とある。糜粥を用いて自ら養うのは、胃気を養うことである。この薬は作用が俊敏で激しく、脾胃を損傷することがあるのを恐れるからである。

隠庵張氏は言う。糜粥を用いて自ら養うのは、その胃気を養うことである。これを観ると、およそ痞硬を攻める場合は、実証があっても、その脾胃の土気を顧みるべきである。

銭氏は言う。方書を参照して考えると、控涎丹、小胃丹、舟車丸、神祐丸などの方法は後賢の変通の方法であるが、しかし皆ここに基づいている。

【解説】　本条文は、水と邪が併さって結び、病証が最も劇しくなる懸飲証の証候と治療法について論述している。

冒頭の「太陽の中風」より「乃ち之を攻むべし」に至っては、水と邪が相互に結ぶ大綱を挙げ、表証が解された後に始めて攻めるべきである意を示している。太陽の中風に罹患し、水気が溢れて患いとなると、下は下痢し、上は嘔吐する。「其の人漐漐として汗出づ」は、表証に類似するが、発作に時があるので、邪は既に実を形成している。頭痛は表証を表わすが、悪寒がなく、発熱しないので、表証による頭痛ではない。即ち、水邪が塞ぎ、裏気が上に衝くと、頭痛がする。水邪が胸と胃に蟠踞して結び、脇下に連なると、心下が痞硬して脹満し、脇下に牽引して痛み、乾嘔し、息切れがし、悪寒がしなくなる。水の勢いが瀰漫し、腸の中の水が下ると、下痢になる。飲邪が塞がり盛んになって上逆すると、嘔吐する。水が内に潜伏し、気が宣通しなくなると、息切れがする。水が外に走り、毛竅が守れなくなると、汗が出る。「汗出でて悪寒せず」の句は、「漐漐として汗出づ」の句に対応する。本証は、表が既に解され、病は裏に属する懸飲を発症した状態にある。そこで、利水の峻剤である十棗湯を用いて蠲飲逐水する。

十棗湯は、甘遂、大戟、芫花、大棗の四味からなる処方である。方中の甘遂、大戟、芫花は、いずれも辛苦、気寒であり、利水の至って鋭い品であるので、水が充斥した患いを一挙に平らげる。大棗十枚は、土気を補い、毒の勢いを減らして結を破り、中焦を調和して峻剤が胃を損傷するのを予防する。本方を服用した後、快い下痢が出現する場合は、稀薄な粥を用いて胃気を養う。

【原文】　太陽病、医発汗、遂発熱、悪寒。因復下之、心下痞。表裏倶虚、陰陽気並竭、無陽則陰独。復加焼針、因胸煩。面色青黄、膚瞤者、難治。今色微黄、手足温者、易愈。(153)

【本文】　太陽病、医汗を発するも、遂に発熱、悪寒す。因りて復た之を下し、心下痞す。表裏倶に虚し、陰陽の気並びに竭き、陽無ければ則ち陰独りなり。復た焼針を加え、因りて胸煩す。面色青黄、膚瞤する者は、治し難し。今色微黄、手足温なる者は、愈え易し（瞤は儒潤の翻）。

【通釈】　太陽病に罹患し、医者は発汗したが、なお発熱と悪寒が持続した。これによってまたこれを攻下し、心下痞が発生した。表裏がともに虚し、陰陽の気が並びに尽き、陽はなく、陰だけがある。また、焼針を加え、これによって胸中に煩熱が出現した。顔面の色調が青黄色であり、膚が震える場合は、治療は困難である。今顔面の色調が微かに黄色であり、手足が温かい場合は、治癒し易い（瞤は儒潤の翻である）。

【本文】　此の節、亦心下痞を論ず。誤治に因り、陽虚する者なり。言うは、太陽病、医汗を発す。而して其の法を失し、遂に発熱悪寒す。遂なる者は、事を継ぐの辞、以て寒熱尚罷まずして表証未だ全く解せざるを見わすなり。汗して後始めて此の証有るに非ざるなり。又医誤認して裏証と為し、因りて復た之を下せば、則ち表邪内陥し、心下に結びて痞を為す。此れ、誤汗して其の表を虚し、誤下して其の裏を虚し、内外陽を亡うを以ての故に「表裏倶に虚し、陰陽の気並びに竭く」と曰うなり。「陰陽」の二字は、蓋し上文の「表裏」の字を承けて来る。而も経文は耑《もっぱ》ら「陽」の字を重んず。猶「陽気虚竭す」と言うがごときなり。故に曰く、「陽無ければ則ち陰独りなり」と。是れ《太陽中篇》に「陽盛んなれば則ち衄せんと欲し、陰虚すれば小便難し（111）」と曰い、而して其の下文に「陰陽倶に虚竭すれば」と曰うは、文意を同じくす。諸註は糊塗として倶に不通に属す。此の証、復た誤って焼針を加うれば、則ち火邪内攻し、因りて胸煩を致すなり。此れ、数しば誤治を経て、現証錯粿《じゅう》し、変壊極まる。証に臨むの際は、最も手を措き難しと為す。然れども精察せざる可からざるなり。若し面色青黄、膚肉瞤動する者は、胃気敗絶し、筋脈養を失い、生機殆ど熄む。故に「治し難し」と云う。若し面色微黄、手足温なる者は、胃中の真陽、幸いに未だ澌《し》滅せず、温経復陽の治は、庶くば施す可し。故に「治し易し」と云う。然らば則ち仲景之を「治し易し」と謂う者は、真に「治す可し」と曰うに非ざるなり。蓋し、是れ死証の中に就いて其の生機有るを示し、以て主治する者を戒むる、契然とす可からざるの辞なり。後人、凡そ此れ等の証に遇えば、詳審を加えず、概ね之を命に委ね、乃ち治法無しと言う。豈古人丁寧深切の意ならんや。

隠庵張氏曰く、本経に多く論を立てて方無き者有り、医の汗下を借りて説辞を為す者有り、多くは意は言外に在り。論を読む者は、当に活溌溌に看去すべし。若し眼に留着すれば、便ち糟粕を成す。方剤を補い立つるが如きは、何ぞ懸《けん》瘤に異ならんや。

【語釈】　○糊塗：あいまいにする。ぼんやりしたさま。《傷寒論疏義》では「湖塗」に作るが、「糊塗」に改める。　○錯糅：錯は、まじる。糅は、まじる。まぜる。　○澌：つきる。　○契：ちぎる。約束する。　○深切：ぴったりとあてはまる。非常に丁寧である。　○説辞：言語。言論。　○活溌溌：活溌溌地の略。極めて勢いがよくいきいきとしている。　○看去：看は、みる。去は、…しようとする。　○懸：ぶらさがる。

【通釈】　この節は、また心下痞を論じている。誤治によって陽が虚す場合である。ここで言う内容は、太陽病に罹患し、医者は発汗した。しかし、その方法を誤り、遂に発熱と悪寒が出現した。「遂に」は事を継ぐ辞であり、これによって寒熱がなお停止せず、表証はいまだ全く解されていないことを見わしている。発汗した後に始めてこの証があるのではない。また、医者が誤認して裏証とし、これによってまたこれを攻下する場合は、表邪が内陥し、心下に結んで痞証を生じた。これは、誤汗してその表を虚し、誤下してその裏を虚し、内外の陽を亡うので、「表裏がともに虚し、陰陽の気が並びに尽きる」と言う。「陰陽」の二字は、思うに上文の「表裏」の字を承けて来ている。しかも経文では専ら「陽」の字を重視する。丁度「陽気が虚竭する」と言うようなものである。そこで、「陽がなく、陰だけである」と言う。これは、《太陽中篇》に「陽が盛んである場合は鼻血が出そうになり、陰が虚す場合は小便が困難になる（111）」と言い、その下文に「陰陽がともに虚竭する」と言うのは、文の意義が同じである。諸々の注釈はあいまいで、ともに通じない。この証にまた誤って焼針を加える場合は、火邪が内を攻め、これによって胸煩が引き起こされる。これは、屢々誤治を経て、現われる証が混ざり、変証の壊病が極まっている。証に臨む時は、最も手を措き難い。しかし、精しく観察しない訳にはいかない。もし顔面の色調が青黄色になり、皮膚や肉が震える場合は、胃気が敗絶し、筋脈が濡養されず、生機は殆ど熄んでいる。そこで、「治療し難い」と言う。もし顔面の色調が微かに黄色になり、手足が温かい場合は、胃の中の真陽は幸いにいまだ尽きて消滅していないので、経を温めて陽を回復させる治療は、願わくば施すべきである。そこで、「治療し易い」と言う。そうであれば、仲景がこれを「治療し易い」と言うのは、真に「治療することができる」と言うのではない。思うに、死証の中についてそれに生機があることを示し、これによって主治する者を戒める、約束することのできない辞である。後人は、およそこれらの証に遇うと、更に詳らかにせず、概ねこれを天命に委ね、治療法はないと言う。なんと古人は丁寧なのであろうか。

隠庵張氏は言う。本経では、多くの所で論を立てて処方がない場合があり、医者の汗法や下法を借りて言論する場合があるが、多くは意は言外にある。論を読む者は、活き活きとして見ようとすべきである。もし一か所に心が奪われる場合は、つまらないものを生じることになる。方剤を補って立てるようなものは、どうしてぶら下がった瘤と異なることがあろうか。

【解説】　本条文は、誤治後に出現する陽虚を伴う心下痞の証候と予後について論述している。

太陽病に汗法を使用したが、方法を誤ると、遂に発熱と悪寒が停止せず、表証は全く解されなくなる。「遂に」は、事を継ぐ辞である。また、医者が裏証と誤認して攻下すると、表邪が内陥し、心下に痞証が発生する。本証では、「表裏倶に虚し、陰陽の気並びに竭く」とあるように、誤汗して表を虚し、誤下して裏を虚し、内外の陽が亡われた状態にある。「陰陽」の二字は専ら「陽」の字を重視し、「陽無ければ則ち陰独りなり」と言う。更に誤って焼針を加えると、火邪が内攻するので、胸煩が引き起こされる。もし顔面の色調が青黄色になり、皮膚や肉が震える場合は、胃気が敗絶し、筋脈が濡養されず、生機が殆ど熄んでいるので、治療は困難になる。もし顔面の色調が微かに黄色になり、手足が温かい場合は、胃の中の真陽はまだ消滅していないので、温経復陽の治療法を施すべきである。そこで、「治し易し」と言うのは、誠に治療をすることができることを示すのではなく、死証の中に生きる機転があることを示している。

【原文】　心下痞、按之濡、其脈関上浮者、大黄黄連瀉心湯主之。(154)

【本文】　心下痞し、之を按じて濡、其の脈関上浮の者は、大黄黄連瀉心湯之を主る（濡と軟は通ず）。

【通釈】　心下が痞え、これを按じると柔軟であり、その脈は関上で浮になる場合は、大黄黄連瀉心湯がこれを主る（濡と軟は通用する）。

【本文】　此れ、却って前段の「脈浮にして緊」の章（151）を承けて、以て気痞の証治を論ず。「心下痞し、之を按じて濡」は、乃ち前の所謂「之を按じて自ら濡なるは、但だ気痞するのみ」是れなり。関上浮の者は、即ち前の所謂「緊反って裏に入る」の義なり。関上は、即ち関脈なり。脈、関上を見わす者は、痞心下に在るを以てなり。気痞して濡なるを以てするは、浮なる所以なり。然して痞の濡は、熱聚まるに由るなり。故に黄連を用いて之を清す。上に於いて聚まるは、気なりと雖も、痞すれば則ち固し。故に大黄を用いて之を傾く。下に於いては是の湯、意は疏泄に在りて攻下に在らず。蓋し、其の脈沈緊ならずして浮なれば、則ち是れ結ぶ所の熱も亦浅く、未だ峻利す可からざるなり。

尤氏曰く、成氏の所謂虚熱なる者は、燥屎に対して言うなり。陰虚、陽虚の謂いに非ず。蓋し、熱邪裏に入り、糟粕と相い結べば、則ち実熱と為す。糟粕と相い結ばざれば、則ち虚熱と為す。本方、大黄、黄連を以て剤と為して枳、朴、芒硝を用いざる者は、蓋し泄熱を以てし、蕩実を以てするに非ざればなり。

銭氏曰く、大承気の陽明の証を治するは、邪熱胃に帰り、燥屎搏結し、復た伝うる所無きを以ての故に、大黄、芒硝、枳実、厚朴を以て専ら胃実を治す。大陥胸の結胸を治するも亦太陽の表邪誤下して陥入し、熱邪と水邪と並びに結ぶに因るが故に、熱実を攻めて兼ねて飲を導く。十棗湯の痞を攻むるは、表邪已に解し、熱邪裏に入るに非ず、水飲胸脇の間に停蓄するを以ての故に、大黄を用いて熱を攻めず、但だ大戟、芫花、甘遂を以て蠲飲泄水するのみ。皆実を攻むるの法なり。夫れ大黄黄連瀉心湯の若き者は、傷寒、欝熱の邪誤下して裏に入りて心下に痞塞するに因り、之を按じて濡と雖も、無形の気痞に属す。然して終に是れ熱邪なり。故に大黄の苦寒を用いて之を泄して胃分の熱邪を攻め、黄連の苦寒もて之を開きて以て中焦の欝熱を除き、而して痞を傾かすの功を成す。五等の瀉心の中に在りては、独り熱を攻むるの剤と為すなり。

【語釈】　○関上浮の者：銭天来の《傷寒溯源集》では、「その脈が関上で浮であるのは、浮は陽邪であり、浮は上にあることを主り、関は中焦であり、寸は上焦であり、邪が中焦にあるので、関上は浮になる」とある。　○成氏の所謂虚熱：成無已の《注解傷寒論》では、「心下が固く、これを按じて痛み、関脈が沈である場合は、実熱である。心下が痞し、これを按じると濡であり、その脈は関上が浮である場合は、虚熱である。大黄黄連湯は、これによってその虚熱を導く」とある。

【通釈】　これは、反って前の段落の「脈が浮で緊」の章（151）を承けて、気痞の証候と治療法を論じている。「心下が痞え、これを按じると柔軟である」は、前のいわゆる「これを按じて自ら柔軟であるのは、ただ気が痞えるだけである」がこれである。関上が浮であるのは、前のいわゆる「緊が反って裏に入る」の義である。関上は、関脈である。脈が関上に見われるのは、痞が心下にあるからである。気が痞えて柔軟になるのは、脈が浮になる理由である。そして痞が柔軟であるのは、熱が集まることによる。そこで、黄連を用いてこれを清する。上において集まるのは、気であるが、痞える場合は固い。そこで、大黄を用いてこれを傾ける。下においては、この湯の意は疏泄にあって攻下にない。思うに、その脈が沈緊でなく浮である場合は、結ぶ所の熱もまた浅いので、いまだ峻利すべきでない。

尤氏は言う。成氏のいわゆる「虚熱」は、燥屎に対して言う。陰虚や陽虚を言うのではない。思うに、熱邪が裏に入り、糟粕と相互に結ぶ場合は、実熱となる。糟粕と相互に結ばない場合は、虚熱となる。本方は、大黄と黄連をもって方剤とするが、枳実、厚朴、芒硝を用いないのは、思うに泄熱するからであり、蕩実するのではないからである。

銭氏は言う。大承気湯が陽明の証を治療するのは、邪熱が胃に帰り、燥屎が搏って結び、また伝わる所がないので、大黄、芒硝、枳実、厚朴を用いて専ら胃実証を治療する。大陥胸湯が結胸証を治療するのもまた太陽の表邪を誤下して邪が陥入し、熱邪が水邪と並びに結ぶことが原因であるので、熱実証を攻めて兼ねて飲を導く。十棗湯が痞を攻めるのは、表邪が既に解され、熱邪が裏に入るのではなく、水飲が胸脇の間に停まり蓄積するので、大黄を用いて熱を攻めず、ただ大戟、芫花、甘遂を用いて蠲飲泄水するだけである。皆実を攻める方法である。そもそも大黄黄連瀉心湯のようなものは、傷寒で欝熱の邪が誤下して裏に入って心下に痞塞することが原因であり、これを按じると柔軟であるが、無形の気痞に属している。しかし、終にこれは熱邪である。そこで、大黄の苦寒を用いてこれを泄らして胃分の熱邪を攻め、黄連の苦寒でこれを開いて中焦の欝熱を除き、痞を傾ける効能を形成する。五種類の瀉心湯類の中にあっては、独り熱を攻める方剤である。

【本文】　大黄黄連瀉心湯方

大黄（二両）　黄連（一両）　黄芩（一両。○旧本は脱す。宋臣既に其の誤

りを遺すを疑う。今《金匱》及び附子瀉心湯方に據りて之を攷うるに、明らかに脱落に係る。因りて竊かに改訂す）

右三味、麻沸湯二升を以て之を漬《ひた》し、須臾に絞りて滓を去り、分かち温め再服す（絞は古巧の翻）。

【通釈】　大黄黄連瀉心湯方

大黄（二両）　黄連（一両）　黄芩（一両。○旧本では脱落している。宋臣は、既に誤りを遺していることを疑っている。今《金匱要略》、および附子瀉心湯方によってこれを考えると、明らかに脱落に係わる。これによって窃かに改訂する）

右の三味に麻沸湯二升を用いてこれを浸し、しばらくして絞って滓を除き、二回に分けて温めて服用する（絞は古巧の翻である）。

【本文】　此れ、気聚まるの痞を治して飲結ぶの痞に非らず。故に一味の飲を滌くの薬を用いずして専ら苦寒を以て疊《じょう》用し、且つ沸湯もて之を漬し、絞りて滓を去り服する者は、僅かに其の無形の気を得て、其の有形の味を重んぜず、痞を攻むと云うと雖も、其の用いて攻むるの妙は、思議す可からず。後人、此の方を用いて未だ能く細玩して其の法を得ず、竟に煎じて之を服するは、大いに仲景の旨に悖る。

方後の麻沸湯は、熱湯の滾《こん》沸すること麻子の如きを以ての故に名づく。猶蟻《ぎ》鼻《び》、蟹《かい》眼の類なり。《総病論》に云う、「蝦《か》眼沸湯一升を以て之を漬す」と。

尤氏曰く、麻沸湯なる者は、水を煮て小しく沸かすこと麻子の如し。即ち、薬を煮て薬力を尽くせしめざるを以てなり。

周氏曰く、麻沸湯を以て之を漬し、復た久しからずして即ち去る。其の気味の出づること軽くして且つ活なり。大力の体を以て軽清の用を為す。聖人に非ざれば、其れ孰《いず》れか之を能くせん。

松陵徐氏曰く、此れも又法の最も奇なる者なり。煎を取らずして泡を取り、其の軽揚清淡を欲して以て上焦の邪を滌く。

【語釈】　○疊用：重ねて使用する。　○思議：おもいはかる。心で思い、口で議論する。　○滾沸：水がさかんにわき出る。　○麻子：麻《あさ》の実。　○蟹眼：湯のわきたつ時の小さいあわ。

【通釈】　これは気が集まる痞を治療し、飲が結ぶ痞ではない。そこで、一味の飲を除く薬も使用せず、専ら苦寒を重ねて使用し、かつ沸騰した湯を用いてこれを漬し、絞って滓を除いて服用するのは、僅かにその無形の気を得るのであり、その有形の味を重じることはなく、痞を攻めると言うが、それを用いて攻める妙味は思い議ることができない。後人はこの処方を用いるが、いまだよく細かに玩味してその道理を得ておらず、遂に煎じてこれを服用するのは、大いに仲景の旨に悖っている。

方後の麻沸湯は、熱湯が盛んに湧き上がるのが麻《あさ》の実のようであるので、このように名づける。丁度蟻鼻《ぎび》や蟹眼《かい》の類のようなものである。《総病論》では、「蝦《か》眼の沸湯一升を用いてこれを漬す」と言う。

尤氏は言う。麻沸湯は、水を煮て小し沸騰するのが麻の実のようなものである。即ち、薬を煮て薬力を尽くさせないからである。

周氏は言う。麻沸湯をもってこれを漬し、また久しくなく直ちに取り除く。その気味が出るのは、軽くてかつ活き活きとしてる。大きな力の出る体であるが、軽く清する作用を発揮する。聖人でなければ、誰がこれをよくすることがあろうか。

松陵徐氏は言う。これもまた方法が最も奇妙なものである。煎を取らずに泡を取り、それが軽く揚《あ》がり清らかで淡白であるのを望み、これによって上焦の邪を除去する。

【解説】　本条文は、第151条を承けて、気痞の証候と治療法を論述している。

「心下痞し、之を按じて濡」は、第151条の「之を按じて自ら濡なるは、但だ気痞するのみ」に対応する。「関上浮」は、第151条の「緊反って裏に入る」に対応する。関上は、関脈である。即ち、痞が心下に生じ、気が痞えると、脈は関部で浮になる。熱だけが集まると、心下は柔軟になる。本証は、脈が浮であり、心下に結んだ熱が浅いので、治療は峻利すべきでない。そこで、大黄黄連瀉心湯を用いて熱を清して痞を傾ける。

大黄黄連瀉心湯は、気が集まる痞を治療し、飲が結ぶ痞を治療しない。そこで、飲を除く薬物は使用せず、専ら苦寒の品を重ねて使用し、沸騰した湯に漬けて絞り、滓を除いて服用し、軽く揚がり清らかで淡白である無形の気を得て邪熱を除去する。

【原文】　心下痞、而復悪寒、汗出者、附子瀉心湯主之。(155)

【本文】　心下痞して復た悪寒し、汗出づる者は、附子瀉心湯之を主る。

【通釈】　心下が痞え、また悪寒がし、汗が出る場合は、附子瀉心湯がこれを主る。

【本文】　此れ、前条（154）の証にして更に表陽虚を兼ぬる者なり。言うは、前段、心下痞し、之を按じて濡、関脈浮の者は、当に大黄黄連瀉心湯を与えて心下の虚熱を瀉すべし。若し其の人復た悪寒して汗出で、証は陽虚し不足するを兼ぬれば、又須く附子を加えて以て表陽の気を復す。夫れ心下痞する者は、三黄を舎いては別に熱を蕩《のぞ》くの法無く、因りて邪熱は此れに非ざれば祛《さ》らず。而して悪寒し、汗出づるは、陽虚し亡わんと欲するの漸《ぜん》有り、附子に非ざれば則ち固まらず。蓋し、病表裏は情を異にす。故に治も亦寒温互用し攻補並施し、痞をして開かしむれば、而ち汗自ら収まり、裏熱消えて外寒去る。斯れ詎《なん》ぞ神ならずや。

程氏曰く、「傷寒、大いに下して後、復た汗を発し、心下痞し、悪寒する者は、表未だ解せざるなり。痞を攻む可からず。当に先ず表を解すべし。表解すれば、乃ち痞を攻む可し。表を解するには桂枝湯に宜しく、痞を攻むるには大黄黄連瀉心湯に宜し（164）」は、此の条と宜しく参看すべし。彼の条は何を以て桂枝を主として解表し、此の条は何を以て附子を主として回陽するや。彼の条は、汗を発し、汗未だ出でずして原来の悪寒罷まざるに縁る。故に之を表に属す。此の条、汗已に出で、悪寒已に罷み、而る後に復た悪寒し、汗出づ。故に之を虚に属す。凡そ論中の文字を看るは、須く異同の処に於いて細細に参じえて攷え、互いに勘《かんが》え、方《まさ》に法を立てて処方するの意を得るべきのみ。

【語釈】　○漸：きざし。　○細細：細かなさま。

【通釈】　これは、前の条文（154）の証で更に表陽虚を兼ねる場合である。ここで言う内容は、前の段落で心下が痞え、これを按じると柔軟であり、関脈が浮である場合は、大黄黄連瀉心湯を与えて心下の虚熱を瀉すべきである。もしその人はまた悪寒がして汗が出、証は陽が虚して不足するのを兼ねる場合は、また附子を加えて表陽の気を回復させる。そもそも心下が痞える場合は、大黄、黄連、黄芩からなる三黄を舎いては別に熱を除く方法がなく、これによって邪熱はこれでなければ去らない。そして悪寒がし、汗が出るのは、陽が虚して亡われようとする兆しがあり、附子でなければ固まらない。思うに、病は表裏が情を異にしている。そこで、治療もまた寒温を互いに用い、攻補を並びに施し、痞を開かせると、汗は自ら収まり、裏熱は消え、外の寒えは去る。これは、どうして神のようでないことがあろうか。

程氏は言う。「傷寒に罹患し、大いに攻下した後、また発汗し、心下が痞え、悪寒がする場合は、表はいまだ解されていない。痞を攻めるべきでない。先ず表を解すべきである。表が解される場合は、痞を攻めるべきである。表を解するには桂枝湯を用いるのがよく、痞を攻めるには大黄黄連瀉心湯を用いるのがよい（164）」は、この条文と参じえて看るべきである。彼の条文はどうして桂枝を主として解表し、この条文はどうして附子を主として回陽するのであろうか。彼の条文は、発汗し、汗はいまだ出ず、元々あった悪寒が停止しないことによる。そこで、これを表に属する。この条文は、汗が既に出て、悪寒が既に停止し、その後また悪寒がし、汗が出る。そこで、これを虚に属する。およそ本論の中の文字を看る場合は、異同のある所において詳細に参照して考え、互いに勘考し、まさに道理を立てて処方する意を獲得すべきである。

【本文】　附子瀉心湯方

大黄（二両）　黄連（一両）　黄芩（一両）　附子（二枚、炮じ、皮を去り、破り、別に煮て汁を取る。○中西子文曰く、「此れ附子を煮るも、水率を言わず。疑うらくは、是れ脱文ならん」と）

右四味、三味を切り、麻沸湯二升を以て之を漬し、須臾にして絞り滓を去り、附子汁を内れ、分かち温め再服す。

【通釈】　附子瀉心湯方

大黄（二両）　黄連（一両）　黄芩（一両）　附子（二枚、炮じ、皮を除き、破り、別に煮て汁を取る。○中西子文は、「これは附子を煮るが、水の割合を言わない。恐らくは、文章が脱落している」と言う）

右の四味を用い、三味を切り、麻沸湯二升を用いてこれを漬し、しばらくして絞って滓を除き、附子汁を入れ、二回に分けて温めて服用する。

【本文】　此れ、寒熱並用し、邪正兼治の法なり。三黄は以て心下の痞を瀉し、附子は真陽の気を扶く。而して妙義は尤も煎法に在り。附子は別に煮て汁を取るは、蓋し各々其の事を行うの義を取ればなり。此れ、瀉心と曰うと雖も、熱を攻むるの中に即ち陽を護るの力を具う。故に附子を以て湯を名づく。

尤氏曰く、此の証、邪熱有余にして正陽不足す。設し邪を治して正を遺せば、則ち悪寒益々甚だし。或は補陽して熱を遺せば、則ち痞満愈々増す。此の方、寒熱補瀉並びに投じ、互いに治するは、誠に已むを得ざるの苦心なり。然して法以て之を制すること無からしめ、鮮《あきら》らかに混ぜざれば而ち功無し。方に麻沸湯を以て寒薬を漬け、別に附子を煮て汁を取り、合和して与え服すれば、則ち寒熱其の気を異にし、生熟其の性を異にし、薬は同じく行ると雖も、功は則ち各々奏す。乃ち、先聖の妙用なり。

松陵徐氏曰く、此の法更に精し。附子は煎を用い、三味は泡を用い、陽を扶け其の熟を欲すれば、而ち性重し。痞を開き其の生を欲すれば、而ち性軽きなり。

【語釈】　○其の熟：《傷寒論疏義》や徐氏の自刊本では「熱」に作るが、江蘇科学技術出版社の《傷寒論類方》では「熟」に作る。「其の熟を欲す」は、「其の生を欲す」に対応する。

【通釈】　これは寒熱を並びに用い、邪気と正気を兼ねて治療する方法である。三黄は心下の痞を瀉し、附子は真陽の気を扶ける。そして妙義は、尤も煎じる方法にある。附子は別に煮て汁を取るのは、思うに各々がその事を行う義を取るからである。これは、瀉心湯と言うが、熱を攻める中に陽を護る力を具えている。そこで、附子をもって湯を名づける。

尤氏は言う。この証は、邪熱は有余であるが、正陽は不足している。もし邪気を治療して正気を遺す場合は、悪寒は益々甚だしくなる。あるいは補陽して熱を遺す場合は、痞満は愈々増す。この処方は、寒熱と補瀉を並びに投じ、互いに治療するのは、誠にやむを得ない苦心である。そして法をもってこれを制することがなく、明らかに混和しなければ効果はない。まさに麻沸湯をもって寒薬を漬け、別に附子を煮て汁を取り、合わせて混和し、与えて服用する場合は、寒熱がその気を異にし、生と熟がその性を異にし、薬は同じく行るが、効能は各々が奏功する。即ち、先聖の妙用である。

松陵徐氏は言う。この方法は、更に精しい。附子は煎を用い、三味は泡を用い、陽を扶け、それが熟したものを望むと、性は重い。痞を開き、その生のものを望むと、性は軽い。

【解説】　本条文は、第154条を承けて、気痞に表陽虚を兼ねる証候と治療法について論述している。

心下が痞え、関脈が浮になる場合は、大黄黄連瀉心湯を与えて心下の虚熱を瀉すべきである。もし病人は更に悪寒がし、汗が出る場合は、表の陽気が虚して亡われようとしているので、大黄黄連瀉心湯に附子を加え、気痞を瀉すと同時に表の陽気を回復させる。

附子瀉心湯は、寒熱を併用し、邪気と正気を兼ねて治療する方法である。方中の大黄、黄連、黄芩の三黄は心下の痞を瀉し、附子は真陽の気を扶ける。附子は別に煮て汁を取り、寒薬を漬けた麻沸湯と混和して与え、三黄が熱を攻める中に附子の陽を護る力を具える。

【本文】　本以下之、故心下痞。与瀉心湯、痞不解。其人渇而口燥煩、小便不利者、五苓散主之。一方云、忍之一日乃愈。(156)

【本文】　本之を下すを以ての故に心下痞す。瀉心湯を与うれども、痞解せず。其の人渇して口燥き煩し、小便不利の者は、五苓散之を主る。一方に云う、之を忍ぶこと一日にして乃ち愈ゆと。

【通釈】　本来これを攻下するので、心下が痞える。瀉心湯を与えるが、痞は解されなくなる。もしその人は渇き、口が燥いて心煩し、小便が不利になる場合は、五苓散がこれを主る。別の方法では、「これを忍んで水を一日飲まない場合は、病は治癒する」と言う。

【本文】　此れも亦蓄水の痞を成すこと有り、瀉心湯に宜しからざる者なり。言うは、本下して後、痞を成すに因り、今諸々の瀉心湯を以て証を審らかにして之に与えて痞解せざれば、則ち又当に其の人の口燥き渇して心煩悶し小便不利なるかを審らかにすべし。是れ水飲内に畜し、津液行らずと為す。故に痞解せざるのみ。当に五苓散を与えて以て外は発し、内は利すれば、則ち愈ゆ。一方に之を忍ぶこと一日にして乃ち愈ゆる者は、外の水入らざれば、則ち停水行るを得て津液も亦布けばなり。即ち、痞を消すの一治を為す所以なり。

劉廉夫曰く、《脈経》は「煩」の字無し。煩は当に是れ一字の句なるべし。

【通釈】　これもまた蓄水が痞証を形成することがあり、瀉心湯を用いるのは好ましくない場合である。ここで言う内容は、元々攻下した後、痞証を形成するので、今諸々の瀉心湯をもって証を審らかにしてこれに与えるが、痞証が解されない場合は、またその人の口が燥いて渇し、心が煩悶し、小便が不利であるのかどうかを審らかにすべきである。これは、水飲が内に蓄積し、津液が行っていない。そこで、痞証は解されないだけである。五苓散を与えて外は発汗し、内は利水する場合は、病は治癒する。一つの方法で、これを忍んで一日が経過すると病が治癒するのは、外から水が入らない場合は、停滞している水が行り、津液もまた布散されるからである。即ち、痞証を消す一つの治療法となる理由である。

劉廉夫は言う。《脈経》では、「煩」の字がない。煩は、一字の句であるはずである。

【解説】　本条文は、蓄水証が形成する痞証の証候と治療法について論述している。

元々太陽病を攻下すると、痞証が形成される。今証を審らかにして諸々の瀉心湯を与えるが、痞証が解されない場合は、蓄水証の証候が出現しているかどうかを審らかにすべきである。即ち、水飲が内に蓄積し、津液が行らなくなると、口は燥いて渇し、心は煩悶し、小便は不利になる。そこで、五苓散を与えて外は発汗し内は利水すると、痞証は解される。別の方法で、一日水を飲まないで我慢すると、停滞していた水が行り、津液が布散されるので、病は治癒する。

【原文】　傷寒、汗出解之後、胃中不和、心下痞鞕、乾噫食臭、脇下有水気、腹中雷鳴、下利者、生姜瀉心湯主之。(157)

【本文】　傷寒、汗出でて解するの後、胃中和せず、心下痞鞕し、食臭を乾噫し、脇下に水気有り、腹中雷鳴、下利する者は、生姜瀉心湯之を主る（噫は烏介の翻）。

【通釈】　傷寒に罹患し、汗が出て表が解された後、胃の中が調和せず、心下は痞硬し、噯気が出て食物の臭いがし、脇下に水気があり、腹の中が雷鳴し、下痢する場合は、生姜瀉心湯がこれを主る（噫は烏介の翻である）。

【本文】　此の節、汗して後、心下痞鞕する者の証治を論ず。「解す」は、大邪退散するを謂うなり。傷寒、汗出でて解するの後は、外邪巳に解す。外邪解して中の胃和せず。方氏曰く、「胃は中土と為す。温潤なれば、則ち和す。和せざる者は、汗して後津液を亡し、邪乍ち退散するも、正気未だ全く復せずして尚弱きなり」と。心下痞鞕なる者は、汗して後、胃弱く、水液行らず、伏飲搏ちて心下に聚まればなり。乾噫なる者は、《説文》に「噫は、飽食の息なり。口に従い意の声」と。鄭氏は《礼記》に注し、「乾は、空なり」と云う。蓋し、噫は酸を吐し、水に苦しむ者有るも、今は之無し。故に「乾噫」と曰う。食臭は、食気を噯するなり。食臭を乾噫する者は、《金匱》の所謂「中焦の気未だ和せず、消穀すること能わず。故に人をして噫せしむ」是れなり。夫れ食臭なる者は、穀消えざればなり。水気もまた飲と謂うなり。脇下に水気有る者は、水化せざればなり。水穀消えざれば、則ち糟粕未だ成らずして竟に大腸に下る。故に腹中は必ず搏撃して声有り、下利して清濁分かれざるなり。雷鳴なる者は、脾胃和せず、薄り動くの声なり。《論衡》に云う、「人寒に傷られ、寒気腹に入り、腹中素温かく、温寒分かれ争い、激気雷鳴す」是れなり。生姜瀉心湯之を主る者は、即ち水気を宣発し中土を燮《しょう》和して其の痞鞕を消す所以なり。案ずるに、此の段の「傷寒、汗出でて解するの後」は、表邪俱に汗に従って出でて悉く解するを言うなり。「胃中和せず」以下は、皆裏証未だ除かざるを言うなり。蓋し、此れ誤下に因らず。胃気本虚す者は、津液素匱《とぼ》しく、復た汗を発するに因りて外に亡わる。邪入りて内結すれば、則ち心下も亦遂に痞鞕す。伏飲搏ちて聚まるは、胃気以て之を開くに足らざればなり。故に方中に蔆、甘、姜、棗を用うるは、胃を補う所以なり。即ち、痞を瀉す所以なり。且つ篇中に結胸、及び痞の源を論じて「胃中空虚（134）」と云い、此れは「胃気和せず」と云い、意を互いにして以て痞病の原づく所は未だ必ずしも中胃に関わらざるにあらざるを見わすなり。

方氏曰く、食臭は、毈《たん》気なり。平人飽に過ぎ食に傷らるれば、則ち食臭を噫す。病人初めて瘥《い》ゆるも、脾胃尚弱く、化輸未だ強からず。飽に過ぐること無しと雖も、猶之飽に過ぎて然るがごときなり。

喩氏曰く、篇中に結胸、及び痞の原を論じ、「胃中空虚」と云う。此れ、「胃中和せず」と云う。意を互いにして以て其の未だ誤下を経ずして空虚を致すを以て、但だ「和せず」と言う。然して和せざれば、已に痞を成すに足る。胃気の関わる所の鉅《おお》きは、固より此くの若きや。

中西子文曰く、食臭を乾噫するは、胃中和せざる所以なり。腹中雷鳴するは、脇下に水気有る所以なり。

【語釈】　○食臭は食気を噯す：《傷寒論疏義》では「食息」に作るが、「食臭」に訂正する。　○《金匱》：《金匱要略・五藏風寒積聚病脈証并治第十一》の第18条を参照。　○燮和：和らげ治める。調和させる。　○毈：卵がくさって孵化しないもの。　○鉅：巨に同じ。大きい。

【通釈】　この節は、発汗した後、心下が痞硬する場合の証候と治療法を論じている。「解する」は、大邪が退散することを言う。傷寒に罹患し、汗が出て解した後は、外邪は既に解されている。外邪は解されたが、中土の胃は調和していない。方氏は、「胃は、中土である。温かく潤っている場合は、調和する。調和しない場合は、発汗した後に津液を亡い、邪は忽ち退散するが、正気はいまだ全く回復せず、なお弱まっている」と言う。心下痞硬は、発汗した後、胃が弱まり、水液が行らず、伏飲が搏って心下に集まるからである。乾噫は、《説文》では「噫は、飽食の息である。口に従い意の声である」とある。鄭氏は《礼記》に注釈し、「乾は、空のことである」と言う。思うに、噫は酸を吐き、水に苦しむ場合があるが、今はこれがない。そこで、「乾噫」と言う。食臭は、食気をげっぷすることである。食臭を乾噫するのは、《金匱要略》のいわゆる「中焦の気がいまだ調和せず、消穀することができなくなる。そこで、人に噫を引き起こさせる」がこれである。そもそも食臭は、穀物が消えないからである。水気もまた飲と言う。脇下に水気があるのは、水が除かれないからである。水穀が消えない場合は、糟粕はいまだ形成されず、遂に大腸に下る。そこで、腹の中は必ず搏撃して声があり、下痢して清濁が分かれなくなる。雷鳴は、脾胃が調和せず、迫って動く声である。《論衡》に言う「人が寒に傷られ、寒気が腹に入ると、腹の中は元々は温かいが、温と寒が分かれて争い、激しい気が雷鳴になる」がこれである。生姜瀉心湯がこれを主るのは、水気を宣発し中土を調和してその痞硬を消す理由である。案じるに、この段落の「傷寒に罹患し、汗が出て解された後」は、表邪がともに汗に従って出て悉く解されることを言う。「胃の中が調和しない」より以下は、皆裏証がいまだ除かれていないことを言う。思うに、これは誤下によるのではない。胃気が元々虚している場合は、津液は元々乏しく、また発汗することによって外に亡われる。邪が入って内に結ぶ場合は、心下もまた遂に痞硬する。伏飲が搏って集まるのは、胃気がこれを開くのに足らないからである。そこで、方中に人参、甘草、生姜、大棗を用いるのは、胃を補う理由である。即ち、痞を瀉す理由である。かつ篇の中では結胸証とおよび痞証の源を論じて「胃の中が空虚である（134）」と言い、これは「胃気が調和していない」と言い、意を互いにして痞病の基づく所はいまだ必ずしも中土の胃に関わらないことがないことを見わしている。

方氏は言う。食臭は、腐った卵の気である。通常の人が過食して食物に傷られる場合は、食臭をげっぷする。病人は初めて病から癒えるが、脾胃はなお弱く、運化と転輸はいまだ強くない。過食することはないが、丁度過食してそのようになるようなものである。

喩氏は言う。篇の中に結胸証、および痞証の原因を論じ、「胃の中が空虚である」と言う。これは、「胃の中が調和していない」と言う。意を互いにしてそれがいまだ誤下を経ずに空虚になるので、ただ「調和しない」と言う。そして調和しなければ、既に痞証を形成するには充分である。胃気の関わる所が大きいのは、固よりこのようであろうか。

中西子文は言う。食臭を乾噫するのは、胃の中が調和しない理由である。腹の中が雷鳴するのは、脇下に水気がある理由である。

【本文】　生姜瀉心湯方

生姜（四両、切る）　甘草（三両、炙る）　人蔘（三両）　乾姜（一両）　黄芩（三両）　半夏（半升、洗う）　黄連（一両）　大棗（十二枚、擘く）

右八味、水一斗を以て、煮て六升を取り、滓を去り、再煎して三升を取り、一升を温服し、日に三服す（旧本は、「附子瀉心湯は、本云う、附子を加うと。半夏瀉心湯、甘草瀉心湯は、同体別名なるのみ。生姜瀉心湯は、本云う、理中人蔘黄芩湯より、桂枝、朮を去り、黄連を加う。并びに瀉肝法なり」の五十字有り。今成本、《玉函》《千金》及び《翼》に因りて刪り訂す）。

【通釈】　生姜瀉心湯方

生姜（四両、切る）　甘草（三両、あぶる）　人参（三両）　乾姜（一両）

黄芩（三両）　半夏（半升、洗う）　黄連（一両）　大棗（十二枚、きざむ）

右の八味に水一斗を用い、煮て六升を取り、滓を除き、再煎して三升を取り、一升を温服し、日に三回服用する（旧本では、「附子瀉心湯は、元々は附子を加えると言われている。半夏瀉心湯と甘草瀉心湯は、同体であるが名が別であるだけである。生姜瀉心湯は、元々は理中人参黄芩湯より桂枝と朮を除き、黄連を加える。並びに肝を瀉す方法であると言われている」の五十字がある。今成本、《玉函》《千金》、および《千金翼》によって削って訂正する）。

【本文】　此れ、即ち半夏瀉心湯の中より乾姜二両を減じ、生姜四両を加え、重んずるは水気の痞を散ずるに在り。故に生姜を以て湯を名づく。方中の生姜、半夏は痰飲を開いて以て脇下の水気を散じ、人蔘、甘草、大棗は胃土を補い以て中州の虚を復し、乾姜は中土の水寒を温むる所以、芩、連は心下の痞熱を清する所以なり。蓋し、証は胃中和せず、冷熱不調は是れ痞の成る所なり。故に薬も亦補泄温涼の治を備うるや。然る後、病と相い適い、以て其の情に遁《のが》るること無し。是れ豈後人立方の能く企及する所ならんや。政卿施氏、此の方を用いて以て病後の食復を治するは、尤も理有りと為す。

銭氏曰く、生姜は辛にして能く散じ、温にして能く走る。故に以て宣揚開発の主と為し、其の欝滞、陰濁の気を流通し、其の伝化転運の機を鼓動す。

松陵徐氏曰く、凡そ瀉心の諸法は、皆已に汗し、已に下し、已に吐しての余疾なり。

程氏（知）曰く、法に再煎を用うるは、其の熟して胃を和すを取ればなり。

【語釈】　○企及：努力して目標に達する。

【通釈】　これは、半夏瀉心湯の中より乾姜二両を減らし、生姜四両を加え、重点は水気の痞を散じることにある。そこで、生姜をもって湯を名づける。方中の生姜と半夏は痰飲を開いて脇下の水気を散じ、人参、甘草、大棗は胃土を補って中州の虚を回復させ、乾姜は中土の水寒を温める理由であり、黄芩と黄連は心下の痞熱を清する理由である。思うに、証は胃の中が調和しない点であり、冷と熱が不調であるのは痞証が形成される所である。そこで、薬もまた補と泄、温と涼の治療を備えているのであろうか。そうして後は、病と相互に適合し、その情に逃れることがない。これは、どうして後人が処方を立てる場合によく努力して到達できる所であろうか。政卿施氏は、この処方を用いて病後の食復を治療するが、尤も道理がある。

銭氏は言う。生姜は辛でよく散じ、温でよく走る。そこで、宣ばし引き揚げ開いて発することを主とし、その欝滞や陰濁の気を流通し、その伝化や転運の機転を鼓動する。

松陵徐氏は言う。およそ瀉心湯の諸々の方法は、皆既に発汗し、既に攻下し、既に涌吐した後の疾患である。

程氏（知）は言う。方法に再煎を用いるのは、それを熟して胃を調和するのを取るからである。

【解説】　本条文は、発汗した後に発生する心下痞硬の証候と治療法について論述している。

「解す」は、大邪が退散することを言う。「傷寒、汗出でて解するの後」は、表邪が汗とともに出て、悉く解されることを言う。傷寒を発汗し、汗が出ると、外邪は解されて退散するが、津液が亡われ、正気が弱まって回復しないので、中土の胃は調和しなくなる。発汗した後、胃が弱まると、水液が行らず、伏飲が搏って心下に集まるので、心下は痞硬する。乾噫は、飽食の息である。乾噫の「乾」は、空のことである。食臭は、食気をげっぷすることである。胃が調和せず、穀物が消えなくなると、食臭をげっぷする。水気は、飲のことを言う。水気が除かれなくなると、脇下に水気がある。雷鳴は、脾胃が調和せず、迫って動く声である。水穀が消えず、糟粕がいまだ形成されず、大腸に下ると、腹中に雷鳴が出現し、下痢して清濁が分かれなくなる。そこで、生姜瀉心湯を用いて水気を宣発し、中土を調和して痞硬を消す。

生姜瀉心湯は、半夏瀉心湯の中より乾姜二両を減らし、生姜四両を加えた処方である。本方の重点は水気の痞を散じることにあるので、生姜をもって湯を名づける。方中の生姜、半夏は痰飲を開いて脇下の水気を散じ、人参、甘草、大棗は胃土を補って中州の虚を回復させ、乾姜は中土の水寒を温め、黄芩、黄連は心下の痞熱を清する。

【原文】　傷寒中風、医反下之、其人下利日数十行、穀不化、腹中雷鳴、心下痞鞕而満、乾嘔心煩不得安。医見心下痞、謂病不尽、復下之、其痞益甚。此非結熱。但以胃中虚、客気上逆、故使鞕也。甘草瀉心湯主之。(158)

【本文】　傷寒中風、医反って之を下し、其の人下利すること日に数十行、穀化せず、腹中雷鳴、心下痞鞕して満し、乾嘔心煩安きを得ず。医心下痞するを見て、病尽きずと謂い、復た之を下すに、其の痞益々甚だし。此れ結熱に非ず。但だ胃中虚し、客気上逆するを以ての故に鞕からしむるなり。甘草瀉心湯之を主る。

【通釈】　傷寒あるいは中風に罹患し、医者は反ってこれを攻下し、その人は下痢が一日に数十回になり、飲食物は消化されず、腹の中は雷鳴がし、心下は痞硬してまた脹満し、乾嘔し心煩して安らかではなくなった。医者は心下が痞えるのを見て、病が尽きていないと言い、またこれを攻下したので、その痞は益々甚だしくなった。これは、単純な熱結ではない。ただ、胃の中が虚し、邪気が上逆するので、硬くさせる。この場合は、甘草瀉心湯がこれを主る。

【本文】　此れ、誤下して後、心下痞鞕する者の証治を論ず。傷寒中風なる者は、是れ互いに言って以て二証の共に下す可からざるを見わすなり。若し医謬《あやま》りて反って之を下せば、則ち其の腸胃を虚し、下利すること日に十数行、水穀化せず、腹中雷鳴す。「穀化せず」は、《外台》は「水穀化せず」に作る。此れ、胃弱く転運すること能わざるを言う。故に水穀化を得ず、腹中に留滞し、響きを作して雷鳴するなり。《金匱・水気篇》に云う「小便不利し、水穀化せず、面目浮腫す」も亦是の義なり。注家、完穀化せずを以て解と為すは即ち謬りなり。心下痞鞕して満し、乾嘔心煩安きを得ずは、是れ邪熱内陥し、伏飲相い搏ちて患いと為せばなり。此の条の痞証の鞕満は、乃ち下して後、中気傷を受けて虚鞕、虚満を作せばなり。医人識らず、猶以て熱邪未だ尽きずと為し、復た之を誤下し、気愈々傷るれば、則ち痞益々甚だし。此れ、実熱内結の比に非ず。但だ胃中虚し、内陥するの客気上逆し、客邪の虚熱と飲と相い併さるを以て、亦能く心下をして鞕からしむるなり。「結熱」の二字は、蓋し結胸、及び大黄黄連の証（154）に対して言う。若し邪熱無しと為せば、焉《いずく》んぞ心煩、安きを得ずの証有らんや。又且つ方中に芩連の苦寒を用うるの理有らんや。甘草瀉心湯之を主る者は、即ち其の虚を補いて其の痞を瀉す所以なり。

方氏曰く、此れ、「結熱に非ず」より末に至りては、乃ち痞を致すの因を原《たづ》ねて以て其の治を出だすなり。

程氏曰く、胃中空虚は、「下利すること日に数十行、穀化せず、腹中雷鳴す」に照らして説う。「客気上逆す」は、「乾嘔心煩安きを得ず」に照らして説う。

柯氏曰く、上条は、是れ汗して解して後、水気下に赴く。故に煩せず満せず。此れ、誤下して後、虚邪上逆す。故に心煩して満す。総じて是れ胃虚す。而して稍分別有り。

【語釈】　○《金匱・水気篇》：《金匱要略・水気病脈証并治第十四》の第21条を参照。

【通釈】　これは、誤下した後、心下が痞硬する場合の証候と治療法を論じている。傷寒、中風は、互いに言って二つの証ではともに下すべきでないことを見わしている。もし医者が誤って反ってこれを下す場合は、その胃腸を虚し、下痢が一日に十数回になり、水穀が消化されず、腹の中で雷鳴がする。「穀が消化されない」は、《外台》では「水穀が消化されない」に作る。これは、胃が弱く転輸し運化することができないことを言う。そこで、水穀は消化されず、腹の中に留滞し、響きを発生して雷鳴がする。《金匱要略・水気篇》に言う「小便が不利になり、水穀が消化されず、顔面や眼に浮腫が出現する」もまたこの義である。注釈家が「完全に穀物が消化されない」と解釈するのは、誤りである。心下が痞硬して脹満し、乾嘔し、心煩して安らかでないのは、邪熱が内陥し、伏飲と相互に搏って患いを生じるからである。この条文の痞証の硬満は、攻下した後、中気が損傷されて虚硬や虚満を生じるからである。医者は識らず、なお熱邪がいまだ尽きていないとし、またこれを誤下し、気が愈々傷られる場合は、痞は益々甚だしくなる。これは、実熱が内に結ぶ比ではない。ただ、胃の中が虚し、内陥した客気が上逆し、客邪の虚熱と飲と相互に併さるので、またよく心下を硬くする。「結熱」の二字は、思うに結胸証、および大黄黄連瀉心湯の証（154）に対して言う。もし邪熱がないとする場合は、どうして心煩し、安らかでないなどの証があろうか。また、かつ方中に黄芩や黄連の苦寒の品を用いる道理があるだろうか。甘草瀉心湯がこれを主るのは、その虚を補ってその痞を瀉す理由である。

方氏は言う。これは、「結熱ではない」より末に至っては、痞証を引き起こす原因を尋ねてその治療法を提出している。

程氏は言う。胃中空虚は、「下痢が一日に数十回になり、穀物が消化されず、腹の中は雷鳴がする」に照らして言う。「客気が上逆する」は、「乾嘔し心煩して安らかでない」に照らして言う。

柯氏は言う。上の条文は、発汗して邪が解された後、水気が下に赴く。そこで、心煩せず、脹満しない。これは、誤下した後、虚邪が上逆する。そこで、心煩して脹満する。総じてこれは胃が虚している。そして幾らか分別がある。

【本文】　甘草瀉心湯方

甘草（四両、炙る）　黄芩（三両）　乾姜（三両）　半夏（半升、洗う）
大棗（十二枚、擘く）　黄連（一両）　人蔆（三両。○旧本は人蔆を脱す。宋臣既に之を証す。今《金匱》に因りて補入す。前注或は本方を以て人蔆を用いずして説を為すは、蓋し其の脱漏を知らざればなり）

右七味、水一斗を以て、煮て六升を取り、滓を去り、再煎して三升を取り、一升を温服し、日に三服す（旧本は六味に作る。今人蔆を増入す。故に訂正す）。

【通釈】　甘草瀉心湯方

甘草（四両、あぶる）　黄芩（三両）　乾姜（三両）　半夏（半升、洗う）
大棗（十二枚、きざむ）　黄連（一両）　人参（三両。○旧本では、人参を脱している。宋臣は既にこれを証明している。今《金匱要略》によって補って入れる。前の注釈であるいは本方をもって人参を用いずに説を立てるのは、思うに脱漏があるのを知らないからである）

右の七味に水一斗を用い、煮て六升を取り、滓を除き、再煎して三升を取り、一升を温服し、日に三回服用する（旧本では、六味に作る。今人参を増して入れる。そこで、訂正する）。

【本文】　此れ、半夏瀉心湯の中に於いて更に甘草一両を加う。方議は、大抵は上方と意を同じくするも、重んずるは胃中空虚に在り。故に甘草を以て湯を名づく。要するに亦寒熱並用するの剤なり。

松陵徐氏曰く、両次誤下す。故に甘草を用いて以て胃を補えば、而ち痞は自ら除かる。俗医は甘草の中を満するを以て、痞、嘔の禁用の薬と為す。蓋し、虚実の義を知らざる者なり。

劉茝庭曰く、案ずるに、半夏、生姜、甘草の瀉心の三方は、其の証に別有り。半夏瀉心湯証の如きは、是れ飲盛んなる者なり。生姜瀉心湯証の如きは、是れ寒勝つ者なり。甘草瀉心湯証の如きは、是れ虚勝つ者なり。

【語釈】　○方議：《医宗金鑑》では、「処方に甘草をもって命名するのは、緩和する意を取るからである。甘草、大棗の甘を用いて中焦の虚を補い、中焦の拘急を緩める。半夏の辛は、降逆止嘔する。黄芩、黄連の寒は、陽が陥った痞熱を瀉す。乾姜の熱は、陰が凝る痞の寒えを散じる。中を緩め逆を降ろし、痞を瀉して煩を除き、寒熱を並びに用いる」とある。

【通釈】　これは、半夏瀉心湯の中において更に甘草一両を加える。処方の議論は、大抵は上の処方と意が同じであるが、重点は胃の中が空虚になることにある。そこで、甘草をもって湯を名づける。要するにまた寒熱を並びに用いる方剤である。

松陵徐氏は言う。二回誤治する。そこで、甘草を用いて胃を補うと、痞証は自ら除かれる。世俗の医者は甘草が中を脹満させるので、痞証や嘔吐では使用が禁忌の薬とする。思うに、虚実の意義を知らない者である。

劉蔭庭は言う。案じるに、半夏、生姜、甘草の瀉心湯の三方は、その証に区別がある。半夏瀉心湯証のようなものは、飲が盛んな場合である。生姜瀉心湯証のようなものは、寒が勝つ場合である。甘草瀉心湯証のようなものは、虚が勝つ場合である。

【解説】　本条文は、誤下した後に発生する心下痞硬の証候と治療法について論述している。

冒頭の「傷寒、中風」は、互いに述べて二つの証はいずれも攻下すべきでないことを見わしている。医者が誤ってこれを攻下し、胃腸が虚すと、下痢が一日に数十回になる。胃が弱まり、転輸と運化ができなくなると、穀物は消化されなくなる。水穀が消化されず、腹の中に留滞し、響きを発生すると、雷鳴がする。邪熱が内陥し、伏飲と相互に搏つと、心下が痞硬して脹満し、乾嘔し、心煩して安らかではなくなる。攻下した後、中気が損傷され、虚硬や虚満が生じると、心下は痞えて硬満する。医者はこのことが解らず、なお熱邪がまだ尽きていないとしてまた攻下し、気が愈々傷られると、痞証は益々甚だしくなる。本証では、胃の中が虚し、内陥した客気が上逆し、客邪の虚熱と飲とが相互に併さるので、心下は硬くなる。そこで、甘草瀉心湯を用いて虚を補い痞を瀉す。

甘草瀉心湯は、半夏瀉心湯に更に甘草一両を加えた処方である。本方は寒熱を併用するが、甘草を重用して胃の中の空虚を補う。

【原文】　傷寒服湯薬、下利不止、心下痞鞕。服瀉心湯已、復以他薬下之、利不止。医以理中与之、利益甚。理中者、理中焦。此利在下焦。赤石脂禹余粮湯主之。復不止者、当利其小便。(159)

【本文】　傷寒湯薬を服し、下利止まず、心下痞鞕す。瀉心湯を服して已《い》え、復た他薬を以て之を下し、利止まず。医理中を以て之に与うるに、利益々甚だし。理中なる者は、中焦を理む。此の利は下焦に在り。赤石脂禹余粮湯之を主る。復た止まざる者は、当に其の小便を利すべし。

【通釈】　傷寒に湯液の攻下薬を服用し、下痢が停止しなくなり、心下が痞硬した。瀉心湯を服用して治癒し、反って他の薬をもってこれを攻下し、下痢が停止しなくなった。医者は理中湯をもってこれに与えたが、下痢は益々甚だしくなった。理中湯は、中焦を理める。この下痢は下焦にある。赤石脂禹余粮湯がこれを主る。また、下痢が停止しない場合は、その小便を通利すべきである。

【本文】　此の章、上文を承けて、誤逆して下利するの証に数等の治、各々同じならざるの義有るを論ずるなり。湯薬は、蕩滌するの薬なり。言うは、傷寒、湯薬を服し、下利止まずして心下痞鞕する者は、下して後、胃弱まり、冷熱調わず、飲邪相い併さり、心下に結ぶを以てなり。此れ、三瀉心湯証に属す。当に証を審らかにして之を服すれば、則ち痞鞕消えて下利も亦止むべし。已は、愈ゆるなり。《千金方》に「已ゆ」を「竟に」に作り、或は解するに「湯を服して竟に」の義と為すは、是に非ず。「復た」は、「反って」なり。他薬は、亦下薬なり。医反って他薬を以て之を下し、又其の裏を虚し、利止まず。程氏曰く、「「利止まず」と云えば、痞鞕已に消ゆること知る可し」と。医理中を以て之に与え、其の利益々甚だしき者は、理中は本中焦を理むるの薬なり。故に胃気虚寒して下利する者は、此の湯に宜し。而るに今の是の利は、乃ち下焦に属す。下薬太だ過ぐれば、則ち大腸傷を受けて洞泄禁ぜざるなり。当に赤石脂禹余粮湯を与えて以て其の滑脱を収濇すべし。若し復た利止まざる者は、泌別職を失し、水穀分かれず。又当に其の小便を利し、水道をして通ぜしむれば、而ち利自ら止むべし。常氏は「五苓散」と曰い、黄氏は「猪苓湯」と曰う。正しく酌みて用うるを要す。案ずるに、上文は「其の痞益々甚だし（158）」と云い、此れは「利益々甚だし」と云い、互いに誤下の変を挙げて、以て其の治を詳らかにするなり。

陳氏（言）曰く、凡そ瀉を治するは、須く先ず中焦を理むべし。理中湯丸等の如き是れなり。次は即ち水穀を分利す。五苓散等の如き是れなり。中を治して效かざれば、然る後は下を断つ。即ち、禹余粮、赤石脂等を用う是れなり。

銭氏曰く、医理中を以て之に与うの一段は、蓋し人に病は一定の情無く、治は変通の法有るを以て、当に審らかに機を察し、時に随いて変に応ずべく、未だ専ら一法を守りて概ね諸症を治す可からざるを示すなり。之を「益々甚だし」と謂う者は、薬は病に中らず、止むこと能わずして益々甚だしきを言う。理中は妨害する所有りて之をして益々甚だしくせしむるに非ざるなり。

《金鑑》に曰く、復た利止まざる者は、当に其の小便の利すと利せずとを審らかにすべし。小便若し利すれば、当に佐くるに温補の薬を用いて以て全功を収むべし。小便不利は、是れ水に去路無く、固渋すること日久しきも、復た利止まざる所以なり。則ち又当に其の小便を利し、水道をして通ぜしむれば、而ち利自ら止むべし。

劉茝庭曰く、此の条、法を設けて病を禦ぎ、変に就いて例を示す。言うは、誤下の後、下利止まざる者は、冷熱調わざること有り。瀉心を用うるに宜しき者も又胃気虚寒すること有り、理中を用うるに宜しき者も又下焦滑脱すること有り、収渋を用うるに宜しき者も又泌別職せざること有り、滲利を用うるに宜しき者は、証に数等有り、一概にす可からざるなり。

【通釈】　この章は、上文を承けて、誤治して下痢する証に数等の治療があり、各々同じでない義があることを論じている。湯薬は、除き去る薬である。ここで言う内容は、傷寒に罹患し、湯薬を服用し、下痢が停止せず、心下が痞硬するのは、攻下した後に胃が弱まり、冷熱が調わず、飲と邪が相互に併さり、心下に結ぶからである。これは、三種類の瀉心湯証に属している。証を審らかにしてこれを服用する場合は、痞硬は消えて下痢もまた停止するはずである。已は、治癒することである。《千金方》に「已ゆ」を「竟に」に作り、あるいは解釈に「湯を服用して竟に」の義とするのは、正しくない。「復た」は、「反って」である。他薬は、また下薬である。医者は反って他薬を用いてこれを攻下し、またその裏を虚し、下痢が停止しなくなった。程氏は、「「下痢が止まらない」と言えば、痞硬は既に消えていることを知るべきである」と言う。医者は理中湯を用いてこれに与え、その下痢が益々甚だしくなる場合は、理中湯は本来中焦を理める薬である。そこで、胃気が虚して寒え、下痢する場合は、この湯を用いるのがよい。ところが、今のこの下痢は、下焦に属している。下薬が甚だ過ぎる場合は、大腸は損傷を受け、洞泄は禁じられなくなる。赤石脂禹余粮湯を与えてその滑脱を収渋すべきである。もしまた下痢が停止しない場合は、泌別が失調し、水穀が分かれなくなる。また、その小便を通利し、水道を通じるようにすると、下痢は自然に停止するはずである。常氏は「五苓散」と言い、黄氏は「猪苓湯」と言う。正しく斟酌して使用する必要がある。案じるに、上文は「その痞は益々甚だしい（158）」と言い、これは「下痢は益々甚だしい」と言い、互いに誤下の変証を挙げて、その治療法を詳らかにしている。

陳氏（言）は言う。およそ泄瀉を治療するには、先ず中焦を理めるべきである。理中湯丸などのようなものがこれである。次は、水穀を分利する。五苓散などのようなものがこれである。中焦を治療して効果がなければ、その後は下焦を断つ。即ち、禹余粮、赤石脂などを用いるのがこれである。

銭氏は言う。医者が理中湯をもってこれに与える段落は、思うに病には一定の情がなく、治療には変通する方法があるので、審らかに機序を察知し、時に随って変化に対応すべきであり、いまだ専ら一つの方法を守って概ね諸々の症を治療すべきでなことを人に示している。これを「益々甚だしい」と言うのは、薬が病に中らず、下痢を停止させることができずに益々甚だしくなることを言う。理中湯は妨害する所があり、これを益々甚だしくさせるのではない。

《医宗金鑑》に言う。また、下痢が停止しない場合は、その小便が通利するのか、通利しないのかを審らかにすべきである。小便がもし通利する場合は、佐けるに温補の薬を用いて完全な効果を収めるべきである。小便が不利である場合は、水に去路がないのであり、固渋する日は久しいが、また下痢が停止しない理由である。即ち、またその小便を通利し、水道を通じさせると、下痢は自然に停止するはずである。

劉茝庭は言う。この条文は、法を設けて病を禦ぎ、変証について例を示している。ここで言う内容は、誤下した後に下痢が停止しない場合は、冷熱が調わないことがある。瀉心湯を用いるのがよい場合もまた胃気が虚して寒えることがあり、理中湯を用いるのがよい場合もまた下焦が滑脱することがあり、収渋を用いるのがよい場合もまた泌別が失調することがあり、滲利を用いるのがよい場合は証に数等があるので、一概にすべきでない。

【本文】　赤石脂禹余粮湯方

赤石脂（一斤、砕《くだ》く）　太一禹余粮（一斤、砕く。○《玉函》、成本は「禹余粮」に作り、「太一」の二字無し。案ずるに、蘇頌曰く、「《本草》に太一余粮、禹余粮の両種有り、體を治するは猶同じ」と）

右二味、水六升を以て、煮て二升を取り、滓を去り、分かち温め三服す（《本草図経》は引きて「分かち両服す」に作るは是に似たり）。

【通釈】　赤石脂禹余粮湯方

赤石脂（一斤、砕く）　太一禹余粮（一斤、砕く。〇《玉函》や成本では「禹余粮」に作り、「太一」の二字がない。案じるに、蘇頌は「《本草》には太一余粮と禹余粮の二種類があり、身体を治療するのはなお同じである」と言う）

右の二味に水六升を用い、煮て二升を取り、滓を除き、三回に分けて温めて服用する（《本草図経》は引用して「二回に分けて服用する」に作るのは正しいようである）。

【本文】　此れ、再誤を経て、下焦約せず、以て洞利を為す。此の二味、皆土の精気の結ぶ所にして、能く胃を実して渋腸す。故に以て固脱収滑するに足るなり。

柯氏曰く、凡そ下焦虚して脱する者は、二物を以て末と為し、蔆湯もて調え服すれば最も効く。

【通釈】　これは、二度の誤治を経て、下焦が閉まらず、これによって洞泄を生じる。この二味は、皆土の精気の結ぶ所であり、よく胃を実して渋腸する。そこで、脱を固め滑を収めるには充分である。

柯氏は言う。およそ下焦が虚して脱する場合は、二つの品を粉末にし、人参湯を用いて調和して服用すると、最も有効である。

【解説】　本条文は、誤治後に出現する数種類の下痢の病証と治療法について論述している。

湯薬は、除き去る薬である。傷寒に罹患し、湯薬を服用して攻下すると、胃が弱まり、冷熱が調わず、飲と邪が相互に併さって心下に結ぶので、下痢は停止せず、心下は痞硬する。本証は、三種類の瀉心湯証に属しているので、証を審らかにしてこれを服用すると、痞硬は消え、下痢は停止するはずである。「已」は、治癒することである。「復た」は、「反って」である。他薬は、下薬である。瀉心湯類を服用し、病が一旦治癒した後、反って下薬を用いて攻下してまた裏を虚すと、心下痞硬は消失するが、下痢は停止しなくなる。理中湯は本来は中焦を理める薬であるので、胃気が虚して寒え、下痢する場合に有効である。医者はこれに理中湯を与えたが、下痢が益々甚だしくなる場合は、下痢は下焦に属している。即ち、本証は、下薬によって大腸が損傷され、洞泄が禁じられない状態にある。そこで、赤石脂禹余粮湯を与えて滑脱を収渋する。赤石脂禹余粮湯は、赤石脂と太一禹余粮からなる処方である。この二味は、土の精気が結ぶ所であり、よく胃を実して固脱渋腸する。

赤石脂禹余粮湯を服用し、また下痢が停止しない場合は、泌別が失調し、水穀が分かれない状態にある。そこで、小便を通利して水道を通じると、下痢は自然に停止する。

【原文】　傷寒、吐下後、発汗、虚煩、脈甚微、八九日心下痞鞕、脇下痛、気上衝咽喉、眩冒、経脈動惕者、久而成痿。(160)

【本文】　傷寒、吐下して後、汗を発し、虚煩し、脈甚だ微に、八九日にして心下痞鞕し、脇下痛み、気上りて咽喉を衝き、眩冒し、経脈動惕《てき》する者は、久しくして痿を成す（惕は他歴の翻。痿は於危の翻）。

【通釈】　傷寒に罹患し、吐下した後に発汗し、虚煩し、脈は甚だ微になり、八九日が経過して心下が痞硬し、脇下が痛み、気が上って咽喉を衝き、頭や目が眩み、経脈が飛び跳ねる場合は、時間が長く経過すると、痿証を形成する（惕は他歴の翻である。痿は於危の翻である）。

【本文】　此れ、汗吐下の後、陽虚し、飲動き、日を経て失治する者を論じて明かすなり。而して其の証、心下痞鞕するに因るが故に敢えて此に列するなり。言うは、傷寒、吐下して後、汗を発するは、是れ汗下顛倒し、内外倶に虚す。虚煩なる者は、正気散亡し、心寧からざればなり。脈甚だ微の者は、津液疊《かさ》ねて傷られ、陽内に衰えればなり。劉茝庭曰く、「蓋し、虚煩は陽虚して致す所なり。建中の煩（102）と相似するも、梔豉の虚煩（76、375）とは同じならず」と。八九日にして心下痞鞕し、脇下痛み、気上りて咽喉を衝き、眩冒する者は、並びに水飲停蓄して逆を為す。乃ち、桂苓朮甘湯証の所謂「心下逆満し、気上りて胸を衝き、起てば則ち頭眩す（67）」是れなり。若し遷延して失治すれば、則ち津液布かず、以て経脈を嘘《は》きて養うこと無し。故に惕然として瞤動し、久しくして痿を成す。蓋し、経脈動ずるは、「経を動ず（67）」の義なり。惕は、即ち振振として揺するの類なり。並びに以て陽虚の淡飲為るを徴するに足る。案ずるに、此の条の証に、経文は処方せず。魏氏曰く、「苓桂朮甘湯に附子を加え桂枝を倍にす」と。王氏曰く、「或は玄武湯を用う。理中は固より然り」と。

方氏曰く、此れ上条（67）を述べて復た不治に失すれば、則ち癈を致すの意を言う。上条の脈沈緊は、未だ汗を発せざるを以て言うなり。此の条の脈甚だ微は、已に汗を発するを以て言うなり。

尤氏曰く、心下痞鞕し、脇下痛み、気上りて咽喉に沖《と》び、眩冒する者は、邪気飲を搏ち、内に聚まりて上逆すればなり。内に聚まる者は、四に布くこと能わず。上逆する者は、以て下に逮《およ》ぶこと無し。夫れ経脈なる者は、血液を資けて以て用を為す者なり。汗吐下の後、血液存する所は幾何《きか》に。而して復た搏ちて聚まり飲を為すも、諸経に布散すること能わず。今経脈既に前に浸潤するを失し、又後ろに長養すること能わざれば、必ず当に筋膜乾き急して攣り、或は枢折れ脛縦《ゆる》みて地に任《まか》せず。《内経》に云う所の脈痿、筋痿の証なり。故に「久しくして痿を成す」と曰う。

【語釈】　○嘘く：吐く。息をながく吐き出す。　○惕：おそれる。おどろきおそれる。　○瞤：ひく。肉がひきつる。　○痿：証候の名称。両足が軟弱無力になって行動ができなくなる病証。　○癈：不治の病。かたわ。　○幾何：どれほど。　○脈痿：《素問・痿論》では、「心気熱すれば、則ち下脈厥して上り、上れば則ち下脈虚す。虚すれば則ち脈痿を生じ、枢折挈《けつ》し、脛縦みて地に任ぜざるなり」とあり、関節が自由に動かなくなり、足の脛は弛んで立って歩くことができなくなる病証を言う。　○筋痿：《素問・痿論》では、「肝気熱すれば、則ち胆泄し、口苦く、筋膜乾く。筋膜乾けば、則ち筋急して攣り、発して筋痿と為る」とあり、筋膜が栄養さえずに枯燥し、筋が引き攣る病証を言う。

【通釈】　これは、汗吐下の後、陽が虚し、飲が動き、日を経て失治する場合を論じて明らかにしている。そしてその証は心下が痞硬するので、敢えてここに配列する。ここで言う内容は、傷寒に罹患し、吐下した後に発汗するのは、汗法と下法の順序が逆であり、内外がともに虚した。虚煩は、正気が散じて亡われ、心が寧かではないからである。脈が甚だ微であるのは、津液が重ねて傷られ、陽が内に衰えるからである。劉茝庭は、「思うに、虚煩は陽が虚して引き起こす所である。小建中湯の煩（102）に類似するが、梔子豉湯の虚煩（76、375）とは同じでない」と言う。八九日が経過して心下が痞硬し、脇下が痛み、気が上って咽喉を衝き、眩暈がする場合は、並びに水飲が停まって蓄積し、逆証を生じる。即ち、桂苓朮甘湯証のいわゆる「心下が逆満し、気が上って胸を衝き、起立する場合は頭が眩む（67）」がこれである。もし病が遷延して治療の機会を失う場合は、津液は布散されず、これによって経脈を濡養することがない。そこで、ぶるぶると震えて引き攣り、久しくなると痿証を形成する。思うに、経脈が動くのは、「経を動ずる（67）」の義である。惕は、振振として揺する類である。並びに陽虚の淡飲であることを証拠とするには充分である。案じるに、この条文の証は、経文では処方がない。魏氏は、「苓桂朮甘湯に附子を加え桂枝を倍にする」と言う。王氏は、「あるいは玄武湯を用いる。理中湯は固よりそうである」と言う。

方氏は言う。これは、上の条文（67）を述べて、また治療しない場合は、不治の病を引き起こす意を言う。上の条文の脈が沈緊であるのは、いまだ発汗していないことで言う。この条文の脈が甚だ微であるのは、既に発汗したことで言う。

尤氏は言う。心下が痞硬し、脇下が痛み、気が上って咽喉に衝き、眩暈がするのは、邪気が飲を搏ち、内に集まって上逆するからである。内に集まる場合は、四方に布散することができない。上逆する場合は、下に逮《およ》ぶことがない。そもそも経脈は、血液を資けて作用を発揮するものである。汗吐下の後、血液が存続する所はどれほどであろうか。そしてまた搏って集まり飲となるが、諸経に布散することができない。今経脈が既に前に浸潤せず、また後ろに長養できなければ、必ず筋膜は乾燥し拘急して引き攣り、あるいは関節が思うように動かず、脛が弛緩して地面に立っておれなくなる。《内経》に言う所の脈痿、筋痿の証である。そこで、「久しくなると、痿証を形成する」と言う。

【解説】　本条文は、汗吐下の後、陽が虚して飲が動く証候と日を経て発症する痿証について論述している。

本証では、心下が痞硬するので、本条文をここに配列する。傷寒に罹患し、吐下した後、また発汗するのは、汗法と下法の順序が逆である。本証は、誤治を重ね、内外がともに虚した状態にある。正気が散じて亡われ、心が寧らかではなくなると、虚煩が出現する。津液が重ねて傷られ、陽が内に衰えると、脈は甚だ微になる。八九日が経過し、水飲が停まって蓄積し、上逆すると、心下が痞硬し、脇下が痛み、気が上って咽喉を衝き、眩暈がする。惕は、振振として身体が揺れる類である。病が更に遷延し、治療の機会を失うと、津液が布散されず、経脈が濡養されなくなるので、全身の経脈はぶるぶると震えて引き攣る。病が久しくなると、筋膜が乾燥して拘急するので、痿証が形成される。

【原文】　傷寒、発汗、若吐、若下、解後、心下痞鞕、噫気不除者、旋復代赭

湯主之。(161)

【本文】　傷寒、汗を発し、若しくは吐し、若しくは下し、解して後、心下痞鞕し、噫気除かざる者は、旋復代赭湯之を主る（噫は烏介の翻。赭は止野の翻）。

【通釈】　傷寒に罹患し、発汗し、あるいは涌吐し、あるいは攻下し、病が解された後、心下が痞硬し、げっぷが除かれない場合は、旋復代赭湯がこれを主る（噫は烏介の翻である。赭は止野の翻である）。

【本文】　此れ、病後に胃弱く飲逆するの証治を掲ぐ。傷寒、汗を発し、吐下するは、蓋し病久しく、治多ければ、未だ必ずしも皆誤りに属せざるなり。此れ、邪既に去ると雖も、正気未だ復せず、胃気尚弱ければ、則ち濁気留滞し、伏飲逆を為すこと無からず。故に特に心下痞鞕するのみならず、且つ噫気除かれず。《霊枢経》は、「寒気胃に客し、厥逆下従り上り散じ、復た胃より出づ。故に噫を為す」と云う。噫は、即ち噯気なり。皆陰陽中に和せざるの故なり。旋復代赭湯なる者は、虚を補い、痞を散じ、逆気を鎮むる所以なり。

喩氏曰く、大意の重んずるは、「噫気除かず」の上に在り。

銭氏曰く、此の条、前の生姜瀉心湯（157）に比すれば、同一の傷寒、汗出で邪解して後なり。而して胃中不和、脇下の水気、腹中雷鳴、下利の諸証少なく、較《やや》軽しと為す。

山田宗俊曰く、噫気除かざる者は、是れ生姜瀉心湯を服すと雖も、噫気除かざるなり。「除かず」の二字は尤も喫緊と為す。

【語釈】　○《霊枢経》：出典は、《霊枢・口問》。　○喫緊：さしせまって大切。

【通釈】　これは、病後に胃が弱まり、飲が上逆する証候と治療法を掲げている。傷寒を発汗し、吐下するのは、思うに病は久しく、治療は多いので、いまだ必ずしも皆誤りに属していない。これは、邪は既に去るが、正気がいまだ回復せず、胃気がなお弱い場合は、濁気が留滞し、伏飲が上逆しないことがない。そこで、特に心下が痞硬するだけではなく、かつ噫気が除かれなくなる。《霊枢》では、「寒気が胃に客し、厥逆する気が下より上って散じ、また胃より出る。そこで、噫を生じる」と言う。噫は、げっぷである。皆陰陽が中で調和しないからである。旋復代赭湯は、虚を補い、痞を散じ、逆気を鎮める理由である。

喩氏は言う。大意の重点は、「噫気が除かれない」の上にある。

銭氏は言う。この条文は、前の生姜瀉心湯（157）に比較すると、同じく傷寒に罹患し、汗が出て、邪が解された後である。しかし、胃の中が調和しない、脇下に水気がある、腹中に雷鳴がする、下痢などの諸々の証が少なく、幾らか軽い。

山田宗俊は言う。噫気が除かれないのは、生姜瀉心湯を服用するが、噫気が除かれないことである。「除かれない」の二字は尤も差し迫って大切である。

【本文】　旋復代赭湯方

旋復花（三両）　人蔘（二両）　生姜（五両、切る。○旧本は「切る」の字無し。今成本に據り補訂す）　代赭（一両、砕く。○旧本は「砕く」の字無し。今《千金翼》に因りて補う）　甘草（三両、炙る）　半夏（半升、洗う）　大棗（十二枚、擘く）

右七味、水一斗を以て、煮て六升を取り、滓を去り、再煎し、三升を取り、一升を温服し、日に三服す。

【通釈】　旋復代赭湯方

旋復花（三両）　人参（二両）　生姜（五両、切る。○旧本では「切る」の字がない。今成本によって補って訂正する）　代赭石（一両、砕く。○旧本では「砕く」の字がない。今《千金翼》によって補う）　甘草（三両、あぶる）　半夏（半升、洗う）　大棗（十二枚、きざむ）

右の七味に水一斗を用い、煮て六升を取り、滓を除き、再煎して三升を取り、一升を温服し、日に三回服用する。

【本文】　此れ、生姜瀉心湯より芩、連、乾姜を去り、旋復、代赭を加うる方なり。旋復は能く痰結を消し、代赭は以て其の噫気を墜《お》とし、余は則ち補虚降逆の品なり。前の瀉心の法と大約《たいやく》は相い近し。心下は已に邪熱無きは、芩、連を用いざる所以なり。滓を去り、再煎する者は、亦前の瀉心湯と義を同じくす。後人之を借りて以て反胃、噎食を治し、神効せざること靡《な》し。

柯氏曰く、旋復、半夏は湯に作り、代赭の末を調え、頑痰胸膈に結び、或は涎沫上に涌く者を治し、最も佳し。虚を挟む者は、人蔘を加うれば甚だ効く。

【語釈】　○此れ：《医宗金鑑》が引用する羅天益の処方解説では、「方中は、人参、甘草をもって正気を養って虚を補い、生姜、大棗は脾を和やかにして胃を養う。そこで、中州を安定させるものは、充分である。更に代赭石の重をもって浮いたものを斂めて逆を鎮める。旋復花の辛は、用いて気を宣ばして飲を除く。佐けるに人参は気を下に帰し、佐けるに半夏は飲を上に除き、濁が降りる場合は痞硬は消えることができ、清らかなものが昇る場合は噫気は除くことができる」とある。　○大約：おおよそ。　○反胃：食後に脘腹部が脹満し、朝に食すると夕暮れに吐し、あるいは夕暮れに食すると朝に吐す病証。　○噎：むせぶこと。燕下したものが胃に至らず、口に逆出すること。　○神效：非常に不思議なききめ。

【通釈】　これは、生姜瀉心湯より黄芩、黄連、乾姜を除き、旋復花と代赭石を加えた処方である。旋復花はよく痰結を消し、代赭石はその噫気を墜《お》とし、その他は虚を補い逆を降ろす品である。前の瀉心湯の方法とおおよそは近い。心下は既に邪熱がないのは、黄芩と黄連を用いない理由である。滓を除き、再煎するのは、また前の瀉心湯と義が同じである。後人はこれを借りて反胃、噎食を治療し、神のように効果のないことがない。

柯氏は言う。旋復花と半夏を湯に作り、代赭石の粉末を調え、頑痰が胸膈に結び、あるいは涎沫を上に涌く場合を治療し、最も佳い。虚を挟む場合は、人参を加えると甚だ有効である。

【解説】　本条文は、病後に胃が弱まり、飲が上逆する証候と治療法について論述している。

傷寒に罹患し、発汗し、吐下する場合は、病は長期に渡って持続し、治療もまた多いので、必ずしも治療の全てが誤治ではない。ただ、汗吐下を経た後、邪は既に去っているが、正気が回復せず、胃気が弱まると、濁気が留滞し、伏飲が上逆するので、心下が痞硬し、噫気が除かれなくなる。噫気は、げっぷである。本証は、陰陽が中で調和しない状態にある。そこで、旋復代赭湯を用いて虚を補い痞を散じ逆気を鎮める。

旋復代赭湯は、生姜瀉心湯より黄芩、黄連、乾姜を除き、旋復花と代赭石を加えた処方である。本証では、心下に邪熱がないので、生姜瀉心湯より黄芩と黄連を除く。方中の旋復花はよく痰結を消し、代赭石は噫気を墜とし、人参、甘草、半夏、大棗は虚を補い、逆を降ろす。

【原文】　下後、不可更行桂枝湯。若汗出而喘、無大熱者、可与麻黄杏子甘草石膏湯。(162)

【本文】　下して後、更に桂枝湯を行る可からず。若し汗出でて喘し、大熱無き者は、麻黄杏子甘草石膏湯を与う可し。

【通釈】　攻下した後は、更に桂枝湯を与えるべきでない。もし汗が出て喘が出現し、肌表に大熱がない場合は、麻黄杏子甘草石膏湯を与えるべきである。
【本文】　此れ、下して後、飲熱肺に迫るの証なり。《太陽中篇》に曰く、「汗を発して後、更に桂枝湯を行る可からず。汗出でて喘し、大熱無き者は、麻黄杏人甘草石膏湯を与う可し（63）」と。汗と下とは殊なると雖も、其の見わす所の証は、則ち一なり。故に均しく此の湯を用いて之を治す。案ずるに、此の条、当に《中篇》の麻杏甘石湯の条の後に移すべし。今此に在る者は、蓋し錯簡なり。

程氏曰く、下は桂枝を用うるの後に在り。是れ「更に」の字の上従り看出す。

【通釈】　これは、攻下した後、飲熱が肺に迫る証である。《太陽中篇》では、「発汗した後は、更に桂枝湯を与えるべきでない。汗が出て喘が出現し、大熱がない場合は、麻黄杏仁甘草石膏湯を与えるべきである（63）」と言う。汗法と下法は異なるが、それが見わす所の証は、同じである。そこで、いずれもこの湯を用いてこれを治療する。案じるに、この条文は、《太陽中篇》の麻杏甘石湯の条文の後に移すべきである。今ここにあるのは、思うに錯簡である。

程氏は言う。下法は、桂枝湯を用いた後にある。これは、「更に」の字の上から見出される。

【解説】　本条文は、攻下した後に飲熱が肺に迫る証について論述している。

本証と第63条の「汗を発して後、更に桂枝湯を行る可からず。汗出でて喘し、大熱無き者は、麻黄杏仁甘草石膏湯を与う可し」とは、下法と汗法が異なるが、見われる証は同じであるので、麻黄杏子甘草石膏湯を用いてこれを治療する。本条文は第63条の後に移すべきであり、今《太陽下篇》にあるのは錯簡である。

【原文】　太陽病、外証未除而数下之、遂協熱而利。利下不止、心下痞鞕、表裏不解者、桂枝人蔆湯主之。(163)

【本文】　太陽病、外証未だ除かざるに数々之を下し、遂に協熱して利す。利下止まず、心下痞鞕し、表裏解せざる者は、桂枝人蔆湯之を主る（協と挟は同じ。《聖恵方》は「夾熱」に作る）。

【通釈】　太陽病に罹患し、外証はいまだ除かれていないが、屡々これを攻下し、遂に協熱して下痢する。下痢が停止せず、心下が痞硬し、表裏が解されない場合は、桂枝人参湯がこれを主る（協と挟は同じである。《聖恵方》では「夾熱」に作る）。

【本文】　此れ、誤下して中虚し、挟熱して下利するの証治を論ず。「太陽病、外証未だ除かざるに数々之を下す」と言えば、下を用うること太だ早く且つ多きなり。遂に挟熱して利する者は、表熱去らずして裏虚し、利を作せばなり。其の裏虚し、表熱を挟むを以ての故に挟熱と曰うなり。利下止まず、心下痞鞕する者は、裏気虚して心下に上逆すればなり。此れ、外証未だ除かれずして又下利し痞鞕す。故に「表裏解せず」と曰う。桂枝人蔘湯を用うる者は、治は雙救を取ればなり。

銭氏曰く、外証未だ解せざるに一たび誤下すれば、已に変を致すに足る。況や数々之を下すをや。表解せざる者は、外証未だ除かざるを以てして言うなり。裏解せざる者は、挟熱下利し、心下痞鞕するを以てして言うなり。

程氏（知）曰く、表証誤下し、下利止まず、喘して汗出づる者は、治は葛根芩連を以てす（34）。心下痞鞕する者は、治は桂枝、蔘、朮を以てす。一は其の表邪裏に入るの実熱を救い、一は其の表邪裏に入るの虚寒を救う。皆表裏両解法なり。

劉茝庭曰く、此れ数々下し、胃虚し、邪気内陥し、協熱下利す。故に治は雙救を取るは、蓋し殆ど陰に属せんと欲する者なり。案ずるに、「脈沈滑の者は協熱利す（140）」、及び《陽明篇》の「協熱し、膿血を便す（258）」は、並びに裏熱を言うに似たり。此の条と義を異にす。《傷寒例》の「内虚し熱入り、協熱して遂に利す（98）」も亦然り。

【通釈】　これは、誤下して中が虚し、挟熱して下痢する証候と治療法を論じている。「太陽病に罹患し、外証はいまだ除かれないが、屡々これを誤下する」と言えば、下法を用いるのが甚だ早く、かつ多い。遂に挟熱して下痢するのは、表熱が去らずに裏が虚し、下痢を発生するからである。その裏が虚し、表熱を挟むので、「挟熱」と言う。下痢が停止せず、心下が痞硬するのは、裏気が虚して心下に上逆するからである。これは、外証がいまだ除かれず、また下痢し、痞硬する。そこで、「表裏が解されない」と言う。桂枝人参湯を用いるのは、治療は表裏をともに救う方法を取るからである。

銭氏は言う。外証がいまだ解されていないが、一たび誤下する場合は、既に変証を引き起こすのに充分である。ましてや屡々これを攻下するのはなおさらである。表が解されていないのは、外証がいまだ除かれていないことで言う。裏が解されていないのは、挟熱して下痢し、心下が痞硬することで言う。

程氏（知）は言う。表証を誤下し、下痢が停止せず、喘が出現して汗が出る場合は、治療は葛根黄芩黄連湯を用いる（34）。心下が痞硬する場合は、治療は桂枝、人参、朮を用いる。一つはその表邪が裏に入る実熱を救い、一つはその表邪が裏に入る虚寒を救う。皆表裏を両解する方法である。

劉茝庭は言う。これは、屢々攻下し、胃が虚し、邪気が内陥し、協熱して下痢する。そこで、治療に表裏をともに救う方法を取るのは、思うに殆ど陰に所属しようとする場合である。案じるに、「脈が沈滑である場合は、協熱利になる（140）」、および《陽明篇》の「協熱し、膿血を排便する（258）」は、並びに裏熱を言うようであり、この条文とは意義が異なる。《傷寒例》の「内が虚して熱が入り、協熱して遂に下痢する（98）」もまたそのようである。

【本文】　桂枝人蔘湯方

桂枝（四両、皮を去る。〇旧本は「別に切る」に作る。今成本に従う）　甘草（四両、炙る）　朮（三両。〇旧本は「白朮」に作る。今刪りて訂す。説は前に見ゆ）　人蔘（三両）　乾姜（三両）

右五味、水九升を以て、先ず四味を煮て、五升を取り、桂を内れ、更に煮て三升を取り、滓を去り、一升を温服し、日に再び夜に一たび服す。

【通釈】　桂枝人参湯方

桂枝（四両、皮を除く。〇旧本では「別に切る」に作る。今成本に従う）　甘草（四両、あぶる）　朮（三両。〇旧本では「白朮」に作る。今削って訂正する。説は前に見われている）　人参（三両）　乾姜（三両）

右の五味に水九升を用い、先ず四味を煮て、五升を取り、桂を入れ、更に煮て三升を取り、滓を除き、一升を温服し、日に再び夜に一たび服用する。

【本文】　此の方、即ち理中湯に桂枝を加えて其の名を易う。乃ち、挟熱下利を治し表裏両解の法なり。表解せざれば桂枝に宜しく、裏解せざれば余の四味に宜し。此の条の証は、表裏解せずと云うと雖も、表軽く裏重く、殆ど将に陰に属せんとす。故に解表の薬は僅かに一味を用う。且つ本証の心下痞鞕は、則ち数々之を下して後、虚邪上逆すればなり。故に理中を与えて以て其の裏を補い、正気をして自ら旺んならしむれば、而ち痞鞕消え、下利も亦止む。

方後は、先ず四物を煎じて後、桂枝を内れ、和中の力をして饒《ゆた》かにせしめ、解肌の気をして鋭からしめ、以て表裏を双解す可し。

舒氏曰く、汪訒庵は「此の方、理中加桂枝を用い、理中と名づけずして桂枝と名づくる者は、太陽を重んずるの意なり」と曰う。

劉廉夫曰く、此れ理中を用いて心下痞鞕を治するは、《金匱》の胸痺、心中痞を治するの人蔘湯と略同じなり。

松陵徐氏曰く、桂独り後に煮るは、其の裏症を治するの薬中に於いて表に越出して以て其の邪を散ぜんと欲すればなり。

【語釈】　○《金匱》：《金匱要略・胸痺心痛短気病脈証治第九》の第5条を参照。

【通釈】　この処方は、理中湯に桂枝を加えてその名称を変えている。即ち、挟熱下痢を治療する表裏両解の方法である。表が解されないのは桂枝を用いるのがよく、裏が解されないのはその他の四味を用いるのがよい。この条文の証は、表裏が解されないと言うが、表証が軽く裏証が重く、殆ど今にも陰に所属しようとする。そこで、解表の薬は僅かに一味を用いる。かつ本証の心下痞硬は、屡々これを攻下した後、虚邪が上逆するからである。そこで、理中湯を与えてその裏を補い、正気を自ら旺んにすると、痞硬は消え、下痢もまた停止する。

方後では、先ず四物を煎じた後、桂枝を入れ、中を調和する力を豊かにし、解肌の気を鋭くし、これによって表裏を双解することができる。

舒氏は言う。汪訒庵は、「この処方は、理中湯に桂枝を加えたものを用い、理中湯と名づけず、桂枝（人参湯）と名づけるのは、太陽を重んじる意である」と言う。

劉廉夫は言う。これが理中湯を用いて心下痞硬を治療するのは、《金匱要略》の胸痺で心中が痞えるのを治療する人参湯とほぼ同じである。

松陵徐氏は言う。桂枝を独り後に煮るのは、その裏症を治療する薬の中において表に越えて出てその邪を散じようとするからである。

【解説】　本条文は、太陽病を誤下し、協熱して下痢する証候と治療法について論述している。

太陽病に罹患し、外証はいまだ除かれていないが、屡々攻下するのは、下法の使用が甚だ早く、かつ多過ぎる。誤下した後、表熱は去らないが、裏が虚すと、熱を挟んで下痢する。本証は、裏が虚し、表熱を挟んでいるので、「挟熱」と言う。裏気が虚し、心下に上逆すると、下痢は停止せず、心下は痞硬する。本証は、外証がまだ除かれず、また下痢して痞硬するので、「表裏解せず」と言う。そこで、桂枝人参湯を用いて表裏を双解する。

桂枝人参湯は、理中湯に桂枝を加えた処方である。本証では、表証が軽く、裏証が重く、病は今にも陰に所属しようとする。そこで、桂枝を用いて表を解し、人参、朮、乾姜、甘草からなる理中湯を用いて裏を補い正気を盛んにする。

本方は先ず四物を煎じた後、桂枝を入れて更に煎じ、中を調和する力を豊かにし、解肌の気を鋭くさせて表裏を双解する。

【原文】　傷寒、大下後、復発汗、心下痞、悪寒者、表未解也。不可攻痞。当先解表。表解乃可攻痞。解表宜桂枝湯、攻痞宜大黄黄連瀉心湯。(164)
【本文】　傷寒、大いに下して後、復た汗を発し、心下痞し、悪寒する者は、表未だ解せざるなり。痞を攻む可からず。当に先ず表を解すべし。表解して乃ち痞を攻む可し。表を解するには桂枝湯に宜しく、痞を攻むるには大黄黄連瀉心湯に宜し。
【通釈】　傷寒に罹患し、大いに攻下した後、また発汗し、心下が痞え、悪寒がする場合は、表がいまだ解されていない。痞を攻めるべきでない。先ず表を解すべきである。表が解された後は、痞を攻めるべきである。表を解するには桂枝湯を用いるのがよく、痞を攻めるには大黄黄連瀉心湯を用いるのがよい。
【本文】　前段は表裏雙救の治を論じ、此の章は乃ち先表後裏の法、互いに挙げて以て相い発明するなり。傷寒、大いに下して後、復た汗を発するは、是れ汗下倒施の余なり。心下痞して悪寒するは、已に裏証有りと雖も、表邪仍お未だ解せざればなり。但だ其の表未だ解せざるを以てすれば、則ち表を解するに宜しく、其の裏に痞有るを以てすれば、則ち痞を攻むるに宜し。二者は、並びに施す可からず。則ち先後の間に必ず定法有り。故に更に其の痞を攻む可からず。当に先ず其の表を解し、表解し已わりて乃ち以て其の熱邪凝聚するの痞を攻む可く、方に合法と為すのみ。「表を解するには桂枝湯に宜しく、痞を攻むるには大黄黄連瀉心湯に宜し」の二つの「宜し」の字は、並びに酌量の辞なり。乃ち、是れ証に就きて例を示し、病に臨みて変を制するなり。案ずるに、附子瀉心湯（155）も亦痞証にして悪寒す。然して彼は表已に解し、陽虚に属す。此れは、則ち表未だ解せずと為す。故に治法は同じならず。証に臨むの際は、脈の浮沈、証の虚実は宜しく精認すべき所なり。又此の証と表熱裏寒の桂枝と四逆の急救法（91）とは同じならず。劉茝庭の説は篤し。今左に列す。

龐氏曰く、前に附子を加うるは、是れ汗出づること多くして悪寒し、表は汗解して裏結未だ除かれざるが故なり（155）。此の症、是れ発して後、汗無く、悪寒す。故に先ず須く表を解すべし。

劉茝庭曰く、案ずるに、表裏証を兼ぬるの治は、表熱し裏寒ゆれば則ち裏を先にして表を後にするは何ぞや。先ず裏を実する者は、脱の候倐《たちま》ち至り、邪も亦従いて陥るを恐るればなり。裏既に実して表に従事するは、亦遅しと為さず。設し先ず表を救えば、則ち虚耗の陽は汗に随いて益々奪わる。豈邪気外に散ずるを望まんや。表熱し裏実すれば、則ち表を先にして裏を後にするは何ぞや。先ず表を攻むる者は、表邪併さりて裏に入り、熱壅がりて重きを恐るればなり。表既に解して裏に従事するは、亦遅しと為さず。設し先ず裏を攻むれば、則ち胃空き、邪乗じ、遂に壊病を為す。豈邪気内に解するを望まんや。此れ、仲景の明律なり。

【語釈】　○倒施：倒行逆施の略。常理に逆らって事を行う。

【通釈】　前の段落（163）は表裏を双解する治療法を論じ、この章は先表後裏の方法であり、互いに挙げて相互に発して明らかにしている。傷寒に罹患し、大いに攻下した後、また発汗するのは、汗法と下法の順序を逆に施した余りである。心下が痞えて悪寒がするのは、既に裏証があるが、表邪はなおいまだ解されていないからである。ただ、その表はいまだ解されていなければ表を解するのがよく、その裏に痞があれば痞を攻めるのがよい。二つは、並びに施すことができない。即ち、先後の間に必ず定法がある。そこで、更にその痞を攻めるべきでない。先ずその表を解し、表が解された後、その熱邪が凝集した痞を攻めるべきであり、このようにすれば始めて合法となる。「表を解するには桂枝湯に宜しく、痞を攻むるには大黄黄連瀉心湯に宜しい」の二つの「宜し」の字は、並びに酌量する辞である。即ち、証について例を示し、病に臨んで変化を制することである。案じるに、附子瀉心湯（155）もまた痞証があり悪寒がする。しかし、彼は表が既に解され、陽虚に属している。これは、表がいまだ解されていない。そこで、治療法は同じでない。証に臨む際は、脈の浮沈や証の虚実は、精しく認識すべき所である。また、この証と表が熱し裏が寒える場合に桂枝湯と四逆湯を用いて急いで救う方法（91）とは同じでない。劉茝庭の説は、議論が行き届いているので、今左に配列する。

龐氏は言う。前に附子を加える場合は、汗の出るのが多くて悪寒がし、表は汗で解され、裏結がいまだ除かれていないからである（155）。この症は、発汗した後に汗がなく、悪寒がする。そこで、先ず表を解すべきである。

劉茝庭は言う。案じるに、表裏に証を兼ねる場合の治療は、表が熱し裏が寒える場合は、裏を先にして表を後にするのは、どうしてであろうか。先ず裏を実するのは、脱の証候が忽ち至り、邪もまたこれに従って陥ることを恐れるからである。裏が既に実して表に従事するのは、また遅くはない。もし先ず表を救う場合は、虚して消耗した陽気は汗に随って益々奪われる。どうして邪気が外に散じることを望むことがあろうか。表が熱し裏が実する場合は、表を先にして裏を後にするのは、どうしてであろうか。先ず表を攻めるのは、表邪が併さって裏に入り、熱が壅がって重くなるのを恐れるからである。表が既に解されて裏に従事するのは、また遅くはない。もし先ず裏を攻める場合は、胃は空になり、邪はその虚に乗じ、遂に壊病を生じる。どうして邪気が内に解されることを望むことがあろうか。これは、仲景の明確な規律である。

【解説】　本条文は、表証を伴う気痞の治療法について論述している。

傷寒に罹患し、大いに攻下した後、また発汗するのは、汗法と下法の順序が逆である。本証は、既に裏証があって心下が痞えるが、表邪がなお解されていないので、悪寒がする。即ち、本証は表裏同病であるので、治療は先ず表を解し、その後に熱邪の凝集した痞を攻める先表後裏の方法を採用すべきである。そこで、表を解するには桂枝湯を用い、痞を攻めるには大黄黄連瀉心湯を用いる。

【原文】　傷寒発熱、汗出不解、心下痞鞕、嘔吐而下利者、大茈胡湯主之。(165)

【本文】　傷寒発熱、汗出でて解せず、心下痞鞕し、嘔吐して下利する者は、大茈胡湯之を主る（旧本は「心下」を「心中」に作る。蓋し、下文の「胸中痞鞕（166）」に因りて譌《あやま》る。今《玉函》に従って訂正す。《総病論》は亦「心下」に作る）。

【通釈】　傷寒に罹患して発熱し、汗が出て病が解されず、心下が痞硬し、嘔吐して下痢する場合は、大柴胡湯がこれを主る（旧本では「心下」を「心中」に作る。思うに、下文の「胸中痞硬（166）」によって誤る。今《玉函》に従って訂正する。《総病論》はまた「心下」に作る）。

【本文】　此れ、誤下に由らずして表自り裏に伝うるの証、其の下利し痞鞕するに因るが故に此に剟《けず》るなり。「傷寒、発熱す」と言えば、法当に汗出でて解すべし。乃ち、之を汗して解せざるは、蓋し之を汗して徹せざるに非ず。即ち、邪気深く重ければなり。遂に裏に伝入するに至れば、而ち心下痞鞕す。邪熱裏に伝わり、裏気随い擾《みだ》れて上に涌き下に泄すと為すは、勢いの必ず致す所なり。然して其の未だ尽く裏に入らざるの邪は、猶半表に在り。故に大茈胡湯を与えて以て之を雙解し、外邪解す可きを庶幾し、裏邪泄を得れば、而ち先は否、後は喜ぶの績を奏するなり。案ずるに、此の段の下利は、乃ち熱利なり。延陵呉氏の所謂熱結旁流なる者なり。吾は、其の脈必ず沈実有力、其の腹必ず満ちて硬く痛みを為し、之に加うるに舌上は黄黒燥胎、其れ下証と為すは疑い無きを知る。凡そ古経は簡奥、此れ等は挙隅の論なり。故に暁《さと》り易からず。前注に或は「下利」を改めて「利せず（不利）」に作るは、徒に紙上に兵を議するのみ。

龐氏曰く、汗出で、嘔吐し、下利するは、是れ胃中の津液燥き、裏に結実有り、胃虚するに非ざるなり。故に大茈胡湯を以て之を下す。

程氏曰く、此の証、瀉心を用いず、大茈胡を用うる者は、区別は「発熱」の字の上に在り。

《金鑑》に曰く、桂枝人蔘湯証は、則ち脈微弱なり。此れ、則ち脈は必ず有力なり。

中西子文曰く、此の条十棗湯の標して「太陽の中風（152）」と曰うに対す。彼は「下利し、嘔逆し、表解する者は、乃ち之を攻む可し」と曰えば、則ち此れ表解せざる者を以て之を論ずるなり。

【語釈】　○心下痞鞕：柯韵伯の《傷寒来蘇集》では、「これはいまだ下法を経ずに嘔吐する。嘔吐して発熱する場合は、小柴胡湯がこれを主る。しかし、痞硬は心下にあって脇下にない。これが虚実と補瀉の分かれる所である。そこで、人参と甘草の甘温で気を益すのを除き、枳実と芍薬の酸苦涌泄を加えるだけである」とある。　○挙隅：挙隅法を指す。修辞法で、一つを示して全般を悟らせることばの使い方。　○利せず：《医宗金鑑》では、「下利の「下」の字は、「不」の字のはずである。もしこれが「下」の字である場合は、どうして上は嘔吐し、下は下痢し、大柴胡湯をもってこれを下す道理があろうか」とある。

【通釈】　これは、誤下によらずに病が表より裏に伝わる証であり、それが下痢して痞硬するので、ここに削る。「傷寒に罹患し、発熱する」と言えば、道理からすると汗が出て解されるはずである。即ち、これを発汗して解されないのは、思うにこれを発汗するが充分でないのではない。即ち、邪気が深く重いからである。遂に裏に伝入するに至っては、心下は痞硬する。邪熱が裏に伝わり、裏気がこれに随って乱れ、上に涌き下に泄れるのは、勢いが必ず引き起こす所である。そしていまだ尽く裏に入っていない邪は、なお半表にある。そこで、大柴胡湯を与えてこれを双解し、外邪を解することができることを期待し、裏邪が泄れると、先は悪いが後は喜ぶ功績を発揮する。案じるに、この段落の下痢は、熱利である。延陵呉氏のいわゆる「熱結旁流」である。私は、その脈は必ず沈実有力であり、その腹は必ず脹満して硬く痛みを生じ、これに加えて舌上は黄黒色の乾燥した舌苔があり、それが下証であるのは疑いがないことが解る。およそ古の経典は簡略で深奥であり、これらの所は一つを示して全体を悟らせる論述である。そこで、悟り易くない。前の注釈に、あるいは「下痢」を改めて「下痢しない」に作るのは、徒に紙上に兵を議るだけである。

龐氏は言う。汗が出て、嘔吐し、下痢するのは、胃の中の津液が燥き、裏に結実があるのであり、胃が虚すのではない。そこで、大柴胡湯をもってこれを攻下する。

程氏は言う。この証に瀉心湯を用いず、大柴胡湯を用いるのは、区別は「発熱」の字の上にある。

《医宗金鑑》に言う。桂枝人参湯証は、脈は微弱である。これは、脈は必ず有力である。

中西子文は言う。この条文は、十棗湯の条文が標榜して「太陽の中風（152）」と言うのに対応する。彼は「下痢し、嘔逆し、表が解される場合は、これを攻めるべきである」と言うので、これは表が解されない場合でこれを論じている。

【解説】　本条文は、誤下を経ず、病が表から裏に伝わる証候と治療法について論述している。

傷寒に罹患し、発汗する場合は、汗が出て、病が解されるはずである。ところが、邪気が深く重い場合は、発汗しても病は解されなくなる。邪熱が表から裏に伝わり、裏気が乱れて上に涌くと、心下は痞硬し、下に泄れると、下痢になる。本証の下痢は熱利であり、いわゆる「熱結旁流」である。しかも、尽く裏に入っていない邪は、なお半表にある。そこで、大柴胡湯を与えて表裏を双解する。

【原文】　病如桂枝証、頭不痛、項不強、寸脈微浮、胸中痞鞕、気上衝喉咽、不得息者、此為胸有寒也。当吐之。宜瓜蔕散。（166）

【本文】　病桂枝の証の如くなるも、頭痛まず、項強ばらず、寸脈微しく浮、胸中痞鞕し、気上りて喉咽を衝き、息することを得ざる者は、此れ胸に寒有りと為すなり。当に之を吐すべし。瓜蔕散に宜し。

【通釈】　病は桂枝の証のようであるが、頭は痛まず、項は強張らず、寸脈が微かに浮であり、胸中は痞硬し、気が上って咽喉を衝き、息をすることができない場合は、これは胸に寒がある。これを吐かせるべきである。瓜蔕散を用いるのがよい。

【本文】　此れ、邪気淡飲を激動するの証なり。「病桂枝の証の如し」と言えば、発熱し汗出でて悪風すと為すなり。頭痛まず、項強ばらざれば、則ち桂枝の証とは異なり、以て中風に非ざるを明かすなり。寸脈微浮は、又桂枝の証の脈浮と同じならず。夫れ寸は以て胸中を候う。今寸脈微浮なるは、病上焦に在るを知るなり。《脈経》に云う、「寸口の脈緊、或は浮なるは、膈上に寒有り、肺下に水気有り」と。胸中痞鞕するは、痰涎膈を塞ぐ。即ち、病人自覚するの情なり。気咽喉を衝き、息するを得ざる者は、痰涎上に涌き、呼吸は気を布くこと能わず、胸は阻み礙《さまた》ぐる所有るが故なり。此れ胸に寒有るなり。寒は、即ち痰飲なり。方氏曰く、「寒は痰を以て言う」と。喩氏も亦曰く、「寒なる者は痰なり」と。凡そ経文に寒と言う者は、皆寒飲を指して言う。《可吐篇》に此の条を載《しる》して注し、「此れ、内に久痰有るを以て宜しく之を吐すべし（119）」と云う（《巣源・時気病候》に云う、「病を得て、或は五六日已上、毒気上焦に在る者は、其の人痰実有るが故なり。所以に復た宜しく吐を収むべきなり」と）は、以て互いに証す可し。蓋し、痞鞕の一証、吐下に因る者は虚と為し、吐下に因らざる者は実と為す。此れ、誤吐誤下に因らずして成る。故に病勢上に甚だしく、頑涎と邪気と相い実し、以て心胸を填塞すれば、固より汗下の能く治する所に非ず。因りて之を越せざるを得ざるは、乃ち此の方の設くる所以なり。案ずるに、吐の一法は、汗下と鼎《てい》峙すれば、治術に在りては最も喫緊と為す。蓋し、病上に在る者は汗す可し。而して発して裏に在る者は下して洩す可し。今は乃ち邪上焦を阻塞すれば、諒《まこと》に汗下の法の能く治する所に非ず。故に因りて之を涌越す。若し証を詳らかにして法を施せば、逡巡するも咄嗟に奏功す可し。世に或は吐を以て古法は用う可からずと為すは、亦情に過ぐるの論なり。然して吐は本六病正対の治に非ず。況や宜しく吐すべきの証は、本経に僅かに三条にして、医之を吐して過ぐる者を列するは、却って数条なるをや。因りて、吐は敢えて軽々しく用いず、且つ其の証極めて少なく、固より汗下の比に非ざるを知るなり。華元化は「傷寒の病、四日に至りては胸に在り。宜しく之を吐すべし」と曰い、巣元方は「傷寒の病、三日以上は気浮き、上部に在り。胸心填塞して満悶し、当に之を吐すれば、則ち愈ゆべし」と曰う。恐らくは実験の言に非ず。殆ど是れ様に依り胡蘆《ころ》を画くのみ。

程氏曰く、邪気、膈間に蘊蓄す。此れ胸に寒有りと為すなり。痞鞕の一証、吐下に因る者は虚と為し、吐下に因らざる者は実と為す。実邪心胸に填塞し、中下の二焦之が為に阻絶すれば、自ら上焦従り出路と為さざるを得ず。所謂「上に在る者は、因りて之を越す」是れなり。

尤氏曰く、此れ、痰飲傷寒に類するの証なり。寒は寒飲と為し、寒邪に非ざるなり。《活人》に「痰飲の病為る、能く人をして憎寒発熱せしむ。状傷寒に類す。但だ頭痛まず、項強ばらずを異なりと為す」と云うは、正しく此れの謂いなり。

令韶張氏曰く、「病如し」の者は、外感の邪無きなり。

【語釈】　○鼎峙：かなえの足のように三方から向かい合って立つ。三者が分立する。　○様に依り胡蘆を画く：型によってふくべを画く。ありふれたことばかりして新しく発明する所がない例え。胡蘆は、ひょうたん。ふくべ。または、ゆうがお。

【通釈】　これは、邪気が痰飲を激しく動かす証である。「病は桂枝の証のようである」と言えば、発熱し、汗が出て、悪風がする。頭が痛まず、項が強張らない場合は、桂枝の証と異なるので、中風ではないことを明らかにする。寸脈が微かに浮であるのは、また桂枝の証の脈が浮であるのと同じでない。そもそも寸脈は、胸中を候う。今寸脈が微かに浮であるのは、病が上焦にあることが解る。《脈経》では、「寸口の脈が緊であり、あるいは浮であるのは、膈上に寒があり、肺下に水気がある」と言う。胸中が痞硬するのは、痰涎が膈を塞ぐからである。即ち、病人が自覚する病状である。気が咽喉を衝き、息をすることができなくなるのは、痰涎が上に涌き、呼吸は気を布散することができず、胸は阻んで妨げる所があるからである。これは、胸に寒がある。寒は、痰飲である。方氏は、「寒は痰をもって言う」と言う。喩氏もまた「寒は、痰である」と言う。およそ経文に「寒」と言う場合は、皆寒飲を指して言う。《可吐篇》にこの条文を記載して注釈し、「これは内に久痰があるので、これを吐かせるべきである（119）」と言う（《諸病源候論・時気病候》では、「病を得て、あるいは五六日以上が経過し、毒気が上焦にあるのは、その人に痰実があるからである。そこで、また吐法を取るべきである」と言う）のは、互いに証拠とすべきである。思うに、痞硬の一証は、吐下による場合は虚証であり、吐下によらない場合は実証である。これは、誤吐や誤下によらずになる。そこで、病勢は上に甚だしく、頑涎と邪気が相互に実し、これによって心胸を填塞する場合は、固より汗法や下法がよく治療する所でない。これによってこれを越えさせない訳にはいかないのは、この処方を設ける理由である。案じるに、吐法は、汗法と下法と鼎のように対峙するので、治療の技術にあっては最も差し迫っている。思うに、病が上にある場合は、発汗すべきである。そして発生して病が裏にある場合は、攻下して泄らすべきである。今は邪が上焦を阻んで塞いでいるので、誠に汗法や下法がよく治療する所でない。そこで、これによってこれを涌いて越えさせる。もし証を詳らかにして吐法を施す場合は、ためらっていても咄嗟に奏功するはずである。世の中であるいは吐法などの古法は用いるべきでないとするのは、また情に過ぎる議論である。しかし、吐法は本来六病に正しく対応する治療法ではない。ましてや涌吐すべき証は、本経では僅かに三条であり、医者がこれを涌吐し過ぎる場合を配列するのは、反って数条になるのはなおさらである。これによって吐法は敢えて軽々しくは用いず、かつその証は極めて少なく、固より汗法や下法の比ではないことが解る。華元化は「傷寒の病は、四日に至っては胸にある。これを吐かせるべきである」と言い、巣元方は「傷寒の病は、三日以上は気が浮き、上部にある。心胸部が填塞して満悶する場合に、これを吐かせると病は治癒するはずである」と言う。恐らくは実際に経験した言葉ではない。殆どこれは型によってひょうたんを画くように、ありふれたことばかりしていて新たに発明するところがない。

程氏は言う。邪気は膈の間に蓄積する。これは、胸に寒がある。痞硬の一証は、吐下による場合は虚証であり、吐下によらない場合は実証である。実邪が心胸部に填塞し、中焦と下焦の二焦がこのために阻絶される場合は、自ら上焦より出路としない訳にはいかない。いわゆる「上にある場合は、これによってこれを越えさせる」がこれである。

尤氏は言う。これは、痰飲が傷寒に類似する証である。寒は寒飲であり、寒邪ではない。《活人書》に「痰飲の病と言うものは、よく人に悪寒をさせ発熱させる。病状は傷寒に類似する。ただ、頭は痛まず、項は強張らないのが異なる」と言うのは、正しくこのことを言う。

令韶張氏は言う。「病は…のようである」は、外感の邪がないことである。

【本文】　瓜蔕散方

瓜蔕（一分、熬りて黄ならしむ。○《外台》の天行病、救急瓜蔕散方の瓜蒂は、按ずるに一合を量り、熬りて黄に似らしめ、焦がしむること勿かれと。「分」の字の説は、白散の条下に具う）　赤小豆（一分。○《玉函》は「各六

銖」に作り、《外台》は「小豆一合小弱、量る」と云う）

右二味、各々別に擣きて篩い、散を為し已わり、合して之を治む。一銭匕を取り、香豉一合を以て、熱湯七合を用いて煮て稀糜を作り、滓を去り、汁を取り散に和し、温めて之を頓服す。吐かざる者は、少少加う。快吐を得れば乃ち止む。諸亡血虚家は、瓜蔕散を与う可からず（已は畢《お》わるなり。半夏散を攷う可し）。

【通釈】　瓜蔕散方

瓜蔕（一分、熬って黄色にする。○《外台》の天行病で救急瓜蔕散方の瓜蒂は、按じるに一合を量り、熬って黄色になるようにし、焦がしてはならないとある。「分」の字の説は、白散の条文の下に具わる）　赤小豆（一分。○《玉函》では「各々六銖」に作り、《外台》では「小豆は一合弱を量る」と言う）

右の二味を各々別に擣いて篩い、散を作り終わり、合わせてこれを収め、一銭匕を取り、香豉一合と熱湯七合を用いて煮て稀薄な粥を作り、滓を除き、汁を取って散に混和し、温めてこれを頓服で服用する。吐かない場合は、少々加える。速やかに嘔吐する場合は、その後の服用を停止する。諸々の血を亡った人や虚した人は、瓜蔕散を与えるべきでない（已は、畢《お》わることである。半夏散を考えるべきである）。

【本文】　此れ、涌吐の峻剤なり。瓜蒂は極苦、能く胸中の実邪を疏し、赤豆は腥臭、人をして悪心せしむ。故に又瓜蒂を佐けて以て上越するの勢いを資け、更に香豉一合を以て熱湯にて煮て稀糜を作る。蓋し、其の腐臭は能く泥みて胸中に恋し、以て之を吐して其の效尤も捷《はや》し。亦且つ穀気を藉りて以て胃気を保つなり。此の方、汗下と並峙し、仲景三大法と称し、関係最も鉅《おお》し。然して此れ駛《し》剤と為す。故に亡血虚家は、胸中の気液已に虧ければ、軽々しく与う可からず。特に禁を申すと為す。《脈経》に云う、「吐薬を行るは、当に人の強弱を相《み》るべし」は、此れの謂いなり。方後の「吐せざる者は、少少加う」は、其の義甚だ精し。「吐を得れば即ち止む」の者は、胸中の元気を傷るを恐るればなり。案ずるに、范汪方に云う、「若し薬力時を過ぎて吐せざれば、湯を服すること一升なるは薬力を助くるなり。若し服薬過多の者は、益々冷水を飲みて之を解す」と。張子和曰く、「吐止まざる者は、煎麝香湯を用う。瓜苗は麝香を聞けば、即ち死す。所以に解を立つ」と。汪昴曰く、「吐止まざる者は、葱白湯もて解するは良し。久しく出でざる者は、砂糖一塊を含めば、即ち吐す」と。此れ等は並びに古方の余蘊を発す。用薬は、君子も亦当に討究すべきのみ。

銭氏曰く、邪上焦に在れば、因勢利導し、応に上従り越すべし。当に《内経》の「高き者は、因りて之を越す」の法を用うべし。故に瓜蔕散を以て之を吐し、邪をして上従り越えしむれば、則ち胸中の気は自ら和平なり。

《金鑑》に曰く、此の方、奏功の捷きは汗下に勝る。所謂「汗吐下の三大法」なり。今人仲景、子和の精義を知らず、之を不用に置くは、勝げて惜しむ可きかな。

【語釈】　○駛：早い。　○《内経》：《素問・陰陽応象大論》を指す。

【通釈】　これは、涌吐の峻剤である。瓜蒂は極めて苦で、よく胸中の実邪を疏し、赤小豆は腥《なまぐさ》い臭いがして人に悪心を出現させる。そこで、また瓜蒂を佐けて上に越える勢いを資け、更に香豉一合をもって熱湯で煮て稀薄な粥を作る。思うに、その腐敗臭はよく泥んで胸中に留恋し、これによってこれを吐かせると、その効果は最も早い。またかつ穀気を借りて胃気を保つ。この処方は汗法と下法に並んで対峙し、仲景の三大法と称され、関係する所は最も大きい。しかし、これは作用が急激に発揮される方剤である。そこで、血を亡った人や虚している人では、胸中の気や液が既に欠けているので、軽々しく与えるべきでない。そこで、特に禁忌を述べる。《脈経》に言う「吐薬を施す場合は、人の強弱を看るべである」は、このことを言う。方後の「吐かない場合は、少々加える」は、その義は甚だ精しい。「嘔吐を得る場合は、直ちに服用を停止する」のは、胸中の元気を傷ることを恐れるからである。案じるに、范汪は、まさに「もし薬力が時を過ぎて吐かない場合は、湯を一升服用すると薬力を助ける。もし服薬が過多になる場合は、益々冷水を飲んでこれを解する」と言う。張子和は、「嘔吐が停止しない場合は、煎じた麝香湯を用いる。瓜蒂の苗は麝香を聞くと、死ぬ。そこで、これでこれを解釈する」と言う。汪昂は、「嘔吐が停止しない場合は、葱白湯を用いて解するのがよい。久しく嘔吐が出ない場合は、砂糖を一塊含むと直ちに嘔吐する」と言う。これらは、並びに古方の余りを述べている。用薬は、君子もまた討論し研究すべきである。

銭氏は言う。邪が上焦にある場合は因勢利導し、上より越えさせるべきである。《内経》の「高い場合は、これによってこれを越えさせる」の方法を用いるべきである。そこで、瓜蔕散をもってこれを吐かせ、邪を上より越えさせる場合は、胸中の気は自ら穏やかになる。

《医宗金鑑》に言う。この処方は、奏功が早いのは汗法や下法に勝る。いわゆる「汗吐下の三大法」である。今の人は仲景や子和の精義を知らず、これを使用しないのは、何とも惜しむべきである。

【解説】　本条文は、邪気が痰飲を激しく動かす証候と治療法について論述している。

「病桂枝の証の如し」は、発熱し、汗が出て、悪風がすることである。ただ、頭が痛まず、項が強張らない場合は、桂枝の証ではない。寸部は、胸中を候う。病が上焦にあると、寸部の脈は微かに浮になる。痰涎が膈を塞ぐと、胸中は痞硬する。痰涎が上に涌き、呼吸によって気が布散されず、胸が阻まれると、気が咽喉を衝き、息をすることができなくなる。これは、胸中に寒がある。寒は、痰飲のことである。一般に痞硬の発生が吐下による場合は虚証であり、吐下によらない場合は実証である。本証の痞硬は誤吐や誤下によらないので、実証である。本証では、病勢が上に甚だしく、頑涎と邪気が相互に実し、心胸部を塞いでいるので、汗法や下法がよく治療できる所でない。そこで、瓜蔕散を用いてこれを涌吐させる。

瓜蔕散は、涌吐の峻剤である。瓜蒂は極苦で胸中の実邪を疏し、赤小豆は腥臭があって悪心を引き起こすので、瓜蒂の上に越える勢いを資け、香豉は熱湯で煮て稀薄な粥を作り、瓜蒂と赤小豆の粉末と混和し、腐敗臭を胸中に留恋させて吐かせ、また赤小豆と香豉の穀気を借りて胃気を保つ。

【原文】　病脇下素有痞、連在臍傍、痛引少腹、入陰筋者、此名藏結。死。(167)

【本文】　病脇下に素痞有り、連なりて臍傍に在り、痛み少腹に引き、陰筋に入る者は、此れを藏結と名づく。死す。

【通釈】　病人は脇下に元々痞塊があり、連なって臍の傍らにあり、痛みが少腹に引き、陰茎に入る場合は、これを藏結と名づける。本証は、予後が不良で死亡する。

【本文】　此の条、却って篇首の藏結を承け、更に伸引して以て痞鞕の義を終えるなり。素は、旧の常なり。其の人の脇下に素痞積有り、陰寒裏に伏し、根深く祇《まさ》に固し。乃ち、誤りて攻下を行るに因りて宿積を発動し、逆して心下に結ぶ。但だ痞を言いて「結胸状の如し (129) 」を言わざる者は、蓋し文を省けばなり。柯氏曰く、「陰筋は、宗筋なり」と。若し其の痞結連なりて臍傍に在り、痛み少腹に引きて陰筋に入る者は、陰寒凝りて錮《ふさ》ぎ亦極まる。更に加うるに、時時下利す (129) 等の証を以てすれば、此れを藏結の死証と為すなり。

案ずるに、上文は「治し難し（129）」と曰い、「攻む可からず（130）」と曰い、此れは「死す」と曰うは、益々以て藏結の錯悪は攻療し難きを見わすに足る。或るひと謂う、「此の条の藏結は、篇首に載す所の病位は稍異なるも、寒凝るは則ち一なり。故に其の称を同じくす」と。然して朱氏の《活人書》は、前の藏結の条に此の段を引きて解を為せば、則ち未だ必ずしも其の病を同じくせざる可からざるなり。

喩氏曰く、按ずるに、病人素痞気有り、脇下に在りて臍傍に連なれば、則ち攻下す可からず。医工細かに諏《と》わず、病家は因を告ぐるに明らかならずして誤りを貽《のこ》す者多し。

柯氏曰く、今人多く陰筋より上って小腹を衝きて痛み、死する者有り。名づけて疝気と曰うは、即ち此の類なり。然して痛み止みて便ち蘇る者は、《金匱》に云う所の「藏に入れば則ち死し、府に入れば則ち愈ゆ」なり。之を治するに茴香、呉茱萸等の味を以て痊ゆる者は、亦藏結の治法を明かす可し。

【語釈】　○《金匱》：《金匱要略・臓腑経絡先後病脈証第一》の第11条を参照。

【通釈】　この条文は、反って篇首の藏結を承け、更に引き伸ばして痞硬の義を終えている。素は、昔から一定のことである。その人の脇下には元々痞の積聚があり、陰寒が裏に潜伏し、根が深くてまさしく固い。即ち、誤って攻下を施すことによって宿積を発動し、上逆して心下に結ぶ。ただ、痞を言って「結胸証の性状のようである（129）」を言わないのは、思うに文を省くからである。柯氏は、「陰筋は、陰茎である」と言う。もしその痞結が連なって臍の傍らにあり、痛みが少腹に引いて陰筋に入る場合は、陰寒が凝滞して塞がり、また極まる。更に加えるに、時々下痢する（129）などの証をもってする場合は、これを藏結の死証とする。案じるに、上文は「治療し難い（129）」と言い、「攻めるべきでない（130）」と言い、これは「死ぬ」と言うのは、益々藏結の入り混じって悪むべき証候は、攻めて治療することが困難であることを見わすのに充分である。ある人は、「この条文の藏結は、篇首に記載する所の病位と幾らか異なるが、寒が凝滞するのは同じである。そこで、その名称は同じにする」と言う。しかし、朱氏の《活人書》では、前の藏結の条文にこの段落を引用して解釈しているので、いまだ必ずしもその病が同じでないとすべきでない。

喩氏は言う。按じるに、病人には元々痞気があり、脇下にあって臍の傍らに連なる場合は、攻下すべきでない。医者は細かに問診せず、病人の家族は原因を告げることが明らかでなく、誤りを遺す場合が多い。

柯氏は言う。今の人は、陰筋より上って小腹を衝いて痛み、死亡する場合が多くある。名づけて疝気と言うのは、この類である。しかし、痛みが停止して蘇る場合は、《金匱要略》に言う所の「藏に入る場合は死亡し、府に入る場合は治癒する」である。これを治療するのに茴香や呉茱萸などの味を用いて治癒するのは、また藏結の治療法を明らかにするはずである。

【解説】　本条文は、藏結証の死証について論述している。

素は、昔から一定のことを言う。病人の脇下には元々痞の積聚があり、陰寒が裏に潜伏し、根は深くて固いが、誤ってこれを攻下すると、宿積が発動され、上逆して心下に結ぶので、第129条に「結胸状の如し」とあるように、心下が硬満する。陰筋は、陰茎を言う。陰寒が凝滞し、塞がって極まると、痞結は連なって臍の傍らにあり、痛みは少腹に牽引して陰筋に入る。これらの症状の外に第129条の「時時下利す」などの証候が加わる場合は、藏結の死証である。

【本文】　以上の十九章、総じて痞鞕の証治を論ず。而して「下して後更に桂枝湯を行る可からず（162）」の一節は、疑うらくは他の篇の錯簡と為す。案ずるに、篇首（128）は先ず結胸を論じ、而る後に結胸状の如し（129）、心下に結ぶ、胸脇満つ、心下痞鞕等の証逐次開列す。蓋し、類に連なりて之に及ぶは、抑も亦編次の微旨なり。

【通釈】　以上の十九章は、総合して痞硬の証候と治療法を論じている。しかし、「下した後は更に桂枝湯をやるべきでない（162）」の一節は、恐らくは他の篇の錯簡である。案じるに、篇首（128）では先ず結胸証を論じ、その後に結胸証の性状のようである（129）、心下に結ぶ、胸脇が脹満する、心下が痞硬するなどの証を逐次紹介して配列する。思うに、類に連なってこれに及ぶのは、抑もまた編次の微かな主旨である。

【原文】　傷寒、若吐若下後、七八日不解、熱結在裏、表裏俱熱、時時悪風、大渇、舌上乾燥而煩、欲飲水数升者、白虎加人蔘湯主之。(168)

【本文】　傷寒、若しくは吐し、若しくは下して後、七八日解せず、熱結んで裏に在り、表裏倶に熱し、時時悪風し、大いに渇し、舌上乾燥して煩し、水数升を飲まんと欲する者は、白虎加人蔘湯之を主る。

【通釈】　傷寒に罹患し、あるいは吐かせ、あるいは下した後、七八日病が解されず、熱が結んで裏にあり、表裏がともに熱し、時々悪風がし、大いに口が渇き、舌上が乾燥して心煩し、水を数升飲みたくなる場合は、白虎加人参湯がこれを主る。

【本文】　此れ、邪熱散漫し、津液特に乏しき者の証治を掲げ、下の三章を以て互いに其の義を演ぶるなり。傷寒、若しくは吐し、若しくは下して後、津液内に亡われ、七八日の久しきに至りて病尚解せず。方氏曰く、「「解せず」は、大勢を以て言う。独り表のみを謂わず」と。「熱結んで裏に在り」は、吐下の後、邪熱入りて裏に結ぶなり。「表裏倶に熱す」は、尚表邪有るに非ざるなり。裏熱太甚《はなはだ》しきに因り、其の気外に騰《とう》達す。故に間々亦熱有り。即ち、《陽明篇》の所謂「蒸蒸として発熱（248）」し、内自り外に達するの熱なり。然して此の段も亦惟だ「裏」の字を重んず。上文の「熱結んで裏に在り」は、徴す可し。説は附録の中に詳らかにす。時時悪風する者は、乃ち熱極まり、汗多くして収摂すること能わず、腠理疏なるが故なり。「時時」と言えば、則ち表熱の常に悪寒する者とも亦同じならず。大いに渇し、舌上乾燥して煩し、水数升を飲まんと欲する者は、邪熱焚《ふん》灼し、津液内に燥けばなり。此れ、熱結んで裏に在りと曰うと雖も、唯だ是れ胃家焦爍《しゃく》し、邪熱散漫し、未だ燥屎の搏実有らず。故に白虎湯を与えて以て其の熱を清す。而して更に人蔆を加うる者は、其の意の重んずるは、津液を資生するに在るなり。

松陵徐氏曰く、胃液已に尽く。然して亦承気の症の実邪有るが若きに非ず。胃口の津液枯れて竭くるに因りて内火焚《や》くが如く、水を引いて自ら救わんと欲す。故に証を具うるは此くの如きなり。

呉氏（綬）曰く、時時悪風する者は、時に或は之有りて常ならざるなり。

【語釈】　○騰達：上へのぼる。　○焚灼：火で焼く。　○爍：溶かす。

【通釈】　これは、邪熱が散漫し、津液が特に乏しい場合の証候と治療法を掲げ、下の三章をもって互いにその義を述べる。傷寒に罹患し、あるいは吐かせ、あるいは下した後、津液が内に亡われ、七八日の久しい間に至って病はなお解されなくなる。方氏は、「「解されなくなる」は、大勢をもって言う。独り表だけを言うのではない」と言う。「熱が結んで裏にある」は、吐下した後、邪熱が入って裏に結ぶことである。「表裏がともに熱する」は、なお表邪があるのではない。裏熱が甚だしくなることにより、その気が外に昇って到達する。そこで、間々また熱がある。即ち、《陽明篇》のいわゆる「蒸蒸として発熱

(248)」し、内より外に達する熱である。そしてこの段落もまたただ「裏」の字を重んじる。上文の「熱が結んで裏にある」のは、証拠とすべきである。説は附録の中に詳らかにする。時々悪風がするのは、熱が極まり、汗が多くなって収摂できず、腠理が疏になるからである。「時時」と言う場合は、表が熱して常に悪寒がする場合ともまた同じでない。大いに口が渇き、舌上が乾燥して心煩し、水を数升飲みたくなる場合は、邪熱が灼傷し、津液が内に燥くからである。これは、熱が結んで裏にあると言うが、ただ胃家が焦がれて熔け、邪熱が散漫し、いまだ燥屎の搏実はない。そこで、白虎湯を与えてその熱を清する。そして更に人参を加えるのは、その意の重点は津液を資けて生じることにある。

松陵徐氏は言う。胃液が既に尽きる。しかし、また承気の症の実邪があるようなものではない。胃口の津液が枯れて尽きるので、内の火は焼くように旺盛になり、水を引いて自らを救おうとする。そこで、証を具えるのはこのようなものである。

呉氏（綬）は言う。「時時悪風する」は、時にあるいはこれがあり、常ではないことである。

【解説】　本条文は、邪熱が散漫し、津液が乏しくなる証候と治療法について論述している。

傷寒に罹患し、涌吐し、あるいは攻下して津液が内に亡われると、病は七八日の久しい間解されなくなる。「解せず」は、大勢を言うのであり、ただ表だけを言うのではない。吐下した後、邪熱が入って裏に結ぶので、「熱結んで裏に在り」と言う。裏熱が甚だしくなると、裏の熱気が外に昇って到達するので、表裏がともに熱する。ただ、本証では、「表裏倶に熱す」の「裏」の字を重視する。熱が極まり、汗が多くなって収摂できず、腠理が疏になると、時々悪風がする。邪熱が灼傷し、津液が内に燥くと、大いに口が渇き、舌上が乾燥して心煩し、水を数升飲みたくなる。本証は、胃家が焦がれて熔け、邪熱が散漫するが、燥屎がまだ形成されていない状態にある。そこで、白虎湯を与えて清熱し、人参を加えて津液を資生する。

【原文】　傷寒、無大熱、口燥渇、心煩、背微悪寒者、白虎加人蔆湯主之。(169)

【本文】　傷寒、大熱無く、口燥きて渇し、心煩し、背微悪寒する者は、白虎加人蔘湯之を主る。

【通釈】　傷寒に罹患し、肌表には大熱がなく、口が燥いて口渇が出現し、心煩し、背部に微かな悪寒がする場合は、白虎加人参湯がこれを主る。

【本文】　此れ、前条を承けて、再び其の証治を申し明かす。「傷寒、大熱無し」は、邪表に在らざるを言う。柯氏曰く、「「大熱無し」は、表を指して言う。微熱猶在るを見わす」と。蓋し、上文（168）の「表裏倶に熱す」は、或は外証に嫌う。故に茲に此の三字を掲げて、以て邪熱表を去りて裏に入るを証するなり。口燥き渇し、心煩するは、即ち前の所謂「大いに渇し、舌上乾燥して煩し、水数升を飲まんと欲する者」にして、亦上を承けて文を省くなり。背微悪寒なる者は、内は熱を蒸せば而ち表は必ず多汗なるを以ての故に、微悪風寒するなり。悪寒にして特に背上に見わる者は、肌疏し、表開き、勢い乃ち然り。背微悪寒は、即ち上条の「時時悪風す」の義なり。或は外証の悪風を疑う。故に亦「背微」の二字を挙げて、以て之を別かつなり。茲に主るに白虎加人蔘湯以て熱を清して津を滋す。若し之を失して治せざれば、則ち遂に救い瘳《いや》し難きのみ。案ずるに、附子湯証（304）も亦背悪寒す。然して彼は即ち口中和す。是れ乃ち口燥きて渇し、是れ口中和せざるなり。脈も亦必ず洪滑有力なるは、此れ其の大いに分別する処なり。

銭氏曰く、此の条の背微悪寒、口燥き渇して心煩する者は、乃ち内熱は外寒を生ずればなり。口中和すの背悪寒の比擬《ひぎ》して論ず可きに非ざるなり。

松陵徐氏曰く、微悪寒は、悪寒すと雖も、甚だ微なるを謂う。又周身寒えず、寒えは独り背に在るは、外邪已に解するを知る。若し大いに悪寒すれば、則ち此の湯を用うるを得ざるなり。

呉氏（綬）曰く、時時なる者は、時に或は悪風して常ならざるなり。背上悪む者は、但だ微寒を覚えて甚だしからざるなり。有する所の盛熱、燥渇にして用うれば、則ち疑い無し。夫れ表証の悪寒の若きは、常に背上に在り。悪寒して燥渇せざる者は、切に用う可からず。

【語釈】　○比擬：なぞらえる。たとえる。

【通釈】　これは、前の条文を承けて、再びその証候と治療法を述べて明らかにしている。「傷寒に罹患し、大熱がない」は、邪が表にないことを言う。柯氏は、「「大熱がない」は、表を指して言う。微熱がなおあるのを見わしている」と言う。思うに、上文（168）の「表裏がともに熱する」は、あるいは外証があることを嫌う。そこで、ここにこの三字（無大熱）を掲げ、邪熱が表を去って裏に入ることを明らかにする。口が燥いて口渇が出現し、心煩するのは、前のいわゆる「大いに口が渇き、舌上は乾燥して心煩し、水数升を飲みたくなる場合」であり、また上を承けて文を省いている。背に微かな悪寒がするのは、内は熱を熏蒸すると、表は必ず多汗になるので、微かに悪風寒がすることである。悪寒がして特に背の上に見われるのは、肌が疏になり、表が開き、勢いがそのようにする。背微悪寒は、上の条文の「時時悪風がする」の義である。あるいは外証の悪風を疑う。そこで、また「背微」の二字を挙げて、これを区別する。ここに主るに白虎加人参湯をもって熱を清して津液を滋す。もしこの機会を失って治療しない場合は、遂に救って療し難くなるだけである。案じるに、附子湯証（304）もまた背悪寒が出現する。しかし、彼は口の中が調和する。これは口が燥いて口渇が出現し、口の中が調和しない。脈もまた必ず洪滑有力であるのは、大いに分別する所である。

銭氏は言う。この条文で背に微かな悪寒がし、口が燥いて口渇が出現し、心煩するのは、内熱が外寒を生じるからである。口の中が調和する場合の背悪寒がなぞらえて議論することのできるものではない。

松陵徐氏は言う。微悪寒は、悪寒がするが甚だ微かであることを言う。また、周身が寒えず、寒えが独り背にある場合は、外邪が既に解されていることが解る。もし大いに悪寒がする場合は、この湯液を用いることができない。

呉氏（綬）は言う。時時は、時にあるいは悪風がして常ではないことである。背の上に悪寒がするのは、ただ微かな悪寒を覚えるが、甚だしくないことである。出現する所の盛んな熱、口が燥く、口渇などの症状に用いる場合は、疑いがない。そもそも表証の悪寒のようなものは、常に背の上にある。悪寒がして口の燥渇がない場合は、切に用いるべきでない。

【解説】　本条文は、第168条を承けて、邪熱が陽明に散漫し、津液が欠乏する証候と治療法について再び論述している。

冒頭の「傷寒、大熱無し」は、邪が表にないことを言い、なお微熱が出現している。第168条の「表裏倶に熱す」は外証があることを嫌うので、ここでは「無大熱」の三字を掲げ、邪熱は表を去って裏の陽明に入っていることを明らかにする。「口燥きて渇し、心煩す」は、第168条の「大いに渇し、舌上乾燥して煩し、水数升を飲まんと欲す」に相当する。邪熱が裏に入り、内が熱を熏蒸すると、表が多汗になるので、微かな悪風寒がする。肌が疏になり、表が開くと、悪寒は特に背の上に見われる。背微悪寒は、第168条の「時時悪風す」

に相当する。微悪寒は、外証の悪風を疑うので、「背微」の二字を「悪寒」に付けてこれを区別する。以上より、白虎加人参湯を与えて清熱して津液を滋養する。

【原文】　傷寒、脈浮、発熱、無汗、其表不解、不可与白虎湯。渴欲飲水、無表証者、白虎加人蔘湯主之。(170)
【本文】　傷寒、脈浮、発熱して汗無く、其の表解せざるは、白虎湯を与う可からず。渇して水を飲まんと欲し、表証無き者は、白虎加人蔘湯之を主る。
【通釈】　傷寒に罹患し、脈が浮になり、発熱して汗がなく、その表が解されていない場合は、白虎湯を与えるべきでない。口が渇いて水を飲みたくなり、表証がない場合は、白虎加人参湯がこれを主る。
【本文】　此れも又前を承けて、表解せざる者は白虎湯を与う可からず、表証無き者は与う可しの義を釈す。亦戒慎するの意なり。「傷寒、脈浮」と言いて洪大に至らざれば、則ち邪熱未だ裏に結ばず。正しく発熱、汗無しは、表証顕然なり。此くの如きは、白虎湯を与えて徒に脾胃を傷る可からざるなり。松陵徐氏曰く、「「汗無し」の二字は、最も白虎の忌む所と為す」と。若し其の人大いに渇し、水を飲まんと欲すること上条（168）の云う所の如きは、則ち邪熱已に陽明の裏に入り、胃中焦灼し、津液枯燥するを知る。然して猶必ず其の表証、表脈を審らかにして始めて宜しく白虎加人蔘湯以て其の熱を清し其の津を救うを議れば可なるべし。

柯氏曰く、白虎は結熱裏に在るを治するの剤なり。先ず禁ずる所を示して後、用うる所を明らかにし、白虎は重剤と為せば軽々しく用う可からざるを見わすなり。

銭氏曰く、白虎の一方は、但だ能く胃熱を除きて胃実を治すること能わず。尚舌胎黄黒燥烈、脈実大にして胃脘臍を繞りて硬く痛む者は、仍お当に承気を以て之を攻むべきなり。

松陵徐氏曰く、此の証、若し更に虚羸すれば、則ち竹葉石膏湯証と為す。

中西子文曰く、以上の三条、《千金》は并びに白虎湯に作る。攷うるに、白虎加人蔘湯証は「大渇（168）」と曰い、「口燥きて渇す（169））」と曰い、「渇して水を飲まんと欲す（222）」と曰う。其れ白虎湯証は、乃ち表に熱有り裏に寒有り（176）、「裏に熱有り（350）」と曰い、「腹満ち、身重く、自汗出づ云々（219）」と曰う。皆「渇す」と言わず。此れ、本湯加人蔘の与うるか否かは渇すと渇せずに於いて之が別を為すのみ。

【語釈】　○顕然：あきらかなさま。　○焦灼：焼く。

【通釈】　これもまた前を承けて、表が解されていない場合は白虎湯を与えるべきでなく、表証がない場合は与えるべきである義を解釈している。また、戒め慎む意である。「傷寒で脈が浮になる」と言うが、洪大に至らない場合は、邪熱はいまだ裏に結んでいない。正しく発熱し、汗がないのは、表証が明らかである。このような場合は、白虎湯を与えて徒に脾胃を傷るべきでない。松陵徐氏は、「「汗がない」の二字は、最も白虎湯の忌む所である」と言う。もしその人が大いに口が渇き、水を飲みたくなるのが上の条文（168）の言う所のような場合は、邪熱は既に陽明の裏に入り、胃の中が焼かれ、津液が枯れて乾燥することが解る。そして、なお必ずその表証や表脈を審らかにして始めて白虎加人参湯を用いてその熱を清し、その津液を救うことを議ればそれでよいはずである。

柯氏は言う。白虎湯は、結んだ熱が裏にあるのを治療する方剤である。先ず禁じる所を示した後に用いる所を明らかにし、白虎湯は重剤であるので、軽々しく用いるべきでないことを見わしている。

銭氏は言う。白虎湯の一方は、ただよく胃熱を除くが、胃実を治療することはできない。なお舌苔が黄黒色で燥いて焼かれ、脈が実大になり、胃脘で臍を繞って硬く痛む場合は、なお承気湯を用いてこれを攻めるべきである。

松陵徐氏は言う。この証でもし更に虚して痩せている場合は、竹葉石膏湯証である。

中西子文は言う。以上の三条は、《千金》では並びに白虎湯に作る。考えるに、白虎加人参湯証では「大いに渇く（168）」と言い、「口が燥いて口渇が出現する（169）」と言い、「口が渇いて水を飲みたくなる（222）」と言う。白虎湯証は、表に熱があるが裏に寒があり（176）、「裏に熱がある（350）」と言い、「腹が脹満し、身体が重だるくなり、自汗が出る云々（219）」と言う。皆「渇く」とは言わない。このように、本湯に人参を加えた処方を与えるのか否かは、口が渇く場合と渇かない場合においてこれを区別するだけである。

【解説】　本条文は、白虎湯の禁忌と白虎加人参湯の適応について論述している。

本条文は、白虎湯は表が解されている場合は与えるべきであるが、表が解されていない場合は与えるべきでない義を解釈する。即ち、傷寒に罹患し、脈が浮になるが、洪大にはならず、発熱し、汗がない場合は、表証が明らかであり、邪熱はいまだ裏に結んでいないので、白虎湯を与えて脾胃を傷るべきでない。一方、大いに口が渇き、第168条に「水数升を飲まんと欲す」とあるように、多飲になる場合は、邪熱が既に陽明の裏に入り、胃の中が焼かれ、津液が枯れて乾燥しているので、表証や表脈がないことを審らかにした後、白虎加人参湯を用いて熱を清して津液を救う。

【原文】　傷寒、汗出、悪寒、身熱、大渴不止、欲飲水一二斗者、白虎加人蔆湯主之。

【本文】　傷寒、汗出で、悪寒し、身熱し、大渇止まず、水一二斗を飲まんと欲する者は、白虎加人蔆湯之を主る（此の条、《外台》は本論を引くも旧本は載せず。蓋し、脱漏に係る。今竊かに訂して補う）。

【通釈】　傷寒に罹患し、汗が出て、悪寒がし、身体が熱し、大渇が停止せず、水一二斗を飲みたくなる場合は、白虎加人参湯がこれを主る（この条文は、《外台》では本論を引用するが、旧本では記載しない。思うに、脱漏に係わる。今窃かに訂正して補う）。

【本文】　此れも亦前証を申し釈して以て再び其の治を掲ぐ。傷寒、汗出づる者は、《経》に「桂枝湯を服し、大いに汗出でて後、大煩渴解せざるは、本湯之を主る（26）」と曰う是れなり。蓋し、「汗出づ」の二字は白虎の主る所にして前条は言わず。玆に之を挙げて以て其の罅《すきま》を補うなり。悪寒は即ち所謂「背微悪寒（169）」、身熱は即ち「表裏倶に熱す（168）」なり。大渇止まず、水一二斗を飲まんと欲する者は、前に「水数升を飲まんと欲す（168）」と云う。此れ、「一二斗を飲まんと欲す」は文を互いにするなり。此れ、巳に邪熱裏に結ぶ。故に当に白虎加人蔆湯を与えて以て其の熱渴を解すべきのみ。

【通釈】　これもまた前の証を述べて解釈し、これによって再びその治療を掲げている。傷寒に罹患し、汗が出るのは、《経》に「桂枝湯を服用し、大いに汗が出た後、大煩渇が解されない場合は、本湯がこれを主る（26）」と言うのがこれである。思うに、「汗が出る」の二字は白虎湯が主る所であり、前の条文は言っていない。そこで、ここにこれを挙げてその隙間を補う。悪寒はいわゆる「背微悪寒（169）」であり、身熱は「表裏がともに熱する（168）」である。大渇が停止せず、水一二斗を飲みたくなるのは、前では「水数升を飲みたくなる（168）」と言う。このように、「一二斗を飲みたくなる」のは、文を互いにしている。これは、既に邪熱が裏に結んでいる。そこで、白虎加人参湯を与えてその熱渇を解すべきであるだけである。

【解説】　本条文は、《外台》より条文を引用し、再度白虎加人参湯の治療法について論述している。

「傷寒、汗出づ」は、第26条に言う「桂枝湯を服し、大いに汗出でて後、大煩渇解せず、脈洪大の者は、白虎加人参湯之を主る」に相当する。「汗出づ」の二字は、白虎湯が主る所を補充する。「悪寒」は、「背微悪寒（169）」に相当する。身熱は、「表裏倶に熱す（168）」に相当する。「大渇止まず、水一二斗を飲まんと欲す」は、「水数升を飲まんと欲す（168）」に相当する。本証は、邪熱が既に裏の陽明に結んだ状態にある。そこで、白虎加人参湯を与えて熱渇を解する。

【本文】　以上の四章、白虎加人蔘湯証を論ず。

【通釈】　以上の四章は、白虎加人参湯証を論じている。

【原文】　太陽少陽併病、心下鞕、頸項強而眩者、当刺大椎、肺兪、肝兪。慎勿下之。(171)

【本文】　太陽と少陽の併病、心下鞕く、頸項強ばりて眩む者は、当に大椎、肺兪、肝兪を刺すべし。慎んで之を下す勿かれ（椎は直追の翻）。

【通釈】　太陽と少陽の併病に罹患し、心下が硬くなり、頸項が強張って眩暈がする場合は、大椎、肺兪、肝兪を針刺すべきである。慎んでこれを攻下すべきでない（椎は直追の翻である）。

【本文】　此れ、太少の併病の輔治の法を論ず。頸項強ばる者は、太陽なり。心下鞕くして眩む者は、少陽なり。其れ茈胡桂枝の証に属するは、固より言を俟たず。外は当に必ず刺法を用い、以て其の邪を瀉すべし。若し心下鞕しを以てして之を誤下すれば、必ず逆候に変ず。案ずるに、《経》に「太陽と少陽の併病、頭項強痛、或は眩冒し、時に結胸の如く、心下痞鞕する者は、当に大椎第一間、肺兪、肝兪を刺すべし。慎んで汗を発す可からず（142）」と曰うは、此の条と相い発し、以て汗下は並びに禁なるを明らかにす。亦戒慎するの辞なり。彼は「心下痞鞕す」と言い、此れは「心下鞕し」と言い、彼は「頭項強痛す」と言い、此れは「頸項強ばる」と言い、彼は「眩冒」と言い、これは「眩」有りて「冒」無く、差は互いに詳略するのみ。

成氏曰く、《経》に曰く、「太陽と少陽の併病、而るに反って之を下し、結胸と成る（150）」と。

程氏（知）曰く、上は「汗す可からず（142）」と言い、此れは「下す可からず」と言うなり。「汗す可からず」は其の讝語を恐れ、「下す可からず」は其の結胸を恐るるなり。

【通釈】　これは、太陽と少陽の併病の輔治の方法を論じている。頸項が強張るのは、太陽病である。心下が硬くなり、眩暈がするのは、少陽病である。それが柴胡桂枝の証に属するのは、固より言うまでもない。外は必ず刺法を用い、その邪を瀉すべきである。もし心下が硬い症状をもってこれを誤下する場合は、必ず逆証に変化する。案じるに、《経》に「太陽と少陽の併病に罹患し、頭項が強く痛み、あるいは眩暈がし、時に結胸証のようになり、心下が痞硬する場合は、大椎の第一間、肺兪、肝兪を針刺すべきである。慎んで発汗すべきでない（142）」と言うのは、この条文と相互に述べ、これによって汗法と下法は並びに禁忌であることを明らかにする。また、戒め慎しむ辞である。彼は「心下が痞硬する」と言い、これは「心下が硬い」と言い、彼は「頭項が強痛する」と言い、これは「頸項が強張る」と言い、彼は「眩冒」と言い、これは「眩」があって「冒」がないが、差異は互いに詳細にし、あるいは省略するだけである。

成氏は言う。《経》では、「太陽と少陽の併病に罹患するが、反ってこれを攻下すると、結胸証を形成する（150）」と言う。

程氏（知）は言う。上は「発汗すべきでない（142）」と言い、これは「下すべきでない」と言う。「発汗すべきでない」のはその譫語を恐れ、「下すべきでない」のはその結胸証を恐れる。

【解説】　本条文は、太陽と少陽の併病の輔治の方法について論述している。

太陽病では頸項が強張り、少陽病では心下が硬くなり、眩暈がする。本証は柴胡桂枝湯証に属しているので、内は柴胡桂枝湯を服用すると同時に、外は刺法を用いて大椎、肺兪、肝兪を針刺し、その邪を瀉すべきである。もし「心下鞕し」を誤認し、これを攻下する場合は、必ず結胸証を発症する。

【原文】　太陽与少陽合病、自下利者、与黄芩湯。若嘔者、黄芩加半夏生姜湯主之。(172)

【本文】　太陽と少陽の合病、自下利する者は、黄芩湯を与う。若し嘔する者は、黄芩加半夏生姜湯之を主る。

【通釈】　太陽と少陽の合病に罹患し、自下利する場合は、黄芩湯を与える。もし嘔吐する場合は、黄芩加半夏生姜湯がこれを主る。

【本文】　此れ、太少の合病の証治を弁ず。太陽と少陽の合病は、太陽の頭痛、発熱と少陽の往来寒熱等の証並びに見わるを謂うなり。若し自下利する者は、熱邪裏に逼るを以て、水穀をして下奔せしむるなり。黄芩湯を与えて以て清熱通壅すれば、則ち愈ゆ。若し嘔する者は、裏気上逆するなり。故に方中に半夏、生姜を加う。是れ清和の中に降を兼ぬるの法なり。案ずるに、此の証、和解を用いずして特に清熱を用うる者は、何ぞや。蓋し、是れ合病、太陽は軽しと為して少陽は重しと為す。且つ熱邪下に迫るを以て、重んずる所も亦裏に在り。故に治は耑《もっぱ》ら其の裏熱を徹すれば、則ち表に在るの邪は随いて愈ゆ。殆ど猶太陽と陽明の合病は、葛根湯を以て其の表を発すれば、而ち裏は自ら和し（32）、少陽と陽明の合病は、承気湯を与えて以て其の裏を攻むれば、而ち表は随って痊《い》え（256）、三陽の合病は、主るに白虎湯以て其の熱を清すれば、而ち二陽も亦解す（219）るがごとし。各々其の専らする所に従って之を攻むるの法なり。

隠庵張氏曰く、此れと太陽の陽明の合病は必ず自下利すとは、并びに下利せず但だ嘔する者（33）と同一の義なり。

松陵徐氏曰く、下利は即ち利を治するに専らし、専ら風寒の表薬を雑じえず。此れも亦急いで当に裏を救うべしの義なり。若し嘔すれば、亦即ち兼ぬるに止嘔の薬を以てす。之を総ずれば、証を見て治を施せば、薬を服して後にして本証愈ゆ。復た他証を見わせば、則ち仍お証を見て治を施すは、推して知る可きなり。

山田宗俊曰く、按ずるに、《厥陰篇》に「傷寒、脈遅なること六七日、而るに反って黄芩湯を与えて其の熱を徹す。脈遅は寒と為す(333)」と云う。茲に由りて之を観れば、本湯の証は其の脈数なること知る可し。

【通釈】　これは、太陽と少陽の合病の証候と治療法を弁じている。太陽と少陽の合病は、太陽の頭痛、発熱と少陽の往来寒熱などの証が並びに見われることを言う。もし自下利する場合は、熱邪が裏に迫るので、水穀を下に奔らせる。黄芩湯を与えて清熱し壅《ふさ》がりを通じる場合は、治癒する。もし嘔吐する場合は、裏気が上逆する。そこで、方中に半夏と生姜を加える。これは、清して和やかにする作用の中に降を兼ねる方法である。案じるに、この証は和解を用いず、特に清熱を用いるのは、どうしてであろうか。思うに、これは合病で太陽が軽く、少陽は重い。かつ熱邪が下に迫るので、重んじる所もまた裏にある。そこで、治療が専らその裏熱を徹する場合は、表にある邪は随って治癒する。殆ど丁度太陽と陽明の合病では、葛根湯を用いてその表を発すると、裏は自ら調和し（32）、少陽と陽明の合病では、承気湯を与えてその裏を攻めると、表は随って治癒し（256）、三陽の合病では、主るに白虎湯を用いてその熱を清すると、二陽もまた解する（219）ようなものである。各々それが専らする所に従ってこれを攻める方法である。

隠庵張氏は言う。これと太陽の陽明の合病で必ず自下利するのとは、並びに下痢せず、ただ嘔吐する場合（33）と義が同じである。

松陵徐氏は言う。下痢は即ち下痢を専ら治療し、専ら風寒の表薬を雑じえない。これもまた急いでに裏を救うべきである義である。もし嘔吐する場合は、また兼ねて止嘔の薬を用いる。これを総合すると、証を見て治療を施すと、薬を服用した後に本証は治癒する。また、他の証を見わす場合は、なお証を見て治療を施すのは、推して知るべきである。

山田宗俊は言う。按じるに、《厥陰篇》に「傷寒に罹患し、脈が遅であるのが六七日続いたが、反って黄芩湯を与えてその熱を除いた。脈が遅であるのは寒である(333)」と言う。ここによってこれを観ると、本湯の証はその脈が数であるのは知るべきである。

【本文】　黄芩湯方

黄芩（三両）　芍薬（二両）　甘草（二両、炙る）　大棗（十二枚、擘く）

右四味、水一斗を以て、煮て三升を取り、滓を去り、一升を温服し、日に再び、夜に一たび服す。

【通釈】　黄芩湯方

黄芩（三両）　芍薬（二両）　甘草（二両、あぶる）　大棗（十二枚、きざむ）

右の四味に水一斗を用い、煮て三升を取り、滓を除き、一升を温服し、日に再び、夜に一たび服用する。

【本文】　黄芩加半夏生姜湯方

黄芩（三両）　芍薬（二両）　甘草（二両、炙る）　大棗（十二枚、擘く）
半夏（半升、洗う）　生姜（一両半、一方に三両、切る）

右六味、水一斗を以て、煮て三升を取り、滓を去り、一升を温服し、日に再び、夜に一たび服す。

【通釈】　黄芩加半夏生姜湯方

黄芩（三両）　芍薬（二両）　甘草（二両、あぶる）　大棗（十二枚、きざむ）　半夏（半升、洗う）　生姜（一両半、一方に三両、切る）

右の六味に水一斗を用い、煮て三升を取り、滓を除き、一升を温服し、日に再び、夜に一たび服用する。

【本文】　此れ、小茈胡湯より茈胡、人蓡を去り、芍薬を加う。茈胡を用いざる者は、病勢下に迫り、半表の邪自ら軽ければなり。人蓡を用いざる者は、裏熱を礙《さまた》ぐるを恐るればなり。芍薬を加うる者は、壅を通ずるを取ればなり。若し嘔する者は、裏気上逆して致す所なり。半夏は蠲飲散逆し、生姜は嘔家の聖薬なり。故に此の二味も亦葛根加半夏湯の例（33）の如きなり。

朱氏曰く、古人は嘔を治するに半夏、生姜を多用す。孫真人は、「生姜は是れ嘔家の聖薬なり」と云う。仲景嘔を治するは、皆之を用う。

程氏曰く、以上の諸々の治は、皆小茈胡湯の逮ばざる所を輔くれば、而ち和解の一法に於いて始めて滲漏無し。蓋し、法の備えなり。

汪氏（昴）曰く、《機要》に之を用い、熱痢腹痛を治し、更に黄芩芍薬湯と名づけ、又木香、檳榔、大黄、黄連、当帰、官桂を加え、更に芍薬湯と名づけ、下痢を治す。仲景の此の方は、遂に万世痢を治するの祖と為る。

【語釈】　○此れ、小茈胡湯より云々：銭天来の《傷寒溯源集》では、「黄芩を用いてその熱を除き、芍薬をもってその陰を斂め、甘草と大棗は中を和やかにしてその津液が下に奔るのを緩める。もし嘔吐する場合は、邪は下に走らずに上逆し、邪は胃口にあり、胸中の気が逆して嘔吐を生じる。そこで、半夏の辛滑、生姜の辛散は飲を蠲《のぞ》いて嘔吐を治療する専門の方剤である」とある。

○滲漏：ぬけめ。遺漏。

【通釈】　これは、小柴胡湯より柴胡と人参を除き、芍薬を加える。柴胡を用いないのは、病勢が下に迫り、半表の邪が自ら軽いからである。人参を用いないのは、裏熱を妨げることを恐れるからである。芍薬を加えるのは、壅がりを通じる効能を取るからである。もし嘔吐する場合は、裏気が上逆して引き起こす所である。半夏は飲を除いて逆を散じ、生姜は嘔家の聖薬である。そこで、この二味もまた葛根加半夏湯の例（33）のようなものである。

朱氏は言う。古人は、嘔吐を治療するのに半夏と生姜を多用する。孫真人は、「生姜は、嘔家の聖薬である」と言う。仲景が嘔吐を治療する場合は、皆これを用いる。
程氏は言う。以上の諸々の治療は、皆小柴胡湯が逮ばない所を助けるので、和解の一法において始めて遺漏がない。思うに、方法の備えである。
汪氏（昂）は言う。《機要》ではこれを用いて熱痢の腹痛を治療し、更に黄芩芍薬湯と名づけ、また、木香、檳榔、大黄、黄連、当帰、官桂を加え、更に芍薬湯と名づけ、下痢を治療する。仲景のこの処方は、遂に万世に渡って下痢を治療する祖となった。
【解説】　本条文は、太陽と少陽の合病の証候と治療法について論述している。
太陽と少陽の合病では、太陽の頭痛、発熱と少陽の往来寒熱などの証が並びに見われる。本証は、太陽病が軽く、少陽病が重い状態にある。即ち、熱邪が裏に迫ると、水穀を下に奔らせるので、自下利が出現する。そこで、黄芩湯を与えて清熱して壅がりを通じる。
黄芩湯は、黄芩、芍薬、甘草、大棗の四味からなる処方である。方中の黄芩は清熱し、芍薬は壅がりを通じ、甘草、大棗は中を調和する。
一方、裏気が上逆すると、嘔吐が出現する。そこで、黄芩湯に半夏と生姜を加えて蠲飲止嘔する。

【原文】　傷寒、胸中有熱、胃中有邪気、腹中痛、欲嘔吐者、黄連湯主之。(173)
【本文】　傷寒、胸中に熱有り、胃中に邪気有り、腹中痛み、嘔吐せんと欲する者は、黄連湯之を主る。
【通釈】　傷寒に罹患し、胸の中に熱があり、胃の中に邪気があり、腹の中が痛み、嘔吐しそうになる場合は、黄連湯がこれを主る。
【本文】　此れ、上文を承けて、上熱下寒の証治を申し明かす。言うは、傷寒、胸中に熱有り、胃中に邪気有り。柯氏曰く、「邪気は即ち寒気なり」と。腹中痛む者は、乃ち胃寒の徴なり。嘔吐せんと欲する者は、即ち膈熱の験なり。程氏曰く、「此れ等の証は、皆本気の生ずる所の寒熱にして、表に関わること無し。故に二つの「有り」の字を着く」是れなり。此の証、冷熱調わず、熱邪胸に在り、寒邪胃に在り、膈と胃と病を異にす。故に黄連湯を用い、甘温互いに用い、甘苦並びに投ずるは、即ち上熱を清して下寒を温むる所以なり。
《金鑑》に曰く、傷寒、邪気裏に入れば、人の藏気に素之が寒熱有るに因りて化す。此れ則ち胃中に寒有り、胸中に熱有るに随いて化し、腹中痛み、嘔吐せんと欲す。故に此の方を以て之を主る。

【通釈】　これは、上文を承けて、上熱下寒の証候と治療法を述べて明らかにしている。ここで言う内容は、傷寒に罹患し、胸の中に熱があり、胃の中に邪気がある。柯氏は、「邪気は、寒気である」と言う。腹の中が痛むのは、胃が寒えている徴《しるし》である。嘔吐しそうになるのは、膈が熱している験《しるし》である。程氏が言う「これらの証は、皆本来の気が生じる所の寒熱であり、表に関わることがない。そこで、二つの「有り」の字を着ける」がこれである。この証は、冷熱が調わず、熱邪が胸にあり、寒邪が胃にあり、膈と胃が病を異にする。そこで、黄連湯を用い、甘温を互いに用い、甘苦を並びに投与するのは、上の熱を清して下の寒えを温める理由である。

《医宗金鑑》に言う。傷寒に罹患し、邪気が裏に入ると、人の藏気に元々寒熱があることによって変化する。これは胃の中に寒があり、胸の中に熱があるのに随って変化し、腹の中が痛み、嘔吐しそうになる。そこで、この処方をもってこれを主る。

【本文】　黄連湯方

黄連（三両）　甘草（三両、炙る）　乾姜（三両）　桂枝（三両、皮を去る）　人蔆（二両）　半夏（半升、洗う）　大棗（十二枚、擘く）

右七味、水一斗を以て、煮て六升を取り、滓を去り、温服し、晝に三たび夜に二たびす（旧本は、煮服法の後に「疑うらくは仲景方に非ず」の五字有り。今《玉函》、成本、《千金翼》に因りて刪り正す）。

【通釈】　黄連湯方

黄連（三両）　甘草（三両、あぶる）　乾姜（三両）　桂枝（三両、皮を除く）　人参（二両）　半夏（半升、洗う）　大棗（十二枚、きざむ）

右の七味に水一斗を用い、煮て六升を取り、滓を除き、温服し、昼に三回、夜に二回服用する（旧本では、煮服法の後に「恐らくは、仲景の方ではない」の五字がある。今《玉函》、成本、《千金翼》によって削って訂正する）。

【本文】　此れ、即ち半夏瀉心湯より黄芩を去り、桂枝を加うるなり。黄連、半夏は膈熱を清して以て嘔逆を降ろし、姜、桂、蔆は胃寒を温めて以て腹痛を止め、甘、棗は中を培い諸薬を協和する所以なり。黄芩は、下寒の宜しき所に非ず。故に之を祛《さ》る。墨字の桂は甘辛大熱、中を温め、心腹寒熱、冷疾を主り、本方の用うる所も亦此の義なり。諸注は或は以て表に走ると為すは、誤りなり。蓋し、此の証胸中に熱有り、胃中に寒有り、寒を治すれば則ち其の熱に逆らい、熱を治すれば必ず寒を害す。一寒一熱の邪にして乾姜、黄連並びに施すは、立法の旨精し。微なり。

柯氏曰く、此れ、瀉心湯と大いに同じにして瀉心と名づけざる者は、胸中に素之が熱有りて寒熱心下に相い結ぶに非ざるを以てなり。其の君臣互いに換う処を看れば大いに分寸有り。

劉茝庭曰く、此の方、半夏瀉心自り変じて来る。然して彼は冷熱一位に在りて相い結ぶ。此れ、冷熱其の位を異にす。故に彼は則ち薬性温涼混和するを要するは、再煎する所以なり。此れは、則ち温涼各々別に功を立つるは、淡く煮て再煎せざる所以なり。

松陵徐氏曰く、上焦の病を治す。故に服薬は宜しく少なくして数なるべし。

方後の「昼に三たび夜に二たびす」は、一剤の薬五服に分かつなり。故に《玉函》《千金翼》は「温服す」を「五服に分かつ」に作る。而して成本に却って「一升」の二字を補うは、殆ど蛇足に属す。

【語釈】　○分寸：わずか。少し。

【通釈】　これは、半夏瀉心湯より黄芩を除き、桂枝を加える。黄連、半夏は膈熱を清して嘔逆を降ろし、乾姜、桂枝、人参は胃寒を温めて腹痛を止め、甘草、大棗は中を培って諸薬を協調させる理由である。黄芩は、下寒の好ましい所でない。そこで、これを除く。墨字の桂枝は甘辛大熱で中を温め、心腹の寒熱、冷疾を主り、本方の用いる所もまたこの義である。諸々の注釈であるいは表に走るとするのは、誤りである。思うに、この証は胸の中に熱があり、胃の中に寒があり、寒を治療する場合はその熱に逆らい、熱を治療する場合は必ず寒を害する。一つは寒、一つは熱の邪で、乾姜と黄連を並びに施すのは、立法の旨は精密であるが微かである。

柯氏は言う。これは瀉心湯と大いに同じであるが、瀉心と名づけないのは、胸の中に元々熱があり、寒熱が心下に相互に結ぶのではないからである。その君臣を互いに換える所を看ると、大いにわずかな差がある。

劉茝庭は言う。この方は、半夏瀉心より変化して来ている。そして彼は冷熱が一つの位にあって相互に結ぶ。これは、冷熱がその位を異にする。そこで、彼は薬性の温涼を混和する必要があるのは、再煎する理由である。これは、温涼が各々別に効果を発揮するのは、あっさりと煮て再煎しない理由である。

松陵徐氏は言う。上焦の病を治療する。そこで、服薬は少なくして頻回にすべきである。

方後の「昼に三回、夜に二回服用する」のは、一剤の薬を五服に分けることである。そこで、《玉函》《千金翼》は「温服する」を「五服に分ける」に作る。そして成本で反って「一升」の二字を補うのは、殆ど蛇足に属している。

【解説】　本条文は、上熱下寒証の証候と治療法について論述している。

傷寒に罹患し、邪気が裏に入り、病人の藏気の寒熱に従って変化すると、胸の中に熱があって嘔吐しそうになり、胃の中に邪気があって腹の中が痛む。邪気は、寒気のことである。即ち、胃が寒えていると、腹の中が痛み、膈が熱していると、嘔吐しそうになる。本証では、冷熱が調わず、熱邪が胸にあり、寒邪が胃にあり、膈と胃では病が異なる。そこで、黄連湯を用いて上熱を清して下寒を温める。

黄連湯は、半夏瀉心湯より黄芩を除き、桂枝を加えた処方である。方中の黄連、半夏は、膈熱を清して嘔逆を降ろし、乾姜、桂枝、人参は胃寒を温めて腹痛を止め、甘草、大棗は中を培って諸薬を協調させる。

【本文】　以上の三章、太少の合併の病を論じ、而る後の一章は上熱下冷の証治を掲ぐ。劉茝庭曰く、「黄芩湯証は是れ外内擾動す。故に承くるに上熱下冷を以てす」と。其の言頗る章法の旨を得。

【通釈】　以上の三章は、太陽と少陽の合病と併病の病を論じ、その後の一章は上熱下冷の証候と治療法を掲げる。劉茝庭は、「黄芩湯証は、外と内が擾れて動く。そこで、これを承けるのに上熱下冷証をもってする」と言う。その言葉は、頗る一節を記載する方法の主旨を得ている。

【原文】　傷寒八九日、風湿相搏、身体疼煩、不能自転側、不嘔、不渇、脈浮虚而濇者、桂枝附子湯主之。若其人大便鞕、小便自利者、去桂加朮湯主之。(174)

【本文】　傷寒八九日、風湿相い搏ち、身体疼煩し、自ら転側すること能わず、嘔せず、渇せず、脈浮虚にして濇の者は、桂枝附子湯之を主る。若し其の人大便鞕く、小便自利する者は、去桂加朮湯之を主る（濇は音色。○旧本は「朮」の上に「白」の字有り。今僭して刪り正す。下方は並びに同じ。説は詳らかに前に見わる）。

【通釈】　傷寒に罹患して八九日が経過し、風湿が相互に搏ち、身体は疼んで煩わしく、自ら寝返りをすることができず、嘔吐はなく、口渇はなく、脈が浮虚で濇である場合は、桂枝附子湯がこれを主る。もしその人は大便が硬くなり、小便が自利する場合は、去桂加朮湯がこれを主る（濇は音が色である。○旧本では、「朮」の上に「白」の字がある。今僭越であるが削って訂正する。下の処方は並びに同じである。説は詳らかに前に見われている）。

【本文】　此れ、風湿相い搏つの証を挙げて、以て其の治法を弁ず。「傷寒八九日、風湿相い搏つ」は、太陽の表病みて湿邪を兼ぬるを言うなり。風湿の風は、中風の風に非ず。蓋し、総じて風寒を括《くく》るの詞なり。劉茝庭曰く、「「八九日」の三字は、当に「風湿相い搏つ」の句と位を易えて看るべし。「傷寒五六日、中風（96）」、及び「婦人中風七八日云々、経水適ま断つ（144）」と倶に例を同じくす」と。蓋し、湿の性は濡滞するを以ての故に、数日の間、猶骨節に淹《えん》留するなり。「搏つ」は、乃ち搏觸《しょく》、搏撃の搏なり。王氏、《陰陽別論》に注して曰く、「搏つは、手に搏觸するを謂うなり」と。是れ本脈状を謂う。然して亦以て此の段の「搏つ」の字の義を解す可し（《弁脈法》に「寒虚相い搏つ、此れを名づけて革と為す（10）」と。《金匱・吐衄篇》に「相い撃つ」に作る）。因りて攷うるに、是れ風湿の両邪身体に搏觸するを謂うなり。注家或は改めて「摶《う》つ」に作るは、是に非ず。一説に、搏は薄に同じ、逼迫するなりと。孔安国は《尚書》に注して「薄は、迫るなり」と曰うは、亦通ず。夫れ身体疼煩するは、風に属するなり。転側すること能わざるは、湿に属するなり。乃ち、風湿相い之を搏ち、骨節疼痛するは、傷寒の骨節疼痛するに非ざるなり。疼煩は、即ち煩疼なり。成氏曰く、「煩疼は、即ち是れ熱疼なり」と。劉茝庭曰く、「攷うるに、煩は本熱悶の義なり。仮に苦悩し忍び難きの貌を為すなり。疼煩、煩疼の煩の如き是れなり」と。已に嘔せず、渇せざるは、是れ傷寒の裏病の証無きなり。脈浮虚にして濇なるは、是れ傷寒の表病の脈無きなり。蓋し、風湿外に持して衛陽正しからず。故に脈は浮虚を見わす。湿邪留着し、気血流行するに快からず。故に脈も亦濇なり。且つ風は熱に属すと雖も、湿は遂に是れ寒邪なり。故に桂枝附子湯を与えて以て温めて其の風湿を発し、表従りして解するなり。若し其の人是の証有りて大便鞕く、小便自利する者は、表に湿邪有りて裏は乃ち燥く。蓋し、裏に湿有る者は、大便滑泄し、小便不利なるは此れ其の常なり。今は乃ち之に反す。故に桂枝を用いて以て更に其の津液を趍《お》うを欲せず、惟だ其の小便の利するに因りて、朮を加え、附子を佐ければ、則ち朮、附相い併さり肌内に走りて皮中の湿自ら之を裏に駆りて水道従りして出だしむる可し。抑も亦因勢利導の法なり。

程氏（林）曰く、小便利する者は、大便必ず鞕し。桂枝は解肌に近く、大汗を恐る。故に之を去る。朮は肌湿を去り、内に妨げず。故に之を加う（《金匱直解》）。

銭氏曰く、湿裏に在れば、則ち小便利せず、大便反って快し。大便鞕ければ、則ち湿裏に在らず。小便利すれば、則ち湿気已に去り、汗泄を須《もち》いず。故に桂枝を去る。想うに、風湿の後に寒湿の余気未だ尽きず、身体尚疼み、転側未だ便ならず。故に仍お桂枝を去るの朮附子湯を用うるなり。

劉茝庭曰く、蓋し裏に湿有る者は、大便滑泄し、小便不利なるは、此れ其の常なり。今大便堅く、小便自利する者は、是れ湿は唯だ表に在りて裏は素熱有るを知る。因りて桂を去りて用いず。然して既に桂無ければ、則ち殊に外散の能少なし。故に之を易うに朮を以てす。方後に「附子朮併さりて皮内を走る」と曰えば、則ち此の方の朮は是れ表湿を発すと為して脾を燥かすを為さざること明らかなり。

隠庵張氏曰く、此の節は下節と已に《金匱要略》に見わる。彼は雑証を論じ、此れは傷寒を論ず。

【語釈】　○淹留：淹は、とどこおる。留は、とどまる。　○脈浮虚にして濇：尤在涇の《傷寒貫珠集》では、「脈が浮虚で濇であるのは、風湿が外に持続し、衛陽が振るわなくなるからである」とある。　○《金匱・吐衄篇》：《金匱要略・驚悸吐衄下血胸満瘀血病脈証治第十六》の第10条を参照。　○趁う：逐う。

【通釈】　これは、風湿が相互に搏つ証を挙げて、その治療法を弁じている。「傷寒に罹患して八九日が経過し、風湿が相互に搏つ」は、太陽の表が病んで湿邪を兼ねることを言う。風湿の風は、中風の風ではない。想うに、総合して風寒を括《くく》る詞である。劉茝庭は、「「八九日」の三字は、「風湿が相互に搏つ」の句と位を易えて看るべきである。「傷寒五六日、中風（96）」、および「婦人中風七八日云々、経水が適ま断絶する（144）」とともに例が同じである」と言う。思うに、湿の性は留まるので、数日の間、なお骨節に留まる。「搏つ」は、搏觸《しょく》、搏撃の搏である。王氏は、《素問・陰陽別論》に注釈して「搏つは、手に搏って触れることを言う」と言う。これは元々脈の性状を言う。しかし、またこの段落の「搏つ」の字の義を解釈することができる（《弁脈法》では「寒と虚が相互に搏つ場合は、これを名づけて革とする（10）」とある。《金匱要略・吐衄篇》では「相い撃つ」に作る）。これによって考えると、これは風と湿の二つの邪が身体に搏って触れることを言う。注釈家はあるいは改めて「搏《う》つ」の字に作るのは、正しくない。一説に、搏は薄に同じであり、迫ることであるとする。孔安国は《尚書》に注釈して「薄は、迫ることである」と言うのは、また通じる。そもそも身体が疼煩するのは、風に属している。転側することができなくなるのは、湿に属している。即ち、風と湿が相互にこれを搏ち、骨節に疼痛が出現するのは、傷寒で骨節に疼痛が出現するのではない。疼煩は、煩疼である。成氏は、「煩疼は、熱疼である」と言う。劉茝庭は、「考えるに、煩は本来は熱悶の義である。仮に苦悩し忍び難い貌である。疼煩、煩疼の煩のようなものがこれである」と言う。既に嘔吐がなく、口渇がないのは、傷寒の裏病の証がないことである。脈が浮虚で濇であるのは、傷寒の表病の脈がないことである。思うに、風湿は外に持続して衛陽が正しくない。そこで、脈は浮虚が見われる。湿邪が留着し、気血は流行が速くない。そこで、脈もまた濇である。しかも風は熱に属するが、湿は遂に寒邪である。そこで、桂枝附子湯を与えて温めてその風湿を発し、表より解する。もしその人にこの証があって大便が硬く、小便が自利する場合は、表に湿邪があり、裏は燥いている。思うに、裏に湿がある場合は、大便が滑泄し、小便が不利になるのは、その常である。今は、これに反する。そこで、桂枝を用いて更にその津液を逐うことを望まず、ただその小便が通利するので、朮を加えて附子を佐ける場合は、朮と附子が相互に併さって肌の内に走り、皮の中の湿は自らこれを裏に駆って水道より出すことができる。抑もまた因勢利導の方法である。

程氏（林）は言う。小便が通利する場合は、大便は必ず硬い。桂枝は解肌に近く、大いに汗が出ることを恐れる。そこで、これを除く。朮は肌の湿を除き、内に妨げない。そこで、これを加える（《金匱直解》）。

銭氏は言う。湿が裏にある場合は、小便が不利になり、大便は反って快くなる。大便が硬い場合は、湿は裏にない。小便が通利する場合は、湿気は既に去り、汗で泄らせる方法を用いない。そこで、桂枝を除く。思うに、風湿の後に寒湿の余気がいまだ尽きておらず、身体がなお疼み、転側がいまだ便利でない。そこで、なお桂枝を除いた朮と附子の湯を用いる。

劉茝庭は言う。思うに、裏に湿がある場合は、大便が滑泄し、小便が不利になるのは、その常である。今大便が堅く、小便が自利する場合は、湿はただ表にあって裏は元々熱があることが解る。そこで、桂枝を除いて用いない。そして既に桂枝がない場合は、殊に外に散じる効能は少ない。そこで、これに換えるに朮をもってする。方後に「附子と朮が併さって皮の内を走る」と言えば、この処方の朮は表湿を発するが、脾を燥かさないのは明らかである。

隠庵張氏は言う。この節は、下の節と既に《金匱要略》に見われている。彼は雑証を論じ、これは傷寒を論じている。

【本文】　桂枝附子湯方

桂枝（四両、皮を去る）　附子（三枚、炮じ、皮を去り、破る）　生姜（三両、切る）　大棗（十二枚、擘く）　甘草（二両、炙る）

右五味、水六升を以て、煮て二升を取り、滓を去り、分かち温め三服す。

【通釈】　桂枝附子湯方

桂枝（四両、皮を除く）　附子（三枚、炮じ、皮を除き、破る）　生姜（三両、切る）　大棗（十二枚、きざむ）　甘草（二両、あぶる）

右の五味に水六升を用い、煮て二升を取り、滓を除き、三回に分けて温めて服用する。

【本文】　此れ、桂枝去芍薬湯（21）に更に附子を加うる者なり。桂枝湯を用いて以て風寒の邪を袪り、附子の大力にて健やかに行る者を併せて湿を表に駆る。芍薬は、風湿の証の宜しき所に非ず。故に去りて用いざるなり。

周氏曰く、附子三枚を用うる者は、其の邪未だ入ること深からず、表散し易きを以ての故に、必ず勇猛精進するも、逡巡を取ること無ければなり。

銭氏曰く、桂枝附子湯は、乃ち芍薬を除く者なり。故に別に一名を立てて「加」の字無し。桂枝加附子湯は、乃ち芍薬を去らざる者なり。即ち、桂枝の全湯の中に加入す。故に一の「加」の字多し。仲景の立方処方を観るに、各々深意有らざること無し。

松陵徐氏曰く、按ずるに、此れ即ち桂枝去芍薬加附子湯（22）なり。但だ彼は桂枝に三両を用い、附子に一枚を用い、以て下して後、脈促、胸満の証を治す。此れ、桂枝に一両を加え、附子に二枚を加え、風湿、身疼み、脈浮濇の証を治す。一方にして病を治するは、迥かに殊なり、方名も亦異なり、分両の忽せにす可からざるは此くの如し。義も亦精し。後人何ぞ古方を以て加減に軽々しくするを得んや。

【通釈】　これは、桂枝去芍薬湯（21）に更に附子を加えたものである。桂枝湯を用いて風寒の邪を除き、附子の大力で健やかに行るものを併せて湿を表に駆る。芍薬は、風湿の証に好ましい所でない。そこで、芍薬は除いて用いない。

周氏は言う。附子三枚を用いるのは、その邪はいまだ入ることが深くなく、表より散じ易いので、必ず勇猛で精進するが、逡巡するものを取らないからである。

銭氏は言う。桂枝附子湯は、桂枝湯より芍薬を除いたものである。そこで、別に一つの名前を立てて「加」の字がない。桂枝加附子湯は、桂枝湯より芍薬を除かないものである。即ち、桂枝の全湯の中に附子を加入する。そこで、一つの「加」の字が多い。仲景の立方と処方を観ると、各々深い意義のないことがない。

松陵徐氏は言う。按じるに、これは、桂枝去芍薬加附子湯（22）である。ただ、彼は桂枝に三両を用い、附子に一枚を用い、攻下した後、脈が促になり、胸満する証を治療する。これは、桂枝に一両を加え、附子に二枚を加え、風湿に罹患し、身体が疼み、脈が浮濇になる証を治療する。一つの処方で病を治療するのは遙かに殊なり、処方の名前もまた異なり、分量を忽せにすべきでないのはこのようなものである。意義もまた精しい。後人はどうして古方をもって加減に軽々しくするのであろうか。

【本文】　去桂加朮湯方

附子（三枚、炮じ、皮を去り、破る。○陶弘景曰く、「附子若干枚の者は、皮を去り畢《お》わり、半両を以て一枚に準ず」と）　朮（四両）　生姜（三両、切る）　甘草（二両、炙る）　大棗（十二枚、擘く）

右五味、水六升を以て、煮て二升を取り、滓を去り、分かち温め三服す。初め一服して、其の人身痺するが如し。半日許りに復た之を服す。三服都て尽くし、其の人冒状の如くなるも、怪しむ勿かれ。此れ附子、朮、併せて皮内を走り、水気を逐いて未だ除くことを得ざるを以ての故に之をして使らしむるのみ。法当に桂四両を加うべし。此れ本一方に二法あり。大便鞕く、小便自利するを以て、桂を去るなり。大便鞕からず、小便不利するを以て、当に桂を加うべし。附子三枚は多きを恐るるなり。虚弱家、及び産婦は、宜しく減らして之を服すべし。

【通釈】　去桂加朮湯方

附子（三枚、炮じ、皮を除き、破る。○陶弘景は、「附子若干枚は、皮を除き終わり、半両をもって一枚に準じる」と言う）　朮（四両）　生姜（三両、切る）　甘草（二両、あぶる）　大棗（十二枚、きざむ）

右の五味に水六升を用い、煮て二升を取り、滓を除き、三回に分けて温めて服用する。初め一服すると、その人は身体が痺れたようになる。半日ばかりしてまたこれを服用する。三服全てを飲み尽くすと、その人は頭が物に覆われたようになるが、怪しむ必要はない。これは、附子と朮が併さって皮内を走り、水気を逐うが、いまだ除くことができないので、このようにするだけである。道理からすると、桂枝四両を加えるべきである。これは、元々一つの処方に二つの方法がある。大便が硬く、小便が自利するので、桂枝を除く。大便が硬くなく、小便が不利であるので、桂枝を加えるべきである。附子三枚は多すぎる恐れがある。虚弱な人、および産婦は、減らしてこれを服用すべきである。

【本文】　此れ、即ち朮附湯なり。上文の桂枝附子湯を承けて加減するに因る。故に去桂加朮湯と云うなり。此れ、朮を用うる者は、特に表湿を駆りて以て之を裏に導くのみ。亦敢えて裏の燥熱を助けざるなり。蓋し、附、朮力を併せば、則ち逐水の功愈（ま）す。故に「附子、朮併さりて皮内を走り内は水気を逐う」と云う是れなり。前輩注家、其の旨を解得せず、却って朮は液を滋すと謂うは、豈其れ然るや。

方後の虚弱家、及び乳婦、減じて之を服する者は、附子は能く陰気を劫かし、其の人の血虚するを以ての故なり。然して「法当に桂を加うべし」以下の五十二字は、《金匱》に無き所なり。疑うらくは、是れ後人貂（えびす）の文を続くなり。

呉氏曰く、此れ即ち桂枝去芍薬加附子湯に又附子二枚を加う。又即ち後条（175）の甘草附子湯は、姜、棗を以て朮に易うるの変制なり。

程氏曰く、凡そ方中に虫の行くが如く、酔状の如く、冒状の如き者有るは、皆薬勢将に行らんとして然らしむるなり。

朱氏（光被）曰く、冒状なる者は、正気と水気は亦随いて動き、正邪相い搏ち、未だ遽かに勝つを得ざるの象なり。所謂「朮附と並びに走る」なり（《金匱正義》）。

劉茝庭曰く、仲景の時は朮に蒼白の分無く、未だ其の用うる所は何為るやを知らず。然して今の世に在りては、則ち二朮は宜しきに随いて妙を為す。此の方、及び甘草附子湯の如きは、并びに蒼朮を用うれば正しく其の效を見わす。施政卿曰く、「蒼朮は肉薄くして味辛烈、気を走らせて外に発す。凡そ風を治して湿去れば、則ち相い宜しきのみ」と。

【語釈】　○《金匱》：《金匱要略・痓湿暍病脈証治第二》の第23条を参照。

【通釈】　これは、朮と附子の湯液である。上文の桂枝附子湯を承けて、加減することによる。そこで、去桂加朮湯と言う。これが朮を用いるのは、特に表湿を駆ってこれを裏に導くだけである。また、敢えて裏の燥熱を助けない。思うに、附子と朮が力を併せる場合は、逐水の効果が増す。そこで、「附子と朮が併さって皮の内を走り、内は水気を逐う」と言うのがこれである。先輩の注釈家は、その旨を理解せず、反って朮は液を滋すと言うが、実際そのようであろうか。

方後の虚弱な人、および乳婦で、これを減量して服用するのは、附子はよく陰気を劫かし、その人の血が虚すからである。そして「道理からすると、桂枝を加えるべきである」より以下の五十二字は、《金匱要略》にない所である。恐らくこれは後人が異国の文章を続けている。

呉氏は言う。これは、桂枝去芍薬加附子湯にまた附子二枚を加えている。また、後の条文（175）の甘草附子湯は、生姜と大棗を朮に易える変制である。

程氏は言う。およそ方中に虫が行くようであり、酔った性状のようであり、物で覆った性状のようである場合があれば、皆薬勢が今にも行ろうとしてそのようにする。

朱氏（光被）は言う。物で覆った性状のようであるのは、正気と水気がまた随って動き、正気と邪気が相互に搏ち、いまだ遽かには勝つことができない象である。いわゆる「朮と附子が並びに走る」である（《金匱正義》）。

劉茝庭は言う。仲景の時は朮に蒼と白の区分がなく、いまだその用いる所が何であるのかは解らない。しかし、今の世にあっては、二つの朮は好ましい所に随って妙味を発揮する。この処方、および甘草附子湯のようなものは、並びに蒼朮を用いると、正しくその効果が見われる。施政卿は、「蒼朮は肉が薄くて味が辛烈であり、気を走らせて外に発する。およそ風を治療して湿が去る場合は、相互に好ましい」と言う。

【解説】　本条文は、風湿が相互に搏つ証候と治療法について論述している。

「傷寒八九日、風湿相い搏つ」は、太陽の表が病み、湿邪を兼ねることを言う。風湿の「風」は中風の「風」ではなく、「風寒」を兼ねる。湿の性は、停滞する。そこで、風湿の邪が侵入すると、数日の間骨節に留まる。「搏つ」は、搏觸、搏撃の搏であり、手に搏って触れることを言う。即ち、風と湿の二つの邪が身体に搏って触れることである。身体が煩疼するのは風に属し、転側ができなくなるのは湿に属している。疼煩は、煩わしく疼むことである。本証は、傷寒の裏病の証がないので、嘔吐や口渇はない。また、傷寒の表病の脈がないので、脈は浮虚で濇である。即ち、風湿の邪が外に持続し、衛陽が正常ではないと、脈は浮虚になる。湿邪が留着し、気血の流行が速くないと、脈は濇になる。そこで、桂枝附子湯を与えて温めて風湿を発し、表より解する。

桂枝附子湯は、桂枝去芍薬湯に附子を加えた処方である。芍薬は風湿の証に好ましくないので、桂枝湯から除く。方中の桂枝湯は風寒の邪を除き、大力で健やかに行る附子を併せて湿を表に駆る。

もし上述した証があり、大便が硬く、小便が自利する場合は、表に湿邪があり、裏が乾燥している。一般に裏に湿がある場合は、大便は滑泄し、小便は不利になるが、今はこれに反する。そこで、去桂加朮湯を与えて皮中の湿を裏に駆って水道より出す。

去桂加朮湯は、桂枝附子湯より桂枝を除き、朮を加えた処方である。本証は表に湿邪があるので、桂枝附子湯より桂枝を除き、更に津液を外に逐わない。方中の朮は、附子を助け、表湿を駆って湿邪を裏に導く。

【原文】　風湿相搏、骨節疼煩、掣痛不得屈伸。近之則痛劇、汗出短気、小便不利、悪風不欲去衣、或身微腫者、甘草附子湯主之。(175)

【本文】　風湿相い搏ち、骨節疼煩し、掣痛して屈伸するを得ず。之に近づけば則ち痛み劇しく、汗出でて短気し、小便不利、悪風して衣を去るを欲せず、或は身微腫する者は、甘草附子湯之を主る（掣は尺制の翻）。

【通釈】　風湿が相互に搏ち、骨節が疼んで煩わしく、引き攣って痛み、手足を屈伸することができなくなった。これに触れる場合は痛みは劇しくなり、汗が出て、息切れがし、小便は不利になり、悪風がして衣類を除きたいとは思わず、あるいは身体が微かに腫れる場合は、甘草附子湯がこれを主る（掣は尺制の翻である）。

【本文】　此の条、復た上条の意を互いにして其の証の較《やや》重き者を弁ず。骨節疼煩は即ち身体疼煩（174）の互辞、「屈伸するを得ず」は「転側すること能わず」の互文なり。掣痛なる者は、筋骨支節抽掣し疼痛するを謂うなり。「屈伸するを得ず」は、寒湿骨節の間に流れ著けばなり。「之に近づけば則ち痛み劇し」は、即ち煩疼の甚だしくして人之に近づけば則ち声や歩み皆畏れ、如し之を動かし觸るれば、而ち其の痛み劇しさを愈《ま》すなり。外湿は汗出で、内湿は短気す。気宣化せざれば、而ち小便不利す。衛陽守を失すれば、而ち悪風して衣を去るを欲せず。或は身微腫する者は、方氏曰く「「或は」は、未だ定まらざるの詞なり。身微腫するは、湿外に薄る。外に薄らざれば則ち腫れず。故に「或は」と曰うなり」と。案ずるに、痛み近づく可からず、汗出で、短気、悪風し、衣を去るを欲せず、小便不利し、或は身微腫するは、正しく風寒湿邪相い搏つの最も劇しき処なり。故に甘草附子湯を以て之を主る。前条の風湿は尚外に在り。故に宜しく桂枝附子湯もて之を温め発すべし。此の条、風湿漸く裏に入る。故に宜しく本湯以て之を駆逐すべきなり。

閔氏曰く、此の証脈を言わずと雖も、然れども既に附子を用うれば、脈は必ず盛んならず、亦傷寒と別有るなり。

松陵徐氏曰く、此の段、風湿の状を形容し、病情略《ほぼ》備わる。

【語釈】　○抽掣：抽は、ひく。掣は、ひく。引っ張る。

【通釈】　この条文は、また上の条文の意を互いにしてその証が幾らか重い場合を弁じている。骨節疼煩は身体疼煩（174）の互辞であり、「屈伸することができない」は「転側することができない」の互文である。掣痛は、筋骨、四肢、関節が引き攣って疼痛が出現することを言う。「屈伸することができない」は、寒湿が骨節の間に流れて着くからである。「これに近づく場合は、痛みが劇しくなる」は、煩疼が甚だしく、人がこれに近づく場合は声や歩みを皆畏れ、もしこれを動かして触れる場合は、その痛みが劇しさを増すことである。外湿は汗が出て、内湿は息切れがする。気が宣びて変化しない場合は、小便は不利になる。衛陽が守られなくなると、悪風がして衣類を除きたくなくなる。あるいは身体が微かに腫れるのは、方氏は「「或は」は、いまだ定まっていない詞である。身体が微かに腫れるのは、湿が外に迫る。外に迫らない場合は、腫れない。そこで、「或は」と言う」と言う。案じるに、痛んで近づくことができず、汗が出て、息切れし、悪風がし、衣類を除きたくなく、小便が不利し、あるいは身体が微かに腫れるのは、正しく風寒と湿邪が相互に搏つ最も劇しい所である。そこで、甘草附子湯をもってこれを主る。前条の風湿はなお外にある。そこで、桂枝附子湯でこれを温めて発すべきである。この条文は、風湿が漸く裏に入る。そこで、本湯でこれを駆逐すべきである。

閔氏は言う。この証は脈を言わないが、しかし既に附子を用いるので、脈は必ず盛んでなく、また傷寒と区別がある。

松陵徐氏は言う。この段落は、風湿の性状を形容し、病情はほぼ備わる。

【本文】　甘草附子湯方

甘草（二両、炙る）　附子（二枚、炮じ、皮を去り、破る）　朮（二両）　桂枝（四両、皮を去る）

右四味、水六升を以て、煮て三升を取り、滓を去り、一升を温服し、日に三服す。初め服して微汗を得れば則ち解す。能く食し、汗出で、復た煩する者は、五合を服す。一升の多きを恐るる者は、宜しく服するに六七合を始めと為すべし（旧本は「汗出づ」を「汗止む」に作り、「五合を服す」の上に「将に」の字有り。今并びに成本、《金匱》に據りて删り改む）。

【通釈】　甘草附子湯方

甘草（二両、あぶる）　附子（二枚、炮じ、皮を除き、破る）　朮（二両）　桂枝（四両、皮を除く）

右の四味に水六升を用い、煮て三升を取り、滓を除き、一升を温服し、日に三回服用する。初め服用して微かな汗が得られる場合は、病は解される。食欲があり、汗が出て、また心煩する場合は、五合を服用する。一升が多すぎる恐れがある場合は、服用は六七合から始めるべきである（旧本では「汗が出る」を「汗が止む」に作り、「五合を服用する」の上に「将に」の字がある。今並びに成本、《金匱要略》によって削って改める）。

【本文】　此れ、桂枝去芍薬湯（21）より更に姜、棗を去り、朮、附を増入し、亦風寒を祛り、湿邪を駆るの剤なり。而して甘草を君とする者は、甘以て之を緩むの義なり。其の姜、棗を用いざる者は、邪漸く裏に入り、峻発するを欲せざればなり。此れ、前条に較ぶれば、更に重し。曷《なん》ぞ反って附子を減ずと為すや。蓋し、前条は風湿尚外に在り。外に在る者は、其の速やかに去るに利す。此の条、風湿半ば裏に入る。裏に入る者は、妙は緩やかに攻むるに在るなり。

方後の若し微汗を得れば則ち解し、解すれば則ち能く食す。故に能く食して汗出づ。是れ解すと為す。已に徹すれば、以て後服を止む可し。若し復た煩する者は、尚余邪鬱して未だ尽きざること有り。当に五合を服すれば可なるべきなり。若し其の人或は一升を服せしむれば、恐らくは薬力過多の者、初めて之を服するは、始めは宜しく六七合を服すべし。総じて是れ剤を尽さんと欲せざるの意なり。成本、《金匱》に「始め」の字を「妙」に作るも亦通ず。案ずるに、此の方孫真人は四物附子湯と名づく。又防己、茯苓を加え、陳無擇は更に六物附子湯と名づく。並びに脚気を治して最も験あり。

松陵徐氏曰く、即ち《金匱》に桂枝湯を服するの論中の所の「風湿、汗を発し、汗大いに出づる者は、但だ風気のみ去りて、湿気在り。是の故に愈えざるなり。風湿を治する者は、其の汗を発するに、但だ微微として汗を出ださんと欲するに似たる者は、風湿倶に去る(18)」なり。

【語釈】　○《金匱》：《金匱要略・痓湿暍病脈証治第二》の第18条を参照。

【通釈】　これは、桂枝去芍薬湯（21）より更に生姜と大棗を除き、朮と附子を増して入れ、また風寒を除き、湿邪を駆る方剤である。そして甘草を君とするのは、甘をもってこれを緩める義である。それに生姜と大棗を用いないのは、邪が漸く裏に入り、峻発を望まないからである。これは、前の条文に比較すると、更に重い。どうして反って附子を減量するのであろうか。思うに、前の条文では風湿がなお外にある。外にある場合は、それを速やかに除くのが有利である。この条文では、風湿は半ばが裏に入る。裏に入る場合は、妙味は緩やかに攻めることにある。

方後にあるように、もし微かな汗を得る場合は解され、解される場合は食欲がある。そこで、食欲があり、汗が出る。これは、病が解される。既に充分である場合は、その後の服用を止めるべきである。もしまた心煩する場合は、なお余邪が鬱滞していまだ尽きていないことがある。五合を服用すればそれでよいはずである。もしその人にあるいは一升を服用させ、恐らくは薬力が過多になる場合は、初めてこれを服用するには、始めは六七合を服用すべきである。総じてこれは方剤を飲み尽そうとしない意である。成本や《金匱要略》に「始め」の字を「妙」に作るもまた通じる。案じるに、この処方は孫真人は四物附子湯と名づける。また、防己と茯苓を加え、陳無擇は更に六物附子湯と名づける。並びに脚気を治療して最も効果がある。

松陵徐氏は言う。即ち、《金匱要略》に桂枝湯を服用する論述の中の「風湿に罹患し、発汗し、汗が大いに出る場合は、ただ風気だけが去って湿気がある。このために治癒しない。風湿を治療する場合は、その汗を発するに、ただ微かに汗を出そうとするに似る場合は、風湿はともに去る(18)」である。

【解説】　本条文は、第174条を承けて、風湿の証が幾らか重い病証について論述している。

「骨節疼煩」は、第174条の「身体疼煩」に相当する。「屈伸することを得ず」は、第174条の「転側すること能わず」に相当する。掣痛は、筋骨・四肢・関節が引き攣って痛むことを言う。風湿に罹患し、寒湿が骨節の間に流れて着くと、四肢は屈伸ができなくなる。煩疼が甚だしくなると、人が近づく場合に声や歩みを畏れる。また、関節に触り、あるいは動かす場合は、痛みが激しさを増す。外湿があると、汗が出る。内湿があると、息切れがする。気化が失調すると、小便は不利になる。衛陽が守られなくなると、悪風がして衣類を脱ぎたくなくなる。「或は」は、いまだ定まっていない詞である。湿が外に迫ると、あるいは身体が微かに腫れる。本証は、風寒の邪と湿邪が相互に激しく搏ち、風湿が漸く裏に入った状態にある。そこで、甘草附子湯を与えて風湿を駆逐する。

甘草附子湯は、桂枝去芍薬湯より生姜と大棗を除き、朮と附子を加え、風寒を除いて湿邪を駆る方剤である。本証では、邪が漸く裏に入るので、峻発を望まない。そこで、生姜と大棗を除く。また、本証では、風湿の半ばが裏に入っているので、桂枝附子湯より附子を一枚減らして緩やかに邪気を攻める。方中の甘草は君として用い、甘をもってこれを緩める義を取る。

【本文】　以上の二章、風湿相い搏つ証を論ず。案ずるに、風湿の病は是の二証に止まらず。詳しきは雑病論の中に在り。此れ、其の太陽に属するの兼証を以て、特に梗概《こうがい》を存して学ぶ者に類に觸れて之を擴《ひろ》むるを求むるのみ。

【語釈】　○梗概：大略。

【通釈】　以上の二章は、風湿が相互に搏つ証を論じている。案じるに、風湿の病はこの二つの証に止まらない。詳細は、雑病の論述の中にある。これは、それが太陽に属する兼証があるので、特に大略を温存し、学ぶ者に類に触れてこれを広めることを求めるだけである。

【原文】　傷寒、脈浮滑、此以表有寒、裏有熱、白虎湯主之。(176)

【本文】　傷寒、脈浮滑なるは、此れ表に寒有り、裏に熱有るを以て、白虎湯之を主る（旧本は、「表裏」の字互いに錯す。今林億等の説に據りて竊かに訂して定む）。

【語釈】　○林億等の説：旧本では、「臣億などが謹しんで按じるに、前篇では、「熱が結んで裏に在り、表裏がともに熱する場合は、白虎湯がこれを主る（168）」と言う。また、「その表が解されない場合は、白虎湯を与えるべきでない（170）」と言う。ここで「脈が浮滑であり、表に熱があり、裏に寒がある場合」と言うのは、必ず「表」「裏」の字が間違っている。また、陽明の一証では「脈が浮遅であり、表が熱し裏が寒える場合は、四逆湯がこれを主る（225）」と言い、また、少陰の一証では、「裏が寒え外が熱する場合は、通脈四逆湯がこれを主る（317）」と言う。これをもって表裏が自ら違っているのは、明らかである」とある。

【通釈】　傷寒に罹患し、脈が浮滑である場合は、これは表に寒があり、裏に熱があるので、白虎湯がこれを主る（旧本では、「表裏」の字を互いに間違える。今林億などの説によって窃かに訂正して定める）。

【本文】　此れ、白虎湯の証治を釈す。傷寒、脈浮滑なるは、乃ち熱邪熾盛の候なり。《霊枢経》に曰く、「滑の者は、気盛んにして熱有るなり」と。然して「浮滑」と云えば、則ち邪熱惟だ胃口に在り散漫して未だ結実せざるなり。「表裏」の二字は、旧本は地を易う。宋臣嘗て其の差誤を証して黄氏、程氏の輩は既に詳弁有り。今其の説に従いて速やかに釐《り》正を為す。白虎湯之を主る者は、即ち其の邪熱を清涼する所以なり。

郭氏曰く、此の一証を詳らかにするに、伝写の誤りなり。当に「傷寒、脈浮滑なるは、此れ表裏に熱有り。白虎湯之を主る」に作るべし。是れ亦仲景の言なり。故に仲景厥陰の論中（350）に脈滑にして厥するも亦裏に熱有りと為し、亦白虎を用うるなり。

尤氏曰く、按ずるに、《陽明篇》に「傷寒、大熱無く、口燥きて渇し、心煩し、背微悪寒する者は、白虎（加人参）湯之を主る(169)」と云い、《厥陰篇》に「傷寒、脈滑にして厥する者は、裏に熱有るなり。白虎湯之を主る(350)」と云う。此の本文を審らかにすれば、当に「裏に熱有り、表に寒有り」に作るべし。表寒ゆるは、即ち手足の厥、背悪寒の謂いなり。蓋し、伝写の誤りなり。必ずしも曲げて之が解を為さざるなり。

柯氏曰く、此の条、脈を論じて証に及ばず。白虎湯証有るに因りて其の脈に及ぶなり。只脈に據りて其の証を審らかにせざること勿かれ。

【語釈】　○《霊枢経》：《霊枢・邪気臓腑病形》を参照。　○「表裏」の二字：銭天来の《傷寒溯源集》では、「意をもってこれを推測すると、恐らくこれは先ず感受した寒邪が既に裏に入り、欝滞して熱を生じる。本来は寒邪が侵入することが原因である。そこで、「裏に寒有り」と言う。邪は既に裏に入り、既に陽明に入って蒸蒸として発熱し、その熱は内より外に達する。そこで、「表に熱有り」と言う。合わせてこれを言えば、実は表裏は皆熱している」とある。　○釐正：改め正す。

【通釈】　これは、白虎湯の証候と治療法を解釈している。傷寒に罹患し、脈が浮滑であるのは、熱邪が旺盛である証候である。《霊枢》では、「滑の場合は、気が盛んであって熱がある」と言う。そして「浮滑」と言う場合は、邪熱がただ胃口にあり、散漫していまだ結実していない。「表裏」の二字は、旧本では前後の位置を換えている。宋臣はかつてその誤りを証明し、黄氏や程氏の先輩は既に詳細な弁論がある。今その説に従って速やかに訂正する。白虎湯がこれを主るのは、その邪熱を清涼する理由である。

郭氏は言う。この一証を詳らかにすると、伝写の誤りである。「傷寒に罹患し、脈が浮滑である場合は、これは表裏に熱がある。白虎湯がこれを主る」に作るべきである。これもまた仲景の言葉である。そこで、仲景は厥陰の本論の中（350）で脈が滑で厥冷するのもまた裏に熱があるとし、また白虎湯を用いる。

尤氏は言う。按じるに、《陽明篇》に「傷寒に罹患し、大熱がなく、口が燥いて口渇が出現し、心煩し、背に微かな悪寒がする場合は、白虎（加人参）湯がこれを主る(169)」と言い、《厥陰篇》に「傷寒に罹患し、脈が滑で厥冷する場合は、裏に熱がある。白虎湯がこれを主る(350)」と言う。この本文を審らかにすると、「裏に熱があり、表に寒がある」に作るべきである。表が寒えるのは、手足の厥冷、背部の悪寒のことを言う。思うに、伝写の誤りである。必ずしも曲げて解釈しない。

柯氏は言う。この条文は、脈を論じて証に及んでいない。白虎湯証があるので、その脈に及んでいる。ただ、脈に頼って、その証を審らかにしないでいてはならない。

【本文】　白虎湯方

知母（六両）　石膏（一斤、砕き、綿もて裹む。○旧本は「綿もて裹む」の二字を脱す。今《外台》に因りて補う）　甘草（二両、炙る）　粳米（六合）

右四味、水一斗二升を以て、煮て米熟するを取り、米を去り、薬を内る者は、六升を取り、滓を去り、一升を温服し、日に三服す（旧本の煮服法は脱略多し。今《外台》及び本論の白虎加人蔘湯方に據りて校して補う）。

【通釈】　白虎湯方

知母（六両）　石膏（一斤、砕き、綿で包む。○旧本では「綿で裹む」の二字を脱落している。今《外台》によって補う）　甘草（二両、あぶる）　粳米（六合）

右の四味に水一斗二升を用い、煮て粳米が熟するのを取り、粳米を除き、薬を入れたものは六升を取り、滓を除き、一升を温服し、日に三回服用する（旧本の煮服法は脱略が多い。今《外台》、および本論の白虎加人参湯方によって校正して補う）。

【本文】　名づけて白虎湯と曰う者は、石膏の色は白、且つ能く邪熱を清粛すればなり。方議は既に白虎加人蔘湯に見わる。其の人蔘を加えざる者は、蓋し未だ汗下を経ずして煩渇無きを以てなり。然して本経の証治は殊に白虎加人蔘に詳らかにして本湯に略するは、殆ど疑い無きならざるなり。

成氏曰く、白虎は西方の金神なり。是の湯白虎を以て之を名づけて謂うは、能く熱を止めればなり。

程氏（知）曰く、大熱の気は、辛涼を得てして解す。猶之が暑暍の令、金風を得てして爽やかなるがごとし。故に清涼の剤は白虎を以て之を名づく。

【通釈】　名づけて白虎湯と言うのは、石膏の色が白であり、かつよく邪熱を清粛するからである。処方の議論は、既に白虎加人参湯に見われている。それに人参を加えないのは、思うにいまだ汗法と下法を経ず、心煩や口渇がないからである。そして本経の証候と治療法は、殊に白虎加人参湯で詳細であるが、本湯で省略するのは、殆ど疑いがない訳ではない。

成氏は言う。白虎は西方の金神である。この湯は白虎をもってこれを名づけて言うのは、よく熱を止めるからである。

程氏（知）は言う。大熱の気は、辛涼を得ると解される。丁度暑の季節は、金風を得ると爽やかになるようなものである。そこで、清涼の方剤は白虎をもってこれを名づける。

【解説】　本条文は、白虎湯の証候と治療法について論述している。

傷寒に罹患し、邪熱が旺盛になり、胃口にあって散漫するが、いまだ結実していない場合は、脈は浮滑になる。本証では、表に背微悪寒（169）、手足の厥冷（350）などの寒えがあり、陽明の裏に熱邪があるので、「此れ、裏に熱有り、表に寒有り」に作るべきである。そこで、白虎湯を与えて邪熱を清涼する。

白虎湯は、石膏の色が白であり、かつよく邪熱を清粛する。そこで、白虎湯と名づける。本証はいまだ汗法や下法を経ず、心煩や口渇がないので、人参を加えない。

【本文】　以上の一章、白虎湯証を論ず。疑うらくは、当に前項の白虎加人蔘湯の条下に移すべし。今の編此に在る者は、蓋し錯簡なり。

【通釈】　以上の一章は、白虎湯証を論じている。恐らくは、前項の白虎加人参湯の条文の下に移すべきである。今の編集でここにあるのは、思うに錯簡である。

【原文】　傷寒、脈結代、心動悸、炙甘草湯主之。(177)
【本文】　傷寒、脈結代、心動悸するは、炙甘草湯之を主る。
【通釈】　傷寒に罹患し、脈が結代し、心に動悸が出現する場合は、炙甘草湯がこれを主る。
【本文】　此れ、傷寒、気血両虚の証治を論ず。結なる者は、猶縄の結び有るがごとく、脈動遏止するの総称なり。代なる者は、更代、代替《たい》の義なり。疏数《そさく》一ならざるの脈は均しく名づけて代と為す。説は《張会卿全書》の中に見わる。《史・倉公伝》は「平ならざるは、而ち代」と云い、又「代なる者は、時に参じえて撃ち、乍ち疏、乍ち大なり」と云うは、亦以て証す可し。劉茝庭曰く、「脈結代は、是れ二脈兼ねて見われず。要するに遏止するの謂いに過ぎず」と。心動悸は、《玉函》は「心中驚悸」に作る。小建中湯の条（102）の心中悸と此れとは義を同じくす。注家以て心下悸動と為すは、妥を欠く。言うは、傷寒にして結代の脈を見わすは、其の人素常に血気衰微するに因りて、邪に任《た》うること能わず、脈続行すること能わざるなり。心中動悸する者は、心気内に餒《う》え、心神揺蕩《ようとう》して寧からざればなり。此の時、傷寒の表未だ罷まざること有りと雖も、亦顧みざる所に在り、法当に気血を滋養し、経脈を通行するを急と為す。故に炙甘草湯を以て之を主る。案ずるに、此の証、但だ脈結代、心動悸の二証を挙げて従前の見わす所は何れの証なるか、服する所は何れの薬なるかを言わず。想うに、是れ其の人に表邪有りて気血素虚す者なり。故に脈結代すと雖も、姜、附の剛燥の薬は遽かに投ず可からざるなり。注家は或は以て汗下の後、亡陽の証を為す者を以てするも、恐らくは経旨と左《もと》る。

郭氏曰く、《金匱要略》に「脈結し、心悸するは、炙甘草湯」と云う是れなり。

尤氏曰く、脈結代の者は、邪気阻滞して営衛渋り少なければなり。心動悸する者は、神気振るわずして都城震えて驚けばなり。是れ邪気有りと雖も、攻取の法は施す所無し。故に此の湯を与えて営衛既に充ち、脈復し、神完うし、而る後に従りて之を取れば、則ち服せざる者有ること無し。

程氏（知）曰く、此れも又補を議る者の為に変法を立つなり。傷寒と曰えば、則ち邪気有りて未だ解せざるなり。心は血を主る。脈結代、心動悸すと曰えば、則ち是れ血虚にして真気相い続かざるなり。故に其の陰を峻補して以て血を生じ、更に其の陽を通じて以て散寒す。小建中湯を観て而る後に傷寒に補陽の方有るを知り、炙甘草湯を観て而る後に傷寒に補陰の方有るを知るなり。

【語釈】　○遏止：遏は、とどめる。さえぎる。止は、とまる。　○更代、代替：更は、かわる。あらためる。代は、かわる。替は、かわる。かえる。　○疏数：回数のまれなことと、しばしばのこと。　○揺蕩：揺れ動く。　○《金匱要略》：《金匱要略・血痺虚労病脈証并治第六》の《千金翼》炙甘草湯を参照。

【通釈】　これは、傷寒に罹患し、気血両虚の証候と治療法を論じている。結は、丁度縄に結びがあるようなものであり、脈の拍動が止められる総称である。代は、更代、代替の義である。回数が疏あるいは数になって一つでない脈は、均しく名づけて代とする。説は《張会卿全書》の中に見われている。《史記・倉公伝》では「平らかでないのは、代である」と言い、また「代は、時に集まって撃ち、忽ち疏であり、忽ち大である」と言うのは、また証拠とすべきである。劉茝庭は、「脈結代は、二つの脈が兼ねて見われるのではない。要するに、止められることを言うに過ぎない」と言う。心動悸は、《玉函》では「心中驚悸」に作る。小建中湯の条文（102）の心中悸とこれとは義が同じである。注釈家が心下悸動とするのは、妥当性を欠いている。ここで言う内容は、傷寒に罹患して結代の脈を見わす場合は、その人は元々常に気血が衰微しているので、邪に耐えることができず、脈は続いて行くことができなくなる。心中に動悸が出現するのは、心気が内に飢え、心神が揺れ動いて寧らかでないからである。この時は、傷寒の表がいまだ罷んでいないことがあっても、また顧みない所にあり、道理からすると気血を滋養し、経脈を通行することを急務とする。そこで、炙甘草湯をもってこれを主る。案じるに、この証は、ただ脈結代と心動悸の二証を挙げて、以前に見われている所はどのような証であるのか、服用している所はどのような薬であるのかを言っていない。思うに、これはその人に表邪があり気血が元々虚した場合である。そこで、脈は結代するが、乾姜や附子などの剛燥の薬は遽かに投与すべきでない。注釈家はあるいは汗法と下法の後に亡陽の証を発生する場合をもってするが、恐らくは経旨に悖る。

郭氏は言う。《金匱要略》に「脈が結になり、心悸がする場合は、炙甘草湯」と言うのがこれである。

尤氏は言う。脈が結代するのは、邪気が阻滞し、営衛が渋って少なくなるからである。心に動悸がするのは、神気が振るわず、都城が震えて驚くからである。これは邪気があるが、攻め取る方法は施す所がない。そこで、この湯を与えて営衛が既に充満し、脈が回復し、神が完全になり、その後にこれによってこれを取る場合は、屈服しないことがない。

程氏（知）は言う。これもまた補を議る者のために変法を立てる。傷寒と言う場合は、邪気があっていまだ解されていない。心は血を主る。脈が結代し、心に動悸がすると言う場合は、血が虚して真気が相互に続かない。そこで、その陰を峻補して血を生じ、更にその陽を通じて散寒する。小建中湯を観てその後に傷寒に補陽の処方があることが解り、炙甘草湯を観てその後に傷寒に補陰の処方があることが解る。

【本文】　炙甘草湯方

甘草（四両、炙る）　生姜（三両、切る）　人蔘（二両）　生地黄（一斤）　桂枝（三両、皮を去る）　阿膠（二両）　麦門冬（半升、心を去る）　麻人（半升）　大棗（三十枚、擘く）

右九味、清酒七升、水八升を以て、先ず八味を煮て、三升を取り、滓を去り、膠を内れて烊《よう》消し尽し、一升を温服し、日に三服す。一に復脈湯と名づく（烊は音羊）。

【通釈】　炙甘草湯方

甘草（四両、あぶる）　生姜（三両、切る）　人参（二両）　生地黄（一斤）　桂枝（三両、皮を除く）　阿膠（二両）　麦門冬（半升、心を除く）　麻子仁（半升）　大棗（三十枚、きざむ）

右の九味に清酒七升、水八升を用い、先ず八味を煮て、三升を取り、滓を除き、阿膠を入れて完全に溶解し、一升を温服し、日に三回服用する。一に復脈湯と名づける（烊は音が羊である）。

【本文】　此れ、桂枝湯の内に於いて芍薬を去り、人蔘、阿膠、麦冬、麻人、地黄を増入す。墨字の甘草は、経脈を通じ、血気を利す。湯を命づくるに甘草を以てする者は、正しく此の義を取るなり。方中の人蔘、桂枝は陽を通じて脈を生じ、生姜、大棗は営衛を和し、麻人、麦冬、阿膠、地黄は陰血を滋し、加うるに清酒を以てし、経脈通じて血気暢《の》ぶれば（《素・繆刺論》に「其の左角の髪を鬄《き》ること方一寸、燔治し、飲ましむるに美酒一杯を以てす」と。王注して云う、「酒なる者は、薬勢を行らす所以なり。又炎上して内は心に走る」と）、斯の結代和す可くして悸動止む可し。《金匱》の附方に此の方を載せ、虚労を治し、又肺痿を治すは、並びに其の潤養の功を見わすに足り、今試験すれば果たして効く。案ずるに、桂枝新加湯方（62）は、水一斗二升を以て、煮て三升を取る。此れ、酒七升、水八升を以て、煮て三升を取る。二方は、並びに薬の濃煎の者なり。殆ど陶氏の所謂「補湯は熟せんと欲す」の義なり。

銭氏曰く、薬は平和と雖も、其の斤両の重さ、升量の多さ、分両の法を観れば、古今の異なり有りと雖も、然れども之を他方に較ぶれば、已に同じならず。今人一銭、二銭、及び幾分を以て剤を作り、日に飲むこと一服にして其れを欲求するは、即效庸《あに》得可けんや。

又曰く、此の方、炙甘草を以て君と為す。故に炙甘草湯と名づく。又能く断脈をして復た継がしむ。故に又復脈湯と名づく（《千金翼》に復脈湯を云い、「越公楊、素失脈を患うに因り、七日五剤を服して復す」と）。

黄氏曰く、血を生じ気を養い病後に之を用う。

魏氏曰く、此の証に縁れば、気血の病為るを見わさずして実は病甚だ大と為す。仲師の陰陽両補の法を用うるは、後人の製する所の八珍、十全等の湯に較ぶれば、純ら美多し。学ぶ者、当に其の意を体認して推して之を引けば可なるべきなり。

李氏（梴）曰く、十全大補湯、十四味建中湯、一切峻補するの剤は、皆理中、建中、四逆等の湯自りして之を変化するなり。単甘草湯、滋陰降火湯、生脈散、補中益気湯、一切の滋補するの薬は、皆炙甘草湯自りして之を変化するなり。（《入門》）。

【語釈】　○《金匱》の附方…肺痿を治す：《金匱要略・肺痿肺癰咳嗽上気病脈証治第七》の《外台》炙甘草湯を参照。

【通釈】　これは、桂枝湯の中において芍薬を除き、人参、阿膠、麦門冬、麻子仁、地黄を増して入れる。墨字の甘草は、経脈を通じ、気血を通利する。湯を命づけるのに甘草をもってするのは、正しくこの義を取る。方中の人参、桂枝は陽を通じて脈を生じ、生姜、大棗は営衛を調和し、麻子仁、麦門冬、阿膠、地黄は陰血を滋し、加えるに清酒をもってし、経脈が通じて気血が伸びると（《素問・繆刺論》に「病人の左の頭角の髪を一寸四方に切り、焼いて粉にし、美酒一杯で飲ませる」とある。王冰は注釈し、「酒は、薬勢を行らせる理由である。また、炎上して内は心に走る」と言う）、この結代は調和することができ、動悸は止めることができる。《金匱要略》の附方にこの処方を記載し、虚労を治療し、また肺痿を治療するのは、並びにそれが潤養する効能を見わすには充分であり、今試して用いると果たして有効である。案じるに、桂枝加芍薬生姜各一両人参三両新加湯方（62）は、水一斗二升を用い、煮て三升を取る。

これは、酒七升、水八升を用い、煮て三升を取る。二つの処方は、並びに薬を濃煎する場合である。殆ど陶氏のいわゆる「補う湯液は、熟そうとする」の義である。

銭氏は言う。薬は平和であるが、その斤両の重さ、升量の多さ、分両の方法を観ると、古今は異なりがあるが、しかしこれを他の処方に比較すると、既に同じでない。今の人は一銭、二銭、および幾らかの分を用いて方剤を作り、日に一回服用して効果を求めるが、速効をどうして得ることができようか。

また、曰く。この処方は、炙甘草をもって君とする。そこで、炙甘草湯と名づける。また、よく断絶した脈をまた継続させる。そこで、また復脈湯と名づける（《千金翼》では復脈湯を言い、「越公楊は元々脈を失う病を患っているので、七日間五剤を服用して回復した」とある）。

黄氏は言う。血を生じ、気を養い、病後にこれを用いる。

魏氏は言う。この証によれば、気血の病と言うものを見わさないが、実際病は甚だ大きい。仲師が陰陽両補の方法を用いるのは、後人が創製する所の八珍湯、十全大補湯などの湯液に比較すると、純ら美が多い。学ぶ者は、その意を体認し、推してこれを引用すればよいはずである。

李氏（梃）は言う。十全大補湯、十四味建中湯などの一切峻補する方剤は、皆理中湯、建中湯、四逆湯などの湯液よりこれを変化させる。単甘草湯、滋陰降火湯、生脈散、補中益気湯などの一切の滋補する薬は、皆炙甘草湯よりこれを変化させる。（《入門》）。

【解説】　本条文は、傷寒に罹患し、脈が結代する証候と治療法について論述している。

結脈は、縄に結び目があるように、脈の拍動が止められる総称である。代脈は、更代、代替の義であり、拍動が疏あるいは数になって一定しない脈である。本条文の「脈結代」は、結と代の二つの脈が同時に見われるのではなく、拍動が止められて欠落することを言う。病人は元々気血が衰微しているが、傷寒に罹患すると、邪気に耐えることができなくなるので、脈は結代する。心気が内に飢え、心神が揺れ動いて寧らかではなくなると、心中に動悸がする。もし傷寒の表証が止んでいない場合ではあっても、本証では先に表証を治療すべきでない。そこで、炙甘草湯を与えて急いで気血を滋養し、経脈を通行する。

炙甘草湯は、桂枝湯より芍薬を除き、人参、阿膠、麦門冬、麻子仁、地黄を加えた処方である。甘草は経脈を通じ、気血を通利するので、甘草の名を湯液に冠する。方中の人参、桂枝は陽を通じて脈を生じ、生姜、大棗は営衛を調和し、麻子仁、麦門冬、阿膠、地黄は陰血を滋し、清酒を加えて薬勢を行らせる。

【原文】　脈按之来緩、時一止復来者、名曰結。又脈来動而中止、更来小数、中有還者反動、名曰結。陰也。脈来動而中止、不能自還、因而復動者、名曰代。陰也。得此脈者、必難治。(178)

【本文】　脈之を按じるに来ること緩、時に一止して復た来る者を、名づけて結と曰う。又脈来ること動にして中止し、更に来ること小数、中に還ること有る者の反って動づるを、名づけて結と曰う。陰なり。脈来ること動にして中止し、自ら還ること能わず、因りて復た動ずる者を、名づけて代と曰う。陰なり。此の脈を得る者は、必ず治し難し。

【通釈】　脈を按じるに、到来が緩であり、時に一回止まってまた到来する場合は、名づけて結と言う。また、脈の到来中に止まり、更に到来が僅かに数になり、継いで反って正常の拍動に回復する場合は、名づけて結と言う。陰脈である。脈の到来中に止まり、自ら還ることができず、これによってまた次の脈が到来する場合は、名づけて代と言う。陰脈である。これらの脈を得る場合は、必ず治療し難い。

【本文】　此れ、上文の義を申して結代の二脈の下の注脚と為すなり。祇《ただ》中間の語意は倫せず、方氏は其れ脱漏有るを疑い、《金鑑》は《弁脈》の中に移して「当に是れ衍文なるべし」と云う。且つ《玉函》は此の条を載せず。疑うらくは、贗《がん》手攙《ざん》揷と為す。故に今義を釈するに及ばずと云う。

【語釈】　○結代の二脈の下の注脚：尤在涇の《傷寒貫珠集》では、「脈の来るのが数になり、時に一回止まってまた来る場合は、名づけて促と言う。脈の来るのが緩く、時に一回止まってまた来る場合は、名づけて結と言う。結は、邪気が結んで滞り、脈の運行が不利になる。また、結と代は類似するが、実は同じでない。結脈は止まるが直ちに還り、至数を失わない。ただ、少し遅くなるだけである。代脈は止まるが還らず、中断して終わり、また動く。これは断絶するが彼が来て代わるの意がある。そこで、名づけて代と言う。そしてともにこれを陰と言うのは、結と代の脈は皆陰である。そこで、これを結陰、代陰と言う。およそ病がこの脈を得る場合は、これを攻めると邪気はいまだ必ずしも去らずに正気は損傷されるように転じ、これを補うと正気はいまだ補益を得ていないが邪気は反って滞る。そこで、治療し難いと言う。仲景が上条の脈結代によって詳らかにその性状を言うのはこのようなものである」とある。　○倫：そろえる。ならべる。　○攙：まぜる。

【通釈】　これは、上文の義を述べて結代の二つの脈の下の脚注とする。ただ、中間の語意が揃わず、方氏はそれに脱漏があることを疑い、《医宗金鑑》では《弁脈法》の中に移して「これは衍文であるはずである」と言う。かつ《玉函》ではこの条文を記載していない。恐らくは、別の人が混ぜて挿入したものである。そこで、今は意義を解釈するには及ばないと言う。

【解説】　本条文は、第177条の義を述べて結代の二脈の脚注となるが、中間の語意が揃わないので、恐らくは後人の攙挿《ざんそう》である。そこで、今は意義を解釈しない。

【本文】　以上の二章、傷寒素虚すの証治を釈す。而して末章は疑うらくは是れ後人の錯なり。○案ずるに、此の一篇の首は結胸、藏結の二証を論じ、而して大小の陥胸、及び白散方を列し、特に太少輔治の一法は突然濫出するに似たり。誰か知らん、是れ却って下文の婦人熱入血室の三節の本を起こすを。蓋し、彼の条は自ら是れ論及する者にして実は乃ち中篇の茈胡の諸条を承けて来り、遂に太少の併病を叙《の》べて又心下支結等由り以て下文の心下痞の数節を起こす。其の間汗下に得ること有り、吐後に得ること有り、自ら汗吐下せざること有り、或は飲熱し、或は気聚まり、水結ぶと痰凝るの種種の証候駢《へん》羅錯出し、結ぶに藏結の一証を以てし、篇首の結胸の義を終う。載す所の茈胡桂枝、茈胡桂姜の二方は前節の併病の治を補出し、而して半夏、生姜、甘草の三瀉心湯、大黄黄連、附子の二方、十棗、石脂、旋復、瓜蒂、及び桂枝人蔘の諸剤は、則ち皆痞鞕の治なり。白虎加人蔘は僅かに上篇に見われて茲に其の詳を説き、其の次は即ち合併の余義なり。故に列するに黄連、黄芩、及び加半夏生姜湯を以てす。又更に風湿の二条を掲げ、以て太陽の余証を結び、桂枝附子を曰い、朮附子を曰い、甘草附子を曰い、乃ち炙甘草湯を以て繳《きょう》結を為して傷寒滋補の薬を権輿《よ》す。嗚虖《ああ》、太陽の病為る、端緒百出、変化測り難く、其の証候治法は三篇に之を悉《つく》し、復た遺蘊《うん》無し。此れ、本篇の美を尽し善を尽す所以にして其の編次の叙は泛然として之を視れば太だ意義無きに似るも、細かに之を繹《たず》ぬるに迨《およ》びては、則ち妙旨躍然として思議す可からず。学ぶ者は、豈諸を忽せにす可けんや。

【語釈】　○濫：乱れる。　○駢羅：ならびつらなる。　○繳：おさめる。まとう。　○権輿：はじまる。芽生える。創造する。　○遺蘊：遺は、のこす。蘊は、積む。蘊奥（学問を多く蓄え、奥深いこと）。　○泛：ひろい。うかぶ。　○躍：おどる。とびあがる。　○思議：心で思い、口で議論する。思いはかる。

【通釈】　以上の二章は、傷寒で元々虚した人の証候と治療法を解釈している。そして末章は、恐らくは後人の誤りである。○案じるに、この一篇の始めは結胸証と藏結証の二証を論じ、そして大小の陥胸湯、および白散方を配列し、特に太陽と少陽の併病の輔治の一法は突然乱れて出ているようである。これは反って下文の婦人の熱入血室証の三節の本を起こすことを誰が知っているだろうか。思うに、彼の条文は自ら論及する場合であるが、実は中篇の柴胡の諸条を承けて来ており、遂に太陽と少陽の併病を述べ、また心下支結などより下文の心下痞の数節を起こしている。その間に汗法と下法によって得る場合があり、吐法の後に得る場合があり、自ら汗法、吐法、下法を用いない場合があり、あるいは飲が熱し、あるいは気が集まり、水が結ぶ場合と痰が凝る場合などの種々の証候が並び連なり入り乱れて出現するが、結ぶに藏結の一証をもってし、篇首の結胸証の義を終えている。記載する所の柴胡桂枝湯、柴胡桂枝乾姜湯の二方は前節の併病の治療を補出し、そして半夏、生姜、甘草の三瀉心湯、大黄黄連瀉心湯、附子瀉心湯の二方、十棗湯、赤石脂禹余粮湯、旋復代赭湯、瓜蔕散、および桂枝人参湯などの諸々の方剤は、皆痞硬を治療する。白虎加人参湯は僅かに上篇に見われるが、ここでは詳細に説き、その次は合病と併病の余義である。そこで、配列するのに黄連湯、黄芩湯、および黄芩加半夏生姜湯をもってする。また、更に風湿の二条を掲げ、これによって太陽の余証を結び、桂枝附子湯を言い、去桂加朮附湯を言い、甘草附子湯を言い、炙甘草湯をもって総括して傷寒の滋補の薬を創造する。ああ、太陽の病と言うものは、端緒は百出し、変化は測り難いが、その証候と治法は三篇にこれを尽し、また遺蘊《うん》がない。これは、本篇が美を尽し善を尽している理由であるが、その編次の叙述は広々としてこれを視ると太だ意義がないようであるが、細かにこれを尋ねるに及んでは、妙旨が躍り上がって出てくるので、思い議ることができない。学ぶ者は、どうしてこれを忽せにすることができようか。

傷寒論疏義巻第四

江都　喜多村直寛士栗　学

弁陽明病脈証并治

【本文】　案ずるに、陽明病なる者は、胃中実熱証是れなり。邪熱胃に陥り、津液熯《かわ》き爍《とろ》け、内は燥屎を結ぶ。即ち、所謂「胃家実」なり。其の病を受くるは、必ず太陽、若しくは少陽自りす。而して邪熱熾盛に因りて之を致す者有り、汗下過多に自りて之を得る者有り、誤逆失汗に縁りて之を受くる者有り、由る所一ならずと雖も、実を致すは輒ち均し。其の証、則ち悪寒せずして悪熱し、自汗し、煩渇し、身重く、短気し、腹満して喘し、潮熱し、譫語し、大便せず、其の脈、則ち実大にして遅なるは、是れ其の大較なり。其の治を論ずれば、則ち証に軽重有り。故に法は緩急有り、或は三承気を以て之を下し、或は麻人を以て之を利し、或は蜜煎、猪胆もて之を導く。要するに攻下、潤導の旨に外ならざるなり。若し胃熱して実結無き者は、是れ白虎湯の主る所なり。已に前に詳らかにす。其の伝変は、則ち三陽の病は此に止まり、復た伝うる所無し。大抵正気虚せざる者は、之を下して解す。然して当に下すべくして下さざれば、津液枯竭し、因りて危斃《へい》を致す者有り。攻下過度なれば、胃陽走亡し、変じて陰を為す者有り。且つ太陰と陽明は病位相同す。惟だ寒熱の分有るのみ。故に陽明虚すれば則ち太陰と為り、太陰実すれば則ち是れ陽明なり。経文は互いに挙げて以て相い照対す。其の証候、情機は、詳らかに篇中に開く。○陽明病は、乃ち邪熱胃の内に入るの名なり。故に経文に凡そ胃と言えば、「裏」の字と別有り（説は附録の中に詳らかにす）。前注彼是れ混じて説い、且つ六病伝変の委に於いては分析精ならず、本病或は経府の別を立つるは、概ね含糊に属すれば、今従わざるなり。

【語釈】　○危斃：危は、あやうい。斃は、たおれる。たおれてしぬ。　○情機：感情のはたらき。人情の機微。ここでは、病情の機転を言う。　○委：なりゆきにまかせる。委順。　○含糊：ことばのはきはきしない様子。にえきらないさま。

【通釈】　案じるに、陽明病は、胃中の実熱証がこれである。邪熱が胃に陥り、津液が乾いて熔け、内は燥屎を結ぶ。即ち、いわゆる「胃家実」である。それが病を受けるのは、必ず太陽、あるいは少陽よりする。そして邪熱が旺盛になってこれを引き起こす場合があり、汗法と下法が過多になってこれを得る場合があり、誤治し発汗の機会を失ってこれを受ける場合があり、由来する所は一つでないが、実証を引き起こすのは均しい。その証は、悪寒はなく悪熱し、自汗し、煩渇し、身体は重だるく、息切れし、腹満して喘し、潮熱し、譫語し、大便はなく、その脈は実大で遅であるのは、その大いなる比較である。その治療を論じる場合は、証に軽重があるので、方法に緩急があり、あるいは三承気湯をもってこれを下し、あるいは麻子仁丸をもってこれを通利し、あるいは蜜煎や猪胆汁をもってこれを導く。要するに、攻下と潤導の旨に外ならない。もし胃は熱するが実結がない場合は、白虎湯の主る所である。これは、既に前に詳らかにした。その伝変は、三陽の病はここに止まり、また伝わる所がない。大抵、正気が虚していない場合は、これを下すと病は解される。しかし、下すべきであるが下さないと、津液が枯れて尽き果て、これによって危篤になって死を引き起こす場合がある。攻下が過度になると、胃の陽気が走って亡われ、変化して陰証を生じる場合がある。かつ太陰と陽明は、病位が相同する。ただ、寒熱の区分があるだけである。そこで、陽明が虚す場合は太陰であり、太陰が実する場合は陽明である。経文は、互いに挙げて相互に対照する。その証候や病状の機転は、詳らかに篇の中に述べている。○陽明病は、邪熱が胃の内に入る名称である。そこで、経文におよそ胃と言えば、「裏」の字と区別がある（説は、附録の中に詳らかにする）。前の注釈はあれこれを混同して言い、かつ六病の伝変の成り行きにおいては分析が精しくなく、本病にあるいは経と府の区別を立てるのは、概ねはっきりしないので、今は従わない。

【解説】　本節は、陽明病の特徴について論述している。

陽明病は、胃中実熱証と定義する。即ち、邪熱が胃に陥り、津液が乾いて熔け、内に燥屎を結ぶ、いわゆる「胃家実」の病証を言う。陽明病は、邪が太陽あるいは少陽より伝来する。邪熱が旺盛になり、あるいは汗法と下法が過多になり、あるいは誤治し発汗の機会を失うなどが原因となって陽明病を発生するが、いずれも実証が引き起こされる。陽明病の病証は、悪寒しない、悪熱、自汗、煩渇、身体が重だるい、息切れ、腹満、喘、潮熱、譫語、大便しないなどであり、脈象は実大で遅である。本証の治療は、三承気湯を用いて攻下し、あるいは麻子仁丸を用いて通利し、あるいは蜜煎や猪胆汁を用いてこれを導くが、治療の大要は攻下と潤導に他ならない。もし胃は熱するが、実結がない場合は、白虎湯の主る所である。本証の伝変に関しては、三陽の病は陽明に止まり、また伝わる所がない。大抵、正気が虚していない場合は、攻下すると病は解される。一方、攻下すべきであるが、攻下しない場合は、津液が枯れて尽き果てるので、死亡することがある。あるいは攻下が過度になる場合は、胃の陽気が亡われるので、陰証に変化することがある。即ち、陽明と太陰は病位が相同するが、寒熱の違いがあるので、陽明が虚す場合は太陰病になり、太陰が実する場合は陽明病になる。

【原文】　陽明之為病、胃家実是也。(180)
【本文】　陽明の病為る、胃家実是れなり（原注は「実」を一に「寒」に作る。郭氏曰く、「《千金》に「胃中寒」に作る者は非なり」と。〇案ずるに、旧本は此の条第二節に在り。今《玉函》《千金翼》に因りて以て篇首に冠す）。
【通釈】　陽明の病と言うものは、胃家実がこれである（原注では「実」を一に「寒」に作る。郭氏は、「《千金》に「胃中寒」に作るのは誤りである」と言う。〇案じるに、旧本では、この条文は第二節にある。今《玉函》《千金翼》によって篇首に冠する）。
【本文】　此れ、陽明病の提綱と為す。言うは、邪熱胃に入り、糟粕と相い結びて実を成す。是れ即ち陽明胃実の証なり。胃家と言う者は、腸胃を該《か》ぬるの辞なり。方氏曰く、「実なる者は、大便結び鞕満を為して出づるを得ざるなり」と。

成氏曰く、邪伝わり胃に入り、熱毒留まり結べば、則ち胃家は実を為す。華佗曰く、「熱毒胃に入れば、要するに下を須いて之を去る。胃中に留むる可からず」と。是れ邪陽明に在り、胃家実を為すを知るなり。

尤氏曰く、胃家実なる者は、邪熱胃に入り、糟粕と相い結びて実を成す。邪実するを謂うなり。凡そ傷寒、腹満、便閉じ、潮熱し、転失気し、手足濈濈として汗出づ等の証は、皆是れ陽明胃実の証なり。

王氏曰く、仲景の立法、凡そ太陽病と曰う者は、皆脈浮、頭項強痛、悪寒なり。凡そ陽明病と曰う者は、皆胃家実を謂うなり。
【通釈】　これは、陽明病の提綱である。ここで言う内容は、邪熱が胃に入り、糟粕と相互に結んで実証を形成する。これが、陽明胃実の証である。胃家と言うのは、胃腸を兼ねる辞である。方氏は、「実は、大便が結び、硬満を生じて出ることができないことである」と言う。

成氏は言う。邪が伝わって胃に入り、熱毒が留まって結ぶ場合は、胃家は実証を形成する。華佗は、「熱毒が胃に入る場合は、要するに下法を用いてこれを除く。胃の中に留めるべきでない」と言う。これは、邪が陽明にあって胃家実を形成することが解る。

尤氏は言う。胃家実は、邪熱が胃に入り、糟粕と相互に結んで実証を形成することである。邪が実することを言う。およそ傷寒に罹患し、腹満し、便が閉じ、潮熱し、転失気し、手足から絶え間なく汗が出るなどの証は、皆陽明胃実の証である。

王氏は言う。仲景の立法では、およそ太陽病と言う場合は、皆脈が浮になり、頭項が強痛し、悪寒がする。およそ陽明病と言う場合は、皆胃家実を言う。

【解説】　本条文は、陽明病の提綱について論述している。

邪熱が胃に入り、糟粕と相互に結ぶと、陽明胃実の証を形成する。胃家実の「胃家」は胃腸を兼ねる辞であり、「実」は大便が結び、硬満を生じて出ることができないことを言う。

【原文】　問曰、病有太陽陽明、有正陽陽明、有少陽陽明、何謂也。答曰、太陽陽明者、脾約是也。正陽陽明者、胃家実是也。少陽陽明者、発汗、利小便已、胃中燥、大便難是也。(179)

【本文】　問いて曰く、病に太陽の陽明有り、正陽の陽明有り、少陽の陽明有りとは、何の謂ぞやと。答えて曰く、太陽の陽明なる者は、脾約是れなり。正陽の陽明なる者は、胃家実是れなり。少陽の陽明なる者は、汗を発し、小便を利り已わり、胃中燥き、大便難是れなりと（旧本は「胃中燥き」の下に「煩し実し」の二字有り、剰文に係る。今《玉函》《千金翼》に據りて刪りて訂す）。

【通釈】　ある人が質問し、「病には太陽の陽明があり、正陽の陽明があり、少陽の陽明があるとされているが、それはどのようなことを言うのであろうか」と言った。それに答え、「太陽の陽明は、脾約証がこれである。正陽の陽明は、胃家実がこれである。少陽の陽明は、発汗し、小便を通利し終わり、胃の中が燥き、大便が難くなるのがこれである」と言った（旧本では「胃の中が燥き」の下に「煩し実し」の二字があるが、余分な文字に係わる。今《玉函》《千金翼》によって削って訂正する）。

【本文】　此れ、問答を設けて以て陽明の病を受くるは、其の由る所一ならざるを明かすなり。言うは、陽明下す可きの証は、胃家実に止まらずして其の綱に三有り、太陽の陽明と曰い、正陽の陽明と曰い、少陽の陽明と曰う。太陽の陽明なる者は、太陽病、汗を発すること過多、胃液随いて燥く者、是れ脾約を為す。即ち、麻子人丸証是れなり。正陽の陽明なる者は、其の人の胃素燥き、熱邪の勢いも亦盛んに、相い藉りて遽かに実す、所謂「傷寒、発熱、汗無く、嘔して食すること能わず（185）」の類、是れ胃家実を為す。宜しく三承気湯もて選んで用うべし。少陽の陽明なる者は、少陽病、誤りて汗を発し、小便を利し、以て胃中燥き、大便難き者是れなり。汪氏曰く、「大茈胡湯に宜し」と。案ずるに、傷寒、胃中不和の証は、均しく之を陽明に属す。太陽の陽明と少陽の陽明の二つの者は、蓋し二つの陽証、誤りて汗下を経てして津液枯れて渋り、遂に胃燥き、屎鞕きを致す。其の実、陽明の軽証と為す。秖《ただ》之を正陽の陽明、邪熱宿垢胃中に塡《うず》まりて大満大実を為す者に較ぶれば、殊に同じならずと為すのみ。且つ正陽の陽明は亦太少の両病の誤治に従いて伝来する者多し。然らば則ち此の段は殆ど其の軽重に就いて以て攻下の緩急を弁ずるに過ぎず。方氏、「三者の因は殊なること少なしと雖も、要するに亦互いに相い発明するに過ぎざるのみ」と曰う是なり。

朱氏曰く、太陽の陽明なる者は、本太陽病、若しくは汗を発し、若しくは下し、若しくは小便を利す。此れ、津液を亡い、胃中乾燥し、因りて陽明に転属するなり。少陽の陽明なる者は、本伝わりて少陽に到り、汗を発し、小便を利するに因り、已に胃中燥き、実し、大便難きなり。正陽の陽明なる者は、病人本熱盛んに、気実し、津液を亡うに在らず、便ち陽盛んに胃実するなり（《傷寒百問》）。

中西子文曰く、陽明は胃を以て其の部位と為すなり。飲食此に入りて津液も亦此に生ず。邪熱胃に入り、則ち津液涸竭すれば、則ち大便燥結せざるを得ざるなり。故に之を腹に属せずして胃に属し、胃中に燥屎有りと曰うなり。

又曰く、其の始めは太陽に在りて已に其の汗を発し、汗出でて徹せず。是に於いて其の急なる者は遂に陽明に転じ、其の緩やかなる者は漸く少陽に転ず。

【通釈】　これは、問答を設けて、陽明が病を受けるのは、その由来する所が一つでないことを明らかにしている。ここで言う内容は、陽明の下すべき証は、胃家実に止まららない。その綱目には三つがあり、太陽の陽明と言い、正陽の陽明と言い、少陽の陽明と言う。太陽の陽明は、太陽病に罹患し、発汗が過多になり、胃液がこれに随って燥く場合は、脾約証である。即ち、麻子仁丸証がこれである。正陽の陽明は、その人の胃は元々燥いているが、熱邪の勢いもまた盛んであり、相互に借りて遽かに実し、いわゆる「傷寒に罹患し、発熱し、汗がなく、嘔吐して食事を摂取することができなくなる（185）」の類が胃家実である。三承気湯を選んで用いるべきである。少陽の陽明は、少陽病に誤って発汗し、小便を通利し、これによって胃の中が燥き、大便が困難になる場合がこれである。汪氏は、「大柴胡湯を用いるのがよい」と言う。案じるに、傷寒に罹患し、胃の中が調和しない証は、均しくこれを陽明に属する。太陽の陽明と少陽の陽明の二つの場合は、思うに、二つの陽証が誤って汗法や下法を経て津液が枯れて渋り、遂に胃が燥き、屎が硬くなる。その実、陽明の軽証である。ただ、これを正陽の陽明で、邪熱と宿垢が胃の中に填《うず》まって大満大実を生じる場合と比較すると、殊に同じでないだけである。かつ正陽の陽明はまた太陽と少陽の二つの病の誤治に従って伝来する場合が多い。そうであれば、この段落は、殆どその軽重について攻下の緩急を弁別するに過ぎない。方氏は、「三者の原因は殊なりが少ないが、要するにまた互いに発して明らかにするに過ぎない」と言うのは正しい。

朱氏は言う。太陽の陽明は、元々太陽病を発汗し、あるいは攻下し、あるいは小便を通利する。これは、津液を亡い、胃の中が乾燥し、これによって病は陽明に転属する。少陽の陽明は、邪は元々伝わって少陽に到ったが、発汗し、小便を通利することにより、既に胃の中が燥き、実して大便が困難になる。正陽の陽明は、病人は元々熱が盛んであり、気が実し、津液を亡うのではなく、陽が盛んになり胃が実する（《傷寒百問》）。

中西子文は言う。陽明は、胃をもってその部位とする。飲食がここに入り、津液もまたここに生じる。邪熱が胃に入り、津液が涸れて竭きる場合は、大便は燥いて結ばない訳にはいかない。そこで、これを腹に属せずに胃に属し、胃の中に燥屎があると言う。

また、言う。その始めは太陽にあって既にその汗を発し、汗は出るが充分ではなかった。ここにおいてその急な場合は遂に陽明に転じ、その緩やかな場合は漸く少陽に転じる。

【解説】　本条文は、問答を設けて陽明病の伝変経路について論述している。

陽明病で攻下すべき病証は、三種類がある。太陽の陽明は、太陽病に罹患し、発汗が過多になり、胃液がこれに従って燥く場合を言う。これは、脾約証、即ち麻子仁丸証である。正陽の陽明は、病人は元々胃が燥いているが、邪熱の勢いも盛んであり、邪熱と燥屎が結んで遽かに実する場合を言う。これは、胃家実であり、治療は三承気湯を選んで用いる。少陽の陽明は、少陽病を誤って発汗し、あるいは利小便し、これによって胃の中が燥き、大便が困難になる場合を言う。治療は大柴胡湯を用いるのがよい。

太陽の陽明と少陽の陽明では、いずれも誤治によって津液が枯れて渋り、遂に胃の中が燥き、屎が硬くなるが、これを正陽の陽明で邪熱と宿垢が胃の中に填まって大満大実を生じるのと比較すると、軽症である。また、正陽の陽明は、太陽病あるいは少陽病を誤治して伝来する場合が多い。以上からすると、本節の内容は陽明病の軽重と攻下の緩急を弁別するに過ぎない。

【原文】　問曰、何縁得陽明病。答曰、太陽病、若発汗、若下、若利小便。此亡津液、胃中乾燥、因転属陽明。不更衣、内実、大便難者、此名陽明也。(181)

【本文】　問いて曰く、何に縁りて陽明病を得るかと。答えて曰く、太陽病、若しくは汗を発し、若しくは下し、若しくは小便を利す。此れ津液を亡い、胃中乾燥し、因りて陽明に転属す。更衣せず、内実し、大便難の者は、此れを陽明と名づくなりと（更は古行の翻）。

【通釈】　ある人が質問し、「どうして陽明病を得るのであろうか」と言った。それに答え、「太陽病に、あるいは発汗し、あるいは攻下し、あるいは利小便した。これは、津液を亡い、胃の中が乾燥し、これによって病は陽明に転属した。更衣せず、内が実し、大便が困難である場合は、これを陽明と名づける」と言った（更は古行の翻である）。

【本文】　此れも又上文を承けて、以て誤治に因りて陽明に転属する者有るを弁じて明かすなり。上文は、太陽に於いては特に脾約と曰いて其の由る所を曰わず、少陽に於いては惟だ誤汗と利小便とを挙げて下に及ばず。此れ、太陽病を掲げて「若しくは下す」の二字を補出し、乃ち文を互いにして以て相い発するなり。言うは、邪太陽に在るの時、汗を発し、若しくは下し、若しくは小便を利するは、皆邪を去るの為にして設くるに由り、之を治して誠に当なれば則ち邪解して愈ゆ。如し其れ不当なれば、徒に津液を亡い、胃中をして乾燥せしむるを致し、則ち表邪其の燥熱に乗じ、因りて陽明に転属し、胃実の病を為す者に三有り。「更衣せず」と曰うは、即ち太陽の陽明、脾約是れなり。更衣は、即ち厠に登るなり。成氏曰く、「古人は厠に登れば、必ず衣を更う。更衣せざる者は、大便せずと為すに通ず」と。案ずるに、王充の《論衡》に「更衣の室は臭うと謂う可し」と。「内実す」と曰うは、即ち正陽の陽明、胃家実是れなり。「大便難」と曰うは、即ち少陽の陽明の大便難是れなり。銭氏曰く、「大便せずは、則ち絶えて大便すること能わず。今「大便難」と曰えば、則ち猶大便せんと欲して但だ難きを覚ゆるがごときなり」と。蓋し、三者は均しく陽明と名づけて下す可しと為すと雖も、然れども証は已に軽重の別有り、治は緩急の分無からず。此れ、乃ち大茈胡、三承気湯、脾約丸、及び蜜煎等の由りて分かるる所なり。成注に更衣せず、内実し、大便難しの三証を以て一串《かん》に講ずるは、殊に著落無し。

魏氏曰く、其の病も亦浅深の異同有り。故に其の証も亦一ならず。陽明病の更衣せずの証の如きは、乃ち胃津液を亡いて津枯れ乾燥するなり。陽明病の内実の証の如きは、乃ち胃中の邪熱大いに盛んにして結びて秘し実を成すなり。陽明病の大便難の証の如きは、乃ち胃中の燥熱半ば盛んにして尚大便有りて艱難するなり。証を為すは同じならざれば、則ち之を治するの法も亦同じならず。

隠庵張氏曰く、津液は胃府に本づき、水穀の生ずる所なり。故に病太陽に在り、或は汗し、或は下し、或は小便を利するは、皆胃府の水穀の津液を亡う。故に胃中乾燥し、因りて陽明に転属して内実、大便難を成すなり。

程氏曰く、津液を亡いて壊病を為さざる者は、其の人の胃中乾燥し、能く燥邪の淵藪《えんそう》と為すを以てす。故に津液一たび亡われば、太陽遂に陽明に転属して更衣せずの陽明病有り、内実の陽明病有り、大便難の陽明病有るなり。所以に下法は禁ずと大小に宜しきと有り。

又曰く、「此れ津液を亡う」の四字は、当に一頓《いっとん》すべし。胃中乾燥は、復た下を折《くじ》くより来り講ず。

又曰く、本「太陽病」より起こりて「陽明と名づくるなり」に至りて止まるは、自ら是れ一気に下を説いて逶迤《いい》分別し、多少鋪《ほ》置す。読者は、当に此に於いて太陽陽明転属の褶畳《しゅうじょう》する処を悟《ご》出すべし。

【語釈】　○成注：成無己の《注解傷寒論》では、「元々太陽病が解されず、発汗や利小便によって津液を亡い、胃の中が乾燥し、太陽の邪が府に入り、陽明に転属する。古人は厠に登ると、必ず衣を更える。更衣しないのは、大便をしないに通じる。大便をしない場合は、胃の中の物が排泄されなくなる。そこで、内が実する。胃に津液がなく、これに蓄積した熱を加えると、大便は困難になり、陽明の裏実を生じる」とある。　○著落：落着に同じ。おちつく。○艱難：なやみ。くるしみ。難儀。　○淵藪：物の多く集まる所。　○一頓：一回。一度。　○逶迤：なりゆきに任せて、あくせくしないさま。　○鋪置：鋪は、しく（布）。しきつめる。置は、おく。　○褶畳：褶は、かさねる。畳は、たたむ。かさねる。

【通釈】　これもまた上文を承けて、誤治によって陽明に転属する場合があることを弁じて明らかにする。上文は、太陽においては特に脾約と言い、その原因を言わず、少陽においてはただ誤汗と利小便を挙げて下法に及んでいない。これは、太陽病を掲げて「もしくは下す」の二字を補って提出し、文を互いにして相互に述べている。ここで言う内容は、邪が太陽にある時、発汗し、あるいは攻下し、あるいは小便を通利するのは、皆邪を除くために設けられているので、これを治療して誠に適切である場合は、邪は解され、病は治癒する。もしそれが不当である場合は、徒に津液を亡い、胃の中を乾燥させ、表邪はその燥熱に乗じ、これによって陽明に転属し、胃実の病を生じる場合に三種類がある。「更衣しない」と言うのは、太陽の陽明であり、脾約証がこれである。更衣は、厠に登ることである。成氏は、「古人は厠に登る場合は、必ず衣を更える。更衣しないのは、大便をしないことに通じる」と言う。案じるに、王充の《論衡》に「更衣の室は臭うと言うことができる」とある。「内実する」と言うのは、正陽の陽明であり、胃家実がこれである。「大便が困難である」と言うのは、少陽の陽明の大便難がこれである。銭氏は、「「大便しない」は、決して大便をすることができない。今「大便が困難である」と言えば、丁度大便をしようとするが、ただ困難であるのを自覚するようなものである」と言う。思うに、三者は均しく陽明と名づけ、攻下すべきであるとするが、しかし証には既に軽重の区別があるので、治療は緩急の区分がない訳ではない。これが、大柴胡湯、三承気湯、脾約丸、および蜜煎などがこれによって分かれる所である。成氏の注釈で更衣しない、内実する、大便が困難であるの三つの証を一つに連続して述べるのは、殊に落着がない。

魏氏は言う。その病もまた浅深の異同がある。そこで、その証もまた一つでない。陽明病の更衣しない証のようなものは、胃が津液を亡い、津が枯れて乾燥する。陽明病の内実の証のようなものは、胃の中の邪熱が大いに盛んになり、結んで秘し実を形成する。陽明病の大便が困難な証のようなものは、胃の中の燥熱が半ば盛んであるが、なお大便はあって難渋する。証を発生するのが同じでなければ、これを治療する方法もまた同じでない。

隠庵張氏は言う。津液は、胃府に本づき、水穀が生じる所である。そこで、病が太陽にあり、あるいは発汗し、あるいは攻下し、あるいは小便を通利する場合は、皆胃府の水穀の津液を亡う。そこで、胃の中は乾燥し、これによって陽明に転属して内が実し、大便難を形成する。

程氏は言う。津液を亡うが、壊病を形成しないのは、その人の胃の中が乾燥し、よく燥邪が集まる部位となるからである。そこで、津液が一たび亡われると、太陽は遂に陽明に転属し、更衣しない陽明病があり、内実する陽明病があり、大便が困難な陽明病がある。そこで、下法には禁じる場合と大小の承気湯を用いるのがよい場合とがある。

また、言う。「これは、津液を亡う」の四字は、一回だけのはずである。胃の中が乾燥するのは、また誤治が下の胃を破ることによって来て言う。

また、言う。元々「太陽病」より起って「陽明と名づける」に至って止まる内容は、自ら一気に下を言ってなりゆきに任せて分別し、多少を敷き詰める。読者は、ここにおいて太陽から陽明に転属する重なった所を悟るべきである。

【解説】　本条文は、太陽病の誤治によって病が陽明病に転属する病証について論述している。

第179条では、太陽の陽明は脾約証であるとするが、その原因を言っていない。また、太陽の少陽の原因に誤汗と誤利小便を挙げているが、誤下に及んでいない。そこで、本条文は、「若しくは下す」の二字を補い、誤下もまた病が陽明に転属する原因となることを明らかにする。太陽病に罹患し、発汗し、攻下し、あるいは小便を通利する治療法が不当である場合は、徒に津液を亡って乾燥させ、表邪は燥熱に乗じて陽明に転属するので、三種類の胃実証が発生する。「更衣せず」は、太陽の陽明であり、脾約証である。更衣は厠に登ることであり、「更衣せず」は大便をしないことに通じる。「内実す」は、正陽の陽明であり、胃家実である。「大便難」は、少陽の陽明で大便が困難になることである。これらの三種類はいずれも陽明病と名づけ、攻下すべき病証であるが、既に証に軽重の区別があり、治療に緩急の区分があるので、大柴胡湯、三承気湯、脾約丸、蜜煎導などを用いて証に随って治療すべきである。

【原文】　問曰、陽明病外証云何。答曰、身熱、汗自出、不悪寒、反悪熱也。(182)

【本文】　問いて曰く、陽明病外証云何にと。答えて曰く、身熱し、汗自ら出で、悪寒せず、反って悪熱するなりと。

【通釈】　ある人が質問し、「陽明病の外証は、どのようなものであろうか」と言った。これに答え、「身熱し、汗が自然に出て、悪寒がなく、反って悪熱する」と言った。

【本文】　上文は、陽明病は胃家の内実に係ることを言うも、其の外に見わる証は未だ言及せざるに従るが故に、此の条文は又設けて問答を為し、以て之を申し明かす。夫れ胃実の外に見わる者は、其の身は則ち蒸蒸然とし、裏熱熾《さか》んにして外に達し、太陽の陣陣として発熱すると同じならず。胃中実し熱すれば、則ち津液其の蒸迫を受く。故に溱溱然として汗自ら出でて止むこと能わず、太陽の漐漐として自汗すと亦異なる。悪寒せず、反って悪熱する者は、邪表を去りて裏に入るを知るなり。蓋し、外に因りて以て内を徴す。乃ち、陽明胃実証なる者は此くの如きなり。

黄氏曰く、悪熱なる者は、四肢蓋《がい》覆を用いずして涼を喜む者是れなり。

汪氏曰く、悪熱は、内に在るの証と雖も、其の状は必ず外に見わる。或は手を揚げて足を擲《なげう》ち、覆蓋を迸《ほう》去するは、勢い必ず至る所なり。

程氏曰く、「反って」の字は是れ太陽と表裏を剖判《ほうはん》する処なり。

【語釈】　○蒸蒸：蒸籠の中から熱気が外に向かって熏蒸するさま。第248条の「蒸蒸として発熱す」を参照。　○陣陣：きれぎれに続くさま。　○溱溱：おおいさま。盛んなさま。　○漐漐：小雨が止まないように、微かに汗が出て潤うさま。　○迸去：迸は、ちらす。しりぞける。去は、さる。　○剖判：区別する。

【通釈】　上文は、陽明病は胃家の内実に係わることを言うが、その外に見われる証はいまだ言及しないので、この条文はまた問答を設け、これによってこれを述べて明らかにしている。そもそも胃実の外に見われるものは、その身体は蒸蒸然として蒸し返るように裏熱が盛んになって外に到達するが、太陽病で陣陣として切れ切れに発熱するのと同じでない。胃の中が実して熱する場合は、津液がその蒸迫を受ける。そこで、溱溱然として盛んに汗が自然に出て止むことができなくなるが、太陽病で漐漐として微かに汗が自然に汗るのとはまた異なる。悪寒がなく、反って悪熱する場合は、邪が表を去って裏に入ることが解る。思うに、外によって内を明らかにする。即ち、陽明胃実証はこのようなものである。

黄氏は言う。悪熱は、四肢は衣服の覆いを用いず、涼を喜む場合がこれである。

汪氏は言う。悪熱は、内にある証であるが、その症状は必ず外に見われる。あるいは手を揚げて足を擲《なげう》ち、衣服の覆いを取り除くのは、勢いが必ず至る所である。
程氏は言う。「反って」の字は、太陽と表裏を区別する所である。
【解説】　本条文は、陽明病外証について論述している。
陽明病外証は、陽明胃実証が外に見われる症状を指して言う。陽明病に罹患し、裏熱が盛んになって外に到達すると、身体は蒸蒸然として蒸し返るように発熱する。胃の中が実して熱すると、津液が蒸迫を受けるので、溱溱然として盛んに汗が自然に出て、止まらなくなる。邪が太陽の表を去って陽明の裏に入ると、悪寒はなく、反って悪熱する。悪熱は、四肢が衣服の覆いを取り除き、涼を喜むことを言う。

【原文】　問曰、病有得之一日、不発熱而悪寒者、何也。答曰、雖得之一日、悪寒将自罷、即自汗出而悪熱也。(183)
【本文】　問いて曰く、病之を得て一日、発熱せずして悪寒する者有りとは、何ぞやと。答えて曰く、之を得ること一日と雖も、悪寒将に自ら罷まんとし、即ち自汗出でて悪熱するなりと（旧本は「悪熱」を「発熱」に作りて譌《あやま》る。今《玉函》に従りて改訂す）。
【通釈】　ある人が質問し、「病はこれを得て一日目であるが、発熱せずに悪寒がする場合があるのは、どういうことであろうか」と言った。これに答え、「これを得て一日目ではあるが、悪寒は今にも自然に停止しようとし、即ち自汗が出て悪熱する」と言った（旧本では、「悪熱」を「発熱」に作って誤る。今《玉函》に従って改訂する）。
【本文】　此れも又上を承けて、反って詰めて以て其の義を詳らかにするなり。陽明病と言えば、当に悪寒せずして悪熱すべし。今之を得て一日、悪熱せずして反って悪寒する者は、何ぞや。此れ、猶表に在るの邪未だ尽きざるが故のみ。若し其れ全て陽明に転ずるに迨《およ》びては、則ち其の悪寒は必ず将に自ら罷まんとし、且つ更に自汗出でて悪熱す。表罷むと未だ罷まずとは、須く此に於いて之を験《ため》すべし。案ずるに、答えて「之を得ること一日と雖も」と語るは、句と為す。蓋し、問を受けて語を省くなり。
【通釈】　これもまた上文を承けて、反って詰めてその義を詳らかにしている。陽明病と言う場合は、悪寒はなく、悪熱するはずである。今これを得て一日目に悪熱はなく、反って悪寒がするのは、どうしてであろうか。これは、なお表にある邪はいまだ尽きていないからである。もしそれが全て陽明に転じるに及んでは、その悪寒は必ず今にも自然に罷もうとし、かつ更に自汗が出て悪熱する。表が罷むのといまだ罷まないのとは、ここにおいてこれを試すべきである。案じるに、答えて「これを得るのが一日目であるが」と語るのは、句である。思うに、質問を受けて回答の言葉を省いている。

【解説】　本条文は、陽明病の初期に悪寒がする理由について論述している。

陽明病では、悪寒はなく、悪熱するはずであるが、陽明病に罹患した一日目は、表にある邪がいまだ尽きていないので、反って悪寒がする。邪が全て陽明に転じると、悪寒は今にも自然に罷もうとし、更に自汗が出て、悪熱する。

【原文】　問曰、悪寒何故自罷。答曰、陽明居中、主土也。万物所帰、無所復伝。始雖悪寒、二日自止。此為陽明病也。(184)

【本文】　問いて曰く、悪寒何が故に自ら罷むと。答えて曰く、陽明は中に居て、土を主るなり。万物の帰する所にして、復た伝うる所無し。始め悪寒すと雖も、二日にして自ら止む。此れ陽明病と為すなりと（復は扶又の翻）。

【通釈】　ある人が質問し、「悪寒はどうして自然に罷むのであろうか」と言った。これに答え、「陽明は中央に居て、土を主る。万物が帰る所であり、また伝わる所がない。始めは悪寒がするが、二日目には自然に止む。これが陽明病である」と言った（復は扶又の翻である）。

【本文】　上の二節は、前（182）は「悪寒せず」と云い、後（183）は「悪寒将に自ら罷まんとす」と云う。故に此れも又問を設けて以て悪寒自ら罷むの義を釈す。何を以て陽明の悪寒自ら罷むを知るや。胃は戊《つちのえ》土と為し、位は中州の土に処し、万物の帰する所と為す。故に邪熱胃に帰すれば、則ち復た伝うる所無し。亦万物は土に帰すの義なり。陽明の初病は、仍お悪寒すと雖も、是れ表邪未だ尽きざること有るのみ。邪已に悉く陽明に帰り併されば、則ち未だ悪寒自ら止まざる者有らず。此れ、陽明病と為す。而して攻下の外は更に他の策無きなり。

柯氏曰く、太陽病は、尚悪寒の証有り。少陽の若きは、往来寒熱す。三陰は、悪寒転じて甚だし。汗を発し、中を温むるに非ざれば、何ぞ能く自ら罷まん。惟だ陽明の悪寒は未だ表散を経ざるも、即ち能く自ら止むは、他の病と同じならず。「始め悪寒すと雖も」の二句の語意は、「陽明は中に居て」の句の上に在り。

程氏曰く、末の句は、泛《ひろ》く結ぶに非ず。正しく陽明の関係の重きを見わす。

「万物の帰する所」と「復た伝うる所無し」の二句を襯《しん》住し、陽明は下法を以て正と為す。

【語釈】　○襯住：襯は、ちかづく。住は、とどめる。

【通釈】　上の二節は、前（182）は「悪寒しない」と言い、後（183）は「悪寒は今にも自然に罷もうとする」と言う。そこで、これもまた問答を設けて悪寒が自然に罷む意義を解釈する。どうして陽明の悪寒が自然に罷むことが解るのであろうか。胃は戊《つちのえ》土であり、位は中州の土に位置し、万物が帰る所である。そこで、邪熱が胃に帰る場合は、また伝わる所がない。また、万物は土に帰る義である。陽明の初病は、なお悪寒がするが、これは表邪がいまだ尽きていないことがあるだけである。邪が既に悉く陽明に帰って併さる場合は、いまだ悪寒は自然に止まらないことがない。これが陽明病である。そして攻下の外は更に他の方策がない。

柯氏は言う。太陽病は、なお悪寒の証がある。少陽のようなものは、往来寒熱する。三陰は、悪寒が転じて甚だしくなる。発汗し、中を温めるのでなければ、どうしてよく自然に罷むことがあろうか。ただ、陽明の悪寒はいまだ表散を経ていないが、よく自然に止むのは、他の病と同じでない。「始めは悪寒がするが」の二句の語意は、「陽明は中に居て」の句の上にある。

程氏は云う。末の句は、広く結ぶのではない。正しく陽明の関係が重いことを見わしている。「万物が帰る所」と「また伝わる所がない」の二句を近づけて留め、陽明病は下法をもって正治とする。

【解説】　本条文は、陽明病の悪寒が自然に止む意義について論述している。

胃は戊《つちのえ》土であり、中州の土に位置し、万物が帰る所である。そこで、陽明病に罹患し、邪熱が胃に帰る場合は、更に伝わる所がない。これは、また万物が土に帰る義である。陽明病に罹患した初期は、表邪がまだ尽きていないので、なお悪寒がする。ただ、邪が悉く陽明に帰って併さると、悪寒は自然に停止する。これが陽明病である。

【原文】　本太陽、初得病時、発其汗、汗先出不徹、因転属陽明也。（185-1）

【本文】　本太陽、初め病を得たる時、其の汗を発し、汗先ず出づるも徹せず、因りて陽明に転属するなり（徹は直列の翻）。

【通釈】　元々は太陽病で発症し、初めて病を得た時にその汗を発し、汗は先ず出たが、充分ではなく、これによって表邪は陽明に転属した（徹は直列の翻である）。

【本文】　此れ、太陽病、汗を失するに因りて、陽明に転ずるの義なり。太陽、初めて風寒を受くるの時、其の汗を発す。而るに汗終に出でて透徹せざれば、則ち邪熱内に鬱し、津液坐ろに耗り、陽盛んに、胃燥き、大便因りて鞕く、陽明に転属するは、二無きなり。案ずるに、《太陽中篇》の「二陽の併病、太陽初めて病を得たる時、其の汗を発し、汗先ず出づるも徹せず。因りて陽明に転属す（48）」は、正しく此の条と義を同じくす。

程氏曰く、病太陽に在り、汗を発し吐下し、過ぎて津液を亡えば、能く胃に転属す。即ち、汗の一法、稍《やや》其の分数を失すれば、亦能く胃に転属す。徹なる者は、透るなり。

隠庵張氏曰く、汗を発すること過多は、陽明病を成すを致す。汗を発すること過少も亦陽明病を成す。

中西子文曰く、邪既に太陽を離れて陽明、少陽に純らするは、之を「転」と曰う。既に転じて未だ純らせざる者は、之を「属」と曰うなり。転属、転繫は、未だ純らせざる者なり。

【語釈】　○透徹：すきとおる。透は、すぎる。とおる。徹は、とおる。

【通釈】　これは、太陽病に罹患し、発汗が適切でないことにより、邪が陽明に転じる義である。太陽病に罹患し、初めて風寒を受けた時にその汗を発した。ところが、汗は遂に出たが充分に透らない場合は、邪熱が内に欝滞し、津液が次第に消耗し、陽が盛んになり、胃が燥き、大便がこれによって硬くなり、陽明に転属するのは、二つとない。案じるに、《太陽中篇》の「二陽の併病に罹患し、太陽が初めて病を得た時にその汗を発し、汗は先ず出たが透らなかった。これによって病は陽明に転属した（48）」は、正しくこの条文と義が同じである。

程氏は言う。病が太陽にあり、発汗し吐下し、過多になって津液を亡うと、よく胃に転属する。即ち、汗法は幾らか分量や回数を間違えると、またよく胃に転属する。徹は、透ることである。

隠庵張氏は言う。発汗が過多になると、陽明病を形成する。発汗が過少になってもまた陽明病を形成する。

中西子文は言う。邪が既に太陽を離れて陽明や少陽に純らする場合は、これを「転」と言う。既に転じるが、いまだ純らしない場合は、これを「属」と言う。転属や転繋は、いまだ純らしない場合である。
【解説】　本条文は、太陽病が陽明に転属する義について論述している。
太陽病に罹患し、初めて風寒を感受した時に発汗するのは、正治である。ところが、発汗して汗は出たが、充分に透らなくなると、邪熱が内に欝滞し、津液が次第に消耗し、陽が盛んになって胃が燥き、大便がこれによって硬くなるので、病は陽明に転属する。転属は、邪が太陽を離れて陽明あるいは少陽に伝わるが、いまだ純らしない場合を言う。

【原文】　傷寒、発熱、無汗、嘔不能食。而反汗出濈濈然者、是転属陽明也。(185-2)
【本文】　傷寒、発熱、汗無く、嘔して食すること能わず。而るに反って汗出づること濈濈然たる者は、是れ陽明に転属するなり（濈は側入の翻）。
【通釈】　傷寒に罹患し、発熱し、汗はなく、嘔吐して食事を摂取することができなくなった。ところが、反って汗が出て、連綿として途絶えなくなる場合は、邪は陽明に転属している（濈は側入の翻である）。
【本文】　此れ、邪熱熾盛、誤治に因らずして陽明に転ずるの証を釈す。「傷寒、発熱云々」は、即ち太陽の表閉じて汗無き者なり。嘔逆は、傷寒に固より有り。然して「食すること能わず」と云えば、則ち胃家素実し、已に邪胃に入らんと欲すの機を寓す。若し反って汗出づること濈濈然たる者は、乃ち熱除き、嘔止みて大便已に内に結び燥く。是れ陽明に転属するなり。張氏曰く、「濈濈は、汗注ぐ貌なり」と。
成氏曰く、傷寒、発熱、汗無く、嘔して食すること能わざる者は、太陽は病を受くればなり。若し反って汗出づること濈濈然たる者は、太陽の邪陽明に転属するなり。《経》に曰く、「陽明病、法汗多し（196）」と。
【通釈】　これは、邪熱が旺盛になり、誤治によらずに陽明に転じる証を解釈している。「傷寒に罹患し、発熱し云々」は、太陽の表が閉じて汗がない場合である。嘔逆は、傷寒では固よりこれがある。そして「食事を摂取することができない」と言う場合は、胃家が元々実し、既に邪が胃に入ろうとする機転を寓している。もし反って汗が注ぐように絶え間なく出る場合は、熱は除かれ、嘔吐は止み、大便は既に内に結んで燥いている。これは、邪が陽明に転属している。張氏は、「濈濈は、汗が注ぐ貌である」と言う。
成氏は言う。傷寒に罹患し、発熱し、汗がなく、嘔吐して食事を摂取できなくなるのは、太陽が病を受けるからである。もし反って汗が注ぐように絶え間なく出る場合は、太陽の邪は陽明に転属する。《経》では、「陽明病は、道理からすると汗が多い（196）」と言う。

【解説】　本条文は、太陽の邪熱が旺盛になり、誤治によらずに陽明に転属する証について論述している。

「傷寒、発熱云々」は、太陽の表が閉じ、汗がないことを言う。嘔逆は、傷寒に出現する。「食すること能わず」は、胃家が元々実し、既に邪が胃に入ろうとする機転を寓している。濈濈は、汗が注ぐ貌である。今熱は除かれ、嘔吐は止むが、反って汗が注ぐように絶え間なく出る場合は、大便は既に内結して燥き、邪が陽明に転属した状態にある。

【原文】　傷寒三日、陽明脈大。(186)

【本文】　傷寒三日、陽明の脈大。

【通釈】　傷寒に罹患して三日になると、病は陽明にあり、脈は大になる。

【本文】　前条は、証を挙げて脈を言わず。故に此れは之に及ぶ。傷寒三日は、約略の詞なり。然して已に「三日」と云えば、則ち三陽の次序は《内経》と同じならざるを知る。大なる者は、実大有力の謂いなり。乃ち、邪熱胃に入りて内実を成すの診と為す。故に其の脈象、此くの如き者有り。

方氏曰く、傷寒三日は、中風を該ねて大約の言なり。

銭氏曰く、大は則ち陽明胃実熱の脈と為す。大ならざれば、以て胃実と言うに足らざるなり。若し陽明病にして脈大ならざる者は、即ち脈遅、及び浮緩、浮緊、弦浮の類、皆太少兼証の脈なり。

程氏曰く、凡そ下文に云う脈弱、脈遅、脈滑にして疾、脈沈、脈浮にして芤、而して濇等の類は皆此の「大」の字を貫きて内に在り。只有力、無力の上従り討《もと》むれば分暁なり。

【語釈】　○分暁：きっぱりと明らかなこと。明晰。

【通釈】　前の条文は、証を挙げて脈を言っていない。そこで、これは脈に及んでいる。傷寒三日は、およその詞である。そして既に「三日」と言う場合は、三陽の順序は《内経》と同じでないことが解る。大は、実大有力のことを言う。即ち、邪熱が胃に入って内実を形成することを診断する。そこで、その脈象は、このような場合がある。

方氏は言う。傷寒三日は、中風を兼ねておおよそを言う。

銭氏は言う。大は、陽明胃の実熱の脈である。大でなければ、胃実と言うには充分でない。もし陽明病であるが、脈が大でない場合は、脈が遅、および浮緩、浮緊、弦浮の類であり、皆太陽と少陽の兼証の脈である。

程氏は言う。およそ下文に言う脈弱、脈遅、脈滑で疾、脈沈、脈浮にして芤、にして濇などの類は皆この「大」の字を貫いて内にある。ただ、有力と無力の上より求めると明らかである。

【解説】　本条文は、陽明病の脈象について論述している。

傷寒三日は、傷寒に罹患して後のおおよその詞である。そして既に「三日」と言えば、三陽の順序は《内経》と同じでない。大は、実大有力の脈を言い、邪熱が胃に入って内実を形成することを診断する。

【本文】　以上の九章、陽明の綱領を論ず。

【通釈】　以上の九章は、陽明の綱領を論じている。

【原文】　傷寒、脈浮而緩、手足自温者、是為繫在太陰。太陰者、身当発黄。若小便自利者、不能発黄。至七八日、大便鞕者、為陽明病也。(187)

【本文】　傷寒、脈浮にして緩、手足自ら温なる者は、是れ繫りて太陰に在りと為す。太陰なる者は、身当に黄を発すべし。若し小便自利する者は、黄を発すること能わず。七八日に至り、大便鞕き者は、陽明病と為すなり。

【通釈】　傷寒に罹患し、脈が浮で緩になり、手足が自然に温かくなる場合は、太陰病である。太陰病では、身体は黄色になるはずである。もし小便が自利する場合は、黄色になることができない。七八日目になり、大便が硬くなる場合は、陽明病である。

【本文】　此れ、太陰の陽明に転属する証を弁明す。龐氏曰く、「脈浮緩も亦大の類なり」と。蓋し、上文（186）に「陽明の脈大」と言う。故に亦此の条を挙げて以て互いに発するなり。手足温の義は、《太陽中篇》（99）に見わる。「傷寒、脈浮にして緩」と言えば、自ら陽明の脈の実大に似ず。手足自ら温も亦陽明の証の蒸熱と異なる。夫れ脈浮緩にして実大ならず、手足温にして蒸熱せざれば、是れ已に陽明胃実の正証に非ずして又之を純太陰と謂うを得ず。蓋し、脈象は虚実の間に在り、而して自ら陰は陽に転ずの機を寓す。故に「是れ繫りて太陰に在り」と曰う。繫なる者は、連続なり。両つながら繫《つな》がるの辞なり。且つ下文に「大便鞕し」と云うを見れば、則ち此の証必ず腹満、下利有ること知る可し。浮緩は、表邪に非ずして裏熱に属す。《金匱・黄疸病》は、寸口の脈浮にして緩を以て其の正脈と為す。是れ本条と相い発す。蓋し、裏熱外に薫じて脈浮なる者は、白虎湯証（176）是れなり。緩の熱為る、《素》（平人気象）《霊》（邪気藏府病形）、及び《平脈法》（57）に見わる。手足温の一証は、小茈胡（99）、梔豉（228）の両条に之有り、則ち亦内熱の致す所に係る（以上は劉茝庭の説なり）。是れ「繋りて太陰に在り」と曰うと雖も、胃中に熱有り、湿瘀し熱を蒸せば、身は当に黄を発すべし。若し小便自利の者は、津液偏滲し、脾湿去りて熱内に鬱せず。故に黄を発すること能わず。七八日に至りて胃中燥き熱すれば、必ず陽明に転属す。蓋し、此の時、脈の浮緩の者、変じて実大と為るは、必ずしも言わず。而して手足の温止まず、温已めば必ず蒸蒸として汗出づ。乃ち、大便鞕く実するは、推して知る可きなり。経文に七八日を挙ぐる者は、日数の多きを言うなり。

銭氏曰く、《太陰篇》に「傷寒、脈浮にして緩、手足自ら温の者は、繋りて太陰に在り。太陰は当に身黄を発すべし。若し小便自利する者は、黄を発すること能わず。七八日に至りて、暴煩し下利日に十余行と雖も、必ず自ら止む。脾家実し、腐穢当に去るべきを以ての故なり(278)」と云う。此れ、七八日を以て大便反って硬きは陽明に転属すと為す。彼は、七八日の後、暴煩し下利するを以て脾家実の一証と為す。而ち、各々陰陽は一源にして涇渭《けいい》に分かれ、病情の変化は此くの如し。寧ろ一定の擬《なぞら》える可きこと有らんや。

令韶張氏曰く、此の節、陽明と太陰は表裏を為すの義なり。繋なる者は、此に繋がる可くして亦彼に繋がる可し。

汪氏曰く、若し其の人小便自利すれば、則ち脾湿去りて熱内に鬱せず、黄を発すること能わず。八九日に至らば、則ち小便の利する所既に多くして胃中の燥熱已に極まり、燥けば則ち腸乾き、大便必ず鞕し。此れ、陽明に転属するの病、乃ち胃実の証なり。若し治法を論ずれば、麻人丸に宜し。

【語釈】　○脈浮緩：喩嘉言の《尚論篇》では、「脈が浮で緩になるのは、本来は表証である。しかし、発熱や悪寒などの外候がなく、手足が自ら温かい場合は、邪は既に表を去って裏に入っている。その脈の浮緩は、また邪が太陰にあり、脾脈は緩を主るからである」とある。　○手足自ら温：銭天来の《傷寒溯源集》では、「手足が自ら温かくなるのは、脾は四肢を主るからである。手足をもって「自ら温かい」と言う場合は、発熱しないことが解る。邪が太陰にある。そこで、手足は自ら温かくなるが、少陰病や厥陰病で四肢や手が冷えるようなものには至らない」とある。　○《金匱・黄疸病》：《金匱要略・黄疸病脈象并治第十五》の第1条を参照。　○身は当に黄を発すべし：張隠庵の《傷寒論集注》では、「傷寒で脈が浮で緩になるのは、外にある寒邪が裏の陰に入るからである。手足が自ら温かくなるのは、脾は孤臓であり、中央の土であって四方に灌漑するからである。これは、太陰にあることに係わるが、陽明には渉らない。ただ、太陰は、陰湿である。身体は発黄するはずである。もし小便が自利する場合は、脾はよくその水飲を行らせる。そこで、発黄することができなくなる」とある。　○涇渭：涇水と渭水。涇水はにごっており、渭水は澄んでいるので、清濁・善悪などの区別の明らかなことのたとえとされる。

【通釈】　これは、太陰が陽明に転属する証を弁じて明らかにしている。龐氏は、「脈が浮緩であるのもまた大の類である」と言う。思うに、上文（186）では「陽明の脈は大である」と言う。そこで、またこの条文を挙げて互いに述べる。「手足が温かい」の意義は、《太陽中篇》（99）に見われる。「傷寒に罹患し、脈が浮で緩である」と言えば、自ら陽明の脈の実大に似ない。手足が自ら温かいのもまた陽明の証の蒸熱とは異なる。そもそも脈は浮緩であるが実大ではなく、手足は温かいが蒸熱でなければ、これは既に陽明の胃実の正証ではなく、またこれを純粋な太陰と言うことはできない。思うに、脈象は虚実の間にあって自ら陰が陽に転じる機転を寓している。そこで、「これは、連続して太陰にある」と言う。繋は、連続することである。両つが繋《つな》がる辞である。かつ下文に「大便が硬い」と言うのを見ると、この証は必ず腹満や下痢があることを知るべきである。浮緩であるのは、表邪ではなく、裏熱に属している。《金匱要略・黄疸病》では、寸口の脈が浮で緩であるのをその正脈とする。これは、本条文と相互に発している。思うに、裏熱が外に熏蒸して脈が浮になる場合は、白虎湯証（176）がこれである。緩が熱であるのは、《素問》（平人気象論）《霊枢》（邪気藏府病形）、および《平脈法》（57）に見われている。手足が温かくなる一証は、小柴胡湯（99）、梔子豉湯（228）の二条にこれがあり、また内熱が引き起こす所に係わる（以上は劉茝庭の説である）。これは、「連続して太陰にある」と言うが、胃の中に熱があり、湿が瘀滞して熱を蒸すと、身体は発黄するはずである。もし小便が自利する場合は、津液は偏滲し、脾湿は去って熱は内に欝滞しない。そこで、発黄することができなくなる。七八日に至って胃の中が燥いて熱すると、必ず陽明に転属する。思うに、この時、脈の浮緩が変化して実大となるのは、必ずしも言わない。そして手足の温は止まないが、温が止むと必ず蒸蒸として汗が出る。即ち、大便が硬くて実するのは、推して知るべきである。経文に七八日を挙げるのは、日数が多いことを言う。

銭氏は言う。《太陰篇》に「傷寒に罹患し、脈は浮で緩であり、手足が自ら温かい場合は、連続して太陰にある。太陰は、身体が発黄するはずである。もし小便が自利する場合は、発黄することができない。七八日に至って暴かに煩躁し、下痢が一日に十数回になるが、必ず自然に停止する。脾家が実し、腐穢が去るはずであるからである(278)」と言う。ここでは、七八日目に大便が反って硬くなるのは、陽明に転属するとする。彼は、七八日の後、暴かに煩躁し、下痢することをもって脾家が実する一証とする。即ち、各々陰陽は一つの源であるが、清濁に分かれるので、病状が変化するのはこのようなものである。むしろ一定に擬《なぞら》えることのできることがあろうか。

令韶張氏は言う。この節は、陽明と太陰は表裏の関係にある義である。繋は、これに繋がることができるが、また彼にも繋がることができることである。

汪氏は言う。もしその人は小便が自利する場合は、脾湿が去って熱が内に欝滞せず、発黄することができなくなる。八九日になると、小便の通利する所が既に多くなって胃の中の燥熱が既に極まり、燥く場合は腸が乾き、大便は必ず硬くなる。これは陽明に転属する病であり、胃実の証である。もし治療法を論じる場合は、麻子仁丸を用いるのがよい。

【解説】　本条文は、太陰病が陽明に転属する証について論述している。

傷寒に罹患し、脈が浮緩であるのは、第186条に「陽明の脈大」とあるように、大の類の脈である。本証では、脈は浮緩であるが、実大ではないので、陽明の胃実の正証ではない。また、手足は温かいが、陽明の証の蒸熱とは異なるので、純粋な太陰病ではない。繋は、連続することである。両つが繋《つな》がる辞である。脈象は陰が陽に転じる機転を寓しているので、「是れ繋りて太陰に在り」と言う。即ち、脈が浮緩であるのは、表邪ではなく、裏熱に属している。また、手足が温かくなるのは、内熱によって引き起こされる。下文の「大便鞕し」を見ると、本証では腹満、下痢が出現しているはずである。本証では、胃の中に熱があり、湿が瘀滞して熱を蒸すので、身体は発黄するはずである。もし小便が自利する場合は、津液が偏滲し、脾湿が去り、熱が内に欝滞しないので、発黄することができなくなる。七八日は、日数が多いことを言う。七八日に至って胃の中が燥いて熱すると、邪は必ず陽明に転属する。邪が陽明に転属する場合は、脈は実大になり、大便は堅くなって実し、蒸蒸として汗が出る。

【原文】　傷寒転繋陽明者、其人濈濈微汗出也。(188)
【本文】　傷寒転じて陽明に繋る者は、其の人濈《しゅう》濈として微しく汗出づるなり。
【通釈】　傷寒に罹患し、他の経より転属して陽明病になる場合は、その人は濈濈として汗が注ぐように微かに汗が出る。
【本文】　此れ、上文（187）を承けて之を申言す。上は、「傷寒繋りて太陰に在り」と言う。之を要すれば、既に転じて陽明に繋り、其の人の外証、但だ小便利するのみならず、当に濈濈然として微しく汗出づるべし。蓋し、熱内に瘀し、汗外に潤い、汗は微しと雖も、府実するの証的《あき》らかなり。
　銭氏曰く、転なる者は、此れを以て彼に転ずるなり。繋は、連続なり。濈然、濈濈然は、微かに汗し潤い湿るの貌なり。
【語釈】　○申言：申は、かさねる。言は、いう。
【通釈】　これは、上文（187）を承けてこれを重ねて述べる。上の条文では、「傷寒が連続して太陰にある」と言う。これを要約すると、既に転じて陽明に繋がり、その人の外証は、ただ小便が通利するだけではなく、濈濈然として微かに汗が出るはずである。思うに、熱が内に瘀滞し、汗が外に潤い、汗は微かであるが、府が実する証は明らかである。
　銭氏は言う。転は、これをもって彼に転じることである。繋は、連続することである。濈然と濈濈然は、微かに汗が出て潤って湿る貌である。
【解説】　本条文は、第187条を承けて、傷寒が陽明に転属する場合の外証について論述している。
　傷寒に罹患し、既に他経より転じて陽明に連続する場合は、熱が内に瘀滞し、陽明の府が実するので、小便が通利するだけではなく、濈濈然として微かに汗が出る。

【原文】　陽明中風、口苦、咽乾、腹満微喘、発熱、悪寒、脈浮而緊。若下之、則腹満、小便難也。(189)
【本文】　陽明の中風、口苦く、咽乾き、腹満微喘し、発熱し、悪寒し、脈浮にして緊。若し之を下せば、則ち腹満し、小便難きなり。
【通釈】　陽明の中風に罹患し、口が苦く、咽が乾き、腹満して微喘が出現し、発熱し、悪寒がし、脈は浮で緊である。もしこれを下す場合は、腹満し、小便は困難になる。

【本文】　此れ、陽明病に表を兼ぬる者は、下す可からざるを誡むるなり。口苦く、咽乾くは、少陽なり。腹満し、微喘するは、陽明なり。発熱し、悪寒し、脈浮にして緊なるは、太陽尚在り。此れ、当に先ず解表し、而る後裏を治すべし。若し徒に裏従り治して遽かに之を下せば、則ち表邪虚に乗じ、内陥して腹益々満つ。兼ぬるに重ねて津液を亡うを以ての故に小便難きなり。案ずるに、此の段の陽明の中風は、裏熱に表を兼ぬる者を指して言う。太陽の風寒に分かるるとは同じならず。

中西子文曰く、是れ三陽の合病の軽き者なり。所以に中風を冒首と為すなり。蓋し、小茈胡湯の主る所なり。

劉茝庭曰く、此れ実は三陽の合病に係る。其の脈候に據れば、則ち表に専らする者なり。

【通釈】　これは、陽明病に表を兼ねる場合は、下すべきでないことを戒めている。口が苦くなり、咽が乾くのは、少陽病である。腹満し、微喘が出現するのは、陽明病である。発熱し、悪寒がし、脈が浮で緊であるのは、太陽病がなおある。これは、先ず解表し、その後に裏を治療すべきである。もし徒に裏より治療して遽かにこれを下す場合は、表邪が虚に乗じ、内陥して腹は益々脹満する。兼ねるに、重ねて津液を亡うので、小便は困難になる。案じるに、この段落の陽明の中風は、裏熱に表を兼ねる場合を指して言う。太陽病が風と寒に分かれるのとは同じでない。

中西子文は言う。これは、三陽の合病の軽症の場合である。そこで、陽明の中風で始まる。思うに、小柴胡湯が主る所である。

劉茝庭は言う。これは、実は三陽の合病に係わる。その脈候によると、表に専らする場合である。

【解説】　本条文は、陽明病に表を兼ねる場合の下法の禁忌について論述している。

陽明の中風は、裏熱に表証を兼ねる場合を言う。ただ、本証は、三陽の合病である。即ち、少陽病では、口が苦く、咽が乾く。陽明病では、腹満し、微喘が出現する。太陽病がなおあると、発熱し、悪寒がし、脈が浮で緊になる。本証の治療は、先表後裏すべきである。もし誤って先に裏を治療し、遽かにこれを攻下する場合は、表邪が虚に乗じて裏に内陥するので、腹部は益々脹満する。

また、攻下によって重ねて津液を亡うと、小便は困難になる。

【原文】　陽明病、若能食、名中風。不能食、名中寒。(190)
【本文】　陽明病、若し能く食するは、中風と名づく。食すること能わざるは、中寒と名づく。
【通釈】　陽明病に罹患し、もし食事を摂取できる場合は、中風と名づける。もし食事を摂取できない場合は、中寒と名づける。
【本文】　此の章、能く食すと食すること能わずに就きて陽明の中風と中寒を弁ず。乃ち、上文を承けて下文を起こすの辞なり。「風」の字は、寒に対して言う。裏熱の義なり。陽明の中風と言えば、則ち邪は未だ全く実せず、猶表を兼ぬること有り。故に能く食するは、乃ち之を名づけて中風と曰う。中寒の若きは、則ち外に熱候を現わし、内は実し、胃は虚す。故に食すること能わざるは、乃ち之を名づけて中寒と為す。蓋し、中風と中寒は、均しく胃家に属す。之を要すれば、本病の正証に非ざること知る可し。案ずるに、陽明の中寒は即ち太陰病是れなり（《難経・四十九難》に五邪の心病、脾邪を論じ、虚すれば食を欲せずと為し、実すれば食を欲すと為すと云うは、是れの謂いなり）。

方氏曰く、中寒は即ち傷寒の互詞なり。

成氏曰く、太陽は表を主る。故に汗有りと汗無しの分有り。陽明は胃府と為す。故に能く食すと食すること能わずの弁有り。風は陽と為りて寒は陰と為り、陽は能く穀を消し、陰は穀を消すこと能わずの意なり。

柯氏曰く、此れ特に能く食すと食すること能わずとを以て風寒を別かち、更に能く食すと食すること能わずとを以て胃家の虚実を審らかにするなり。風寒は本一体にして人の胃気に随いて別かるを知るを要す。
【通釈】　この章は、食事を摂取できる症状と食事を摂取できない症状とについて陽明の中風と中寒を弁別する。即ち、上文を承けて下文を起こす辞である。「風」の字は「寒」の字に対して言い、裏熱の義である。「陽明の中風」と言えば、邪はいまだ全く実しておらず、なお表を兼ねている。そこで、食事を摂取できる場合は、これを名づけて「中風」と言う。中寒のようなものは、外に熱候を現わし、内は実し、胃は虚している。そこで、食事を摂取できない場合は、これを名づけて「中寒」とする。思うに、中風と中寒は、均しく胃家に属している。これを要約すると、本病の正証ではないことを知るべきである。案じるに、陽明の中寒は太陰病がこれである（《難経・第四十九難》に五邪によって心が病む場合に脾邪を論じ、虚す場合は食欲がなく、実する場合は食欲があると言うのは、このことを言う）。

方氏は言う。中寒は、傷寒の互詞である。

成氏は言う。太陽は、表を主る。そこで、汗がある場合と汗がない場合の区分がある。陽明は、胃府である。そこで、食事を摂取できる場合と食事を摂取できない場合の弁別がある。風は陽であり、寒は陰であり、陽はよく穀物を消化するが、陰は穀物を消化できないの意である。

柯氏は言う。これは、特に食事を摂取できる場合と食事を摂取できない場合をもって風寒を区別し、更に食事を摂取できる場合と食事を摂取できない場合をもって胃家の虚実を審らかにする。風寒は元々が一体であり、人の胃気に随って別かれることを知る必要がある。

【解説】　本条文は、陽明の中風と中寒の症状について論述している。

中風の「風」の字は中寒の「寒」の字に対して言い、裏熱がある義である。陽明の中風では、邪はいまだ実しておらず、なお表を兼ねているので、食事を摂取できる。陽明の中寒では、外に熱候を現わし、内は実し、胃は虚しているので、食事を摂取できなくなる。中風と中寒は均しく胃家に属しているが、陽明病の正証ではない。陽明の中寒は、太陰病である。即ち、本条文は、食事を摂取できる場合と食事を摂取できない場合で陽明の中風と中寒を弁別する。

【原文】　陽明病、若中寒者、不能食、小便不利、手足濈然汗出。此欲作固瘕。必大便初鞕後溏。所以然者、以胃中冷、水穀不別故也。（191）

【本文】　陽明病、若し中寒の者は、食すること能わず、小便不利し、手足濈然として汗出づ。此れ固瘕を作さんと欲す。必ず大便初め鞕く後溏す。然る所以の者は、胃中冷え、水穀別かたざるを以ての故なり（瘕は音假。溏は音唐。別は彼列の翻）。

【通釈】　陽明病に罹患し、もし中寒である場合は、食事を摂取することができず、小便は不利になり、手足から濈然として絶え間なく微かな汗が出る。これは、固瘕を発生しようとしている。必ず大便は初めが硬くなり後は溏泄する。そのようになる理由は、胃の中が冷え、水穀が泌別されなくなるからである（瘕は音が假である。溏は音が唐である。別は彼列の翻である）。

【本文】　此れ、陽明胃寒の証を論ず。食すること能わざるは、胃虚すること知る可し。手足濈然として汗出づる者は、小便不利の致す所なり。是れ水溢る。

胃蒸すに非ざるなり。固は凝固、瘕は瘕聚なり。成氏曰く、「固瘕は、寒気結び積もるなり」と。然して「作さんと欲す」の二字を観れば、乃ち是れ固瘕成さんと欲するも、未だ成さざるの際なり。必ずなる者は、逆料の詞なり。大便必ず初め鞕く、後溏する者なり。其の人、手足濈然として汗出づ。所以に津液傷られて腸枯れ、必ず初め鞕し。其の人、胃中虚冷す。所以に水穀存して消し難く、必ず後溏す。然る所以の者は、総じて胃中冷え、水穀別かたざるに由るが故なり。仲景更に「胃中冷ゆ」の三字を点出するは、人は温中補胃の治を酌量するを要すればなり。其れ豈誤りて寒下の薬を以て之を攻む可けんや。案ずるに、此の条、乃ち是れ太陰病なり。蓋し、太陰と陽明は惟だ寒熱の異なり有りて其の病位は相同す。故に冒は陽明を以てし、且つ此の篇に掲げて照らして対し、以て学ぶ者の伸引に備うるのみ。

【通釈】　これは、陽明の胃寒の証を論じている。食事を摂取できないのは、胃が虚していることを知るべきである。手足から濈然として絶え間なく微かな汗が出るのは、小便不利が引き起こす所である。これは、水が溢れる。胃が熏蒸するのではない。固は凝固することであり、瘕は瘕《やまい》が集まることである。成氏は、「固瘕は、寒気が結んで積もることである」と言う。そして「形成しようとする」の二字を観ると、これは固瘕を形成しようとするが、いまだ形成していない際である。「必ず」は、推し量る詞である。大便は必ず初めが硬くなり、その後が溏泄する場合である。その人は手足から濈然として汗が出る。そこで、津液が傷られて腸が枯れ、必ず初めが硬くなる。その人は胃の中が虚して冷える。そこで、水穀が存続して消化し難く、必ず後に溏になる。そのようになる理由は、総じて胃の中が冷え、水穀が泌別されなくなることによる。仲景が更に「胃の中が冷える」の三字を書き入れるのは、人は温中補胃の治療を酌量する必要があるからである。どうして誤って寒下の薬を用いてこれを攻めることができようか。案じるに、この条文は、太陰病である。思うに、太陰と陽明はただ寒熱の異なりがあって、その病位は相同する。そこで、冒頭は陽明をもってし、かつこの篇に掲げて照らして対応させ、これによって学ぶ者が引き伸ばすのに備えるだけである。

【解説】　本条文は、固瘕を発生しようとする陽明の胃寒の証について論述している。

胃が虚すと、食事を摂取できなくなる。小便が不利になり、水が溢れると、手足から濈然として絶え間なく微かな汗が出る。「固瘕」の「固」は凝固することであり、「瘕」は病が集まることであり、「固瘕」は寒気が結んで積もることを言う。「作さんと欲す」は、固瘕を形成しようとするが、いまだ形成していない時である。「必ず」は、推量する詞である。本証では、大便は必ず初めが硬くなり、その後が溏になる。即ち、手足から濈然として汗が出ると、津液が傷られて腸が枯れるので、必ず初めが硬くなる。胃の中が虚すと、水穀が残って消化し難くなるので、必ず後が溏になる。このようになる理由は、胃の中が冷え、水穀が泌別されなくなることが原因である。

【原文】　陽明病、初欲食、小便反不利、大便自調。其人骨節疼、翕翕如有熱状。奄然発狂、濈然汗出而解者、此水不勝穀気、与汗共并、脈緊則愈。(192)
【本文】　陽明病、初め食を欲し、小便反って利せず、大便自ら調う。其の人骨節疼み、翕《きゅう》翕として熱状有るが如し。奄《えん》然として狂を発し、濈《しゅう》然として汗出でて解する者は、此れ水穀気《こっき》に勝たず、汗と共に并さり、脈緊なれば則ち愈ゆ（翕は許及の翻。奄は衣検の翻）。
【語釈】　○陽明病云々：本条文は解釈が困難であるが、幾つかの注釈を合わせると解釈が可能である。ここでは、一説を紹介するに留める。銭天来の《傷寒溯源集》では、「初めは、陽明本経が病を受けた初めである。食欲があるのは、よく食事を摂取するのではない。仲景は元々「食事を摂取できるのは中風であり、食事を摂取できないのは中寒である（190）」と言う。「初めに食欲がある」と言うのは、陽明が病を受けた初めは寒邪は経にあり、なおいまだ深く入っておらず、胃気はなおあるので、食欲がある。胃に邪熱がなければ、小便は通利するはずである。今小便が不利になる。そこで、「反って」と言う。寒邪が固く閉じ、三焦が運らず、気化が行なわれなくなる。そこで、小便は反って不利になる。もし陽明の熱邪が裏に帰る場合は、大便は硬くなるはずであるが、今反って自ら調えば、尤も裏熱がないことが解る。骨節が疼むのは、経にある寒邪がいまだ解されないからである。翕翕として熱状があるようであるのは、寒気が衰えて陽が回復しようとするからである。奄然として発狂するのは、欝滞して潜伏していた陽が迅速に発生し、汗が出ようとして狂ったように煩躁する。翕然として熱があり、奄然として発狂する場合は、陽が回り、気が潤い、陽が陰を蒸して汗を生じる。そこで、濈然として汗が出て寒邪が解される。「水が穀気に勝てず、汗とともに併さる」は、いまだその義が詳らかでない。ある人は、「水は、津液である。穀気は、胃気である。水が勝てないのは、津液が汗を生じるのに不足することである」と言う。脈が緊である場合に治癒するのは、太陽にある場合は緊は寒邪が表にあることであり、陽明にある場合は緊は裏気が充実することであり、脈浮は邪気が経にあることであり、緊である場合は浮が去り、裏気が充実する。それがそのようになる理由を尋ねると、皆寒邪が欝滞し、陽気が蒸騰することがない場合は、津液は外に達して汗を生じることができなくなることによる。そこで、「水は勝てない」と言う。胃陽の穀気は、既に津液を蒸して汗を生じることができない。そこで、穀気は汗とともに併さって発泄することができなくなる。《素問・評熱論》では、「人に汗が出る理由は、皆穀より生じ、穀は精を生じる。今邪気が交々骨肉で争い、汗が出る場合は、邪が退き、精が勝つ。精が勝つ場合は食事を摂取することができ、また発熱しないはずである。また、発熱するのは、邪気である。汗は、精気である」と言う。これをもってこれを推すと、人身の汗は皆胃の中の穀気より生じる。精は、津液を言う。穀が精を生じるのは、津液は穀気が変化する所であることを言う。穀気は、胃の中の陽気である。陽気が勝つ場合は、よく津液を蒸して汗を生じる。そこで、邪が退いて精が勝つ。陽気は津液を蒸して汗を生じることができない。そこで、これを「水は勝てない」と言う」とある。

〇奄然：たちまち。にわかに。

【通釈】　陽明病に罹患し、初めは食欲があり、小便は反って通利せず、大便は自ら調って正常である。その人は骨節が疼み、翕翕として軽度の発熱があるようである。突然発狂し、濈然として絶え間なく微かな汗が出て病が解されるのは、水が穀気に勝たず、汗と共に併さって出るからであり、脈が緊である場合は病は治癒する（翕は許及の翻である。奄は衣検の翻である）。

【本文】　此の条の文義紛糾、解す可からず。疑うらくは、錯誤有り。姑く闕《か》いて以て後賢を俟つ。

【通釈】　この条の文章の意義は紛糾し、解釈することができない。恐らくは、誤りがある。姑くは除いておいて後の賢者が解釈するのを待つ。

【解説】　本条文は、文章の意義が紛糾しており、恐らくは誤りがあるので、姑くは除いておいて解釈しない。

【原文】　陽明病、欲解時、従申至戌上。(193)

【本文】　陽明病、解せんと欲するの時は、申従り戌の上に至る。

【通釈】　陽明病が解されようとする時刻は、午後三時から午後五時までの時間帯を表わす「申」の刻より、午後七時から午後九時までの時間帯を表わす「戌」の刻までである。

【本文】　此れ、陽明病解するの候なり。申酉戌は、即ち日晡、陽明乗じ王ずるの時と為す。故に陽明病、解せんと欲すれば、必ず其の王ずるの時に従いて愈ゆ。

尤氏曰く、陽明の潮熱は日晡に発し、陽明病解するも亦日晡なり。則ち、申酉戌は陽明の時と為す。其れ病者は邪気是に於いて発し、其れ解する者は是に於いて復するなり。

【通釈】　これは、陽明病が解される時刻である。申、酉、戌は、日晡であり、陽明が乗じて盛んになる時である。そこで、陽明病が解されようとする場合は、必ずそれが旺盛になる時に従って治癒する。

尤氏は言う。陽明の潮熱は日晡に発生し、陽明病が解されるのもまた日晡である。即ち、申、酉、戌は、陽明の時である。病人は邪気がここにおいて発生し、解される場合はここにおいて回復する。

【解説】　本条文は、陽明病が解される時間帯について論述している。

申、酉、戌は日晡であり、陽明が乗じて盛んになる時である。そこで、陽明病はこの時間帯に治癒する。

【原文】　陽明病、不能食、攻其熱必噦。所以然者、胃中虚冷故也。以其人本虚、攻其熱必噦。(194)

【本文】　陽明病、食すること能わざるに、其の熱を攻むれば必ず噦す。然る所以の者は、胃中虚冷するが故なり。其の人本虚するを以て、其の熱を攻むれば必ず噦す（噦は乙劣の翻）。

【通釈】　陽明病に罹患し、食事を摂取することができないが、その熱を攻めると必ず噦が出現する。そのようになる理由は、胃の中が虚して冷えるからである。その人は元々虚しているので、その熱を攻めると必ず噦が出現する（噦は乙劣の翻である）。

【本文】　此れも亦陽明虚寒は攻む可からずの義を論ず。食すること能わざる者は、陽明の中寒なり。若し誤りて胃実の熱と為して之を攻むれば、則ち胃陽敗絶して噦を成す。更に其の然る所以を明かし、確かに胃中虚冷の故と為し、更に之を申言して曰く、「其の人素常に胃冷えて虚すに属し、並びに胃熱の実に非ざるを以て、誤りて攻下を加えれば、則ち熱去り噦作る」と。亦戒め慎むの意なり。案ずるに、此の段、方を処せず。汪氏曰く、「附子理中湯に宜し」と。

柯氏曰く、其の人の本来の胃虚すと中に燥屎有りて反って食すること能わざる者とは別有るなり。

劉茝庭曰く、此れも亦太陰病に係る。本条は、啻《ただ》手足濈然として汗出づる（191）のみならず、更に腹満痛等の証の内に在るを包む。

【通釈】　これもまた陽明の虚寒は攻めるべきでない義を論じている。食事を摂取できないのは、陽明の中寒である。もし誤って胃実の熱としてこれを攻める場合は、胃の陽気が敗絶して噦を形成する。更にそのようになる理由を明らかにし、確かに胃の中が虚冷することが原因であるとし、更にこれを述べて「その人は元々常に胃が冷えて虚した状態に属し、並びに胃熱の実でないので、誤って攻下を加える場合は、熱が去って噦が起こる」と言う。また、戒め慎む意である。案じるに、この段落は処方をしていない。汪氏は、「附子理中湯を用いるのがよい」と言う。

柯氏は言う。その人の本来の胃が虚す場合と中に燥屎があって反って食事を摂取できなくなる場合とは区別がある。

劉茝庭は言う。これもまた太陰病に係わる。本条文は、ただ手足から濈然として絶え間なく微かな汗が出る（191）だけではなく、更に腹満痛などの証が内にあるのを包括する。

【解説】　本条文は、陽明の中寒と下法の禁忌について論述している。

陽明の中寒では、食事を摂取できなくなる。もし本証を胃実証の熱と誤認してこれを攻下すると、胃の陽気が敗絶するので、噦が出現する。そのようになる理由は、確かに胃の中が虚冷するからである。病人は元々胃が冷えて虚した状態にある。そこで、本証は攻下すべきでない。もしこれを誤下する場合は、熱が去り、噦が出現する。

【原文】　陽明病、脈遅、食難用飽。飽則微煩、頭眩、必小便難。此欲作穀癉。雖下之、腹満如故。所以然者、脈遅故也。（195）

【本文】　陽明病、脈遅、食用《も》って飽き難し。飽けば則ち微煩、頭眩し、必ず小便難し。此れ穀癉を作さんと欲す。之を下すと雖も、腹満故の如し。然る所以の者は、脈遅なるが故なり（癉は多満の翻。又疸に作る）。

【通釈】　陽明病に罹患し、脈が遅になり、過食することが困難になった。過食する場合は、微かに心煩し、頭は眩み、必ず小便は困難になる。これは、穀癉を発生しようとしている。これを攻下するが、腹満は以前のままである。そのようになる理由は、脈が遅であるからである（癉は多満の翻である。また、「疸」の字に作る）。

【本文】　此れ、陽明の胃寒え、湿鬱するの証を論ず。脈遅は、中寒と為す。中寒は、穀を化すこと能わず。故に食は飽くこと能わざるに非ず、特に用って飽き難きのみ。飢うる時、気尚流通す。飽けば即ち塡《ふさ》ぎ滞りて煩悶を為すは、是れ健運度を失すればなり。清なる者は、上昇を阻まる。故に頭眩む。濁なる者は、下降を阻まる。故に小便難し。食鬱し湿瘀して身黄ばむ。故に「穀癉」と曰う。然して之を「作さんと欲す」と謂えば、蓋し将に作さんとして未だ作さざるの時なり。此れ、陽明の熱湿発黄の者の比に非ず。若し粗工誤認して寒薬を以て之を攻むれば、則ち益々其の虚を虚す。腹満故の如し。更に脈遅を出だし、人に脈上従り胃寒の発黄来るを悟出するを欲するなり。此れ、当に温中散寒の治法を用うべきのみ。

隠庵張氏曰く、案ずるに、《金匱》の穀疸に二証有り。此れ、則ち虚寒にして冷黰《しん》なる者なり。

劉茝庭曰く、此の証、其の人素胃寒え湿有り、邪気相い鬱して黄を為す。乃ち、太陰病の類変なり。而ち寒も亦発黄する者は、猶是れ鬱黷《とく》して致す所のごときなり。後世名づけて陰黄と為す。韓祇和の方説に殊に詳らかなり。

【語釈】　○《金匱》の穀疸：《金匱要略・黄疸病脈象并治第十五》の第2条を参照。浅田宗伯の《傷寒論識》では、《金匱》のいわゆる「穀気が消えず、胃の中が濁に苦しみ、濁気が下に流れ、小便が不通になる。陰がその寒を被り、熱が膀胱に流れ、身体が尽く黄ばむのは、名づけて穀疸と言う」の類を指すとする。　○黰：黰《しん》に同じ。黒いさま。　○黷：けがす。けがれる。

【通釈】　これは、陽明の胃が寒え湿が欝滞する証を論じている。脈が遅であるのは、中寒である。中寒では、穀物を消化することができない。そこで、食事は過食ができないのではなく、特に過食が困難なだけである。飢える時は、気はなお流通する。過食すると、塞がり滞って煩悶を生じるのは、健運が失調するからである。清らかなものは、上昇を阻まれる。そこで、頭は眩む。濁ったものは、下降を阻まれる。そこで、小便は困難である。食が欝滞し、湿が瘀滞して身体が黄ばむ。そこで、「穀癉」と言う。そしてこれを「発生しようとする」と言えば、思うに今にも発生しようとするが、いまだ発生していない時である。これは、陽明の熱湿発黄の場合の比ではない。もし粗工が誤認して寒薬を用いてこれを攻める場合は、益々その虚を虚す。腹満は以前のようである。更に脈遅を提出し、人に脈の上より胃寒の発黄が到来することを悟るように期待する。これは、温中散寒の治療法を用いるべきである。

隠庵張氏は言う。案じるに、《金匱要略》の穀疸には二つの証がある。これは、虚寒で冷黷の場合である。

劉茝庭は言う。この証は、その人に元々胃が寒えて湿があり、邪気が相互に欝滞して黄を生じる。即ち、太陰病の類の病変である。即ち、寒もまた発黄するのは、丁度欝滞し汚して引き起こす所のようなものである。後世は、陰黄と名づける。韓祇和の処方の解説に殊に詳らかである。

【解説】　本条文は、陽明の胃が寒え湿が欝滞する病証について論述している。

脈が遅になるのは、陽明の中寒である。陽明の中寒では、穀物を消化することができない。そこで、過食ができなくなる。過食し、食物が塞がって滞り、健運が失調すると、微かに煩悶する。清らかなものが上昇を阻まれると、頭は眩む。濁ったものが下降を阻まれると、小便は困難になる。食が欝滞し、湿が瘀滞すると、身体は黄ばむ。そこで、これを「穀疸」と言う。本証は、穀疸を発生しようとするが、いまだ発生していない状態にある。もし本証を誤認し、寒薬を用いてこれを攻める場合は、その虚を益々虚すので、腹満は以前と同様に軽減しない。そのようになる理由は、本証では脈が遅であり、胃が寒えて発黄するからである。

【原文】　陽明病、法多汗、反無汗、其身如虫行皮中状者、此以久虚故也。(196)

【本文】　陽明病、法汗多きに、反って汗無く、其の身虫の皮中を行く状の如き者は、此れ久しく虚するを以ての故なり。

【通釈】　陽明病は、道理からすると汗が多いが、反って汗がなく、その身体は虫が皮の中を行く性状のようになるのは、久しく虚すからである。

【本文】　此れ、陽明の肌表素虚すの証を論ず。陽明病、濈濈として自汗するは、是れ其の常なり。故に「法応に多汗なるべし」と云う。今反って汗無く、但だ身に虫の皮中を行く状の如き者は、此れ肌表久しく虚するを以ての故なり。「久し」の字は、未だ病まざるの時を指して言う。《四十八難》に曰く、「癢き者は、虚と為す」と。按ずるに、此の章の旧注に指して胃気久しく虚すと為すは、妥を欠く。

趙氏曰く、虫の皮を行るの状の者は、即ち《経》に言う「身癢し」是れなり。久しく虚す者は、表気不足し、津液皮膚に充たず、腠理枯れて渋り、汗出で難きなり。若し「虚す」と言えば、則ち当に補うべし。畢竟、陽明邪を受けて病を為せば、邪は補う可きや。

汪氏曰く、虫の行くが如き者は、癢きなり。皮中なる者は、肌肉の間なり。汗出でんと欲して得ず。故を以て肌肉は癢を作すこと虫の皮中を行く状の如し。猶之「太陽病、之を得て八九日、其の小しく汗出づるを得ざるを以て身必ず癢し（23）」のごときなり。

柯氏曰く、此れも又当に津液を益し、営衛を和すべし。陰陽をして自ら和せしむれば、而ち汗出づるなり。

【通釈】　これは、陽明の肌表が元々虚している証を論じている。陽明病では、濈濈として絶え間なく微かな自汗が出るのは、その常である。そこで、「道理からすると、多汗になるはずである」と言う。今反って汗がなく、ただ身体に虫が皮の中を行く性状のようになるのは、肌表が久しく虚しているからである。「久しい」の字は、いまだ病んでいない時を指して言う。《難経・第四十八難》では、「癢い場合は、虚している」と言う。按じるに、この章の旧注に胃気が久しく虚していると指摘するのは、妥当性を欠いている。

趙氏は言う。虫が皮を行る性状は、即ち《経》に言う「身体が癢い」がこれである。久しく虚している場合は、表気が不足し、津液が皮膚に充たず、腠理が枯れて渋り、汗が出難くなる。もし「虚している」と言う場合は、補うべきである。結局、陽明が邪を受けて病を生じる場合は、邪は補うべきであろうか。

汪氏は言う。虫が行くようなものは、癢いことである。皮中は、肌肉の間である。汗が出ようとするが、できなくなる。そこで、肌肉が癢くなるのは、虫が皮の中を行く性状のようなものである。丁度これは「太陽病に罹患し、これを得て八九日になり、少しも汗が出ることができないので、身体は必ず癢くなる（23）」のようなものである。

柯氏は言う。これもまた津液を益し、営衛を調和すべきである。陰陽を自然に調和させると、汗は出る。

【解説】　本条文は、陽明の肌表が元々虚している病証について論述している。

陽明病では、濈濈として自汗が出るので、「陽明病、法汗多し」と言う。今肌表が久しく虚すと、反って汗はなく、虫が皮の中を行く性状のようになる。

「久し」の字は、いまだ病んでいない時を指して言う。

【原文】　陽明病、反無汗而小便利、二三日嘔而咳、手足厥者、必苦頭痛。若不咳、不嘔、手足不厥者、頭不痛。(197)

陽明病、但頭眩、不悪寒。故能食而咳、其人咽必痛。若不咳者、咽不痛。(198)

【本文】　陽明病、反って汗無くして小便利し、二三日嘔して咳し、手足厥する者は、必ず頭痛を苦しむ。若し咳せず、嘔せず、手足厥せざる者は、頭痛まず。

陽明病、但だ頭眩して、悪寒せず。故に能く食して咳し、其の人咽必ず痛む。若し咳せざる者は、咽痛まず。

【語釈】　○陽明病、反って汗無く云々：本証は、陽明の中寒である。《医宗金鑑》では、「陽明病は、道理からすると汗が多い。反って汗がなく、小便が通利する場合は、寒気が内を攻める。二三日に至って嘔吐して咳をするのは、寒邪が上逆するからである。手足が厥冷するのは、寒気が四肢に見われるからである。気が上逆する場合は、咳をして頭痛を苦しむ。もし咳をせず、嘔吐せず、厥冷しない場合は、頭は痛まない。この証の頭痛は、標である。咳逆と手足の厥冷は、本である」とある。　○陽明病、但だ頭眩して云々：本証は、陽明の中風である。成無己の《注解傷寒論》では、「陽明病では、身体は重だるく痛まないが、ただ頭が眩み、悪寒がしない場合は、陽明の中風であり、風気が内を攻める。《経》では、「陽明病でもし食事を摂取できる場合は、中風と名づける (190)」と言う。風邪が胃を攻め、胃気が上逆する場合は、咳をする。咽門は、胃の系である。咳が甚だしい場合は、咽が傷られる。そこで、必ず咽が痛む。もし胃気が上逆しない場合は、咳をせず、その咽もまた痛まない」とある。

【通釈】　陽明病に罹患し、反って汗がなく、小便は通利し、二三日嘔吐が出現して咳し、手足が厥冷する場合は、必ず頭痛を苦しむ。もし咳をせず、嘔吐をせず、手足が厥冷しない場合は、頭は痛まない。

陽明病に罹患し、ただ頭は眩むが、悪寒はない。そこで、食欲はあって咳し、その人は咽が必ず痛む。もし咳をしない場合は、咽は痛まない。

【本文】　以上の二章、文義轇轕《こうかつ》にして晰《あき》らかならず、諸注も亦割裂支離す。疑うらくは贋手の羼《さん》挿と為す。今姑く闕《けつ》疑して以て敢えて解釈せざるなり。

【語釈】　○轇轕：まじり乱れる。《傷寒論疏義》の「葛」の字は、「轕」の字に改める。　○割裂：わりさく。　○支離：ばらばらになる。　○羼：まじる。　○闕疑：真偽のはっきりしないものは除いておく。

【通釈】　以上の二章は、文章の意義が入り乱れて明らかでなく、諸々の注釈もまた割り裂いてばらばらである。恐らくは、後人の手によって挿入された内容である。今姑くはそのままにし、敢えて解釈しない。

【解説】　第197条と第198条の二条は、文章の意義が入り乱れて明瞭ではなく、後人の手によって挿入された内容であると思われるので、そのままにして解釈しない。

【原文】　陽明病、無汗、小便不利、心中懊憹者、身必発黄。(199)

【本文】　陽明病、汗無く、小便不利し、心中懊憹する者は、身必ず黄を発す。

【通釈】　陽明病に罹患し、もし汗がなく、小便が不利になり、心中が懊憹する場合は、身体は必ず発黄する。

【本文】　此れ、陽明の発黄の由を言う。邪熱胃に入れば、当に濈濈として汗出づるべし。若し汗無くんば、則ち邪外泄するを得ずして熱内に蘊《っ》む。小便不利なれば、則ち水下に瀉すを得ずして湿胃中に瘀し、湿瘀し熱蒸し、発泄するを得ず。故に心中懊憹して黄必ず発するを知るなり。

方氏曰く、汗無く、小便不利なれば、則ち湿停まる。懊憹は、湿停まり熱鬱すればなり。所以に黄必ず発するを知るなり。

柯氏曰く、汗無く、小便不利するは、是れ発黄の源なり。心中懊憹は、是れ発黄の兆しなり。口渇せず、腹満たざるは、茵陳湯の宜しき所に非ず。梔子柏皮湯を与うれば黄自ら解す。

【通釈】　これは、陽明が発黄する理由を言う。邪熱が胃に入ると、濈濈として絶え間なく微かな汗が出るはずである。もし汗がない場合は、邪は外泄することができず、熱が内に積もる。小便が不利である場合は、水は下に瀉すことができず、湿が胃の中に瘀滞し、湿が瘀滞し、熱が熏蒸し、発泄するができなくなる。そこで、心中は懊憹し、黄は必ず発生することが解る。

方氏は言う。汗がなく、小便が不利になる場合は、湿が停まる。懊憹は、湿が停まり、熱が欝滞するからである。そこで、黄は必ず発生することが解る。

柯氏は言う。汗がなく、小便が不利になるのは、発黄の源である。心中が懊憹するのは、発黄の兆しである。口が渇かず、腹が脹満しない場合は、茵陳蒿湯が好ましい所でない。梔子柏皮湯を与えると、黄は自然に解される。

【解説】　本条文は、陽明発黄証について論述している。

一般に邪が陽明に入る場合は、濈濈として汗が出るはずである。一方、汗が出なくなると、邪は外泄できず、熱は内に積もる。小便が不利になると、水は下に瀉すことができず、湿が胃の中に瘀滞する。湿が瘀滞し、熱が熏蒸し、発泄できなくなると、心中は懊憹し、必ず発黄する。

【原文】　陽明病、被火、額上微汗出、而小便不利者、必発黄。(200)

【本文】　陽明病、火を被り、額上微しく汗出でて小便不利の者は、必ず黄を発す（額は五陌の翻）。

【通釈】　陽明病に罹患し、火法を被り、額の上に微かに汗が出て、小便が不利になる場合は、必ず発黄する（額は五陌の翻である）。

【本文】　此れ、陽明の火攻の発黄の由を言う。陽明病、誤りて火を以て之を攻むれば、則ち両陽相い熏灼し、気蒸して炎上益々甚だし。汗は僅かに微しく額上に見われ、津液逼られて復た外に布き下に滲むこと無し。湿熱交々蒸すは、必ず発黄する所以なり。案ずるに、此の節と上証とは、水畜と火攻と同じならずと雖も、然れども其の瘀熱裏に在りと為すは、則ち一なり。

喩氏曰く、発黄と前の穀癉は本同一の証なり。但だ彼は脈遅、胃冷えて得るに因れば、則ち固瘕、及び噦と源を同じくして此れと同じならず。

柯氏曰く、梔子柏皮湯に非ざれば、何を以てか津液を涸竭の余に挽《ひ》くや。

【通釈】　これは、陽明が火攻で発黄する理由を言う。陽明病に誤って火を用いてこれを攻める場合は、二つの陽が相互に熏灼し、気が蒸して炎上が益々甚だしくなる。汗は僅かに微かに額上に見われ、津液は迫られてまた外に布き下に滲むことがない。湿熱が交々熏蒸するのは、必ず発黄する理由である。案じるに、この節と上の証は、水が蓄積するのと火で攻めるのは同じでないが、しかし瘀熱が裏にあるのは、同じである。

喩氏は言う。発黄と前の穀癉は、元々同一の証である。ただ、彼は脈が遅であり、胃が冷えて獲得することが原因であるので、固瘕、および噦とは源が同じであるが、これとは同じでない。

柯氏は言う。梔子柏皮湯でなければ、何もって津液を涸れて尽き果てた余りに挽回することがあろうか。

【解説】　本条文は、陽明火攻発黄証について論述している。

陽明病に誤って火法を用いて攻めると、二つの陽が相互に熏灼し、気が熏蒸して益々炎上するので、汗は僅かに額上に見られるが、津液が迫られて外に布散することはなく、また下に滲むことがないので、小便は不利になる。湿熱が交々熏蒸すると、必ず発黄する。

【原文】　陽明病、脈浮而緊者、必潮熱、発作有時。但浮者、必盗汗出。(201)

【本文】　陽明病、脈浮にして緊の者は、必ず潮熱し、発作時有り。但だ浮の者は、必ず盗汗出づ。

【語釈】　○陽明病、脈浮にして緊云々：尤在涇の《傷寒貫珠集》では、「太陽の脈が緊であるのは、寒が表にあるからである。陽明の脈が緊であるのは、実が裏にあるからである。裏が実する場合は潮熱し、発作に時がある。もし脈がただ浮であり、緊でない場合は、裏はいまだ実しておらず、経に熱があり、経に熱がある場合は、盗汗が出る。思うに、雑病の盗汗は熱が臓にあり、外感の盗汗は邪が経にある。《易簡方》で防風を用いて盗汗が停止しないのを治療するのは、このことを言う」とある。

【通釈】　陽明病に罹患し、脈が浮で緊になる場合は、必ず潮熱し、発作に時がある。ただ脈が浮だけになる場合は、必ず盗汗が出る。

【本文】　案ずるに、浮と緊とは、太陽の脈なり。潮熱は、陽明の証なり。盗汗は、少陽の証なり。此れ、証と脈と合わず、錯誤有るに似たり。今且、疑いを存す。

舒氏曰く、此の条、脈に據るも憑《たの》むに足らざるなり。況や脈浮緊と潮熱、脈但だ浮と盗汗とは、皆的対して必ず之が証有るに非ざるをや。若し陽明病、潮熱し、発作時有る者は、当に其の表の解と未解、胃の実と不実とを察すべし。而ち治法は其の間に即出す。若し盗汗出づる者は亦当に其の元気の虚否、裏熱の盛否を視て、更に其の兼証を弁じて及ぶべし。法に憑む可きこと有るを庶幾す。否なれば、則ち法に非ざるなり。

令韶張氏曰く、睡《すい》中に汗出づるは、盗賊人の不覚に乗じて竊かに去るが如きなり（《巣源》に「盗汗なる者は、眠睡に因りて身体汗を流すなり」と）。

【語釈】　○今且：今朝。

【通釈】　案じるに、浮と緊は、太陽の脈である。潮熱は、陽明の証である。盗汗は、少陽の証である。これは、証と脈が合わず、誤りがあるようである。

今のところは、疑いを残しておく。

舒氏は言う。この条文は、脈に頼るが、頼るには充分でない。ましてや脈の浮緊と潮熱、脈がただ浮と盗汗とは、皆対応して必ずこの証があるのでないのはなおさらである。もし陽明病で潮熱し、発作に時がある場合は、その表が解されているのか、いまだ解されていないのか、胃が実しているのか、実していないのかを察知すべきである。そうすれば、治療法はその間に直ちに現れる。もし盗汗が出る場合は、またその元気が虚しているのか否か、裏熱が盛んであるのか否かを視て、更にその兼証を弁別して及ぶべきである。法に頼むべきことがあるのを期待する。そうでなければ、法ではない。

令韶張氏は言う。睡眠中に汗が出るのは、盗賊が人の知らないのに乗じて窃かに去るようなものである（《諸病源候論》では「盗汗は、睡眠によって身体が汗を流すことである」とある）。

【解説】　本条文は、証と脈が合致せず、誤りがあるようであるので、今は疑いをそのまま残しておく。

【原文】　陽明病、口燥、但欲漱水、不欲嚥者、此必衄。(202)

【本文】　陽明病、口燥き、但だ水を漱《すす》がんと欲し、嚥《の》むことを欲せざる者は、此れ必ず衄す（漱は所救の翻、又は疎奏の翻。嚥は於甸の翻、呑むなり）。

【通釈】　陽明病に罹患し、口は燥き、ただ水で口を漱ぎたいと思い、呑みたいと思わない場合は、必ず鼻血が出現する（漱は所救の翻、または疎奏の翻である。嚥は於甸の翻であり、呑むことである）。

【本文】　此れ、陽明の邪熱血分に迫るの義を析す。口中燥くと渇すとは、異なる。今水を漱ぐは、渇に非ざるなり。口中粘るなり。若し邪熱胃中に入れば、則ち必ず渇し、水を飲まんと欲す。血分に逼れば、唯だ漱がんと欲し、嚥むことを欲せず。此れ、邪熱独り上に盛んなり。故に迫血妄行して清道繇《よ》り出づるなり（《外台》の天行衄血方は《深師》を引き、「脈浮大、鼻中燥き、此くの如きは、必ず血を去りて鼻衄す」を療す）。本条、下の一の「必ず」の字は、衄する前に衄を防ぐを須《ま》つ。

柯氏曰く、桃人承気、犀角地黄の輩に宜し。

劉茝庭曰く、案ずるに、此の条、《聖恵方》は擬《なぞら》えるに黄芩湯を以てす。

中西子文曰く、案ずるに、《金匱要略》も亦瘀血の候と為す。《経》に「脈浮、発熱、口乾き、鼻燥く者は、則ち衄す（227）」と曰うも亦此の類なり。

【語釈】　○《金匱要略》：《金匱要略・驚悸吐衄下血胸満瘀血病脈証治第十六》の第10条を参照。

【通釈】　これは、陽明の邪熱が血分に迫る義を解析している。口の中が燥く症状と口渇の症状は、異なる。今水を漱ぐのは、口渇ではない。口の中が粘ることである。もし邪熱が胃の中に入る場合は、必ず口が渇き、水を飲みたくなる。血分に迫ると、ただ口を漱ごうとするが、呑みたいとは思わない。これは、邪熱が独り上に盛んである。そこで、迫血妄行して清道より出る（《外台》の天行衄血方は、《深師》を引用し、「脈が浮大であり、鼻の中が燥き、このようであれば、必ず血を去って鼻血が出る」のを治療する）。本条文の下の一つの「必ず」の字は、衄が出現する前に衄を予防することを待つ。

柯氏は言う。桃仁承気湯や犀角地黄湯の類を用いるのがよい。

劉茝庭は言う。案じるに、この条文は、《聖恵方》では擬《なぞら》えるに黄芩湯をもってする。

中西子文は言う。案じるに、《金匱要略》もまた瘀血の証候とする。《経》で「脈が浮になり、発熱し、口が乾き、鼻が燥く場合は、衄が出現する（227）」と言うのもまたこの類である。

【解説】　本条文は、陽明の邪熱が血分に迫る意義について論述している。

陽明病に罹患し、口の中が燥き、水で口を漱ぐのは、口の中が粘ることであり、口渇ではない。陽明の邪熱が胃の中に入ると、必ず口が渇き、水を飲みたくなる。一方、陽明の邪熱が血分に迫ると、水で口を漱ごうとするが、呑みたくなくなる。本証は、邪熱が上で盛んになった状態にある。そこで、邪熱が迫血妄行すると、必ず衄が清道より出る。

【原文】　陽明病、本自汗出。医更重発汗、病已差、尚微煩不了了者、此必大便鞕故也。以亡津液、胃中乾燥、故令大便鞕。当問其小便日幾行。若本小便日三四行、今日再行。故知大便不久出。今為小便数少、以津液当還入胃中、故知不久必大便也。(203)

【本文】　陽明病、本自汗出づ。医更に重ねて汗を発し、病已に差ゆるも、尚微煩し了了たらざる者は、此れ必ず大便鞕きが故なり。津液を亡い、胃中乾燥するを以ての故に、大便をして鞕からしむ。当に其の小便日に幾行なるかを問うべし。若し本小便日に三四行なるに、今日に再行す。故に大便久しからずして出づるを知る。今小便の数少なきが為に、津液当に還りて胃中に入るべきを以ての故に、久しからずして必ず大便するを知るなり（液は音亦。数は字の如し）。

【通釈】　陽明病では、元々自汗が出る。医者が更に重ねて発汗し、病は既に軽減したが、なお微かに心煩し、爽快でないのは、必ず大便が硬くなるからである。津液を亡い、胃の中が乾燥するので、大便を硬くする。その小便が日に何回であるのかを質問すべきである。もし元々小便の回数が日に三四回であるが、今は日に二回である。そこで、大便は久しくなく出ることが解る。今小便の数が少ないので、津液が還って胃の中に入るはずであるので、久しくなく必ず大便をすることが解る（液は音が亦である。数は字の通りである）。

【本文】　此れ、陽明誤汗するも、亦津液自ら還る者有れば、妄りに攻む可からざるを論ずるなり。陽明病と言えば、本当に自汗出づるべし。医誤りて重ねて之を汗して病差ゆる者は、此れ必ず外証未だ尽く解せざるを以ての故なり。否なれば、則ち陽明、汗を発し、豈病差ゆるの理有らんや。若し諸証已に解して尚剰《あまつさ》え微煩の一証、未だ脱然とせざる者は、此れ必ず大便鞕きに由るが故なり。然して胃熱、実を成すの便鞕に非ず。乃ち、誤汗し、津液を亡い、胃中乾燥するを以ての故に、大便をして鞕からしむ。此くの如きは、必ずしも其の大便を問わずして当に其の小便日に幾行なるかを問うべきのみ。若し此れより前の小便日に三四行なるに、今日乃ち再行す。故に大便久しからずして出づるを知る。夫れ津液の人身に在りて滲みて外出する者は則ち汗と為し、瀦《たま》りて下行する者は則ち小便と為す。汗と小溲とは本同一の源なり。今汗を経て耗ると雖も、小便尚多し。此れ、其の人の胃家の津液本多きこと徴す可し。「数少なし」は、即ち再行の謂いなり。小便の数少なければ、則ち津液内は復た還りて胃中に停まり、枯燥漸く滋し、大腸漸く潤う。故に久からずして必ず大便するを知るなり。蓋し、此れ通ずれば則ち彼塞がり、此れ塞がれば則ち彼通ずるは、一定の理なり。此れ、人に誤治の後に胃陽幸いに強く、津液自ら復して病自ら愈ゆる者を示す。当に静かにして以て之を俟つべく、妄りに攻下を為す可からざるなり。

程氏曰く、本小便日に三四行なるは、重ねて汗を発する時を指して言う。今日に再行するは、尚微煩し了了たらざる時を指して言う。一の「尚」の字を観れば、未だ差えざる前は病尚多く、今微かなるも、剰え此れ未だ脱然とせざるを知るのみ。故に祇《ただ》須く静かにして以て津液の自ら還るを俟つべきなり。

尤氏曰く、陽明病、大便せざるは、熱結ぶと津竭《つ》くの両端有り。熱結ぶ者は、寒を以て下す可く、鹹を以て軟らぐ可し。津竭くる者は、必ず津回り、燥釈《と》け、而る後に便行る可きなり。茲に已に汗し、復た汗し、重ねて津液を亡い、胃燥き、便鞕きは、是れ当に之を津液に求むべし。而して復た攻逐を行る可からざるは、其の意言外に隠然とす。

汪氏曰く、病家、如し用薬を欲すれば、宜しく少しく麻人丸を与うべし。

【語釈】　○剰え：そのうえ。　○脱然：さっぱりしたさま。病気がなおるさま。　○隠然：はっきりと表面には現れないが、どことなく軽視できない勢力のあるさま。おもみのあるさま。

【通釈】　これは、陽明病を誤汗するが、また津液が自然に還る場合があれば、妄りに攻めるべきでないことを論じている。陽明病と言えば、本来は自汗が出るはずである。医者が誤って重ねてこれを発汗し、病が軽減する場合は、必ず外証がいまだ尽くは解されていないからである。そうでなければ、陽明病を発汗すれば、どうして病が軽減する道理があろうか。もし諸々の証が既に解され、なおその上に微煩の一証がいまだ治らない場合は、これは必ず大便が硬いことによるからである。しかし、胃が熱して実証を形成する場合の硬い便ではない。即ち、誤汗し、津液を亡い、胃の中が乾燥するので、大便を硬くする。このような場合は、必ずしもその大便を質問せず、その小便が日に何回であるのかを質問すべきである。もしこれより前の小便が日に三四回であったが、今日に二回である。そこで、大便は久しくなく出ることが解る。そもそも津液が人身にあって滲んで外に出る場合は汗となり、溜まって下に行る場合は小便となる。汗と小便とは、元々は同一の源である。今発汗を経て消耗するが、小便はなお多い。これは、その人の胃家の津液が元々多いことを明らかにすることができる。「数が少ない」は、二回のことを言う。小便の数が少ない場合は、津液は内はまた還って胃の中に停まり、枯燥は漸く滋《うるお》い、大腸は漸く潤う。そこで、久しくなく必ず大便をすることが解る。思うに、一方が通じる場合は他方が塞がり、一方が塞がる場合は他方が通じるのは、一定の道理である。これは、誤治の後に胃の陽気が幸いに強く、津液が自然に回復し、病が自然に治癒する場合を人に示している。静かにしてこれを待つべきであり、妄りに攻下すべきでない。

程氏は言う。元々小便が日に三四回であるのは、重ねて発汗する時を指して言う。今日に二回であるのは、なお微かに心煩し、爽快でない時を指して言う。一つの「尚」の字を観ると、いまだ軽減しない前は病はなお多く、今は微かでるが、その上にこれはいまだ治っていないことが解る。そこで、ただ静かにして津液が自然に還るのを待つべきである。

尤氏は言う。陽明病で大便をしないのは、熱が結ぶ場合と津液が尽きる場合の両端がある。熱が結ぶ場合は、寒の品を用いて下すべきであり、鹹の品を用いて軟らげるべきである。津液が尽きる場合は、必ず津液が回り、乾燥が釈け、その後に大便が行るはずである。ここで既に発汗し、また発汗し、重ねて津液を亡い、胃が燥き、大便が硬くなるのは、これを津液に求めるべきである。そしてまた攻逐を行るべきでないのは、その意は言外に現れないが軽視することはできない。

汪氏は言う、病人の家族がもし薬を望む場合は、少し麻子仁丸を与えるべきである。

【解説】　本条文は、陽明病を誤汗した後、津液が自然に還る病証について論述している。

陽明病では、元々自汗が出るはずである。陽明病に外証を兼ね、医者が重ねて発汗すると、病は軽減する。ただ、微煩の症状が持続し、爽快でない場合は、誤汗によって津液を亡い、胃の中が乾燥し、大便が硬くなることが原因である。本証は、胃熱実証によって大便が硬くなるのではない。この場合は、小便の回数を質問すべきである。もし小便の回数が以前は日に三四回であったが、今は日に二回になる場合は、津液がまた内に還って胃の中に停まり、大腸が潤うので、久しくなく排便することが解る。「小便の数少なし」は、小便の回数が二回になることを言う。即ち、小便の数が少なくなると、津液が大腸に還るので、秘結していた大便が滋潤されて排出される。

【原文】　傷寒嘔多、雖有陽明証、不可攻之。(204)

【本文】　傷寒嘔多きは、陽明の証有りと雖も、之を攻む可からず。

【通釈】　傷寒に罹患し、嘔吐が多い場合は、陽明の証があっても、これを攻めるべきでない。

【本文】　以下の三章、并びに陽明は攻む可からずの義を論ず。嘔多ければ、則ち其の気逆して未だ收斂して実を為さざるなり。或は少陽を帯ぶ。故に陽明の証有りと雖も、慎んで之を攻む可からず。「雖も」の字は、最も宜しく玩味すべし。

楊氏（士瀛）曰く、嘔吐する者は、陽明の証有りと雖も、謹みて下す可からず。小茈胡加生姜之を主る。

　喩氏曰く、嘔多ければ、諸病は攻下す可からず。特に傷寒のみならざるなり。

　隠庵張氏曰く、嘔多きは、胃気虚すなり。陽明の実熱の証有りと雖も、之を攻む可からず。

【通釈】　以下の三章は、並びに陽明は攻めるべきでない意義を論じている。嘔吐が多い場合は、その気が上逆し、いまだ收斂して実証を形成しない。あるいは少陽病を帯びる。そこで、陽明の証があっても、慎んでこれを攻めるべきでない。「雖も」の字は、最も玩味すべきである。

　楊氏（士瀛）は言う。嘔吐する場合は、陽明の証があっても、謹んで下すべきでない。小柴胡湯加生姜がこれを主る。

　喩氏は言う。嘔吐が多ければ、諸々の病は攻下すべきでない。特に傷寒だけではない。

　隠庵張氏は言う。嘔吐が多い場合は、胃気が虚している。陽明の実熱の証があっても、これを攻めるべきでない。

【解説】　本条文は、傷寒に罹患し、嘔吐が出現する場合の下法の禁忌について論述している。

　傷寒に罹患し、嘔吐が多い場合は、胃気が上逆し、いまだ收斂して実証を形成していない。あるいは少陽病を兼ねる。そこで、嘔吐が多い場合は、陽明の証があっても、これを攻下すべきでない。

【原文】　陽明病、心下鞕満者、不可攻之。攻之、利遂不止者死。利止者愈。(205)

【本文】　陽明病、心下鞕満する者は、之を攻む可からず。之を攻めて、利遂に止まざる者は死す。利止む者は愈ゆ。

【通釈】　陽明病に罹患し、心下が硬満する場合は、これを攻めるべきでない。これを攻めて下痢が遂に停止しない場合は、死亡する。下痢が停止する場合は、治癒する。

【本文】　陽明病、邪熱胃に入れば、当に必ず腹満すべし。是れ其の常なり。今但だ心下鞕満すれば、則ち邪気初めて府に聚まり、未だ全く実せずと為す。故に慎みて之を攻む可からず。若し之を攻むること早ければ、則ち下利遂に止まず、虚陽下に脱すれば、薓附も挽回すること能わず、便ち死す。若し利能く自ら止めば、胃気未だ絶せず、法の如く之を治し、気をして足らしめ陽をして回らしむれば、乃ち愈ゆるを望む可きなり。是れ胃未だ実を成さずして誤りて攻下を為すの害は、此くの如し。豈慎まざる可けんや。

中西子文曰く、心下鞕満して痛む者は、大陥胸湯証（149）なり。腹中満痛する者は、大承気湯証（241、254）なり。又少陰病、清水を自利し、色純青、心下必ず痛み、口乾燥する者は、急いで之を下す（321）。是れ惟だ痛むと否とを以て攻む可しと攻む可からずとを断ずるなり。

【通釈】　陽明病に罹患し、邪熱が胃に入ると、必ず腹満するはずである。これはその常である。今ただ心下が硬満する場合は、邪気が初めて府に集まり、いまだ全く実していない。そこで、慎んでこれを攻めるべきでない。もしこれを早く攻める場合は、下痢が遂に停止せず、虚陽が下に脱するので、人参や附子を用いても挽回することができず、死亡する。もし下痢がよく自然に停止する場合は、胃気はいまだ途絶えていないので、法のごとくこれを治療し、気を充足させ、陽を回らせて治癒することを望むべきである。これは胃がいまだ実証を形成していないが、誤って攻下する場合の害は、このようなものである。どうして慎まないでおられようか。

中西子文は言う。心下が硬満して痛むのは、大陥胸湯証（149）である。腹中が満痛するのは、大承気湯証（241、254）である。また、少陰病で清水を自利し、色は純青であり、心下が必ず痛み、口が乾燥する場合は、急いでこれを下す（321）。これは、ただ痛むか否かによって攻めるべきであるのと攻めるべきでないのとを断定する。

【解説】　本条文は、陽明病に罹患し、心下が硬満する場合の下法の禁忌について論述している。

陽明病に罹患し、邪熱が胃に入る場合は、必ず腹部が脹満するはずである。今邪気が初めて府に集まり、いまだ全く実していない場合は、心下だけが硬満する。そこで、これを攻下すべきでない。もし早く攻下し、下痢が停止しない場合は、虚陽が下に脱するので、死亡する。一方、下痢が自然に停止する場合は、胃気がいまだ途絶えていないので、法のごとく治療し、病が治癒することを期待する。

【原文】　陽明病、面合色赤、不可攻之。必発熱、色黄、小便不利也。(206)

【本文】　陽明病、面色《おもていろ》赤きを合するは、之を攻む可からず。必ず発熱し、色黄なるは、小便利せざるなり（旧本は「色黄」の下に「者」の字有り。今成本、《玉函》に據りて刪り去る）。
【通釈】　陽明病に罹患し、顔面の色調が皆赤くなる場合は、これを攻めるべきでない。これを誤下し、必ず発熱し、色が黄になり、小便は不利になる（旧本では「色黄」の下に「者」の字がある。今成本、《玉函》によって削り去る）。
【本文】　此れも亦陽明誤攻の害を論ず。成氏曰く、「合は、通ずるなり」と（張令韶曰く、「合は、皆なり」と）。面色正赤の者は、陽気怫鬱として表に在り、当に汗を以て解すべし（48）。而るに反って之を下せば、則ち熱越ゆるを得ず、必ず外は膚表に蒸して発熱し、内は中土に鬱して色黄ばみ、水道通ぜずして小便利せざるなり。
柯氏曰く、総じて津液枯涸《かく》し水道を通調すること能わずして然り。須く梔子柏皮もて化源を滋して津液を致すべし。滲洩の剤の宜しき所に非ず。
【語釈】　○枯涸：水がかれる。
【通釈】　これもまた陽明を誤って攻める害を論じている。成氏は、「合は、通じることである」と言う（張令韶は、「合は、皆のことである」と言う）。顔面の色調が正赤の場合は、陽気が沸騰し欝滞して表にあるので、汗法を用いてこれを解すべきである（48）。ところが、反ってこれを下す場合は、熱は越えることができず、必ず外は皮膚の表に熏蒸して発熱し、内は中土に欝滞して色は黄ばみ、水道が通じなくなり小便が不利になる。
柯氏は言う。総じて津液が枯れて水道を通調することができずにそのようになる。梔子柏皮湯を用いて化源を滋養して津液を生じるべきである。滲湿する方剤が好ましい所でない。
【解説】　本条文は、陽明病で顔面が紅潮する場合の下法の禁忌について論述している。
「合」は、通じることである。陽明病に罹患し、顔面の色調が全てに通じて真っ赤になる場合は、陽気が沸騰し欝滞して表にあるので、汗法を用いて治療すべきである。ところが、反ってこれを攻下すると、熱は越えることができず、外は膚表に熏蒸して発熱し、内は中土に欝滞して色が黄ばみ、水道が通じなくなって小便は不利になる。

【本文】　以上の二十章、陽明病は諸証を兼挟する所有るを論ず。而して初め食を欲す（192）、及び反って汗無し（197）、但だ頭眩す（198）の三章は、蓋し後人の錯なり。
【通釈】　以上の二十章は、陽明病は諸々の証を兼挟する所があることを論じている。そして「初めに食欲がある（192）」、および「反って汗がない（197）」、「ただ頭が眩む（198）」の三章は、思うに後人の文章が誤って入っている。

【原文】　陽明病、不吐、不下、心煩者、可与調胃承気湯。(207)
【本文】　陽明病、吐さず、下さず、心煩する者は、調胃承気湯を与う可し。
【通釈】　陽明病に罹患し、吐法を用いず、下法も用いず、心煩する場合は、調胃承気湯を与えるのがよい。
【本文】　此れ、胃熱し心煩する証治を論ず。言うは、陽明病、未だ吐下を経ずして邪熱胃府の中に鬱し、其の気必ず上りて膈を熏ずれば、則ち心煩す。煩なる者は、悶えて熱するなり。蓋し、吐下して後の心煩は虚煩に属し、此れは則ち実煩と為す。然して短気、潮熱、喘満等の劇しき（208）に至らず。故に調胃承気湯を与えて以て堅きを耎《やわ》らげ燥きを潤せば、則ち愈ゆ。
銭氏曰く、心煩なる者は、胸中煩悗《ばん》なり。然して煩は虚実の不同有り。此れ、陽明病にして未だ吐下を経ざるを以てすれば、則ち胃中の津液元気損ずること無く、邪熱胃に在るの煩と為すこと知る可し。但だ潮熱、便硬しの胃実の若くならず。所以に必ずしも攻下せずして調胃承気湯を与う可きなり。
舒氏曰く、按ずるに、心煩の一証は陰陽互いに関わる。宜しく細察を加え、而る後に薬に調胃承気を用うべし。軽々しく試す可からず。
大友常文曰く、此の湯の主治は、大承気湯証にして急迫する者なり。「吐せんと欲す（123）」と曰い、「心煩す（29）」と曰い、「吐さず、下さず、心煩す（207）」と曰うは、皆急に窘《くる》しみ逼迫するの象なり。此れ、所謂「吐さず、下さず」の者は、亦憒憒《かい》として奈《いか》んともすること無きを形容するの詞にして最も曲《つぶ》さに其の妙を尽す。諸注、未だ吐下を経ずと為す者は、非なり。又《金匱》の生姜半夏湯証に「病人の胸中、嘔に似て嘔ならず、喘に似て喘ならず」と曰うは、当に此の条と参じえて看るべし（案ずるに、此れ友人大友常文の言なり。姑く一説を存す。常文、字は子友、旭陵羽 □ と号す。秋田の人なり。家君に従いて学び、最も此の経に力を用う。嘗て《傷寒新編》を著わし、識見卓犖《らく》、肯《あえ》て前人の一語を襲わず、未だ脱稿に逮ばずして其の人逝く。惜しいかな）。

【語釈】　○煩悗：煩は、わずらう。わずらわしい。悗は、まどう。わずらう。　○憒憒：乱れるさま。　○《金匱》の生姜半夏湯証：《金匱要略・嘔吐噦下利病脈証治第十七》の第21条を参照。　○□：印刷が不良のため、判読できない。　○家君：他人に対して、自分の父を言う。　○識見：見識。　○卓犖：すぐれたさま。　○襲う：踏襲する。

【通釈】　これは、胃が熱して心煩する証候と治療法を論じている。ここで言う内容は、陽明病に罹患し、いまだ吐下を経ずに邪熱が胃府の中に欝滞し、その気が必ず上って膈を熏じる場合は、心煩する。煩は、悶えて熱することである。思うに、吐下した後の心煩は虚煩に属し、これは実煩である。しかし、息切れ、潮熱、喘満などの劇しい状態（208）には至っていない。そこで、調胃承気湯を与えて堅いものを軟らげ燥いたものを潤す場合は、治癒する。

銭氏は言う。心煩は、胸中が煩わしいことである。しかし、煩は虚実の違いがある。これは、陽明病でいまだ吐下を経ていないので、胃の中の津液や元気が損傷されておらず、邪熱が胃にある煩であることを知るべきである。ただ、潮熱し、大便が硬くなる胃実証のようではない。そこで、必ずしも攻下せず、調胃承気湯を与えるべきである。

舒氏は言う。按じるに、心煩の一証は陰陽が互いに関係する。細かに観察を加え、その後に薬に調胃承気湯を用いるべきである。軽々しく試すべきでない。

大友常文は言う。この湯液の主治は、大承気湯証で急迫する場合である。「吐きたくなる（123）」と言い、「心煩する（29）」と言い、「吐けず、下さず、心煩する（207）」と言うのは、皆急に苦しみ差し迫る象である。ここのいわゆる「吐けず、下さず」は、また乱れてどうしようもないことを形容する詞であり、最もつぶさにその妙味を尽している。諸々の注釈でいまだ吐下を経ていないとするのは、誤りである。また、《金匱要略》の生姜半夏湯証に「病人の胸中は、嘔吐に似るが嘔吐でなく、喘に似るが喘ではない」と言うのは、この条文と合参して看るべきである（案じるに、これは友人の大友常文の言葉である。姑く一説を温存する。常文は、字は子友、旭陵羽　　と号した。秋田の人である。父親に従って学び、最もこの経に力を用いた。かつて《傷寒新編》を著わし、見識が優れ、あえて前人の言葉を踏襲せず、いまだ脱稿に逮ばずにその人は死亡した。惜しことである）。

【本文】　調胃承気湯方

甘草（二両、炙る）　芒硝（半斤）　大黄（四両、清酒もて洗う）

右三味、切り、水三升を以て、二物を煮て一升に至り、滓を去り、芒硝を内れ、更に微火に上せて一二沸し、温めて之を頓服し、以て胃気を調う。

【通釈】　調胃承気湯方

甘草（二両、あぶる）　芒硝（半斤）　大黄（四両、清酒で洗う）

右の三味を切り、水三升を用い、甘草と大黄の二味を煮て一升に至り、滓を除き、芒硝を入れ、更に微火に上せて一二沸し、温めてこれを頓服し、これによって胃気を調える。

【本文】　方議は、既に《太陽上篇》に見わる。前は「少少之を温服す（29）」と云い、此れは「温めて之を頓服す」と云う。同じく一方にして服法同じならず。証に随いて宜しきを酌めば、病情に適中す。見る可し、古人の意を用うるの切なるを。故に両つながら存して以て攷うる鏡を資《し》す。

【語釈】　○資：あたえる。

【通釈】　処方の議論は、既に《太陽上篇》に見われている。前は「少々これを温服する（29）」と言い、これは「温めてこれを頓服する」と言う。同じく一方であるが、服用方法は同じでない。証に随って好ましい方法を斟酌すれば、病状に適中する。古人が意を用いるのは切実であることを見るべきである。そこで、ともに残して考える鏡を提供する。

【解説】　本条文は、胃熱による心煩の証候と治療法について論述している。

陽明病に罹患し、いまだ吐下を経ず、邪熱が胃府の中に欝滞すると、気が上って膈を熏じるので、心煩する。煩は、悶えて熱することである。一般に吐下した後の心煩は虚煩に属し、吐下を経ていない心煩は実煩に属している。本証では、第208条に言う息切れ、潮熱、腹満、喘などの劇しい症状は出現していない。そこで、調胃承気湯を与えて軟堅潤燥する。

【原文】　陽明病、脈遅、雖汗出不悪寒者、其身必重、短気、腹満而喘、有潮熱者、此外欲解。可攻裏也。手足濈然汗出者、此大便已鞕也。大承気湯主之。若汗多、微発熱悪寒者、外未解也。其熱不潮、未可与承気湯。若腹大満不通者、可与小承気湯、微和胃気。勿令至大泄下。（208）

【本文】　陽明病、脈遅、汗出づると雖も、悪寒せざる者は、其の身必ず重く、短気、腹満して喘し、潮熱有る者は、此れ外解せんと欲す。裏を攻む可きなり。手足濈然として汗出づる者は、此れ大便已に鞕きなり。大承気湯之を主る。若し汗多く、微しく発熱悪寒する者は、外未だ解せざるなり。其の熱潮せずんば、未だ承気湯を与う可からず。若し腹大いに満ちて通ぜざる者は、小承気湯を与え、微しく胃気を和す可し。大いに泄下するに至らしむること勿かれ（泄は私列の翻）。

【通釈】　陽明病に罹患し、脈は遅になり、汗は出るが、悪寒はなく、その身体は必ず重だるく、息切れし、腹満して喘が出現し、潮熱がある場合は、外が解されようとしている。裏を攻めるべきである。手足から濈然として絶え間なく汗が出る場合は、大便は既に硬くなっている。大承気湯がこれを主る。もし汗は多くなるが、微かに発熱し悪寒がする場合は、外はいまだ解されていない。その熱が潮熱でない場合は、いまだ承気湯を与えるべきでない。もし腹が大いに満ちて通じなくなる場合は、小承気湯を与え、微かに胃気を調和すべきである。大いに瀉下してはならない（泄は私列の翻である）。

【本文】　此の章、大小の承気湯の証治を弁じて明らかにす。脈遅の者は、必ず実大、之を按じて有力を兼ぬ。是れ邪熱実して結び、経隧を阻み住《とど》めて然らしむ。中寒の脈遅（195）、及び尚未だ攻む可からずの遅脈と同じならず。汗出づるは、太陽の有する所にして悪寒せざれば則ち太陽の無き所なり。身疼み、体痛むは、太陽の有する所にして身重きは則ち太陽の無き所なり。是れ邪中焦に実す。所以に腹満し、身重し。満つれば則ち胃中䐜脹す。故に短気して喘するなり。乃ち、邪気表に在りて喘する者と同じならず。況や日晡の潮熱は、純ら裏証を見わして表証を見わさざるをや。此れ、外証解せんと欲して胃実将に成らんとするなり。攷うるに、此の八なる者を験すれば、乃ち裏を攻む可きは疑い無し。然して但だ「攻む可し」と言いて方を出ださず。尚遅く回り審らかに顧みるの意有り。必ず手足濈然として汗出づるを俟つ。而して熱盛んに、陽亢ぶり、汗を四末に逼れば、津液其の内に亡うを知る。大便必ず已に乾き硬ければ、胃実の成ること確かなり。易《か》わらざれば、当に始めて大承気湯を議りて以て熱を蕩《のぞ》き実を滌《のぞ》くべきのみ。蓋し、四支は皆気を胃に禀く。手足汗出づるは、胃実の験《しるし》なり。松陵徐氏曰く、「此れを以て大便の鞕きを験すも又一法なり」と。手足濈然として汗出づる者は、掌心の汗湿るを謂うなり。《巣源》《活人書》は並びに其の説有り、当に攷うべし（以上は、劉茝庭の説なり。案ずるに、《巣源》に傷寒を治するに、「之を下さんと欲すれば、宜しく手掌を摸《と》りて視るべし。濈濈として汗湿る者は、便ち下す可し。若し掌汗せざれば、病宜しく下すべしと雖も、且つ当に将息し、身体を温暖にすべし。都て皆津液通じ、掌も亦自汗するに、之を下せば即ち了《お》われり」と。朱氏曰く、「手の掌心、并びに腋下濈濈として汗出づれば、胃中乾き涸れ、燥糞結聚す」と。龐氏曰く、「若し小便少なく、手足の心、并びに腋下滋潤せざれば、尚未だ之を攻む可からず」と）。「若し汗多く」は、上節の「汗出づ」に相い照らす。汗出づるは表已に解すと為す。然して亦表に属する者有り。微しく発熱、悪寒を帯ぶれば、則ち邪仍お表に存すること知る可し。「其の熱潮せずんば」は、亦上文の「潮熱」に相い応ず。是れ胃熱未だ全く実せず。故に軽々しく承気湯を与うべからず。当に外従り解すべし。総じて是れ人に示すに慎みて攻むの意を以てするなり。若し或は病人腹大いに満ちて通ぜざるを患う者は、則ち胃家已に悶え塞がるの徴有り。此れ、外未だ解せずと雖も、亦小承気湯を用いて以て微しく胃気を和す可し。此の方、乃ち和胃の品なるは、大いに下すの峻剤に非ざるが故なり。「大いに泄下せしむること勿かれ」は、亦之を慎むの詞なり。蓋し、傷寒、攻下の一途は、関係最も鉅《おお》し。豪釐《ごうり》千里も害を致すは軽きに匪《あら》ず。故に仲景、丁寧親切、紆余《うよ》にして説いて来り、是くの如きの鋪《ほ》置有るなり。学ぶ者は、軽易に読み過ごす可からず。

朱氏曰く、心胸より臍腹に連なり腹大段《だいだん》悶を疰《や》み、腹中疼み、座臥安からず、冒悶、喘急極まる者有れば、亦他の証を俟たずして便ち之を下す。

龐氏曰く、其の脈浮沈、之を按じて有力の者は、大承気湯に宜し。

柯氏曰く、胃実の諸証は、手足汗出づるを據る可しと為すを以てして潮熱は尤も親切と為す。四支は諸陽の本と為すを以てして日晡の潮熱は陽明王ずるの時と為すなり。

【語釈】　○短気して喘す：尤在涇の《傷寒貫珠集》では、「これは、汗が出て、悪寒がなく、身体が重だるく、息切れし、腹満して喘が出現し、潮熱するのは、皆裏証である」とあり、《医宗金鑑》では、「息切れし、喘が出現するのは、熱が上に壅がるからである」とある。　○験：ためす。こころみる。○回る：まわる。回看（振り返って見る）。　○豪釐：ごく少し。ほんのわずか。　○紆余：紆余曲折の略。実情がこみいっているさま。　○鋪：しく（布）。しきつめる。ならべる。　○大段：おおむね。あらまし。　○疰：病む。

【通釈】　この章は、大小の承気湯の証候と治療法を弁別して明らかにしている。脈が遅であるのは、必ず実大であり、これを按じると有力を兼ねる。これは、邪熱が実して結び、経隧を阻んで留め、そのようにする。中寒の脈遅（195）と、なおいまだ攻めるべきでない遅脈とは同じでない。汗が出るのは、太陽病にある所であるが、悪寒がしないのは太陽病にない所である。身が疼み、体が痛むのは、太陽病にある所であるが、身体が重だるくなるのは太陽病にない所である。これは、邪が中焦に実している。そこで、腹満し、身体が重だるくなる。腹部が脹満する場合は、胃の中が脹満する。そこで、息切れがして喘が出現する。即ち、邪気が表にあって喘が出現する場合とは同じでない。ましてや日晡の潮熱は、純ら裏証を見わし、表証を見わさないのはなおさらである。これは、外証が解されようとし、胃実証が今にも形成されようとする。考えるに、この八つを試す場合は、裏を攻めるべきであるのは疑いがない。そして、ただ「攻めるべきである」と言うが、処方を提出していない。なおゆっくりと振り返って審らかに顧みる意がある。必ず手足から濈然として絶え間なく汗が出るのを待つ。そして熱が盛んになり、陽が亢ぶり、汗を四肢の末端に迫る場合は、津液はその内に亡われていることが解る。大便が必ず既に乾いて硬い場合は、胃実証が形成されているのは確かである。病状が変わらなければ、始めて大承気湯を議り、これによって熱を蕩《のぞ》き実を滌《のぞ》くべきである。思うに、四肢は皆気を胃に受ける。手足より汗が出るのは、胃実証の験《しるし》である。松陵徐氏は、「これをもって大便が硬いのを試すのもまた一つの方法である」と言う。手足より濈然として絶え間なく汗が出るのは、掌の中心に汗が湿ることを言う。《諸病源候論》《活人書》は並びにその説があり、考えるべきである（以上は、劉茝庭の説である。案じるに、《諸病源候論》では、傷寒を治療する場合に「これを下そうとする場合は、手掌を取って視るべきである。濈濈として絶え間なく汗が湿る場合は、下すべきである。もし掌に汗がない場合は、病は下すべきであるが、かつ将息して身体を温暖にすべきである。全て皆津液が通じ、掌もまた自然に汗が出る場合に、これを下すと、完了する」とある。朱氏は、「手掌の中心と並びに腋下が濈濈として絶え間なく汗が出れば、胃の中が乾いて涸れ、燥いた糞が結集している」と言う。龐氏は、「もし小便が少なくなり、手足の中心と並びに腋下が滋潤しなければ、なおいまだこれを攻めるべきでない」と言う）。「もし汗が多く」は、上節の「汗が出る」に相応する。汗が出れば、表は既に解されている。そしてまた表に属する場合がある。微かに発熱や悪寒を帯びる場合は、邪はなお表にあることを知るべきである。「その熱が潮熱でなければ」は、また上文の「潮熱」に相応する。これは、胃熱がいまだ完全には実していない。そこで、軽々しく承気湯を与えるべきでない。外より解すべきである。総じてこれは慎んで攻める意を人に示している。もしあるいは病人の腹が大いに満ちて通じなくなるのを患う場合は、胃家は既に悶えて塞がる徴候がある。これは、外はいまだ解されていないが、また小承気湯を用いて微かに胃気を調和すべきである。この処方が和胃の品であるのは、大いに下す峻剤ではないからである。「大いに瀉下させてはならない」は、またこれを慎む詞である。思うに、傷寒の攻下の一途は、関係するところが最も多い。ほんの僅かではあっても、千里ではあっても、害を生じるのは軽くない。そこで、仲景は、丁寧親切に、込み入った事情を説明し、このように並べるのである。学ぶ者は、軽易に読み過ごすべきでない。

朱氏は言う。心胸部より臍腹部に連なり、腹部がおおむね悶え、腹の中が疼み、座臥が安らかでなく、冒われて悶え、喘が急迫して極まる場合があれば、また他の証を待たずに直ちにこれを下す。

龐氏は言う。その脈が浮沈でこれを按じて有力である場合は、大承気湯を用いるのがよい。

柯氏は言う。胃実の諸々の証は、手足から汗が出る症状に頼るべきであるので、潮熱は尤も親切である。四肢は諸陽の本であるので、日晡の潮熱は陽明が盛んになる時である。

【本文】　大承気湯方

大黄（四両、酒もて洗う。○案ずるに、「酒もて洗う」は、「酒もて浸す」と同じ。蓋し、大黄は酒もて洗い過ぐれば、則ち勢力更に峻にして敢えて胃を傷らず。所以に之を酔将軍と謂う。或るひと云う、「芒硝の鹹寒の為にして酒を以て之を制す」と。然して《千金翼》《外台》は本方の注に於いて並びに「酒もて洗う」の字無し。而も《不可下篇》の小承気湯の下（164）に乃ち云う、「酒もて洗う」と。此れ、本経に「酒もて洗う」の二字無き者は、却って脱漏に係る。特に芒硝の為のみならざるなり。故に其の説は必ずとせず）　厚朴（半斤、炙り、皮を去る）　枳実（五枚、炙る）　芒硝（三合）

右四味、水一斗を以て、先ず二物を煮て、五升を取り、滓を去り、大黄を内れ、更に煮て二升を取り、滓を去り、芒硝を内れ、更に微火に上せ一両沸し、分かち温め再服す。下を得れば、余は服すること勿かれ。

【通釈】　大承気湯方

大黄（四両、酒で洗う。○案じるに、「酒で洗う」は、「酒に浸す」と同じである。思うに、大黄は酒で充分に洗う場合は、勢力が更に峻になり、敢えて胃を傷らない。そこで、これを酔将軍と言う。ある人は、「芒硝の鹹寒のために酒をもってこれを制する」と言う。しかし、《千金翼》《外台》では、本方の注釈において並びに「酒で洗う」の字がない。しかも《不可下篇》の小承気湯の下（164）では、「酒で洗う」と言う。このように本経に「酒で洗う」の二字がないのは、反って脱漏に係わる。特に芒硝のためだけではない。そこで、その説は必ずしもそうではない）　厚朴（半斤、あぶり、皮を除く）　枳実（五枚、あぶる）　芒硝（三合）

右の四味に水一斗を用い、先ず厚朴と枳実の二物を煮て、五升を取り、滓を除き、大黄を入れ、更に煮て二升を取り、滓を除き、芒硝を入れ、更に微火に上せて一両沸し、二回に分けて温めて服用する。下痢を得る場合は、その余は服用すべきでない。

【本文】　案ずるに、調胃承気湯に曰く、「以て胃気を調う（207）」と。本湯一たび投じて後は、胃気承順す。故に名づく。

成氏曰く、承は、順うなり。傷寒、邪胃に入れば則ち胃中の気欝滞し、糟粕秘結し壅がりて実を為す。是れ正気舒順するを得ざるなり。塞がりて利せず、閉じて通ぜざれば、湯を以て蕩滌《とうでき》し、塞る者をして利せしめて閉づる者をして通ぜしむれば、正気以て舒順するを得。是を以て承気もて之を名づく。

劉氏（完素）曰く、大承気なる者は、厚朴は苦温にて去痞し、枳実は苦寒にて泄満し、芒硝は味鹹にして能く軟堅し、大黄は味苦寒にして能く泄実す。痞・満・燥・実の四証全ければ、則ち用う可し。故に大承気湯と曰う。小承気なる者は、大黄は味苦寒にて泄実し、厚朴は味苦温にて去痞し、痞・実の両つ全ければ、用う可し。故に小承気湯と曰う。調胃承気なる者は、大黄は苦寒にて泄実し、芒硝は鹹寒にして能く耎《ぜん》堅潤燥し、甘草は和平にて其の中を和す。燥・実・堅の三証全き者は、用う可し。故に調胃承気湯と曰う（《保命集》）。

朱氏曰く、「転薬孰れが緊し」と問う。答えて曰く、「大承気は最も緊し。小承気は、之に次ぐ。調胃承気は又之に次ぐ。大茈胡は又之に次ぐ。仲景の治法、熱積を蕩滌するは湯を用い、円子薬を用いざるは、知らざる可からざるなり」と。

柯氏曰く、煎法は更に妙義有り。大承気は水一斗を用い、朴、枳を煮て五升を取り、滓を去り、大黄を内れ、再び煮て二升を取り、芒硝を内るは、何ぞや。蓋し、生なる者は気鋭くして先行し、熟なる者は気純にして和緩なり。仲景、芒硝をして先ず燥屎を化せしめ、大黄継いで地道を通じ、而る後に枳、朴は其の痞満を除く。小承気の若きは、三味を以て同じく煎じて次第を分けず。同じく一の大黄にして煎法同じならず。此れ、仲景の微しく和す（208）の意を見る可きなり。

【語釈】　○承順：相手の意志・命令に従って、従順にする。　○舒順：舒は、のびる。順は、したがう。　○蕩滌：除き去る。　○耎：やわらかい。軟に同じ。　○転：めぐる。うつす。ころがす。

【通釈】　案じるに、調胃承気湯の条文では、「これをもって胃気を調える（207）」と言う。本湯を一たび投与した後は、胃気が従順になる。そこで、「承気」と名づける。

成氏は言う。承は、順うことである。傷寒に罹患し、邪が胃に入る場合は、胃の中の気は欝滞し、糟粕は秘結し、塞がって実となる。これは、正気が舒びて順うことができなくなる。塞がって通利せず、閉じて通じない場合は、湯液を用いて除き去り、塞るものを通利し、閉じるものを通じると、正気はこれによって舒びて順う。ここをもって承気でこれを名づける。

劉氏（完素）は言う。大承気湯は、厚朴は苦温で痞を去り、枳実は苦寒で満を泄し、芒硝は味鹹でよく堅いものを軟らげ、大黄は味苦寒でよく実を泄する。痞・満・燥・実の四証が完全である場合は、用いるべきである。そこで、大承気湯と言う。小承気湯は、大黄は味苦寒で実を泄し、厚朴は味苦温で痞を去り、痞・実の二つが完全である場合は、用いるべきである。そこで、小承気湯と言う。調胃承気湯は、大黄は苦寒で実を泄し、芒硝は鹹寒でよく堅いものを軟らげて燥を潤し、甘草は和平でその中を調和する。燥・実・堅の三証が完全である場合は、用いるべきである。そこで、調胃承気湯と言う（《保命集》）。

朱氏は言う。「大便を転じる薬は、どれが強力であろうか」と質問した。これに答え、「大承気湯が最も強力である。小承気湯は、これに次ぐ。調胃承気湯はまたこれに次ぐ。大柴胡湯はまたこれに次ぐ。仲景の治法は、熱積を除き去るのに湯液を用い、丸剤を用いないのは、知らないでいてはならない」と言った。

柯氏は言う。煎じる方法は更に妙義がある。大承気湯は水一斗を用い、厚朴、枳実を煮て五升を取り、滓を除き、大黄を入れ、再び煮て二升を取り、芒硝を入れるのは、どうしてであろうか。思うに、生のものは気が鋭くて先行し、熟したものは気が純《やわら》いで緩和である。仲景は、芒硝で先ず燥屎を除き、大黄は継いで地道を通じ、その後に枳実と厚朴はその痞満を除く。小承気湯のようなものは、三味を同じく煎じて順序を区別しない。同じく一つの大黄であるが、煎じる方法は同じでない。このように、仲景が微かに調和する（208）意を見るべきである。

【本文】　小承気湯方

大黄（四両。〇《不可下篇》は「酒もて洗う」の二字有り。宜しく補うべし。蓋し、本経に大黄を用うるは、皆酒もて洗う。猶甘草は炙用するの例のごとし。若し無き者は、脱文に係る。説は附録に詳らかにす）　厚朴（二両、炙り、皮を去る）　枳実（三枚、大なる者、炙る）

右三味、水四升を以て、煮て一升二合を取り、滓を去り、分かち温め二服す。初め湯を服して当に更衣すべし。爾らざる者は、尽く之を飲む。若し更衣する者は、之を服すること勿かれ。

【通釈】　小承気湯方

大黄（四両。〇《不可下篇》では、「酒で洗う」の二字がある。補うべきである。蓋し、本経に大黄を用いる場合は、皆酒で洗う。丁度甘草は炙用する例のようなものである。もし「酒で洗う」の二字がない場合は、脱文に係わる。説は、附録に詳らかにする）　厚朴（二両、あぶり、皮を除く）　枳実（三枚、大きなもの、あぶる）

右の三味に水四升を用い、煮て一升二合を取り、滓を除き、二回に分けて温めて服用する。初め湯液を服用すると、排便するはずである。そうでない場合は、尽くこれを飲む。もし排便する場合は、これを服用してはならない。

【本文】　小承気なる者は、即ち大承気に対して言う。猶大小の青龍、大小の茈胡の例のごとし。此の方、大承気湯に於いて芒硝を去りて枳、朴を減ず。蓋し、病に軽重、緩急有り、薬に大小、緊慢有り、以て太過不及の失無からしむ。噫《ああ》、仲景法を創り方を立つるの精義は神に入る。

方氏曰く、更衣は古人大便を致すの恭なり。

劉茝庭曰く、案ずるに、後世承気を妙用する者は、呉又可に如《し》くは莫し。然して其れ云う、「逐邪に注意し、結糞に拘ること勿かれ」と。此の言一たび出づるに自り、往往にして下すこと早きの誤り有り。呉氏又云う、「三承気の功用は、彷彿として弁析を欠く」と。又云う、「功效は倶に大黄に在り、余は皆標を治するの品なり」と。此れ、制立の旨を知らざる者に似たり。然して処に臨むの際は、最も発明する所多し。

【語釈】　〇恭：うやうやしくする。　〇彷彿：ぼんやりかすんで見えるさま。

〇弁析：道理にかなうかどうかをはっきりさせる。

【通釈】　小承気湯は、大承気湯に対して言う。丁度大小の青龍湯、大小の柴胡湯の例のようなものである。この処方は、大承気湯において芒硝を除き、枳実と厚朴を減量する。思うに、病には軽重と緩急があり、薬には大小と緊慢があるので、これによって太過や不及の失態がないようにする。噫《ああ》、仲景が法を創り、方を立てる精義は、神に入っている。

方氏は云う。更衣は、古人が大便をすることを恭しく言う言葉である。

劉茝庭は言う。案じるに、後世に承気湯を巧妙に使用する者は、呉又可に及ぶものがない。しかし、彼は、「邪を逐うことに注意し、秘結した糞便に拘ってはならない」と言う。この言葉が一たび出てからは、往々にして攻下が早すぎる誤りがある。呉氏は、また、「三承気湯の効能は、彷彿として明快な解析を欠いている」と言う。また、「効能はともに大黄にあり、その他は皆標を治療する品である」と言う。これは、創制と立方の旨を知らない者のようである。しかし、処方に臨む際は、最も発明する所が多い。

【解説】　本条文は、大小の承気湯の証候と治療法について論述している。

陽明病に罹患し、邪熱が実して結び、経隧を阻んで留めると、脈は遅で実大になり、これを按じると有力になる。汗が出る症状は太陽病にあるが、悪寒がしない症状は太陽病にない。身が疼み、体が痛む症状は太陽病にあるが、身体が重だるくなる症状は太陽病にない。邪熱が中焦に実すると、腹満し、身体が重だるくなる。腹部が脹満し、胃の中が脹満すると、息切れがして喘が出現する。日晡の潮熱は、純ら裏証を見わしている。即ち、本証は外証が解されようとし、胃実証が形成されようとする状態にある。本証の治療は裏を攻めるべきであるが、治療を始める場合は手足から濈然として汗が出るのを待つべきである。手足より濈然として汗が出るのは、胃実証の徴候の一つであり、掌の中心に汗が湿ることを言う。熱が盛んになり、陽が亢ぶり、汗が四肢の末端に迫ると、津液が内に亡われ、大便が乾いて硬くなるので、胃実証が完成される。そこで、大承気湯を用いて蕩熱滌実する。

大承気湯は、大黄、厚朴、枳実、芒硝の四味からなる処方である。方中の厚朴は苦温で痞を除き、枳実は苦寒で泄満し、芒硝は味鹹で軟堅し、大黄は味苦寒で泄実する。即ち、痞・満・燥・実の四証が備わる場合は、本方を使用する。

もし汗は多く出るが、同時に微かな発熱と悪寒を帯びる場合は、邪はなお表にある。また、発熱するが、潮熱でない場合は、胃熱は完全に実していないので、軽々しく承気湯を与えるべきでない。本証の治療は、先ず外より解すべきである。

もし腹部が大いに脹満して通じなくなる場合は、胃家は既に悶えて塞がっているので、外はまだ解されていなくても、小承気湯を用いて微かに胃気を調和する。小承気湯は和胃の品であり、大いに下す峻剤ではない。「大いに泄下するに至らしむること勿かれ」は、本証に大承気湯を用いると瀉下が甚だしくなるので、これを慎むことを言う。

小承気湯は、大黄、厚朴、枳実の三味からなる処方である。方中の大黄は味苦寒で泄実し、厚朴は味苦温で痞を除き、枳実は苦寒で泄満する。即ち、痞・実の二証が備わる場合は、本方を使用する。

【原文】　陽明病、潮熱、大便微鞕者、可与大承気湯。不鞕者、不可与之。若不大便六七日、恐有燥屎。欲知之法、少与小承気湯、湯入腹中、転失気者、此有燥屎也。乃可攻之。若不転失気者、此但初頭鞕、後必溏。不可攻之。攻之必腹脹満不能食也。欲飲水者、与水則噦。其後発熱者、必大便復鞕而少也。以小承気湯和之。不転失気者、慎不可攻也。(209)

【本文】　陽明病、潮熱し、大便微しく鞕き者は、大承気湯を与う可し。鞕からざる者は、之を与う可からず。若し大便せざること六七日なれば、恐らくは燥屎有らん。之を知らんと欲するの法は、少しく小承気湯を与え、湯腹中に入り、転失気する者は、此れ燥屎有るなり。乃ち之を攻む可し。若し転失気せざる者は、此れ但だ初頭鞕く、後必ず溏す。之を攻む可からず。之を攻むれば必ず腹脹満し食すること能わざるなり。水を飲まんと欲する者に、水を与うれば則ち噦す。其の後発熱する者は、必ず大便復た鞕くして少なきなり。小承気湯を以て之を和す。転失気せざる者は、慎んで攻む可からざるなり（旧本は「脹満」の上に「腹」の字無し。今《千金翼》に因りて補い訂す）。

【語釈】　○「脹満」の上：《傷寒論疏義》では「上」の字を「下」の字に作るので、訂正する。

【通釈】　陽明病に罹患し、潮熱し、大便が微かに硬くなる場合は、大承気湯を与えるべきである。硬くない場合は、これを与えるべきでない。もし大便をしなくなって六七日になる場合は、恐らくは燥屎がある。これを知ろうとする方法は、少量の小承気湯を与え、湯液が腹の中に入り、転失気する場合は、これは燥屎がある。即ち、これを攻めるべきである。もし転失気しない場合は、これはただ初頭が硬いが、後は必ず溏泄する。これを攻めるべきでない。これを攻めると、必ず腹部は脹満し、食事を摂取することができなくなる。水を飲みたくなる者に水を与える場合は、吃逆が出現する。その後に発熱する場合は、必ず大便がまた硬くなって少なくなる。小承気湯を用いてこれを調和する。転失気しない場合は、慎んで攻めるべきでない（旧本では、「脹満」の上に「腹」の字がない。今《千金翼》によって補って訂正する）。

【本文】　此れ、上文を承けて、再び承気を用うるの法を申し明かす。当に裁ちて五段に為して之を看るべし（黄氏の説なり）。「陽明病、潮熱し」より「之を与う可からず」に至りては是れ一截なり。上文（208）に「大便已に鞕し」と云い、又「腹大いに満ちて通ぜず」と云う。故に茲に大便微しく鞕しと雖も、亦下す可き者有るを論ずるなり。「陽明病、潮熱す」と言えば、其の脈必ず実大有力なり。是れ胃熱已に実するの候と為す。特に大いに満ちて通ぜざるは下す可きのみならず、但だ大便微しく鞕きを得るも、便ち大承気湯を与えて之を攻む可し。程氏曰く、「「微しく鞕し」は、大満痛に対して言う。満痛已に自覚し、但だ微にして大ならざるを得るのみ」と。若し鞕からざる者は、胃未だ実を成さず、潮熱有りと雖も、亦未だ之を攻む可からざるなり。「若し大便せざること」より「乃ち之を攻む可し」に至りては是れ一截なり。潮熱と言えば、脈は模糊有るを見わさず。豈特に大便微しく鞕きは用う可からざるや。大便せざること六七日と雖も、亦須く斟酌すべし。故に燥屎を知らんとするの法有り。「大便せざること六七日なれば、恐らくは燥屎有らん」と言えば、当に先ず小承気湯を与えて之を探るべし。若し燥屎有れば、小承気の薬勢緩し。況や少しく之を与うれば、宣泄すること能わず、必ず転気下に失するをや。此れ、燥屎有りと為す。乃ち、之を攻む可きこと疑い無し（中西子文曰く、「少しく与うれば、則ち六七合は猶多しと為すのみ」と）。転失気は、即ち動転失泄の気を謂う。秦氏の「必ず転失臭気を以て糞定めて硬しと為す」と曰う是れなり。案ずるに、《内経》に「咳して失気す」と云い、又「気と咳とを倶に失す」と云い、又《霍乱篇》に「大便するに似たらんと欲して反って失気し、仍お利せざる者は、此れ陽明に属するなり（384）」と云うは、並びに本条の義なり。夫れ《厥陰篇》の所謂「転気下りて少腹に趣く（358）」の若きは、乃ち自利せんと欲するの候なり。唯だ腹中滚《こん》鳴して失気無きのみ。故に此れとは自ら異なる。或るひと謂う、「「失」の字は当に「矢」に作るべし。伝写誤りを致す。矢と屎は古字通用す」と。攷うるに、《脈経》は「失」の字無く、「転気」に作る。《玉函》は「転矢気」に作る。蓋し、此の説の原づく所なり。

而して却って穿鑿に失す（案ずるに、「転」の字は内に在るの辞、「失」の字は外に在るの義なり。故に《平脈》は「腸鳴りて転ず。転ずれば即ち気動く（65）」と云い、《金匱》の気分証は「腹満、腸鳴相い逐い、気膀胱に転ず」、又「大気一転して、其の気乃ち散ず。実すれば則ち失気し、虚すれば則ち遺溺す」と云う。此れ、失気と遺溺は相い対す。腹中声を為すの謂いに非ざること知る可し）。「若し転失気せざる者」より「水を与うれば則ち噦す」に至りては是れ一截なり。胃虚するは攻む可からずの義を論ず。「若し転失気せず」と言うは、是れ胃中に燥屎無く、但だ腸間燥き枯る。故に初頭鞕く、後必ず溏す。之を攻むれば則ち苦寒胃を傷り、必ず腹脹満し、食すること能わざるを致すなり。燥くが故に水を飲まんと欲し、虚するが故に水を与うれば則ち噦す。「其の後発熱す」より「小承気湯を以て之を和す」に至りては是れ一截なり。発熱は、即ち潮熱なり。《玉函》に「潮熱を発す」に作るは以て徴す可し。若し其の後却って潮熱を発すれば、則ち是れ虚変じて実を為し、寒転じて熱を為す。胃燥き熱聚まれば、必ず大便復た鞕くして少なきなり。然して遂に是れ攻めて後なるが故に敢えて大承気を用いず、小承気を以て之を和す。「転失気せざる者」の二句は、前の戒めを重ねて申し、以て丁寧を致すの意なり。

周氏曰く、其の後の発熱は、是れ必ず日晡の時に作る。此れも又未だ尽きざるの邪復た結びて鞕し。但だ既に之を攻めての後に結ぶ所は多からず。只小承気湯もて之を和すれば足れり。

程氏（知）曰く、上条（208）は「外解せんと欲すれば攻む可し」と曰い、「外未だ解せざれば、未だ承気を与う可からず」と曰い、「小承気を与えて微しく胃気を和す可し。大いに泄下せしむること勿かれ」と曰う。此の条は、「与う可し」と曰い、「与う可からず」と曰い、「乃ち之を攻む可し。之を攻む可からず」と曰い、「少し小承気を与う」と曰い、「小承気を以て之を和す。慎んで攻む可からず」と曰うは、多少商量し慎重なるの意なり。

尤氏曰く、蓋し大承気は下薬の峻剤と為す。仲景人は当に下すべからずして誤下し、或は当に下すべしと雖も、下に過ぐるを恐る。故に反覆して弁論すること此くの如くにして又之を申して「転失気せざる者は、慎んで攻む可からざるなり」と曰う。嗚呼、仁人の心は至れりと謂う可し。

松陵徐氏曰く、「若し大便せざること六七日云々」は、此れ薬を以て之を探る。又一法なり。「水を飲まんと欲する者は、水を与うれば則ち噦す」は、寒熱相い争えば則ち噦するなり。末の句は、又再び前の戒めを申す。聖人の下を慎むこと此くの如し。

【語釈】　○大便微しく鞕し：一説に「微しく」の字は衍文であるとする。柯韻伯の《傷寒来蘇集》では、「陽明病、大便硬き者は、大承気湯を与う可し」に作る。浅田宗伯は《傷寒論識》の中で「微は、丁度漸く微かになるようなものである」とし、「大便は次第に微かに（少なく）なって硬くなる」と解釈する。　○《内経》：《素問・咳論》を参照。　○滚：水がわきたつ。　○《金匱》：《金匱要略・水気病脈証并治第十四》の第30条を参照。

【通釈】　これは、上文を承けて、再び承気湯を用いる方法を述べて明らかにする。五つの段落に分けてこれを看るべきである（黄氏の説である）。

「陽明病に罹患し、潮熱し」より「これを与えるべきでない」に至っては、一つの段落である。上文（208）では「大便が既に硬い」と言い、また「腹が大いに脹満して通じなくなる」と言う。そこで、ここに大便が微かに硬いが、また下すべきである場合があることを論じている。「陽明病で、潮熱する」と言えば、その脈は必ず実大で有力である。これは、胃熱が既に実している証候である。特に大いに脹満して通じなくなる場合は下すべきであるだけではなく、ただ大便が微かに硬くなる場合も大承気湯を与えてこれを攻めるべきである。程氏は、「「微かに硬い」は、大満痛に対して言う。満痛を既に自覚するが、ただ微かであり大でないのを得るだけである」と言う。もし硬くない場合は、胃はいまだ実を形成せず、潮熱はあるが、またいまだこれを攻めるべきでない。

「もし大便をしなくなって」より「即ち、これを攻めるべきである」に至っては、一つの段落である。潮熱と言えば、脈は模糊としていない。どうして特に大便が微かに硬い場合は、大承気湯を用いるべきでないだけであろうか。大便をしなくなって六七日であるが、また斟酌すべである。そこで、燥屎を知ろうとする方法がある。「大便をしなくなって六七日であれば、恐らくは燥屎がある」と言えば、先ず小承気湯を与えてこれを探るべきである。もし燥屎がある場合は、小承気湯の薬勢は緩い。ましてや少しこれを与える場合は宣泄することができず、必ず転気が下に失われるのはなおさらである。これは、燥屎がある。即ち、これを攻めるべきであるのは疑いがない（中西子文は、「少し与える場合は、六七合はなお多い」と言う）。転失気は、動いて転じ失われて泄れる気のことを言う。秦氏が「必ず臭いがする転失気をもって糞は定めて硬いとする」と言うのがこれである。案じるに、《内経》では「咳をして放屁する」と言い、また「気と咳がともに失われる」と言い、また《霍乱篇》に「大便しそうになるが反って失気し、なお下痢しない場合は、病が陽明に転属している（384）」と言うのは、並びに本条の義である。そもそも《厥陰篇》のいわゆる「転気が下って少腹に趨く（358）」のようなものは、自利しようとする証候であり、ただ腹の中が水が沸き立つように鳴って失気がないだけである。そこで、これとは自ら異なる。ある人は、「「失」の字は、「矢」の字に作るべきである。伝写の誤りである。矢と屎は、古字は通用する」と言う。考えるに、《脈経》では「失」の字がなく、「転気」に作る。《玉函》では「転矢気」に作る。思うに、この説が基づく所である。しかし、反って穿鑿し過ぎる（案じるに、「転」の字は内にある辞であり、「失」の字は外にある義である。そこで、《平脈法》では「腸が鳴って気が転じる。転じると、気が動く（65）」と言い、《金匱要略》の気分証では「腹満し、腸鳴が相互に逐い、気が膀胱に転じる」、また「大気が一転すると、その気は散じる。実する場合は失気し、虚す場合は遺尿する」と言う。このように失気と遺尿は相互に対応する。腹の中で声を生じることを言うのではないことを知るべきである）。

「もし転失気しない場合」より「水を与える場合は、噦が出現する」に至っては、一つの段落である。胃が虚す場合は、攻めるべきでない義を論じている。「もし転失気しない」と言う場合は、胃の中に燥屎がなく、ただ腸間が燥いて枯れる。そこで、大便の初頭は硬いが、後は必ず溏泄する。これを攻める場合は、苦寒の品が胃を傷り、必ず腹部は脹満し、食事を摂取することができなくなる。燥いているので水を飲みたくなり、虚しているので水を与える場合は噦が出現する。

「その後発熱する」より「小承気湯をもってこれを調和する」に至っては、一つの段落である。発熱は、潮熱である。《玉函》に「潮熱を発する」に作るのは、証拠とすべきである。もしその後に反って潮熱を発生する場合は、虚が変化して実となり、寒が転化して熱となる。胃が燥き熱が集まれば、必ず大便はまた硬く少なくなる。そして遂に攻めた後であるので、敢えて大承気湯を用いず、小承気湯を用いてこれを調和する。

「転失気しない場合」の二句は、前の戒めを重ねて述べ、これによって丁寧にする意である。

周氏は言う。その後の発熱は、必ず日晡の時に作る。これもまたいまだ尽きていない邪がまた結んで硬くなる。ただ、既にこれを攻めた後では、結ぶ所は多くない。ただ、小承気湯を用いてこれを調和すれば充分である。

程氏（知）は言う。上条（208）は「外が解されようとすれば、攻めるべきである」と言い、「外がまだ解されていなければ、まだ承気湯を与えるべきでない」と言い、「小承気湯を与えて微かに胃気を調和すべきである。大いに泄瀉をさせてはならない」と言う。この条は、「与えるべきである」と言い、「与えるべきでない」と言い、「即ち、これを攻めるべきである。これを攻めるべきでない」と言い、「少し小承気湯を与える」と言い、「小承気湯をもってこれを調和する。慎んで攻めるべきでない」と言うのは、多少を推し量り慎重になる意である。

尤氏は言う。思うに、大承気湯は、下薬の峻剤である。仲景は、人が攻下すべきでないが誤下し、あるいは攻下すべきであるが、攻下し過ぎることを恐れる。そこで、反覆して弁論するのはこのようであり、またこれを述べて「転失気しない場合は、慎んで攻めるべきでない」と言う。ああ、仁人の心は至れり尽せりと言うべきである。

松陵徐氏は言う。「もし大便をしなくなって六七日云々」は、これは薬をもってこれを探ることである。また、一つの方法である。「水を飲みたくなる場合は、水を与えると噦が出現する」は、寒熱が相互に争う場合は、噦が出現することである。末の句は、また再び前の戒めを述べる。聖人の下法を慎むのはこのようなものである。

【解説】　本条文は、第208条を承けて、大小の承気湯を使用する方法について論述している。

本節は、五つの段落に分けて看るべきである。「陽明病、潮熱し」より「之を与う可からず」までは、一つの段落である。陽明病で潮熱が出現する場合は、胃熱が既に実しているので、脈は実大有力になる。第208条に言う「大便已に鞕し」、「腹大いに満ちて通ぜず」は、これを攻下すべきであることを指摘する。一方、本条文に言う「大便微しく鞕し」は、また大承気湯を与えて攻下すべき可能性があることを指摘する。即ち、「微しく鞕し」は、大満痛に対して言い、既に満痛を自覚するが、満痛は大ではなく、微かであることを言う。もし大便が硬くない場合は、胃はいまだ実を形成していないので、潮熱はあるが、これを攻下すべきでない。

「若し大便せざること六七日」より「乃ち之を攻む可し」までは、一つの段落である。潮熱が出現する場合は、脈は実大有力であって、模糊とした脈ではない。大便をしなくなって六七日が経過する場合は、先ず常用量の六合よりも少量の小承気湯を与えて燥屎の有無を検討する。もし燥屎がある場合は、小承気湯の薬勢は緩やかであるので、燥屎を宣泄することはできないが、転失気が出現する。転失気は、動いて転じ失なわれて泄れる気、即ち放屁である。即ち、転失気が出現する場合は、燥屎があるので、これを攻下すべきである。

「若し転失気せざる者」より「水を与うれば則ち噦す」までは、一つの段落である。少量の小承気湯を与えた後、転失気が出現しない場合は、胃の中に燥屎がなく、ただ腸間が燥いて枯れた状態にある。そこで、大便の初頭は硬いが、後は必ず下痢になる。もし本証を攻める場合は、苦寒の品が胃を傷り、胃が虚すので、腹部は脹満し、食事を摂取できなくなる。本証では、腸間が燥いているので、水を飲むが、胃が虚しているので、水を与えると噦が出現する。

「其の後発熱する者」より「小承気湯を以て之を和す」までは、一つの段落である。発熱は、潮熱のことである。即ち、大承気湯を用いて攻下した後、反って潮熱が発生する場合は、虚が実になり、寒が熱になり、胃が燥き、熱が集まるので、大便はまた硬くて少なくなる。本証は既に攻下した後であるので、大承気湯は使用せず、小承気湯を用いてこれを調和する。

「転失気せざる者は、慎んで之を攻む可からざるなり」の二句は、前の戒めを重ねて述べ、転失気が出現しない場合は、燥屎は形成されていないので、大承気湯を使用すべきでない点を再度指摘する。

【本文】　以上の三章、承気湯の証治を論ず。
【通釈】　以上の三章は、承気湯の証候と治療法を論じている。

【原文】　夫実則讝語、虚則鄭声。鄭声者、重語也。（210-1）
【本文】　夫れ実すれば則ち讝語し、虚すれば則ち鄭声す。鄭声なる者は、重語なり（夫は音扶。重は直龍の翻）。
【通釈】　そもそも実する場合は譫語が出現し、虚す場合は鄭声が出現する。鄭声は、言葉を重ねることである（夫は音が扶である。重は直龍の翻である）。
【本文】　此れより下の数条は、并びに讝語の諸証を論じ、斯に其の端を発し、以て讝語も亦承気の一証と為すを明かすなり。実は、邪を以て言う。虚は、正を以て言う。讝は、《脈経》《千金翼》は「譫」に作る。古字は通用す。讝語なる者は、讝妄の語なり。言を乱し倫無く、数数端を更《か》え、其の声は高く朗らかに、邪気実するを謂うなり。鄭声なる者は、鄭重の声なり。諄諄として重複し、説いて過ぎて又説い、其の声は微かにして短く、正気虚するを言うなり（《脈要精微論》に「言いて微に、終日乃ち復た言う者は、此れ気を奪うなり」と。志聰は本条を引きて注を為す）。「鄭声なる者は、重語なり」は、即ち仲景自註の文なり。案ずるに、顔師古注の《漢書・王莽《もう》伝》に曰く、「鄭重は、猶言うこと頻りに煩するがごときなり」と。《広韻》に云う、「鄭重は、慇懃《いんぎん》の意なり」と。乃ち、是れ此の義なり。或は謂いて鄭衛の声と為し、或は読みて重濁の重と為す者は、並びに誤りなり。

銭氏（聞礼）曰く、仲景云う、「実すれば則ち讝語し、虚すれば則ち鄭声す」と。鄭は重ぬるなり。重語なり。世多くは別かたず。須く外証と脈とを用いて之を別かつべし。若し大小便利し、手足冷え、脈微細の者は、必ず鄭声なり。大便秘し、小便赤く、手足温かく、脈洪数の者は、必ず讝語なり。此れ相い参じえ然る後に薬を用うれば、万全なり。

樓氏（英）曰く、蓋し神有余なれば則ち機変を能くして語を乱し数数端を更え、神不足すれば則ち機変無くして只一声を守るなり。

隠庵張氏曰く、愚案ずるに、此れ自り以下の凡そ十二節は皆讝語を論じ、倶に以下は止《ただ》讝語を言いて鄭声を言わず。当に鄭声は即ち讝語の重複なるを知るべきなり。若し虚に因りて讝語を致す者は、即ち鄭声なり。

【語釈】　○讝妄：譫は、言葉が多い。うわごと。妄は、みだり。でたらめ。すじが通らない。　○鄭重：ねんごろ。ていねい。　○諄諄：丁寧に教えるさま。諄は、ねんごろ。　○慇懃：ねんごろ。ていねい。　○機変：臨機応変の処置。

【通釈】　これより下の数条は、並びに譫語の諸々の証を論じ、ここにその端緒を発し、これによって譫語もまた承気の一証であることを明らかにする。実は、邪気をもって言う。虚は、正気をもって言う。讝は、《脈経》《千金翼》では「譫」に作る。古字は通用する。譫語は、讝妄の言葉である。言葉を乱し、秩序がなく、屡々端緒を換え、その声は高く朗らかであり、邪気が実していることを言う。鄭声は、鄭重の声である。諄諄として丁寧に言葉を重複し、言葉を言って終わり、また言い、その声は微かで短く、正気が虚すことを言う。《素問・脈要精微論》では「言うが微かであり、一日中また言う場合は、これは気を奪っている」とある。張志聰は本条文を引用して注釈する）。「鄭声は、重語である」は、仲景が自ら注釈した文章である。案じるに、顔師古注の《漢書・王莽《もう》伝》では、「鄭重は、丁度言葉は頻りに言って心煩するようなものである」と言う。《広韻》では、「鄭重は、慇懃《いんぎん》の意である」と言う。即ち、これがこの義である。あるいは鄭衛の声と言い、あるいは重濁の重と読むのは、並びに誤りである。

銭氏（聞礼）は言う。仲景は、「実する場合は譫語が出現し、虚す場合は鄭声が出現する」と言う。鄭は重ねることである。言葉を重ねることである。世間では多くは区別しない。外証と脈を用いてこれを区別すべきである。もし大小便が通利し、手足が冷え、脈が微細である場合は、必ず鄭声である。大便が秘結し、小便が赤く、手足が温かく、脈が洪数である場合は、必ず譫語である。このように相互に合参し、その後に薬を用いれば、万全である。

楼氏（英）は言う。思うに、神が有余である場合は、よく臨機応変して言葉を乱し、屡々端緒を換え、神が不足する場合は、臨機応変がなく、ただ一声を守る。

隠庵張氏は言う。私が案じるに、これより以下のおよそ十二節は皆譫語を論じ、ともに以下はただ譫語を言って鄭声を言わない。鄭声は譫語の重複であることを知るべきである。もし虚によって譫語を引き起こす場合は、鄭声である。

【解説】　本条文は、譫語と鄭声の区別について論述している。

実は邪気をもって言い、虚は正気をもって言う。譫語は讝妄の言葉であり、言葉を乱し、秩序がなく、屡々端緒を換え、その声は高く朗らかであり、邪気が実していることを言う。鄭声は鄭重の声であり、丁寧に言葉を重複し、言葉を言い終わってまた言い、その声は微かで短く、正気が虚すことを言う。「鄭声なる者は、重語なり」は、仲景自注の文である。即ち、邪気が実する場合は譫語が出現し、正気が虚す場合は鄭声が出現する。鄭声は、譫語が重複することであり、虚によって引き起こされる譫語である。

【原文】　直視讝語、喘満者死。下利者亦死。(210-2)

【本文】　直視し、讝語し、喘満する者は死す。下利する者も亦死す。

【通釈】　両目は直視し、譫語が出現し、更に喘が出現し胸部が脹満する場合は、死亡する。下痢する場合もまた死亡する。

【本文】　此れ、讝語の死証を論ず。直視は、即ち目を瞠《みは》るなり。精は目に灌《そそ》がず、目系急して転ぜざるなり。夫れ讝語は、当に死証無かるべし。若し直視し讝語する者は、邪勝つなり。而して喘満は気上に脱すと為し、下利は気下に脱すと為す。故に皆死を主る。設し讝語し、内結し、下は清水を旁流する者は、又死証と誤認す可からざるなり。

成氏曰く、直視なる者は、物を視て目精転動せざる者是れなり。若し目睛転ずる者は、直視に非ざるなり。

程氏曰く、直視し、讝語するは、尚死証に非ず。即ち、微喘を帯ぶるも亦「脈弦の者は生く」の一条（212）有り。唯だ喘満を兼ね、下利を兼ぬれば、則ち真気脱して回り難し。

【語釈】　○目睛：眼球。成無己の《傷寒明理論》では、「目精」に作る。

【通釈】　これは、譫語の死証を論じている。直視は、目を見張ることである。精が目に灌《そそ》がず、目系が拘急して回転しなくなる。そもそも譫語は、死証がないはずである。もし直視し、譫語する場合は、邪が勝つ。そして喘満は気が上に脱するからであり、下痢は気が下に脱するからである。そこで、皆死を主る。もし譫語し、内結し、下は清水を旁流する場合は、また死証と誤認すべきでない。

成氏は言う。直視は、物を視て眼球が回転しない場合がこれである。もし眼球が回転する場合は、直視でない。

程氏は言う。直視し、譫語するのは、なお死証でない。即ち、微かな喘を帯びる場合もまた「脈が弦の場合は生きる」の一条（212）がある。ただ、喘満を兼ね、下痢を兼ねる場合は、真気が脱出して回復し難くなる。

【解説】　本条文は、譫語の死証について論述している。

直視は、目を見張ることを言う。精が目に注がれなくなると、目系が拘急して回転できなくなるので、直視が出現する。一般に譫語が出現する場合は、死証はない。ただ、邪気が勝ち、気が上に脱出すると喘満が出現し、気が下に脱出すると下痢が出現する。そこで、直視し、譫語し、喘満し、あるいは下痢する場合は、いずれも死を主る。

【原文】　発汗多、若重発汗者、亡其陽、讝語。脈短者死。脈自和者不死。（211）

【本文】　汗を発すること多く、若し重ねて汗を発する者は、其の陽を亡い、讝語す。脈短の者は死す。脈自ら和する者は死せず。

【通釈】　発汗が過多になり、もし重ねて発汗する場合は、その陽を亡い、譫語が出現する。脈が短である場合は、死亡する。脈が自ら調和する場合は、死亡しない。

【本文】　此れ、過汗にて亡陽し、陽明に転属して讝語するを論ず。上条の讝語は、特に其の証を掲ぐ。故に此れ併せて其の脈を弁ずるなり。言うは、太陽病、汗を発すること過多なるは、陽明に転属す。又重ねて其の汗を発し、汗多く、陽を亡い、胃中燥き実して讝語す。柯氏曰く、「亡陽は即ち津液越出するの互辞なり」と。讝語する者は、脈当に洪大有力を自ら和すと為すべし。「自ら和す」の字は「短」の字に対して言い、脈と病と相い背かざるの意なり。是れ病は甚だしと雖も、死せず。若し讝語し、脈短の者は、邪熱盛んに、正気衰うと為す。所以に死を主る。

程氏曰く、讝語を弁ずる者は、尤も宜しく其の脈を弁ずべし。「自ら和す」の字は、「短」の字に対して言う。猶未だ陽明の長大脈を失せざるなり。

【語釈】　亡陽：一説に、心の陰陽気血を失うことを指すとする。陳修園の《傷寒論浅注》では、「亡陽して譫語する場合がある。汗は心の液であり、心は陽中の太陽である。発汗が多くなる場合は、心の液が虚す。もし重ねて発汗する場合は、心の液は陰であり、陰が内に虚す場合は、心は亡陽を主り、附く所がなく、遂に外に亡われる。其の陽を亡う場合は、神気もまた昏んで譫語する」とある。

【通釈】　これは、過汗で亡陽し、病が陽明に転属して譫語する場合を論じている。上条の譫語は、特にその証を掲げている。そこで、これは、併せてその脈を弁別する。ここで言う内容は、太陽病に罹患し、発汗が過多になると、病は陽明に転属する。また、重ねてその汗を発し、汗が多くなり、陽を亡うと、胃の中が燥き、実して譫語が出現する。柯氏は、「亡陽は、津液が越えて出ることの互辞である」と言う。譫語する場合は、脈が洪大で有力であるのを自ら調和する脈とすべきである。「自ら調和する」の字は「短」の字に対して言い、脈と病が相互に背かない意である。これは、病は甚だしいが、死亡しない。もし譫語し、脈が短である場合は、邪熱は盛んになり、正気は衰える。そこで、死を主る。

程氏は言う。譫語を弁別する場合は、尤もその脈を弁別すべきである。「自ら調和する」の字は、「短」の字に対して言う。なおいまだ陽明の長大脈を失っていない。

【解説】　本条文は、発汗が過多になって亡陽し、病が陽明に転属して譫語する病証について論述している。

太陽病に発汗過多を来すと、病は陽明に転属する。また、重ねて発汗すると、汗が多くなって亡陽し、胃の中が燥いて実するので、譫語が出現する。亡陽は、津液が越えて外に出ることを言う。譫語し、脈が洪大で有力である場合は、病と脈が相互に背いていないので、病は甚だしいが、死亡しない。一方、譫語し、脈が短である場合は、邪熱が盛んになり、正気が衰えているので、死亡する。

【原文】　傷寒若吐、若下後不解、不大便五六日、上至十余日、日晡所発潮熱、不悪寒、独語如見鬼状。若劇者、発則不識人、循衣摸牀、惕而不安、微喘直視。脈弦者生、濇者死。微者、但発熱讝語、大承気湯主之。若一服利、則止後服。(212)

【本文】　傷寒、若しくは吐し、若しくは下して後、解せず、大便せざること五六日、上十余日に至り、日晡所潮熱を発し、悪寒せず、独語して鬼状を見わすが如し。若し劇しき者は、発すれば則ち人を識らず、循衣摸牀、惕して安からず、微喘直視す。脈弦の者は生き、濇の者は死す。微の者、但だ発熱讝語するは、大承気湯之を主る。若し一服にて利せば、則ち後服を止む（所と許は通ず。循は詳遵の翻、摩《さす》るなり。摸は末各の翻。惕は他歴の翻。〇旧本に「但だ発熱讝語す」の下に「者」の字有るは非なり。今《脈経》《千金翼》に據りて削り正す）。

【通釈】　傷寒に罹患し、あるいは吐かせ、あるいは下した後、病は解されず、大便をしなくなって五六日が経過し、上は十数日に至り、日晡所に潮熱を発生し、悪寒はなく、独り言を言って鬼が見われたようになった。もし病状が劇しい場合は、発病すると人を識別できず、衣類の縁を撫でたり布団をさすったりし、恐れおののいて不安になり、微かな喘が出現して直視する。脈が弦である場合は生きるが、濇である場合は死ぬ。病状が微かである場合に、ただ発熱し譫語すれば、大承気湯がこれを主る。もし一服で大便が通利する場合は、その後の服用を停止する（所と許は通じる。循は詳遵の翻であり、摩《さす》ることである。摸は末各の翻である。惕は他歴の翻である。〇旧本に「ただ発熱し譫語する」の下に「者」の字があるのは、誤りである。今《脈経》《千金翼》によって削って訂正する）。

【本文】　此の条、讝語の勢い重き者を挙げて言う。傷寒は、当に其の汗を発すべし。而るに反って誤吐し、誤下すれば、外邪内陥して解せず、大便せざること五六日、且つ十余日の久しきに至れば、則ち是れ邪熱の内結已に深し。《玉篇》に「晡は、日に申を加うるなり」と。日晡は、乃ち申酉の間、陽明旺ずるの時なり。《礼・檀弓疏》に「所は、是れ不定の名なり」と。胃中燥き実す。故に其の旺ずる時に至りて潮熱を発するは、已に下す可しの候と為す。況や悪寒せざれば、即ち表証罷むをや。独語なる者は、即ち譫語なり。鬼状を見わすが如きは、邪熱熾盛し、正気昏迷して妄りに看て妄りに聞くなり。「大承気湯之を主る」は、此れを一段落と為す。以下は其の証に就いて劇易を別かつ。劇しき者は、甚だしきなり。若し病の甚だしき者は、其の発作の時、則ち邪熱肆虐《しぎゃく》し、心識昏迷し、人を識らざらしむ。循衣摸牀なる者は、両手措くこと無く、空を撮《つか》むの状なり。皆邪熱偏勝し、神志倶に専らして守を失するが故なり。惕して安からざるは、胃熱膈に冲《と》び、心神之が為に寧からざるなり。微喘直視は、呼吸短促、目睛転ぜず。胃熱し津涸る。是れ病勢最も劇しくして正も亦虚す。蓋し、又大承気湯を以て之を主り、敢えて虚を畏れて以て病を養わざるなり。然して已に危極まる。故に其の死生の機は、須く脈候に於いて之を決すべし。脈弦は、則ち迢迢《ちょう》として長く、其の胃気尚在るを知るなり。故に生く可し。濇は、則ち陰絶し已に涸《こ》竭を成すを以ての故に「死す」と云う。若し其の熱邪微かにして未だ劇しきに至らざる者は、但だ潮熱を発し、譫語するのみ。然して已に潮熱し譫語すれば、則ち陽明内実と為すを失せず。所以に前方之を主るなり。一服にして利すれば、後服を止むる者は、蓋し大承気は峻剤と為せばなり。若し利して邪去れば、復た服す可からず。恐らく下多ければ、則ち再び津液を傷り、元気を損壊するなり。故に微劇を論ずること無く、必ず之を禁ず。乃ち、戒め慎むの詞なり。案ずるに、本条の三証は並びに大承気の主治する所なり。殊に条末に於いて方名を掲ぐる者は、文を省けばなり。前の注家は悟らず、但だ発熱し譫語するの一証を以て本方の主治と為すは、経旨と左《もと》る。

趙氏曰く、此の段、当に分けて三截と作して看るべし。「傷寒云々」自り「鬼状を見わすが如し」に止まるは、上の一截と為す。是れ潮熱、譫語、悪寒せず、大便せずを将《もっ》て、対《なら》べて現証と為す。下文は又分けて一截と作し、以て劇しき者、微の者の殊なりを弁ず。「微の者、但だ発熱し、譫語す」の「但だ」の字の義為る、発熱、譫語の外は別に他証無きを以てす。

柯氏曰く、目直視し、人を識らず、循衣摸牀等の証は是れ日晡の発熱の事なり。発熱せざれば、自ら安し。

【語釈】　○肆虐：わがままで、人をしいたげる。　○冲：跳ぶ。飛び上がる。
○迢迢：はるかなさま。遠いさま。

【通釈】　この条文は、譫語の勢いが重い場合を挙げて言う。傷寒は、その汗を発すべきである。ところが、反って誤吐し、誤下すると、外邪が内陥して病は解されず、大便をしなくなって五六日、かつ十数日の久しい間に至る場合は、邪熱の内結は既に深い。《玉篇》では「晡は、日に申を加える」とある。日晡は、申と酉の間であり、陽明が旺んになる時である。《礼記・檀弓疏》に「所は、不定の名である」とある。胃の中が燥いて実する。そこで、それが旺んになる時に至って潮熱を発生するのは、既に下すべき証候である。ましてや悪寒がしなければ、表証が罷むのはなおさらである。独語は、譫語である。鬼の性状を見わすようになるのは、邪熱が旺盛になり、正気が昏迷し、妄りに看て妄りに聞くことである。「大承気湯がこれを主る」は、これを一つの段落とする。以下は、その証について劇しい場合と容易な場合を区別する。「劇しい」は、甚だしいことである。もし病が甚だしい場合は、それが発作する時は、邪熱が虐《しいた》げ、意識が昏迷し、人を識別させなくする。循衣摸牀は、両手を措くことがなく、空を撮《つか》む状態である。皆邪熱が偏勝し、神と志がともに気ままになって守られなくなるからである。「惕して安からず」は、胃熱が膈に突き上げ、心神がこのために寧らかではなくなることである。微喘し直視するのは、呼吸は短かく促くなり、眼球は回転しないことである。胃が熱して津液が涸れる。これは、病勢が最も劇しく、正気がまた虚している。思うに、また大承気湯をもってこれを主り、敢えて虚を畏れて病を養わない。しかし、既に危険な状態は極まっている。そこで、その生死の機転は、脈候においてこれを決定すべきである。脈が弦であるのは、迢迢として遙かに長いことであり、それに胃気がなおあることが解る。そこで、生きることができる。脈が濇であるのは、陰が途絶え、既に涸れて尽き果てているので、「死亡する」と言う。もしその熱邪が微かであり、いまだ劇しい状態に至らない場合は、ただ潮熱を発生し、譫語するだけである。そして既に潮熱し譫語する場合は、陽明の内実は間違いがない。そこで、前方がこれを主る。一服して下痢する場合に、その後の服用を停止するのは、思うに大承気湯は峻剤であるからである。もし下痢して邪が去る場合は、また服用すべきでない。恐らく下痢が多い場合は、再び津液を傷り、元気を損壊する。そこで、微かである場合と劇しい場合を論じることなく、必ずこれを禁じる。即ち、戒め慎む詞である。案じるに、本条の三証は、並びに大承気湯が主治する所である。殊に条文の末において方名を掲げるのは、文を省くからである。前の注釈家は悟らず、ただ発熱し譫語する一証をもって本方の主治とするのは、経旨と悖る。

趙氏は言う。この段落は、分けて三つの段落にして看るべきである。「傷寒云々」より「鬼の性状を見わすようである」に止まっては、上の一つの段落である。これは、潮熱、譫語、悪寒しない、大便しないなどの症状をもって、並べて現在の証とする。下の文章は、また分けて一つの段落にし、これによって劇しい場合と微かな場合の異同を弁別する。「微かな場合は、ただ発熱し、譫語する」の「但だ」の字の義と言うものは、発熱と譫語の外は別に他の証がないことを指摘する。

柯氏は言う。目は直視し、人を識別せず、循衣摸牀するなどの証は、日晡に発熱する時のことである。発熱しなければ、自ら安らかである。

【解説】　本条文は、譫語の重症例の証候と治療法について論述している。

傷寒は発汗すべきであるが、反って誤吐し、誤下すると、外邪が内陥するので、病は解されなくなる。邪熱の内結が既に深くなると、大便をしなくなって五六日になり、かつ十数日の久しい間に至る。日晡は、申と酉の間であり、陽明が旺んになる時である。所は、一定しないことを言う。胃の中が燥いて実し、陽明が旺んになる時に潮熱を発生するのは、攻下すべき証候であり、表証は罷んでいるので、悪寒はしない。独語は、譫語である。「鬼状を見わすが如し」は、邪熱が旺盛になり、正気が昏迷し、妄りに看て妄りに聞くことを言う。本証の治療は、大承気湯がこれを主る。

「劇しき者」は、病が甚だしいことを言う。即ち、病が甚だしくなり、発作が発生する場合は、邪熱が痛めつけ、意識が昏迷するので、人を識別できなくなる。循衣摸牀は、両手を措くことがなく、空を撮むことを言う。邪熱が偏勝し、神志が守られなくなると、循衣摸牀が発生する。胃熱が膈に突き上げ、心神が寧らかではなくなると、恐れ戦いて不安になる。胃が熱し、津液が涸れると、呼吸は短く促くなって微喘が出現し、眼球は回転せずに直視する。本証は、病勢が最も劇しく、正気が虚した状態にある。そこで、治療はまた大承気湯がこれを主り、虚を畏れて病を養うことはしない。ただ、危険な状態が極まっているので、生死の機転は脈候において決定する。脈が弦であるのは、迢迢として遙かに長いことであり、胃気がなおあるので、生きることができる。脈が濇であるのは、陰が途絶え、既に枯れ果てているので、死亡する。

もし熱邪が微かであり、いまだ劇しくならず、ただ潮熱を発生し、譫語する場合は、陽明の内が実しているので、大承気湯がこれを主る。

もし大承気湯を一服して下痢する場合は、大承気湯は攻下の峻剤であるので、その後の服用を停止する。

【原文】　陽明病、其人多汗、以津液外出、胃中燥、大便必鞕。鞕則讝語。小承気湯主之。若一服讝語止者、更無復服。(213)
【本文】　陽明病、其の人汗多く、津液外に出で、胃中燥くを以て、大便必ず鞕し。鞕ければ則ち讝語す。小承気湯之を主る。若し一服にて讝語止む者は、更に復た服すること無かれ。
【通釈】　陽明病に罹患し、その人は汗が多くなり、津液が外に出て、胃の中が燥くので、大便は必ず硬くなる。硬くなる場合は、譫語が出現する。小承気湯がこれを主る。もし一服で譫語が停止する場合は、更にまた服用してはいけない。
【本文】　以下の二章、并びに小承気湯証なり。陽明病、濈濈として自汗するは、是れ其の常なり。今其の人汗多きは又汗家に属し、則ち津液外出するを以て、因りて胃燥く。胃燥けば、則ち大便必ず鞕し。鞕ければ、則ち邪熱結実し、神昏み、気乱る。所以に讝語す。然して此の燥結は日少なく、大満大実に非ず、且つ汗多く津耗るを以て、敢えて峻下せず。故に小承気湯を与えて以て其の胃気を和す。「一服して讝語止む」は、則ち「大便利す」の互辞なり。若し過服すれば、恐らくは再び津液を傷るなり。
松陵徐氏曰く、讝語は便鞕きに由る。便鞕きは胃燥くに由る。胃燥き汗出づるは津液少なきに由る。層層として相い因る。病情顕著なり。
劉茝庭曰く、是の証津液傷を受け、是れ調胃の宜しき所に似たり。然して汗多きは本陽明の固有する所なれば、則ち其れ実満有り、蓋し之を言外に寓する者のみ。
【語釈】　○層層：いくえにも重なるさま。
【通釈】　以下の二章は、並びに小承気湯証である。陽明病に罹患し、濈濈として絶え間なく自汗が出るのは、その常である。今その人に汗が多いのはまた汗家に属し、津液が外出するので、これによって胃が燥く。胃が燥く場合は、大便が必ず硬くなる。硬くなる場合は、邪熱が結実し、精神が昏み、気が乱れる。そこで、譫語する。そしてこの燥結は日が少なく、大満大実ではなく、かつ汗が多くなって津液が耗っているので、敢えて峻下しない。そこで、小承気湯を与えてその胃気を調和する。「一服で譫語が止む」は、「大便が通利する」の互辞である。もし過服する場合は、恐らくは再び津液を傷る。

松陵徐氏は言う。譫語は、大便が硬いことによる。大便が硬いのは、胃が燥くことによる。胃が燥き、汗が出るのは、津液が少ないことによる。幾重にも重なって相互に原因となる。そこで、病状は顕著である。

劉茝庭は言う。この証は、津液が損傷を受けているので、調胃承気湯が好ましい所であるようである。しかし、汗が多いのは本来陽明に固有の所であるので、それには実満があり、思うにこれを言外に寓する場合である。

【解説】　本条文は、小承気湯証の証候と病因について論述している。

陽明病に罹患し、濈濈として絶え間なく汗が出るのは、その常である。汗が多くなり、津液が外出すると、胃が燥く。胃が燥くと、大便は必ず硬くなる。大便が硬くなると、邪熱が結実し、精神が昏み、気が乱れるので、譫語する。本証は、燥結する日が少なく、大満大実ではなく、汗が多くなって津液が消耗した状態にある。そこで、大承気湯を用いて峻下せず、小承気湯を用いて胃気を調和する。「一服にて譫語止む」は、「大便利す」の互辞である。もし過服する場合は、恐らくは再び津液を傷るので、譫語が停止した後は、更に小承気湯を服用すべきでない。

【原文】　陽明病、譫語、発潮熱、脈滑而疾者、小承気湯主之。因与承気湯一升、腹中転気者、更服一升。若不転気者、勿更与之。明日又不大便、脈反微濇者、裏虚也。為難治。不可更与承気湯也。(214)

【本文】　陽明病、譫語し、潮熱を発し、脈滑にして疾の者は、小承気湯之を主る。因りて承気湯一升を与え、腹中転気する者は、更に一升を服す。若し転気せざる者は、更に之を与うること勿かれ。明日又大便せず、脈反って微濇の者、裏虚するなり。治し難しと為す。更に承気湯を与う可からざるなり（濇は音色）。

【通釈】　陽明病に罹患し、譫語し、潮熱を発生し、脈が滑で疾になる場合は、小承気湯がこれを主る。これによって小承気湯一升を与え、腹の中で気が転じる場合は、更に一升を服用する。もし気が転じない場合は、更にこれを与えるべきでない。明日また大便をせず、脈が反って微濇になる場合は、裏が虚している。治療は困難である。更に小承気湯を与えるべきでない（濇は音が色である）。

【本文】　陽明病、譫語し、潮熱し、胃実すれば、宜しく攻下すべきこと知る可し。但だ之を診るに、其の脈滑疾なるは、仍お大いに攻下するに宜しからざるなり。大承気湯の条（208）に「脈遅」と云い、此に「滑にして疾」と云うは、是れ両つながら相い対待するの詞なり。蓋し、脈遅なるは胃実已に成り、応に攻むべしの候と為す。而るに今乃ち滑疾なるは、猶是れ数を帯び、熱は裏に盛んと雖も、胃実未だ成さずと為す。故に小承気湯もて熱を清して津を調えれば、以て病を已《い》やすに足る。因りて与うるに一升許りを以てし、湯腹中に入りて果たして転失気すれば、則ち腸中に燥屎有るを知る。剤小にして未だ遽かに下すこと能わざるに因りて、転じ下す所の者は、但だ屎の気のみ。斯に一升を再服して以て之を促す可く、自ら下る可きなり。若し転失気せざれば、其の虚実は未だ探り易からず、更に与え服すること無かれ。明日を俟ち、仍お大便せず、其の脈を診るに、仍お滑疾なれば、則ち更に之を服す。今脈反って滑疾を変じて微濇と為せば、此れ裏虚し、気無くして承け送ること能わず、熱実有りと雖も、之を攻む可からず。故に「治し難し」と云う。案ずるに、経文の腹中転気は、成氏の注に據れば、意は乃ち湯腹中に入り転失気するの略語にして上章を承けて文を省くなり。且つ《脈経》に「転失気」に作り、《玉函》に「転矢気」に作るは、並びに徴す可し。終に厥陰の転気（358）と同じく看るを得ざるなり。

程氏曰く、滑疾は陽盛んなるの診と雖も、然れども流利定まらず、終に未だ実を着けず。主るに小承気湯を以てするは、尚試法の列に在り。果たして転失気すれば、則ち腸中に結屎有るを知る。剤小にして未だ遽かに下さざるに因りて、下す所の者は屎の気のみ。更に服して以て之を促すを妨げず。

令韶張氏曰く、明日大便せずして脈反って微濇の者は、邪熱実して正気虚す。微は気虚すと為し、濇は血無しと為す。此れ、胃気裏に虚せば、熱実有りと雖も、之を攻む可からず。故に治し難しと為す。

汪氏曰く、大抵此の条の病は但だ「治し難し」と云うも、其れ不治の証に非ざること明らかなり。如し用薬を欲すれば、還た補瀉兼施の剤に宜し。

【語釈】　○対待：対立。　○成氏の注：成無己の《注解傷寒論》では、「湯が腹の中に入って転失気する場合は、中に燥屎がある。更に小承気湯一升を与えてこれを除くべきである」とある。

【通釈】　陽明病に罹患し、譫語し、潮熱し、胃が実する場合は、攻下すべきであることを知るべきである。ただ、これを診るに、その脈が滑疾である場合は、なお大いに攻下するのは好ましくない。大承気湯の条文（208）に「脈は遅」と言い、ここに「滑で疾」と言うのは、ともに相互に対立する詞である。思うに、脈が遅であるのは、胃実証が既に完成し、攻めるべき証候である。ところが、今滑疾であるのは、なお数を帯びており、熱は裏に盛んであるが、胃実証はいまだ完成されていない。そこで、小承気湯を用いて熱を清して津液を調えれば、病を癒すのに充分である。これによって与えるに一升ばかりを用い、湯液が腹の中に入り、果たして転失気する場合は、腸の中に燥屎があることが解る。剤は小であっていまだ遽かに下すことができないので、転じて下す所のものは、ただ燥屎の気だけである。ここに一升を再服してこれを促すべきであり、そうすれば自ら下るはずである。もし転失気しない場合は、その虚実はいまだ容易に探れないので、更に与えて服用させはならない。明日を待ち、なお大便をせず、その脈を診るに、なお滑疾である場合は、更にこれを服用する。今脈が反って滑疾を変化させて微濇となる場合は、裏が虚し、気がなくなり、承けて送ることができないので、熱実証はあるが、これを攻めるべきでない。そこで、「治療し難い」と言う。案じるに、経文の腹中転気は、成氏の注釈によれば、意は湯液が腹の中に入り転失気する略語であり、上章（209）を承けて文を省いている。かつ《脈経》では「転失気」に作り、《玉函》では「転矢気」に作るのは、並びに証拠とすべきである。遂に厥陰の転気（358）と同じく看ることはできない。

程氏は言う。滑疾は陽が盛んであることを診断するが、しかし流利は定まらず、遂にいまだ実証を着けていない。主るに小承気湯を用いるのは、なお試みる方法の列にある。果たして転失気する場合は、腸の中に結屎があることが解る。剤は小であっていまだ遽かに下さないので、下す所の者は燥屎の気だけである。更に服用し、これによってこれを促すことを妨げない。

令韶張氏は言う。明日大便をせず、脈が反って微濇である場合は、邪熱が実して正気が虚している。微は気が虚すからであり、濇は血がないからである。これは、胃気が裏に虚しているので、熱実証はあるが、これを攻めるべきでない。そこで、治療は困難になる。

汪氏は言う。大抵、この条文の病はただ「治療は困難である」と言うが、それが不治の証でないのは明らかである。もし薬を用いたい場合は、また補瀉兼施の方剤を用いるのがよい。

【解説】　本条文は、小承気湯の証候と禁忌について論述している。

陽明病に罹患し、譫語し、潮熱し、胃が実する場合は、攻下すべきである。

もし脈が遅である場合は、胃実証が既に完成しているので、大承気湯を用いて大いに攻下する。一方、脈が滑疾である場合は、熱は裏に盛んであるが、胃実証はいまだ完成されていないので、小承気湯を与えて清熱し津液を調える。小承気湯一升を与え、湯液が腹の中に入り、転失気が出現する場合は、腸の中に燥屎がある。小承気湯は、剤が小で燥屎を遽かに下すことができない。そこで、下す所のものは、燥屎の気だけである。腹の中に転失気が出現する場合は、更に小承気湯一升を服用してこれを攻下する。もし転失気が出現しない場合は、虚実を測ることができないので、更に小承気湯を服用すべきでない。明日を待ち、なお大便をせず、脈がなお滑疾である場合は、更に小承気湯を服用する。一方、脈が滑疾から反って微濇になる場合は、裏が虚して気がなくなっているので、熱実証はあるが、小承気湯を与えてこれを攻めるべきでない。そこで、「治し難し」と言う。

【原文】　陽明病、讝語、有潮熱、反不能食者、胃中必有燥屎五六枚也。若能食者、但鞕耳。宜大承気湯下之。(215)

【本文】　陽明病、讝語し、潮熱有り、反って食すること能わざる者は、胃中に必ず燥屎五六枚有るなり。若し能く食する者は、但だ鞕きのみ。宜しく大承気湯にて之を下すべし。

【通釈】　陽明病に罹患し、譫語し、潮熱があり、反って食事を摂取できなくなる場合は、胃の中に必ず燥屎が五六枚ある。もしよく食事を摂取できる場合は、ただ硬いだけである。大承気湯を用いてこれを下すべきである。

【本文】　此れ、上文の潮熱、讝語を承けて、能く食すと食すること能わずとを以て、燥結の微甚を弁ずるなり。陽明病にして讝語し、潮熱するは、邪胃に実して下証已に具わるなり。惟だ実の微甚に従りて攻めの軽重有り。故に下文に之を別かつ。「反って」の字は、「能く食す」に対して言う。必ずしも深く講ぜず。却って繫てば、蓋し既に食すること能わざれば、則ち腸胃填《てん》実す。故に燥屎五六枚有るが故を知るなり。若し能く食すれば、則ち未だ燥結有らず、但だ是れ硬き大便のみ。案ずるに、能く食する者は、此れ小承気、調胃承気の主る所なり。宜しく証に臨みて酌量すべし。「宜しく大承気湯にて之を下すべし」の七字は、当に「必ず燥屎五六枚有るなり」の下に移して看るべし。乃ち、倒装法なり。前の注家、或は以て錯誤と為し、或は二証を併せて大承気の主る所と謂うは、即ち乖る。或るひと問う、「燥屎は当に腹中に在るべし。今「胃中」と云うは、何ぞや」と。曰く、「此れ、猶熱膀胱に結び（106）、脾家実す（278）の類のごときなり。徐大椿曰く、「胃と言えば、則ち腸は已に該ぬ」と。魏氏曰く、「胃中に必ず燥屎五六枚有り、胃の底、腸の間を阻み塞ぐ」と。二説は、之を得」と。

松陵徐氏曰く、能く食すは、真に食せんと欲するに非ず。粥飲するに過ぎず。猶口に入るがごときのみ。食すること能わざるは、則ち穀気は全く腸胃に近づかず、実し極まるが故なり。

秦氏曰く、反って食すること能わずは、此れ腸胃の中填実し、納穀の余地無し。即ち、大実大満の互詞なり。故に其れ「必ず燥屎五六枚有り、宜しく大承気湯にて之を主るべし」と断ず。若し能く食する者は、但だ硬く、大便未だ必ずしも乾結せし燥屎有らざれば、未だ大承気湯を用う可からず。

周氏曰く、案ずるに、大承気湯は宜しく単に燥屎五六枚を承けて来るべし。何となれば、食すること能わざるに至れば、患いを為すこと已に深し。故に宜しく大いに下すべし。若し能く食すれば、但だ鞕しは、未だ燥屎五六枚の口気を必せず。原是れ説を帯ぶるは、只小承気湯にて可なるに宜しきのみ。

【語釈】　○填：うずめる。ふさぐ。　○口気：言いぶり。　○必：きっと果たす。必ずそうなる。

【通釈】　これは、上文の潮熱と譫語を承けて、食事を摂取できる場合と食事を摂取できない場合をもって、燥結の微甚を弁別する。陽明病に罹患し、譫語し、潮熱する場合は、邪が胃に実して下す証が既に具わっている。ただ、実証の微甚によって攻下に軽重がある。そこで、下文にこれを区別する。「反って」の字は、「よく食する」に対して言う。必ずしも深く考えない。反って穿って見ると、思うに既に食事を摂取できない場合は、胃腸が埋まって実している。そこで、燥屎が五六枚ある理由が解る。もし食事を摂取できる場合は、いまだ燥結はなく、ただ硬い大便だけである。案じるに、食事を摂取できる場合は、小承気湯や調胃承気湯が主る所である。証に臨んで酌量すべきである。「大承気湯を用いてこれを下すべきである」の七字は、「必ず燥屎が五六枚ある」の下に移して看るべきである。即ち、倒装法である。前の注釈家は、あるいは誤りとし、あるいは二つの証を併せて大承気湯が主る所であると言うのは、悖る。ある人が質問し、「燥屎は、腹の中にあるはずである。今「胃の中」と言うのは、どうしてであろうか」と言った。これに答え、「これは、丁度熱が膀胱に結び（106）、脾家が実する（278）類のようなものである。徐大椿は、

「胃と言えば、腸は既に兼ねている」と言う。魏氏は、「胃の中に必ず燥屎が五六枚あり、胃の底や腸の間を阻んで塞ぐ」と言う。二つの説は、要領を得ている」と言った。

松陵徐氏は言う。食事を摂取できるのは、真に食事を摂取しようとするのでない。粥を飲もうとするに過ぎない。丁度口に入るようなものである。食事を摂取できなくなるのは、穀気が全く腸胃に近づかず、実して極まるからである。

秦氏は言う。反って食事を摂取できなくなる場合は、胃腸の中が埋まって実し、穀物を納れる余地がない。即ち、大実大満の互詞である。そこで、それは「必ず燥屎が五六枚あるので、大承気湯を用いてこれを主るべきである」と断定する。もし食事を摂取できる場合は、ただ硬いだけであり、大便はいまだ必ずしも乾いて結んだ燥屎がないので、いまだ大承気湯を用いるべきでない。

周氏は言う。案じるに、大承気湯は単に燥屎五六枚を承けて来ているはずである。その理由を言えば、食事を摂取できなくなるに至っては、患いを生じることが既に深い。そこで、大いに下すべきである。もし食事を摂取できる場合にただ硬くなるのは、いまだ燥屎が五六枚あると必ずしも言うのでない。元々これが帯びている説は、ただ小承気湯で可能であるだけである。

【解説】　本条文は、第214条の潮熱と譫語を承けて、燥結の微甚を弁別する症状について論述している。

陽明病に罹患し、譫語し、潮熱する場合は、邪が胃に実しているので、下すべき証は既に具わっている。ただ、実証には微甚があり、攻下には軽重がある。そこで、食事を摂取できる場合と食事を摂取できない場合で燥結の微甚を弁別する。「反って」の字は、「能く食す」に対して言う。既に食事を摂取できない場合は、胃腸が埋まって実しているので、燥屎が五六枚ある。もし食事を摂取できる場合は、いまだ燥結はなく、ただ硬い大便があるだけである。本証の治療は、小承気湯や調胃承気湯を斟酌して使用すべきである。「宜しく大承気湯にて之を下すべし」の七字は、「必ず燥屎五六枚有るなり」の下にあるはずである。即ち、一つの句を文章の最後に配列する倒装法である。

【原文】　陽明病、下血讝語者、此為熱入血室。但頭汗出者、刺期門、随其実而寫之。濈然汗出則愈。(216)

【本文】　陽明病、下血、讝語する者は、此れ熱血室に入ると為す。但だ頭汗出づる者は、期門を刺し、其の実するに随って之を寫す。濈然として汗出づれば則ち愈ゆ。

【通釈】　陽明病に罹患し、下血し、譫語する場合は、これは熱が血室に入るからである。ただ、頭汗が出る場合は、期門を針刺し、それが実しているのに随ってこれを瀉す。濈然として絶え間なく汗が出る場合は、病は治癒する。

【本文】　此れ、婦人の陽明病、熱血室に入るの証を論ず。蓋し、上文の讝語に因りて之に及ぶなり。陽明病、下血、讝語する者は、此れ胃実し熱結び、血に迫って下に奪い、血室随って空に、邪因りて乗じ入る。故に頗る経水適ま来り（143、145）、適ま断つ（144）の証と同じならず。汪氏は「仲景「下血」と云えば、乃ち経水交錯妄行するは、又問わずして自ら明らかなり。但だ頭汗出づる者は、瘀熱裏に在り、外越するを得ずして上を蒸すが故なり」と曰い、張令韶は「夫れ血は即ち汗、汗は即ち血なり。血下に失い、汗自ら周り遍くすること能わず。故に但だ頭汗出づ」と曰うは、亦通ず。此れ、熱血室に入り、下血讝語すれば、必ず等有るの胃実と治を同じくするを得ず。故に当に服薬するの外に兼ねて期門を刺し、以て其の実を泄すれば、則ち邪熱潰散し、正気振るいて発し、濈濈然として汗出でて解す。此の段、方を処せず。蓋し、亦茈胡の宜しき所なり。然して既に陽明と云えば、則ち必ず実満有り、少しく下すの例に従うを妨げざるなり。案ずるに、此の条の証は、旧注に或は以て男女倶に有るの証と為す。蓋し、《太陽篇》の中の熱入血室の三証は並びに「婦人」の字を冠するも、此の条に却って之無きは、乃ち其の説の由りて起こる所なり。然して血室は即ち子宮なり。詳らかに《太陽下篇》に見われ（143）、且つ《金匱・雑病篇》に已に此の条有り、《脈経》の婦人証の中に亦之を載《しる》せば、則ち其れ婦人の病と為して男子の病に非ざるは、較然として疑い無し。

郭氏曰く、此れ是れ婦人の証なり。

銭氏（聞礼）曰く、陽明頭汗、譫し、下血し、看病幾日ぞ。過経未だし。先ず期門を刺し、続いて之を下す。蓋し、内熱し燥屎有りと為す（《傷寒百問歌》）

【語釈】　○潰散：軍がくずれ敗れてちりちりになる。　○《金匱・雑病篇》：《金匱要略・婦人雑病脈証并治第二十二》の第4条を参照。　○較然：はっきりしているさま。

【通釈】　これは、婦人の陽明病で熱が血室に入る証を論じている。思うに、上文の譫語によってこれに及んでいる。陽明病に罹患し、下血し、譫語する場合は、胃が実し、熱が結び、血に迫って下に奪い、血室がこれによって空になり、邪がこれによって乗じて入る。そこで、頗る経水が偶々到来し（143、145）、偶々断絶する（144）の証とは同じでない。汪氏は「仲景が「下血」と言えば、経水が交錯して妄行するのは、また質問しないが自ら明らかである。ただ、頭汗が出る場合は、瘀熱が裏にあり、外に越えることができずに上を熏蒸するからである」と言い、張令韶は「そもそも血は汗であり、汗は血である。血が下に失われ、汗が自ら周ることができなくなる。そこで、ただ頭汗が出る」と言うのもまた通じる。これは熱が血室に入り、下血し譫語するので、必ず等差のある胃実証とは治療が同じでない。そこで、服薬する外に兼ねて期門を刺し、これによってその実を泄する場合は、邪熱は潰散し、正気は振るって発するので、濈濈然として絶え間なく汗が出て解される。この段落は、処方をしていない。思うに、また小柴胡湯が好ましい所である。そして既に陽明と言う場合は、必ず実満があるので、少々下す例に従うことを妨げない。案じるに、この条文の証は、旧注では、あるいは男女にともにある証とする。思うに、《太陽篇》の中の熱入血室の三証は、並びに「婦人」の字を冠しているが、この条文に反ってこれがないのは、その説が由来する所である。しかし、血室は子宮である。詳らかに《太陽下篇》に見われ（143）、かつ《金匱要略・雑病篇》に既にこの条文があり、《脈経》の婦人の証の中にもまたこれを記載するので、それが婦人の病であって男子の病でないのは、明らかで疑いがない。

郭氏は言う。これは、婦人の証である。

銭氏（聞礼）は言う。陽明病に罹患し、頭汗が出て、譫語し、下血し、看病するのは何日であろうか。まだ過経していない。先ず期門を刺し、続いてこれを下す。思うに、内が熱して燥屎がある（《傷寒百問歌》）

【解説】　本条文は、婦人の陽明熱入血室証について論述している。

陽明病に罹患し、胃が実して熱が結び、血に迫って下に奪い、血室が空虚になり、邪がこれに乗じて侵入すると、下血、即ち不正性器出血が出現し、譫語する。瘀熱が裏に停滞し、外に越えることができず、上に熏蒸すると、ただ頭汗が出る。本証の治療は、服薬する外に兼ねて期門を刺し、その実を泄すると、邪熱は解散し、正気は振るって発するので、濈濈然として絶え間なく汗が出て、病は解される。

【原文】　汗出讝語者、以有燥屎在胃中、此為風也。須下者、過経乃可下之。下之若早、語言必乱。以表虚裏実故也。下之愈。宜大承気湯。(217)

【本文】　汗出で讝語する者は、燥屎胃中に在るを以て、此れを風と為すなり。須く下すべき者は、過経すれば乃ち之を下す可し。之を下すこと若し早ければ、語言必ず乱る。表虚し裏実するを以ての故なり。之を下せば愈ゆ。大承気湯に宜し。

【通釈】　汗が出て、譫語する場合は、燥屎が胃の中にあるので、また太陽の中風がある。裏実証は下すべきであるが、表証が既に止めばこれを下すべきである。これを下すのがもし早い場合は、言語は必ず乱れる。これは、表が虚して裏が実するからである。単純な裏実証では、これを下すと治癒する。大承気湯を用いるのがよい。

【本文】　此れ、下すこと早きに因りて讝語を致すを論ずるなり。言うは、汗出で、而る後に讝語する者は、太陽の邪陽明に転属する者に係る。乃ち、邪熱搏ちて実し、燥屎胃中に結ぶを以ての故なり。陽明病は、法汗多し（196）。然して本証初めて汗出づるは、恐らくは風寒の邪表に在りて未だ罷まず。故に「此れを風と為すなり」と曰う。《脈経》《千金翼》は「汗出づ」の下に「而して」の字有れば、即ち其れ太陽自りするを知るなり。此れ、宜しく下すべき者と雖も、日数過ぐること多く、表邪已に去るを俟ちて当に始めて下を議るべきなり。今乃ち之を下すこと太だ早ければ、則ち外邪内陥し、熱盛んに神昏みて讝語するを致す。語言必ず乱る者は、即ち讝語の注脚にして語を複《かさ》ぬるに非ざるなり。肌表に邪無きは是れ表虚なり。邪熱裏に在るは、是れ裏実なり。表虚なる者は、衰え虚すの虚に非ず。蓋し、邪皆裏に陥るを以て、表空にして邪無く、邪は皆裏に在り。故に之を「表虚し裏実す」と謂うなり。此れ、当に大承気湯を与えて以て燥屎を下し結熱を逐うべし。案ずるに、此の条、解し叵《がた》し。愚姑く曲げて之が釈義を為す。未だ靴を隔てて痒きを掻くを免れず。舒氏曰く、「篇を通じて理に合せず。是れ必ず後人の譌《あやま》りなり」と。是の説理有り。

【語釈】　○釈義：文章の意義を解説する。

【通釈】　これは、下すのが早すぎることによって譫語が引き起こされることを論じている。ここで言う内容は、汗が出て、その後に譫語する場合は、太陽の邪が陽明に転属する場合に係わる。即ち、邪熱が搏って実し、燥屎が胃の中に結ぶからである。陽明病は、道理からすると汗が多い（196）。しかし、本証に初めて汗が出るのは、恐らくは風寒の邪が表にあっていまだ罷んでいない。そこで、「これを風とする」と言う。《脈経》《千金翼》では「汗が出る」の下に「而して」の字があるので、それが太陽より伝わることが解る。これは、下すべきである場合であるが、日数が多く過ぎ、表邪が既に去るのを待って、始めて下法を議るべきである。今これを下すのが甚だ早い場合は、外邪が内陥し、熱が盛んになり、神が昏み、譫語する。「語言必ず乱る」は譫語の脚注であり、言葉を複ねるのではない。肌表に邪がないのが表虚である。邪熱が裏にあるのが裏実である。表虚は、「衰えて虚す」の「虚」ではない。思うに、邪は皆裏に陥るので、表は空になって邪はなく、邪は皆裏にある。そこで、これを「表が虚して裏が実する」と言う。これは、大承気湯を与えて燥屎を下し結熱を逐うべきである。案じるに、この条文は、解釈し難い。私は、姑く曲げてこのように解釈する。いまだ靴を隔てて痒いところを掻くことから免れていない。舒氏は、「篇を通じて道理に合致しない。これは必ず後人の誤りである」と言う。この説は道理がある。

【解説】　本条文は、早期の攻下で引き起こされる譫語について論述している。

風寒の邪が太陽の表にあり、まだ罷んでいない場合は、初めに汗が出る。その後、邪が太陽から陽明に転属し、邪熱が摶って実し、燥屎が胃の中に結ぶと、譫語が出現する。本証の治療は攻下すべきであるが、日数が多く過ぎ、表邪が去るのを待って始めて下法を議るべきである。もしこれを下すのが甚だ早い場合は、外邪が内陥し、熱が盛んになり、神が昏むので、譫語する。「語言必ず乱る」は、譫語の脚注である。「表虚」は、肌表に邪がないことを言う。「裏実」は、邪熱が裏にあることを言う。本証は、邪が皆裏に陥り、表は空になって邪のない状態にある。そこで、「表虚し裏実す」と言う。即ち、本証の治療は、大承気湯を与えて燥屎を下し結熱を逐うべきである。

【原文】　傷寒四五日、脈沈而喘満。沈為在裏。而反発其汗、津液越出、大便為難、表虚裏実。久則讝語。(218)

【本文】　傷寒四五日、脈沈にして喘満す。沈は裏に在りと為す。而るに反って其の汗を発し、津液越出し、大便難きを為し、表虚し裏実す。久しければ則ち讝語す。

【通釈】　傷寒に罹患して四五日が経過し、脈が沈になり、喘が出現して脹満した。脈が沈であるのは、病が裏にある。ところが、反ってその汗を発し、津液が越えて出ると、大便は困難になり、汗が出て表が虚し、大便が困難になって裏が実する。病が久しくなる場合は、譫語する。

【本文】　此れ、誤汗に因りて讝語を致すを論ずるなり。傷寒四五日は、正しく邪熱裏に伝うるの時なり。況や脈沈にして喘満するは裏証已に具わるをや。脈沈は、即ち病裏に在りの診と為す。程氏曰く、「喘して腹満するは、純裏と為す。今の喘満は、此れ上に在るなり。特に脈沈を以て断じて裏に在りと為す」と。若し反って其の汗を発すれば、則ち津液揚《よう》越して外に出づ。是を以て内は燥いて大便難しを為す。《爾雅釈言》に言う、「越は揚《あ》がるなり」と。郭云う、「発揚するを謂う」と。此れ、邪皆表を去りて裏に陥入す。故に又曰く、「表虚し裏実す」と。久しければ則ち屎燥き、胃実し、必ず讝語を発す。

常氏曰く、裏実し、讝語する者は、調胃承気湯なり。

秦氏曰く、仲景方を立てずと雖も、然れども微しく胃気を和すは言内に躍如とす。

隠庵張氏曰く、上の両節を合すれば、同じく是れ表虚し裏実す。一は「過経すれば乃ち下す」と言い、一は「久しければ則ち讝語す」と言う。其の終わりを慮り始めを謀《はか》るの意は、何如《いかん》と為すや。

【語釈】　○喘満：程氏の説は、本証は太陽と陽明の併病であり、喘満の原因の一部は表証によるとする。一方、柯韵伯の《傷寒来蘇集》では、「喘が出現して胸満する場合は、麻黄の証である。そして必ず脈が浮である場合は、病は表にあり、発汗すべきである。今脈が沈であるのは裏にあり、喘満は裏に属している。反ってその表を攻める場合は、表が虚す。そこで、津液が大いに泄れる。喘が出現して脹満する場合は、脹満して実する。これによって陽明に転属するのは、この譫語が由来する所である。少し調胃承気湯を与えるべきである。汗が出るのは表が虚すからである。しかし、この譫語が重くなるのは、ただ裏実にある」とあり、全ては裏証が原因であるとする。　○揚：あげる。さかんにする。　○発揚：暴露する。現れかがやく。　○躍如：おどりあがるさま。勢いのよいさま。　○何如：どんなぐあいか。いかがか。

【通釈】　これは、誤汗によって譫語が引き起こされることを論じている。傷寒に罹患した四五日目は、正しく邪熱が裏に伝わる時である。ましてや脈が沈になり、喘が出現して脹満するのは、裏証が既に具わっているのはなおさらである。脈が沈であるのは、病が裏にあることを診断する。程氏は、「喘が出現して腹満するのは、純ら裏証である。今の喘満は、これは上にある。特に脈が沈であるのをもって断定して裏にあるとする」と言う。もし反ってその汗を発する場合は、津液が盛んに越えて外に出る。ここをもって内は燥いて大便は困難になる。《爾雅釈言》では、「越は、揚《あ》がることである」と言う。郭は、

「暴露することを言う」と言う。これは、邪が皆表を去って裏に陥入する。そこで、また「表が虚して裏が実する」と言う。久しい場合は、屎が燥き、胃が実し、必ず譫語を発生する。

常氏は言う。裏が実し、譫語する場合は、調胃承気湯である。

秦氏は言う。仲景は処方を立てていないが、しかし微かに胃気を調和するのは言葉の内に躍り上がっている。

隠庵張氏は言う。上の二つの節を合わせると、同じくこれは表が虚して裏が実している。一つは「過経する場合は、直ちに下す」と言い、一つは「久しい場合は、譫語する」と言う。その終わりを慮り、始めを謀《はか》る意は、いかがであろうか。

【解説】　本条文は、裏証を誤汗した後に出現する譫語について論述している。

傷寒に罹患した四五日目は、邪熱が裏に伝わる時である。この時期に一致して脈が沈になり、喘満する場合は、裏証が既に備わっている。病が裏にあると、脈は沈になり、喘が出現し、腹満する。もし本証を誤汗する場合は、津液が盛んに越えて外に出る。そこで、内は燥いて大便は困難になる。本証では、邪が表を去って裏に陥入するので、「表虚し裏実す」と言う。病が久しくなると、屎が燥き、胃が実するので、譫語が出現する。

【本文】　以上の十章、讝語し胃実するは承気の証に属するを論ず。

【通釈】　以上の十章は、譫語し胃が実するのは承気の証に属していることを論じている。

【原文】　三陽合病、腹満身重、難以転側、口不仁面垢、讝語遺尿。発汗則讝語甚。下之則額上生汗、手足逆冷。若自汗出者、白虎湯主之。(219)

【本文】　三陽の合病、腹満ち、身重く、以て転側し難く、口不仁し、面垢づき、讝語し、遺尿す。汗を発すれば則ち讝語甚だし。之を下せば則額上に汗を生じ、手足逆冷す。若し自汗出づる者は、白虎湯之を主る（垢は古厚の翻。尿は奴弔の翻。額は五陌の翻。○「讝語」の下の「甚だし」の字は、旧本に無き所なり。今《玉函》に据《よ》りて訂して補う）。

【通釈】　三陽の合病に罹患し、腹部は脹満し、身体は重だるくなり、これによって寝返りがし難くなり、口は麻痺して味が解らなくなり、顔面は垢が付いて汚れ、譫語し、尿失禁が出現した。発汗する場合は、譫語が甚だしくなる。

攻下する場合は、額の上に汗を生じ、手足は逆冷する。もし自汗が出る場合は、白虎湯がこれを主る（垢は古厚の翻である。尿は奴弔の翻である。額は五陌の翻である。〇「譫語」の下の「甚だし」の字は、旧本にない所である。今《玉函》によって訂正して補う）。

【本文】　此れ、三陽の合病にして邪陽明に聚まる者多しと為すを論ず。故に上文の讝語を承けて、以て此に剟《けず》る。三陽の合病なる者は、太陽、少陽、陽明相い合して病を為すなり。腹満なる者は、熱裏に結べばなり。身重き者は、熱邪熾盛なればなり。張令韶曰く、「腹満ち、身重く、以て転側し難きは、宜しく一気に講ずべし。腹満に因りて身重く、故に以て転側し難きを言うなり」と。口不仁の者は、口中和せざるなり。《霊枢経》に曰く、「胃和すれば、則ち口能く五味を知る」と。邪半表半裏に在れば、則ち口苦を為す。今は乃ち胃中に入り、熱邪上を攻む。故に口不仁して知覚無きなり。面垢づく者は、熱邪蒸して越え、陽気面を営せざればなり（朱氏曰く、「其の面、油の類を塗るが如し。《纂》に、「面垢づく者は、陽証なり。一に面塵と名づく。塵埃の面に著くが若し」と云う」と）。熱胃に盛んなれば、則ち讝語す。熱膀胱に迫れば、則ち遺尿す。呉綬曰く、「凡そ遺尿なる者は、小便自ら出でて知らざるなり」と。大抵熱盛んに神昏む者は、治す可きなり。証は三陽に属すと雖も、熱は皆胃中に聚まる。故に当に陽明熱証に従って主治すべきなり。若し汗を発し、偏りて太陽を攻むれば、則ち津液愈々竭きて胃熱愈々深く、必ず讝語益々甚だし。若し攻下し、偏りて陽明を攻むれば、則ち額上に汗を生じ、汗出づるも流れず、手足厥冷し、必ず亡陽の証を成す。此れ、既に汗下に宜しからず、惟だ白虎の一湯を以て大いに胃熱を清し、急いで津液を救えば、斯に可なり。然して当に其の自汗出づる者を審らかにして始めて陽明の的証と為す。若し自汗無く、表猶未だ解せざれば、白虎は更に用い難し。

柯氏曰く、裏熱にして裏実に非ず。故に当に白虎を用うべくして当に承気を用うべからず。此れ、自汗出づるは、内熱甚だしき者の為に言うのみ。「遺尿」の句に接して来る。若し自汗して大煩、大渇の証無く、洪大、浮滑の脈無くんば、当に虚に従いて治すべく、妄りに白虎を用うるを得ず。若し額上汗出で、手足冷ゆる者、煩渇、讝語等の証と洪大の脈とを見わせば、亦白虎湯を用う可し。

銭氏曰く、三陽の合病を以てして見証此くの如きの劇しく、既に少陽并びに受くるの邪有れば、汗下は皆禁ずる所に在り。若し前の三陽の諸証を見わすと雖も、又自汗する者は、太少の邪已に減じ、独り陽明の裏に帰り併さる。篇首の所謂「身熱し、汗自ら出づ（182）」、又所謂「陽明病、法汗多し（196）」なる者是れなり。邪熱裏に在り、既に汗を須いず、又下に堪えず。故に白虎湯を以て之を主る。

【語釈】　○《霊枢経》：出典は、不明。《霊枢・脈度》では、「心和すれば則ち舌能く五味を知る。脾和すれば則ち口能く五穀を知る」とある。　○《纂》：あつめる。書物を編集する。

【通釈】　これは、三陽の合病で邪が陽明に集まるものが多い場合を論じている。そこで、上文の譫語を承けて、ここに削っている。三陽の合病は、太陽、少陽、陽明が相互に合わさって病を生じる。腹満は、熱が裏に結ぶからである。身体が重だるくなるのは、熱邪が旺盛になるからである。張令韶は、「腹満し、身体が重だるく、転側し難くなるのは、一気に講読すべきである。腹満によって身体が重だるくなるので、転側し難くなることを言う」と言う。口が麻痺するのは、口の中が調和しないことである。《霊枢》では、「胃が調和する場合は、口はよく五味を知る」と言う。邪が半表半裏にある場合は、口は苦くなる。今は邪気が胃の中に入り、熱邪が上を攻める。そこで、口は麻痺して知覚がなくなる。顔面に垢が付くのは、熱邪が熏蒸して越え、陽気が顔面を栄養しなくなるからである（朱氏は、「その顔面は、油の類を塗ったようになる。《纂》では、「顔面に垢が付くのは、陽証である。一に面塵と名づける。塵埃が顔面に着くようなものである」と言う」と言う）。熱が胃に盛んになる場合は、譫語する。熱が膀胱に迫る場合は、遺尿する。呉綬は、「およそ遺尿は、小便が自然に出て解らないことである」と言う。大抵、熱が盛んになり神が昏む場合は、治療が可能である。証は三陽に属しているが、熱は皆胃の中に集まる。そこで、陽明熱証に従って主治すべきである。もし発汗し、偏って太陽を攻める場合は、津液が愈々竭き、胃熱が愈々深くなり、必ず譫語が益々甚だしくなる。もし攻下し、偏って陽明を攻める場合は、額上に汗を生じ、汗は出るが流れず、手足が厥冷し、必ず亡陽の証を形成する。これは、既に汗法や下法が好ましくなく、ただ白虎の一湯を用いて大いに胃熱を清し、急いで津液を救う場合は、ここに治癒させることができる。そして自汗が出る場合を審らかにして始めて陽明に的確な証とする。もし自汗がなく、表がなおいまだ解されていない場合は、白虎湯は更に用い難い。

柯氏は言う。裏が熱するが、裏実証ではない。そこで、白虎湯を用いるべきであり、承気湯を用いるべきでない。ここで自汗が出るのは、内熱が甚だしいもののために言うだけであり、「遺尿」の句に接続して来ている。もし自汗が出るが、大煩や大渇の証がなく、洪大や浮滑の脈がなければ、虚に従って治療すべきであり、妄りに白虎湯を用いることはできない。もし額上に汗が出て、手足が冷えるものが煩渇や譫語などの証と洪大の脈とを見わす場合は、また白虎湯を用いるべきである。

銭氏は言う。三陽の合病で見証がこのように劇しく、既に少陽に並びに感受した邪がある場合は、汗法と下法は皆禁じる所にある。もし前の三陽の諸証を見わすが、また自汗が出る場合は、太陽と少陽の邪は既に減少し、独り陽明の裏に帰って併さる。篇首のいわゆる「身熱し、汗が自然に出る（182）」、またいわゆる「陽明病は、道理からすると汗が多い（196）」などがこれである。邪熱が裏にあり、既に汗法を用いず、また下法に堪えられない。そこで、白虎湯を用いてこれを主る。

【解説】　本条文は、三陽の合病に罹患し、邪が主として陽明に集まる証候と治療法について論述している。

三陽の合病は、太陽、少陽、陽明が相互に合わさって発生する病である。熱が裏に結ぶと、腹満が出現する。熱邪が旺盛になると、身体は重だるくなる。腹満が出現し、身体が重だるくなると、転側し難くなる。「口不仁」は、口の中が調和しないことを言う。邪気が胃の中に入り、熱邪が上を攻めると、口は麻痺して知覚がなくなる。熱邪が熏蒸して越え、陽気が顔面を栄養しなくなると、顔面に垢が着く。熱が胃に盛んになると、譫語する。熱が膀胱に迫ると、遺尿、即ち尿失禁が出現する。本証は、三陽の合病に属しているが、邪熱は主として胃の中に集まった状態にあり、胃実証ではないので、陽明熱証に従って主治すべきである。もし誤汗し、偏って太陽を攻める場合は、津液が愈々尽き、胃熱が愈々深くなるので、必ず譫語が甚だしくなる。もし攻下し、偏って陽明を攻める場合は、必ず亡陽の証を形成し、額上に汗を生じ、汗は出るが流れず、手足は逆冷する。即ち、汗法や下法は好ましい治療法ではない。そこで、自汗が出ていることを審らかにする場合は、白虎湯を用いて大いに胃熱を清し、急いで津液を救う。

【原文】　二陽併病、太陽証罷、但発潮熱、手足漐漐汗出、大便難而讝語者、下之則愈。宜大承気湯。（220）

【本文】　二陽の併病、太陽の証罷みて、但だ潮熱を発し、手足漐漐として汗出で、大便難くして讝語する者は、之を下せば則ち愈ゆ。大承気湯に宜し。
【通釈】　二陽の併病に罹患し、太陽の証は罷み、ただ潮熱を発生し、手足から漐漐として絶え間なく汗が出て、大便が困難になり、譫語する場合は、これを下すと病は治癒する。大承気湯を用いるのがよい。
【本文】　此れ、二陽の併病は太陽罷むを須ちて方に攻む可しの意を言う。二陽の併病、太陽の証罷むは、是れ表証無し。潮熱し、汗出で、便難く、讝語するは、熱已に裏に結ぶ。況や四肢は皆気を胃に禀くれば、手足漐漐として汗出づるは、胃中の熱実するの徴と為すをや。故に宜しく大承気湯もて之を下せば則ち愈ゆるべきなり。
　柯氏曰く、太陽の症罷むは、是れ全く陽明に属す。先に二陽の併病を掲ぐる者は、未だ罷まざる時、便ち下す可きの症有ればなり。今太陽一たび罷めば、則ち種種皆下症なり。
【通釈】　これは、二陽の併病では、太陽病が罷むのを待ってまさに攻めるべきである意を言う。二陽の併病に罹患し、太陽の証が罷む場合は、表証がない。潮熱し、汗が出て、大便が困難になり、譫語する場合は、熱は既に裏に結んでいる。ましてや四肢は皆気を胃に受けるので、手から足漐漐として絶え間なく汗が出るのは、胃の中の熱が実している徴候であるのはなおさらである。そこで、大承気湯を用いてこれを下す場合は、病は治癒するはずである。
　柯氏は言う。太陽の症が罷む場合は、全てが陽明に属している。先に二陽の併病を掲げるのは、いまだ罷んでいない時に下すべき症があるからである。今太陽病が一たび罷む場合は、種々は皆下す症である。
【解説】　本条文は、二陽の併病で太陽病が解された後の治療法について論述している。
　二陽の併病に罹患し、太陽の証が罷むと、表証はなくなる。邪熱が裏に結ぶと、潮熱し、汗が出て、大便は困難になり、譫語する。胃の中の熱が実すると、手足から漐漐として絶え間なく汗が出る。そこで、大承気湯を用いてこれを下すと、病は治癒する。

【原文】　陽明病、脈浮而緊、咽燥口苦、腹満而喘、発熱汗出、不悪寒反悪熱、身重。若発汗則躁、心憒憒反讝語。若加温針、必怵惕煩躁不得眠。若下之、則胃中空虚、客気動膈、心中懊憹。舌上胎者、梔子豉湯主之。(221)

若渇欲飲水、口乾舌燥者、白虎加人薓湯主之。(222)

若脈浮発熱、渇欲飲水、小便不利者、猪苓湯主之。(223)

【本文】　陽明病、脈浮にして緊、咽燥き、口苦く、腹満して喘し、発熱汗出で、悪寒せず、反って悪熱し、身重し。若し汗を発すれば則ち躁し、心憒憒として反って譫語す。若し温針を加うれば、必ず怵惕煩躁して眠ることを得ず。若し之を下せば、則ち胃中空虚し、客気膈を動じ、心中懊憹す。舌上胎ある者は、梔子豉湯之を主る。

若し渇して水を飲まんと欲し、口乾き舌燥く者は、白虎加人薓湯之を主る。

若し脈浮、発熱、渇して水を飲まんと欲し、小便不利の者は、猪苓湯之を主る（憒は公対の翻。怵は丑律の翻。惕は他歴の翻）。

【通釈】　陽明病に罹患し、脈が浮で緊になり、咽が燥き、口が苦く、腹満して喘が出現し、発熱して汗が出て、悪寒はなく、反って悪熱し、身体は重だるくなった。もし発汗する場合は、煩躁し、心は憒憒として乱れ、反って譫語する。もし温針を加える場合は、必ず恐れ戦き、煩躁して眠れなくなる。もしこれを攻下する場合は、胃の中が空虚になり、邪気は膈を動かし、心中は懊憹する。舌上に黄白色の膩苔がある場合は、梔子豉湯がこれを主る。

もし口が渇いて水を飲みたくなり、口が乾き舌が燥く場合は、白虎加人参湯がこれを主る。

もし脈が浮になり、発熱し、口が渇いて水を飲みたくなり、小便が不利になる場合は、猪苓湯がこれを主る（憒は公対の翻である。怵は丑律の翻である。惕は他歴の翻である）。

【本文】　此れも又三陽の合病の証治にして裏熱較《やや》多きを論ず。故に冠するに陽明を以てす。其の合病を言わざる者は、蓋し証を詳らかにして名を略せばなり。脈浮にして緊は、太陽の脈なり。咽燥き口苦きは、少陽の証なり。腹満して喘し、発熱し汗出で、悪寒せず、悪熱し、身重き者は、陽明の証なり。然して「発熱す」と曰えば、則ち是れ全く陽明ならず、微しく太陽を帯び、且つ始めに悪寒して今は乃ち悪熱す。故に一の「反って」の字を加う。是れ三陽並びに見われ、表裏混淆し、最も治を処し難し。若し脈に據りて表を攻むれば、則ち津液熯《かん》燥し、邪熱内に甚だしく、煩躁して心中憒憒として反って譫語す。成氏曰く、「憒憒なる者は、心乱る」と。若し誤りて温針を加うれば、則ち陽気内に亡う。是を以て怵惕煩躁して眠ることを得ず。怵惕は、驚き動くの貌なり。徐大椿曰く、「即ち前（112）の火を以て汗に逼り、亡陽し驚狂するの意なり」と。若し証に據りて之を下せば、則ち胃中空虚、客気邪熱胸膈を擾動し、心中懊憹して舌上に胎を生ず。宜しく梔子豉湯を与えて以て熱鬱を清すべし。従前の梔豉の諸証を詳らかにするに、並びに胎を言う者無し。此れも又何色かを言わず。意を以て之を揆《はか》るに、熱胸中に客し、胃邪未だ実せざれば、其の色猶未だ黄燥焦黒に至らず、必ず是れ白中微かに黄ばむのみ。「若し渇して水を飲まんと欲し」の句は、却って上文の「悪寒せず、反って悪熱し、身重し」の句に接す。喩氏曰く、「四段は、総じて首段を頂く」是れなり。此の証、白虎加人蔘湯に宜しきは、殆ど前の三陽の合病（219）に白虎湯を用うると同一の理なり。若し脈浮、発熱するは、脈緊去りて但だ浮なるを言う。乃ち、証は裏に属すと雖も、胃実の診に非ず。発熱して汗出でざれば、是れ水裏に畜するの故に渇して水を飲まんと欲す。即ち、水飲停畜し、津液布かざるの致す所なり。此れ、邪気裏に入り、飲と相い併さり、以て鬨《どう》熱を為し、益々以て其れ水有りて敢えて胃実と為さざるなり。故に猪苓湯の潤涼滲利の剤に宜し。柯氏曰く、「上段は首段の諸証に根ざす。此の段は又上文の「水を飲む」に根ざして来る」と。諸注は「若し渇す」已下の文を以て、下して後の証と為すは、是に非ず。案ずるに、脈浮は乃ち裏熱の候なり。白虎湯証の浮脈と義を同じくす。但だ彼は水無きのみ。注家、或は「浮」は当に「沈」の字なるべしと謂い、或は改めて「浮ならず（不浮）」に作るは、胥《みな》之を失す。又此の章、五つの「若し」の字を連用し、仲景の法を設け病を禦ぐの詳らかなるを見わす。蓋し、本証既に汗下に宜しからず、最も手を措き難し。而して其の胃中に熱有る者は白虎湯を主り、畜水の者は猪苓湯を主り、総じて胃の為に津液を惜しむに非ざる無し。既に肯《あえ》て胃をして燥しめず、亦肯て水漬《すいし》をして胃に入らしめず、仲景の妙義は至れるかな。

柯氏曰く、上文は是れ陽邪表自り裏に入る。下文は、則ち浅き自り深きに入るの証なり。燥き渇し飲まんと欲すは、是れ熱已に胃に入る。尚未だ燥鞕ならず。白虎加人蔘湯を用いて胃熱を瀉し、津液を扶け、全く汗吐下の三法に渉らず。

《金鑑》に曰く、若し脈浮にして緊ならず、証は懊憹無く、渇して水を飲まんと欲し、口乾き、舌燥く者は、太陽の表邪已に衰え、陽明の燥熱正しく甚だしと為す。宜しく白虎加人蔘湯もて液を滋して以て津を生ずべし。若し発熱し、渇して水を飲まんと欲し、小便不利の者は、是れ陽明の飲熱並びに盛んなり。宜しく猪苓湯もて利水して以て乾きを滋すべし。

尤氏曰く、五苓、猪苓は、并びに脈浮、発熱し、渇して小便不利の症を治す。然して五苓は則ち桂枝、朮を加えて太陽を治し、猪苓は則ち滑石、阿膠を加えて陽明を治す。蓋し、太陽は表と為す。其れ邪を受くるや、熱を以て発す可く、辛を以て散ず可し。陽明は裏と為す。其の気は泄し難く、其の熱は畜し易し。其れ発散して攻め取るは、自ら太陽と同じならず。是を以て五苓散は辛甘の温薬を加えて以て行水し、猪苓湯は甘鹹の寒薬を加えて以て利水するなり（《読書記》）。

【語釈】　○閙熱：こみあってさわがしい。にぎやかな。繁盛のさま。　○上段：第222条を指す。　○此の段：第223条を指す。　○上文：第221条を指す。　○此の条：第222条を指す。

【通釈】　これもまた三陽の合病の証候と治療法であり、裏熱が幾らか多い病証を論じている。そこで、冠するのに陽明をもってする。それが合病であると言わないのは、思うに証を詳細にして名を省略するからである。脈が浮で緊であるのは、太陽の脈である。咽が燥き、口が苦いのは、少陽の証である。腹満して喘が出現し、発熱し、汗が出て、悪寒はなく、悪熱し、身体が重だるくなるのは、陽明の証である。そして「発熱する」と言う場合は、完全に陽明ではなく、微かに太陽を帯び、かつ始めは悪寒がするが、今は悪熱する。そこで、一つの「反って」の字を加える。これは、三陽の証候が並びに見われ、表裏が入り混じり、最も治療を施し難い。

もし脈によって表を攻める場合は、津液が乾燥し、邪熱が内に甚だしくなり、煩躁し心中は憒憒として乱れ、反って譫語する。成氏は、「憒憒は、心が乱れることである」と言う。

もし誤って温針を加える場合は、陽気が内に亡われる。ここをもって恐れ戦いて煩躁し、眠ることができなくなる。怵惕は、驚いて動く貌である。徐大椿は、「即ち、前（112）の火を用いて汗に迫り、亡陽し驚狂する意である」と言う。

もし証によってこれを下す場合は、胃の中が空虚になり、客気である邪熱は胸膈を乱して動かし、心中が懊憹し、舌上に苔を生じる。梔子豉湯を与えて熱の欝滞を清すべきである。従来の梔子豉湯の諸々の証を詳らかにするが、並びに苔を言う場合はない。これもまた何色であるのかを言わない。意をもってこれを推測すると、熱が胸の中に客し、胃邪がいまだ実していないので、その色はなおいまだ黄ばんで燥き焦れた黒色に至っておらず、必ず白の中が微かに黄ばむだけである。

「もし口が渇いて水を飲みたくなる」の句は、反って上文の「悪寒はなく、反って悪熱し、身体が重だるい」の句に接続する。喩氏が言う「四つの段落は、総じて最初の段落を頭に頂いている」がこれである。この証に白虎加人参湯を用いるのがよいのは、殆ど前の三陽の合病（219）に白虎湯を用いるのと同一の道理である。

もし脈が浮になり、発熱する場合は、脈の緊が去ってただ浮になることを言う。即ち、証は裏に属しているが、胃実証を診断するのでない。発熱して汗が出ない場合は、水が裏に蓄積するので、口が渇いて水を飲みたくなる。即ち、水飲が停滞して蓄積し、津液が布散されずに引き起こす所である。これは、邪気が裏に入り、飲と相互に併さり、これによってにぎやかになり、益々それは水があるが、敢えて胃実証としない。そこで、猪苓湯の潤涼で滲利する方剤を用いるのがよい。柯氏は、「上の段落は、始めの段落の諸々の証に根ざしている。この段落は、また上文の「水を飲む」に根ざして来ている」と言う。諸々の注釈が「もし口が渇き」以下の文をもって下した後の証とするのは、正しくない。案じるに、脈が浮であるのは、裏熱の証候である。白虎湯証の浮脈と義が同じである。ただ、彼は水がないだけである。注釈家があるいは「浮」の字は「沈」の字であるはずであると言い、あるいは改めて「浮ではない（不浮）」に作るのは、皆間違いである。また、この章は五つの「若し」の字を連用し、仲景が法を設けて病を禦ぐ方法は詳細であることを見わしている。思うに、本証は既に汗法と下法が好ましくなく、最も手を措き難い。そしてその胃の中に熱がある場合は白虎湯がこれを主り、蓄水の場合は猪苓湯がこれを主り、総じて胃のために津液を惜しまないことがない。既に敢えて胃を乾燥させず、また敢えて水漬を胃に入れないが、仲景の妙義は何と最上なことであろうか。

柯氏は言う。上文は、陽邪が表より裏に入る。下文は、浅い部位より深い部位に入る証である。乾燥し、口が渇いて水を飲みたくなる場合は、熱は既に胃に入っている。大便は、なおいまだ燥いて硬くなっていない。白虎加人参湯を用いて胃熱を瀉し、津液を扶け、全く汗吐下の三法に渉っていない。

《医宗金鑑》に言う。もし脈が浮であるが緊でなく、証は懊憹がなく、口が渇いて水を飲みたくなり、口が乾き、舌が燥く場合は、太陽の表邪は既に衰え、陽明の燥熱が正しく甚だくなる。白虎加人参湯を用いて液を滋して津を生じるべきである。もし発熱し、口が渇いて水を飲みたくなり、小便が不利になる場合は、陽明の飲熱が並びに盛んである。猪苓湯を用いて利水して乾燥を滋潤すべきである。

尤氏は言う。五苓散と猪苓湯は、並びに脈が浮になり、発熱し、口が渇いて小便が不利になる症を治療する。そして五苓散は桂枝と朮を加えて太陽を治療し、猪苓湯は滑石と阿膠を加えて陽明を治療する。思うに、太陽は表である。それが邪を受ける場合は、熱で発すべきであり、辛で散ずべきである。陽明は裏である。その気は泄し難く、その熱は蓄積し易い。それが発散して攻め取るのは、自ら太陽と同じでない。ここをもって五苓散は辛甘の温薬を加えて行水し、猪苓湯は甘鹹の寒薬を加えて利水する（《読書記》）。

【本文】　猪苓湯方

猪苓（皮を去る）　茯苓　沢瀉　阿膠　滑石（砕く、各一両）

右五味、水四升を以て、先ず四味を煮て、二升を取り、滓を去り、阿膠を内れて烊《よう》消し、七合を温服し、日に三服す（烊は余章の翻）。

【語釈】　○猪苓湯方：《医宗金鑑》が引用する趙羽皇の説では、「仲景は猪苓の一湯を制し、これによって陽明と少陰の二経の水熱を行らせる。しかし、その旨は全てが益陰にあって利水を専らにしない。思うに、傷寒で表が虚すと、最も亡陽を忌み、裏が虚すとまた亡陰を忌む。亡陰は、腎中の陰と胃家の津液を亡うことである。そこで、陰虚の人は、ただ大便を軽々しく動かすべきでないだけではなく、尿もまた下に通じることを忌む。もし陰虚に滲利が過ぎる場合は、津液は反って消耗して尽きる。方中の阿膠は質が膏であり、養陰して燥を滋潤する。滑石は性が滑であり、熱を除いて利水する。佐けるに二苓の滲瀉をもって既に濁熱を疏してその壅瘀を留めず、また真陰を潤して、その枯燥に苦しまない。これは利水して陰を傷らないよい方剤である」とある。

【通釈】　猪苓湯方

猪苓（皮を除く）　茯苓　沢瀉　阿膠　滑石（砕く、各々一両）

右の五味に水四升を用い、先ず四味を煮て、二升を取り、滓を除き、阿膠を入れて溶解し、七合を温服し、日に三回服用する（烊は余章の翻である）。

【本文】　此れ、五苓散に於いて桂枝、朮を去り、阿膠、滑石を加う。蓋し、五苓散は表裏の証有り。故に温散して以て行水するなり。此れ、乃ち耑《もっぱ》ら裏証に属す。故に潤涼以て利水するなり。利水は同じと雖も、寒温は逈かに別なり。後人或は脈証相い似るを以て、謷《ごう》謷として聚訟《しゅうしょう》するは、殆ど未だ仲師の制立の旨に達せざるなり。

方後の烊消は、《外台》は「消銷」に作る。蓋し、銷と消は古字通用す。

劉茝庭曰く、《金匱》に曰う、「夫れ諸病藏に在りて之を攻めんと欲すれば、当に其の得る所に随って之を攻むべし。如し渇する者は、猪苓湯を与う。余は皆此れに倣え」と。尤氏曰く、「無形の邪藏に結べば、必ず據る所有り。水、血、痰、食は皆邪の藪なり。如し渇する者は、水と熱と得てして熱結びて水に在り。故に猪苓湯を与えて其の水を利すれば、而ち熱も亦除く。若し食有る者は、食と熱と得てして熱結びて食に在り。則ち宜しく承気湯もて其の食を下すべく、而ち熱も亦去る。若し得る所無くんば、則ち無形の邪は豈攻法の能く去る所ならんや」と。此の解極めて覈《かく》す。仍お更に之を表す。

【語釈】　○警警：人の話に耳を貸さないで、がやがやしゃべるさま。　○聚訟：おおぜいがたがいに是非を争って定まらないこと。　○《金匱》：《金匱要略・臟腑経絡先後病脈証第一》の第17条を参照。　○覈：調べる。覈考（きびしく調べる）。

【本文】　これは、五苓散において桂枝と朮を除き、阿膠と滑石を加える。思うに、五苓散は表裏の証がある。そこで、温散して水を行らせる。これは、専ら裏証に属している。そこで、潤涼で利水する。利水は同じであるが、寒温は遙かに別である。後人はあるいは脈証が相互に似るので、がやがやと是非を争うが、殆どいまだ仲師の制立の旨に到達していない。

方後の「烊消」は、《外台》では「消銷」に作る。思うに、銷と消は古字が通用する。

劉茝庭は言う。《金匱要略》では、「そもそも諸々の病が臟にあってこれを攻めようとする場合は、それが得られる所に随ってこれを攻めるべきである。もし口が渇く場合は、猪苓湯を与える。その他は皆これに倣って類推すべきである」と言う。尤氏は、「無形の邪が臟に結ぶ場合は、必ず頼る所がある。水、血、痰、食は、皆邪の藪である。もし口が渇く場合は、水と熱が得られて熱が結んで水にある。そこで、猪苓湯を与えてその水を通利すると、熱もまた除かれる。もし食がある場合は、食と熱が得られて熱が結んで食にある。即ち、承気湯を用いてその食を下すべきであり、そうすれば熱もまた去る。もし得られる所がない場合は、無形の邪はどうして攻法のよく除く所となろうか」と言う。この解釈は、極めて厳しく調べているので、なお更にこれを表示する。

【解説】　本条文は、三陽の合病で裏熱が幾らか多い証候と治療法について論述している。

脈が浮で緊であるのは、太陽の脈である。咽が燥き、口が苦いのは、少陽の証である。腹満して喘が出現し、発熱し、汗が出て、悪寒はなく、悪熱し、身体が重だるくなるのは、陽明の証である。「発熱す」と言えば、病は全てが陽明になく、微かに太陽を帯びる。また、最初は悪寒がするが、今は悪熱する。本証は、三陽の証候が並びに見われているので、治療は施し難い。

もし脈に頼って発汗する場合は、津液が乾燥し、邪熱が内に甚だしくなるので、煩躁し、心中は憒憒として乱れ、反って譫語する。憒憒は、心が乱れることを言う。

もし誤って温針を加える場合は、陽気が内に亡われ、火邪が心に迫るので、恐れ戦いて煩躁し、眠ることができなくなる。怵惕は、驚いて動く貌である。

もし証に頼って攻下する場合は、胃の中が空虚になり、邪熱が胸膈を乱して動かし、心中が懊憹し、舌が白微黄苔を生じるので、梔子豉湯を与えて熱の欝滞を清する。

「若し渇して水を飲まんと欲す」の句は、上文の「悪寒せず、反って悪熱し、身重し」に接続する。邪熱が陽明の裏で旺盛になり、津液を消耗すると、口が渇き、水を飲みたくなり、口や舌が乾燥する。本証では、胃実証はまだ形成されていない。そこで、白虎加人参湯を与えて胃熱を瀉して津液を扶ける。

「若し脈浮、発熱す」は、冒頭の「脈浮にして緊」の緊脈が去り、ただ浮脈になることを言う。裏熱が旺盛になると、脈は浮になり、発熱する。本証は、水飲が裏に蓄積し、津液が布散されなくなるので、口が燥いて水を飲みたくなり、小便は不利になる。そこで、猪苓湯を与えて潤涼で滲利する。

猪苓湯は、五苓散より桂枝と朮を除き、阿膠と滑石を加えた処方である。本証は、専ら裏証に属しているので、潤涼の品を用いて利水する。

【原文】　陽明病、汗出多而渇者、不可与猪苓湯。以汗多胃中燥、猪苓湯復利其小便故也。(224)

【本文】　陽明病、汗出づること多くして渇する者は、猪苓湯を与う可からず。汗多く胃中燥くに、猪苓湯にて復た其の小便を利するを以ての故なり。

【通釈】　陽明病に罹患し、汗の出るのが多くなり、口が渇く場合は、猪苓湯を与えるべきでない。汗が多くなり胃の中が燥くが、猪苓湯を用いてまたその小便を通利するからである。

【本文】　此れ、上文を承けて、猪苓湯の禁を申す。陽明病は、法当に多汗なるべし（196）。若し汗出づること多くして渇する者は、胃中の津液外泄す。其の渇は固より宜しき所なり。然して是れ当に白虎加人蔘湯もて急いで津液を救うべし。小便少なしと雖も、猪苓湯を与う可からず。蓋し、汗多きを以て胃燥き、水無くして下行すること能わず。乃ち、水涸るるの小便少なしにして、水畜するの小便不利に非ざるなり。猪苓の滲泄の剤にて更に其の小便を利すれば、則ち益々津液を竭くして胃の燥きを助くるを恐る。故に深く之を戒むるのみ。

成氏曰く、《針経》に曰く、「水穀口に入り、腸胃に輸《いた》せば、其の液別かれて五と為る。天寒え衣薄ければ、則ち溺と為す。天熱し衣厚ければ、則ち汗と為す」と。是れ汗と溺とは一つの液なり。汗多ければ、津液外泄し、胃中乾燥すと為す。故に猪苓湯を与えて小便を利す可からざるなり（《針経》の文は、《五癃津液別論》に出づ）。

柯氏曰く、汗多くして渇するは白虎湯に当たり、胃中燥くは承気湯に当たるは、具に言外に在り。

【通釈】　これは、上文を承けて、猪苓湯の禁忌を述べている。陽明病は、道理からすると多汗になるはずである（196）。もし汗の出るのが多くなり、口が渇く場合は、胃の中の津液が外泄する。その口渇は、固よりそのようになる所である。そしてこれは白虎加人参湯を用いて急いで津液を救うべきである。小便は少ないが、猪苓湯を与えるべきでない。思うに、汗が多いので胃が燥き、水がなくて下行することができない。即ち、水が涸れて小便が少なくなるのであり、水が蓄積して小便が不利になるのではない。猪苓湯の滲泄の方剤を用いて更にその小便を通利する場合は、益々津液を尽して胃の乾燥を助けることを恐れる。そこで、深くこれを戒めるだけである。

成氏は言う。《針経》では、「水穀が口に入り、胃腸に輸布されると、その液は別かれて五つになる。天が寒え、衣が薄い場合は、尿となる。天が熱し、衣が厚い場合は、汗となる」と言う。このように、汗と尿は一つの液である。汗が多くなると、津液が外泄し、胃の中は乾燥する。そこで、猪苓湯を与えて小便を通利すべきでない（《針経》の文は、《五癃津液別論》に出ている）。

柯氏は言う。汗が多くなって口が渇く場合は白虎湯証であり、胃の中が燥く場合は承気湯証であるのは、具に言外にある。

【解説】　本条文は、第223条を承けて、猪苓湯の禁忌について論述している。

陽明病は、道理からすると多汗になるはずである。今汗が多く出ると、胃の中の津液が外泄するので、口渇が出現する。本証の治療は、白虎加人参湯を与えて急いで津液を救うべきである。本証では、汗が多くなるので胃が燥き、水が涸れるので小便が少なくなる。もし本証に猪苓湯の滲泄の方剤を与えて更に小便を通利する場合は、益々津液を尽くし、胃の乾燥を助長する。そこで、猪苓湯の投与は、禁忌である。

【本文】　以上の四章、合併の病、邪陽明に専らする者を論ず。而して後の一章は、前条の猪苓湯を承けて以て其の戒めを申すなり。
【通釈】　以上の四章は、合病と併病の病で邪が陽明に専らする場合を論じている。そして後の一章は、前条の猪苓湯を承けて、その戒めを述べている。

【原文】　脈浮而遅、表熱裏寒、下利清穀者、四逆湯主之。(225)
【本文】　脈浮にして遅、表熱し裏寒え、下利清穀する者は、四逆湯之を主る（清と圊は同じ）。
【通釈】　脈が浮で遅になり、表が熱し裏が寒え、清穀を下痢する場合は、四逆湯がこれを主る（清と圊は同じである）。
【本文】　此れ、表熱裏寒証を挙げて、以て陽明の虚寒有るを弁ずるなり。脈浮にして遅、浮は則ち熱表に在りと雖も、遅は則ち陰寒裏に在り、陰盛んに陽を外に格みて表熱するを知るなり。虚陽外に在り。故に脈浮なり。陰寒裏に在り。故に脈遅なり。所以に清穀を下利す。此れ、真寒仮熱と為す。故に四逆湯を与えて以て温裏散寒す。案ずるに、陽明病は胃中の熱実に属す。而して此の証は却って虚寒に属す。乃ち、虚の中に実有り、実の中に虚有るの義なり。
　劉廉夫曰く、案ずるに、此れ其の実少陰病にして仮に汗出づ、悪熱等の陽明外証を現わす者なり。故に特に掲げて斯の篇に出だす。方氏は「此れ疑うらくは三陰篇の錯簡なり」と云うは、恐らくは然らざるなり。
【通釈】　これは、表熱裏寒証を挙げて、陽明に虚寒があることを弁じている。脈が浮で遅であり、浮は熱が表にあるが、遅は陰寒が裏にあり、陰が盛んになり陽を外に格んで表が熱していることが解る。虚陽は外にある。そこで、脈は浮になる。陰寒が裏にある。そこで、脈は遅になる。そこで、清穀を下痢する。これは、真寒仮熱である。そこで、四逆湯を与えて温裏散寒する。案じるに、陽明病は胃の中の熱実証に属している。そしてこの証は反って虚寒証に属している。即ち、虚の中に実があり、実の中に虚がある義である。

劉廉夫は言う。案じるに、これは、その実少陰病であり、仮に汗が出で、悪熱するなどの陽明の外証を現わす場合である。そこで、特に掲げてこの篇に提出する。方氏が「これは、恐らくは三陰篇の錯簡である」と言うのは、恐らくはそうではない。

【解説】　本条文は、陽明病の表熱裏寒証について論述している。

脈が浮で遅であるのは、真寒仮熱証である。即ち、陰寒が裏にあると、脈は遅になり、清穀を下痢する。陰が盛んになり、陽を外に拒み、外が熱すると、脈は浮になる。そこで、四逆湯を与えて温裏散寒する。

【原文】　陽明病、若胃中虚冷、其人不能食者、飲水則噦。(226)

【本文】　陽明病、若し胃中虚冷し、其の人食すること能わざる者は、水を飲めば則ち噦す（噦は於月の翻。○旧本は冒首の「陽明病」の三字無し。今《脈経》に従りて校定す。「胃中虚冷」の下の「其の人」の二字も亦た無き所なり。今《玉函》《脈経》《千金翼》に因りて補い訂す）。

【通釈】　陽明病に罹患し、もし胃の中が虚して冷え、その人は食事を摂取できない場合は、水を飲むと噦が出現する（噦は於月の翻である。○旧本では冒頭の「陽明病」の三字がない。今《脈経》によって校定する。「胃中虚冷」の下の「その人」の二字もまたない所である。今《玉函》《脈経》《千金翼》によって補って訂正する）。

【本文】　此れも亦上文を承けて、中焦の虚寒証を掲ぐ。乃ち、太陰病なり。蓋し、冠して陽明病と曰えば、則ち必ず腹満痛等の証有ること知る可し。其の人食すること能わざるは、胃中虚冷し、穀消えざるに因るが故なり。若し胃実の食せずと誤認して水を与うれば、則ち水寒相い搏つ。是を以て噦を発す。仲景方を言わずと雖も、宜しく理中の輩もて大いに之を温むべく、更に他の策無きなり。

汪氏曰く、此れ上文の裏寒を承けて言う。且つ下利の後、津液を亡いて水を思い、遂に之を飲むに水を以てし、水寒相い搏ち、気逆して亦噦を為すなり。

【通釈】　これもまた上文を承けて、中焦の虚寒証を掲げている。即ち、太陰病である。思うに、冠して陽明病と言う場合は、必ず腹満痛などの証があることを知るべきである。その人が食事を摂取できなくなるのは、胃の中が虚して冷え、水穀が消えないからである。もし胃実証で食事を摂取できないと誤認して水を与える場合は、水と寒が相互に搏つ。ここをもって噦を発生する。仲景は処方を言わないが、理中湯の類を用いて大いにこれを温めるべきであり、更に他の策はない。

汪氏は言う。これは、上文の裏寒証を承けて言う。かつ下痢した後、津液を亡って水を飲みたくなり、遂に水を飲むと、水と寒が相互に搏ち、気が上逆してまた噦を生じる。

【解説】　本条文は、中焦の虚寒証について論述している。

冒頭に冠して「陽明病」と言えば、必ず腹満痛などの証が出現するはずである。ところが、胃の中が虚して冷え、水穀が消えなくなると、食事を摂取できなくなる。もし胃実証で食事を摂取できなくなると誤認し、水を与えると、水と寒が相互に搏つので、噦が出現する。

【本文】　以上の二章、陽明に虚寒証有るを釈す。

【通釈】　以上の二章は、陽明に虚寒証があることを解釈している。

【原文】　脈浮発熱、口乾鼻燥、能食者則衄。(227)

【本文】　脈浮、発熱、口乾き、鼻燥き、能く食する者は、則ち衄す。

【通釈】　脈が浮になり、発熱し、口が乾き、鼻が燥き、食事を摂取できる場合は、鼻血が出現する。

【本文】　此れ、陽明病、熱上に盛んなる者の能く食するに就きて之を弁ずるなり。脈浮、発熱するは、表尚存する者有ればなり。而して口乾き、鼻燥くは、邪上に迸《はし》ればなり。《経》に曰く、「陽明病、口燥き、但だ水を漱がんと欲し、嚥むことを欲せざる者は、此れ必ず衄す（202）」と。且つ能く食すれば、則ち胃実未だ全く成らず、邪熱上騰して血分に迫るを知るなり。蓋し、邪熱も亦之に随いて洩る。《外台》に《深師》の脈浮大、鼻中燥くこと此くの如きは、必ず血を去り鼻衄するを療すを引く。《弁脈法》の「脈浮、鼻中燥く者は、必ず衄す（26）」も亦以て徴す可し。令韶張氏曰く、「能く食する者は必ず衄すは、病は胃に在らざるを言い、能く食するに因りて衄を致すに非ざるなり」と。

【語釈】　○騰：のぼる。あがる。

【通釈】　これは、陽明病に罹患し、熱が上に盛んになる場合に食事を摂取できることについてこれを弁じている。脈が浮になり、発熱するのは、表になお残存するものがあるからである。しかも口が乾き、鼻が燥くのは、邪が上に走るからである。《経》では、「陽明病に罹患し、口が燥き、ただ水を飲んで漱ごうとするが、呑み込みたくない場合は、必ず衄が出現する（202）」と言う。かつ食事を摂取できる場合は、胃実証はいまだ完全に形成されておらず、邪熱が上に昇って血分に迫ることが解る。思うに、邪熱もまたこれに随って洩れる。《外台》では、《深師》に脈が浮大になり、鼻の中が燥いてこのようになる場合は、必ず血を去り、鼻血が出るのを治療するのを引用する。《弁脈法》の「脈が浮になり、鼻の中が燥く場合は、必ず衄が出現する（26）」もまた証拠とすべきである。令韶張氏は、「食事を摂取できる場合に必ず衄が出現するのは、病が胃にないことを言い、食事を摂取できることによって衄を引き起こすのではない」と言う。

【解説】　本条文は、陽明病に罹患し、食事を摂取でき、熱が上に盛んになる場合に出現する鼻衄について論述している。

陽明病に罹患し、邪の一部がなお表に残存すると、脈は浮になり、発熱する。陽明の邪熱が旺盛になって上に走ると、口が乾き、鼻が燥く。食事を摂取できる場合は、胃実証は完全に形成された状態ではない。邪熱が上に昇り、血分に迫ると、必ず鼻衄が出現する。

【原文】　陽明病、下之、其外有熱、手足温、不結胸、心中懊憹、飢不能食、但頭汗出者、梔子豉湯主之。(228)

【本文】　陽明病、之を下し、其の外に熱有り、手足温にして、結胸せず、心中懊憹し、飢えて食すること能わず、但だ頭汗出づる者は、梔子豉湯之を主る。

【通釈】　陽明病に罹患し、これを下し、その外に熱があり、手足は温かく、結胸証はなく、心中が懊憹し、飢餓感はあるが食事を摂取できず、ただ頭汗が出る場合は、梔子豉湯がこれを主る。

【本文】　此れ、陽明誤下し、邪胸に鬱する者の食すること能わざるに就きて之を弁ずるなり。陽明病は応に下すべしと雖も、然れども表未だ罷まずして之を下すこと早ければ、則ち邪熱内陥す。然して其の熱外に走りて潮せざるは、所謂「身熱去らず（78、80）」なり。手足但だ温にして濈然の汗無くんば、則ち未だ全く胃に入らず、且つ胸に水飲相い得ること無し。故に結胸せず。但だ心中懊憹する者は、誤下して後、邪胸に鬱して虚煩を為すなり。胃虚し熱格む。故に飢えて食すること能わず。熱鬱し気蒸す。故に但だ頭汗出づ。所謂「頸を剤りて自汗す（111、134、236）」なり。此れ、胸胃に実結無し。宜しく梔子豉湯を与えて以て胸鬱を清解すべし。

成氏曰く、熱胸中自り上に熏蒸す。故に但だ頭汗出でて身に汗無きなり。

【通釈】　これは、陽明病を誤下し、邪が胸に欝滞する場合に食事を摂取できないことについてこれを弁じている。陽明病は下すべきであるが、しかし表がいまだ罷んでおらず、これを早く下す場合は、邪熱は内陥する。そしてその熱は外に走るが潮熱でないのは、いわゆる「身熱が去らない（78、80）」である。手足がただ温かくなり、濈然として絶え間なく汗が出ない場合は、邪はいまだ全く胃に入っておらず、かつ胸では水飲と相互に得ることがない。そこで、結胸証はない。ただ、心中が懊憹する場合は、誤下した後、邪が胸に欝滞して虚煩を生じる。胃が虚して熱が拒む。そこで、飢餓感はあるが、食事を摂取できなくなる。熱が欝滞して気が熏蒸する。そこで、ただ頭汗が出る。いわゆる「頸を限って自汗が出る（111、134、236）」である。これは、胸と胃に実結がない。梔子豉湯を与えて胸の欝滞を清解すべきである。

成氏は言う。熱が胸の中より上に熏蒸する。そこで、ただ頭汗が出るが、身体は汗がない。

【解説】　本条文は、陽明病を誤下し、食事を摂取できず、邪が胸の中に欝滞する証候と治療法について論述している。

陽明病は攻下すべきであるが、表証が罷んでいない場合に早く攻下すると、邪熱は内陥する。誤下した後、表熱が胸の中に内陥すると、第78条に「身熱去らず」とあるように、熱が外に走るので、手足は温かくなる。本証では、邪はいまだ全く胃に入っていないので、潮熱は出現しない。また、邪熱が胸の中で水飲と互結しないので、結胸証はない。誤下した後、邪が胸の中に欝滞すると、虚煩が発生するので、心中が懊憹する。胃が虚し、熱が拒むと、飢餓感はあるが、食事を摂取できなくなる。熱が欝滞し、気が熏蒸すると、ただ頭汗が出現する。そこで、梔子豉湯を与えて胸の欝滞を清解する。

【原文】　陽明病、発潮熱、大便溏、小便自可。胸脇満不去者、与小茈胡湯。(229)

【本文】　陽明病、潮熱を発し、大便溏し、小便自ら可なり。胸脇満去らざる者は、小茈胡湯を与う（溏は音唐）。

【通釈】　陽明病に罹患し、潮熱を発生し、大便は溏泄し、小便は自ら可能である。もし胸脇部の脹満が去らない場合は、小柴胡湯を与える（溏は音が唐である）。

【本文】　此れ、胃実にして邪猶少陽に存する者を論ず。陽明病、潮熱と言えば、邪胃に入るの候と為す。当に大便鞕くして小便数なるべし。今大便溏し、小便自ら可なれば、則ち胃熱未だ実せずして水穀泌せざるなり。況や胸脇満去らざれば、則ち少陽の邪猶未だ悉く罷まざるをや。故に宜しく先ず小茈胡湯を与えて以て之を和解すべし。

銭氏曰く、蓋し陽明は主病に属すと雖も、仲景已に「傷寒、中風、茈胡の証有るは、但だ一証を見わせば便ち是なり。必ずしも悉くは具えず（101）」と云う。故に凡そ少陽の一証を見わせば、便ち汗下す可からず。惟だ宜しく小茈胡湯を以て之を和解すべきなり。

山田宗俊曰く、凡そ「与う」と云う者は、皆権用の義なり。「之を主る」と曰う者とは同じならざるなり。

【通釈】　これは、胃実証で邪がなお少陽にある場合を論じている。陽明病に罹患し、潮熱が出現すると言えば、邪が胃に入る証候である。大便は硬くなり、小便は数になるはずである。今大便が溏泄し、小便が自ら可能である場合は、胃熱がいまだ実せず、水穀が泌別されていない。ましてや胸脇の脹満が去らない場合は、少陽の邪がなおいまだ悉く罷んでいないのはなおさらである。そこで、先ず小柴胡湯を与えてこれを和解すべきである。

銭氏は言う。思うに、陽明は主病に属しているが、仲景は既に「傷寒や中風に罹患し、柴胡の証があれば、ただ一証を見わす場合は、それでよい。必ずしも悉くは具わらない（101）」と言う。そこで、およそ少陽の一証を見わす場合は、汗法や下法を用いるべきでない。ただ、小柴胡湯を用いてこれを和解すべきである。

山田宗俊は言う。およそ「与える」と言うのは、皆臨機応変に用いる義である。「これを主る」と言う場合とは同じでない。

【解説】　本条文は、胃実証に罹患するが、邪の一部がなお少陽にある場合の治療法について論述している。

陽明病に罹患し、邪が胃に入ると、潮熱が発生する。本証では、大便が硬くなり、小便が数になるはずである。今胃熱がいまだ実せず、水穀が泌別されなくなると、大便は溏泄し、小便は自ら可能である。少陽の邪がいまだ悉く罷んでいない場合は、胸脇の脹満は去らなくなる。そこで、先ず小柴胡湯を与えてこれを和解する。

【原文】　陽明病、脇下鞕満、不大便而嘔、舌上白胎者、可与小茈胡湯。上焦得通、津液得下、胃気因和、身濈然汗出而解。(230)
【本文】　陽明病、脇下鞕満、大便せずして嘔し、舌上白胎の者は、小茈胡湯を与う可し。上焦通ずるを得、津液下るを得、胃気因りて和し、身濈然として汗出でて解す。
【通釈】　陽明病に罹患し、脇下が硬満し、大便はなく、嘔吐し、舌上に白苔がある場合は、小柴胡湯を与えるべきである。上焦が通じ、津液が下り、胃気がこれによって調和し、身体から濈然として絶え間なく汗が出て病が解される。
【本文】　此れ、少陽にして胃実に似る者を論ず。言うは、大便せずは、陽明に属すと雖も、嘔は則ち少陽の証なり。且つ鞕満は脇に在りて腹に在らず。舌胎白にして黄黒ならざるは、皆邪少陽に在りて未だ胃に実せずの候と為す。故に須く小茈胡湯以て之を和解すべし。「上焦通ずるを得」よりの四句は、小茈胡の功效を申し明かすこと此くの如し。気通じ、津下り、胃気因りて和すれば、便は裏従り出で、汗は表従り出でて邪は自ら渙《かん》然として冰釈す。是れ便は鞕く胃実に似ると雖も、敢えて攻下を要せざる所以なり。《活人書》は濈然を浹《しょう》然に作る。
　銭氏曰く、少陽の邪解するを得れば、則ち胸邪去りて其の嘔自ら止み、脇邪平らかにして硬満自ら消え、邪気中に間隔すること無くんば、則ち上焦の気以て通行して滞ること無きを得。故に胃中の津液以て下に流るるを得て大便自ら通じ、胃気此れに因りて和し、遂に表裏暢達し、身濈然として汗出でて解するを得。
　程氏曰く、「上焦通ずるを得」は、脇下鞕満に照らして言う。「津液下るを得」は、舌胎と嘔とに照らして言う。「胃気因りて和す」は、大便せずに照らして言う。上条の陽明病は、潮熱の上従り見る。此の条の陽明病は、大便せずの上従り見る。
　劉茝庭曰く、上条は是れ胃実にして邪猶少陽に存する者なり。是れ少陽にして胃実に似る者なり。両条対示するは、乃ち《太陽中篇》の四逆の条 (91、92) と例を同じくす。
【語釈】　○渙然：溶け散るさま。　○冰釈：氷が溶ける。わだかまりや疑いが氷りのように解け去る。　○浹：あまねし。広く行き渡る。　○暢達：伸び育つ。のびのびとしている。
【通釈】　これは、少陽病であるが、胃実証に似る場合を論じている。ここで言う内容は、大便をしないのは陽明に属しているが、嘔吐は少陽の証である。かつ硬満は脇にあって腹にない。舌苔が白になり、黄黒にならないのは、皆邪が少陽にあっていまだ胃に実していない証候である。そこで、小柴胡湯をもってこれを和解すべきである。「上焦が通じることを得る」より下の四句は、小柴胡湯の効果をこのように述べて明らかにする。気が通じ、津液が下り、胃気がこれによって調和すると、大便は裏より出て、汗は表より出て、邪は自ら溶け散る。これは、大便が硬く、胃実証に似るが、敢えて攻下を必要としない理由である。《活人書》では、濈然を浹《しょう》然に作る。

銭氏は言う。少陽の邪が解される場合は、胸邪が去ってその嘔吐が自然に止み、脇邪が平らかになって硬満が自然に消え、邪気が中で隔てることがない場合は、上焦の気は通行して滞ることがない。そこで、胃の中の津液が下に流れて大便は自然に通じ、胃気はこれによって調和し、遂に表裏がのびのびとし、身体から濈然として絶え間なく汗が出て病が解される。

程氏は言う。「上焦が通じることを得る」は、脇下の硬満に照らして言う。「津液が下ることを得る」は、舌苔と嘔吐に照らして言う。「胃気がこれによって調和する」は、「大便をしない」に照らして言う。上条の陽明病は、潮熱の上より見る。この条の陽明病は、「大便をしない」の上より見る。

劉茝庭は言う。上条は、胃実証であるが、邪がなお少陽にある場合である。これは、少陽病であるが、胃実証に似る場合である。二つの条文が対になって提示するのは、《太陽中篇》の四逆湯の条文（91、92）と例が同じである。

【解説】　本条文は、少陽病であるが、胃実証に似る証候と治療法について論述している。

大便をしないのは陽明病に属しているが、嘔吐は少陽の証である。硬満は脇下にあり、腹部にない。邪が少陽にあり、胃がいまだ実していない場合は、舌苔は白になり、黄黒にならない。そこで、小柴胡湯を用いてこれを和解する。小柴胡湯を投与した後、気が通じ、津液が下り、胃気がこれによって調和すると、大便は裏より出て、汗は表より絶え間なく出て、邪は自ら溶け散り、病は治癒する。

【原文】　陽明中風、脈弦浮大、而短気、腹都満、脇下及心痛、久按之気不通、鼻乾、不得汗、嗜臥、一身及面目悉黄、小便難、有潮熱、時時噦、耳前後腫、刺之少差、外不解。病過十日、脈続浮者、与小茈胡湯。(231)

脈但浮、無余証者、与麻黄湯。若不尿、腹満加噦者、不治。(232)

【本文】　陽明の中風、脈弦浮大にして短気し、腹都て満ち、脇下及び心痛み、久しく之を按ずれども気通ぜず、鼻乾き、汗を得ず、嗜臥し、一身及び面目悉く黄ばみ、小便難く、潮熱有り、時時噦し、耳の前後腫れ、之を刺せば少しく差ゆれども、外解せず。病十日を過ぎ、脈続いて浮の者は、小茈胡湯を与う。

脈但だ浮にして余証無き者は、麻黄湯を与う。若し尿せず、腹満ちて噦を加うる者は、治せず（嗜は音示。噦は於月の翻。旧本は「面目」の「面」の字無し。今《玉函》成本に據りて補う）。

【通釈】　陽明の中風に罹患し、脈は弦浮大になって息切れがし、腹は全て脹満し、脇下および心が痛み、久しくこれを按じるが気は通じなくなり、鼻が乾き、汗が得られず、嗜臥し、一身および顔面、目が悉く黄ばみ、小便は困難になり、潮熱があり、常に噦が出現し、耳の前後が腫れ、これを針刺すると少し軽減するが、外は解されない。病が十日を過ぎ、脈が続いて浮になる場合は、小柴胡湯を与える。

脈がただ浮になり、その他の証がない場合は、麻黄湯を与える。もし尿をせず、腹が脹満し、噦を加える場合は、治療ができない（嗜は音が示である。噦は於月の翻である。旧本では「面目」の「面」の字がない。今《玉函》、成本によって補う）。

【本文】　此れも亦三陽の合病、邪専ら少陽に聚まる者を弁じ釈するなり。陽明の中風と曰えば、即ち表を兼ぬること知る可し。脈弦は、少陽なり。浮は、太陽なり。大は、陽明なり。腹都て満つは、腹に偏りて皆満つるなり。満甚だしければ、而ち気息利せず。故に短気するなり。脇下、及び心痛むは、即ち少陽の所謂「胸脇満痛」なり。久しく之を按ずれども気通ぜざるは、按ぜざれば已に自ら短気し、若し久しく其の心腹を按ずれば、則ち気愈々通ぜず。蓋し、其の邪気充斥するを言うなり。鼻乾くは、熱上に壅がればなり。嗜臥するは、熱身に盛んなればなり。周氏、《弁脈》に注して云う、「自臥と嗜臥は、大いに別なり。嗜臥なる者は、極めて臥せんと欲して究竟安寝すること能わず。故に「嗜む」と曰うなり」と。一身及び面目悉く黄ばむ者は、総じて是れ汗泄に因らず、怫鬱して越ゆるを得ず、熱瘀して裏に鬱するに因るが故なり。小便難き者は、邪熱三焦を閉塞し、気化行らざればなり。若し小便利すれば、則ち黄を発すること能わず。潮熱なる者は、陽明の裏実すればなり。時時噦する者は、邪熱胃を傷り、胃気通ぜず、気逆して噦を作せばなり。耳の前後腫るるは、風熱上を壅ぎて致す所なり。蓋し、亦発頤《い》の類なり。之を刺して少しく差ゆる者は、此れ等の邪熱擁《ふさ》ぎ盛んに、現証錯雑し、殆ど薬力の独り治す可きに非ず。故に当に外は刺法を施し、以て其の邪を洩すれば、病勢小しく差ゆ。柯氏曰く、「「小しく差ゆ」の句は、内は能く倶に減ずるも、但だ外証未だ解せざるを言う。耳の前後を刺して其の腫小しく差ゆるの謂いに非ざるなり」と。若し内勢漸く殺《へ》り、外証解せざれば、病十日を過ぐるを俟つ。而して脈続いて弦浮大なれば、則ち猶是れ邪の少陽に聚まる者多しと為す。宜しく小茈胡湯以て之を和解すべし。「脈続いて浮」と曰いて「弦浮大」と曰わざる者は、蓋し省文に係る。程氏曰く、「脈続いて浮の者は、尚弦大に接するの浮なり」は是なり。「余証無し」の句は、「外解せず」の句に接して来る。若し脈但だ浮にして弦大ならず、更に余証無くんば、則ち上文の諸証は悉く罷む。是れ内邪去りて外未だ解せざる者有り。当に麻黄湯を与えて其の汗を発すべし。程氏曰く、「脈但だ浮の者は、弦大を減じ去るの浮なり。汗するを得ざるの外は、余証無きなり」も亦是なり。「若し尿せず、腹満し、噦を加う」は、是れ「耳の前後腫る」に接して来る。此れ是れ内解せず。故に小便難き者は遂に尿せず、腹都て満つる者は竟に減ぜず、時時噦する者は更に噦を加う。胃気已に竭きて三焦復た流通せざるは、不治の証に非ざれば何ぞや。案ずるに、此の条読み難し。従来の注家、糊塗として析せず。愚今経文を攷え、諸説を参じえ、以て竊かに之が解を為すこと此くの如し。

隠庵張氏曰く、朱氏は「此れと《太陽篇》の中の「十日以去、胸満脇痛する者は、小茈胡湯を与う。但だ浮の者は、麻黄湯を与う（37）」と同一の義なり」と曰うと。

程氏曰く、此の条の証は、「汗するを得ず（不得汗）」の三字を以て主と為す。蓋し、風熱両つながら壅ぎ、陽気重し。怫鬱して越ゆるを得ず、出でんと欲して出づるを得ず、入らんと欲して入るを得ず、纏《まと》うを経て擾《みだ》され、至らざる所無し。究竟宣泄する処無し。故に証を見わすは此くの如し。

柯氏曰く、本条は発熱を言わず。「中風」の二字を看れば、便ち表熱を藏して内に在り。外解せずは、即ち表熱を指して言う。即ち、暗に「内已に解す」の句を伏す。「病十日を過ぐ」は、是れ「内已に解す」の互文なり。

【語釈】　○安寝：安らかに寝る。安眠する。　○発頤：下頜《がん》骨骨髄炎、歯肉膿瘍、耳下腺炎などを指す。　○糊塗：あいまいにする。ぼんやりする。

【通釈】　これもまた三陽の合病であり、邪が専ら少陽に集まる場合を弁別して解釈している。陽明の中風と言えば、表を兼ねていることを知るべきである。脈が弦であるのは、少陽である。浮であるのは、太陽である。大であるのは、陽明である。腹が全て脹満するのは、腹に偏って皆脹満することである。脹満が甚だしくなると、呼吸が通利しなくなる。そこで、息切れがする。脇下、および心が痛むのは、少陽のいわゆる「胸脇満痛」である。久しくこれを按じるも気が通じないのは、按じない場合は既に自ら息切れし、もし久しくその心腹部を按じる場合は、気は愈々通じなくなる。思うに、その邪気が充斥することを言う。鼻が乾くのは、熱が上に塞がるからである。嗜臥するのは、熱が身体に盛んになるからである。周氏は《弁脈法》に注釈し、「自臥と嗜臥は、大いに別である。嗜臥は、極めて寝ようとするが、結局は安眠できない。そこで、「嗜む」と言う」と言う。一身、および顔面、目が悉く黄ばむのは、総じて汗が泄れるのではなく、怫鬱して越えることができず、熱が瘀滞して裏に欝滞するからである。小便が困難になるのは、邪熱が三焦を閉塞し、気化が行らなくなるからである。もし小便が通利する場合は、発黄することはできない。潮熱するのは、陽明の裏が実するからである。常に噦が出現するのは、邪熱が胃を傷り、胃気が通ぜず、気が上逆して噦を生じるからである。耳の前後が腫れるのは、風熱が上を塞いで引き起こす所である。思うに、また発頤《い》の類である。これを刺して小し軽減するのは、これらの邪熱が塞がって盛んになり、現証が錯雑し、殆ど薬力が独り治療できるところでない。そこで、外は刺法を施し、これによってその邪を洩らすと、病勢は小し軽減する。柯氏は、「「小し差える」の句は、内はよくともに減少するが、ただ外証はいまだ解されていないことを言う。耳の前後を刺してその腫脹が小し軽減することを言うのではない」と言う。もし内の勢いは漸く減るが、外証が解されない場合は、病は十日を過ぎるのを待つ。そして脈が続いて弦浮大である場合は、なおこれは邪が少陽に集まるものが多い。小柴胡湯をもってこれを和解すべきである。「脈は続いて浮」と言い、「弦浮大」と言わないのは、思うに省文に係わる。程氏が言う「脈が続いて浮であるのは、なお弦大に接続する浮である」は正しい。「余証がない」の句は、「外が解されていない」の句に接続して来る。もし脈がただ浮であって弦大ではなく、更にその他の証がない場合は、上文の諸々の証は悉く罷む。これは、内の邪は去るが、外はいまだ解されていない場合である。麻黄湯を与えてその汗を発すべきである。程氏が言う「脈がただ浮であるのは、弦大を減じて去る浮である。発汗することができない外は、その他の証はない」もまた正しい。「もし尿をせず、腹満し、噦を加える」は、「耳の前後が腫れる」に接続して来る。これは、内が解されていない。そこで、小便が困難なものは遂に尿をせず、腹が全て脹満するものは竟に軽減せず、常に噦が出現するものは更に噦を加える。胃気が既に尽きて三焦がまた流通しないのは、不治の証でなければ何であろうか。案じるに、この条は読み難い。従来の注釈家は、曖昧にして解析しない。私は今経文を考え、諸々の説を参考にし、これによって窃かにこのように解釈する。

隠庵張氏は言う。朱氏は、「これと《太陽篇》の中の「十日以上が経過し、胸満し脇痛する場合は、小柴胡湯を与える。ただ、脈が浮である場合は、麻黄湯を与える（37）」と同一の義である」と言う。

程氏は言う。この条文の証は、「発汗しない（不得汗）」の三字が主である。思うに、風と熱がともに塞ぎ、陽気が重くなる。怫鬱するが越えることができず、出ようとするが出ることができず、入ろうとするが入ることができず、纏《まと》って乱され、至らない所がない。結局は宣泄する所がない。そこで、証を見わすのはこのようなものである。

柯氏は言う。本条は、発熱を言わない。「中風」の二字を看ると、表熱を藏して内にある。外が解されないのは、表熱を指して言う。即ち、暗に「内は既に解されている」の句を伏している。「病が十日を過ぎる」は、「内は既に解されている」の互文である。

【解説】　本条文は、三陽の合病で邪が専ら少陽に集まる場合の証候と治療法について論述している。

陽明の中風は、表を兼ねている。脈が弦であるのは、少陽病である。脈が浮であるのは、太陽病である。脈が大であるのは、陽明病である。「腹都て満つ」は、腹に偏って皆脹満することを言う。腹満が甚だしくなると、呼吸が通利しなくなるので、息切れがする。「脇下、及び心痛む」は、少陽のいわゆる「胸脇満痛」を言う。邪気が充斥すると、按じない場合は既に息切れするが、久しく心腹部を按じる場合は、気は愈々通じなくなる。熱が上に塞がると、鼻が乾く。熱が身体に盛んになると、嗜臥する。汗が泄れず、怫鬱して越えることができず、熱が瘀滞して裏に欝滞すると、一身、顔面、目が悉く黄ばむ。邪熱が三焦を閉塞し、気化が行らなくなると、小便は困難になる。陽明の裏が実すると、潮熱が出現する。邪熱が胃を傷り、胃気が通ぜず、気が上逆すると、常に噦が出現する。風熱が上を塞ぐと、耳の前後が腫れる。即ち、発頤《い》の類である。本証は、邪熱が塞がって盛んになり、薬力が独り治療できるところでない。そこで、外は刺法を施して邪を洩らすと、病勢は少し軽減する。「少しく差ゆ」は、内証はともに減少するが、外証はいまだ解されていないことを言う。もし内証は漸く減少するが、外証が解されない場合は、病が十日を過ぎるのを待つ。そして脈が続いて弦浮大である場合は、邪が少陽に多く集まっているので、小柴胡湯を用いてこれを和解する。「脈続いて浮」は「脈弦浮大」の省文であり、「続いて浮」は弦大に接続する「浮」のことである。「余証無し」の句は、「外解せず」の句に接続する。もし脈がただ浮であり、弦大ではなく、更にその他の証がない場合は、上述した諸々の証は悉く罷み、内の邪は去るが、外の邪はいまだ解されていないので、麻黄湯を用いてこれを発汗する。「脈がただ浮」は、「弦大」を去った「浮」のことである。「若し尿せず、腹満し、噦を加う」の句は、「耳の前後腫る」の句に接続する。本証は、内が解されていない。即ち、「小便難し」は遂に「尿せず」になり、「腹都て満つ」は「腹満」が竟に軽減しなくなり、「時時噦す」は更に「噦を加う」になる。本証は、胃気が既に尽き果て、三焦が通利しない状態にある。そこで、治療はできなくなる。

【原文】　陽明病、自汗出。若発汗、小便自利者、此為津液内竭。雖鞕不可攻之。当須自欲大便、宜蜜煎導而通之。若土瓜根及大猪胆汁、皆可為導。(233)
【本文】　陽明病、自汗出づ。若し汗を発し、小便自利する者は、此れ津液内に竭くると為す。鞕しと雖も之を攻む可からず。当に自ら大便せんと欲するを須ちて、宜しく蜜煎導にて之を通ずべし。若しくは土瓜根、及び大猪胆汁、皆導を為す可し。
【通釈】　陽明病に罹患し、自汗が出る。もし発汗し、小便が自利する場合は、これは津液が内に尽きている。大便は硬いが、これを攻めるべきでない。自ら大便をしようとするのを待って、蜜煎導でこれを通じるべきである。あるいは土瓜根、および大猪胆汁は、皆外に導く方剤とすべきである。
【本文】　此の条、乃ち詳らかに導法を言い、以て下法の未だ逮ばざるを補うなり。陽明病は、或は自汗出づること過多、或は汗を発すること已に甚だしければ、大便既に鞕く、小便斯に数なり。此れ、猶黄河既に瘀せば清淮《わい》反って漲《みなぎ》るの理のごときなり。故に其れ津液内に竭くと為すを知る。蓋し、汗外に泄れ、溺下に去るは、皆内は其の津液を耗らす。故に「竭く」と云うなり。然して此れ胃熱已に去りて満痛の苦しみ無し。惟だ腸中燥きて枯るのみ。故に大便鞕しと雖も、妄りに攻下を施す可からず。当に自ら大便せんと欲するを須つべし。須は、俟つなり。必ず其の自ら大便せんと欲するを待ち、而る後に蜜導もて之を通ずるを言う。亦因勢利導の法なり。「若しくは土瓜根、及び猪胆汁は皆導を為す可し」の者は、并びに其の竅を潤し燥を滋するの義を取り、他意有るに非ざるなり。案ずるに、此の条、当に後の承気の諸類の中に在るべし。蓋し、錯簡此に在り。

柯氏曰く、三つの「自ら」の字を連用し、胃実にして変証無き者を見わす。当に其の自然に任せて妄りに治す可からず。更に苦欲の情を大便せんと欲するの時に探り、其の勢いに因りて之を利導すべし。便せんと欲せざる者は、宜しく静かに以て之を俟つべし。

尤氏曰く、之を総ずれば、津液内に竭くるの人、其の大便せんと欲せざる者は、静かに以て之を需《ま》つ。其の自ら大便せんと欲する者は、則ち因りて之を導く。仲景の成法、後人以て之を守りて変無かる可きなり。

張氏曰く、凡そ多汗に係りて津を傷り、及び屡々汗下を経て解せず、或は尺中脈遅弱、元気素虚するの人、当に攻むべくして攻む可からざる者は、並びに導法に宜し。

【通釈】　この条文は、詳らかに導法を言い、これによって下法のいまだ及んでいない点を補う。陽明病では、あるいは自汗が出て過多になり、あるいは発汗が既に甚だしくなると、大便は既に硬くなり、小便はここに数になる。これは、丁度黄河が既に瘀滞すると、清らかな淮《わい》水が反って漲《みなぎ》る道理のようなものである。そこで、津液が内に竭きることが解る。思うに、汗が外に泄れ、尿が下に去る場合は、皆内はその津液を消耗する。そこで、「竭きる」と言う。しかし、これは胃熱が既に去り、満痛の苦しみがない。ただ、腸の中が燥いて枯れるだけである。そこで、大便は硬いが、妄りに攻下を施すべきでない。自ら大便をしたくなるのを待つべきである。須は、俟つことである。必ず自ら大便をしたくなるのを待ち、その後に蜜導を用いてこれを通じることを言う。また、因勢利導の方法である。「あるいは土瓜根、および猪胆汁は、皆大便を排泄できる」は、並びにその竅を潤して燥を滋す義を取り、他意があるのでない。案じるに、この条文は後の承気湯の諸々の類の中にあるはずである。思うに、錯簡がここにある。

柯氏は言う。三つの「自ら」の字を連用し、胃実証であるが、変証がない場合を見わしている。その自然に任せて妄りに治療すべきでない。更に苦しみ欲する病状を大便をしたくなる時に探り、その勢いによってこれを通利して導くべきである。大便をしたくない場合は、静かにこれを待つべきである。

尤氏は言う。これを総合すると、津液が内に尽きる人で、大便をしたくない場合は、静かにこれを待つ。自ら大便をしようとする場合は、これによってこれを導く。仲景の成法は、後人はこれを守って変えることがないようにすべきである。

張氏は言う。およそ多汗に係わって津液を傷り、および屢々汗下を経て病が解されず、あるいは尺脈が遅弱であり、元気が元々虚している人で、攻めるべきであるが、攻めることができない場合は、並びに導法を用いるのがよい。

【本文】　蜜煎方

食蜜（七合。○成本、《玉函》《千金翼》は「食」の字無し。案ずるに、《証類本草》に陶隠居曰く、「木蜜は、呼びて食蜜と為す。樹皮に懸けて之を作る。色は青白なり。樹空、及び人家に養いて之を作る者は、亦白にして濃厚、味美なり」と。蘇頌曰く、「食蜜は両種有り。一種は山林の木の上に在り、房を作る。一種は人家に窠《あな》の檻を作り、之を収む。其の蜂甚だ小にして微黄なり。蜜は皆濃厚にして味美なり」と）

右一味、銅器内に於いて微火にて煎ず。当に凝りて飴状の如くなるを須ちて、之を攪わして焦げ著かせしむること勿かるべし。丸ず可しと欲すれば、手を併せて捻りて挺を作り、頭をして鋭からしめ、大きさ指の如く、長さ二寸許りにす。当に熱き時に急に作るべし。冷ゆれば則ち鞕し。以て穀道の中に内れ、手を以て急に抱え、大便せんと欲する時は乃ち之を去る（飴は延智の翻。攪は古巧の翻。著は直畧の翻。捻は奴協の翻。挺は、梃と同じく、徒鼎の翻。趙岐、《孟子》に注して曰く、「挺は、杖なり」と。鋭は兪芮の翻。「穀道の中に内る」の「内る」は、音納。抱は、持つなり。○旧本は乃ち「之を去る」の下に「疑うらくは仲景の意に非ざるも、已に試みて甚だ良し」の九字有り。今成本、《玉函》《千金翼》に據りて刪りて訂す）。

【通釈】　蜜煎方

食蜜（七合。○成本、《玉函》《千金翼》では、「食」の字がない。案じるに、《証類本草》では、陶隠居は「木蜜は、呼んで食蜜とする。樹皮に懸けてこれを作る。色は青白である。樹の隙間、および人家に養ってこれを作る場合は、また色は白で濃厚であり、味は美味しい」と言う。蘇頌は、「食蜜には、二種類がある。一種類は山林の木の上にあり、房を作る。一種類は人家に窠《あな》の檻を作り、これを収める。その蜂は甚だ小さくて微かに黄色である。蜜は皆濃厚であり、味は美味しい」と言う）

右の一味を銅器の中において微かな火で煎じる。凝固して飴状のようになるのを待って、これを攪拌して焦げつかせてはならない。丸剤を作ろうとする場合は、手を併せて捻って棒状の挺を作り、頭を鋭くし、大きさは指のようにし、長さは二寸ばかりにする。熱い時に急いで作るべきである。冷える場合は、硬くなる。これを穀道の中に入れ、手で急に抱え、大便しそうになる時は、これを除く（飴は延智の翻である。攪は古巧の翻である。著は直畧の翻である。捻は奴協の翻である。挺は、梃と同じであり、徒鼎の翻である。趙岐は、《孟子》に注釈し、「挺は、杖である」と言う。鋭は兪芮の翻である。「穀道の中に内れる」の「内れる」の字は、音が納である。抱は、持つことである。○旧本では、「これを去る」の下に「恐らくは仲景の意ではないが、既に試みると効果は甚だ良好である」の九字がある。今成本、《玉函》《千金翼》によって削って訂正する）。

【本文】　猪胆汁方（旧本は前の方後に附す。今成本に因りて別に提《さ》さぐ）

大猪胆一枚、汁を瀉し、少し許りの法醋に和し、以て穀道の内に灌ぐ。一食頃の如きに、当に大便して宿食悪物を出だすべし。甚だ效あり（《史・孟嘗君伝》に「食頃の如《ばか》りにして秦の追うもの果たして至る」を出だす。案ずるに、食頃は、《一切経音義》に考声の「少選なり。食頃は、一食間の可《ばか》りなり」と云うを引く）。

【語釈】　○少選：しばらく。しばらくして。

【通釈】　猪胆汁方（旧本では、前の方後に附す。今成本によって別に提示する）

大きな豚の胆嚢一個を取り、汁を絞り、少量の食用の醋に混和し、穀道の中に注入する。食事をする位の時間が経つと、大便をして宿食や汚物を出すはずである。甚だ有効である（《史記・孟嘗君伝》では、「食頃の時間が経過して秦の追跡する者が果たして到来した」を提出している。案じるに、食頃は、《一切経音義》では、考声が「姑くのことである。食頃は、一回の食事をする時間のほどのことである」と言うのを引用する）。

【本文】　土瓜根方（旧本は缺く。今《肘後方》の大便不通を治す方に据《よ》りて補添す）

土瓜根は根を採《と》り、汁に搗き、筒もて吹きて肛門の内に入れ、通ずるを取る（汪氏曰く、「按ずるに、土瓜は即ち王瓜なり。月令四月に王瓜生ずるは、即ち此れなり」と。李東璧曰く、「其の根は土気と作す。その実、瓜に似る。故に土瓜と名づく」と。《金鑑》に曰く、「土瓜は、即ち俗に赤雹《はく》と名づくなり」と）

【通釈】　土瓜根方（旧本では、欠いている。今《肘後方》の大便不通を治療する処方によって補添する）

土瓜根は根を採《と》り、汁に搗き、筒を用いて吹いて肛門の中に入れ、大便を通じる効能を取る（汪氏は、「按じるに、土瓜は王瓜である。月令の四月に王瓜が生じるのが、これである」と言う。李東璧は、「その根は、土気である。その実、瓜に似る。そこで、土瓜と名づける」と言う。《医宗金鑑》では、「土瓜は、俗に赤雹《はく》と名づける」と言う）

【本文】　案ずるに、導法に蜜を用い、猪胆汁を用い、土瓜根を用うるは、倶に肛を潤すの義を取る。程氏曰く、「蜜と土瓜根、大猪胆汁、皆可なる者は、勢い其の便に因りて煩難無ければなり」と。此の説、切貼に似たり。若し津枯るるに蜜を用い、熱結ぶに胆を用い、擇《えら》びて之を施すと謂えば、則ち悖る。又後世更に皂角の諸品を用うる者有るは、徒に多事を覚ゆ。然して蜜煎は香油に蘸《ひた》し、穀道の中に納入す。猪胆は或は竹管、鵝管を用い、灌ぎて汁を入るの類なり。此れ皆後人仲景の法を推し広むるに善くする者なり。詳らかに許氏（宏、《内台方議》）、李氏（挺、《入門》）、呉氏（綬、《蘊要》）等の書に見われば、宜しく参看すべきなり（道興治疾方は、猪胆を取り、葦の筒を以て、一頭は胆の中に内れて繋ぐ。一頭は、下部に内れて灌げば、立ちどころに下る。治疾方は、北斉の治に係る。平中伊は碑に鬬《ほ》りて刻す。《金石萃編》に見わる）。夫れ仲景の三承気、大茈胡は、下法備わる。而して又導法を設くる者は、津液内に竭き、未だ実満の諸証を見わさず、惟だ便鞕きに過ぎざるのみ。此れ、病下に在りて内に在らず。又且つ結ぶ所は甚だ微なり。蓋し、下薬の過ぐる所は、未だ人の元気を削らざる者有らず。故に乃ち此の外治の法を制して以て下法の未だ逮ばざるを禆《おぎな》う。聖人の愛護の心は、至らざる所無し。奈何んぞ、粗工は率意妄投し、人の命を草芥《かい》の如くに視るや。

【語釈】　○切貼：切は、ちかずく。貼は、つく。貼切（ぴったりあてはまる）に同じ。　○多事：できごとが多い。することが多い。　○鵝：雁。　○率意：こころにしたがう。意のままに。　○草芥：草とごみ。ちりあくた。転じてつまらないものの例え。

【通釈】　案じるに、導法に蜜を用い、猪胆汁を用い、土瓜根を用いるのは、ともに肛門を潤す義を取る。程氏は、「蜜と土瓜根、大猪胆汁が皆使用できるのは、勢いがその大便によって煩わしく困難なことがないからである」と言う。この説は、ぴったり当てはまるようである。もし津液が枯れる場合は蜜を用い、熱が結ぶ場合は胆汁を用い、選んでこれを施すと言う場合は、悖る。また、後世に更に皂角などの諸々の品を用いる場合があるのは、徒に煩雑な感じがする。そして蜜煎は香油に浸し、穀道の中に納入する。猪胆汁は、あるいは竹の管や雁の管を用い、灌いで汁を入れる類である。これは、皆後人がよく仲景の法を推し広める場合である。詳らかに許氏（宏、《金鏡内台方議》）、李氏（挺、《医学入門》）、呉氏（綬、《蘊要》）などの書に見われるので、参照して看るべきである（道興治疾方は、猪胆を取り、葦の筒を用い、一方の頭は胆の中に入れて繋ぐ。一方の頭は、下部に入れて灌ぐと、立ちどころに下る。治疾方は、北斉の治療に係わる。平中伊は碑に彫って刻した。《金石萃編》に見われている）。そもそも仲景の三承気湯、大柴胡湯には、下法が備わっている。そしてまた導法を設けるのは、津液が内に尽き、いまだ実満の諸証を見わさず、ただ便が硬いのに過ぎないだけである。これは、病が下にあって内にない。また、かつ結ぶ所は甚だ微かである。思うに、下薬の過ぎる所は、いまだ人の元気を削らない場合がない。そこで、この外治の方法を制し、これによって下法のいまだ及ばない点を補う。聖人の愛護の心は、至らない所がない。どうして粗工は意のままに妄りに投与し、人の命をちりやあくたのように視るのであろうか。

【解説】　本条文は、導法について論述している。

陽明病に罹患し、自汗が出て過多になり、あるいは発汗が既に甚だしくなると、大便は硬くなり、小便は数になる。即ち、汗が外に泄れ、尿が下に去る場合は、津液が内に消耗するので、「竭く」と言う。本証は、胃熱が既に去り、満痛の苦しみがなく、腸の中が燥いて枯れた状態にある。そこで、大便は硬いが、妄りに攻下すべきでない。「須つ」は、待つことである。必ず自ら大便をしたくなるのを待ち、その後に蜜煎導を用いて大便を通じる。「若しくは土瓜根、及び大猪胆汁皆導を為す可し」は、並びに後竅を潤して燥を滋す義を取る。

【原文】　陽明病、脈遅、汗出多、微悪寒者、表未解也。可発汗。宜桂枝湯。

(234)
【本文】　陽明病、脈遅、汗出づること多く、微悪寒する者は、表未だ解せざるなり。汗を発す可し。桂枝湯に宜し。
【通釈】　陽明病に罹患し、脈が遅になり、汗の出るのが多くなり、微かに悪寒がする場合は、表がいまだ解されていない。発汗すべきである。桂枝湯を用いるのがよい。
【本文】　此れ、太陽と陽明の併病、自ら表開く者なり。脈遅、汗多きは、当に邪裏に在るを責むるべきなり。微悪寒すれば、則ち表未だ悉く解せざるを知る。故に当に桂枝湯を与えて以て其の汗を発すべし。乃ち、先表後裏の法なり。
銭氏曰く、汗出づること多き者は、太陽の中風なり。已に是れ陰弱くして汗自ら出づ。而して陽明の証も又法当に多汗なるべし。二証兼ねて併さる。故に汗出づること多きなり。邪気已に陽明に属す。故に悪寒すと雖も、亦微なり。
【通釈】　これは、太陽と陽明の併病で自ら表が開く場合である。脈が遅になり、汗が多くなるのは、邪が裏にあることを責めるべきである。微かに悪寒がする場合は、表はいまだ悉く解されていないことが解る。そこで、桂枝湯を与えてその汗を発すべきである。即ち、先表後裏の方法である。
銭氏は言う。汗の出るのが多い場合は、太陽の中風である。既にこれは陰が弱くなって汗が自然に出る。そして陽明の証もまた道理からすると多汗になるはずである。二つの証が兼ねて併さる。そこで、汗の出るのが多くなる。邪気は既に陽明に属している。そこで、悪寒がするが、また微かである。
【解説】　本条文は、太陽と陽明の併病で表が自然に開く証候と治療法について論述している。
陽明病に罹患し、邪が裏にあると、脈は遅になり、汗は多く出る。表証がいまだ解されていないと、微かな悪寒がする。そこで、先表後裏の方法に従い、先ず桂枝湯を与えて発汗する。

【原文】　陽明病、脈浮、無汗而喘者、発汗則愈。宜麻黄湯。(235)
【本文】　陽明病、脈浮、汗無くして喘する者は、汗を発すれば則ち愈ゆ。麻黄湯に宜し。
【通釈】　陽明病に罹患し、脈が浮になり、汗がなく、喘が出現する場合は、発汗すると病は治癒する。麻黄湯を用いるのがよい。
【本文】　此れも亦太陽と陽明の併病、自ら表閉づる者なり。脈浮は、表病の脈なり。汗無くして喘するは、表閉じて泄れざるの証なり。是れ太陽の邪未だ悉く裏に入らず、猶表に在るなり。故に宜しく麻黄湯もて其の汗を発すべし。此れも亦先表後裏の法なり。乃ち、《太陽中篇》に「太陽と陽明の合病、喘して胸満する者は、下す可からず。麻黄湯に宜し（36）」と曰うは、義を同じくす。案ずるに、麻桂の二湯は、太陽に在りては表開くと表閉づの別を為し、即ち邪気陽明に併さるも亦汗出づと汗無しを以て其の治を分かつ。仲景の矩矱《くわく》は秩《ちつ》然として紊《みだ》れざること此くの如し。

程氏曰く、条中に一の陽明の証無し。陽明と云う者は、胃已に実して更衣せざるなり。又曰く、条中の一の「可し」の字と一の「愈ゆ」の字は、倶に「陽明病」の三字に対して言う。陽明病は、汗を発す可からず。此くの如きの陽明病は亦汗を発す可し。汗法は太陽の為に設く。此の処の発汗は、特に太陽病愈ゆるのみにならず、表邪散じて府中の壅滞も亦通ず。

【語釈】　○矩矱：法則。のり。　○秩然：きちんと順序の整っているさま。

【通釈】　これもまた太陽と陽明の併病で自ら表が閉じる場合である。脈が浮であるのは、表病の脈である。汗がなく、喘が出現するのは、表が閉じて泄れない証である。これは、太陽の邪がいまだ悉く裏に入らず、なお表にある。そこで、麻黄湯を用いてその汗を発すべきである。これもまた先表後裏の方法である。即ち、《太陽中篇》に「太陽と陽明の合病に罹患し、喘が出現して胸満する場合は、下すべきでない。麻黄湯を用いるのがよい（36）」と言うのは、義が同じである。案じるに、麻黄湯と桂枝湯の二つの湯液は、太陽にあっては表が開く場合と表が閉じる場合を区別し、邪気が陽明に併さる時もまた汗が出る場合と汗がない場合とでその治療を区分する。仲景の法則は、順序よく整い、乱れないのはこのようなものである。

程氏は言う。条文の中には一つの陽明の証もない。陽明と言う場合は、胃は既に実して大便をしない。また、言う。条文の中の一つの「す可し」の字と一つの「愈える」の字は、ともに「陽明病」の三字に対して言う。陽明病は、発汗すべきでない。このような陽明病は、また発汗すべきである。汗法は、太陽のために設けられている。この所の発汗は、特に太陽病が治癒するだけではなく、表邪が散じて府の中の壅滞もまた通じる。

【解説】　本条文は、太陽と陽明の併病で自ら表が閉じる証候と治療法について論述している。

陽明病に罹患し、邪の一部が太陽にあると、脈は浮になる。表が閉じて汗が泄れなくなると、汗はなく、喘が出現する。本証は、太陽の邪がいまだ悉く裏に入らず、なお表にある状態にある。そこで、先表後裏の方法に従い、先ず麻黄湯を与えて発汗する。

【本文】　以上の八章、陽明病に外証を兼ぬる者を論じて釈す。但だ蜜煎の一条は、疑うらくは後の承気の諸類の中の錯なり。
【通釈】　以上の八章は、陽明病に外証を兼ねる場合を論じて解釈する。ただ、蜜煎の一条は、恐らくは後の承気の諸々の類の中の錯簡である。

【原文】　陽明病、発熱汗出者、此為熱越。不能発黄也。但頭汗出、身無汗、剤頸而還、小便不利、渇引水漿者、此為瘀熱在裏。身必発黄。茵蔯蒿湯主之。(236)
【本文】　陽明病、発熱し汗出づる者は、此れ熱越すと為す。黄を発すること能わざるなり。但だ頭汗出で、身に汗無く、頸を剤りて還り、小便不利し、渇して水漿を引く者は、此れ瘀熱裏に在りと為す。身必ず黄を発す。茵蔯蒿湯之を主る（漿は音将。瘀は音於）。
【通釈】　陽明病に罹患し、発熱し、汗が出る場合は、これは裏熱が汗に従って外に越えている。発黄することはできない。ただ、頭汗が出て、身体に汗がなく、汗は頸を限って還り、小便は不利になり、口が渇いて飲物を飲む場合は、これは瘀熱が裏にある。身体は必ず発黄する。茵蔯蒿湯がこれを主る（漿は音が将である。瘀は音が於である）。
【本文】　此れ、陽明湿熱発黄の証治を論ず。陽明病、発熱し汗出づる者は、熱越すと為す。小便若し利すれば、大便因りて鞕く、黄を発すること能わざるなり。但だ頭汗出づる者は、熱内に鬱して外越するを得ず、但だ上に蒸すが故に頭汗出でて頸を剤りて以て還り、汗無きなり。小便不利の者は、湿膀胱に蓄して下に滲むこと能わざるなり。渇して水漿を引く者は、熱胃府を灼して津液輸らざればなり。瘀熱裏に在り、身必ず黄を発する者は、水湿内に瘀し、熱気熏蒸し、両邪交々鬱して宣泄すること能わず。故に盦《ふた》して身必ず黄を発するなり。茵蔯蒿湯は、乃ち熱を清して湿を攘《はら》うの剤なり。斯の後、竅一たび通ずれば、小便随いて利し、湿熱散じて黄自ら去る。案ずるに、此の条、当に後の発黄の諸類の中に移すべし。今此に在る者は、蓋し編次の錯なり。
　銭氏曰く、邪熱熾盛にして三焦運らず、気化行らず。故に小便不利し、水湿下に瀉すことを得ず、且つ胃熱し枯燥して渇して水漿を引けば、則ち水湿も又上従り入り、其の湿蒸し、欝熱瘀し、蓄は裏に在り。故に身必ず黄を発す。其の湿熱の邪は、急ぎて宜しく攘い逐うべし。故に茵蔯蒿湯を以て之を主る。

劉茝庭曰く、此の条、腹満、大便せずを言わざる者は、文を省けばなり。

【語釈】　○盦：ふた。動詞でないが、ここでは「覆う」の意。

【通釈】　これは、陽明湿熱発黄証の証候と治療法を論じている。陽明病に罹患し、発熱し、汗が出るのは、熱が越えるからである。小便がもし通利する場合は、大便はこれによって硬くなり、発黄することができなくなる。ただ、頭汗が出るのは、熱が内に鬱滞して外に越えることができず、ただ上に蒸すので、頭汗が出て頸を限って還り、頸より下は汗がない。小便が不利になるのは、湿が膀胱に蓄積し、下に滲むことができなくなるからである。口が渇いて水漿を引くのは、熱が胃府を灼傷して津液が輸布されなくなるからである。瘀熱が裏にあり、身体が必ず発黄するのは、水湿が内に瘀滞し、熱気が熏蒸し、二つの邪が交々鬱滞して宣泄できなくなる。そこで、盦《ふた》をして身体は必ず発黄する。茵蔯蒿湯は、熱を清して湿を攘《はら》う方剤である。この後、竅が一たび通じると、小便はこれに従って通利し、湿熱が散じて黄疸は自ら去る。案じるに、この条文は、後の発黄の諸々の類の中に移すべきである。今ここにあるのは、思うに編次の誤りである。

銭氏は言う。邪熱が旺盛になって三焦が運らず、気化が行らなくなる。そこで、小便は不利になり、水湿は下に瀉すことができず、かつ胃が熱し枯燥して口渇が出現し、水漿を引く場合は、水湿もまた上より入り、その湿は熏蒸し、欝熱は瘀滞し、蓄積は裏にある。そこで、身体は必ず発黄する。その湿熱の邪は、急いで攘って逐うべきである。そこで、茵蔯蒿湯をもってこれを主る。

劉茝庭は言う。この条文が腹満、大便しないなどを言わないのは、文を省くからである。

【本文】　茵蔯蒿湯方

茵蔯蒿（六両）　梔子（十四枚、擘く）　大黄（二両、皮を去る）

右三味、水一斗二升を以て、先ず茵蔯を煮て、六升を減じ、二味を内れ、煮て三升を取り、滓を去り、分かち温め三服す。小便当に利すべし。尿皁莢汁の状の如く、色正赤なり。一宿にして腹減じ、黄小便従り去るなり（旧本は「分かち温め三服す」の「温め」の字を脱す。今《可下篇》及び《玉函》《金匱》《外台》に据りて校して補う。又一斗二升は《金匱》及び《玉函》成本は「一斗」に作る。劉茝庭曰く、「水一斗二升を煮て三升に至るは、殊に濃に過ぐるを覚ゆ。「二升」の「二」の字無き者は勝ると為す」と）。

【語釈】　○《金匱》：《金匱要略・黄疸病脈証并治第十五》の第13条を参照。

【通釈】　茵蔯蒿湯方

茵蔯蒿（六両）　梔子（十四枚、きざむ）　大黄（二両、皮を除く）

右三味に水一斗二升を用い、先ず茵蔯を煮て、六升を減じ、二味を入れ、煮て三升を取り、滓を除き、三回に分けて温めて服用する。小便は通利するはずである。尿は皁莢汁の性状のように、色は真っ赤になる。一宿で腹部が軽減し、黄疸は小便より去る（旧本では「分けて温め三服する」の「温め」の字を脱している。今《可下篇》および《玉函》《金匱要略》《外台》によって校正して補う。また、一斗二升は、《金匱要略》および《玉函》、成本では「一斗」に作る。劉茝庭は、「水一斗二升を煮て三升に至るのは、殊に濃煎に過ぎる感じがする。「二升」の「二」の字がない場合が勝っている」と言う）。

【本文】　《本草》に茵蔯は熱結黄疸を主り、梔子は清熱し、大黄は泄瘀し、三物相い藉りて以て湿熱を蠲《けん》除するなり。

方後に先ず茵蔯を煮て六升を減ずるは、茵蔯を主薬と為すを以てなり。

劉茝庭曰く、茵蔯は清熱の中の燥薬と為す。故に的《あき》らかに湿熱を解す。又此の湯、用いて後、大便必ず利し、胃熱能く散ずれば、則ち湿は小便自り去る。故に皂角汁の状の如きは、湿は即ち水の類を以てなり。

張氏曰く、方中に大黄を用うる者は、茵蔯、梔子を佐けて湿熱を駆除するの功を取りて以て小便を利し、下を用うるに非ざるなり。然して二便は偏り阻む者有り、前竅利せざるに因りて後竅並びに不通を為す者有り。「陽明の証、更衣せざること十日なれども、苦しむ所無し。渇する者は、五苓散を与う」の一条（244）の如きは、湿熱は津液を挟み、下は膀胱に滲みて大便燥結し通ぜざるを致すに非ずや。此れ、湿熱搏ちて聚まり、小便利せざるに因りて腹微満を致す。故に少しく大黄を与え水道薬を同じくして下竅を開泄すれば、則ち二便は倶に通利するを得てして湿熱の勢い殺《へ》りて以て分解するを得。

【語釈】　○蠲除：除き去る。

【通釈】　《本草》では、茵蔯蒿は熱が結ぶ黄疸を主り、梔子は清熱し、大黄は泄瘀し、三つの品が相互に借り合って湿熱を除き去る。

方後に先ず茵蔯蒿を煮て六升を減じるのは、茵蔯蒿を主薬とするからである。

劉茝庭は言う。茵蔯蒿は、清熱の中の燥薬である。そこで、明らかに湿熱を解する。また、この湯液は、用いた後に大便が必ず通利し、胃熱はよく散じるので、湿は小便より去る。そこで、尿が皂角の汁の性状のようになるのは、湿が水の類であるからである。

張氏は言う。方中に大黄を用いるのは、茵蔯蒿と梔子を佐けて湿熱を駆除する効能を取って小便を通利するからであり、下す効能を用いるのではない。そして二便は偏って阻まれる場合があり、前竅が通利しなくなって後竅が並びに不通になる場合がある。「陽明の証で、大便をしなくなって十日になったが、苦しむ所がない。口が渇く場合は、五苓散を与える」の一条（244）のようなものは、湿熱が津液を挟み、下は膀胱に滲んで大便が燥いて結び、不通になるのではないだろうか。これは、湿熱が搏って集まり、小便が不利になることによって腹部が微かに脹満する。そこで、少し大黄を与え、水道薬を同じく用いて下竅を開泄する場合は、二便はともに通利し、湿熱の勢いは減って分解される。

【解説】　本条文は、陽明湿熱発黄証の証候と治療法について論述している。

陽明病に罹患し、裏熱が外に越えると、発熱し、汗が出る。もし小便が通利する場合は、大便はこれによって硬くなり、かつ湿熱の邪が除かれるので、発黄することができなくなる。熱が内に欝滞し、上に熏蒸すると、頭汗が出て頸部を限って還り、頸部より下は汗が出なくなる。湿が膀胱に蓄積し、下に滲むことができなくなると、小便は不利になる。熱が胃府を灼傷し、津液が輸布されなくなると、口が渇いて水漿を引く。本証は、水湿が裏に瘀滞し、熱気が熏蒸し、二つの邪が交々欝滞して宣泄できない状態にあるので、身体は必ず発黄する。そこで、茵蔯蒿湯を与えて熱を清して湿を攘《はら》う。茵蔯蒿湯を投与した後、後竅が一たび通じると、小便はこれに従って通利し、湿熱が散じて黄疸は自然に消退する。

茵蔯蒿湯は、茵蔯蒿、山梔子、大黄の三味からなる処方である。方中の茵蔯蒿は熱が結ぶ黄疸を主り、山梔子は清熱し、大黄は泄瘀し、三味が相互に作用して湿熱を除去する。

【原文】　陽明証、其人喜忘者、必有畜血。所以然者、本有久瘀血、故令喜忘。屎雖鞕、大便反易、其色必黒者、宜抵当湯下之。(237)

【本文】　陽明の証、其の人喜忘する者は、必ず畜血有り。然る所以の者は、本久しく瘀血有るが故に喜忘せしむ。屎鞕しと雖も、大便反って易く、其の色必ず黒き者は、宜しく抵当湯にて之を下すべし（畜は敕《ちょく》六の翻。易は以豉の翻）。

【通釈】　陽明の証で、その人がよく忘れる場合は、必ず畜血がある。そのようになる理由は、元々久しく瘀血があるので、よく忘れさせる。屎は硬いが、大便は反って出易く、その色が必ず黒くなる場合は、抵当湯を用いてこれを下すべきである（畜は敕《ちょく》六の翻である。易は以豉の翻である）。

【本文】　此の章、畜血の証治を釈し、其の胃実の類証に属するを以ての故に此に挙ぐ。「陽明病」と曰わずして「陽明の証」と曰う者は、此れ宜しきに随いて文を構えるのみ。若し強いて之を別かてば、却って膠見に属す。喜忘は、即ち善忘なり（《外台》は「善忘」に作る）。銭氏曰く、「喜忘なる者は、語言の動静過ぐるに随いて忘るるに随うなり」と。《素問・調経論》に曰く、「血下に并されば、乱れて喜忘す」と。蓋し、心は血に頼りて以て養い、血活くれば則ち霊なり。今血下に畜すれば、則ち心竅塞がり易くして識智昏む。故に問答を応酬す。「必ず」は、常を失するなり。「本久しく瘀血有り」は、積久しきの瘀血有りて裏に在り。此の時に始めて得るに非ざるなり。病は陽明に属す。故に屎鞕く以て血と糟粕と共に併さる。故に大便反って易し。其の糞必ず黒き者は、所謂「黒く粘ること漆の如し」是れなり。血瘀久しくして自ら下れば、則ち其の色必ず黒し。徐大椿曰く、「大便反って易きは、血の性は滑利なればなり。其の色必ず黒きは、浮血も亦便に随いて下る者有ればなり」と。桃核承気湯を用いずして抵当湯を用うる者は、久しく瘀血するを以ての故なり。案ずるに、畜血の一証、既に《太陽篇》の中に詳らかなるに、斯に再び之を掲げ出だす者は、敢えて二証有るに非ず。蓋し、其の病を見わすは、太陽自り汗を失して之を得ればなり。而して其の証を為すは、則ち実は陽明に属すればなり。乃ち、太陽に在りては小便の利すと利せずとに験し、陽明に在りては大便の黒しと黒ならずとに験す。蓋し、互いに之を言いて以て人に諭す。嗚《ああ》、丁寧親切なること其れ亦至れるかな。

呉氏（有性）曰く、大小便の畜血、便血は、傷寒、時疫を論ぜず、尽く下を失するに因り、邪熱久羈し以て由りて泄すること無く、血は熱の為に搏ち、経絡に留まれば、敗れて紫と為し、血腸胃に溢るれば、腐りて黒と為る。血便の色漆の如く、大便反って易き者は、結糞と雖も、瘀を得てして潤下すればなり。

【語釈】　○膠見：膠のようにこり固まった見解。　○《素問・調経論》：実際は、「血下に并さり、気上に并されば、乱れて喜忘す」に作る。　○霊：霊妙に同じ。不思議ではかり知りがたいこと。

【通釈】　この章は、畜血の証候と治療法を解釈し、それが胃実の類証に属しているので、ここに挙げる。「陽明病」と言わずに「陽明の証」と言うのは、好ましい状態に従って文を構えるだけである。もし強いてこれを区別すると、反って膠のようにこり固まった見解に属する。喜忘は、善く忘れることである（《外台》では「善忘」に作る）。銭氏は、「喜忘は、言語の動静が過ぎるに随って次々と忘れることである」と言う。《素問・調経論》では、「血が下に併さると、乱れて喜忘する」と言う。思うに、心は血に頼って養い、血が活き活きとする場合は、精神は霊妙である。今血が下に畜する場合は、心竅が塞がり易くなり、知識が昏む。そこで、問答を応酬する。「必ず」は、常を失うことである。「元々久しく瘀血がある」は、蓄積されて久しい瘀血があって裏にある。この時に始めて得たのではない。病は、陽明に属している。そこで、屎は硬くなって血と糟粕とともに併さる。そこで、大便は反って排出し易くなる。その糞が必ず黒くなるのは、いわゆる「黒く粘るのは漆のようである」がこれである。血瘀が久しくなって自然に下る場合は、その色は必ず黒くなる。徐大椿は、「大便が反って排出し易くなるのは、血の性が滑らかで通利するからである。その色が必ず黒くなるのは、浮いた血もまた大便に随って下るものがあるからである」と言う。桃核承気湯を用いずに抵当湯を用いるのは、久しく瘀血があるからである。案じるに、畜血の一証は既に《太陽篇》の中に詳らかであるが、ここに再びこれを掲げて提出するのは、敢えて二つの証があるのでない。思うに、その病を見わすのは、太陽より発汗の機会を失ってこれを得るからである。そしてその証を生じるのは、実は陽明に属するからである。即ち、太陽にあっては小便が通利する場合と通利しない場合に試し、陽明にあっては大便が黒くなる場合と黒くならない場合に試すのである。思うに、互いにこれを言って人に諭している。ああ、丁寧で親切であるのは、また何と至れり尽くせりであろうか。

呉氏（有性）は言う。大小便の畜血や便血は、傷寒や時疫を論じることなく、尽く下法の機会を失うことが原因であり、邪熱が久しく停留し、これによって泄れることがなく、血は熱のために搏って経絡に留まると敗れて紫になり、血が胃腸に溢れると腐って黒になる。血便の色は漆のようになり、大便が反って排出し易くなるのは、結した糞であるが、瘀を得て潤下するからである。

【解説】　本条文は、陽明の蓄血証の証候と治療法について論述している。

喜忘は、善く忘れることであり、言語の動静が過ぎるに従って次々と忘れることである。心は血に頼って養い、血が活き活きとする場合は、精神は霊妙である。陽明病に罹患し、血が下に蓄積すると、心竅が塞がり易くなるので、知識が昏み、問答を応酬する。「必ず」は、常を失うことである。「本久しく瘀血有り」は、久しく蓄積された瘀血が裏にあることを言う。本証は陽明病であり、屎は硬くなるが、血と糟粕がともに併さるので、大便は反って排出し易くなる。血瘀が久しくなって自然に出る場合は、糞は必ず黒く粘って漆のようになる。本証は、瘀血が久しく停滞した状態にある。そこで、桃核承気湯を使用せず、抵当湯を使用して瘀血を攻下する。

【本文】　以上の二章、上節は発黄を論じ、下節は瘀血を論ず。而して首章は疑うらくは当に後の発黄の条中に移すべし。中西子文曰く、「下節は、当に上条の「陽明、下血し、讝語す云々（216）」の下に移して以て一類と為すべし」と。

【通釈】　以上の二章の上節は発黄を論じ、下節は瘀血を論じる。そして首章は恐らくは後の発黄の条文の中に移すべきである。中西子文は、「下節は、上条の「陽明病で下血し譫語する云々（216）」の下に移して一類とすべきである」と言う。

【原文】　陽明病、下之、心中懊憹而煩、胃中有燥屎者、可攻。腹微満、初頭鞕、後必溏、不可攻之。若有燥屎者、宜大承気湯。(238)

【本文】　陽明病、之を下し、心中懊憹して煩し、胃中に燥屎有る者は、攻む可し。腹微満し、初頭鞕く、後必ず溏するは、之を攻む可からず。若し燥屎有る者は、大承気湯に宜し。

【通釈】　陽明病に罹患し、これを下し、心中が懊憹して煩わしくなり、胃の中に燥屎がある場合は、攻めるべきである。腹部が微かに脹満し、大便の初頭が硬くなるが、後必ず溏泄する場合は、これを攻めるべきでない。もし燥屎がある場合は、大承気湯を用いるのがよい。

【本文】　以下の五節は、并びに大承気湯証を論じて燥屎は攻む可しの義を釈するなり。陽明病は、法当に之を下すべし。然して之を下すこと太だ早く、或は下を用いて法を失すれば、則ち邪熱は未だ尽きず、燥屎は復た鞕し。心中懊憹して煩する者は、是れ実煩に属す。当に再び之を下すべし。若し其の腹微満して大満に非ず、大便初め鞕く、後溏する者は、是れ胃中は燥屎無く、心中懊憹は自ら虚煩に属す。乃ち、梔子豉湯の輩の主る所なり。故に之を攻む可からず。誤りて攻むれば、則ち恐らくは脹満し食すること能ず、水を飲めば則ち噦す等の逆を致す。若し燥屎有る者は、大承気湯に宜し。

程氏曰く、末の句は乃ち「攻む可し」の句を申し、以て治法を決す。

銭氏曰く、其の脈証を察するに、若し舌胎黄黒、之を按じて痛む者、或は脈大沈実の者は、乃ち胃中に燥屎有り、之を攻む可きの証なり。

程氏（知）曰く、便鞕しと燥屎とは同じならず。便鞕き者は、大便実満して鞕し。燥屎なる者は、胃中の宿食、胃熱に因りて結び燥丸と為るの屎なり。故に便鞕きは、猶小承気を用うる者有り。燥屎の若きは、則ち芒硝の鹹寒を用いざること無きなり。

柯氏曰く、腹微満は猶是れ梔子厚朴湯証なり。

【通釈】　以下の五節は、並びに大承気湯証を論じて燥屎は攻めるべきである義を解釈している。陽明病は、道理からするとこれを下すべきである。しかし、これを下すのが甚だ早く、あるいは下法を用いるが道理を失調する場合は、邪熱はいまだ尽きず、燥屎はまた硬くなる。心中が懊憹して煩わしくなる場合は、実煩に属している。再びこれを下すべきである。もしその腹が微満して大満ではなく、大便は初めが硬く、後が溏泄する場合は、胃の中に燥屎がなく、心中懊憹は自ら虚煩に属している。即ち、梔子豉湯の類が主る所である。そこで、これを攻めるべきでない。誤って攻める場合は、恐らくは脹満し、食事を摂取できず、水を飲む場合は噦が出現するなどの逆証が引き起こされる。もし燥屎がある場合は、大承気湯を用いるのがよい。

程氏は言う。末の句は、「攻めるべきである」の句を述べ、これによって治療法を決定する。

銭氏は言う。その脈証を察すると、もし舌苔が黄黒になり、これを按じて痛む場合、あるいは脈が大沈実である場合は、胃の中に燥屎があり、これを攻めるべき証である。

程氏（知）は言う。便が硬いのと燥屎とは、同じでない。便が硬いのは、大便が実満して硬くなる。燥屎は、胃の中の宿食が胃熱によって結んで燥丸となった屎である。そこで、便が硬いのは、なお小承気湯を用いる場合がある。燥屎のようなものは、芒硝の鹹寒を用いないことがない。

柯氏は言う。腹微満は、なお梔子厚朴湯証である。

【解説】　本条文は、大承気湯証の証候と治療法について論述している。

陽明病は、道理からするとこれを攻下すべきである。ただ、攻下が甚だ早く、あるいは下法が道理を失調する場合は、邪熱はいまだ尽きず、燥屎は再び硬くなる。胃の中に燥屎があり、心中が懊憹して煩わしくなる場合は、実煩に属しているので、大承気湯を用いて攻下する。もし胃の中に燥屎がなく、腹部は微満するが大満ではなく、大便は初めが硬く、後が溏泄し、心中が懊憹する場合は、虚煩に属し、梔子豉湯類が主る所であるので、大承気湯を用いて攻下すべきでない。

【原文】　病人不大便五六日、繞臍痛、煩躁、発作有時者、此有燥屎、故使不大便也。(239)

【本文】　病人大便せざること五六日、臍を繞りて痛み、煩躁し、発作時有る者は、此れ燥屎有るが故に大便せざらしむるなり。

【通釈】　病人が大便をしなくなって五六日が経過し、臍を繞って痛み、煩躁し、発作に時がある場合は、これは燥屎があるので、大便をさせなくしている。

【本文】　此れも又上文を承けて、胃中に燥屎有るの徴を弁じて明かすなり。大便せざること五六日なれば、則ち大便必ず結して燥屎を為すの候なり。臍なる者は、腹の中央、内は大腸を居《い》る。臍を繞りて痛むは、乃ち燥屎腸中に繞りて滞り渋り、出でんと欲して能わざるの状なり。煩躁し、発作に時有る者は、是れ日晡に潮熱するの時なり。一説に、《金鑑》に曰く「燥屎の穢熱上を攻むれば則ち煩躁し、攻めざれば則ち煩躁せず。故に発作に時有るなり」も亦通ず。凡そ此の諸々の状を詳らかにすれば、其れ燥屎有りて大便せざらしむを知るなり。即ち、大承気湯に宜しきは、言を俟たず。案ずるに、上文は大承気湯証を論じ、「潮熱す（208、209、212、215）」と曰い、「譫語す（212、215、217、220）」と曰い、「手足汗出づ（208、220）」と曰い、「転失気す（209）」と曰い、其の法備わる。而して此れ再び燥屎の諸候を挙ぐるは、見る可し、証状多端なれば、医者は変通せずして之を診治す可からざるを。

隠庵張氏曰く、大承気湯を言わざる者は、文を省けばなり。上文（238）は、「若し燥屎有る者は、大承気湯に宜し」と云う。此れ、上文に接して言う。此れ、燥屎有れば則ち亦大承気湯に宜しきは明らかなり。

【語釈】　○変通：物事に応じて変化し、何事にもうまくやっていくこと。

【通釈】　これもまた上文を承けて、胃の中に燥屎がある徴候を弁じて明らかにしている。大便をしなくなって五六日が経過する場合は、大便は必ず結んで燥屎を形成する時期である。臍は、腹の中央で、内は大腸を入れている。臍を繞って痛むのは、燥屎が腸の中で繞って渋滞し、出ようとするができない性状である。煩躁し、発作に時があるのは、日晡に潮熱する時である。一説に、《医宗金鑑》に言う「燥屎の穢熱が上を攻める場合は煩躁し、攻めない場合は煩躁しない。そこで、発作に時がある」もまた通じる。およそこれらの諸々の性状を詳らかにすれば、燥屎があって大便をさせなくしていることが解る。即ち、大承気湯を用いるのがよいのは、言うまでもない。案じるに、上文は大承気湯証を論じ、「潮熱する（208、209、212、215）」と言い、「譫語する（212、215、217、220）」と言い、「手足から汗が出る（208、220）」と言い、「転失気する（209）」と言い、その方法は備わる。そしてこれが再び燥屎の諸々の証候を挙げるのは、症状が多端であるので、医者は物事に対応せずに診断し治療すべきでないことを見るべきである。

隠庵張氏は言う。大承気湯を言わないのは、文を省くからである。上文（238）は、「もし燥屎がある場合は、大承気湯を用いるのがよい」と言う。これは、上文に接続して言う。このように燥屎がある場合にまた大承気湯を用いるのがよいのは、明らかである。

【解説】　本条文は、第238条を承けて、胃の中に燥屎がある証候について論述している。

「大便せざること五六日」は、大便が必ず結んで燥屎を形成する時期を言う。臍は腹の中央にあり、内は大腸を入れている。燥屎が腸の中で繞るが渋滞し、出ようとするが出ることができなくなると、臍を繞って痛む。日晡に潮熱が出現すると、煩躁し、発作に時がある。一説に、燥屎の穢熱が上を攻めると煩躁し、攻めないと煩躁しないので、発作に時がある。以上の症状が出現する場合は、腸の中に燥屎があるので、大便は出なくなる。そこで、大承気湯を用いてこれを攻下する。

【原文】　病人煩熱、汗出則解。又如瘧状、日晡所発熱者、属陽明也。脈実者、宜下之。脈浮虚者、宜発汗。下之与大承気湯、発汗宜桂枝湯。(240)

【本文】　病人煩熱するは、汗出づれば則ち解す。又瘧状の如く、日晡所発熱する者は、陽明に属するなり。脈実の者は、宜しく之を下すべし。脈浮虚の者は、宜しく汗を発すべし。之を下すには大承気湯を与え、汗を発するは桂枝湯に宜し（山田宗俊曰く、「《玉函》は「又」を「復」に作る。是れ「復」は「反って」なり」と。所と許は通ず）。

【通釈】　病人が心煩し発熱する場合は、汗が出ると病は解される。反って瘧状のように、日晡所に発熱する場合は、病は陽明に属している。脈が実である場合は、これを下すべきである。脈が浮虚である場合は、発汗すべきである。これを下すには大承気湯を与え、発汗するには桂枝湯を用いるのがよい（山田宗俊は、「《玉函》では、「又」を「復た」に作る。これは、「復た」は「反って」である」と言う。所と許は通じる）。

【本文】　此れ、表罷めば当に之を攻むべしの義なり。蓋し、前後の文は並びに承気の証を承けて脈に及ばず。故に此れ脈に憑《よ》りて証を弁ずるの法なり。病人汗を得て後は、煩熱已に解す。呉綬曰く、「煩熱なる者は、発熱に因りて煩擾して安らかならざるなり」と（煩熱は又梔子豉湯の条（77）に見わる）。又更に瘧状にして日晡に発熱するを加うる者は、即ち潮熱なり。是れ表邪将に尽きんとして未だ尽きずして陽明に属するは、審らかなり。瘧状の如しは、即ち潮熱の作《おこ》り輟《や》むに時有り爽やかならざるなり。然して表裏の分は当に脈を以て之を弁ずべし。若し脈実大有力の者は、邪熱已に胃に実すと為す。故に宜しく之を攻下すべし。若し脈但だ浮にして実大ならざる者は、表邪猶未だ解せずと為す。故に宜しく之を汗解すべし。「脈浮虚」の「虚」の字は、「脈実の者」に対して言う。虚弱の「虚」に非ざるを言うなり。之を下すは承気を与え、之を汗するは桂枝に宜し。「与う」と曰い、「宜し」と曰う者は、並びに酌量するの辞なり。

山田宗俊曰く、瘧状の如きは、即ち是れ潮熱なり。但だ其れ斯の時にして発するを以て之を言う。寒熱交々作るに非ざるなり。

松陵徐氏曰く、一症にして治法は逈かに別なり。全ては脈を以て憑ると為す。此れも亦脈に従いて症に従わざるの法なり。

【通釈】　これは、表が罷む場合はこれを攻めるべきである義である。思うに、前後の文は並びに承気の証を承けて、脈に及んでいない。そこで、これは脈に頼って証を弁別する方法である。病人が汗を得た後は、煩熱は既に解されている。呉綬は、「煩熱は、発熱によって煩わしく乱れ安らかでないことである」と言う（煩熱は、また梔子豉湯の条（77）に見われている）。また、更に瘧状のように、日晡に発熱が加わる場合は、潮熱である。これは、表邪が今にも尽きようとするが、いまだ尽きておらず、陽明に属しているのは、明らかである。

瘧状のようなものは、潮熱が起こって止むのに時があり爽やかでないことである。そして表裏の区分は、脈をもってこれを弁別すべきである。もし脈が実大有力である場合は、邪熱が既に胃に実している。そこで、これを攻下すべきである。もし脈がただ浮であり、実大でない場合は、表邪がなおいまだ解されていない。そこで、これを汗解すべきである。「脈が浮虚」の「虚」の字は、「脈が実の者」に対して言う。虚弱の「虚」ではないことを言う。これを下すのは承気湯を与え、これを発汗するのは桂枝湯を用いるのがよい。「与える」と言い、「宜しい」と言うのは、並びに酌量する辞である。

山田宗俊は言う。瘧状のようであるのは、潮熱である。ただ、その時に発生するのをもってこれを言う。寒熱が交々起こるのではない。

松陵徐氏は言う。一つの症であるが、治療法は遙かに別である。全ては脈に頼る。これもまた脈に従って症に従わない方法である。

【解説】　本条文は、陽明病に罹患し、表証が罷む場合はこれを攻めるべきである義について論述している。

本条文は、脈に頼って証を弁別する方法を提示する。煩熱は、発熱によって心が煩わしく乱され、安らかでないことを言う。病人が汗を得た後は、煩熱は既に解される。更に瘧状のように、日晡所に発熱するのは、潮熱である。本証は、表邪が今にも尽きようとするが、いまだ尽きておらず、病は陽明に属した状態にある。「瘧状の如し」は、潮熱の発生と停止に時があり、爽やかでないことを言う。もし脈が実大有力である場合は、邪熱が既に胃に実しているので、大承気湯を与える。もし脈がただ浮であり、実大でない場合は、表邪がいまだ解されていないので、桂枝湯を用いて汗解する。「脈浮虚」の「虚」の字は「脈実の者」に対して言い、「虚弱」の「虚」の意味ではない。

【原文】　大下後、六七日不大便、煩不解、腹満痛者、此有燥屎也。所以然者、本有宿食故也。宜大承気湯。(241)

【本文】　大いに下して後、六七日大便せず、煩解せず、腹満痛する者は、此れ燥屎有るなり。然る所以の者は、本宿食有るが故なり。大承気湯に宜し。

【通釈】　大いに下した後、六七日の間大便をせず、心煩は解されず、腹満し痛む場合は、これは燥屎がある。そのようになる理由は、元々宿食があるからである。大承気湯を用いるのがよい。

【本文】　此れ、下して後、燥屎有る者は、更に攻む可しの義を釈す。言うは、大いに之を下して後、六七日の久しきに復た大便せざる者は、前に誤りて大いに下して其の胃津を傷りて邪実を蕩尽《とうじん》すること能わず。故に宿燥き隠匿《いんとく》し、未だ悉く大便を去らざること有り、復た邪熱を閉じて再び集まり、且つ六七日の内に食する所の物を併せて又宿食と為す。「六七日」の字は、最も宜しく着眼すべし。是を以て煩解せずして腹反って満痛を為すは、乃ち胃実の明徴なり。是れ之を下して未だ尽きざれば、仍お当に大承気湯を以て之を下すべし。此れを即《もっ》てして之を推せば、独り未だ下さざれば大承気を用う可きのみならず、即ち大いに之を下して後は重ねて之を用うるを妨げざるなり。然して必ず素稟《ひん》強壮の者にして後、此の証有り。本虚し質弱き者の能く得る所に非ざるなり。案ずるに、「大いに下す」は即ち誤下なり。凡そ経文に「大いに下す」と称する者は、皆是れ誤治を指す。或るひと曰く、「此れより前の下は未だ合を為さざれば、結胸と痞等の証を成さざるや」と。是れ殆ど常を知りて変に達せざる者に似たり。

舒氏曰く、言う所の「宿食有り」の者は、即ち胃家実の互辞なり。

程氏曰く、「煩解せず」は、大いに下して後の証を指す。「腹満痛」は、六七日大便せざるの後の証を指す。下して後、津液を亡うも亦能く大便せざらしむ。然して煩は解する時有り、腹満するも痛まざるは、験す可し。

方氏曰く、煩解せざれば、則ち熱未だ退かざること知る可し。腹満し痛めば、則ち胃実すること診る可し。故に「燥屎有り」と曰う。

【語釈】　○蕩尽：残らず使い果たす。　○隠匿：かくす。かくまう。　○稟：うまれつき。生まれながらの性質。

【通釈】　これは、下した後、燥屎がある場合は、更に攻めるべきである義を解釈している。ここで言う内容は、大いにこれを下した後、六七日の久しい間、また大便をしない場合は、前に誤って大いに下してその胃津を傷ったが、邪実を残らず除くことができていない。そこで、宿食は燥いて隠れ、いまだ悉く大便を去らないことがあり、また邪熱を閉ざして再び集まり、かつ六七日の内に食べた所のものを併せてまた宿食となる。「六七日」の字は、最も着眼すべきである。ここをもって煩が解されず、腹が反って満痛するのは、胃実証の明らかな徴候である。これは、これを下すが、いまだ尽きていないので、なお大承気湯を用いてこれを下すべきである。これをもってこれを推すと、ただいまだ下していない場合は、大承気湯を用いるべきであるだけではなく、大いにこれを下した後は、重ねてこれを用いることを妨げない。そして必ず元々体質が強壮の者の後にこの証がある。元々虚し体質が弱い者によく得られる所でない。案じるに、「大いに下す」は、誤下のことである。およそ経文に「大いに下す」と称する場合は、皆誤治を指す。ある人が、「これより前の下法がいまだ適合していなければ、結胸証や痞証などの証を形成しないのであろうか」と言った。これは、殆ど常を知っているが、変に達していない者のようである。

舒氏は言う。言う所の「宿食がある」は、胃家実の互辞である。

程氏は言う。「煩が解されていない」は、大いに下した後の証を指す。「腹満して痛む」は、六七日の間、大便をしない後の証を指す。下した後、津液を亡うのもまたよく大便をさせなくする。そして煩は解する時があり、腹満するが痛まないのは、明らかにすべきである。

方氏は言う。煩が解されない場合は、熱がいまだ退いていないことを知るべきである。腹満して痛む場合は、胃が実していることを診るべきである。そこで、「燥屎がある」と言う。

【解説】　本条文は、攻下した後に再び燥屎が形成される場合の証候と治療法について論述している。

「大いに下す」は、誤下することを言う。誤って大いに下した後、胃津が傷られると、六七日の久しい間、大便をしなくなる。本証は、誤下によって胃実証が尽く除かれていない状態にある。そこで、六七日の間に食べたものが併さって宿食を形成し、また邪熱が閉ざされて再び集まると、心煩は解されず、腹部は反って満痛する。本証は、宿食があり、再び燥屎が形成されるので、大承気湯を用いて重ねてこれを攻下することを妨げない。

【原文】　病人小便不利、大便乍難乍易、時有微熱、喘冒不能臥者、有燥屎也。宜大承気湯。(242)

【本文】　病人小便不利し、大便乍ち難く乍ち易く、時に微熱有り、喘冒し臥すこと能わざる者は、燥屎有るなり。大承気湯に宜し（易は以豉の翻）。

【通釈】　病人は小便が不利になり、大便が忽ち困難になり、忽ち容易になり、時に微熱があり、喘が出現し、頭や目が昏み、安臥することができなくなる場合は、燥屎がある。大承気湯を用いるのがよい（易は以豉の翻である）。

【本文】　前条は、下して後、大便せず、燥屎有る者は、下す可し。此の条は、大便乍ち難く、乍ち易く、燥屎有る者も亦下す可きなり。言うは、病人小便利して大便鞕きは、此れ燥屎有り。乃ち、其の常なり。今なる者、小便不利し、大便乍ち難く、乍ち易く、却って燥屎有るは、何ぞや。是れ小便不利すと雖も、下焦に熱を蓄し、気化行らざるに非ず。乃ち、燥屎経隧を阻み住《とど》めて致す所なり。小便不利す。故に大便乍ち難く、乍ち易き者は、新屎潤を得て旁流すればなり。乍ち難き者は、燥屎動かずして阻み留まればなり。時に微熱有るは、潮熱の余なり。喘し且つ冒する者は、屎気行らず、邪熱上を擾せばなり。胃邪実満し、喘冒して寧からず。故に臥すこと能わず。《経》に云う、「胃和せざれば、則ち臥安からず」と。是れ既に微熱時に作り、喘冒し、臥せざるは、乃ち燥屎の明徴なり。自ら当に裏実を逐下するを急と為すべし。故に大承気湯を以て之を主る。安くんぞ復た小便利し、屎定まり鞕くして始めて之を攻む可し（251）の常法を以て拘る可けんや。案ずるに、燥屎の病為る、見証多端なれば、一二の証を以て拘り難し。故に歴歴として之を叙す。而して此れ即ち燥屎を識るの変法と為せば、医人知らざる可からざるなり。

尤氏曰く、小便不利の者は、其の大便必ず溏なり。而して燥屎有る者は、水液還りて胃に入ると雖も、猶以て之を潤すに不足す。故に大便乍ち難き時有りて亦乍ち易き時有るなり。

銭氏曰く、若し其の舌胎を験するに黄黒、之を按じて痛みて脈実大の者は、燥屎有りて内に在るが故なり。大承気湯に宜し。

【語釈】　○住：とどまる。　○小便不利：銭天来の《傷寒溯源集》では、「およそ小便が不利になるのは、皆三焦が運らず、気化が行われずに引き起こされる。ただ、この条の小便不利は、またそうではない。胃腸が塞がり、大気が行らず、熱邪が内に瘀滞し、津液が枯れて燥くので、清道は皆涸れる」とある。　○《経》：出典は、《素問・逆調論》。　○歴歴：明らかなさま。　○叙：述べる。

【通釈】　前の条文は、下した後、大便をせず、燥屎がある場合は、下すべきである。この条文は、大便が忽ち困難になり、忽ち容易になり、燥屎がある場合もまた下すべきである。ここで言う内容は、病人は小便が通利して大便が硬くなる場合は、これは燥屎がある。即ち、その常である。今小便が不利になり、大便が忽ち困難になり、忽ち容易になり、反って燥屎があるのは、どうしてであろうか。これは、小便は不利になるが、下焦に熱を蓄積し、気化が行らないのではない。即ち、燥屎が経隧を阻んで留め、引き起こす所である。小便が不利である。そこで、大便が忽ち困難になり、忽ち容易になるのは、新たな屎が潤されて旁流するからである。忽ち困難になるのは、燥屎が動かず阻んで留まるからである。時に微熱があるのは、潮熱の余りである。喘が出現し、かつ頭や目が昏むのは、屎気が行らず、邪熱が上を乱すからである。胃邪が実して脹満し、喘が出現し、頭や目が昏んで寧らかでない。そこで、安臥ができなくなる。《経》では、「胃が調和しない場合は、安臥ができなくなる」と言う。このように既に微熱が時に起こり、喘が出現し、頭や目が昏み、安臥ができなくなるのは、燥屎の明らかな徴候である。自ら裏実を逐下するのを急務とすべきである。そこで、大承気湯を用いてこれを主る。どうしてまた小便が通利し、屎が定まって硬くなる場合に始めてこれを攻めるべきである（251）という常法に拘るべきであろうか。案じるに、燥屎の病と言うものは、見証が多端であるので、一二の証に拘るのは困難である。そこで、明らかにこれを述べる。そしてこれは燥屎を識別する変法であるので、医者は知らないでいてはならない。

尤氏は言う。小便が不利の場合は、その大便は必ず溏泄する。そして燥屎がある場合は、水液が還って胃に入るが、なおこれを潤すには不足する。そこで、大便は忽ち困難になる時があり、また忽ち容易になる時がある。

銭氏は言う。もしその舌苔を明らかにすると、黄黒色であり、これを按じると痛み、脈が実大であるのは、燥屎があって内にあるからである。大承気湯を用いるのがよい。

【解説】　本条文は、大便が忽ち困難になり、忽ち容易になり、燥屎がある場合の証候と治療法について論述している。

小便が通利し、大便が硬くなる場合は、通常は燥屎がある。一方、燥屎が経隧を阻んで留めると、小便は不利になる。新たな屎が潤されて旁流すると、大便は忽ち容易になる。燥屎が動かなくなり、阻んで留まると、大便は忽ち困難になる。潮熱の余があると、時に微熱がする。屎気が行らず、邪熱が上を乱すと、喘が出現し、頭や目が昏む。胃邪が実して脹満すると、安臥ができなくなる。即ち、微熱が時に起こり、喘が出現し、頭や目が昏み、安臥ができなくなるのは、燥屎があることの明らかな徴候である。そこで、大承気湯を用いて裏実証を攻下するのを急務とする。

【原文】　食穀欲嘔、属陽明也。呉茱萸湯主之。得湯反劇者、属上焦也。（243）

【本文】　穀を食して嘔せんと欲するは、陽明に属するなり。呉茱萸湯之を主る。湯を得て反って劇しき者は、上焦に属するなり。

【通釈】　食事を摂取して嘔吐しそうになる場合は、病は陽明に属している。呉茱萸湯がこれを主る。本湯を服用した後、嘔吐が反って劇しくなる場合は、病は上焦に属している。

【本文】　上節は、並びに胃実の証を論ず。此れ、却って胃虚証を言い、以て嘔に上下寒熱の不同有るを別かつなり。穀を食して嘔せんと欲する者は、中焦の虚寒、穀を消して下行せしむること能わざればなり。然して「欲す」の字を観れば、則ち但だ嘔せんと欲すの意有りて実は未だ嘗て嘔せず。是れ嘔を作すに力無し。乃ち、胃中の虚寒に属すること知る可し。故に曰く、「陽明に属す」と。当に呉茱萸湯を以て温中降逆すべし（《医心方》は極要方を引きて、「嘔吐に両種有り。一なる者は、積熱胃に在り、嘔逆して食を下さず。二なる者は、積冷胃に在り、嘔逆して食を下さず」と云う）。若し湯を得てして反って劇しきを加うる者は、是れ上焦の少陽の嘔に属して陽明の嘔に非ざるなり（下文の劉茝庭の説に詳らかにす）。案ずるに、《厥陰篇》に乾嘔し、涎沫を吐する者は、本方を用い(378)、其の次の条は乃ち「嘔して発熱する者は、小茈胡湯之を主る(379)」と云う。是れ呉茱萸の嘔と小茈胡の嘔は、或は混じ易きなり。故に経文は此れ、及び《厥陰篇》の中の両条に於いて并びに挙げて以て之を弁じ明かせば、経旨は了然とし、必ずしも伝会せず。諸家回護調停し巧みに之が説を為すは、却って之を穿鑿に失す。

松陵徐氏曰く、必ず穀を食して嘔するは、病納穀の処に在り。若し湯を得て反って劇しき者は、乃ち上焦に熱有るの故なり。

又曰く、上焦は胸中を指す。陽明は、乃ち中焦なり。是れ清降するに宜しくして温養するに宜しからざる者なり。仲景、疑似の間に于《おい》て細心推測すること此くの如し。

劉茝庭曰く、湯を得て反って劇しき者は上焦に属するなりは、此れ少陽の嘔を指して言うなり。上焦は、蓋し胸脇の互辞のみ。成氏は本篇の「上焦通ずるを得（230）」に注し、「上焦通ずるを得れば、則ち嘔止む」と云うは、以て徴す可し。上熱の嘔に倘《も》し温薬を施せば、両陽相い激しく格拒し納れず。所以に湯を得て反って劇し。蓋し、此の条、更に相い反するの証を挙げて以て嘔に上下寒熱の別有るを示す。要するに法を設けて変に備うるに過ぎざるのみ。赤石脂禹余粮湯（159）に「復た止まざる者は、当に其の小便を利すべし」と云い、《金匱》の甘草乾姜湯に「若し湯を服し已わり、渇する者は、消渇に属す」と云うは、均一の例なり。

【語釈】　○湯を得てして反って劇しきを加う：尤在涇の《傷寒貫珠集》では、「もし湯液を得て反って劇しくなる場合は、なお上焦の火逆の病であり、清降するのがよく、温養するのがよくない場合である」とある。　○了然：明らかなさま。　○伝会：伝は、うつす。会は、あう。あわせる。あつめる。　○回護：遠慮してかばう。　○調停：争う者のあいだに立って仲直りさせる。　○《金匱》の甘草乾姜湯：《金匱要略・肺痿肺癰咳嗽上気病脈証治第七》の第5条を参照。

【通釈】　上節は、並びに胃実の証を論じている。これは、反って胃虚証を言い、これによって嘔吐に上下と寒熱の違いがあることを区別する。食事をして嘔吐したくなるのは、中焦の虚寒で穀物を消化し下行させることができなくなるからである。そして「欲する」の字を観ると、ただ嘔吐したくなる意はあるが、実はいまだかつて嘔吐していない。これは、嘔吐をするのに力がない。即ち、胃の中の虚寒に属することを知るべきである。そこで、「陽明に属している」と言う。呉茱萸湯を用いて温中降逆すべきである（《医心方》では、極要方を引用し、「嘔吐には二種類がある。一つは、積熱が胃にあり、嘔逆して食物を下さない。二つは、積冷が胃にあり、嘔逆して食物を下さない」と言う）。もし本湯を服用して反って劇しさが加わる場合は、上焦の少陽の嘔吐に属し、陽明の嘔吐でない（下文の劉茝庭の説に詳らかにする）。案じるに、《厥陰篇》では、乾嘔し、涎沫を吐出する場合は、本方を用い(378)、その次の条は「嘔吐して発熱する場合は、小柴胡湯がこれを主る(379)」と言う。このように呉茱萸湯の嘔吐と小柴胡湯の嘔吐は、あるいは混同し易い。そこで、経文はこれ、および《厥陰篇》の中の二つの条文において並びに挙げてこれを弁じて明らかにするので、経旨は明らかになり、必ずしも経文を移して集めることはしない。諸家が遠慮してかばい、調停して巧みに解説するのは、反ってこれを穿鑿し過ぎる。

松陵徐氏は言う。必ず食事を摂取して嘔吐するのは、病が納穀する所にある。もし本湯を服用して反って劇しくなるのは、上焦に熱があるからである。

また、言う。上焦は、胸中を指す。陽明は、中焦である。これは、清降するのが好ましく、温養するのが好ましくない場合である。仲景は、類似する間において細心に推測するのは、このようなものである。

劉茝庭は言う。本湯を服用して反って劇しくなる場合が上焦に属しているのは、これは少陽の嘔吐を指して言う。上焦は、思うに胸脇の互辞である。成氏は本篇の「上焦が通じるようになる（230）」に注釈し、「上焦が通じる場合は、嘔吐は止む」と言うのは、証拠とすべきである。上が熱する嘔吐にもし温薬を施すと、二つの陽が相互に激しく拒み合って入れなくなる。そこで、湯液を得ると反って劇しくなる。思うに、この条は、更に相反する証を挙げて嘔吐に上下と寒熱の区別があることを示している。要するに法を設けて変化に備えるに過ぎないだけである。赤石脂禹余粮湯（159）に「また、止まらない場合は、その小便を通利すべきである」と言い、《金匱要略》の甘草乾姜湯に「もし湯液の服用が終わり、口が渇く場合は、消渇に属する」と言うのは、均一の例である。

【本文】　呉茱萸湯方

呉茱萸（一升、洗う。○陶氏曰く、「凡そ方に呉茱萸一升と云う者は、五両を正と為す」と）　人蔆（三両）　生姜（六両、切る）　大棗（十二枚、擘く）

右四味、水七升を以て、煮て二升を取り、滓を去り、七合を温服し、日に三服す。

【通釈】　呉茱萸湯方

呉茱萸（一升、洗う。○陶氏は、「およそ処方に呉茱萸一升と言うのは、五両を正しいとする」と言う）　人参（三両）　生姜（六両、切る）　大棗（十二枚、きざむ）

右の四味に水七升を用い、煮て二升を取り、滓を除き、七合を温服し、日に三回服用する。

【本文】　《本草》に呉茱萸は辛温、温中下気す。生姜は、乃ち嘔家の聖薬なり。人蔆、大棗は、補中して以て和胃す。乃ち、中焦の虚寒に因りて嘔を為す者の聖薬なり。

汪氏（昂）曰く、本方に附子を加え、呉茱萸加附子湯と名づけ、寒疝、腰痛みて睾丸に牽引し、尺脈沈遅を治す。

【通釈】　《本草》では、呉茱萸は、辛温で温中下気する。生姜は、嘔家の聖薬である。人参と大棗は、補中して和胃する。即ち、中焦の虚寒によって嘔吐を生じる場合の聖薬である。

汪氏（昂）は言う。本方に附子を加え、呉茱萸加附子湯と名づけ、寒疝で腰が痛んで睾丸に牽引し、尺脈が沈遅である場合を治療する。

【解説】　本条文は、胃虚証による嘔吐の治療法について論述している。

中焦に虚寒が発生し、穀物を消化して下行することができなくなると、食事を摂取して嘔吐したくなる。「嘔せんと欲す」は、ただ嘔吐をしたくなるが、嘔吐をするのに無力であるので、いまだかつて嘔吐をしていないことを言う。即ち、本証の嘔吐は胃中虚寒証に属しているので、「陽明に属するなり」と言う。そこで、呉茱萸湯を与えて温中降逆する。

呉茱萸湯は、呉茱萸、人参、生姜、大棗の四味からなる処方である。方中の呉茱萸は辛温で温中下気し、生姜は嘔家の聖薬であり、人参、大棗は補中して和胃する。

もし呉茱萸湯を服用し、反って嘔吐が劇しくなる場合は、上焦の少陽の嘔吐であり、陽明の嘔吐ではない。即ち、上焦は胸脇の互辞である。もし上焦が熱する嘔吐に温薬を施す場合は、二つの陽が相互に拒み合うので、湯液を得ると嘔吐は反って劇しくなる。

【本文】　以上の六章、陽明燥実証を論ず。而して末章は、却って胃中虚寒証を弁ず。令韶張氏曰く、「上の五節は陽明熱実の証を論じ、末節は又虚寒の一条を提さげ、以て上文の五節の意を結ぶ」と。

【通釈】　以上の六章は、陽明燥実証を論じている。そして末章は、反って胃中虚寒証を弁じている。令韶張氏は、「上の五節は陽明熱実の証を論じ、末節はまた虚寒の一条を提出し、これによって上文の五節の意を結ぶ」と言う。

【原文】　太陽病、寸緩、関浮、尺弱、其人発熱汗出、復悪寒、不嘔、但心下痞者、此以医下之也。如其不下、病人不悪寒而渇者、此転属陽明也。小便数者、大便必鞕、不更衣十日、無所苦也。渇欲飲水、少少与之、但以法救之。渇者、宜五苓散。(244)

【本文】　太陽病、寸緩、関浮、尺弱、其の人発熱して汗出で、復た悪寒し、嘔せず、但だ心下痞する者は、此れ医之を下すを以てなり。如し其れ下さず、病人悪寒せずして渇する者は、此れ陽明に転属するなり。小便数の者は、大便必ず鞕く、更衣せざること十日なれども、苦しむ所無きなり。渇して水を飲まんと欲するは、少少之を与え、但だ法を以て之を救う。渇する者は、五苓散に宜し（旧本の「如し其の下さざる者」の「者」の字は、衍文なり。今《玉函》《千金翼》に因りて刪る）。

【通釈】　太陽病に罹患し、寸脈が緩、関脈が浮、尺脈が弱になり、その人は発熱して汗が出て、また悪寒がし、嘔吐はなく、ただ心下痞が出現する場合は、これは医者がこれを下すからである。もし下さず、病人は悪寒がなく、口が渇く場合は、これは陽明に転属している。小便が数になる場合は、大便は必ず硬くなり、大便をしない日が十日になるが、苦しむ所がない。口が渇いて水を飲みたくなる場合は、少々これを与え、ただ法をもってこれを救う。口が渇く場合は、五苓散を用いるのがよい（旧本では、「もしその下さない者」の「者」の字が衍文である。今《玉函》《千金翼》によって削る）。

【本文】　此の章、太陽の陽明に転属すれば、宜しく其の証を詳らかにすべく、軽々しく下す可からずの意を統《す》べて論ず。寸緩、関浮、尺弱は、脈浮緩にして弱なるを言う。乃ち、中風の脈なり。寸関尺の三字は、当に「脈」の字と倣《な》して看るべし。蓋し、文を互いにして之を言うのみ。前注に三部の位に配するの説を以て之を釈するは、是に非ず。発熱し、汗出でて、悪寒するは、即ち桂枝の証なり。「復た悪寒す」の「復た」の字は、下文の「悪寒せず」の「不」の字に対す。夫れ嘔せざれば、則ち裏気和す。何に縁りて心下に痞鞕有るや。此れ、必ず医之を下すこと早きを以ての故なり。如し其れ医の下を経ざれば、則ち心下断じて痞せず。然して邪熱自ら裏に伝わる。是を以て此れより前の悪寒なる者は、今已に悪寒せず。此れより前の嘔せざる者は、且つ転じて渇すと為す。此れ、明明に胃府に転帰するの徴なり。故に「陽明に転属するなり」と曰う。而して小便数の者は、津液偏滲し、大便鞕きを致すを以ての故に、更衣せざること十日と雖も、已に満痛の苦しみ無し。又潮熱讝語の証無し。是れ惟だ胃燥きて結実せざれば、則ち未だ軽々しく攻伐を議る可からず。姑く之を俟つは可なり。十日は、蓋し日数の久しきを言う。若し渇して水を飲まんと欲すれば、必ず是れ胃中乾燥す。当に少少之を与えて以て其の涸るるを滋すべきのみ。「但だ法を以て之を救う」と、太陽の壊病に云う「証に随って之を治せ（16）」、少陽の壊病に云う「法を以て之を治せ（267）」、及び《金匱》に「其の得る所に随って之を攻む。如し渇する者は、猪苓湯を与う」とは、同一の例にして、証に随いて治を施すは一端に執《とら》われざるを言う。如し其れ渇して小便不利の者は、五苓散を与うるも亦一法なり。或るひと曰く、「此の句は、殆ど著《ちゃく》落無し。疑うらくは羨《せん》文なり」と。案ずるに、此の段の文義晰らかならず、前人或は其の遺誤有るを疑う。愚姑く曲げて之が釈義を為し、以て博雅の是正を俟つ。

王氏（三陽）曰く、此の処の五苓散は用い難し。然らずんば、経文の「渇」

の字の上に当に缺《けつ》文有るべきなり。

舒氏曰く、津液の陽明に在るは、尤も緊要と為す。上条（224）は「汗出づること多くして渇する者は、猪苓湯を与う可からず」と云うのは、未だ小便不利を見わさざるを以ての故に、復た其の小便を利す可からざるなり。加うるに小便数を以てすれば、豈重ねて禁ずる所を犯さんや。是れ必ず小便不利にして方に五苓散を用う可し。

【語釈】　○《金匱》：《金匱要略・臓腑経絡先後病脈証第一》の第17条を参照。　○著落：おちつく。落着に同じ。　○羨：余り。衍に同じ。　○遺：遺漏。　○博雅：学問が広く、行いが正しい。また、その人。　○緊要：最も大切なこと、きわめて重要なこと。

【通釈】　この章は、太陽が陽明に転属する場合は、その証を詳らかにすべきであり、軽々しく下すべきでない意を総合して論じている。寸脈が緩、関脈が浮、尺脈が弱であるのは、脈が浮緩で弱であることを言う。即ち、中風の脈である。寸関尺の三字は、「脈」の字として看るべきである。思うに、文を互いにしてこれを言うだけである。前の注釈で三部の位に配する説を用いてこれを解釈するのは、正しくない。発熱し、汗が出て、悪寒がするのは、桂枝の証である。「復た悪寒がする」の「復た」の字は、下文の「悪寒がしない」の「不」の字に対応する。そもそも嘔吐しない場合は、裏気は調和している。何によって心下に痞硬があるのであろうか。これは、必ず医者がこれを早く下すからである。もし医者の下法を経ない場合は、心下は断じて痞がない。そして邪熱は自然に裏に伝わる。ここをもってこれより前の悪寒がする症状は、今は既に悪寒がない症状になる。これより前の嘔吐しない症状は、かつ転じて口が渇く症状になる。これは、明らかに病が胃府に転じて帰る徴候である。そこで、「陽明に転属する」と言う。そして小便が数である場合は、津液が偏滲し、大便が硬くなるので、大便をしない日は十日になるが、既に脹満して痛む苦しみがない。また、潮熱して譫語するなどの証がない。これは、ただ胃が燥いて結実していないので、いまだ軽々しく攻伐を議るべきでない。姑くこれを俟つのは可能である。十日は、思うに日数が久しいことを言う。もし口が渇いて水を飲みたくなる場合は、必ず胃の中が乾燥している。少々これを与えてその涸渇を滋潤すべきである。「ただ、法をもってこれを救う」のと、太陽の壊病に言う「証に随ってこれを治療せよ16）」、少陽の壊病に言う「法をもってこれを治療せよ（267）」、および《金匱要略》に「その得られる所に随ってこれを攻める。もし口が渇く場合は、猪苓湯を与える」などの句とは、同一の例であり、証に随って治療を施す場合は、一端に拘執しないことを言う。もし口が渇いて小便が不利になる場合は、五苓散を与えるのもまた一つの方法である。ある人は、「この句は、殆ど落着がない。恐らくは、衍文である」と言う。案じるに、この段落の文義は明らかでなく、前人はあるいはそれに遺漏や誤りがあることを疑う。私は姑く曲げてこの義を解釈し、学問の広い人が是正するのを待つ。

王氏（三陽）は言う。この所の五苓散は使用し難い。そうでなければ、経文の「渇」の字の上に欠けた文章があるはずである。

舒氏は言う。津液が陽明にあることが最も重要である。上条（224）は「汗が多く出て口が渇く場合は、猪苓湯を与えるべきでない」と言うのは、いまだ小便不利を見わしていないので、またその小便を通利すべきでない。これに小便数が加われば、どうして重ねて禁じる所を犯すことがあろうか。これは必ず小便が不利であって始めて五苓散を用いるべきである。

【解説】　本条文は、太陽病が陽明に転属する場合は軽々しく下すべきでない意義について論述している。

「寸緩、関浮、尺弱」は、脈が浮緩で弱であることを言い、中風の脈を指す。寸関尺の三字は、「脈」の字として看るべきである。発熱し、汗が出て、悪寒がするのは、桂枝の証である。嘔吐しない場合は、裏気は調和しているはずである。ただ、医者が太陽病を早く下すと、心下に痞硬が出現する。

もし医者が太陽病を下さない場合は、心下痞は出現せず、邪熱は自然に裏の陽明に転属する。そこで、先は悪寒がしたが、今は悪寒がなく、先は嘔吐はないが、今は口が渇く。

小便が数になる場合は、津液が偏滲し、大便が硬くなるので、大便をしない日数は十日になるが、脹満して痛む苦しみはなく、潮熱して譫語するなどの証もない。本証は、ただ胃が燥いた状態にあり、結実していないので、軽々しく攻下を議るべきでなく、姑くこれを待つ。十日は、日数が久しいことを言う。

もし口渇が出現して水を飲みたくなる場合は、必ず胃の中が乾燥しているので、少々水を与えて涸渇を滋潤する。「但だ法を以て之を救う」は、証に随って治療を施す場合は一端に拘泥しないことを言う。

もし口渇が出現し、小便が不利になる場合は、五苓散を与える。

【原文】　脈陽微而汗出少者、為自和也。汗出多者、為太過。陽脈実、因発其汗出多者、亦為太過。太過者、為陽絶於裏、亡津液、大便因鞕也。(245)
【本文】　脈陽微にして汗出づること少なき者は、自ら和すと為すなり。汗出づること多き者は、太過と為す。陽脈実し、因りて其の汗を発するに出づること多き者は、亦太過と為す。太過の者は、陽裏に絶すと為し、津液を亡い、大便因りて鞕きなり。
【通釈】　脈が浮取で微かになり、汗の出るのが少ない場合は、自ら調和している。汗の出るのが多い場合は、太過である。脈が浮取で実し、これによってその汗を発したが、汗の出るのが多い場合は、また太過である。太過である場合は、陽熱が裏で独り旺盛になるので、津液を亡い、大便はこれによって硬くなる。
【本文】　以下の三章、脾約の証を論ず。此れ、太陽中風の証を言う。陽脈微にして実盛ならざれば、則ち邪熱随いて微なること知る可し。而して汗出づること亦少なきは、是れ脈証と相応し、自ら和して解せんと欲すと為すなり。方氏曰く、「和は、太過に対して言う。直ちに平和を謂うに非ざるなり」と。若し汗出づること多き者は、太過にして解せずと為すなり。陽脈実して有力なれば、則ち邪熱随いて盛んなること知る可し。因りて其の汗を発するに、汗出づること多き者は、亦太過と為す。凡そ太過なれば、則ち汗多しと汗を発すること多しとを論ぜず、必ず陽と陰は相い阻絶して流通せず、陰液外に泄れて陽熱独り裏に治まる。是を以て胃中乾燥し、大便因りて鞕きなり。総じて後条に於いて麻子人丸を用い、以て之を潤下す。其れ敢えて承気を用いざる者は、実満無きを以てなり。
魏氏曰く、経文の陽絶の義は是れ阻絶するに似たり。蓋し、陽盛んに陰を阻むなり。断絶の絶に非ず。《内経》に「絶」を言うは、多くは此くの如し。
方氏曰く、「太過の者」以下は、乃ち上文を総結して以て其の義を申す。
【語釈】　○陽脈微：《傷寒論疏義》では、陽脈の定義がはっきりしない。一説に、脈が浮取で微弱で緩和であることを指すとする。《医宗金鑑》では、「脈が陽で微であるのは、脈が浮では無力であり微かであることを言う」とある。　○陽脈実：脈が浮取で盛んで有力であることを指す。《医宗金鑑》では、「陽脈が実であるのは、脈が浮では有力であり盛んであることである」とある。
【通釈】　以下の三章は、脾約の証を論じている。これは、太陽の中風の証を言う。陽脈が微であり、実して盛んでない場合は、邪熱が随って微かであることを知るべきである。そして汗の出るのがまた少ない場合は、脈と証が相応しているので、自然に調和して病は解されようとする。方氏は、「和は、太過に対して言う。直ちに平和であることを言うのではない」と言う。もし汗の出るのが多い場合は、太過であり、病は解されなくなる。陽脈が実して有力である場合は、邪熱が随って盛んであることを知るべきである。これによってその汗を発し、汗の出るのが多い場合は、また太過である。およそ太過である場合は、汗が多い例と発汗が多い例を論じることなく、必ず陽は陰と相互に阻絶して流通しなくなり、陰液が外に泄れ、陽熱が独り裏に盛んになる。ここをもって胃の中は乾燥し、大便はこれによって硬くなる。総合すると、後条（247）の麻子仁丸を用い、これを潤下する。それに敢えて承気湯を用いないのは、実満がないからである。

魏氏は言う。経文の陽絶の義は、阻絶することに似ている。思うに、陽が盛んになって陰を阻むことである。断絶の絶ではない。《内経》に「絶」を言うのは、多くがこのようである。

方氏は言う。「太過なる者」以下は、上文を総括してその義を述べる。

【解説】　本条文は、陰液が外に泄れ、陽熱が裏で盛んになる脾約証について論述している。

これは、太陽の中風の証を言う。太陽の中風に罹患し、邪熱が微かになる場合は、陽脈は微かであり、実して盛んな脈ではない。もし汗の出る量が少ない場合は、脈と証が相応するので、表は自然に調和し、病は解されようとする。

もし汗の出る量が多い場合は、発汗は太過であり、病は解されなくなる。

もし陽脈が実して有力である場合は、邪熱が盛んである。そこで、発汗した後、汗の出る量が多い場合は、発汗は太過である。

およそ汗の出る量が多くなり、あるいは発汗の回数が多くなる場合は、陽と陰は阻絶して流通せず、陰液は外に泄れ、陽熱は独り裏に盛んになる。そこで、胃の中は乾燥し、大便はこれによって硬くなるので、麻子仁丸を用いて潤下する。

【原文】　脈浮而芤、浮為陽、芤為陰。浮芤相搏、胃気生熱、其陽則絶。（246）

【本文】　脈浮にして芤、浮は陽と為し、芤は陰と為す。浮芤相い搏ち、胃気熱を生じ、其の陽則ち絶す（芤は苦候の翻）。

【通釈】　脈が浮で芤である。浮脈は裏熱が独り盛んであることを指し、芤脈は陰液が内に竭きることを指す。浮脈と芤脈が相互に搏つと、胃気は燥熱を生じ、その陽は裏で旺盛になる（芤は苦候の翻である）。

【本文】　此れ、上文を承けて、陽絶の脈を申し言うなり。脈浮にして芤、浮は則ち陽邪独り盛んと為し、芤は則ち陰液内に竭くと為す。浮芤の脈相い搏てば、則ち其の証必ず胃中燥き熱して大便因りて鞕きなり。所謂「陽裏に絶す（245）」の脈は、此くの如きこと有り。案ずるに、此の段の浮脈は、裏熱の候と為す。猶白虎の浮（176）と義を同じくす。注家、以て陽外に盛んと為すは、誤りなり。王冰曰く、「搏つは、手に搏ちて触るるなり」と（《陰陽別論》の注なり）。

銭氏曰く、「其の陽則ち絶す」の絶なる者は、断絶、敗絶の絶に非ず。陽邪独り治まり、陰気虚竭し、陰陽相い用を為さざるを言う。故に陰陽阻絶して相い流通せざるなり。即ち、《生気通天論》の所謂「陰陽離決すれば、精気乃ち絶す」の義なり。注家、倶に陽絶は乃ち無陽の互詞と謂うは、恐らくは之を失す。

【通釈】　これは、上文を承けて、陽絶の脈を述べて言う。脈は、浮で芤である。浮は陽邪が独り盛んであり、芤は陰液が内に竭きている。浮芤の脈が相互に搏つ場合は、その証は必ず胃の中が燥いて熱し、大便はこれによって硬くなる。いわゆる「陽が裏に絶する（245）」の脈は、このようなことがある。案じるに、この段落の浮脈は、裏熱の脈候である。丁度白虎湯の浮脈（176）と義が同じである。注釈家が、陽が外に盛んであるとするのは、誤りである。王冰は、「「搏つ」は、手に搏って触れることである」と言う（《素問・陰陽別論》の注釈である）。

銭氏は言う。「その陽は、絶する」の「絶」は、断絶や敗絶の絶ではない。陽邪が独り治まり、陰気が虚して竭き、陰陽が相互に作用しないことを言う。そこで、陰陽が阻絶して相互に流通しなくなる。即ち、《素問・生気通天論》のいわゆる「陰陽が離決すると、精気は即ち阻絶する」の義である。注釈家がともに陽絶は無陽の互詞であると言うのは、恐らくは間違いである。

【解説】　本条文は、第245条を承けて、陽邪が独り盛んになり、陰液が内に竭きた陽絶の脈について論述している。

脈が浮で芤であるのは、第245条の「陽裏に絶す」の脈を説明する。浮脈は、陽邪が独り盛んであることを言う。即ち、裏熱があることを表わしている。芤脈は、陰液が内に竭きていることを言う。浮脈と芤脈が相互に搏つ場合は、必ず胃の中が燥いて熱し、大便はこれによって硬くなる。

【原文】　趺陽脈浮而濇、浮則胃気強、濇則小便数。浮濇相搏、大便則鞕。其脾為約。麻子人丸主之。(247)
【本文】　趺陽の脈浮にして濇、浮は則ち胃気強く、濇は則ち小便数。浮濇相い搏ち、大便則ち鞕し。其の脾、約と為す。麻子人丸之を主る（趺は音夫。濇は音色）。
【通釈】　趺陽の脈が浮で濇であり、浮である場合は胃気が強く、濇である場合は小便は数になる。浮と濇の脈が相互に搏つと、大便は硬くなる。その脾の効能は、胃熱によって束ねられ、正常に輸布されなくなる。麻子仁丸がこれを主る（趺は音が夫である。濇は音が色である）。
【本文】　此れも又脾約証を論じて其の方を提示す。趺陽なる者は、胃脈なり。一に衝陽と名づけ、足面の鞋《わらじ》の繫ぐ所に在り。趺と跗は同じく足背なり。即ち、荘子の所謂「足を没し跗を濡《うるお》す」の跗なり。其の脈、足の跗に動ず。故に趺陽と名づくるは、胃気を候いて虚実を決する所以なり。脈浮は則ち胃気強ければ、中焦熱して燥くを知るなり。濇は則ち小便短数なれば、中焦の津枯るるを知るなり。浮濇の脈手に相い搏てば、則ち其の証必ず邪熱津を涸らし、腸胃枯槁して大便鞕しを致す。其の脾、約を為す者は、約は是れ倹約、窮《きゅう》約の約なり。脾津燥き枯れて結び約して下に輸《おく》ること能わず。蓋し、此の証の脈は浮濇にして沈ならず、大便鞕しと雖も、実満無く、之を承気に較ぶれば、病最も軽しと為す。唯だ是れ胃燥く。故に仲景之を脾約と称して以て胃家実と別かち、必ずしも脾と胃に拘拘とせざるなり。是れ宜しく麻子人丸を与えて以て通腸潤燥す。案ずるに、「胃気強し」は胃中に邪気有るを言うなり。猶桂枝の証に「営弱衛強（95）」と曰うがごとし。然して経文は但だ「胃強し」と曰いて未だ嘗て「脾弱し」と言わず。王熙《脈経》に昉《あき》らかに脾気弱しの言有り（《脈経》に云う「大便堅く、更衣すること能わず、汗出でて止まざるは、名づけて脾気弱しと曰う」と。又云う、「趺陽の脈浮にして濇、浮は即ち胃気微かに、濇は即ち脾気衰う」と）。而して成聊攝《りょうせつ》は従りて其の説を伝会す。後人知らず、輙《すなわ》ち嘵《ぎょう》嘵警《ごう》警を作せば、置きて与《とも》に弁ずること勿かれ。

隠庵張氏曰く、本篇は「太陽の陽明なる者は、脾約是れなり（179）」と云う。故に此れを言いて以て太陽の陽明、脾を約するの義を終う。

【語釈】　○跗：足の甲。　○枯槁：かれる。　○窮約：生活が行きづまる。　○約：しばる。たばねる。ひきしめる。　○拘拘：かかわるさま。こだわるさま。　○嘵嘵：おそれる声。　○讐讐：人の話に耳を貸さないで、がやがやしゃべるさま。大勢が口をそろえて人をそしるさま。　○成聊攝：成無己の《注解傷寒論》では、「《内経》では、「飲が胃に入ると、精気を溢れさせ、上は脾に輸り、脾気は精を散じ、上は肺に帰り、肺は水道を通調し、下は膀胱に輸り、水精は四方に布散し、五経が並びに行る」と言う。このように、脾は胃のためにその津液を行らせることを主るものである。今胃が強くなり、脾が弱くなり、津液を束ねると、津液が四方に布散することができず、ただ膀胱に輸布するので、小便は数になるが、大便は困難になる」とある。

【通釈】　これもまた脾約証を論じてその処方を提示する。趺陽は、胃脈である。一つに衝陽と名づけ、足の背面の鞋《わらじ》の繫がる所にある。趺と跗は、同じく足背である。即ち、荘子のいわゆる「足を没し、跗を濡《うるお》す」の跗のことである。その脈は、足背部に拍動する。そこで、趺陽と名づけるのは、胃気を候って虚実を決定する理由である。脈が浮である場合に胃気が強ければ、中焦が熱して燥くことが解る。脈が濇である場合に小便が短数になれば、中焦の津が枯れることが解る。浮濇の脈が手に相互に搏つ場合は、その証は必ず邪熱が津液を涸らし、胃腸が枯れて大便が硬くなる。「その脾が約される」の約は、倹約、窮《きゅう》約の約である。脾津が燥いて枯れ、結んでしばられ、下に輸《おく》ることができなくなる。思うに、この証の脈は浮濇であって沈ではなく、大便は硬いが、実満ではなく、これを承気湯証に比較すると病は最も軽症である。ただ、これは胃が燥いている。そこで、仲景はこれを脾約と称して胃家実と区別し、必ずしも脾と胃に拘泥しない。これは、麻子仁丸を与えて通腸潤燥する。案じるに、「胃気が強い」は、胃の中に邪気があることを言う。丁度桂枝の証で「営は弱く、衛は強い（95）」と言うようなものである。そして経文はただ「胃が強い」と言うが、いまだかつて「脾が弱い」とは言わない。王熙《脈経》では、明らかに「脾気が弱い」の言葉がある（《脈経》では、「大便が堅くなり、排便することができず、汗が出て停止しないのは、名づけて「脾気が弱い」と言う」と言い、また「趺陽の脈が浮で濇であり、浮は胃気が微かであり、濇は脾気が衰えている」と言う）。そして成聊攝《りょうせつ》はこれによってその説を伝えて集める。後人は解らず、恐れてがやがやと喋るので、そのままにして一緒に論じてはならない。

隠庵張氏は言う。本篇では、「太陽の陽明は、脾約証がこれである（179）」と言う。そこで、これを言って太陽の陽明で脾を束ねる義を終える。

【本文】　麻子人丸方

麻子人（二升）　芍薬（半斤）　枳実（半斤、炙る）　大黄（一斤、皮を去る）　厚朴（一尺、皮を去る。○或るひと曰く、「《本草序例》に厚朴一尺は攷うること無し」と。《医心方》は《小品方》に「厚朴一尺、及び数寸の者は、厚さ三分、広さ一寸半を准と為す」を引く。案ずるに、《外台》は《集験》の遁尸を療するの方に桂心一尺を一両に準ずるを引く）　杏人（一升、皮尖を去り、熬りて、別に脂と作す。○案ずるに、杏人は熬りて黒くするの説は、大陥胸丸（131）の注に見わる）

右六味、末と為し、錬蜜もて和して丸ずること梧桐子大の如くし、十丸を飲服し、日に三服す。漸く加えて、知るを以て度と為す（《本草図経》は十丸の下に「食後之を服す」の字有るを引く）。

【通釈】　麻子人丸方

麻子仁（二升）　芍薬（半斤）　枳実（半斤、あぶる）　大黄（一斤、皮を除く）　厚朴（一尺、皮を除く。○ある人は、「《本草序例》では、厚朴一尺は考えるところがない」と言う。《医心方》は、《小品方》に「厚朴一尺、および数寸のものは、厚さが三分、広さが一寸半を標準とする」を引用する。案じるに、《外台》は《集験》の遁尸を治療する処方に桂心一尺を一両に準じるのを引用する）　杏仁（一升、皮尖を除き、熬って別に脂状にする。○案じるに、杏仁は熬って黒くする説は、大陥胸丸（131）の注釈に見われている）

右の六味を粉末にし、錬蜜を用いて混和して梧桐子大のようにし、十丸を服用し、日に三回服用する。次第に増量し、効果が出る量を適量とする（《本草図経》では、十丸の下に「食後にこれを服用する」の字があるのを引用する）。

【本文】　此の方、即ち小承気湯に芍薬、及び杏麻の二人を加うるなり。麻子、杏人は并びに能く腸中の燥涸を潤し、芍薬は以て陰液を滋養して壅滞を宣通す。乃ち、胃燥き津涸れて邪熱無き者、方に輙に合すと為す。

方後の梧桐子大は、陶氏曰く、「梧子大の如き者は、二大豆を以て之を准ず」と。案ずるに、《外台・脚気門》は《千金》に本方を載し、注して「此れ本仲景《傷寒論》脾約丸方」と云うを引用す。成氏《明理論》に脾約丸と名づくる者は、此に原づく。

蘇氏（頌）曰く、唐方七宣麻人丸も亦此の類なり（《本草図経》）。

松陵徐氏曰く、此れ潤腸の主方、抑も亦傷寒下薬の変制なり。

銭氏曰く、薬物は峻と雖も、実は和胃の法なり。蜜もて丸ずるを観れば、則ち其の性滞りて緩やかなり。分かちて服すれば、則ち力小なり。而して飲服に緜《つら》なれば、則ち又之を和らぐ。又云う、未だ効かざれば、漸く加えて、知るを以て度と為せば、則ち進歩舒緩《じょかん》なり。是れ和胃潤燥の剤と為す所以なるか。

尤氏曰く、此れ即ち蜜煎、猪胆の潤導の意を取りて少しく之に力を加う。亦傷寒下薬の変法なり。

【語釈】　○轍：のり。みち。　○舒緩：ゆったり。ゆるやか。

【通釈】　この処方は、小承気湯に芍薬、および杏仁、麻子仁の二つの仁を加えている。麻子仁と杏仁は並びによく腸の中の乾燥と涸渇を潤し、芍薬は陰液を滋養して壅滞を宣通する。即ち、胃が燥き津が涸れて邪熱がない場合にまさに道に合致する。

方後の梧桐子大は、陶氏は「梧子大のようなものは、二つの大豆をもってこれを標準とする」と言う。案じるに、《外台・脚気門》では《千金》に本方を記載し、注釈して「これは、元々仲景《傷寒論》の脾約丸方」と言うのを引用する。成氏の《傷寒明理論》に脾約丸と名づけるのは、ここに基づいている。

蘇氏（頌）は言う。唐方七宣麻人丸もまたこの類である（《本草図経》）。

松陵徐氏は言う。これは、潤腸の主方であり、抑もまた傷寒の下薬の変制である。

銭氏は言う。薬物は峻であるが、実は和胃の方法である。蜜を用いて丸剤にするのを観ると、その性は滞って緩やかである。分けて服用する場合は、力は小である。そして飲服に連なる場合は、またこれを和らげる。また、言う。いまだ効果がなければ、次第に増量し、効果が発現するのを適度とする場合は、進歩はゆるやかである。これが和胃潤燥の方剤となる理由であろうか。

尤氏は言う。これは、蜜煎導や猪胆汁導が潤導する意を取り、僅かにこれに力を加えている。また、傷寒の下薬の変法である。

【解説】　本条文は、脾約証の証候と治療法について論述している。

趺陽は、胃脈である。衝陽とも名づけられ、足背部の鞋の繋がる所にあり、胃気を候って虚実を決定する。「胃気強し」は、胃の中に邪気があることである。即ち、「脈浮は則ち胃気強し」は、中焦が熱して燥いていることを言う。また、「濇は則ち小便数」は、中焦の津液が枯れていることを言う。中焦が熱して燥き、胃腸の津液が枯れる場合は、大便は硬くなる。「其の脾、約と為す」の約は、倹約、窮約の約である。即ち、脾津が燥いて枯れ、結んでしばられ、下に輸布することができなくなる。本証では、脈は浮濇であって沈ではなく、大便は硬いが実満ではないので、承気湯証に比較すると、病は最も軽症である。そこで、本証は「脾約」と称され、胃家実と区別される。本証の治療は、麻子仁丸を与えて通腸潤燥する。

麻子仁丸は、小承気湯に芍薬、杏仁、麻子仁を加えた処方である。方中の麻子仁と杏仁は腸の中の乾燥と涸渇を潤し、芍薬は陰液を滋養して壅滞を宣通する。即ち、本方は、胃が燥き、津液が涸れて邪熱がない場合に応用する。

【本文】　以上の四章、太陽の陽明の脾約の証治を論ず。
【通釈】　以上の四章は、太陽の陽明の脾約の証候と治療法を論じている。

【原文】　太陽病三日、発汗不解、蒸蒸発熱者、属胃也。調胃承気湯主之。(248)
【本文】　太陽病三日、汗を発して解せず、蒸蒸として発熱する者は、胃に属するなり。調胃承気湯之を主る。
【通釈】　太陽病に罹患して三日が経過し、発汗したが病は解されず、蒸蒸として熱気が蒸し返るように発熱する場合は、病は胃に属している。調胃承気湯がこれを主る。
【本文】　此れ、汗を発して後、陽明に属する者を論ず。方氏曰く、「三日は、大綱を挙げて言うなり」と。「汗を発して解せず」は、外邪已に解するも、内熱未だ清せられざるを言う。乃ち、此れより前の陳陳として発熱するは、今変じて蒸蒸として発熱すと為す。即ち、大便已に鞕きの徴なり。故に「胃に属するなり」と曰う。「蒸蒸として発熱す」は、猶釜の甑《こしき》の蒸し物のごとく、邪熱上騰し、濈濈として汗出づるの意なり。主るに調胃承気湯を以てする者は、釜の底従り薪を抽《ぬ》くの法なり。其れ大承気を用いざる者は、熱は胃に聚まると雖も、未だ潮熱譫語等の証を見わさざればなり。

程氏曰く、何を以て汗を発して解せざれば、便ち胃に属するや。蓋し、胃燥素盛んなるを以ての故に、表熱未だ除かずして裏熱已に病勢を待ちて久しく前に蘊《つ》む。只発汗の後に従りて、一に交替《こうたい》するのみ。凡そ本篇の中に「太陽病」と云い、「傷寒」と云いて「陽明病」の字無き者は、皆此の病機と同じなり。之を要すれば、脈は已に浮ならずして大なるは、必ずとす可し。

銭氏曰く、三日に即ち調胃を用うる者は、邪既に裏に入り、必ず胃中の津液を損じ、且つ太陽の表証無きを以ての故に以て早しと為さざればなり。

【語釈】　○陳陳：積み重なるさま。　○上騰：上に昇る。上昇。　○蘊む：積む。　○交替：いれかわる。交代。

【通釈】　これは、発汗した後、病が陽明に属する場合を論じている。方氏は、「三日は、大綱を挙げて言う」と言う。「発汗して解されない」は、外邪は既に解されるが、内熱がいまだ清せられていないことを言う。即ち、これより前の陳陳として積み重なるように発熱するのは、今変化して蒸蒸として蒸し返るように発熱する。即ち、大便が既に硬くなっている徴候である。そこで、「胃に属している」と言う。「蒸蒸として発熱する」は、丁度釜の上に載せた甑《こしき》の蒸し物のように、邪熱が上昇し、濈濈として絶え間なく汗が出る意である。主るに調胃承気湯を用いるのは、釜の底より薪を抽《ぬ》く方法である。大承気湯を用いないのは、熱は胃に集まるが、いまだ潮熱や譫語などの証を見わさないからである。

程氏は言う。どうして発汗して解されない場合は、病は胃に属するのであろうか。思うに、胃の燥きが元々盛んであるので、表熱はいまだ除かれていないが、裏熱は既に病の勢いを待って久しく前に積む。ただ、発汗した後によって一に交代するだけである。およそ本篇の中で「太陽病」と言い、「傷寒」と言って「陽明病」の字がない場合は、皆この病機と同じである。これを要約すると、脈は既に浮ではなく大であるのは、必ずそのようになるはずである。

銭氏は言う。三日に調胃承気湯を用いるのは、邪は既に裏に入り、必ず胃の中の津液を損傷し、かつ太陽の表証がないので、早すぎないからである。

【解説】　本条文は、太陽病を発汗した後、病が陽明に属する証候と治療法について論述している。

冒頭の「三日」は、大綱を挙げて言う。「汗を発して解せず」は、外邪は既に解されているが、内熱がいまだ清せられていないことを言う。即ち、太陽病では陳陳として積み重なるように発熱するが、病が陽明に属し、大便が既に硬くなると、蒸蒸として蒸し返るように発熱する。そこで、「胃に属するなり」と言う。「蒸蒸として発熱す」は、釜の上に載せた甑《こしき》の蒸し物のように、邪熱が上昇し、濈濈として絶え間なく汗が出ることを言う。そこで、調胃承気湯を用いて釜の底より薪を抽《ぬ》く。

【原文】　傷寒吐後、腹脹満者、与調胃承気湯。(249)
【本文】　傷寒吐して後、腹脹満する者は、調胃承気湯を与う。
【通釈】　傷寒に罹患し、吐かせた後、腹部が脹満する場合は、調胃承気湯を与える。
【本文】　此れ、吐して後、亦陽明に属する者を論ず。胸に邪有れば、則ち之を吐す。今吐して後、腹脹満すれば、則ち是れ胸邪吐に因りて去ると雖も、胃中乾燥し、邪熱乗じて之を実す。即ち、大便已に鞕きこと知る可し。惟だ吐して後、津燥くを以て、敢えて大小の承気を用いず。調胃承気湯を与えて其の胃熱を和す可きのみ。
《金鑑》に曰く、鞕痛無し。故に大小の承気を用いざるなり。
【通釈】　これは、吐かせた後、また病が陽明に属する場合を論じている。胸に邪がある場合は、これを吐かせる。今吐かせた後、腹部が脹満する場合は、胸邪は吐法によって去るが、胃の中は乾燥し、邪熱は乗じてこれを実する。即ち、大便は既に硬くなっていることを知るべきである。ただ、吐かせた後は津液が燥くので、敢えて大小の承気湯を用いない。調胃承気湯を与えてその胃熱を調和すべきであるだけである。
《医宗金鑑》に言う。大便が硬く、腹が痛むなどがない。そこで、大小の承気湯を用いない。
【解説】　本条文は、吐かせた後、病が陽明に属する証候と治療法について論述している。
胸に邪がある場合に吐法を用いると、これによって胸邪は去る。ただ、吐かせた後に津液が燥き、胃の中が乾燥すると、邪熱が乗じてこれを実するので、腹部は脹満する。そこで、調胃承気湯を与えて胃熱を調和する。

【原文】　太陽病、若吐、若下、若発汗後、微煩、小便数、大便因鞕者、与小承気湯、和之愈。(250)
【本文】　太陽病、若しくは吐し、若しくは下し、若しくは汗を発して後、微煩、小便数、大便因りて鞕き者は、小承気湯を与えて、之を和すれば愈ゆ。
【通釈】　太陽病に罹患し、あるいは吐かせ、あるいは下し、あるいは発汗した後、微かに心煩し、小便は数になり、大便はこれによって硬くなる場合は、小承気湯を与えてこれを調和すると、病は治癒する。
【本文】　此れも又上文を承けて、吐下発汗して後、陽明に属する者を論ず。

汗吐下の後にして煩証を見わせば、之を便鞕しに徴す。固より虚煩なる者の比に非ざるなり。然して煩は既に微かにして小便頻数、大便因りて鞕きは、是れ胃津枯燥し、大満大実とは殊なる。故に小承気湯を与う。「与う」と曰い、「之を和す」と曰えば、則ち商量斟酌の意有り。案ずるに、以上の三章は、並びに胃実を言う。総じて津液を亡うに由りて皆宜しく小しく和すべく、大いに下すを戒しむる意を該《か》ぬるなり。

松陵徐氏曰く、「因りて」の字は当に着眼すべし。大便の鞕きは、小便数の致す所に由る。蓋し、吐下已に津液を傷りて又小便太だ多し。故に爾《こ》の微しく鞕きは、実邪に非ざるなり。

隠庵張氏曰く、本論の中に凡そ小便数と言うは、頻数と短数との二つの意有り。学ぶ者は、宜しき所に随いて解に属《つ》け。

柯氏曰く、此れ小承気は亦和剤にして是れ下剤ならざるを見わす。

【語釈】　○徴：明らかにする。　○商量：はかり考える。　○属：附く。従う。

【通釈】　これもまた上文を承けて、吐下し発汗した後に病が陽明に属する場合を論じている。汗吐下の後に煩証を見わす場合は、これを大便が硬くなっていることに明らかにする。固より虚煩の比ではない。そして煩は既に微かであり、小便は頻数になり、大便がこれによって硬くなる場合は、胃津が枯燥するのであり、大満大実とは異なる。そこで、小承気湯を与える。「与える」と言い、「これを調和する」と言う場合は、商量し斟酌する意がある。案じるに、以上の三章は、並びに胃実証を言う。総じて津液を亡うことが原因であり、皆僅かに調和すべきであり、大いに下すのを戒しめる意を兼ねている。

松陵徐氏は言う。「因りて」の字は、着眼すべきである。大便が硬くなるのは、小便数が引き起こす所による。思うに、吐下が既に津液を傷り、また小便が甚だ多い。そこで、これが微かに硬いのは、実邪でない。

隠庵張氏は言う。本論の中におよそ「小便数」と言うのは、頻数と短数の二つの意がある。学ぶ者は、好ましい所に従って解釈すべきである。

柯氏は言う。これは、小承気湯はまた和剤であり、下剤でないことを見わしている。

【解説】　本条文は、汗吐下の後、病が陽明に属する証候と治療法について論述している。

汗吐下の後、胃津が枯燥し、大便が硬くなると、微かに心煩し、小便は頻数になる。本証では、大便は硬くなっているが、大満大実ではない。そこで、小承気湯を与えて小しくこれを調和する。

【原文】　得病二三日、脈弱、無太陽茈胡証、煩躁、心下鞕。至四五日、雖能食、以小承気湯、少少与、微和之、令小安。至六日、与承気湯一升。若不大便六七日、小便少者、雖不受食、但初頭鞕、後必溏、未定成鞕、攻之必溏。須小便利、屎定鞕、乃可攻之。宜大承気湯。(251)
【本文】　病を得て二三日、脈弱、太陽茈胡の証無く、煩躁し、心下鞕し。四五日に至り、能く食すと雖も、小承気湯を以て、少少与えて微しく之を和し、小しく安からしむ。六日に至らば、承気湯一升を与う。若し大便せざること六七日、小便少なき者は、食を受けずと雖も、但だ初頭鞕く、後必ず溏し、未だ定まりて鞕を成さず。之を攻むれば必ず溏す。小便利し、屎定まり鞕きを須ちて、乃ち之を攻む可し。大承気湯に宜し。
【通釈】　病を得て二三日が経過し、脈は弱になり、太陽の証や柴胡の証はなく、煩躁し、心下は硬くなった。四五日に至り、食事を摂取できるが、小承気湯を用い、少々与えて微かにこれを調和し、煩躁を僅かに安らかにさせる。六日に至っては、小承気湯一升を与える。もし大便をしなくなって六七日が経過し、小便が少ない場合は、食事を摂取できないが、ただ大便の初頭は硬く、後は必ず溏泄し、いまだ一定の硬さになっていない。これを攻下すると、大便は必ず溏泄する。小便が通利し、屎が定まって硬くなるのを待ち、即ちこれを攻めるべきである。大承気湯を用いるのがよい。
【本文】　此れ、陽明病、脈弱の者は、宜しく顧慮すべく、意を恣にして攻伐す可からずの義を釈す。当に分かちて三截と作して看るべし。「病を得て二三日」より「心下鞕し」に至りては、是れ一截なり。「四五日に至り」より「承気湯一升を与う」に至りては、是れ一截なり。「若し大便せざること」より以下、章末に至りては、是れ一截なり。「病を得て二三日」は、大約之を言う。脈弱の者は、微弱、虚弱の弱に非ず。蓋し、浮盛実大ならざるを謂うなり。「太陽茈胡の証無し」は、悪寒発熱、或は寒熱往来等の表及び半ば表裏に在るの証無きを謂うなり。夫れ既に太少の両証無く、又且つ煩躁し、心下鞕きは、全て是れ陽明の熱実に属す。但だ脈弱にして実大ならざるは、尤も思いを加えざる可からず。若し此の証、四五日に至り、能く食すと雖も、未だ以て胃強しと為して軽々しく下す可からざるなり。須く小承気湯を以て、少少与えて微しく之を和すべし。其の人煩躁し、必ず大便せざるに因りて、其れをして小しく安からしむるなり。「小しく安からしむ」の二字は、煩躁に対して言う。六日に至りて仍お煩躁し安からずして大便せざる者は、前の小承気湯を用い加えて一升に至り、大便を得せしめて止む可し。必ずしも剤を尽くさず。此れ、小承気は多用す可からずの意を言う。「若し大便せざること」の句は、上文の「煩躁し、心下鞕し」を承けて言う。六七日に至りて大便せずは、下す可しの候と為す。但だ小便少なければ、則ち胃中の水漿清を分けず。故に食すること能わずは、乃ち復た燥屎有りと為して軽々しく下す可からざるなり。此れ、食すること能わずと雖も、但だ初頭鞕く、後必ず溏し、未だ定まりて鞕を成さず。而して之を攻むれば、并びに鞕き者は必ず化して溏を為す。「須つ」は、俟つなり。小便利し、屎定まり鞕きを成すを待ちて、乃ち大承気湯を用いて之を攻む可し。此れ、大承気も亦驟《にわ》かに用う可からずの意を言う。案ずるに、裏証具わりて脈但だ弱なれば、必ず日久しきを俟ちて方に下法を商量す可し。故に経文は「四五日に至る」と曰い、「六日に至る」と曰い、「大便せざること六七日」と曰い、其の下法を用うるは、「少少与えて微しく之を和す」と曰い、「承気湯一升を与う」と曰い、「小便利し、屎定まりて鞕きを須ちて、乃ち攻む可し」と曰う。総じて脈弱の一候に因るなり。柯韵伯曰く、「猶太陰、脈弱、当に大黄、芍薬を行るべき者は、之を減ず（280）の意のごとし」と。粗工率意妄投し津液を顧みざるを恐る。故に聖人小心警戒し、教えを垂るるは此くの如し。其の旨深きかな。

程氏曰く、「煩躁し、心下鞕し」の此の句以上は、截《た》ちて一頭と作し、下面は分かちて両脚と作す。

方氏曰く、太陽に薬を言わざるは、桂枝麻黄の不同有るを以てなり。茈胡に証を言わざるは、少陽を専らにするを以てなり。凡そ此れ等の文は、皆是れ互いに相い発明するなり。

劉茝庭曰く、此の条二つの「雖も」の字を其の眼目と為す。蓋し、下す可き証は、食すること能わずを以て常と為す。然して太陽、茈胡の証無く、煩躁し、心下鞕く、大便せざること四五日に至りては、則ち能く之を食するは胃和するに似ること有りと雖も、猶小承気湯を以て之に与う。若し大便せざること六七日、之を食すること能わざるは胃実に似ること有りと雖も、其の小便少なき者は、初め鞕く、後溏す。宜しく暫時其の実するを待つべく、遽かに下す可からず。此の二証は対示して以て人に変に通ずるを欲するなり。

山田宗俊曰く、四五日、五六日は皆大便せざるの日数なり。故に下文は之を承けて、「大便せざること六七日」と云う。古文錯綜の妙は乃ち爾《しか》り。

松陵徐氏曰く、小便利し、屎定まり鞕きを須ちて、乃ち之を攻む可しは、小便の利するか否かを以て宜しく下すべしと宜しく下すべからずとを定むるも又一法なり。

【語釈】　○脈弱：柯韵伯の《傷寒来蘇集》では、「その脈が弱であるのは、恐らくは陽がない徴候である。太陽の桂枝の証がなく、少陽の柴胡の証がない場合は、病は表にない。そして煩躁し、心下が硬くなるのは、陽邪が裏に入り、病が陽明の裏にある」とある。　○心下鞕し：成無己の《注解傷寒論》では、「煩躁し、心下が硬くなるのは、邪気が内に甚だしくなるからである」とある。　○率意：意のままに。心にまかせて。　○小心：注意深くする。用心する。

【通釈】　これは、陽明病に罹患し、脈が弱である場合は、顧慮すべきであり、恣に攻伐すべきでない義を解釈している。分けて三つの段落にして看るべきである。「病を得て二三日」より「心下が硬くなる」に至っては、一つの段落である。「四五日に至り」より「承気湯一升を与える」に至っては、一つの段落である。「もし大便をしなくなる」より以下で章の末に至っては、一つの段落である。「病を得て二三日」は、おおよそこれを言う。脈が弱であるのは、微弱、虚弱の弱ではない。思うに、浮で盛んであり実で大ではないことを言う。「太陽と柴胡の証がない」は、悪寒発熱、あるいは寒熱往来などの表、および半表半裏にある証がないことを言う。そもそも既に太陽と少陽の両つの証がなく、またかつ煩躁し、心下が硬くなるのは、全てが陽明の熱実証に属している。ただ、脈が弱であって実大ではないのは、尤も思いを加えない訳にはいかない。もしこの証が四五日に至り、食事を摂取できるが、いまだ胃が強いとして軽々しく下すべきでない。小承気湯を用いて少々与えて微かにこれを調和すべきである。その人は煩躁し、必ず大便をしないことによって、それを少し安らかにする。「少し安らかにする」の二字は、煩躁に対して言う。六日に至り、なお煩躁し、不安になり、大便をしない場合は、前の小承気湯を用い、増加させて一升に至り、大便を得て煩躁を止めるべきである。必ずしも方剤を尽くすことはしない。これは、小承気湯は多用すべきでない意を言う。「もし大便をしなくなる」の句は、上文の「煩躁し、心下が硬くなる」を承けて言う。六七日に至って大便をしなくなるのは、下すべき証候である。ただ、小便が少ない場合は、胃の中の水漿は清濁に分けられていない。そこで、食事を摂取できない場合は、また燥屎があるとして軽々しく下すべきでない。これは、食事を摂取できないが、ただ大便の初頭は硬く、後は必ず溏泄し、いまだ定まって硬くなっていない。そしてこれを攻めると、並びに硬いものは必ず変化して溏泄になる。「須つ」は、待つことである。小便が通利し、屎が定って硬くなるのを待ち、大承気湯を用いてこれを攻めるべきである。これは、大承気湯もまた遽かに用いるべきでない意を言う。案じるに、裏証が備わり、脈がただ弱になる場合は、必ず日が久しくなるのを待って始めて下法を商量すべきである。そこで、経文は「四五日に至る」と言い、「六日に至る」と言い、「大便をしなくなって六七日」と言い、また、その下法を用いる場合は、「少々与えて微かにこれを調和する」と言い、「承気湯一升を与える」と言い、「小便が通利し、屎が定まって硬くなるのを待って、攻めるべきである」と言う。総じて脈が弱である一つの証候による。柯韵伯は、「丁度太陰病に罹患し、脈が弱になり、大黄と芍薬を投与すべき場合は、これを減量する（280）の意のようなものである」と言う。粗工が意のままに妄りに投与し、津液を顧みないことを恐れる。そこで、聖人が注意深く警戒し、教えを垂れるのはこのようなものである。その旨は何と深いことであろうか。

程氏は言う。「煩躁し、心下が硬くなる」のこの句より以上は、分けて一つの段落とし、その下は分けて二つの段落とする。

方氏は言う。太陽病に薬を言わないのは、桂枝湯と麻黄湯の違いがあるからである。柴胡の証に証候を言わないのは、少陽を専らにするからである。およそこれらの文は、皆互いに相互に発して明らかにする。

劉茝庭は言う。この条文は、二つの「雖も」の字を着眼点とする。思うに、下すべき証は、食事を摂取できない症状をもって常とする。そして太陽と柴胡の証がなく、煩躁し、心下が硬くなり、大便をしなくなって四五日に至る場合は、食事を摂取できる症状は胃が調和しているようであるが、なお小承気湯をもってこれに与える。もし大便をしなくなって六七日になり、食事を摂取できなくなる症状は胃実証に似ているが、その小便が少ない場合は、大便の初めは硬く、後は溏泄する。暫くの間、それが実するのを待つべきであり、遽かに下すべきでない。この二つの証は、対峙して示し、人に変化に通じることを期待している。

山田宗俊は言う。四五日、五六日は、皆大便をしない日数である。そこで、下文はこれを承けて、「大便をしなくなって六七日」と言う。古文が錯綜する妙味はこのようなものである。

松陵徐氏は言う。小便が通利し、屎が定まって硬くなるのを待って、これを攻めるべきであるのは、小便が通利するか否かで下すべきであるか、下すべきでないのかを定めるが、これもまた一つの方法である。

【解説】　本条文は、陽明病に罹患し、脈が弱である場合は、恣に攻下すべきでない義について論述している。

本条文は、三つの段落に分けて看るべきである。「病を得て二三日」より「心下鞕し」までは、一つの段落である。冒頭の「病を得て二三日」は、およその日数を言う。脈弱は、微弱、虚弱の弱ではなく、浮で盛んで実で大ではない脈を言う。「太陽、茈胡の証無し」は、表証の悪寒発熱、半表半裏の証の往来寒熱などがないことを言う。既に太陽と少陽の証がなく、煩躁し、心下が硬くなるのは、陽明の熱実証であるが、脈が弱であって実大でないので、熱実証は完成された状態にない。

「四五日に至る」より「承気湯一升を与う」までは、一つの段落である。もし上述した証候が四五日持続し、食事を摂取できる場合は、胃が強いとして軽々しく下すべきでなく、小承気湯を少々与えて微かに調和すべきである。「小しく安からしむ」の二字は、煩躁に対して言う。即ち、本証は、煩躁し、大便をしないので、小承気湯を与えて煩躁を幾らか軽減させる。六日になり、なお煩躁して不安になり、大便をしない場合は、小承気湯を一升に増量し、大便を得て煩躁を止めるべきである。

「若し大便せざること六七日」より「大承気湯に宜し」までは、一つの段落である。「若し大便せざること六七日」は、「煩躁し、心下鞕し」を承けて言う。六七日になっても大便をしないのは攻下すべき証候であるが、小便が少ない場合は、胃の中の水漿は清濁に分けられていない。もし食事を摂取できない場合は、燥屎があるとして軽々しく下すべきでない。本証では、燥屎が形成されていないので、大便の初頭は硬いが、後は必ず溏泄し、いまだ定まって硬くなっていない。「須つ」は、待つことである。本証を治療する場合は、小便が通利し、屎が定まって硬くなるのを待ち、始めて大承気湯を用いて攻下すべきである。

【原文】　傷寒六七日、目中不了了、睛不和、無表裏証、大便難、身微熱者、此為実也。急下之。宜大承気湯。(252)

【本文】　傷寒六七日、目中了了たらず、睛和せず、表裏の証無く、大便難く、身微熱する者は、此れを実と為すなり。急に之を下す。大承気湯に宜し。

【通釈】　傷寒に罹患して六七日が経過し、病人は物を視てもぼんやりとし、眼球の動きは活き活きとした感じがなく、表裏の証がなく、大便は困難になり、身体に微熱がある場合は、これは裏実証である。急いでこれを下すべきである。大承気湯を用いるのがよい。

【本文】　以下の三章、並びに陽明急下の証を挙ぐ。傷寒、六七日は、邪気裏に在るの時なり。了了は、猶瞭瞭のごとし。目中了了たらずは、昏暗蒙昧して明白ならざるなり。睛和せずは、睛活動せざるを謂うなり。表裏の証無しは、此れ外邪已に解するを謂うなり。耑《もっぱ》ら「表」の字を重んずるは、古人の語例は然りと為す。説は已に前に見わる。旧注に伝写の錯誤と為し以て「裏」の字を刪る者は、大いに誤りなり。大便難く、身に微熱有れば、陽明の裏証具わる。故に「此れを内実と為すなり」と曰う。宜しく大承気湯もて急ぎて之を下すべし。案ずるに、経文は惟だ「大便難し」と曰いて大便せざるに非ず、「身微熱す」と曰いて「潮熱す」と曰わざるは、勢い甚だ亟《すみや》かに非ざるに似るなり。然して目中了了たらず、睛和せざれば、則ち邪熱内に爍《と》かし、津液将に竭きんとす。即ち、之を急下するは、邪熱を泄して津液を救う所以なり。少しく緩やかなれば、則ち胃津立ちどころに澌《つ》きて噬臍《ぜいせい》及ぶこと無し。

令韶張氏曰く、一の「急」の字を下すは、急いで待つを容《ゆる》さずの意有り。

成氏曰く、《針経》に曰く、「熱病、目明らかならず、熱已《や》まざる者は、死す」と。此れ、目中了了たらず、睛和せざれば、則ち証は危悪に近きなり。須く急ぎて大承気湯を与えて之を下すべし。

【語釈】　○了了：明らかなさま。　○瞭瞭：明らかなさま。はっきりしているさま。　○昏暗：くらい。　○蒙昧：おろかで道理に暗い。　○噬臍：へそをかもうとしても口が届かないから、およばない、まいあわないの意。後悔してもどうにもならないたとえ。　○《針経》：出典は、《霊枢・熱病》。

【通釈】　以下の三章は、並びに陽明の急下の証を挙げる。傷寒に罹患した六七日は、邪気が裏にある時である。了了は、丁度明瞭であるようなものである。目の中が了了でないのは、暗くて明白でないことである。眼球が調和しないのは、眼球が活動しないことを言う。表裏の証がないのは、外邪が既に解されていることを言う。専ら「表」の字を重んじるのは、古人の語例がそのようである。説は、既に前に見われている。旧注に伝写の誤りとして「裏」の字を削るのは、大いに誤りである。大便が困難になり、身体に微熱があれば、陽明の裏証は備わる。そこで、「これは内が実している」と言う。大承気湯を用いて急いでこれを下すべきである。案じるに、経文ではただ「大便が困難である」と言って大便をしないのではなく、「身体に微熱がある」と言って「潮熱が出現する」と言わないのは、勢いが甚だ速やかでないのに似る。しかし、目の中が暗く、眼球が活動しない場合は、邪熱が内に溶かし、津液が今にも尽きようとする。即ち、これを急下するのは、邪熱を泄らして津液を救う理由である。少し緩やかである場合は、胃津は立ちどころに尽き果て、間に合うことがない。

令韶張氏は言う。一つの「急」の字を下すのは、急ぐのであり、待つことを許さない意がある。

成氏は言う。《針経》では、「熱病に罹患し、目が明らかでなく、熱が停止しない場合は、死亡する」と言う。これは、目の中が明らかでなく、眼球が活動しないので、証は険悪な状態に近い。急いで大承気湯を与えてこれを下すべきである。

【解説】　本条文は、陽明の急下の証について論述している。

第252条から第254条までの三条は、陽明の急下の証候と治療法を提示する。傷寒に罹患し、六七日が経過するのは、邪気が裏にある時である。「目中了了たらず」は、物を視ても暗くて明白でないことを言う。「睛和せず」は、眼球が活動しないことを言う。「表裏の証無し」は、専ら「表」の字を重んじ、外邪が既に解されていることを言う。即ち、表証が解され、陽明の裏証が備わると、大便は困難になり、身体に微熱が出現する。本証は、陽明の内が実し、邪熱が旺盛になって内を灼傷し、津液が今にも尽きようとする状態にある。そこで、大承気湯を用いて急いでこれを攻下する。

【原文】　陽明病、発熱、汗多者、急下之。宜大承気湯。(253)

【本文】　陽明病、発熱し、汗多き者は、急に之を下す。大承気湯に宜し。

【通釈】　陽明病に罹患し、発熱し、汗が多い場合は、急いでこれを下すべきである。大承気湯を用いるのがよい。

【本文】　此の条も亦当に急下して以て胃涸るるの証を救うべし。陽明の胃実すれば、潮熱、自汗を以て正と為す。茲に発熱、汗多しを見わすは、復た潮熱、自汗の比す可きに非ず。乃ち、裏熱熾盛の極、津液に迫って外に越ゆれば、亟かに其の邪を奪いて以て之を救うに非ざれば、恐らくは将に枯竭せんとす。故に宜しく大承気湯もて之を下すべし。是れ乃ち危急存亡の秋《とき》、間髪を容れず。安くんぞ急がざる可けんや。

方氏曰く、胃実は本津液無きに由る。而して内燥き汗多ければ、則ち津液益々亡う。急下なる者は、竭くれば則ち治す可からざればなり。

尤氏曰く、此の条必ず実満の証有り、而る後に下す可し。然らずんば、則ち是れ陽明白虎の証なり。清するに宜しくして下すに宜しからず。

【語釈】　○危急存亡の秋：極めて危うくて、存続するかほろびるかが決まる大事なとき。秋は、成熟のときであるから、大事なときの意。　○間髪を容れず：一本の髪の毛を容れるすきまもない。事態の急なさま。

【通釈】　この条もまた急下して胃が涸れる証を救うべきである。陽明の胃が実する場合は、潮熱と自汗を正証とする。ここに発熱と汗が多い症状を見わすのは、また潮熱と自汗に比較できるものではない。即ち、裏熱が旺盛になって極まると、津液に迫って外に越えさせるので、速やかにその邪を奪ってこれを救わなければ、津液は恐らくは今にも枯れ果てて尽きようとする。そこで、大承気湯を用いてこれを下すべきである。これは危急存亡の秋《とき》であり、間髪を容れる隙もない。どうして急がないでおられようか。

方氏は言う。胃実証は、元々津液がないことによる。そして内が燥き、汗が多い場合は、津液は益々亡われる。急下は、津液が竭きる場合は、治療ができなくなるからである。

尤氏は言う。この条は必ず実満の証があり、その後に下すべきである。そうでなければ、これは陽明の白虎の証である。清するのがよく、下すのはよくない。

【解説】　本条文は、陽明病に罹患し、発熱し、汗が多く出て、胃が涸れる証の治療法について論述している。

陽明病に罹患し、裏熱が旺盛になって極まると、邪熱が津液に迫って外に越えさせるので、発熱し、汗が多く出る。本証は、裏熱によって津液が今にも枯れ果てて尽きようとする状態にある。そこで、大承気湯を用いて急下して邪を奪い、津液の損傷を防止する。

【原文】　発汗不解、腹満痛者、急下之。宜大承気湯。(254)

【本文】　汗を発して解せず、腹満痛する者は、急に之を下す。大承気湯に宜し。

【通釈】　発汗するが病はなお解されず、腹満し痛む場合は、急いでこれを下すべきである。大承気湯を用いるのがよい。
【本文】　此れも又急下の一証なり。「汗を発して解せず」は、表邪去ると雖も、裏熱未だ清せざるを言うなり。蓋し、「解せず」の二字は必ず兼ねて陽明の証有り、加うるに腹満を以てし、且つ痛めば則ち実邪は徴有り。故に之を急下せざるを得ざるなり。大承気湯に宜し。《弁可下篇》は、「病、腹中満痛する者は、此れを実と為すなり（182）」と云う。
　銭氏曰く、満腹し且つ痛むは、之を治するに少しく緩やかにす可からず。緩やかなれば、則ち必ず胃を傷るを致す。故に当に急下すべし。大承気湯に宜し。
　喩氏曰く、陽明も亦急下の三法有り、以て津液を救う。一は、目睛慧《さと》からず、津中に枯る。一は、汗多く、津外に越ゆ。一は、腹満し、津内に結ぶ。
【通釈】　これもまた急下の一証である。「発汗して解されず」は、表邪は去るが、裏熱はいまだ清せられていないことを言う。思うに、「解されず」の二字は、必ず兼ねて陽明の証があり、これに加えるに腹満をもってし、かつ痛む場合は、実邪の徴候がある。そこで、これを急下しない訳にはいかない。大承気湯を用いるのがよい。《弁可下篇》では、「病に罹患し、腹中が満痛する場合は、これを実証とする（182）」と言う。
　銭氏は言う。腹満しかつ痛む場合は、これを治療するには少しも緩やかにすべきでない。緩やかである場合は、必ず胃を傷る。そこで、急下すべきである。大承気湯を用いるのがよい。
　喩氏は言う。陽明もまた急下の三法があり、これによって津液を救う。一つは、眼球が慧くなく、津液が中に枯れる。一つは、汗が多く、津液が外に越える。一つは、腹満し、津液が内に結ぶ。
【解説】　本条文は、発汗して病が解されず、腹満して痛む場合の治療法について論述している。
　「汗を発して解せず」は、発汗によって表邪は去るが、裏熱がいまだ清せられていないことを言う。即ち、本証では、必ず兼ねて陽明の証があり、更に腹満し、かつ腹が痛み、実邪の徴候がある。そこで、大承気湯を用いて実邪を急下する。

【原文】　腹満不減、減不足言、当下之。宜大承気湯。(255)
【本文】　腹満減ぜず、減ずるも言うに足らざるは、当に之を下すべし。大承気湯に宜し。

【通釈】　腹満が軽減せず、時に軽減するが言う程でもない場合は、これを下すべきである。大承気湯を用いるのがよい。

【本文】　此れ、上文を承けて、腹満は当に下すべしの一端を弁ず。《金匱》に曰く、「腹満、時に減ずるも、復た故の如くなるは、此れを寒と為す。当に温薬を与うべし」と。此れ、乃ち腹満し減ずる時無し。若し減ずと雖も、減ずと云うに足らざれば、則ち大満大実の下す可きの証を為す。故に大承気湯に宜し。

郭氏曰く、減ずるも云うに足らざる者は、甚だ減ぜざるを言うなり。論に言う「太陽、汗を発し、徹せざるは言うに足らず（48）」は、此れと意を同じくす。俗語の所謂「事を濟《すく》わざる者」是れなり。

喩氏曰く、「減ずるも言うに足らず」の四字は、腹満を形容すること絵の如し。満十分に至れば、即ち一二分を減じ去るは其の勢いを殺《へら》すに足らざるを見わすなり。

【語釈】　○《金匱》：《金匱要略・腹満寒疝宿食病脈証治第十》の第3条を参照。　○事を済わず：役に立たないこと。

【通釈】　これは、上文を承けて、腹満は下すべきである一端を弁じている。《金匱要略》では、「腹満は時に軽減するが、また元のようになるのは、これは寒えである。温薬を与えるべきである」と言う。これは、腹満し、軽減する時がない。もし軽減するが、軽減すると言う程でない場合は、大満大実で下すべき証である。そこで、大承気湯を用いるのがよい。

郭氏は言う。軽減するが言う程でないのは、甚だしく軽減しないことを言う。本論で言う「太陽病に罹患し、発汗し、徹することができないのは言う程でない（48）」は、これと意が同じである。俗語のいわゆる「役に立たない場合」がこれである。

喩氏は言う。「軽減するが言うには足らない」の四字は、腹満を絵のように形容する。腹満が十分に至る場合は、一二分を軽減して去っても、その勢いを減らすには十分でないことを見わしている。

【解説】　本条文は、実証の腹満は下すべきである義について論述している。

腹満が出現し、軽減するが、軽減すると言う程に軽減しない場合は、大満大実の実証であり、下すべき証である。そこで、大承気湯を用いてこれを攻下する。

【原文】　傷寒、腹満、按之不痛者、為虚。痛者為実。当下之。
【本文】　傷寒、腹満し、之を按ずるに痛まざる者は、虚と為す。痛む者は、実と為す。当に之を下すべし（案ずるに、此の条、旧本は遺脱す。今《玉函》《金匱》に照らして校して補う。下条も亦同じ）。
【語釈】　○遺脱：漏れる。抜ける。遺漏。　○《金匱》：《金匱要略・腹満寒疝宿食病脈証治第十》の第2条を参照。
【通釈】　傷寒に罹患し、腹満し、これを按じて痛まない場合は、虚証である。痛む場合は、実証である。これを下すべきである（案じるに、この条は旧本では遺漏する。今《玉函》《金匱要略》に照らして校正して補う。下条もまた同じである）。
【本文】　此れも又上文を承けて、腹満の虚実を弁じ定むるなり。傷寒、腹満するは、手を以て之を按じ、痛まざれば則ち無形の虚気、痞塞を作す。宜しく温散すべくして下す可からず。之を按じて痛めば、則ち有形の実邪、填満すと為す。是れ宜しく之を下すべくして他の求め無きなり。是に於いて之を按じて痛むか否かは以て其の虚実を決するの法なり。

松陵徐氏曰く、以上の諸条は当に下すべしの一二の証を挙げ、即ち下法を用う。然して亦必ず須く他の証を参観して後定むるを要と為すべし。

【通釈】　これもまた上文を承けて、腹満の虚実を弁別して定める。傷寒に罹患して腹満が出現し、手をもってこれを按じ、痛まない場合は、無形の虚気が痞えて塞がる。温散すべきであり、下すべきでない。これを按じて痛む場合は、有形の実邪が填《うず》めて満ちる。これは、これを下すべきであり、その他に救う方法はない。ここにおいて、これを按じて痛むか否かは、その虚実を決定する方法である。

松陵徐氏は言う。以上の諸々の条文は、下すべき一二の証を挙げ、下法を用いる。しかし、また必ず他の証を参観した後、決定する必要があるはずである。

【解説】　本条文は、第255条を承けて、傷寒に罹患した後に出現する腹満の虚実について論述している。

傷寒に罹患して腹満が出現する場合は、手を用いてこれを按じ、腹部が痛むか否かで虚実を決定する。これを按じて痛まない場合は、無形の虚気が痞えて塞がっているので、温散すべきであり、攻下すべきでない。一方、これを按じて痛む場合は、有形の実邪が填めて満ちているので、これを攻下すべきである。

【原文】　舌黄、未下之者、下之黄自去。宜大承気湯。

【本文】　舌黄、未だ之を下さざる者、之を下せば黄自ら去る。大承気湯に宜し。

【語釈】　○舌黄…黄自ら去る：《金匱要略・腹満寒疝宿食病脈証治第十》の第2条を参照。

【通釈】　舌苔が黄になり、いまだこれを下さない場合は、これを下すと黄苔は自然に去る。大承気湯を用いるのがよい。

【本文】　此れ、舌胎を験して以て下す可しの法を決す。舌黄、未だ攻下を経ざれば、則ち胃中の邪熱の患い為ること徴す可し。是れ宜しく大承気湯を与えて以て攻下すべく、何ぞ之有るを疑わん。即ち、之を解すれば而ち黄自ら去るも亦復た疑い無きなり。案ずるに、首節（252）は目中了了たらず。故に之を攻む可し。此の節は、結ぶに舌黄苔を現わすを以てす。故に亦之を下す可し。仲景色を望むの診、是に於いて備わると謂う可し。

汪氏（純粋）曰く、舌なる者は腸胃を司る。傷寒、裏に伝うれば、則ち裏熱焼灼し、津液乾きて枯れ、舌上に結びて胎を為すは、鍋の心に米飲を滚《こん》沸し、煎じ乾きて衣一層を鍋の底に結ぶが如しは、即ち此の意なり（《孝慈備覧》）。

【語釈】　○滚沸：滚は、水がわきたつ。沸は、沸騰する。

【通釈】　これは、舌苔を明らかにして下すべき方法を決定する。舌苔が黄になり、いまだ攻下を経ていない場合が胃の中の邪熱の患いであるのは、明らかにすることができる。これは、大承気湯を与えて攻下すべきであり、どうしてこのような方法があることを疑うことがあろうか。即ち、これを解すると黄苔が自然に去るのもまた疑いがない。案じるに、首節（252）は物を視て目が明瞭でない。そこで、これを攻めるべきである。この節は、結ぶに舌が黄苔を現わす症状をもってする。そこで、またこれを下すべきである。仲景が色を望む診察方法は、ここにおいて「備わる」と言うべきである。

汪氏（純粋）は言う。舌は、胃腸を司る。傷寒に罹患し、邪が裏に伝わる場合は、裏熱が灼傷し、津液が乾いて枯れ果て、舌上に苔を結ぶのは、鍋の中心にお米を沸騰させ、煮詰めて乾燥させると、一層の衣が鍋の底に結ぶようなものであるのが、この意である（《孝慈備覧》）。

【解説】　本条文は、舌苔の色調によって攻下すべきか否かを決定する方法について論述している。

舌苔が黄になり、いまだ攻下を経ていない場合は、明らかに胃の中の邪熱の患いである。そこで、大承気湯を与えてこれを攻下すべきであり、そうすれば黄苔は自然に消退する。

【原文】　陽明少陽合病、必下利。其脈滑而数者、有宿食也。当下之。宜大承気湯。(256)
【本文】　陽明と少陽の合病は、必ず下利す。其の脈滑にして数の者は、宿食有るなり。当に之を下すべし。大承気湯に宜し（旧本は「必ず下利す」の下に「其の脈負ならざる者は、順と為すなり。負の者は、失なり。互いに相い剋賊するを、名づけて負と為すなり」の二十字有り。其の義は鬯《の》びず。疑うらくは他の篇の錯簡と為す。今経文を攷え、竊かに芟薙《さんてい》を為す。柯氏は此の条を刪る）。
【語釈】　○其の脈負ならざる者は、順と為すなり。負の者は、失なり。互いに相い剋賊するを、名づけて負と為すなり：尤在涇の《傷寒貫珠集》では、「陽明と少陽の合病は、太陽と陽明の合病を視ると、尤も深い。そこで、必ず下痢をする。そして陽明は土であり、少陽は木であり、一法にまた相互に剋賊する機転がある。そこで、その脈を審らかにすべきである。負でない場合は、順である。それに負がある場合は、失である。負は、少陽が盛んになり、陽明が衰えることであり、木が勝って土に乗じることである。もし脈が滑で数である場合は、陽明が盛んになり、少陽が負ける。宿食が胃にあるので、邪気が陽明に帰ることができ、下すべき証を形成する」とある。　○鬯：のびる。のびひろがる。　○芟薙：かり除く。
【通釈】　陽明と少陽の合病では、必ず下痢が出現する。その脈が滑で数である場合は、宿食がある。これを下すべきである。大承気湯を用いるのがよい（旧本では、「必ず下痢をする」の下に「その脈が負でない場合は、順である。負は、剋されることである。相互に剋される場合は、負と名づける」の二十字がある。その義は、伸びない。恐らくは、他の篇の錯簡である。今経文を考え、窃かに取り除く。柯氏は、この条を削る）。
【本文】　此の章、陽明と少陽の合病を言い、以て当に下すべしの義を釈す。蓋し、少陽の邪軽くして陽明の病重し。其の下利する所以の者は、熱結傍流に係る。乃ち、之を脈に験するに、滑にして数なり。方氏曰く、「滑は食を主り、数は熱を主る」と。程氏曰く、「是れ水穀有余の診と為す」と。故に邪熱胃に入り、胃中に宿食有るの明徴と為すなり。乃ち下利すと雖も、再び之を下して以て宿燥を除くを妨げず。大承気湯に宜し。《金匱》に「脈数にして滑の者は、実なり。此れ宿食有り。当に之を下すべし。大承気湯に宜し」と曰うは、此の条と互いに発す。

郭氏曰く、此れ、合病の一証なり。下は「名づけて負と為すなり」に至りて終わる。案ずるに、本論は原誤りて宿食の一証を録す。相い連なるは、非なり。《脈経》に宿食を以て別に一証に作るは、当と為す。蓋し、脈滑数は宿食有り。故に仲景承気湯を用う可し。大抵、仲景の論を読むは《脈経》を以て参じて之を校す。

成氏曰く、《脈経》に「脈滑の者は、食を病むと為すなり」と曰い、又「滑数なれば則ち胃気実す」と曰う。今脈滑数なるは、胃に宿食有るを知る。大承気湯を与えて以て下して之を除く。

【語釈】　○《金匱》：《金匱要略・腹満寒疝宿食病脈証治第十》の第22条を参照。

【通釈】　この章は、陽明と少陽の合病を言い、これによって下すべき義を解釈する。思うに、少陽の邪が軽く、陽明の病が重い。それが下痢する理由は、熱結傍流に係わる。即ち、これを脈で明らかにすると、滑で数である。方氏は、「滑は食を主り、数は熱を主る」と言う。程氏は、「これは、水穀が有余であることを診断する」と言う。そこで、邪熱が胃に入り、胃の中に宿食があることの明らかな徴候である。即ち、下痢するが、再びこれを下して宿食の燥屎を除くことを妨げない。大承気湯を用いるのがよい。《金匱要略》に「脈が数で滑である場合は、実証である。これは、宿食がある。これを下すべきである。大承気湯を用いるのがよい」と言うのは、この条と互いに発している。

郭氏は言う。これは、合病の一証である。下は、「名づけて負とする」に至って終わる。案じるに、本論は、元々誤って宿食の一証を記録する。相互に連なるのは、誤りである。《脈経》では、宿食をもって別に一つの証に作るのは、適切である。思うに、脈が滑数であるのは宿食がある。そこで、仲景は承気湯を用いることができる。大抵、仲景の論述を読む場合は、《脈経》を参考にしてこれを校正する。

成氏は言う。《脈経》では「脈が滑である場合は、食を病む」と言い、また「滑数である場合は、胃気が実している」と言う。今脈が滑数である場合は、胃に宿食があることが解る。大承気湯を与えて下してこれを除く。

【解説】　本条文は、陽明と少陽の合病の証候と治療法について論述している。
本証は、少陽の邪が軽く、陽明の病が重い状態にある。即ち、下痢が出現するのは、熱結傍流に係わる。脈が滑であるのは食を主り、数であるのは熱を主る。即ち、脈が滑で数であるのは、水穀が有余であることを診断する。邪熱が胃に入ると、胃の中に宿食が形成される。本証では、熱結傍流が出現しているので、大承気湯を用いて宿食の燥屎を除去する。

【原文】　病人無表裏証、発熱七八日、雖脈浮数者、可下之。仮令已下、脈数不解、合熱則消穀喜飢、至六七日、不大便者、有瘀血。宜抵当湯。(257)
若脈数不解、而下不止、必協熱便膿血也。(258)
【本文】　病人表裏の証無く、発熱すること七八日、脈浮数の者と雖も、之を下す可し。仮令えば已に下し、脈数解せず、熱を合すれば則ち消穀喜飢し、六七日に至るも、大便せざる者は、瘀血有り。抵当湯に宜し。
若し脈数解せず、而も下止まざれば、必ず協熱して膿血を便するなり（協と挟は同じ。《活人書》は「合」を「今」に作る）。
【語釈】　○病人…抵当湯に宜し：尤在涇の《傷寒貫珠集》では、「発熱が七八日になるが、太陽の表証がないのは、その熱は内に盛んであり、気が外に蒸していることが解る。脈は浮数であるが、またこれを下してその熱を除くべきであり、身熱を除き、脈数を解すると治癒する。例えば既に下し、脈浮は去るが数は解されないのは、その熱は気分になく血分にあることが解る。熱が血分にある場合は、必ず血に病む。その変化は二つがある。合は、丁度併さるようなものである。熱気が胃に併さると消穀善飢することを言う。六七日に至って大便をしない場合は、その血は必ず中に蓄積される。もし胃に併されず、下痢が止まらない場合は、その血は必ず下に走る。中に蓄積する場合は、瘀血がある。抵当湯を用いるのがよい。結ぶものはこれを散じ、また留まるものはこれを攻める。下に走る場合は、協熱して膿血を排便する。即ち、ただ血に入って清熱するのがよいだけである」とある。　○若し脈数…膿血を便するなり：成無己の《注解傷寒論》では、「下した後、脈数が解されず、大便をしない場合は、熱は泄れることができず、血を下に蓄積し、瘀血を生じる。もし下した後、脈数が解されず、下痢が止まらない場合は、熱は下に泄れることができ、血に迫って下行するので、必ず膿血を排便する」とある。
【通釈】　病人には表証と裏証がなく、発熱して七八日が経過し、脈が浮数であるが、これを下すべきである。例えば既に下し、脈数が解されず、熱を合わせると食欲が増進して飢餓感が出現し、六七日に至るが、大便をしない場合は、瘀血がある。抵当湯を用いるのがよい。

もし脈数が解されず、しかも下痢が止まらない場合は、必ず熱を挟んで膿血便を下痢する（協と挟は同じである。《活人書》では、「合」を「今」に作る）。

【本文】　此の条、文義覈《かく》せず、竊かに後人に錯有るを疑う。諸注も亦曖昧にして清ならず。今闕如《けつじょ》の例に従う。

舒氏曰く、発熱し、脈浮数の証は、表に属す。当に表従り解すべし。必ず下す可からず。仮令えば已に下し、脈数解せず、熱を合し消穀善飢し、大便せざる者は、之を瘀血有りと謂うも、何を以て之を弁ずるや。並びに徴験無し。当に妄りに抵当を投ずべからず。仲景、必ず此の法無し。

張氏曰く、仲景は立法の至聖、断じて脈浮、発熱するの表症表脈にして人に下す可しの理を教うること無し。《尚論》に以て七八日を時既に久しと為し、勢い下法を用いざるを得ずと為すは、殊に昧昧を覚ゆ。

【語釈】　○覈：しらべる。おおわれた事実を調べ、明らかにする。　○闕如：欠けて不完全なさま。はぶいたままにしておくこと。　○徴験：効き目。効験。証拠。　○至聖：知徳が非常にすぐれている。また、その人。　○昧昧：暗いさま。

【通釈】　この条文は、文義が明らかでないので、窃かに後人に誤りがあることを疑う。諸々の注釈もまた曖昧で、はっきりしない。今不完全な例に従う。

舒氏は言う。発熱し、脈が浮数の証は、表に属している。表より解すべきである。必ず下すべきでない。例えば既に下し、脈数が解されず、熱を合わせると消穀善飢し、大便をしない場合は、これを瘀血があると言うが、どうしてこれを弁別するのであろうか。並びに証拠がない。妄りに抵当湯を投与すべきでない。仲景は、必ずこの方法がない。

張氏は言う。仲景は立法の聖人であり、断じて脈が浮になり、発熱する表症と表脈があって人に下すべきである道理を教えることがない。《尚論篇》に七八日は時が既に久しいとし、勢いからすると下法を用いない訳にはいかないとするが、殊に解釈がぼんやりしているように感じられる。

【解説】　本条文は、文義が明らかでなく、諸々の注釈もあいまいで、はっきりしないので、恐らくは後人が混入した文章である。

【本文】　以上の十二章、承気の余義を発明す。末節は、蓋し後人の羼《さん》なり。
【語釈】　○羼：まじる。いりまじる。
【通釈】　以上の十二章は、承気湯の余義を発して明らかにする。末節は、思うに後人が混入した内容である。

【原文】　傷寒発汗已、身目為黄。所以然者、以寒湿在裏不解故也。以為不可下也。於寒湿中求之。(259)
【本文】　傷寒汗を発し已わり、身目黄を為す。然る所以の者は、寒湿裏に在りて解せざるを以ての故なり。以て下す可からずと為すなり。寒湿中に於いて之を求む。
【通釈】　傷寒に罹患し、発汗が終わり、身体や目が発黄した。そのようになる理由は、寒湿が裏にあって解されないからである。そこで、下すべきでない。治療は、寒湿の中においてこれを求めるべきである。
【本文】　以下の四章、並びに発黄証を論ず。而して此の節、特に湿熱の発黄のみならず、即ち寒湿も亦発黄するを言うなり。傷寒、汗を発し已われば、則ち邪当に解すべし。今なる者、汗を発し已わり、身目黄を為す者は、何ぞや。此れ、其の人素胃寒え湿有り、邪気相い鬱して黄を為す。故に曰く、「寒湿裏に在りて解せざるを以ての故なり」と。此れ、湿熱発黄と敻《けい》然として同じならず。故に亦云う、「下す可からず。当に寒湿中に於いて其の法を求めて以て之を治せ」と。蓋し、是れ太陰に属す。乃ち、理中の輩の主る所なり。若し誤認して茵蔯の諸湯を投ずれば、則ち乖る。案ずるに、湿熱発黄は是れ其の常理なり。今寒湿も亦発黄するは、仍お是れ鬱黷《とく》の致す所、殆ど其の変なり。汪氏之を譬うるに、「秋冬の陰雨、草木黄に応ぜざる者も亦黄ばむ。此れ冷黄なり」と。最も親切と為す（劉茝庭曰く、「此の証、後世名づけて陰黄と為す。韓祗和の方説に殊に詳らかなり」と。案ずるに、《巣源・黄疸候》の「其の病陰部に発する者は、必ず嘔す云々」は、此れ乃ち陰黄なり）。
　銭氏曰く、寒湿の治は応に混じて傷寒篇の中に列すべからず。故に当に寒湿の症中に於いて之を求むべきのみ。仲景の文は其の症を言わざるに似ると雖も、細かに其の義を揣《はか》れば、啻《ただ》耳《じ》提面命《ていめんめい》するのみならず。学ぶ者、果たして能く其の文を尋繹《じんえき》すれば、則ち其の不言の教えを領会するも亦多し。
【語釈】　○敻然：はるかに遠いさま。　○常理：一定不変の道理。決まった筋道。　○黷：にごる。けがす。　○陰雨：空が曇って雨が降る。長雨。　○親切：ぴったりとあてはまっていること。　○耳提面命：耳をひっぱり、面と向かって教える意で、懇切ていねいに教えること。　○尋繹：くりかえして味わう。　○領会：さとる。会得に同じ。

【通釈】　以下の四章は、並びに発黄証を論じている。そしてこの節は、特に湿熱の発黄だけではなく、寒湿もまた発黄することを言う。傷寒に罹患し、発汗が終わる場合は、邪は解するはずである。今発汗が終わり、身体や目が黄ばむのは、どうしてであろうか。これは、その人は元々胃が寒えて湿があり、邪気が相互に欝滞して黄を生じる。そこで、「寒湿が裏にあって解されないからである」と言う。これは、湿熱発黄証とは遙かに同じでない。そこで、また「下すべきでない。寒湿の中においてその方法を求めてこれを治療する」と言う。思うに、これは太陰に属している。即ち、理中湯の類が主る所である。もし誤認して茵蔯蒿湯などの諸々の湯液を投与する場合は、悖る。案じるに、湿熱発黄証は一定不変の道理である。今寒湿もまた発黄するのは、なお欝滞し濁って引き起こす所であり、殆どその変である。汪氏はこれを譬え、「秋冬に長雨が降ると、草木はまだ黄になっていないものもまた黄ばむ。これは冷黄である」と言う。最もぴったりと当てはまっている（劉茝庭は、「この証は、後世では陰黄と名づける。韓祗和の処方解説に殊に詳らかである」と言う。案じるに、《諸病源候論・黄疸候》の「その病が陰部に発生する場合は、必ず嘔吐する云々」は、陰黄である）。

銭氏は言う。寒湿の治療は、混同して傷寒の篇の中に配列すべきでない。そこで、寒湿の症の中においてこれを求めるべきである。仲景の文はその症を言わないようであるが、細かにその義をはかると、ただ懇切丁寧に教えるだけではない。学ぶ者が果たしてよくその文を繰り返して味わう場合は、その不言の教えを会得することもまた多い。

【解説】　本条文は、寒湿発黄証について論述している。

傷寒に罹患し、発汗が終わると、邪が解されるはずである。今発汗が終わるが、その人の胃が元々寒えて湿があると、邪気が相互に欝滞するので、黄疸を発生する。本証は、湿熱発黄証とは遙かに同じでないので、誤認して茵蔯蒿湯などの湯液を与えて攻下すべきでない。本証は太陰病に属し、理中湯の類が主る所である。そこで、寒湿の中に治療法を求めて治療すべきである。

【原文】　傷寒七八日、身黄如橘子色、小便不利、腹微満者、茵蔯蒿湯主之。(260)
【本文】　傷寒七八日、身黄なること橘子《きっし》の色の如く、小便不利し、腹微満する者は、茵蔯蒿湯之を主る。
【通釈】　傷寒に罹患して七八日が経過し、身体が黄ばんでみかんの色のようになり、小便は不利し、腹部が微かに脹満する場合は、茵蔯蒿湯がこれを主る。
【本文】　此れ、湿熱発黄は宜しく攻下すべき者を論じ、兼ねて陰黄の烟薫《えんくん》の如しと同じならざるを言うなり。傷寒、七八日は、邪熱裏に入り、已に深し。橘子の色の如き者は、色黄にして鮮明なるを謂うなり。小便利せざれば、則ち湿熱内に蓄す。所以に湿瘀し熱蒸せば、則ち発黄するなり。腹微満は、《玉函》《脈経》は「少腹微満」に作る。蓋し、小便不利に因りて少腹は微満を致すなり。此れ、湿熱胃に実す。故に茵蔯蒿湯を用いて以て湿を駆り熱を滌《のぞ》けば、則ち愈ゆ。
　唐氏曰く、熏黄は、陰黄なり。橘子の色は、陽黄なり。
　方氏曰く、橘子の色は、黄の鮮明なるを言うなり。
【語釈】　○烟薫：「烟」の字は、煙《けむり》に同じ。煤。けぶる。「薫」の字は、熏に同じ。くすべる。いぶす。烟薫は、煙でいぶす。
【通釈】　これは、湿熱発黄証は攻下すべきであることを論じ、兼ねて陰黄の煙でいぶしたようなものと同じでないことを言う。傷寒に罹患して七八日になるのは、邪熱が裏に入って既に深い。みかんの色のようになるのは、色が黄で鮮明であることを言う。小便が不利である場合は、湿熱が内に蓄積する。そこで、湿が瘀滞し熱が熏蒸すると、発黄する。腹微満は、《玉函》《脈経》では「少腹微満」に作る。思うに、小便が不利であるので、少腹は微かに脹満する。これは、湿熱が胃に実している。そこで、茵蔯蒿湯を用いて湿を駆って熱を除くと、病は治癒する。
　唐氏は言う。熏黄は、陰黄である。みかんの色は、陽黄である。
　方氏は言う。みかんの色は、黄が鮮明であることを言う。
【解説】　本条文は、湿熱発黄証の証候と治療法について論述している。
　傷寒に罹患して七八日が経過する場合は、邪熱が裏に入って既に深くなっている。「橘子の色の如し」は、色が黄で鮮明であることを言う。小便が不利になると、湿熱が内に蓄積し、湿が瘀滞し、熱が熏蒸するので、発黄する。「腹微満」は、《玉函》《脈経》では「少腹微満」に作る。即ち、小便が不利になると、少腹は微かに脹満する。本証は、湿熱が胃に実した状態にある。そこで、茵蔯蒿湯を与えて湿を駆り熱を除く。

【原文】　傷寒、身黄発熱、梔子柏皮湯主之。(261)

【本文】　傷寒、身黄にして発熱するは、梔子柏皮湯之を主る（柏は博厄の翻）。

【通釈】　傷寒に罹患し、身体は発黄し、発熱する場合は、梔子柏皮湯がこれを主る（柏は博厄の翻である）。

【本文】　此れも亦発黄は宜しく清熱すべき者を論ず。発黄証は、概ね湿熱に由る。然れども、此れ但だ「身黄」と言いて「小便不利」を曰わず。発熱して内実の証無きは、熱は湿より勝り、無形の邪欝蒸して発黄するを知るなり。故に茵陳、大黄を必とせず、梔子柏皮湯を以て単に之を清涼すれば、則ち黄自ら解す。

【通釈】　これもまた発黄証は清熱すべきであることを論じている。発黄証は、概ね湿熱が原因である。しかし、これはただ「身体が黄ばむ」と言って「小便不利」を言わない。発熱して内実証がないのは、熱が湿より勝り、無形の邪が欝蒸して発黄することが解る。そこで、茵蔯蒿や大黄を必要とせず、梔子柏皮湯をもって単にこれを清涼する場合は、黄は自然に解される。

【本文】　梔子柏皮湯方

肥梔子（十五個、擘く）　甘草（一両、炙る）　黄柏（二両）

右三味、水四升を以て、煮て一升半を取り、滓を去り、分かち温め再服す。

【通釈】　梔子柏皮湯方

肥えた梔子（十五個、きざむ）　甘草（一両、あぶる）　黄柏（二両）

右の三味に水四升を用い、煮て一升半を取り、滓を除き、二回に分けて温めて服用する。

【本文】　此の方、梔子は苦寒にて除熱解黄し、柏皮は亦苦寒にて能く膚の間の熱を療し、甘草は中気を和し、三味相い合し、以て肌表に熱勝るの黄を清すれば、効を立てざる者有らんや。案ずるに、《医心方》は《本草捨遺》の「薬は類を伏する者と同じくすること有り。身黄に黄の物を服するは、殆ど亦此の類なり」と云うを引く。

柯氏曰く、梔、柏、甘草は、皆色黄にして質潤なり。梔子は以て内煩を治し、柏皮は以て外熱を治し、甘草は以て中気を和す。形色の病は、仍お形色を仮りて以て之を通ず。神なるや。神なるや。

【通釈】　この処方では、梔子は苦寒で除熱解黄し、柏皮はまた苦寒でよく膚の間の熱を治療し、甘草は中気を調和し、三味を相互に合わせ、これによって肌表に熱が勝る発黄を清すると、効果を発揮しないことがあるだろうか。案じるに、《医心方》は、《本草捨遺》が「薬は、潜伏するものと類を同じくすることがある。身体が黄ばむ場合に黄色の品を服用するのは、殆どまたこの類である」と言うのを引用する。

柯氏は言う。梔子、黄柏、甘草は、皆色が黄で質が潤である。梔子は内煩を治療し、柏皮は外熱を治療し、甘草は中気を治療する。形色の病は、なお形色を仮りてこれを通じる。何と神のようであろうか。

【解説】　本条文は、熱が湿より勝る発黄証の証候と治療法について論述している。

発黄証は概ね湿熱が原因であるが、本条文では「身黄」を言うが、「小便不利」を言わない。また、発熱するが、内実証がない。即ち、本証は、熱が湿より勝り、無形の邪が欝蒸して発黄した状態にある。そこで、梔子柏皮湯を用いて清熱退黄する。

梔子柏皮湯は、梔子、黄柏、甘草の三味からなる処方である。方中の梔子は苦寒で除熱解黄し、黄柏は苦寒で膚の熱を治療し、甘草は中気を調和し、諸薬を合用し、肌表に熱が勝る発黄証を清する。

【原文】　傷寒、瘀熱在裏、身必発黄。麻黄連軺赤小豆湯主之。(262)

【本文】　傷寒、瘀熱裏に在り、身必ず発黄す。麻黄連軺赤小豆湯之を主る（瘀は音於。軺は市招の翻。○旧本は「発黄」の「発」の字を脱す。今成本、《玉函》及び《千金翼》に據りて訂して補う）。

【通釈】　傷寒に罹患し、瘀熱が裏にあると、身体は必ず発黄する。麻黄連軺赤小豆湯がこれを主る（瘀は音が於である。軺は市招の翻である。○旧本では、「発黄」の「発」の字を脱出している。今成本、《玉函》および《千金翼》によって訂正して補う）。

【本文】　此れも亦発黄は宜しく発散すべき者を論ず。「瘀」の字は、淤に係わり疒に従う。《説文》に「淤は、澱滓濁泥なり」と。徐氏曰く、「凡そ「瘀」の字を言えば、湿を挟むの義有り」と。銭氏曰く、「瘀は、留まり蓄わえ壅がり滞るなり。傷寒と言えば、欝熱、胃中の湿気と互結して湿蒸すこと淖《どう》澤中の淤泥、水土の粘濘《ねい》にして分かれざるが如し」と。蓋し、湿熱胃に膠固《こうこ》壅積す。故に曰く、「瘀熱裏に在り、身必ず発黄するなり」と。此れ、瘀熱裏に在りと曰うと雖も、勢い必ず外に迫りて発黄す。故に麻黄連軺赤小豆湯を用いて以て専ら之を発散すれば、則ち癒ゆ。

喩氏曰く、傷寒の邪、湿を得てして行らざるは、熱身中に瘀して発黄する所以なり。故に外解の法を用う。設し「裏」の字に泥めば、豈邪裏に在りて反って其の表を治するの理有らんや。

程氏曰く、凡そ傷寒、瘀熱裏に在る者は、湿蒸して来るに由る。故に身必ず発黄す。此の瘀熱未だ深からず、祇《ただ》表従り一辺に其の欝滞を開きて湿熱を散じて除く。麻黄連軺赤小豆湯は是れ其の主なり。

周氏曰く、凡そ素湿有るの人、一たび外邪を感じ、両つながら相い挟《きょう》持すれば、則ち外に在るの邪散ぜずして裏に在るの熱転じて増す。故に内熱　すること能わずして汗を為し、外熱入るを得ずして実を為し、因りて瘀して黄を為すは、勢い必ず至る所なり。

山田宗俊曰く、瘀熱裏に在りは、是れ因なり。身必ず発黄するは、是れ証なり。

劉茝庭曰く、西中潜曰く、「梔子柏皮湯、麻黄連軺赤小豆湯の此の二湯は、証と方と互いに錯す。瘀熱裏に在れば、理は表を発するに宜しからず。必ず梔柏湯証ならん。身黄、発熱するは、即ち表候と為す。殆ど即ち赤小豆湯証ならん」と。此れ、前人未だ言わざる所なり。殊に理有るに似たり。雲岐子、此の三湯を以て三陽に配するも亦互いに徴するに足る。

【語釈】　○「淤」の字云々：第124条の本文を参照。　○淖：ぬかるみ。どろ。　○濘：ぬかるみ。どろ。　○膠固：にかわでつけたようにかたい。　○挟持：はさみもつ。　○□：印刷の字がかすれていて判読できない。　○徴：明らかにする。

【通釈】　これもまた発黄証は発散すべきであることを論じている。「瘀」の字は、淤に係わり、疒に従う。《説文》では、「淤は、おり、かす、にごり、どろである」とある。徐氏は、「およそ「瘀」の字を言えば、湿を挟む義がある」と言う。銭氏は、「瘀は、留まり、蓄わえ、塞がり、滞ることである。傷寒と言えば、欝熱が胃の中の湿気と互いに結び、湿が熏蒸して、ぬかるみの沢の中の汚泥や水土の粘っこいどろが分かれないようなものである」と言う。思うに、湿熱が胃に膠のように固くなり塞がって蓄積する。そこで、「瘀熱が裏にあり、身体は必ず発黄する」と言う。これは、瘀熱が裏にあると言うが、勢いは必ず外に迫って発黄する。そこで、麻黄連軺赤小豆湯を用いて専らこれを発散すると、病は治癒する。

喩氏は言う。傷寒の邪が湿を得て行らなくなるのは、熱が身中に瘀滞して発黄する理由である。そこで、外を解する方法を用いる。もし「裏」の字に泥む場合は、どうして邪は裏にあるが、反ってその表を治療する道理があろうか。

程氏は言う。およそ傷寒で瘀熱が裏にある場合は、湿が熏蒸して到来することによる。そこで、身体は必ず発黄する。この瘀熱はいまだ深くないので、ただ表より一辺にその欝滞を開いて湿熱を散じて除く。麻黄連軺赤小豆湯はその主方である。

周氏は言う。およそ元々湿のある人が一たび外邪を感じ、湿と外邪がともに挟み持つ場合は、外にある邪は散じなくなり、裏にある熱は転じて増す。そこで、内熱は　　することができずに汗となり、外熱は入ることができずに実となり、これによって瘀滞して黄を生じるのは、勢いが必ず至る所である。

山田宗俊は言う。瘀熱が裏にあるのは、原因である。身体が必ず発黄するのは、証候である。

劉茝庭は言う。西中潜は、「梔子柏皮湯と麻黄連軺赤小豆湯のこの二湯は、証と方が互いに間違っている。瘀熱が裏にあれば、道理からすると表を発するのは好ましくない。これは必ず梔子柏皮湯証であろう。身体が発黄し、発熱するのは、表証である。これは殆ど麻黄連軺赤小豆湯証であろう」と言う。これは、前人がいまだ言わない所である。殊に道理があるようである。雲岐子がこの三つの湯液をもって三陽に配するのもまた互いに明らかにするのに充分である。

【本文】　麻黄連軺赤小豆湯方

麻黄（二両、節を去る）　連軺（三両。○旧本は注して「連翹根是れなり」の四字を剰出す。今《玉函》《千金》及び《翼》に照らして刪り正す。案ずるに、連軺は即ち連翹、其の根に非ざるなり。《千金》及び《翼》は並びに「連翹」に作る。《爾雅》に「連は異翹」と。郭璞《はく》注し、「一に連苕《ちょう》と名づく」と。「翹」「軺」「苕」の三字は、実は一声なり。是れ邦人伊澤憺甫、信恬の説なり。徴《あかし》を攷うるに、鑿《さく》鑿なれば、当に参じえ攷うべし）　杏人（四十個、皮尖を去る）　赤小豆（一升）　大棗（十二枚、擘く）　生梓白皮（切る、一升。○《金鑑》に曰く、「梓皮無ければ、茵陳を以て之に代う」と。案ずるに、

李士材の《必讀》は桑白皮を以て代用す。宜しく症に臨みて斟酌すべし）　生姜（二両、切る）　甘草（二両、炙る）

右八味、潦水一斗を以て、先ず麻黄を煮て再沸し、上沫を去り、諸薬を内れ、煮て三升を取り、滓を去り、分かち温め三服し、半日に服し尽くす（潦は音老）。

【語釈】　○鑿鑿：明確なさま。論旨の明らかなさま。

【通釈】　麻黄連軺赤小豆湯方

麻黄（二両、節を除く）　連軺（三両。○旧本では、注釈して「連翹根がこれである」の四字を余分に提出する。今《玉函》《千金》および《千金翼》に照らして削って訂正する。案じるに、連軺は連翹であり、その根ではない。《千金》および《千金翼》は並びに「連翹」に作る。《爾雅》に「連は、異翹である」とある。郭璞《はく》は、「一に連苕《ちょう》と名づける」と注釈する。「翹」「軺」「苕」の三字は、実は一つの音声である。これは、邦人の伊澤憺甫、信恬の説である。証拠を考えるに、論旨が明確であるので、参考にして考えるべきである）　杏仁（四十個、皮尖を除く）　赤小豆（一升）　大棗（十二枚、きざむ）　生梓白皮（切る、一升。○《医宗金鑑》では、「梓皮がなければ、茵陳をもってこれに代える」と言う。案じるに、李士材の《医宗必読》では桑白皮をもって代用する。症に臨んで斟酌すべきである）　生姜（二両、切る）　甘草（二両、あぶる）

右の八味に潦水一斗を用い、先ず麻黄を煮て二度沸騰させ、上の泡沫を除き、諸薬を入れ、煮て三升を取り、滓を除き、三回に分けて温めて服用し、半日に服用し尽くす（潦は音が老である）。

【本文】　此れ、麻黄湯の変制なり。麻、杏、甘草は、能く肌腠を開達して汗を泄す。汗泄すれば、則ち欝熱湿邪尽く去る。桂を用いざる者は、其の熱を避くればなり。連翹、赤小豆、梓皮を加うる者は、其の熱を滌《のぞ》きて其の湿を利す所以なり。姜、棗は、即ち営衛を和すの用を為す。斯に表裏の熱越えて周身の湿も亦従りて除かる。抑も黄をして汗に従って解せしむるの法なり。此れ、発汗利水は又五苓の雙解法と径庭なり。

方後の潦水は、即ち雨澤の水なり。《説文》に「潦は、雨水の大いなる皃、水に従い、尞《りょう》の声」と。《左伝・隠三年》に「潢汙《こうお》は、潦を行らすの水」と。注に「潢汙は、停水なり。潦を行らすは、潦を流す」と。孔疏も亦云う、「雨水、之を潦と謂う」と。成氏曰く、「煎じるに潦を用うる者は、其の水味薄くして湿気を助けざるを取る」と。案ずるに、此の方、特に潦を用うる者は、其の理太だ明らかにして他の利湿の方に却って之を用いざるは、何ぞや。是れ当に前の甘爛水と類を同じくすべく、多議を容さざるなり。且つ半日に服し尽くす者は、蓋し裏熱未だ深からざるに乗じて当に速やかに之を散越すべし。柯氏の所謂「急方通剤は、緩くす可からず」なり（山田宗俊曰く、謝肇淛の《五雑俎》に云う「閩《びん》の地は海に近し。井泉鹹多し。人家は惟だ雨水を用いて茶を烹《に》る。蓋し、其の致し易くして腐敗せざるを取るなり。是れに由りて之を観れば、宜しく常に蓄えて用を待つべきのみ」と）。

尤氏曰く、茵陳蒿湯は是れ熱を下すの剤なり。梔子柏皮湯は是れ熱を清するの剤なり。麻黄連軺赤小豆湯は是れ熱を散ずるの剤なり。

【語釈】　○径庭：大きいへだたり。飛びはなれていること。　○潦：雨水。

○潢汙：潢は、たまり水。水たまり。汙は汚と同じ。たまり水。濁水。

【通釈】　これは、麻黄湯の変制である。麻黄、杏仁、甘草は、よく肌腠を開いて達し、汗を泄らす。汗が泄れる場合は、欝熱と湿邪は尽く去る。桂枝を用いないのは、その熱を避けるからである。連翹、赤小豆、生梓白皮を加えるのは、その熱を除いてその湿を通利する理由である。生姜と大棗は、営衛を調和する作用を発揮する。ここに表裏の熱が越えると、周身の湿もまたこれによって除かれる。抑も発黄し汗に従って解する方法である。ここでの発汗利水は、また五苓散の双解法とは遙かに隔たっている。

方後の潦水は、雨や沢の水である。《説文》では、「潦は、雨水の大きな貌であり、水に従い、尞《りょう》の声である」とある。《左伝・隠公三年》に「潢汙《こうお》は、潦を行らせる水である」とある。注釈では「潢汙は、停まっている水である。潦を行らすのは、潦を流すことである」とある。孔疏もまた「雨水は、これを潦と言う」と言う。成氏は、「煎じるのに潦を用いるのは、その水は味が薄く湿気を助けないのを取る」と言う。案じるに、この方が特に潦を用いるのは、その道理は甚だ明らかであり、他の利湿の方に反ってこれを用いないのは、どうしてであろうか。これは、前の甘爛水と類が同じであるはずであり、多くの議論を許さない。かつ半日に服用し尽くすのは、思うに裏熱がいまだ深くないのに乗じて速やかにこれを散じて越えさせるべきであるからである。柯氏のいわゆる「急方や通剤は、緩やかにすべきでない」である（山田宗俊は言う。謝肇淛の《五雑俎》では、「閩《びん》の地は海に近い。井戸の水は鹹味が多い。人家では、ただ雨水を用いて茶を烹《に》る。思うに、それは容易であり、腐敗しないのを取る。これによってこれを観ると、常に蓄えて使用に備えるべきである」と言う）。

尤氏は言う。茵蔯蒿湯は、熱を下す方剤である。梔子柏皮湯は、熱を清する方剤である。麻黄連軺赤小豆湯は、熱を散じる方剤である。

【解説】　本条文は、瘀熱が裏にあって発黄する証候と治療法について論述している。

「瘀熱」の「瘀」の字は、おり、かす、にごり、どろのことであり、湿を挾む義があり、留まり、蓄え、塞がり、滞ることを言う。即ち、傷寒に罹患し、欝熱が胃の中の湿気と互結して湿熱となると、胃に膠のように固く塞がって蓄積する。本証は、瘀熱が裏にあるが、勢いは必ず外に迫るので、発黄する。そこで、麻黄連軺赤小豆湯を用いてこれを発散する。

麻黄連軺赤小豆湯は、麻黄湯の変制である。方中の麻黄、杏仁、甘草は、肌腠を開いて汗を泄らす。連翹、赤小豆、生梓白皮は、熱を除いて湿を通利する。生姜、大棗は、営衛を調和する。諸薬を合用し、発汗利水して邪を汗に従って解する効能を発揮する。

【本文】　以上の四章、陽明発黄の証治を論ず。○案ずるに、此の篇、首節は陽明の綱領を論じて其の脈証の来路を明かし、第二節は兼夾の諸証を弁じ、第三節以後は乃ち承気の証治なるも、却って合併、及び胃中虚寒証を論じて亦外証を兼ぬる者有り。其の次は纔《わず》かに発黄、瘀血の二証を挙げて再び燥実の諸証を釈し、竟に脾約の治法を示して以て篇首総綱の義を結ぶ。又反って承気の余義を申し明かし、更に前条を承けて纔かに之が発黄を見わし、以て一篇の文を総結す。蓋し、陽明の治法は攻下と潤導の二端に過ぎず。大小の承気を曰い、調胃を曰うは、並びに攻下の薬なり。蜜煎、胆汁を曰い、麻人を曰うは、皆潤導の剤なり。猪苓湯は、乃ち陽明も亦水蓄し滲利する者有るなり。呉茱萸湯は、則ち陽明も亦温熱もて降逆する者有るなり。茵蔯蒿湯は、裏にして発黄する者を治するなり。麻軺赤豆、梔子柏皮の二湯は、表にして発黄する者を治するなり。蓋し、陽明の方法は、此に尽く。然して其の病或は太陽自り直ちに伝うるを以てすれば、彼の篇の中に既に詳らかにする者は、茲に贅《ぜい》せず。且つ太陰と本病とは表裏を為す。故に篇内に凡そ虚寒に属する者は、皆是れ太陰病なり。冒するに陽明を以てすと雖も、輒ち攻下す可からざる者有り。是に於いて、病情の変化は端倪《たんげい》す可からずして治法の補泄は必ずしも拘執《こうしゅう》せざるを知る。篇中は本末鉅細一一兼該《けんがい》して千古の炯戒《けいかい》を垂る。嗚《ああ》、世の温補に偏り、涼瀉に偏る者は、苟も此の篇を熟読すれば、其れ亦聳《しょう》然として以て自省す可きのみ。

【語釈】　○端倪：おしきわめて知る。　○拘執：とらえる。とらえて自由にさせない。　○鉅：巨に同じ。　○兼該：兼ね備える。　○炯戒：明らかないましめ。　○聳然：つつしみおそれるさま。

【通釈】　以上の四章は、陽明の発黄の証候と治療法を論じている。○案じるに、この篇では、首節は陽明の綱領を論じてその脈証の来路を明らかにし、第二節は兼挟の諸証を弁じ、第三節以後は承気湯の証候と治療法であるが、反って合病、併病、および胃中虚寒証を論じ、また外証を兼ねる場合がある。その次は僅かに発黄と瘀血の二証を挙げて再び燥実の諸証を解釈し、遂に脾約証の治療法を示して篇首の総綱の義を結んでいる。また、反って承気湯の余義を述べて明らかにし、更に前条を承けて僅かに発黄証を見わし、これによって一篇の文章を総結する。思うに、陽明の治療法は、攻下と潤導の二端に過ぎない。大小の承気湯を言い、調胃承気湯を言うのは、並びに攻下の薬である。蜜煎導や猪胆汁を言い、麻子仁丸を言うのは、皆潤導の剤である。猪苓湯では、陽明もまた水が蓄積して滲利する場合がある。呉茱萸湯では、陽明もまた温熱の品を用いて降逆する場合がある。茵蔯蒿湯は、病が裏にあって発黄する場合を治療する。麻黄連軺赤小豆湯と梔子柏皮湯の二つの湯液は、病が表にあって発黄する場合を治療する。思うに、陽明の方法は、ここに尽きる。そしてその病は、あるいは太陽より直ちに伝わるので、彼の篇の中に既に詳らかにするものは、ここでは更に述べない。かつ太陰と本病は表裏の関係にある。そこで、篇の中でおよそ虚寒に属する場合は、皆太陰病である。冒頭に陽明をもってするが、攻下すべきでない場合がある。ここにおいて病状の変化は推し究めて知ることができず、治療法の補法と泄法は必ずしも拘泥しないことが解る。篇の中は本末と大小が一々兼ね備わり、千古の明らかな戒めを垂れている。ああ、世の中の温補に偏り、涼瀉に偏る者が苟もこの篇を熟読すれば、また慎み恐れて自省すべきである。

弁少陽病脈証并治

【本文】　案ずるに、少陽病なる者は、半表半裏の熱証是れなり。病表に在りて熱実するは、之を太陽と謂う。病胃に入りて熱実するは、之を陽明と謂う。今乃ち邪気半表半裏の地に在りて其の人則ち陽盛んなり。故に邪正相い持し、熱胸脇の間に留まるは、之を少陽と謂う。蓋し、所謂「半表半裏」なる者は、表ならず、裏ならず、正しく表裏の中間に在るなり。然れども一身は但だ表裏のみにして別に復た表裏の中間の地有るに非ず。故に表分の裏に近きの半ばと裏分の表に近きの半ばを取りて以て地位を定む（此れ、宗俊の島壽の説を引くに原づく。成氏曰く、「表証未だ罷まず、邪気裏に伝わり、裏未だ実を作さず。是れ半表半裏と為す」と。此の説も亦是なり）。方氏、以て表ならず裏ならずの隙《げき》地と為す。隙地は、豈邪を駐《とど》むる処ならんや。是れ笑う可きのみ。胸脇は、則ち表ならず裏ならずの地、少陽の属する所の部と為すなり（少陽の地は、上焦に旺んなり。上焦通ずるを得（230）、病上焦に属す（243）等の語、且つ其の証候は并びに徴す可し。厥陰も亦爾り。病は裏に属すと雖も、若し下焦に在れば却って是れ太陽と少陰なり）。其の病を受くるは、必ず太陽自りして中風、傷寒を問わず。其の証、則ち口苦く、咽乾き、目眩き、往来寒熱、胸脇苦満、嘿嘿として飲食を欲せず、心煩、喜嘔等是れなり。其の脈、則ち数ならず大ならずして弦なり。故に其の治は、則ち小茈胡の一法を立て、加減して治を施し、外に更に的対無きなり。夫れ表実すれば則ち汗す可く、裏実すれば則ち下す可し。今乃ち表裏の間に在り、物を藉りずして結ぶ。故に発汗吐下は、倶に禁ずる所に在り。蓋し、其れ表裏を界する所は一ならざるに係るを以てすれば、而ち医の失治は此の位に多し。故に変壊の証を兼挟するは少陽最も繁くして其の陽明に伝うれば、白虎の証を為す者有り、承気の証を為す者有り、其の変或は太陰を為し、或は少陰を為す。而して厥陰の如きは、則ち其の部位は本証と表裏を為す。故に虚すれば則ち厥陰、実すれば則ち少陽、互いに変を為し易き所以なり。惟だ其の証必ず太陽自り伝来するを以て、彼の篇の中に既に本病の証候を載し、殲悉《せんしつ》して遺すこと無し。故に茲に僅かに其の概を剟《けず》り以て篇目に備うるのみ。読者は、網漏呑舟《もうろうどんしゅう》を以て議を致すこと勿かれば可なり。〇又案ずるに、此の篇当に陽明の前に列すべきに似たり。故に戴複庵は嘗て旧本に錯有るを疑う。然して三陰三陽の次序は、之を《内経・熱論》に取れば、固より紊乱す可からず。惟だ病の伝変に至りては、則ち編目の次第に拘拘とするを得ず。後人宜しく意を以て志に逆らい錯認《さくにん》すること無かるべきなり。先輩諸家は其の義に精しからず、因循守株《しゅしゅ》して人を誤らすこと最も多し。愚肯《あえ》て旧経の次を乱さず、謹みて原文に遵《したが》い、以て伝変の情機の委を疏し、学ぶ者をして多岐の惑い無からしむを庶幾す。

【語釈】　○的対：よく釣り合いのとれた対句。的は、あきらか。　○殲悉：殲と悉は、ともに「尽くす」の意。　○概：おおよそ。あらまし。　○網漏呑舟：「網呑舟の魚を漏らす」の略。舟をも呑みこむような大魚が網の目からもれる。大罪人も刑罰をまぬがれる程、法網のゆるやかなたとえ。　○紊乱：みだす。　○編目：編・章の題目。　○次第：順序。　○拘拘：かかわるさま。こだわるさま。　○錯認：間違って、あるものを別なものと認める。思い違いをする。　○因循：しきたりどうりにする。　○守株：古い習慣を守って融通のきかないこと。　○情機：感情のはたらき。人情の機微。情は、こころ。○委：委細。くわしく細かい。つぶさ。　○疏：とおす。ひらく。疏通（通じる、筋道の通るようにする）。

【通釈】　案じるに、少陽病は、半表半裏の熱証がこれである。病が表にあって熱が実するのは、これを太陽と言う。病が胃に入って熱が実するのは、これを陽明と言う。今は邪気が半表半裏の地にあって、その人は陽が盛んである。そこで、邪気と正気が相互に対峙し、熱が胸脇の間に留まるのは、これを少陽と言う。思うに、いわゆる「半表半裏」は、表ではなく、裏でもなく、正しく表裏の中間にある。しかし、一身はただ表裏だけであり、別にまた表裏の中間の地があるのではない。そこで、表分の裏に近い半ばと裏分の表に近い半ばを取って地位を定める（これは、山田宗俊が島壽の説を引用するのに基づいている。成氏は、「表証はいまだ罷まず、邪気は裏に伝わり、裏はいまだ実証を生じていない。これが半表半裏である」と言う。この説もまた正しい）。方氏は、表ではなく、裏でもない隙間の地であるとする。隙間の地は、どうして邪を留める所であろうか。これは、笑うべきである。胸脇は、表ではなく、裏でもない地であり、少陽が属する所の部である（少陽の地は、上焦に旺んである。上焦が通じる（230）、病は上焦に属する（243）などの語や、かつその証候は、並びに証拠とすべきである。厥陰もまたそのようである。病は裏に属するが、もし下焦にある場合は、反って太陽と少陰である）。それが病を受ける場合は、必ず太陽より到来し、中風と傷寒を問わない。その証は、口が苦い、咽が乾く、目が眩む、往来寒熱、胸脇苦満、黙り込んで食欲がない、心煩、喜嘔などがこれである。その脈は、数ではなく、大でもなくて弦である。そこで、その治療は、小柴胡湯の一法を立て、加減して治療を施し、外には更に明らかに対応するものがない。そもそも表が実する場合は発汗すべきであり、裏が実する場合は攻下すべきである。今は病が表裏の間にあり、物を借りずに結んでいる。そこで、発汗吐下は、ともに禁じる所にある。思うに、それが表裏を境する所は一つでないので、医者が失治するのはこの位に多い。そこで、壊病の証を兼ね、あるいは挟むのは少陽が最も頻繁であり、それが陽明に伝わると、白虎の証を生じる場合があり、承気の証を生じる場合があり、それが変化すると、あるいは太陰病となり、あるいは少陰病となる。そして厥陰のようなものは、その部位は本証と表裏の関係にある。そこで、虚す場合は厥陰であり、実する場合は少陽であるのは、互いに変化を来たし易い理由である。ただ、その証は必ず太陽より伝来するので、彼の篇の中に既に本病の証候を記載し、尽くして遺すことがない。そこで、ここに僅かにその概略を削り、これによって篇の題目に備えるだけである。読者は、舟をも呑み込むような大魚が網の目から漏れるような議論をしなければそれでよい。〇また、案じるに、この篇は陽明の前に配列すべきであるようである。そこで、戴複庵はかつて旧本に誤りがあることを疑った。しかし、三陰三陽の順序は、これを《内経・熱論》に取っているので、固より乱すべきでない。ただ、病の伝変に至っては、編の題目の順序に拘泥することはできない。後人は、意をもって志に逆らい、思い違いをすべきでない。先輩諸家はその義に精しくなく、しきたり通りにして融通がきかず、人を誤らすことが最も多い。私はあえて旧経の順序を乱さず、謹んで原文に従い、これによって伝変の機微をつぶさに疏通し、学ぶ者が多岐に惑わないように期待する。

【解説】　本節は、少陽病の特徴について論述している。

少陽病は、半表半裏の熱証と定義する。即ち、邪気が半表半裏の地にあり、病人は陽が盛んであり、邪気と正気が対峙し、熱が胸脇の間に留まる。いわゆる「半表半裏」は、表ではなく、裏でもなく、正しく表裏の中間にある部位であり、表分の裏に近い半ばと裏分の表に近い半ばの地位である。胸脇は、少陽に所属する部位である。少陽が病を受ける場合は、邪は必ず太陽より伝来し、中風と傷寒を問わず、いずれも少陽病を発症する。少陽病の証候は、口苦、咽乾、目眩、往来寒熱、胸脇苦満、嘿嘿として飲食を欲せず、心煩、喜嘔、脈弦などである。本証の治療は小柴胡湯を用い、病状に応じて加減して治療する。本証では、病が表裏の間にあり、邪が物を借りずに結んでいるので、発汗吐下はいずれも禁忌である。少陽は表裏を境する所が一つでないので、医者が失治して壊病の証を兼ね、あるいは挟む場合が最も多い。病が少陽から陽明に伝わると、白虎の証を生じ、あるいは承気の証を生じる。あるいは少陽病が変化すると、太陰病になり、あるいは少陰病になる。厥陰は、少陽と表裏の関係にある。そこで、虚している場合は厥陰病になり、実している場合は少陽病になる。少陽病は必ず太陽より伝来するので、《太陽篇》の中に少陽病の証候が記載され、遺す所がない。そこで、本節では、僅かに少陽病の概略を削り、本篇の題目に備える。

【原文】　少陽之為病、口苦、咽乾、目眩也。(263)
【本文】　少陽の病為る、口苦く、咽乾き、目眩《くるめ》くなり（乾は音干。眩は滎絹の翻）。
【通釈】　少陽の病と言うものは、口が苦く、咽が乾き、目が眩む（乾は音が干である。眩は滎絹の翻である）。
【本文】　此れ、乃ち少陽病の提綱なり。口苦き者は、邪将に裏に入らんとして熱気上に溢るればなり。咽乾く者は、熱其の津液を耗らせばなり。目眩く者は、熱目を薫じて昏暈すればなり。此れ、并びに邪半表半裏に在るの徴なり。此の諸候を詳らかにすれば、病上焦に属することも亦知る可きなり。若し其れ全て裏に陥るに迨《およ》びては、則ち口苦は変じて舌胎黄黒芒刺し、乾は変じて口燥きて煩渇すと為すなり。凡そ篇中に少陽病と称する者は、即ち此の証を指して之を言う。然して必ず往来寒熱、胸脇苦満等を兼ねてして小茈胡湯は方に用う可きなり。

柯氏曰く、太陽は表を主り、頭項強痛を提綱と為す。陽明は裏を主り、胃家実を提綱と為す。少陽は半表半裏の位に居す。仲景特に口苦、咽乾、目眩を掲げて提綱と為す。蓋し、口、咽、目の三者は、之を表と謂う可からず、又之を裏と謂う可からず。是れ表の裏に入り、裏の表に出づるの処、所謂「半表半裏」なり。苦く、乾き、眩く者は、人の知らざる所、惟だ病人独り知るは、診家に問法無く可からざる所以なり。
【語釈】　○芒刺：熱が極まり、舌苔に針状のものが隆起すること。
【通釈】　これは、少陽病の提綱である。口が苦くなるのは、邪が今にも裏に入ろうとして熱気が上に溢れるからである。咽が乾くのは、熱がその津液を消耗するからである。目が眩むのは、熱が目を薫じて昏むからである。これは、並びに邪が半表半裏にある徴候である。この諸々の証候を詳らかにすれば、病が上焦に属していることもまた知るべきである。もしそれが完全に裏に陥るに及んでは、口が苦い症状は変化して舌苔は黄黒色で芒刺を呈し、咽が乾く症状は変化して口は燥いて煩渇する。およそ篇の中に少陽病と称する場合は、この証を指してこれを言う。そして必ず往来寒熱や胸脇苦満などの症状を兼ねて始めて小柴胡湯を使用すべきである。

柯氏は謂う。太陽は表を主り、頭項強痛を提綱とする。陽明は裏を主り、胃家実を提綱とする。少陽は、半表半裏の位にある。仲景は特に口が苦い、咽が乾く、目が眩むの症状を掲げて提綱とする。思うに、口、咽、目の三つは、これを表と言うべきでなく、またこれを裏と言うべきでもない。これは、表が裏に入り、裏が表に出る所であり、いわゆる「半表半裏」である。口が苦く、咽が乾き、目が眩む症状は、人が知らない所であり、ただ病人だけが知っているのは、医者に問診の方法がなくてはならない理由である。

【解説】　本条文は、少陽病の提綱について論述している。

少陽病が発症し、邪が今にも裏に入ろうとし、熱気が上に溢れると、口が苦くなる。熱がその津液を消耗すると、咽が乾く。熱が目を薫じると、目が眩む。これらの症状はいずれも邪が半表半裏にある徴候であり、病は上焦に属していることが解る。およそ本篇の中で「少陽病」と称する場合は、この証を指して言う。

【原文】　少陽中風、両耳無所聞、目赤、胸中満而煩者、不可吐下。吐下則悸而驚。(264)

【本文】　少陽の中風、両耳聞く所無く、目赤く、胸中満ちて煩する者は、吐下す可からず。吐下すれば則ち悸して驚す。

【通釈】　少陽の中風に罹患し、両耳が聞えなくなり、目が赤くなり、胸中が脹満して心煩する場合は、吐下すべきでない。吐下する場合は、心悸が出現して驚き恐れる。

【本文】　此れ、少陽の熱勝るの証を挙げて、以て吐下す可からざるを戒むるなり。少陽の中風と言えば、則ち必ず口苦し、咽乾く等の証有るなり。邪熱壅盛すれば、而ち気閉じ、神昏み、其の人両耳聞く所無く、目赤く、乃ち胸満して煩するは、勢いの必ず連及する所なり。然して胸胃は既に実結無し。故に誤吐し、誤下す可からず。若し吐下すれば、則ち津液衰え去り、而して神志虚し怯《おび》えて必ず悸して驚く。案ずるに、本条は「中風」と曰い、下文は「傷寒」と曰い、文を互いにして以て少陽の邪は或は中風に従い、或は傷寒に従い、必ずしも拘わらざるを見わすなり。小茈胡湯の条（96）に中風、傷寒兼ねて提する者を照らせば、而ち自ら知る可し。

程氏曰く、少陽の中風は、表陽驟《にわ》かに裏の界を侵す。両陽互いに拒めば、則ち互いに煽る。故に風熱壅盛すれば、而ち気閉じ、神昏み、其の人乃ち両耳聞く所無く、目赤し。少陽の証候、急を告げ、常に倍すること此くの如ければ、則ち胸満して煩す。自ら是れ連及するの証なり。其れ吐下す可きや。吐下すれば、則ち津液衰え去りて神明主ること無く、悸して驚す。

魏氏曰く、此の条の論は、仲景方を出ださず。小茈胡の条中（96）に心煩、心下悸の証有り。想うに、事を他に求むること無かる可し。汗吐下の三法は既に行う可からざれば、則ち当に之を和解すべし。小茈胡は、少陽の証に対するの薬と為す。斯に之を用いて宜しく決すべきのみ。

山田宗俊曰く、耳聾い、目赤きは、熱上焦を攻むればなり。

【通釈】　これは、少陽病で熱が勝る証を挙げて、吐下すべきでないことを戒めている。「少陽の中風」と言う場合は、必ず口が苦く、咽が乾くなどの証がある。邪熱が塞がって盛んになると、気が閉じ、神が昏み、その人は両耳が聞える所がなく、目が赤くなり、胸満して心煩するのは、勢いが必ず連なって波及する所である。そして胸と胃は既に実結がない。そこで、誤吐や誤下をすべきでない。もし吐下する場合は、津液が衰えて去り、しかも神志が虚して怯えるので、必ず心悸が出現して驚く。案じるに、本条は「中風」と言い、下文は「傷寒」と言い、文を互いにして少陽の邪はあるいは中風に従い、あるいは傷寒に従って到来し、必ずしも拘わらないことを見わしている。小柴胡湯の条文（96）に中風と傷寒を兼ねて提示するのを参照すると、自然に知ることができる。

程氏は言う。少陽の中風は、表陽が遽かに裏の界を侵す。両つの陽が互いに拒む場合は、互いに煽る。そこで、風熱が塞がって盛んになると、気が閉じ、神が昏み、その人は両耳が聞く所がなく、目が赤くなる。少陽の証候が急を告げ、通常に倍してこのようになる場合は、胸満して心煩する。自らこれは連なり波及する証である。これは、吐下すべきであろうか。吐下する場合は、津液が衰えて去り、神明は主ることがないので、心悸が出現して驚く。

魏氏は言う。この条文の論述では、仲景は処方を提出していない。小柴胡湯の条文の中（96）に心煩と心下悸の証がある。思うに、事を他に求めることがないようにすべきである。汗吐下の三法は既に行うべきでなければ、これを和解すべきである。小柴胡湯は、少陽の証に対する薬である。ここにこれを用いて決断すべきである。

山田宗俊は言う。耳が聾い、目が赤くなるのは、熱が上焦を攻めるからである。

【解説】　本条文は、少陽病で熱が勝る病証と禁忌について論述している。

「少陽の中風」では、必ず口が苦く、咽が乾くなどの少陽の証がある。邪熱が塞がって盛んになると、気が閉じ、神が昏むので、病人は両耳が聞こえなくなり、目が赤くなり、胸満して心煩する。本証では、胸と胃に実結がないので、吐下すべきでない。もし誤って吐下する場合は、津液が衰えて去り、神志が虚しておびえるので、必ず心悸が出現して驚く。

【原文】　傷寒、脈弦細、頭痛発熱者、属少陽。少陽不可発汗。発汗則譫語。此属胃。胃和則愈。胃不和、煩而躁。（265）

【本文】　傷寒、脈弦細、頭痛発熱する者は、少陽に属す。少陽は汗を発す可からず。汗を発すれば、則ち譫語す。此れ胃に属す。胃和すれば則ち愈ゆ。胃和せざれば、煩して躁す（旧本は「躁」を「悸」に作りて譌《あやま》る。宋版は注して「一に躁と云う」と。柯本も亦改めて「躁」に作る。今之に従う。又《活人書》は「胃和すれば」を「中和すれば」に作り、「悸」の字も亦「躁」に作り、「調胃承気湯に宜し」と曰う）。

【通釈】　傷寒に罹患し、脈が弦細になり、頭が痛み、発熱する場合は、少陽に属している。少陽は、発汗すべきでない。発汗する場合は、譫語が出現する。これは、胃に属している。胃が調和している場合は、病は治癒する。胃が調和しなければ、心煩して躁がしくなる（旧本では、「躁」を「悸」に作って誤る。宋版では、注釈して「一つには躁と言う」とある。柯本もまた改めて「躁」に作る。今これに従う。また、《活人書》では「胃が調和すれば」を「中が調和すれば」に作り、「悸」の字もまた「躁」に作り、「調胃承気湯を用いるのがよい」と言う）。

【本文】　前条は、証を挙げて脈を言わず。此れ、其の脈を補出し、以て汗を発す可からざるを戒むるなり。脈弦細は、少陽の脈なり。蓋し、細なる者は緊細の細にして微細の細に非ず。《金匱》に「瘧の脈は、自ら弦」と云うは、亦互いに相い発す。邪少陽の部位に客すれば、脈自ら弦を見わすを知るなり。頭痛み発熱するは、是れ太陽の証なり。然れども脈弦細なれば、則ち必ず口苦し、咽乾く、目眩く等の証有り、之に符《あ》う。故に「少陽に属す」と曰う。蓋し、少陽の病は、已に半裏に属す。故に汗を発す可からず。若し汗を発すれば、則ち其の津液を奪いて胃中乾燥す。必ず讝語を発すれば、則ち是れ胃に転属す。此の時薬を用いて以て胃中の熱を下して之をして和平せしむれば、則ち愈ゆ。若し之を下さずして胃和せざれば、則ち但だ讝語するのみならず、且つ更に煩悶、躁擾《じょう》を致す。柯氏、「煩躁すれば則ち承気の証と為す」と曰う是れなり。案ずるに、上文（264）は「吐下す可からず」と言い、此れは「汗を発す可からず」と言い、互いに挙げて以て少陽の並びに吐下発汗す可からざるを見わすなり。且つ此の証の意は、太陽転じて少陽に属し、少陽更に胃に転属し、三陽伝変の叙、粲《さん》然として観る可し。

喩氏曰く、少陽の傷寒は発汗を禁じ、少陽の中風は吐下を禁ず。二義は互いに其の旨を挙ぐ。蓋し、傷寒の頭痛発熱は、発汗に宜しき者なり。尚汗す可からざれば、則ち傷風の汗す可からざるは、更に言を待たず。傷風の胸満して煩し、痰飲上逆するは、吐下す可き者に似たり。尚吐下す可からざれば、則ち傷寒の吐下す可からざるは、更に言を待たず。

【語釈】　○《金匱》：《金匱要略・痙病脈証并治第四》の第1条を参照。○頭痛み発熱す：尤在涇の《傷寒貫珠集》では、「《経》では、「少陽の気が到来すると、その脈は弦になる」と言う。そこで、頭が痛み、発熱するのは、三陽の表証が同じくする所であり、脈が弦細である場合は、少陽が独りする所である」とある。　○符：あう。ぴったりと合う。　○之を下さずして胃和せず：尤在涇の《傷寒貫珠集》では、「これが胃に属すると言うのは、少陽の邪気が陽明の胃府に併さることを言う。もし邪が去り胃が調和する場合は、治癒する。もし調和しない場合は、木中の火がまた今にも併さって心臓に入ろうとして心煩を生じ心悸を生じる」とある。　○叙：のべる。順序だててのべる。
○粲然：明らかなさま。あざやかなさま。

【通釈】　前条は、証を挙げて脈を言わない。これは、その脈を補って提出し、これによって発汗すべきでないことを戒める。脈が弦細であるのは、少陽の脈である。思うに、細は緊細の細であり、微細の細ではない。《金匱要略》に「痙の脈は自ら弦である」と言うのは、また相互に発している。邪が少陽の部位に客すると、脈は自然に弦を見わすことが解る。頭が痛み、発熱するのは、太陽の証である。しかし、脈が弦細である場合は、必ず口が苦い、咽が乾く、目が眩むなどの証があり、これに符合する。そこで、「少陽に属する」と言う。思うに、少陽の病は、既に半裏に属している。そこで、発汗すべきでない。もし発汗する場合は、その津液を奪って胃の中が乾燥する。必ず譫語を発生する場合は、病は胃に転属している。この時に薬を用いて胃の中の熱を下してこれを和やかで平らかにする場合は、病は治癒する。もしこれを下さずに胃が調和しない場合は、ただ譫語するだけではなく、かつ更に煩悶して躁がしく乱れる。柯氏が「煩躁する場合は、承気の証である」と言うのがこれである。案じるに、上文（264）は「吐下すべきでない」と言い、これは「発汗すべきでない」と言い、互いに挙げて少陽病では並びに吐下し発汗すべきでないことを見わしている。かつこの証の意は、太陽病が転じて少陽に属し、少陽病が更に胃に転属し、三陽が伝変する順序の論述を明らかに観ることができる。

喩氏は言う。少陽の傷寒は発汗を禁じ、少陽の中風は吐下を禁じる。二つの義は、互いにその旨を挙げる。思うに、傷寒で頭が痛み発熱するのは、発汗するのがよい場合である。なお発汗すべきでない場合は、傷風で発汗すべきでないのは、更に言うまでもない。傷風で胸満して心煩し、痰飲が上逆するのは、吐下すべき場合に似る。なお吐下すべきでない場合は、傷寒で吐下すべきでないのは、更に言うまでもない。

【解説】　本条文は、少陽病と発汗禁忌について論述している。

脈が弦細であるのは、少陽の脈である。弦細の細は、緊細の細であり、微細の細ではない。頭が痛み、発熱するのは、太陽の証である。ただ、脈が弦細であり、口が苦く、咽が乾き、目が眩む場合は、病は少陽に属している。少陽病は既に半裏に属しているので、発汗すべきでない。もし少陽病を誤汗する場合は、津液が奪われて胃の中が乾燥し、病が少陽から陽明の胃に転属するので、譫語が発生する。本証に薬を用い、胃の中の熱を下して和やかにする場合は、病は治癒する。もしこれを下さない場合は、胃が調和しなくなるので、譫語すると同時に更に煩悶して躁がしく乱れる。

【原文】　本太陽病不解、転入少陽者、脇下鞕満、乾嘔不能食、往来寒熱。尚未吐下、脈沈緊者、与小茈胡湯。(266)

若已吐、下、発汗、温針、讝語、茈胡湯証罷、此為壊病。知犯何逆、以法治之。(267)

【本文】　本太陽病解せず、転じて少陽に入る者は、脇下鞕満し、乾嘔して食すること能わず、往来寒熱す。尚未だ吐下せず、脈沈緊の者は、小茈胡湯を与う。

若し已に吐し、下し、汗を発し、温針して、讝語し、茈胡湯の証罷むは、此れを壊病と為す。犯すこと何れの逆なるかを知りて、法を以て之を治せ（旧本は「若し已に吐し、下し」以下を別かちて二条と為す。今《玉函》及び《千金翼》に據りて合して一条と為す。〇山田宗俊曰く、「「讝語」の二字は衍文なり。当に刪るべし。《巣源》も亦是れ無し」と）。

【通釈】　元々太陽病であったが解されず、転じて少陽に入る場合は、脇下は硬満し、乾嘔して食事を摂取することができず、往来寒熱が出現した。なおいまだ吐下をせず、脈が沈緊である場合は、小柴胡湯を与える。

もし既に吐かせ、下し、発汗し、温針した後、譫語が出現し、柴胡湯の証が罷む場合は、これは壊病である。どのような誤治をしたのかを明らかにし、最も適切な治療法を用いてこれを治療すべきである（旧本では「もし既に吐かせ、下し」以下を別けて二条とする。今《玉函》および《千金翼》によって合わせて一条とする。〇山田宗俊は、「「譫語」の二字は衍文である。削るべきである。《諸病源候論》もまたこれがない」と言う）。

【本文】　此れ、前条の吐下発汗の義を承けて、以て少陽の壊病に論及するなり。本太陽病解せず、転じて少陽に入る者、脇下鞕満し、乾嘔して食すること能わず、往来寒熱するは、即ち前篇（96）の往来寒熱、胸脇苦満、黙黙として食を欲せず、心煩、喜嘔、脇下痞鞕の茈胡湯証なり。若し尚未だ吐下せずして脈沈緊の者は、少陽の本脈に非ずと雖も、未だ誤治を経ざるを以て、少陽の証尚在り。故に脈を舎てて証に従うを妨げざるのみ。蓋し、沈緊の者は、即ち前条の弦細の属、所謂「脈は沈緊と雖も、少陰病と為すを得ず（148）」なり。故に小茈胡を以て鬱陽を開達すれば、則ち愈ゆるなり。夫れ太陽解せずして少陽なるは、当に小茈胡を与えて和解すべし。乃ち、定法と為す。若し反って吐し、或は下し、或は汗を発し、或は温針して以て少陽の戒めを犯して津液を耗損し、胃中乾燥すれば、必ず讝語を発す。此れ、脇下鞕満、往来寒熱等の茈胡の証已に罷むを以て是れ壊病と為す。須く脈に憑《よ》り証に憑りて犯すこと何れの治の逆なるかを知りて法を以て之を治すべく、執一《しついつ》す可からざるなり。案ずるに、桂枝の壊病の条に「其の脈証を観て犯すこと何れの逆なるかを知り、証に随って之を治せ（16）」と言う。彼は太陽の壊病を挙げ、此れは少陽の壊病を挙げ、以て互いに相い発す。程氏の所謂「一の「観る」の字と一の「知る」の字は已に是れ仲景病を見て源の地位を知る」是れなり。

成氏曰く、若し茈胡の証罷まざる者は、則ち逆と為さず。茈胡の証罷む者は、壊病なり。其れ何れの治の逆に因るかを詳らかにし、法を以て之を治す。

汪氏曰く、汗吐下温針の四者の治は、各々に逆証有り。而して医人之を犯すは、四者斉しく犯すに非ざるなり。

方氏曰く、「法を以て」は「証に随って」の互辞なり。

【語釈】　○執一：一つのことをかたく守る。一事のみかたく守って融通を知らない。

【通釈】　これは、前条の吐・下・発汗の義を承けて、少陽の壊病に論及する。元々太陽病に罹患したが解されず、転じて少陽に入る場合に脇下が硬満し、乾嘔して食事を摂取することができず、往来寒熱するのは、前篇（96）の往来寒熱、胸脇苦満、黙り込んで食欲がなくなる、心煩、喜嘔、脇下痞硬の柴胡湯証である。もしなおいまだ吐下をせず、脈が沈緊になる場合は、少陽の本脈でないが、いまだ誤治を経ていないので、少陽の証がなおある。そこで、脈を捨てて証に従うことを妨げない。思うに、脈が沈緊になるのは、前条の弦細の属であり、いわゆる「脈は沈緊であるが、少陰病とすることはできない（148）」である。そこで、小柴胡湯をもって欝滞した陽気を開いて達する場合は、病は治癒する。そもそも太陽病が解されずに少陽病になる場合は、小柴胡湯を与えて和解すべきであり、これが定法である。もし反って吐かせ、あるいは下し、あるいは発汗し、あるいは温針して少陽の戒めを犯して津液を消耗し、胃の中が乾燥する場合は、必ず譫語を発生する。これは、脇下硬満、往来寒熱などの柴胡の証が既に罷んでいるので、壊病である。脈に頼り、証に頼ってどのような誤治を犯したのかを知って法をもってこれを治療すべきであり、一つのことを固く守るべきでない。案じるに、桂枝の壊病の条文では、「その脈証を観てどのような誤治を犯したのかを知り、証に随ってこれを治療する（16）」と言う。彼は太陽の壊病を挙げ、これは少陽の壊病を挙げ、相互に発している。程氏のいわゆる「一つの「観る」の字と一つの「知る」の字からすると、既に仲景は病を見て病の源の部位が解った」がこれである。

成氏は言う。もし柴胡の証が罷まない場合は、逆ではない。柴胡の証が罷む場合は、壊病である。どのような治療上の誤治によるのかを詳らかにし、法をもってこれを治療する。

汪氏は言う。汗・吐・下・温針の四つの治療は、各々に逆証がある。そして医者がこれを犯すのは、四つを斉しく犯すのではない。

方氏は言う。「法をもって」は「証に随って」の互辞である。

【解説】　本条文は、太陽病が少陽に転入する証候と治療法、および少陽の壊病について論述している。

元々太陽病に罹患したが、病が解されずに少陽に転入し、脇下が硬満し、乾嘔して食事を摂取することができず、往来寒熱が出現するのは、第96条の往来寒熱、胸脇苦満、嘿嘿として飲食を欲せず、心煩、喜嘔、脇下痞硬などの小柴胡湯証である。もしいまだ吐下を経ず、脈が沈緊になる場合は、脈は少陽の本脈である弦ではないが、第265条の弦細脈に所属している。本証は、いまだ誤治を経ず、なお少陽の証があるので、脈を捨てて証に随い、小柴胡湯を与えて欝滞した陽気を開いて達する。

一般に太陽病が解されず、病が少陽に転入する場合は、小柴胡湯を与えて和解すべきである。一方、少陽病を誤って吐かせ、下し、発汗し、あるいは温針する場合は、津液が消耗され、胃の中が乾燥するので、必ず譫語が発生する。本証は、脇下硬満、往来寒熱などの柴胡の証が罷んでいるので、壊病である。そこで、脈に頼り、あるいは証に頼ってどのような誤治を犯したのかを知り、法をもってこれを治療すべきである。

【本文】　以上の四章、少陽の総綱を論ず。

【通釈】　以上の四章は、少陽の総綱を論じている。

【原文】　三陽合病、脈浮大、上関上、但欲眠睡、目合則汗。(268)

【本文】　三陽の合病は、脈浮大にして、関上に上り、但だ眠睡せんと欲し、目合すれば則ち汗す。

【通釈】　三陽の合病では、脈は浮大になって、関部に著明になり、ただ眠りたくなり、目を閉じる場合は、汗が出る。

【本文】　此れ、三陽の合病を論ず。而して熱の少陽に聚まる者較《やや》多し。故に特に此の篇に列す。浮は是れ太陽の脈なり。大は是れ陽明の脈なり。龐氏曰く、「脈、弦を言わざる者は、浮大に隠るればなり」と。「関上に上る」者は、浮大関部に見わるを謂う。乃ち、熱勢瀰漫するの象なり。但だ眠睡せんと欲する者は、熱邪熾盛に、神昏み、気擁《ふさ》がればなり。目合すれば則ち汗するは、傷寒の盗汗、半表半裏の証に属す。詳らかに《明理論》に見わる。案ずるに、風温の証も亦「自汗出で、眠睡多し（6）」と云うは、並びに邪熱壅盛の徴なり。此の条、方無くんば、学ぶ者は証に臨みて審らかに決するを要す。

銭氏曰く、関上なる者は、関脈を指して言う。仲景の《弁脈篇》の中は尺脈を称して「尺中」と曰い、関脈を「関上」と曰い、寸脈を「寸口」と曰う。

程氏曰く、汗有れば則ち白虎湯を主とし、汗無くんば則ち小茈胡湯を主とす。

尤氏曰く、此の条、熱の少陽に聚まる者、太陽、陽明に視るに較《やや》多し。設し治法を求むれば、豈白虎湯の能く尽くす所ならんや。

【通釈】　これは、三陽の合病を論じている。そして熱が少陽に集まるのが幾らか多い。そこで、特にこの篇に配列する。脈が浮であるのは、太陽の脈である。脈が大であるのは、陽明の脈である。龐氏は、「脈が弦を言わないのは、浮大に隠れているからである」と言う。「関上に上る」は、浮大脈が関部に見われることを言う。即ち、熱勢が瀰漫する象である。ただ、眠りたくなるのは、熱邪が旺盛になり、神が昏み、気が塞がれるからである。目を閉じると汗が出るのは、傷寒の盗汗であり、半表半裏の証に属している。詳らかに《傷寒明理論》に見われている。案じるに、風温の証もまた「自汗が出て、睡眠が多くなる（6）」と言うのは、並びに邪熱が塞がって盛んになる徴候である。この条文は処方がないので、学ぶ者は証に臨んで審らかに決定する必要がある。

銭氏は言う。関上は、関脈を指して言う。仲景の《弁脈篇》の中では、尺脈を称して「尺中」と言い、関脈を「関上」と言い、寸脈を「寸口」と言う。

程氏は言う。汗がある場合は白虎湯を主とし、汗がない場合は小柴胡湯を主とする。

尤氏は言う。この条は、熱が少陽に集まる場合を太陽や陽明に視ると幾らか多い。もし治療法を求める場合は、どうして白虎湯がよく尽くす所であろうか。

【解説】　本条文は、三陽の合病で熱が幾らか多く少陽に集まる証候について論述している。

三陽の合病に罹患し、脈が浮であるのは、太陽の脈である。脈が大であるのは、陽明の脈である。少陽の脈は弦であるが、弦脈は浮大脈に隠れているので、ここでは弦脈を言わない。「関上に上る」は、浮大脈が関部に見われることを言う。即ち、熱勢が瀰漫する象である。熱邪が旺盛になると、神が昏み、気が塞がれるので、ただ眠りたくなる。傷寒の盗汗は、半表半裏の証に属している。そこで、三陽の合病に罹患し、熱が少陽に集まる場合は、目を閉じると盗汗が出現する。

【原文】　傷寒六七日、無大熱、其人躁煩者、此為陽去入陰故也。(269)
【本文】　傷寒六七日、大熱無く、其の人躁煩する者は、此れ陽去りて陰に入るを為すが故なり。
【通釈】　傷寒に罹患して六七日が経過し、体表に大熱がなく、その人が煩躁する場合は、外邪が表を去って裏に伝わるからである。
【本文】　此れ、少陽の陽明に伝うるの義を論ず。大熱無き者は、表熱無きなり。躁煩は、即ち煩躁、鑿ちて看ること勿かれ。蓋し、邪気裏に伝うれば則ち躁煩し、裏に伝わらざれば則ち安静なり。陽は表と為し、陰は裏と為す。陽去り陰に入るは、邪気表を去りて裏に伝うるを言うなり。乃ち、倒装文法なり。吉日は辰良《しんりょう》（《楚辞》）、飯菽《しゅく》は藿羹《かくかん》（《史記》）と義を同じくす。案ずるに、表邪裏の陰に入りて煩躁する者は、蓋し此れ陽明胃家実のみ。此れ、陰陽は本経の三陰三陽と別に一義を為す。若し三陽の実熱証変じて三陰の虚寒証を為すと謂えば、則ち本章の旨に非ず。
山田宗俊曰く、陰陽は乃ち表裏の別称なり。陽去りて陰に入る者は、其の邪表を去りて裏に入るを謂うなり。
【語釈】　○辰良：よい日。吉日。　○飯菽：飯は、食べる。菽は豆、または豆の葉。　○藿羹：豆の葉のあつもの。
【通釈】　これは、少陽病が陽明に伝わる義を論じている。大熱がないのは、表熱がないことである。躁煩は煩躁であり、穿って看てはならない。思うに、邪気が裏に伝わる場合は煩躁し、裏に伝わらない場合は安静である。陽は表であり、陰は裏である。陽が去って陰に入るのは、邪気が表を去って裏に伝わることを言う。即ち、倒装の文法である。吉日は辰良《しんりょう》（《楚辞》）、飯菽《しゅく》は藿《かく》羹《かん》（《史記》）とするのと義が同じである。案じるに、表邪が裏の陰に入って煩躁するのは、思うにこれは陽明の胃家実だけである。このように、陰陽は本経の三陰三陽とは別に一つの義を示している。もし三陽の実熱証が変化して三陰の虚寒証になると言う場合は、本章の主旨でない。
山田宗俊は言う。陰陽は、表裏の別称である。陽が去って陰に入るのは、その邪が表を去って裏に入ることを言う。
【解説】　本条文は、少陽病が陽明に伝わる義について論述している。
大熱がないのは、表熱がないことを言う。躁煩は、煩躁を言う。邪気が裏に伝わると煩躁し、裏に伝わらないと安静である。また、陽は表であり、陰は裏である。「陽去りて陰に入る」は、邪気が表を去って裏に伝わることを言う。

【原文】　傷寒三日、三陽為尽。三陰当受邪。其人反能食而不嘔、此為三陰不受邪也。(270)

【本文】　傷寒三日、三陽尽くると為す。三陰当に邪を受くべし。其の人反って能く食して嘔せざるは、此れ三陰邪を受けずと為すなり。

【通釈】　傷寒に罹患した三日目は、三陽の病が尽きる。三陰が邪を受けるはずである。その人が反って食事を摂取することができ、嘔吐しない場合は、三陰は邪を受けない。

【本文】　此れ、前条を承けて、又少陽の陽明に伝わらざる者有るを釈す。三日は、大抵表熱胃に入るの候と為す。上条は「六七日」と言い、此れは止《ただ》「三日」と言い、俱に日を以て計る可からざるは、前に已に屢々言えり。三陽は表を言い、三陰は裏を言う。乃ち、《素問・熱論》と同じにして本経の三陽三陰の義とは自ら別なり。蓋し、断章主義なり。邪少陽に在れば、必ず嘔して食すること能わず。今反って能く食して嘔せざるは、裏気の和にして少陽の邪自ら解するを徴す可きなり。既に裏和して少陽の邪解すれば、則ち其の胃に伝わらざるは、断断に必とす可し。故に「三陰邪を受けざるなり」と云う。案ずるに、以上の二条は、太陽の第四章（4）と義を同じくす。

【語釈】　○断断：きっぱりと決めてまちがいのないさま。

【通釈】　これは、前条を承けて、また少陽病が陽明に伝わらない場合があることを解釈している。三日は、大抵は表熱が胃に入る時期である。上条は「六七日」と言い、これはただ「三日」と言い、ともに日数をもって計るべきでないのは、前に既に屢々言った。三陽は表を言い、三陰は裏を言う。即ち、《素問・熱論》と同じであり、本経の三陽と三陰の義とは自ら別である。思うに、断章主義である。邪が少陽にある場合は、必ず嘔吐して食事を摂取することができない。今反って食事を摂取できて嘔吐しないのは、裏気が調和して少陽の邪が自ら解されることを明らかにすることができる。既に裏が調和して少陽の邪が解される場合にその胃に伝わらないのは、必ずそのようになるはずである。そこで、「三陰は邪を受けない」と言う。案じるに、以上の二条は太陽の第四章（4）と義が同じである。

【解説】　本条文は、第269条を承けて、少陽病が陽明に伝わらない証候について論述している。

三日は、大抵は表熱が胃に入る時期を言う。三陽は表を言い、三陰は裏を言う。邪が少陽にある場合は、必ず嘔吐して食事を摂取できなくなる。今裏気が調和し、少陽の邪が自然に解される場合は、反って食事を摂取でき、嘔吐しなくなる。そこで、既に裏が調和し、少陽の邪が解される場合は、病は裏に伝わらない。

【原文】　傷寒三日、少陽脈小者、欲已也。(271)
【本文】　傷寒三日、少陽の脈小なる者は、已《や》まんと欲するなり。
【通釈】　傷寒に罹患して三日が経過し、少陽の脈が小になる場合は、病は治癒しようとしている。
【本文】　此れ、少陽病愈ゆるの脈を挙ぐ。傷寒は、中風を該ねて言うなり。小は、弦ならざるを謂うなり。已は、愈ゆるなり。「傷寒三日」と言えば、邪少陽に伝うるの候なり。其の脈弦大ならざれば、則ち微熱衰え解せんと欲するの先徴なり。《内経》に云う、「大なれば則ち邪至り、小なれば則ち平なり」と（《離合真邪論》に出づ）。

龐氏曰く、脈小にして平匀する者なり。
【通釈】　これは、少陽病が治癒する脈を挙げている。傷寒は、中風を兼ねて言う。小は、弦ではないことを言う。已は、治癒することである。「傷寒三日」と言えば、邪が少陽に伝わる時期である。その脈が弦大でない場合は、微熱が衰えて解されようとする前兆である。《内経》では、「脈が大である場合は邪が盛んであり、脈が小である場合は邪は退いている」と言う（《素問・離合真邪論》に出ている）。

龐氏は言う。脈が小で平均する場合である。
【解説】　本条文は、少陽病が治癒する脈について論述している。

傷寒は、中風を兼ねて言う。少陽の脈小は、弦ではないことを言う。已は、病が治癒することを言う。傷寒三日は、邪が少陽に伝わる時期である。その脈が弦大でない場合は、微熱が衰え、病は今にも解されようとしている。

【原文】　少陽病、欲解時、従寅至辰上。(272)
【本文】　少陽病、解せんと欲する時は、寅従り辰の上に至る。
【通釈】　少陽病が解されようとする時は、午前三時から午前五時までの時間帯を表わす寅の刻より午前七時から午前九時までの時間帯を表わす辰までの六時間である。

【本文】　此れ、少陽解せんと欲するの候を掲ぐ。寅卯辰は、少陽乗じ王ずるの時なり。故に少陽の病、毎に気旺ずるの時に乗じて解するは、理は固より然るなり。

柯氏曰く、辰の上なる者は、卯の尽きて辰の始めなり。

【通釈】　これは、少陽病が解されようとする時間帯を掲げている。寅卯辰は、少陽が乗じて盛んになる時である。そこで、少陽の病が常に自然界の気が旺盛になる時に乗じて解されるのは、道理からすると固よりそのようになる。

柯氏は言う。辰の上は、卯の刻が尽きて辰の刻が始まることである。

【解説】　本条文は、少陽病が解される時間帯について論述している。

寅卯辰の六時間は、少陽が乗じて旺盛になる時である。そこで、少陽病は常に自然界の気が旺盛になる寅卯辰の時間帯に乗じて解される。

【本文】　以上の五章、少陽の邪伝わり、或は伝わらずして病愈ゆるの義を釈す。○案ずるに、少陽の一篇、首の四条は総綱を論じ、次の五条は邪伝うるか否かを弁じ、僅僅に九章に過ぎず、経文は太だ闊《かつ》略なるに似たり。然して之を細玩するに、蓋し其の邪必ず太陽自りするを以て、茈胡の諸法は彼の篇に詳《しょう》悉《しつ》すれば、茲に其の概を挙げて以て学ぶ者の参商に供するのみ。猶厥陰は僅かに四条を掲げて以て綱領を為すがごときなり。読者は、彼是類比すれば、思い半ばに過ぎん。或るひと、「叔和の編次に錯有り」と謂うは、是れ殆ど未だ其の気機を衡《はか》るを観ざる者のみ。

【語釈】　○僅僅：わずかに。　○闊略：おおまかにする。粗略に同じ。　○詳悉：くわしく知りつくす。　○参商：参は、はかる。調べる。照らし合わせる。商は、はかる。商量（はかり考える）。　○類比：比較。てらしあわせる。

【通釈】　以上の五章は、少陽の邪が伝わり、あるいは伝わらずに病が治癒する義を解釈している。○案じるに、少陽の一篇は、始めの四条は総綱を論じ、次の五条は邪が伝わるか否かを弁じ、僅かに九章に過ぎず、経文は甚だ粗略であるようである。しかし、これを細かく玩味すると、思うにその邪は必ず太陽より伝来するので、柴胡の諸々の方法は彼の篇に詳らかに尽くされ、ここではその大略を挙げて学ぶ者の参照と商量に提供するだけである。丁度厥陰は僅かに四条を掲示して綱領とするようなものである。読者は、あれこれと比較すれば、大半は了解していると思われる。ある人が「叔和の編次に誤りがある」と言うのは、殆どいまだその気機を量るのを観ていない者である。

傷寒論疏義巻第五

江都　喜多村直寛士栗　学

弁太陰病脈証并治

【本文】　案ずるに、太陰病なる者は、胃中虚寒証是れなり。《経》に「其の藏に寒有り（277）」と曰い、又「胃気弱し（280）」と曰う。《陽明篇》に乃ち「胃中虚冷す（194、226）」と曰うは、以て其の因る所を徴するに足る。蓋し、太陰と陽明は表裏を為す。是を以て邪の胃に入るや、其の人偶々胃中燥実すれば、邪熱に従りて化す、之を陽明と謂う。胃中虚冷すれば、邪寒に従りて化す、之を太陰と謂う。脾と胃とは亦惟だ陰陽に就きて之を言うのみ。必ずしも拘わらざるなり。其の病を受くるは、必ず太陽、若しくは少陽自りす。而して病を得るの日久しければ、胃虚して寒を生ずる者有り、誤下に由りて中虚す者有り、又或は陽明の裏寒ゆるに自りて転ず。其の脈、則ち弱にして陽微陰濇、或は沈細、或は微遅なるは、類推す可し。其の証、則ち手足温にして身は熱無く、嘔吐し、自利し、腹満して時に痛むは、皆胃寒の験なり。故に其の治は、則ち四逆、理中の輩もて之を温む。是れ其の主に対すと為す。若し稍実に属して温下を要する者は、桂枝加芍薬、及び加大黄湯の宜しく酌量すべき所なり。是れ殆ど将に陽明に属せんとする者なり（陳無擇曰く、「太陰の脾証、温燥行われざるは亦当に温利して陽明自り出だすべし。温脾圓の大黄を用うる者の如き是れなり」と）。特に胃中実するを以て、腐穢去るを治法の喫緊《きっきん》と為す。其の病治を失すれば、則ち陽澌《つ》き寒極まりて死す。更に寒去りて熱を生じ、却って陽明に転ずる者有り。是れ猶少陰の太陽に転じ、厥陰の少陽に変ずるの理のごときなり。惟だ厥陰の如きは、則ち表裏の間に界すれば、本病自り変ず可き者に非ず。夫れ太陰は乃ち病胃に入るの称なり。陽明と其の証相い反し、熱と寒と反し、実と虚と反し、攻と温と反す。故に病の表に在り、裏に在りとを論ぜず、邪胃中に入りて虚寒すれば、則ち是れ太陰病なり。是を以て表は或は熱すと雖も、裏は乃ち寒ゆる者有り。総じて腹満し、下利し、時に痛むを以て真的と為す。此れも亦少陰の純寒裏に在る者と些《さ》別有るなり（《素問・太陰陽明論》は頗る本篇の義と相い発す。宜しく参攷すべし）。

【語釈】　○喫緊：差し迫って大切である。　○真的：真実。ほんとう。　○些：いささか。わずか。

【通釈】　案じるに、太陰病は、胃中虚寒証がこれである。《経》では「その藏に寒がある（277）」と言い、また「胃気が弱い（280）」と言う。《陽明篇》に「胃の中が虚して冷える（194、226）」と言うのは、それが原因となる所を明らかにするには充分である。思うに、太陰と陽明は表裏の関係にある。ここをもって邪が胃に入り、その人は偶々胃の中が燥いて実している場合は、邪は熱によって変化し、これを陽明と言う。胃の中が虚して冷えている場合は、邪は寒によって変化し、これを太陰と言う。脾と胃はまたただ陰陽についてこれを言うだけである。必ずしも拘わらない。それが病を受ける場合は、必ず太陽、あるいは少陽より伝来する。そして病を得る日が久しくなると、胃が虚して寒えを生じる場合があり、誤下によって中が虚す場合があり、またあるいは陽明の裏が寒えることによって病は太陰に転じる。その脈は、弱で陽が微、陰が濇になり、あるいは沈細になり、あるいは微遅になるのは、類推すべきである。その証は、手足は温かいが、身体に熱はなく、嘔吐し、自利し、腹満して時に痛むなどは、皆胃が寒えている徴候である。そこで、その治療は、四逆湯や理中湯の類を用いてこれを温める。これが主として対応する処方である。もし幾らか実証に属して温下法を要する場合は、桂枝加芍薬湯、および桂枝加大黄湯を酌量すべき所である。これは、殆ど今にも陽明に所属しようとする場合である（陳無擇は、「太陰の脾証で、乾姜と白朮で温め燥かすことが行われない場合は、また温利して陽明より出すべきである。温脾圓に大黄を用いる場合のようなものがこれである」と言う）。特に胃の中が実するので、腐穢を去ることが治療上最も大切である。その病を失治する場合は、陽が尽き果て寒が極まって死亡する。更に寒が去って熱を生じ、反って陽明に転じる場合がある。これは、丁度少陰病が太陽に転じ、厥陰病が少陽に変化する道理のようなものである。ただ、厥陰のようなものは、表裏の間に境しているので、本病より変化できる場合でない。そもそも太陰は、病が胃に入る名称である。陽明とその証が相反し、熱と寒が相反し、実と虚が相反し、攻法と温法が相反する。そこで、病が表にあるのと裏にあるのとを論じることなく、邪が胃の中に入って虚して寒える場合は、太陰病である。ここをもって表はあるいは熱するが、裏は寒える場合がある。総じて腹満し、下痢し、時に痛むなど症状が真に対応する。これもまた少陰病で純寒が裏にある場合と僅かな区別がある（《素問・太陰陽明論》は頗る本篇の義と相互に発している。参考にすべきである）。

【解説】　本節は、太陰病の特徴について論述している。

太陰病は、胃中虚寒証と定義する。第277条では「其の藏に寒有り」と言い、第280条では「胃気弱し」と言い、《陽明篇》の第194条と第226条では「胃中虚冷す」と言い、太陰病の原因を明らかにする。太陰と陽明は、表裏の関係にある。邪が胃に入り、病人の胃の中が燥いて実している場合は、邪は熱によって変化して陽明病を発生する。一方、病人の胃の中が虚して冷えている場合は、邪は寒によって変化して太陰病を発生する。太陰が病を受ける場合は、必ず太陽あるいは少陽より伝来する。太陰病の脈は、弱で陽が微、陰が濇、あるいは沈細、あるいは微遅である。太陰病の証は、手足は温かいが身体に熱はない、嘔吐、自利、腹満して時に痛むなどである。本証の治療は、四逆湯や理中湯の類を用いてこれを温める。もし太陰病に罹患し、幾らか実証に属する場合は、桂枝加芍薬湯、桂枝加大黄湯を用いて温下する。桂枝加大黄湯証では、特に胃の中が実しているので、治療は腐穢を去ることが最も大切である。太陰病を失治すると、陽が尽き果て、寒が極まって死亡する。あるいは寒が去って熱を生じ、病が陽明に転属する場合がある。太陰は病が胃に入る名称であり、邪が胃の中に入って虚して寒える場合が太陰病である。本証の特徴は、腹満、下痢、時に痛むなどであり、少陰病で純寒が裏にある場合とは僅かに違いがある。

【原文】　太陰之為病、腹満而吐、食不下、自利益甚、時腹自痛。若下之、必胸下結鞕。(273)
【本文】　太陰の病為る、腹満して吐し、食下らず、自利益々甚だしく、時に腹自ら痛む。若し之を下せば、必ず胸下結鞕す。
【通釈】　太陰の病と言うものは、腹満して嘔吐し、食物が咽を下らず、自利が益々甚だしくなり、時に腹部が自然に痛む。もしこれを下す場合は、必ず胸下が結硬する。
【本文】　此れ、太陰病の総綱を論ずるなり。腹満して吐し、食下らざれば、則ち満は寒脹と為し、吐すと食下らずとは寒格と為し、実熱の腹満とは大いに径庭有り。自利日に益々甚だしき者は、胃中虚冷し、水穀分かたざるの故なり。是れ又更衣せざる者の比に非ず。況や時に腹自ら痛むと邪熱蓄積して常に痛む者とは異なる。張令韶曰く、「時なる者は、時に習うの時の如く、時時にして痛むなり」と。此れ、当に四逆輩もて之を温むべし。而るに却って虚寒の満痛を以て誤認して実熱の満痛と為して之を下せば、則ち虚寒相い搏ち、必ず胸下に結びて鞕満を為す。此れ、乃ち藏結証なり。急ぎて扶陽散寒す可し。若し温補及ばざれば、必ず胃気澌《つ》き敗れて死す。此の章、一篇の提綱と為す。後凡そ太陰病と称する者は、皆此の証を指して言うなり。

郭氏曰く、太陰の本証、藏寒え自利して渇せざるが若きは、当に仲景之を温むるに四逆輩を以てするに依るべし。

銭氏曰く、胸下なる者は、心胸の下、胃脘の間なり。陰寒硬く胃脘の中に結ぶ。故に之を胸下結硬と謂うは、結胸と同じならざるを言うなり。此れに当たりて急ぎて胃陽を救い陰翳を祛徐するを知らざれば、必ず胃陽敗絶し呃忒四逆の変に至りて死す。

呉氏（人駒）曰く、自利時有りて腹自ら痛むは、蓄積して常に痛む者の若きに非ず。若し諸痛を以て実と為して従りて之を下せば、其の満益々甚だし。必ず胸下をして皆結鞕を為さしめて自利益々甚だし。

【語釈】　○径庭：大きい隔たり。　○陰翳：かげる。暗くなる。

【通釈】　これは、太陰病の総綱を論じている。腹満して嘔吐し、食物が下らない場合は、腹満は寒えによる脹満であり、嘔吐と食物が下らないのは寒えが格む症状であり、実熱の腹満とは大いに隔たりがある。自利が日に益々甚だしくなるのは、胃の中が虚冷し、水穀が泌別されなくなるからである。これもまた更衣しない場合の比でない。ましてや時に腹部が自然に痛む症状と邪熱が蓄積して常に痛む症状とは異なる。張令韶は、「「時に」は、「時に習う」の時のように、時々に痛むことである」と言う。これは、四逆湯の類を用いてこれを温めるべきである。ところが、反って虚寒の満痛を誤認して実熱の満痛としてこれを下す場合は、虚寒が搏ち合い、必ず胸下に結んで硬満を生じる。これは、藏結証である。急いで扶陽散寒すべきである。もし温補が及ばない場合は、必ず胃気が尽きて敗れ、死亡する。この章は、一篇の提綱である。後、およそ太陰病と称する場合は、皆この証を指して言う。

郭氏は言う。太陰の本証で藏が寒え、自利して口が渇かないようなものは、仲景がこれを温めるに四逆湯の類を用いる方法に頼るべきである。

銭氏は言う。胸下は、心胸の下で胃脘の間である。陰寒が胃脘の中に硬く結ぶ。そこで、これを胸下結硬と言うのは、結胸証と同じでないことを言う。これに当たり急いで胃陽を救い、陰翳を除去することを知らなければ、必ず胃陽が敗絶し、吃逆や四肢の逆冷などの変証に至って死亡する。

呉氏（人駒）は言う。自利が時にあって腹部が自ら痛む症状は、蓄積して常に痛む場合のようなものではない。もし諸々の痛みを実証としてこれを下す場合は、その脹満は益々甚だしくなる。必ず胸下は皆結硬し、自利は益々甚だしくなる。

【解説】　本条文は、太陰病の総綱について論述している。

胃の中に虚寒が発生すると、腹部は脹満する。寒えが拒むと、嘔吐して食物が下らなくなる。胃の中が虚冷し、水穀が泌別されなくなると、自利が日に益々甚だしくなる。「時に」は、「時に習う」の「時」のように、時々痛むことである。本証は虚寒の満痛であるので、四逆湯の類を用いてこれを温めるべきであるが、実熱の満痛と誤認してこれを攻下すると、虚寒が摶ち合い、必ず胸下に結んで硬満を生じる。後におよそ「太陰病」と称する場合は、皆この証を指して言う。

【原文】　太陰中風、四肢煩疼、陽微陰濇而長者、為欲愈。(274)

【本文】　太陰の中風、四肢煩疼し、陽微陰濇にして長の者は、愈えんと欲すと為す（濇は音色）。

【通釈】　太陰の中風に罹患し、四肢が煩わしく疼み、陽脈が微、陰脈が濇であるが、長脈が見われる場合は、病は治癒しようとしている（濇は音が色である）。

【本文】　此れ、太陰病愈ゆるの脈証を論じて明かす。「太陰の中風」と言えば、則ち必ず腹満、時に痛む、及び吐利等の証有りて兼ねて陽復するの候を見わすなり。凡そ三陰の中風なる者は、陰病に陽熱の脈証を見わすを指して言う。故に《厥陰篇》に「厥陰の中風、脈微浮なるは愈えんと欲すと為すなり（327）」と云う。蓋し、風は陽に属し、仮に陽復するの名と為すを以て其の義を名づく。三陽の中風とは又各々同じならず。煩は、熱悶なり。四肢は皆気を胃に稟く。今四肢悶え熱し、疼痛すれば、則ち止《ただ》手足温のみならず、胃陽将に復せんとすること知る可し。乃ち、之を脈に験するに、陽微陰濇なり。夫れ微濇は皆太陰病の脈と雖も、然れども微濇の中に又長脈を見わせば、則ち元気未だ漓《うす》からず、陽正しく回らんと欲す。故に其の病自ら愈ゆるを知るなり。《弁脈》に「陰病に陽脈を見わす者は、生く（1）」と云うに、或は「微濇は愈えんと欲するの脈」を併さる者は、之を失す。案ずるに、太陰は乃ち病胃に入るの名なり。故に胃中虚冷すと雖も、表陽猶持すれば、則ち裏陽随いて復して愈ゆる者有るは、此の条の如き是れなり。

銭氏曰く、四肢煩疼する者は、四肢酸疼して煩擾し措くこと無きを言うなり。

劉茝庭曰く、中風の名三陰に在れば、則ち陽表に復する者と為す。倘し「風」の字を実に講じて三陽の中風と一様に看做《みな》せば、則ち必ず牽強を免れず。

【語釈】　○陽微陰濇：ここで言う陰陽は、浮取と沈取として解釈する。《医宗金鑑》では、「陰陽は、浮沈をもって言う」とある。柯韵伯の《傷寒来蘇集》では、「風は陽邪である。四肢は諸陽の本である。脾は四肢を主る。陰気が衰えて少なくなる場合は、風と四肢の二つの陽が相互に搏つ。そこで、煩疼する。脈渋と脈長とは、同時に見われることがない。渋は元々病脈であり、渋であるが長に転じる場合は、病は始めて治癒するだけである。風脈は、元々浮である。今微であるのは、風邪が去るはずであることが解る。渋である場合は、気が少なく血が少ない。今長である場合は、気は治まる。そこで、治癒する。四肢が煩疼するのは、中風がいまだ治癒しない前の証である。微渋で長であるのは、中風が今にも治癒しようとする脈である。二つの段落にして看るべきである」とある。　○牽強：自分の都合のよいように、無理にこじつける。

【通釈】　これは、太陰病が治癒する脈証を論じて明らかにしている。「太陰の中風」と言えば、必ず腹満、時に痛む、および吐利などの証があり、兼ねて陽気が回復する証候が見われる。およそ三陰の中風は、陰病に陽熱の脈証が見われることを指して言う。そこで、《厥陰篇》に「厥陰の中風に罹患し、脈が微かに浮である場合は、病は治癒しようとする（327）」と言う。思うに、風は陽に属し、仮に陽気が回復する名称とするのをもってその義を名づける。三陽の中風とはまた各々同じでない。煩は、熱く悶えることである。四肢は皆気を胃に受ける。今四肢が悶えて熱し、疼痛する場合は、ただ手足が温かくなるだけではなく、胃陽が今にも回復しようとすることを知るべきである。即ち、これを脈で明らかにするに、陽が微、陰が濇である。そもそも微濇は皆太陰病の脈であるが、しかし微濇の中にまた長脈を見わす場合は、元気はいまだ薄くなく、陽気は正しく回復しようとする。そこで、その病は自然に治癒することが解る。《弁脈法》に「陰病に陽脈を見わす場合は、生きる（1）」と言うのに、あるいは「微濇は治癒しようとする脈である」を併せる場合は、誤りである。案じるに、太陰は、病が胃に入る名称である。そこで、胃の中が虚冷するが、表の陽気がなお持続すれば、裏の陽気はこれに従って回復して治癒する場合があるのは、この条のようなものがこれである。

銭氏は言う。四肢の煩疼は、四肢が酸《しび》れて疼み、煩わしく乱れて措くところがないことを言う。

劉茝庭は言う。中風の名が三陰にあれば、陽が表に回復する場合である。もし「風」の字を実際に講じて三陽の中風と同様に看なす場合は、必ずこじつけることから免れることがない。

【解説】　本条文は、太陰病が治癒する脈証について論述している。

およそ三陰の中風は、陰病に陽熱の脈証が見われることを指して言う。即ち、「太陰の中風」では、腹満、時に痛む、吐利などの証が必ず出現し、兼ねて陽気の回復する証候が見われる。思うに、「太陰の中風」の「風」は陽に属するので、仮に陽気が回復する名称として「中風」と名づける。煩は、熱悶である。四肢は、気を胃に受ける。太陰病に罹患し、胃陽が今にも回復しようとすると、四肢は熱して悶え、疼痛が出現する。太陰病の脈は陽が微、陰が濇であるが、その中に長脈が見われる場合は、元気はいまだ薄くなく、陽気が正しく回復しようとするので、病は自然に治癒する。

【原文】　太陰病欲解時、従亥至丑上。(275)

【本文】　太陰病解せんと欲するの時は、亥従り丑の上に至る。

【通釈】　太陰病が解されようとする時は、午後九時から午後十一時までの時間帯を表わす亥の刻から午前一時から午前三時までの時間帯を表わす丑の刻までの六時間である。

【本文】　此れ、太陰病解するの候を言う。丑亥子は、太陰乗じて王ずるの時なり。故に其の王ずるの時に至りて解す。詳らかに銭氏《溯源集》に見わる。

【語釈】　○太陰乗じて王ずるの時：陳修園の《傷寒論浅注》では、「太陰は、陰中の至陰である。陰は亥に極まり、陽は子に生じ、丑に至って陽気は既に増す。陰は生陽の気を得ると、病は解される」とある。

【通釈】　これは、太陰病が解される時間帯を言う。丑、亥、子は、太陰が乗じて盛んになる時である。そこで、それが盛んになる時に至って解される。詳細は、銭氏の《傷寒溯源集》に見われている。

【解説】　本条文は、太陽病が解される時について論述している。

亥、子、丑は、太陰が乗じて盛んになる時であるので、太陰病はこの時間帯に一致して解される。

【原文】　太陰病、脈浮者、可発汗。宜桂枝湯。(276)

【本文】　太陰病、脈浮の者は、汗を発す可し。桂枝湯に宜し。

【通釈】　太陰病に罹患し、脈が浮である場合は、発汗すべきである。桂枝湯を用いるのがよい。

【本文】　此の条、太陰病は太陽自り変じて来る者を論ず。脈浮にして微弱ならざれば、仍お表を兼ぬること知る可し。即ち、吐利、食せず、腹満、時に痛むの一二の証を見わすも、内寒未だ甚だしからず。故に当に先ず表従り解すべし。桂枝湯に宜し。便ち、程氏の所謂「桂枝は建中の体を胎《はら》み、温むるに碍《さまた》ぐること無し」なり。

《金鑑》に曰く、即ち吐利し、食せず、腹満、時に痛むの一二の証有り、其の脈沈ならずして浮なるは、便ち桂枝を以て汗を発して先ず其の外を解す可く、外解し已れば再び其の内を調うるは可なり。此に於いて亦論中に身痛、腹満、下利し、急ぎて先ず裏を救う者は、脈必ず浮ならざるを知る可し。

中西子文曰く、浮は熱と為し、表に在りと為す。此れ、蓋し「脈浮」と曰えば、而ち発熱、悪寒は中に具わる。

【通釈】　この条は、太陰病が太陽より変化して到来する場合を論じている。脈が浮であり、微弱でない場合は、なお表を兼ねていることを知るべきである。即ち、吐利し、食事を摂取せず、腹満し、時に痛むなどの一二の証が見われるが、内寒はいまだ甚だしくない。そこで、先ず表より解すべきである。桂枝湯を用いるのがよい。即ち、程氏のいわゆる「桂枝湯は建中湯の体を胎《はら》んでいるので、温めるのに碍《さまた》げることはない」である。

《医宗金鑑》に言う。即ち、吐利し、食事を摂取せず、腹満し、時に痛むなどの一二の証があり、その脈が沈ではなく浮である場合は、桂枝湯をもって発汗して先ずその外を解すべきであり、外が解し終われば、再びその内を調えるのがよい。ここにおいてまた本論の中で身が痛み、腹満し、下痢し、急いで先ず裏を救う場合は、脈は必ず浮でないことを知るべきである。

中西子文は言う。脈が浮であるのは熱であり、表にある。これは、思うに「脈浮」と言えば、発熱と悪寒はその中に具わっている。

【解説】　本条文は、太陰病が太陽より到来する例について論述している。

太陰病に罹患し、吐利し、食事を摂取せず、腹満し、時に痛むなどの一二の証があり、脈が浮であり、微弱でない場合は、なお表証を兼ね、内寒はいまだ甚だしくない状態にある。そこで、治療は先ず表より解すべきであり、桂枝湯を用いるのがよい。

【原文】　自利不渇者、属太陰。以其藏有寒故也。当温之。宜服四逆輩。(277)

【本文】　自利して渇せざる者は、太陰に属す。其の藏に寒有るを以ての故なり。当に之を温むべし。四逆輩を服するに宜し。

【通釈】　自利して口渇がない場合は、太陰に属している。その臟に寒えがあるからである。これを温めるべきである。四逆湯の類を服用するのがよい。

【本文】　此の章、前を承けて、太陰の藏寒の義を弁証するなり。太陰は胃中虚寒に属す。所以に自利して渇せず。陽明の如きは、則ち胃中熱実す。故に舌燥き口渇す。且つ《少陰篇》に「自利して渇す（282）」と曰い、《厥陰篇》に「消渇す（326）」と曰い、又「渇して水を飲まんと欲す（329）」と曰う。惟だ太陰は則ち其の邪既に胃中に入りて其の藏乃ち寒ゆるを以ての故に爾《しか》らざるなり。此れ、二陰の病裏に在りて未だ胃に入らずと陽明の胃に入ると雖も熱実に属する者とは其の分別する処なり。故に仲景姑く之を挙げて弁証の一端と為すのみ。藏は即ち胃を指して言う。《厥陰篇》に云う「藏寒え蚘上りて膈に入る（338）」の「藏」の字は此れと義を同じくす。是れ当に其の寒を温散すべし。而るに「四逆輩」と曰う者は、蓋し太陰或は寒去りて陽に転じ、姜、附は遽かに用う可からざる者有れば、輒ち人に機を円くして変を活かすの理を示し以て進退を商量すと為せばなり。劉茝庭曰く、「四逆輩と云いて四逆湯と云わざる者は、意は温散に在りて厥を治するに在らざるなり」と。

《金鑑》に曰く、四逆輩なる者は、四逆、理中、附子等の湯を指して言うなり。

松陵徐氏曰く、四逆湯と曰わずして四逆輩と曰う。凡そ温熱の剤は皆選用す可し。

【通釈】　この章は、前を承けて、太陰の藏寒の義を弁証する。太陰は胃中の虚寒に属している。そこで、自利して口が渇かない。陽明のようなものは、胃中の熱実証である。そこで、舌が燥き、口が渇く。かつ《少陰篇》では「自利して口が渇く（282）」と言い、《厥陰篇》では「消渇する（326）」と言い、また「口が渇いて水を飲みたくなる（329）」と言う。ただ、太陰はその邪が既に胃の中に入り、その藏は寒えるので、そのようにはならない。これは、二陰の病（少陰病）が裏にあっていまだ胃に入らない場合と、陽明病で胃に入るが熱実証に属する場合と分別する所である。そこで、仲景は姑くこれを挙げて弁証の一端とするだけである。藏は、胃を指して言う。《厥陰篇》に言う「藏が寒え、回虫が上って膈に入る（338）」の「藏」の字は、これと義が同じである。これは、その寒を温散すべきである。ところが、「四逆輩」と言うのは、思うに太陰はあるいは寒が去って陽に転じ、乾姜と附子は遽かに用いるべきでない場合があるので、人に臨機応変にする道理を示して進退を量るからである。劉茝庭は、「四逆輩と言い、四逆湯と言わないのは、意は温散にあって厥冷を治療するのではないからである」と言う。

《医宗金鑑》に言う。四逆輩は、四逆湯、理中湯、附子湯などの湯液を指して言う。

松陵徐氏は言う。四逆湯と言わずに四逆輩と言う。およそ温熱の方剤は皆選用することができる。

【解説】　本条文は、太陰の藏寒の義について論述している。

太陰病は胃の中の虚寒証に属し、その藏が寒えているので、自利して口は渇かない。藏は、胃を指して言う。本証の治療は、寒えを温散すべきである。ただ、太陰病では、第187条にあるように、寒えが去って陽証に転じ、遽かに乾姜と附子を使用すべきでない場合がある。そこで、「四逆輩を服するに宜し」と言い、人に臨機応変に対処する道理を示している。

【本文】　以上の五章、太陰病の総綱を統論す。

【通釈】　以上の五章は、太陰病の総綱を総合して論述している。

【原文】　傷寒脈浮而緩、手足自温者、繋在太陰。太陰当発身黄。若小便自利者、不能発黄。至七八日、雖暴煩下利、日十余行、必自止。以脾家実、腐穢当去故也。(278)

【本文】　傷寒、脈浮にして緩、手足自ら温なる者は、繋りて太陰に在り。太陰は当に身黄を発すべし。若し小便自利する者は、黄を発すること能わず。七八日に至りて、暴煩し下利、日に十余行なりと雖も、必ず自ら止む。脾家実し、腐穢当に去るべきを以ての故なり（腐は扶雨の翻。穢は烏廃の翻）。

【語釈】　○太陰は当に身黄を発すべし：太陰は脾が虚して寒湿が欝滞するので、陰黄を発生する可能性がある。本条文の発黄を湿熱発黄証と断定するのは、一面的である。

【通釈】　傷寒に罹患し、脈が浮で緩であり、手足が自然に温暖である場合は、病は繋って太陰にある。太陰病では、身体は発黄するはずである。もし小便が自利する場合は、発黄することができない。七八日に至って、暴かに煩躁して下痢が一日に十数回になるが、必ず自然に停止する。これは、脾の陽気が回復し、腐穢が排除されるはずであるからである（腐は扶雨の翻である。穢は烏廃の翻である）。

【本文】　此れ、太陰の寒去り、陽復して病自ら愈ゆるの証を申し釈す。「傷寒、脈浮にして緩」より「黄を発すること能わず」に至りては、既に詳らかに《陽明篇》に見わる（187）。第《ただ》彼は則ち小便自利するに因りて胃中乾燥し、大便結鞕して転じて陽明に帰すの候と為す。此れは、則ち小便自利するに因りて湿熱下泄し、胃気従りて復し、病必ず自ら愈ゆるの証と為す。是れ其の趣を同じくして其の変を異にする所以なり。故に七八日に至りて暴煩を発すと雖も、乃ち陽気流動し、腸胃通行するの徴なり。下利は一日十余行と雖も、必ず利尽きて自ら止む。蓋し、胃弱く虚冷し、水穀の津液之が為に凝泣し中に蓄積して腐穢を為す。今陽復し胃実すれば、則ち邪腐穢に随いて去り、利必ず自ら止みて病も亦愈ゆ。案ずるに、《少陰篇》に曰く、「少陰病、脈緊、七八日に至り自下利し、脈暴かに微、手足反って温かく、脈緊反って去る者は、解せんと欲すと為すなり。煩して下利すと雖も、必ず自ら愈ゆ(287)」と。且つ脈浮は少陰（290）と厥陰（327）に在れば、既に愈ゆるの候と為す。然らば則ち病太陰に在り、浮にして緩の脈、及び手足温と煩の証を見わせば、乃ち胃気権有り、固より虚寒の比に非ず。斯れ寒去り陽復するの兆しと為すは、決して疑い無きなり。脾家は即ち胃家の互辞、鑿ちて看る可からず。

龐氏曰く、浮緩も亦大の類なり。

程氏（知）曰く、自利の証を言い、脈浮緩、手足温なれば、則ち脾実すと為すなり。太陰の脈は本緩なり。故に浮緩は太陽の中風に類すと雖も、手足自ら温なれば、則ち太陽の発熱に似ず、更に少陰、厥陰の厥逆に似ず。所以に繋りて太陰に在るなり。太陰は湿熱相い蒸し、勢い必ず黄を発す。然して小便利すれば、則ち湿下泄して黄を発せず。此れ、暴煩すと雖も、頻りに利するは少陰に似るの証有り。然して其の利は当に自ら止むべし。然る所以の者は、脈浮緩、手足温なるを以て、其の脾気実して虚寒の比に非ざるを知る。其の湿熱積む所の腐穢は、自ら当に之を逐いて下すべきなり。若し弁じ晰《あき》らかにせずして四逆の法を以て之を治すれば、誤る。

程氏曰く、脈沈ならず、且つ弱にして浮緩、手足冷えずして自ら温、陰は陽を得て以て周《めぐ》り護れば、則ち寒えず。寒えざれば、則ち虚せず。是れ脾家実と為すなり。夫れ脾家実すれば、則ち腐穢自ら去る。則ち邪太陰に在れば、自ら是れ「脾を実す」の二字は第一義と為す。

【語釈】　○脾家実：「実」は邪が実しているのを指すのではなく、脾陽が回復することを指すと解釈するのがよい。成無已の《注解傷寒論》では、「今七八日に至り、暴煩し、下利が十数回になる場合は、脾家が実し、腐穢が去る。下痢し煩躁する場合は、死亡する。これは、脾気が調和し、邪を逐って下泄するので、下痢は一日に十数回になるが、下痢は必ず自然に止む」とある。また、汪苓友の《傷寒論弁証広注》では、「成氏の注釈では、「下痢し暴煩する場合は死亡する」と言う。これは、先ず下痢し、その後に煩躁する。これは、正気が脱して邪気が乱している。これは、先ず煩躁し、後に下痢する。これは、脾家の正気が実している。そこで、邪を受けずにこれと争い、これによって暴かに煩熱を発生する。下痢が一日に十数回になる場合は、邪気は腐穢に従って下泄される。そこで、腐穢が去って尽きると、下痢は必ず自然に止み、病もまた治癒する」とある。

【通釈】　これは、太陰の寒えが去り、陽気が回復して病が自然に治癒する証を述べて解釈している。「傷寒に罹患し、脈が浮で緩になる」より「発黄することができない」に至っては、既に詳らかに《陽明篇》に見われている（187）。ただ、彼は小便が自利するので、胃の中が乾燥し、大便が結硬して転じて陽明に帰る証候である。これは、小便が自利するので、湿熱が下泄し、胃気がこれによって回復し、病が必ず自然に治癒する証である。これは、その趣が同じであるが、その変が異なる理由である。そこで、七八日に至って暴煩を発生するが、陽気が流動し、胃腸が通行する徴候である。下痢は一日に十数回になるが、必ず下痢は尽きて自然に停止する。思うに、胃が弱く虚して冷え、水穀の津液がこのために凝滞し、中に蓄積して腐穢を生じる。今陽気が回復し、胃が実する場合は、邪は腐穢に随って去り、下痢は必ず自然に停止して病もまた治癒する。案じるに、《少陰篇》では、「少陰病に罹患し、脈が緊になり、七八日に至って自下利し、脈が暴かに微になるが、手足は反って温かくなり、脈緊が反って去る場合は、病は解されようとしている。心煩して下痢するが、必ず自然に治癒する(287)」と言う。かつ、浮脈が少陰（290）や厥陰（327）にある場合は、既に病が治癒する証候である。そうであれば、病が太陰にあり、浮で緩の脈、および手足温と煩の証を見わす場合は、胃気は権限があり、固より虚寒の比ではない。ここで寒えが去って陽気が回復する兆しとするのは、決して疑いがない。脾家は胃家の互辞であり、穿って看るべきでない。

龐氏は言う。浮緩もまた大の類である。

程氏（知）は言う。自利の証を言い、脈が浮緩であり、手足が温かい場合は、脾が実している。太陰の脈は、元々緩である。そこで、浮緩は太陽の中風に類似するが、手足が自ら温かい場合は、太陽の発熱に類似せず、更に少陰と厥陰の厥逆に類似しない。そこで、繋って太陰にある。太陰は湿熱が相互に熏蒸し、勢いは必ず発黄する。しかし、小便が通利する場合は、湿が下泄して発黄しない。これは暴煩するが、頻りに下痢するのは、少陰に類似する証がある。しかし、その下痢は自然に止むはずである。そのようになる理由は、脈が浮緩であり、手足が温かいので、その脾気が実しており、虚寒の比ではないことが解る。その湿熱が積む所の腐穢は、自然にこれを逐って下すべきである。もし弁別して明らかにすることができず、四逆湯の方法をもってこれを治療する場合は、誤る。

程氏は言う。脈が沈ではなく、かつ弱で浮緩であり、手足は冷えずに自然に温かく、陰が陽を得て周《めぐ》って護る場合は、寒えない。寒えない場合は、虚すことがない。これが脾家実である。そもそも脾家が実する場合は、腐穢は自然に去る。即ち、邪が太陰にあれば、自ら「脾を実する」の二字が第一義である。

【解説】　本条文は、太陰の寒が去り、陽気が回復して病が自然に治癒する病証について論述している。

冒頭の「傷寒、脈浮にして緩」より「黄を発すること能わず」までは、《陽明篇》の第187条に見われている。第187条では、小便が自利するので、胃の中が乾燥し、邪が陽明に転属し、大便は硬くなる。本条文では、小便が自利するので、湿熱が下泄し、胃気が回復し、病が自然に治癒する。太陰病に罹患し、胃が虚して冷えると、水穀の津液が凝滞して蓄積するので、腐穢が生じる。七八日が経過し、陽気が流動し、胃腸が通行すると、暴煩を発生し、下痢は一日に十数回になる。陽気が回復し、胃が実すると、邪は腐穢に随って去り、下痢は必ず自然に停止し、病は治癒する。脾家は胃家の互辞であり、穿って看るべきでない。

【原文】　本太陽病、医反下之、因爾腹満時痛者、属太陰也。桂枝加芍薬湯主之。大実痛者、桂枝加大黄湯主之。(279)

【本文】　本太陽病、医反って之を下し、爾《そ》れに因りて腹満し、時に痛む者は、太陰に属するなり。桂枝加芍薬湯之を主る。大いに実痛する者は、桂枝加大黄湯之を主る。

【語釈】　○因爾：程応旄の《傷寒論後条弁》では、「因爾」を「因而（因りて）」に作る。

【通釈】　元々太陽病であったが、医者が反ってこれを下し、それによって腹満し、時に痛む場合は、病は太陰に属している。桂枝加芍薬湯がこれを主る。大いに実して痛む場合は、桂枝加大黄湯がこれを主る。

【本文】　此れ、太陰温泄の証治を発明す。本太陽病と言えば、当に汗を発すべし。而るに医誤りて反って之を下し、因りて裏虚し、胃寒えて腹は䐜脹を生ず。惟だ時有りて痛みを作せば、則ち胃中の腐穢頗る壅がる。然して陽明の熱実、常に痛む者の比に非ず。故に曰く、「此れ太陰に属するなり」と。当に桂枝加芍薬湯を与えて以て和胃通壅すべし。若し夫れ大いに実痛すれば、則ち胃中は寒ゆと雖も、腐穢已に実すれば、加大黄湯を与えて以て之を温泄せざるを得ず。此れも亦陽明の承気の諸法と稍異なる。案ずるに、前章は腐穢、利尽きて病自ら愈ゆる者を論じ、此れは腐穢壅積して温下を要する者を掲ぐ。夫れ理中、四逆は、胃寒を温散す。即ち、太陰の正治なり。而して此れ却って寒積を温泄す。乃ち、本病の権制なり。蓋し、太陰と陽明の部位は正しく同じ。惟だ寒熱虚実の別有り。而して此れ乃ち殆ど将に陽明に転ぜんとする者なり。仲師温泄の一法を設くる所以は、承気等の法と殊に差別を為すを以てなり。

程氏曰く、「因りて（因而）」の二字は宜しく玩ずべし。

銭氏曰く、若し大いに実満して之を按じて痛む者は、終に是れ太陰に属すと雖も、已に陽明胃実を兼ぬれば、当に之を下すべし。然して陽明の証中（254）の腹満痛する者は急いで之を下して大承気湯を用うるが如くす可からざるなり。

中西子文曰く、実は乃ち胃実の実なり。「大いに実す」は、腹中堅鞕し大便不通を謂うなり。論に曰く、「腹満痛する者は、此れを実と為すなり（《可下篇》第182条）」と。然して彼は則ち燥屎に必ず讝語、潮熱、口乾咽燥等の証有るなり。故に大黄四両にして之を佐くるに芒硝を以てす。此れは、則ち但だ大便せずして讝語、潮熱等の証有らざるなり。故に之を君とするに芍薬を以てして大黄は僅かに一両なり。惟だ是れ陽明と太陰の分なり。

【語釈】　○権制：一時的に制定する。

【通釈】　これは、太陰病で温泄する証候と治療法を発して明らかにしている。

「元々太陽病である」と言えば、発汗すべきである。ところが、医者は誤って反ってこれを下し、これによって裏が虚し、胃が寒えて腹部は脹満を発生した。ただ、時に痛みを発生する場合は、胃の中の腐穢が頗る塞がっている。そして陽明の熱実証で常に痛む場合の比ではない。そこで、「これは太陰に属している」と言う。桂枝加芍薬湯を与えて胃を調和して塞がりを通じるべきである。もしそもそも大いに実して痛む場合は、胃の中は寒えているが、腐穢は既に実しているので、桂枝加大黄湯を与えてこれを温泄しない訳にはいかない。これもまた陽明の承気湯の諸々の方法とは幾らか異なる。案じるに、前章（278）は腐穢があり、下痢が尽きて病が自然に治癒する場合を論じ、これは腐穢が塞がって蓄積し、温下が必要な場合を掲げる。そもそも理中湯と四逆湯は、胃の寒えを温散する。即ち、太陰の正治である。そしてこれは反って寒えの蓄積を温泄する。即ち、本病の一時的な制定である。思うに、太陰と陽明の部位は正しく同じである。ただ、寒熱と虚実の区別がある。そしてこれは殆ど今にも陽明に転じようとする場合である。仲師が温泄の一法を設ける理由は、承気湯などの方法と殊に差別するからである。

程氏は言う。「因りて（因而）」の二字は、玩味すべきである。

銭氏は言う。もし大いに実満し、これを按じて痛む場合は、遂にこれは太陰に属しているが、既に陽明の胃実証を兼ねているので、これを下すべきである。そして陽明の証の中（254）で腹部が脹満して痛む場合は、急いでこれを下して大承気湯を用いるようにすべきでない。

中西子文は言う。実は、胃実の実である。「大いに実する」は、腹の中が堅くなり、大便が不通になることを言う。本論では、「腹満して痛む場合は、これを実証とする（《可下篇》第182条）」と言う。そして彼は燥屎に必ず譫語、潮熱、口や咽の乾燥などの証がある。そこで、大黄は四両を用い、これを佐けるに芒硝を用いる。これは、ただ大便をせず、譫語、潮熱などの証がない。そこで、これを君とするのに芍薬を用い、大黄は僅かに一両である。ただ、これが陽明と太陰の区分である。

【本文】　桂枝加芍薬湯方

桂枝（三両、皮を去る）　芍薬（六両）　甘草（二両、炙る）　大棗（十二枚、擘く）　生姜（三両、切る）

右五味、水七升を以て、煮て三升を取り、滓を去り、温め分かち三服す。本云う、桂枝湯に今芍薬を加うと。

【通釈】　桂枝加芍薬湯方
桂枝（三両、皮を除く）　芍薬（六両）　甘草（二両、あぶる）　大棗（十二枚、きざむ）　生姜（三両、切る）
右の五味に水七升を用い、煮て三升を取り、滓を除き、温めて三回に分けて服用する。元々は、桂枝湯に今芍薬を加えると言われている。
【本文】　桂枝加大黄湯方
桂枝（三両、皮を去る）　大黄（二両）　芍薬（六両）　生姜（三両、切る）　甘草（二両、炙る）　大棗（十二枚、擘く）
右六味、水七升を以て、煮て三升を取り、滓を去り、一升を温服し、日に三服す。
【通釈】　桂枝加大黄湯方
桂枝（三両、皮を除く）　大黄（二両）　芍薬（六両）　生姜（三両、切る）　甘草（二両、あぶる）　大棗（十二枚、きざむ）
右の六味に水七升を用い、煮て三升を取り、滓を除き、一升を温服し、日に三回服用する。
【本文】　此れ桂枝湯を用うるは、乃ち辛熱もて温中するの義を取る。張元素の「芍薬は壅がりを通じ、腹中痛み、胃気通ぜざるを利す」と曰う是れなり。若し大いに実痛する者は、蓋し裏は乃ち寒ゆと雖も、壅がり実するは既に徴《あき》らかなり。故に中を温むるに兼ねて裏を疏す。此れ、前方に於いて大黄を加えて和泄温利の剤と為す所以なり。然して大黄は僅かに止《ただ》二両なり。又分かちて三次と為せば、則ち微しく胃を調うるの方を示すなり。抑も下法の緩やかなる者と謂う可きのみ。案ずるに、本条は既に「本太陽病」と云えば、則ち邪已に表を離るること知る可し。且つ此の段の桂枝は特に温裏を以てす。即ち、発表に非ず。第《ただ》下して後、便秘す。故に敢えて姜、附を用いざるなり。前注に或は以て太陽未だ尽きずと為し、因りて此の方は表裏雙解の剤と謂うは、豈其れ然るや。
龐氏曰く、小建中湯に飴糖を用いず。故に芍薬を君と為すは、止痛し復た邪を利するが故なり。
劉茝庭曰く、桂枝湯に加うるに芍薬を倍するは、既に発表に非ず、亦建中と其の旨を同じくせず。攷うるに、小茈胡の加減法に曰く、「若し腹中痛む者は、黄芩を去り、芍薬三両を加う（96）」と。成氏曰く、「芍薬を加えて以て壅がりを通ず」と。又《明理論》に曰く、「宜しく通ずべくして塞がれば痛みを為す。邪気裏に入り、裏気足らず、寒気之を壅げば、則ち腹中痛む。芍薬は味酸苦微寒、酸の性は泄して中を利す。之を加うれば、則ち裏気通ずるを得て痛み自ら已む」と。愚謂うに、此の方の芍薬も亦壅がりを通ずるを取る。次の条の「設し当に大黄、芍薬を行るべき者」の語気は、以て徴す可し。

柯氏曰く、満して時に通ずるは、是れ下利の兆しなり。大いに実して痛むは、是れ燥屎の徴なり。故に倍芍薬を加え、小しく建中の剤を変ず。少しく大黄を加うるは、微しく胃を調うるの方を示すなり。

【語釈】　○小しく建中の剤を変ず：《傷寒来蘇集》では、「桂枝に芍薬を加うるは、小しく建中を試みるの剤なり（小試建中之剤）」とある。芍薬の量は、桂枝湯では三両、桂枝加芍薬湯では六両、小建中湯では八両である。《傷寒論疏義》で「試」の字を「変」の字に作るのは、小建中湯から見て芍薬の量を八両から六両に変えること意味する。

【通釈】　これが桂枝湯を用いるのは、辛熱の品で中を温める義を取る。張元素が「芍薬は塞がりを通じ、腹の中が痛み、胃気が通じないのを通利する」と言うのがこれである。もし大いに実して痛む場合は、思うに裏は寒えているが、塞がり実しているのは既に明らかである。そこで、中を温め、兼ねて裏を疏利する。これが前方において大黄を加えて和やかに泄らし温めて通利する方剤となる理由である。そして大黄は僅かにただ二両である。また、分けて三回とする場合は、微かに胃を調える処方であることを示している。抑も下法の緩やかな場合であると言うことができる。案じるに、本条で既に「元々太陽病である」と言う場合は、邪は既に表を離れていることを知るべきである。かつこの段落の桂枝の効能は特に温裏をもってする。即ち、発表するのではない。ただ、下した後に便秘する。そこで、敢えて乾姜と附子を用いない。前の注釈にあるいは太陽病がいまだ尽きていないとし、これによってこの処方は表裏双解剤であると言うのは、実際そうであろうか。

龐氏は言う。小建中湯に飴糖を用いない。そこで、芍薬を君とするのは、止痛しまた邪を通利するからである。

劉茝庭は言う。桂枝湯に加えて芍薬を倍にする場合は、既に発表ではなく、また建中湯とはその旨を同じくしない。考えるに、小柴胡湯の加減法では、「もし腹の中が痛む場合は、黄芩を除き、芍薬三両を加える（96）」と言う。成氏は、「芍薬を加えて塞がりを通じる」と言う。また、《傷寒明理論》では、「通じるべきであるが、塞がると痛みをを生じる。邪気が裏に入り、裏気が足らず、寒気がこれを塞ぐ場合は、腹の中が痛む。芍薬は味酸苦微寒であり、酸の性は泄らして中を通利する。これを加える場合は、裏気は通じ、痛みは自然に止む」と言う。私が思うには、この処方の芍薬もまた塞がりを通じる効能を取る。次の条の「もし大黄と芍薬を投与すべき場合」の語気は、証拠とすべきである。

柯氏は言う。腹満して時に通じるのは、下痢の兆しである。大いに実して痛むのは、燥屎の徴候である。そこで、倍芍薬を加え、僅かに小建中湯の方剤を変化させる。僅かに大黄を加えるのは、微かに胃を調える処方であることを示している。

【解説】　本条文は、太陰病に罹患し、温泄する証候と治療法について論述している。

元々太陽病であれば発汗すべきであるが、医者が誤ってこれを下すと、これによって裏が虚し、胃が寒えて腹部が脹満する。胃の中に腐穢が塞がると、時に腹痛が発生する。本証は、胃の中が寒え、腐穢が塞がった状態にある。そこで、桂枝加芍薬湯を与えて胃を調和し塞がりを通じる。

桂枝加芍薬湯は、桂枝湯の中の芍薬を三両から六両に増量した処方である。方中の桂枝湯は、辛熱の品で中を温める。芍薬は、塞がりを通じ、腹の中が痛み、胃気が通じなくなるのを通利する。

胃の中が寒え、腐穢が実すると、腹部は大いに実して痛む。本証は、胃の中が寒え、腐穢が塞がって甚だしく蓄積した状態にある。そこで、桂枝加大黄湯を与えて温泄する。

桂枝加大黄湯は、桂枝加芍薬湯に大黄二両を加えた処方である。本方は、中を温め、兼ねて裏を疏利し、和やかに泄らし温めて通利し、微かに胃を調える効能を発揮する。

【原文】　太陰為病、脈弱、其人続自便利。設当行大黄、芍薬者、宜減之。以其人胃気弱、易動故也。(280)

【本文】　太陰の病為る、脈弱、其の人続いて自ら便利す。設し当に大黄、芍薬を行るべき者は、宜しく之を減ずべし。其の人胃気弱く、動じ易きを以ての故なり（易は以豉の翻。○「太陰の病為る」は、或るひと曰く、「「為」の字は衍文なり。提綱の諸条の外は、実に其の例無し。宜しく刪るべし」と。然れども《金匱・痙病篇》に「痙の病為る云々」は此れと正しく同じ。今仍お旧本の文に依る）。

【語釈】　〇《金匱・痙病篇》：《金匱要略・痓湿暍病脈証治第二》の第13条を参照。

【通釈】　太陰の病で、脈が弱になる場合は、その人は続いて自然に大便が下痢になる。もし大黄や芍薬を投与しなければならない場合は、これを減量すべきである。その人は胃気が弱く、服薬によって動き易くなるからである（易は以豉の翻である。〇「太陰の病為る」は、ある人は「「為」の字は、衍文である。提綱の諸条の外には、実にその例がない。削るべきである」と言う。しかし、《金匱要略・痓病篇》の「痓の病為る云々」は、これと正しく同じである。今なお旧本の文に頼る）。

【本文】　此れ、上文の芍薬、大黄を加うるに因りて胃気弱き者は宜しく減ずべきを申し戒むるなり。蓋し、太陰病、脈浮緩なるは、或は陽明に転属し、或は利尽きて病差ゆ。弱の若きは、則ち胃寒の正脈なり。其の人、今便利せずと雖も、続いて必ず便利す。縦《たと》え腹満、実痛し、大黄、芍薬を用いて之を下す可き証有るも、且つ宜しく之を減ずべきは、何ぞや。其の人胃気弱きを以て、大便動き利し易きが故なり。医人薬を用うるは、詳らかに慎み以て其の中州の気を保たざる可けんや。蓋し、太陰は本胃寒に因る。若し其の腐穢壅がり実する者は、動《やや》もすれば陽虚に変ずれば、此れ軽々しく下す可からずの戒めなり。張隠庵は「減ずる者は、其の分両を少なくするなり」と曰い、郭白雲は「脈弱を以ての故に胃気弱きを知るなり」と曰う。案ずるに、首節は脈浮にして緩を以て文を起こし、此の節は結ぶに脈弱を以てす。且つ前に「脾家実し、腐穢当に去るべし（278）」と云い、此れ「胃気弱く、動じ易し」と云い、互いに言いて以て其の義を見わす。且つ脾と胃とは必ずしも拘わらざるは、以て徴す可し（許氏弘曰く、「脾実は即ち胃実なり」と。此の説太だ是なり）。太陰は胃寒を以て的と為して胃を実し中を温むるは乃ち其の治なるを知るを要するなり。蓋し、首尾照応すること此くの如きは、殆ど亦編次の微旨なり。

令韶張氏曰く、当に大黄、芍薬を行るべき者も亦宜しく其の分両を減ずべきは、胃気弱く、脾は実すと雖も、動じ易きを以ての故なり。夫れ「便利す」と曰えば、大いに実痛するに非ざること知る可きなり。「設し当に行るべし」と曰えば、其の当に行るべからざること知る可きなり。之を総ずれば、傷寒は分無く、六病は一切皆胃気を以て本と為す。

【通釈】　これは、上文で芍薬と大黄を加えるので、胃気が弱い場合は減量すべきであることを述べて戒める。思うに、太陰病に罹患し、脈が浮緩である場合は、あるいは陽明に転属し、あるいは下痢が尽きて病が軽減する。弱のようなものは、胃が寒えている場合の正脈である。その人は今大便が下痢しないが、続いて必ず大便が下痢する。たとえ腹満し、実して痛み、大黄と芍薬を用いてこれを下すべき証があるが、かつこれを減量すべきであるのは、どうしてであろうか。その人の胃気が弱いので、大便が動いて下痢し易くなるからである。医者が薬を用いる場合は、詳らかに慎み、その中州の気を保たないでおられようか。思うに、太陰は元々胃が寒えることが原因である。もしその腐穢が塞がって実する場合は、動《やや》もすると陽虚に変化するので、これは軽々しく下すべきでない戒めである。張隠庵は「減じるのは、その分両を少なくすることである」と言い、郭白雲は「脈が弱であるので、胃気が弱いことが解る」と言う。案じるに、首節は脈が浮で緩であるのをもって文を起こし、この節は脈が弱であるのをもって結んでいる。かつ前に「脾家が実し、腐穢が去るはずである（278）」と言い、これは「胃気が弱く、動き易い」と言い、互いに言ってその義を見わしている。かつ脾と胃とは必ずしも拘わらないのは、証拠とすべきである（許氏弘は、「脾実は、胃実である」と言う。この説は甚だ正しい）。太陰は胃が寒えることが要点であり、胃を実して中を温めるのがその治療であることを知る必要がある。思うに、首尾がこのように照応するのは、殆どまた編次の微かな趣旨である。

令韶張氏は言う。大黄と芍薬を投与すべき場合もまたその分量を減らすべきであるのは、胃気が弱く、脾は実しているが、動き易いからである。そもそも「大便が下痢になる」と言えば、大いに実して痛むのではないことを知るべきである。「もし投与すべきである」と言えば、それが投与すべきでないことを知るべきである。これを総合すると、傷寒に区分はなく、六病は一切全てに胃気が本である。

【解説】　太陰病に罹患し、胃気が弱い場合は、芍薬と大黄は減量すべきであることについて論述している。

太陰病に罹患し、脈が浮で緩である場合は、陽明に転属し（187）、あるいは下痢が尽きて病が軽減する（278）。胃が寒える場合は、脈は弱になる。即ち、本証は胃気が弱い状態にある。そこで、その人は今は下痢しないが、続いて必ず下痢をする。もし更に腹満し、実して痛み、大黄と芍薬を用いてこれを温下しなければならない場合は、病人は胃気が弱く、大便が動いて下痢し易くなっているので、桂枝加大黄湯の中の大黄と芍薬は減量すべきである。

【本文】　以上の三章、胃寒え壅がり実するの証有るを弁ず。
【通釈】　以上の三章は、胃が寒え塞がって実している証があることを弁じている。

【本文】　案ずるに、本篇僅かに八章、初節は総綱を論じ、次節は変証を弁じ、其の治法は要するに温治と温攻の二途に過ぎず。所謂「温治」なる者は、即ち少陰、厥陰の諸法通用す可し。故に四逆輩と言いて其の方を挙げず。「温攻」なる者は、即ち桂枝加芍薬、加大黄の二方を掲げ、以て陽明の承気等の法と同じならざるを示すなり。蓋し、本篇の文は欠略有るに非ず。陽は動き、陰は静かなるは、一定の理なり。其の証候の情機は、固より三陽の多端の如くならざるなり。呉氏曰く、「《太陰篇》の文は止《ただ》八条、方は四の道に止まるは、約略の至りと謂う可し。然して汗下温の三法は、備具《びぐ》せざること無し」と（劉茝庭曰く、「蓋し、本篇は僅僅にして数条に過ぎず。而して《陽明篇》の中は、反って本病の証候多し。此れ、其の病は寒熱の異なり有りと雖も、部位は則ち同じなるを以ての故に人の錯認を恐れて対挙して之を明かすなり。「食すること能わざるは、中寒と名づく（190）」と曰い、「固瘕を作さんと欲す（191）」と曰い、「其の熱を攻むれば必ず噦す（194）」と曰い、「穀疸を作さんと欲す（232）」と曰い、「水を飲めば、則ち噦す（226）」と曰い、「穀を食して嘔せんと欲す（243）」と曰い、「寒湿裏に在り（259）」と曰うは、皆是れのみ。然して猶冒するに陽明を以てす。故に諸家未だ之察せざるのみ」と）。
【語釈】　○情機：感情のはたらき。また、人情の機微。　○道：方法、手段。　○約略：大略。あらまし。　○備具：もれなく備わる。
【通釈】　案じるに、本篇は僅かに八章であり、初節は総綱を論じ、次節は変証を弁じ、その治法は要するに温めて治療する方法と温めて攻める方法の二つの道に過ぎない。いわゆる「温治」は、少陰と厥陰の諸々の方法が通用することができる。そこで、四逆輩と言ってその処方を挙げない。「温攻」は、桂枝加芍薬湯と桂枝加大黄湯の二方を掲げ、これによって陽明の承気湯などの方法と同じでないことを示している。思うに、本篇の文は、欠略があるのではない。陽は動き、陰は静かであるのは、一定の道理である。その証候が変化する機微は、固より三陽が多端であるようにはならない。呉氏は、「《太陰篇》の文がただ八条であり、処方が四つの方法に止まるのは、大略の至りであると言うべきである。しかし、汗・下・温の三法は、備わらないことがない」と言う（劉茝庭は、「思うに、本篇は僅かに数条に過ぎない。しかし、《陽明篇》の中は、反って本病の証候が多い。これは、その病は寒熱の異なりがあるが、部位は同じであるので、人が誤認するのを恐れ、対に挙げてこれを明らかにする。「食事を摂取できなくなるのは、中寒と名づける（190）」と言い、「固瘕を発生しようとする（191）」と言い、「その熱を攻めると、必ず噦が出現する（194）」と言い、「穀疸を発生しようとする（232）」と言い、「水を飲む場合は、噦が出現する（226）」と言い、「穀物を摂取すると、嘔吐しそうになる（243）」と言い、「寒湿が裏にある（259）」と言うのは、皆これである。しかし、なお冒頭に陽明をもってする。そこで、諸家はいまだこれを察知しないだけである」と言う）。

弁少陰病脈証并治

【本文】　案ずるに、少陰病なる者は、表虚寒証是れなり。太陽と表裏を為す。而して其の人表陽衰え、邪気之に中りて相い抗《あ》たること能わずして直ちに虚寒を為す。即ち、所謂「陰に発する者（7）」、是れ直中の証なり。惟だ夫れ表の寒ゆるは、則ち裏も亦寒ゆ。故に裏寒えて病未だ胃に入らざる者は、尚之を少陰に属す。又初め陽に発して其の人胃気本弱く、汗下は法を失し、陽虚し胃寒え以て本病を為す。更に敢えて錯治せずして邪の奪う所と為し、因りて以て変じて為す者有り。即ち、所謂「陽変じて陰と為す」、是れ伝変の証なり。蓋し、少陰病は此の二端有り。而して所謂「伝変」は、則ち太陽、若しくは少陽自り来る。是を以て直中は表に専らすること多く、伝変は裏に専らすること多し。然して其の重きに至りては、則ち表裏に渉らざること無きなり。其の脈、則ち沈細微遅なり。其の証、則ち心煩、寐《い》ねんと欲す、自利して渇す、悪寒して踡《かがま》る、厥冷、外熱等は是れ正候と為す。其の治、則ち四逆以て温経復陽するは、実は的対に係る。而して或は温発を主り、或は温裏を重んずるは、倶に其の宜しきに従う。其の変、則ち胃中の熱実し陽明に転ずる者有り、或は直中は太陽に転じ、厥陰に属するも亦之有り。只太陰は則ち必ずしも本病自り変ぜず。如し果たして少陰の寒直ちに胃に入れば、則ち陽気暴脱して死す。是れ乃ち大較なり。且つ少陰は太陽と相い表裏して三陰の統領と為す。故に兼挟の諸証頗る多端と為す。其の症状、治法は、並びに篇中に条列す。抑も魏子千に言えること有り、「傷寒は変遷定むること無く、或は陽由りして陰に入り、或は陰由りして陽に出で、陰陽互いに換わるの間、豈執一《しついつ》して論ず可けんや」と。其の説太だ確かなり。故に表して之を出だす。

【語釈】　○的対：的は、あきらか。対は、対応。　○条列：箇条書きに列挙する。　○執一：一事のみかたく守って融通を知らない。　○表：表彰。褒めて広く世間に知らせる。

【通釈】　案じるに、少陰病は、表の虚寒証がこれである。太陽と表裏の関係にある。そしてその人の表の陽気が衰え、邪気がこれに中って抵抗することができず、直ちに虚寒を生じる。即ち、いわゆる「陰に発生する場合（7）」であり、直中の証である。ただ、そもそも表が寒える場合は、裏もまた寒える。そこで、裏が寒えて病がいまだ胃に入らない場合は、なおこれを少陰に属する。また、初めは陽に発生し、その人は胃気が元々弱く、汗法と下法が適切でないと、陽が虚し胃が寒えて本病を発生する。更に敢えて誤治しないが邪に奪われ、これによって変化して少陰病を生じる場合がある。即ち、いわゆる「陽が変化して陰になる」であり、伝変の証である。思うに、少陰病はこの二端がある。そしていわゆる「伝変」は、太陽あるいは少陽より到来する。ここをもって直中は表に専らすることが多く、伝変は裏に専らすることが多い。そしてそれが重くなるに至っては、表裏に渉らないことがない。その脈は、沈細微遅である。その証は、心煩、眠りたくなる、自利して口が渇く、悪寒がして身体を屈める、手足の厥冷、外熱などであり、これが通常の少陰病の証候である。その治療に四逆湯を用いて温経復陽するのは、実に適切に対応した治療法に係わる。そしてある場合は温発を主り、ある場合は温裏を重んじるのは、ともにそれが好ましい方法に従う。それが変化するのは、胃の中の熱が実して陽明に転じる場合があり、あるいは直中が太陽病に転じ、厥陰病に属するのもまたこれがある。ただ、太陰は必ずしも本病より変化しない。もし果たして少陰の寒が直ちに胃に入る場合は、陽気が暴脱して死亡する。これがおよその比較である。かつ少陰は太陽と相互に表裏の関係にあり、三陰の統領である。そこで、兼挟する諸証は頗る多端である。その症状と治療法は、並びに篇の中に箇条書きに列挙する。いったい、魏子千は、「傷寒は、変遷が一定せず、あるいは陽より陰に入り、あるいは陰より陽に出るのであり、陰陽が互いに入れ代わる間では、どうしてただ一つを守って論じることができようか」と言う。その説は、甚だ確かである。そこで、表彰してこれを提出する。

【解説】　本節は、少陰病の特徴について論述している。

少陰病は、表虚寒証と定義する。少陰は、太陽と表裏の関係にある。少陰病の発生には、直中と伝変の二種類が関与する。即ち、表の陽気が衰えると、邪気がこれに中るが抵抗することができず、直ちに虚寒を発生する。これがいわゆる「陰に発す（7）」であり、直中の証である。一方、発病初期は陽に発生するが、病人の胃気が元々弱く、汗法や下法が不適切であると、陽が虚し胃が寒えて少陰病を発生する。あるいは敢えて誤治しないが、病が変化して少陰病を発生する。これがいわゆる「陽変じて陰を為す」であり、伝変の証である。伝変の証は、太陽あるいは少陽より伝来する。そこで、証候は、直中では表が主体であり、伝変では裏が主体であるが、重症例では表裏に渉らないことがない。少陰病の脈は沈細微遅であり、証候は心煩、寐ねんと欲す、自利して渇す、悪寒して踡る、厥冷、外熱などである。本証の治療は、四逆湯を用いて温経復陽する。あるいは病状に基づいて温発を主とし、あるいは温裏を重んじる。少陰病は、胃の中の熱が実して陽明に転じる場合がある。また、直中の証が太陽病に転じ、あるいは厥陰病に属する場合もある。少陰の寒が直ちに胃に入ると、陽気が暴脱して死亡する。そこで、少陰病は必ずしも太陰病に変化しない。少陰は太陽と表裏の関係にあり、三陰の統領であるので、兼挟する諸証が頗る多端であり、これもまた少陰病の特徴の一つである。

【原文】　少陰之為病、脈微細、但欲寐也。(281)

【本文】　少陰の病為る、脈微細、但だ寐ねんと欲するなり。

【通釈】　少陰の病と言うものは、脈は微細であり、ただ眠りたくなる。

【本文】　此れ、少陰病の提綱なり。脈微細なる者は、皆陰脈なり。但だ寐ねんと欲する者は、陰静かにして闔《と》づればなり。夫れ陽は動を主りて陰は静を主る。動は則ち闢《ひら》きて静は則ち闔づるは、理は固より然るなり。然れども「寐ねんと欲す」と曰うは、能く寐ぬるに非ざるなり。所謂「昏昏として夢の如き」者は、皆是れ陽虚し陰盛んなるの象なり。蓋し、陰証は認め難く、又徴す可きの証鮮なし。故に此の二者を挙げて提綱と為すは、尤も其の妙に臻《いた》る。以後凡そ少陰病と称する者は、乃ち此の脈証を指して言うなり。案ずるに、綱領の諸条は、太陽、少陰の二篇は脈証兼ねて提《さ》さげ、他の篇の如きは唯だ証を論じて脈に及ばず。此れ、太陽は乃ち三陽の首にして少陰は果たして三陰の主と為すを知る。故に特に脈象を掲ぐ。其の余は皆此の二篇を以て、以て之を該ぬ可きなり。

程氏曰く、凡そ陰脈は皆沈、太陽の浮と異なるは必ずしも言わず。陽明の脈は大、微の者は大の反なり。少陽の脈弦細の者は、弦の反なり。沈に微細を兼ぬるは、陰証定まる。

又曰く、諸篇の首条に掲ぐる所は、証に非ず。即ち病なり。此れ、只寐ねんと欲するを以て病証中の情態を写し及ぶ。少陰は仮多く総じて真証の掲ぐる可きもの無きに縁る。此の条の只寐ねんと欲すと後条の口中和す（304）を合すれば、皆間淡の処従り、人に授くるに秦鏡を以てす。

黄氏曰く、厚衣を喜むは、即ち悪寒なり。善く瞌睡《こうすい》するは、即ち但だ寐ねんと欲するなり。

張氏曰く、傷寒、邪三陽に在れば太陽を首と為し、邪三陰に在れば少陰を先と為す。少陰は太陰、厥陰の中に居すと雖も、実は陰病の始めと為すは、其れと太陽と表裏なるを以てなり。

【語釈】　○脈微細：《医宗金鑑》では、「少陰の腎経は、陰が盛んな経である。少陰が邪を受ける場合は、陽気が微かになる。そこで、脈は微細になる」とある。　○但だ寐ねんと欲す：成無己の《注解傷寒論》では、「衛気が陽を行る場合は覚め、陰を行る場合は眠る。邪が少陰に伝わる場合は、気は陰を行って陽を行らない。そこで、ただ眠りたくなる」とある。　○昏昏：深く眠っているさま。　○間淡：間は、しずか。ひそかに。淡は、あわい。うすい。あっさりとしている。　○秦鏡：秦の始皇帝が、人の善悪邪正、病気の有無などを照らしたという、四角な鏡。　○瞌睡：疲れていねむりをすること。

【通釈】　これは、少陰病の提綱である。脈が微細であるのは、皆陰脈である。ただ、眠りたくなるのは、陰は静かで闔《と》じるからである。そもそも陽は動を主り、陰は静を主る。動が闢《ひら》き、静が闔じるのは、道理からすると固よりそのようになる。しかし、「眠りたくなる」と言うのは、よく眠るのではない。いわゆる「昏昏として深く眠って夢のようである」のは、皆陽が虚して陰が盛んになる象である。思うに、陰証は認め難く、また証拠とすべき証は少ない。そこで、この二つを挙げて提綱とするのは、尤もその妙味に至っている。以後およそ少陰病と称する場合は、この脈証を指して言う。案じるに、綱領の諸条は、太陽と少陰の二篇は脈と証を兼ねて提出するが、他の篇のようなものはただ証を論じて脈に及んでいない。これからすれば、太陽は三陽の首であり、少陰は果たして三陰の主であることが解る。そこで、特に脈象を掲げる。その余は皆この二篇をもって、これを兼ねるはずである。

程氏は言う。およそ陰脈が皆沈であり、太陽の浮脈と異なるのは必ずしも言わない。陽明の脈が大であり、微は大の反対である。少陽の脈が弦細であるのは、弦の反対である。沈脈に微細を兼ねる場合は、陰証が定まる。

また、言う。諸篇の首条に掲げる所は、証ではない。即ち、病である。これは、ただ眠りたくなる症状をもって病証の中の病態を写して及んでいる。少陰は仮証が多く、総じて真証で掲示できるものがないことによる。この条のただ眠りたくなるのと後条の口の中が調和する（304）のとを合わせると、皆密かにあっさりとした所より、人に病気の有無を照らす鏡を授けることになる。

黄氏は言う。厚衣を喜むのは、悪寒である。よく居眠りをするのは、ただ眠りたくなることである。

張氏は言う。傷寒に罹患し、邪が三陽にある場合は太陽を首とし、邪が三陰にある場合は少陰を先とする。少陰は太陰と厥陰の中にあるが、実は陰病の始めとなるのは、少陰と太陽は表裏の関係にあるからである。
【解説】　本条文は、少陰病の提綱について論述している。
　少陰病に罹患し、脈が微細であるのは、いずれも陰脈である。陽は動を主り、陰は静を主り、動は開き、陰は閉じる。陰が静かになって閉じると、ただ眠りたくなる。「但だ寐ねんと欲す」は、よく眠れることを言うのではなく、陽が虚して陰が盛んになる象であり、昏々として夢のように眠ることを言う。以後およそ少陰病と称する場合は、この脈証を指して言う。

【原文】　少陰病、欲吐不吐、心煩但欲寐、五六日自利而渴者、属少陰也。虚故引水自救。若小便色白者、少陰病形悉具。小便白者、以下焦虚有寒、不能制水、故令色白也。(282)
【本文】　少陰病、吐せんと欲して吐せず、心煩し但だ寐ねんと欲し、五六日自利して渇する者は、少陰に属するなり。虚するが故に水を引きて自ら救う。若し小便の色白き者は、少陰の病形悉く具わる。小便白き者は、下焦虚して寒有り、水を制すること能わざるを以ての故に色をして白からしむるなり。
【通釈】　少陰病に罹患し、吐きたくなるが吐くことができず、心煩し、ただ眠りたくなり、五六日になり自利して口が渇く場合は、病は少陰に属している。これは、虚しているので、水を引いて自らを救う。もし小便の色が白い場合は、少陰の病形が悉く備わる。小便が白い場合は、下焦が虚して寒えがあり、水を制することができないので、小便の色を白くする。
【本文】　此れ、少陰の虚寒の証候を挙げて、以て其れ陽熱に似るを弁ずるなり。吐せんと欲して吐せず、心煩するは、虚陽上に格越すればなり。或るひと、「吐せんと欲して吐せずは、心煩を形容するの辞なり。調胃承気湯の条に曰く、「吐せず下さず心煩す（207）」の語意は正しく同じ」と曰うも亦通ず。若し急ぎて之を治さず、延びて五六日に至り、下寒甚だしくして自利すれば、津液亡われて渇す。惟だ煩と渇とは尚実熱に似る。但だ寐ねんと欲すを以て之を徴すれば、則ち下焦寒えて虚陽上に迫ると為すは、疑い無し。故に曰く、「少陰に属するなり」と。此の渇と口燥き舌乾くの渇とは同じならざるを知るを要す。乃ち、下焦に陽無く、気液を蒸騰すること能わず、上焦灌漑の潤い無きに因るが故に渇くなり。上は枯れ、下は竭き、津液枯《こ》涸《かく》す。故に水を引きて自ら救う。「若し小便の色白き者」以下は、再び溺の色に就いて虚実を験するの法則を掲示す。所以に反覆して上文の意を申し明かすなり。言うは、実熱煩渇を作せば、当に小便赤く濁るべし。今小便の色白し。蓋し、赤白の色は、寒熱の分確然なり。乃ち、「煩す」と「寐ねんと欲す」、「渇す」と「自利す」の少陰の病形悉く具われば、則ち其の小便白き所以の者は、下焦の真陽虚して寒気有りて下に在り水尿を制化すること能わざるを以ての故に色をして白からしむるなり。此れ、其の虚寒為ること明らかにして甚だし。特に「下焦」と曰う者は、陰既に下に盛んに、陽必ず上に格むを見わすに足るなり。此くの如き者は、急ぎて当に温経復陽するを以て治と為すべし。豈煩渇を以てして誤りて其の熱を攻むる可けんや。案ずるに、篇中の二つの「虚」の字は、尤も宜しく着眼すべきなり。

程氏曰く、虚するが故に水を引きて自ら救うは、徒に「渇す」の字を釈して一の「虚」の字を指出し来るに非ず。明らかに其の三陽の証の実邪渇を作すを別かつなり。

汪氏曰く、此の条、論ずること重きは、小便の色白に在り。故に篇中に三たび之を言う。

隠庵張氏曰く、莫氏は「病太陽に属し、其の小便清き者は、裏に在らずして仍お表に在るを知るなり（56）。病少陰に属し、小便の色白きは、乃ち下焦虚寒し、水を制すること能わざれば、則ち表裏陰陽執一す可からず。而して論に或は「清」と「白」とを曰うも亦各々別有り」と曰う。

沈氏曰く、此れ少陰の虚寒は熱証に似るの弁なり。世は但だ四肢厥逆するを虚寒証と為すを知る。詎《なん》ぞ小便の色白きは乃ち的験為るを知らんや。

常氏曰く、四逆湯、甘草乾姜湯を可とす。

【語釈】　○枯涸：水がかれる。　○確然：確かなさま。

【通釈】　これは、少陰の虚寒の証候を挙げて、それが陽熱に似ていることを弁じている。吐きたくなるが吐けず、心煩するのは、虚陽が上に拒まれて越えるからである。ある人が「吐きたくなるが吐けないのは、心煩を形容する辞である。調胃承気湯の条に言う「吐かせず、下さず、心煩する（207）」の語意は正しく同じである」と言うのもまた通じる。もし急いでこれを治療せず、延びて五六日に至り、下の寒えが甚だしくなって自利する場合は、津液が亡われて口が渇く。ただ、心煩するのと口が渇くのはなお実熱に似る。ただ、眠りたくなる症状でこれを明らかにする場合は、下焦が寒えて虚陽が上に迫っているのは、疑いがない。そこで、「少陰に属している」と言う。この口渇と口が燥き舌が乾く場合の口渇とは同じでないことを知る必要がある。即ち、下焦に陽がなく、気と液を蒸騰することができず、上焦は灌漑による潤いがないので、口が渇く。上が枯れ、下が尽き、津液が枯れ果てる。そこで、水を引いて自ら口渇を救う。「もし小便の色が白い場合」以下は、再び尿の色について虚実を明らかにする法則を掲示する。そこで、反覆して上文の意を述べて明らかにする。ここで言う内容は、実熱が煩渇を生じる場合は、小便は赤く濁るはずである。今小便の色は白い。思うに、赤と白の色は寒熱の区分が確かである。即ち、「心煩する」と「眠りたくなる」、「口が渇く」と「自利する」などの少陰の病形が悉く備わる場合は、その小便が白くなる理由は、下焦の真陽が虚して寒気があって下にあり、水と尿を制御し除去することができないので、色を白くする。このように、それが虚寒であるのは甚だ明らかである。特に「下焦」と言えば、陰は既に下に盛んであり、陽は必ず上に拒まれることを見わすには充分である。このような場合は、急いで温経復陽して治療すべきである。どうして煩渇の症状で誤ってその熱を攻めることができようか。案じるに、篇の中の二つの「虚」の字は、尤も着眼すべきである。

程氏は言う。「虚しているので水を引いて自ら救う」は、徒に「口が渇く」の字を解釈して一つの「虚」の字を提出しているのではない。明らかにその三陽の証で実邪が口渇を生じるのと区別するのである。

汪氏は言う。この条で論述する重点は、小便の色が白いことにある。そこで、篇の中で三たびこれを言う。

隠庵張氏は言う。莫氏は、「病が太陽に属し、その小便が清らかな場合は、裏にあるのではなく、なお表にあることが解る（56）。病が少陰に属し、小便の色が白い場合は、下焦が虚して寒え、水を制することができない。即ち、表裏と陰陽の一点に固執すべきでない。そして本論にあるいは「清らかである」と「白い」と言うのもまた各々に区別がある」と言う。

沈氏は言う。これは、少陰の虚寒が熱証に似る場合の弁別である。世間はただ四肢の厥逆だけを虚寒証とすることを知っている。どうして小便の色が白いのは、明らかな証拠であることを知らないのであろうか。

常氏は言う。四逆湯や甘草乾姜湯を用いるのがよい。

【解説】　本条文は、少陰の虚寒証と陽熱証との鑑別点について論述している。

少陰病に罹患し、虚寒が甚だしくなり、虚陽が上に拒まれると、吐きたくなるが吐けず、心煩する。本証を急いで治療せず、病が遷延して五六日に至り、下焦の寒えが甚だしくなると、自利する。下焦に陽がなく、気と液を蒸騰できず、上焦が灌漑されて潤されなくなると、口が渇く。上が枯れ、下が尽き、津液が亡われると、水を引いて自ら口渇を救う。本証に出現する「心煩」と「口渇」は、実熱証の症状に類似する。ところが、「但だ寐ねんと欲す」の症状があるので、本証は下焦が寒え虚陽が上に迫った状態にある。そこで、「少陰に属するなり」と言う。

「若し小便の色白き者」以下は、尿の色について虚実を明らかにする法則を提示する。即ち、実熱証で煩渇する場合は、小便は赤く濁るはずである。今小便の色は白である。また、「心煩」「寐ねんと欲す」「渇す」「自利す」などの少陰の病形が悉く具わる場合は、下焦の真陽が虚し、寒気が下にあり、水と尿を制御することができないので、尿の色は白くなる。即ち、本証が虚寒証であるのは、明らかである。

【原文】　病人脈陰陽倶緊、反汗出者、亡陽也。此属少陰。法当咽痛而復吐利。(283)

【本文】　病人、脈陰陽倶に緊、反って汗出づる者は、亡陽するなり。此れ少陰に属す。法当に咽痛して復た吐利すべし。

【通釈】　病人は脈が陰陽ともに緊であり、反って汗が出る場合は、亡陽である。これは、病が少陰に属している。道理からすると、咽が痛んでまた吐利するはずである。

【本文】　此れ、太陽の少陰に変ずるの証なり。陰陽倶に緊は、傷寒の脈なり。脈に據れば、当に頭痛、発熱等の候有るべし。然して傷寒は、当に汗無かるべし。而るに今反って汗出づれば、則ち陽虚して任《た》えず、其の表を固むること無し。此に至れば、緊脈も亦陰寒に属す。故に此れ太陽の少陰に変ずと為すなり。法当に孤陽飛越して咽痛を為し、吐を為し、陰寒下泄して復た利を為すべし。然らば則ち医工は早く之が為に慎み護らざる可けんや。案ずるに、《脈経》は「亡」を「無」に作る。亡陽は即ち無陽なり。穿鑿す可からず。説は前に見わる。

魏氏曰く、玄武、四逆、附子等の湯、斟酌して之を用うれば可なり。

隠庵張氏曰く、此の章、当に「属す」の字の上に在りて看るべし。始めは陽自りすと雖も、即ち陰証を成す。

【語釈】　○陰陽倶に緊：一説に、少陰病に罹患し、陰寒が極まると、脈は陰陽がともに緊になるとする。周揚俊の《傷寒論三注》では、「脈が陰陽でともに緊になるに至っては、陰寒が極まる。寒邪が裏に入ると、どうして汗が出ることがあろうか。即ち、反って汗が出る場合は、真陽が元々欠け、陽がその表を固めることがなく、遂に腠理が疏泄し、発熱せずに汗が自然に出る。聖人は、特に訓戒を垂れ、「これは少陰に属している」と言う」とある。

【通釈】　これは、太陽病が少陰病に変化する証である。陰陽がともに緊になるのは、傷寒の脈である。脈によれば、頭痛、発熱などの証候があるはずである。そして傷寒では、汗がないはずである。ところが、今反って汗が出る場合は、陽が虚して作用を発揮せず、その表を固めることがない。ここに至っては、緊脈もまた陰寒に属している。そこで、これは太陽病が少陰病に変化している。道理からすると、孤陽が飛越して咽痛を生じ、嘔吐を生じ、陰寒が下泄してまた下痢を生じるはずである。そうであれば、医者は早くこのために慎んで護らないでおられようか。案じるに、《脈経》では「亡」を「無」に作る。亡陽は、無陽である。穿鑿すべきでない。説は前に見われている。

　魏氏は言う。玄武湯、四逆湯、附子湯などの湯液を斟酌して用いるのがよい。

　隠庵張氏は言う。この章は、「属する」の字の上にあって看るべきである。始めは陽より発生するが、陰証を形成する。

【解説】　本条文は、太陽病が少陰病に変化する病証について論述している。

　太陽の傷寒に罹患すると、脈は陰陽がともに緊になる。本証では、頭痛、発熱などの証候が出現するはずである。ただ、太陽の傷寒では、汗が出ない。今太陽病が少陰病に変化すると、陽が虚して表を固めることができなくなるので、反って汗が出る。病が少陰に伝わる場合は、緊脈はまた陰寒に属している。陰寒が旺盛になり、孤陽が飛越すると、咽痛を生じ、嘔吐を生じる。陰寒が下泄すると、また下痢を生じる。

【原文】　少陰病、咳而下利、讝語者、被火気劫故也。小便必難。以強責少陰汗也。(284)

【本文】　少陰病、咳して下利し、讝語する者は、火気に劫かさるるが故なり。小便必ず難し。強いて少陰を責めて汗するを以てなり（強は其両の翻）。

【通釈】　少陰病に罹患し、咳をして下痢し、譫語するのは、火法を用いて無理に発汗したからである。小便は必ず困難になる。これは、少陰病を無理に発汗し陰液を消耗するからである（強は其両の翻である）。

【本文】　此れより下の三節は、皆少陰は汗を発す可からずの意を言う。少陰病、咳して下利するは、裏寒ゆるに因る。玄武湯の中に此の証有り（316）。惟だ讝語は乃ち少陰に本無し。是を以て火に劫かされ、火邪逼迫し神気浮越するが故なり。蓋し、咳して下利し、津液内に亡われ、強いて責めて其の汗を求むれば、則ち小便之が為に涸竭す。故に必ず難きなり。此の讝語は、火に由る。而して小便難きは、火の強いて少陰を責めて汗するに由る。下の両句は、即ち其の故を推して原《たづ》ぬる所以なり。

方氏曰く、強いて責むるは、求むるに過ぐるを謂うなり。小便と汗は、皆血液なり。汗を劫かして血を奪えば、則ち小便之が為に涸竭するが故に難きなり。

令韶張氏曰く、蒋賓《ひん》候は「少陰下利するは、極めて多し。何ぞ嘗て皆是れ火を被るや。且つ火を被りて未だ必ずしも下利せず。惟だ讝語は乃ち是れ火を被る。《経》に曰く、「火を被る者は、必ず讝語す（113）」と。故に咳して下利し、讝語する者は、当に分けて看るを是と為すべし」と曰う。

【通釈】　これより下の三節は、皆少陰病は発汗すべきでない意を言う。少陰病に罹患し、咳をして下痢するのは、裏が寒えることによる。玄武湯の中にこの証がある（316）。ただ、譫語は、少陰病では元々ない。ここをもって火に劫かされ、火邪が迫り、神気が浮越するからである。思うに、咳をして下痢すると、津液が内に亡われ、強いて責めてその汗を求める場合は、小便はこのために涸れて尽きる。そこで、必ず困難になる。この譫語は、火による。そして小便が困難になるのは、火法を用いて強いて少陰を責めて発汗することによる。下の両句は、その原因を推測して尋ねる理由である。

方氏は言う。「強いて責める」は、求めが過ぎることを言う。小便と汗は、皆血液である。汗を劫かして血を奪う場合は、小便はこのために涸れて尽きるので、困難になる。

令韶張氏は言う。蒋賓候は、「少陰病で下痢するのは、極めて多い。どうしてかつて皆が火を被ることがあろうか。かつ火を被るが、いまだ必ずしも下痢しない。ただ、譫語は、火を被るからである。《経》では、「火を被る場合は、必ず譫語する（113）」と言う。そこで、咳をして下痢し、譫語する場合は、分けて看るのが正しいはずである」と言う。

【解説】　本条文は、少陰病は火法を用いた発汗が禁忌であることについて論述している。

少陰病に罹患し、裏が寒えると、咳をして下痢をする。少陰病では、元々譫語の症状がない。即ち、少陰病に罹患し、火法を用いて劫かして発汗し、火邪が迫り、神気が浮越すると、譫語が出現する。咳をして下痢すると、津液が亡われる。また、火法を用いて強いて責めて少陰の汗を求めると、小便は涸れて尽きるので、必ず困難になる。

【原文】　少陰病、脈細沈数、病為在裏。不可発汗。(285)
【本文】　少陰病、脈細沈数なるは、病裏に在りと為す。汗を発す可からず。
【通釈】　少陰病に罹患し、脈が細沈数である場合は、病は裏にある。発汗すべきでない。
【本文】　此の条、脈に據りて証を断じ、以て汗を発す可からずの戒めを申す。少陰病、脈沈細数にして身発熱せざるは、脈証倶に裏寒に属し、表と相い干すこと無し。法当に温経補陽に従いて治を為すべし。妄りに汗泄す可からず。故に麻附細辛湯も亦禁ずる所に在り。況や太陽発表の剤をや。薛慎庵曰く、「人は数は熱と為すを知るも、沈細の中に数を見わすは、寒甚だしと為すを知らず。真の陰寒の証、脈常に一息に七八至の者有り、概ね此の一の「数」の字の中に尽くす。但だ之を按ずれば無力にして散ずるのみ。宜しく深く察すべし」と。

周氏曰く、少陰は本汗を発するの理無し。今汗を発するを禁ずる者は、人麻黄附子細辛の属を用うるを恐るればなり。況や其の脈既に微なれば、則ち陽虚既に著しきをや。即ち、表薬を用いざるも尚真陽外越の慮り有り。況や之を汗して其の陽を傷る可きをや。
【通釈】　この条は、脈によって証を断定し、これによって発汗すべきでない戒めを述べている。少陰病に罹患し、脈が沈細数になり、身体に発熱しない場合は、脈証はともに裏寒に属し、表と相互に犯すことがない。道理からすると温経補陽に従って治療すべきである。妄りに汗を泄らすべきでない。そこで、麻黄附子細辛湯もまた禁じる所にある。ましてや太陽を発表する方剤ではなおさらである。薛慎庵は、「人は数が熱であることを知っているが、沈細の中に数を見わす場合は、寒が甚だしいことを知っていない。真の陰寒の証では、脈が常に一息に七八至になる場合があり、概ねこの一つの「数」の字の中に尽くされている。ただ、これを按じると無力で散じるだけである。深く察知すべきである」と言う。

周氏は言う。少陰は、元々発汗する道理がない。今発汗を禁じるのは、人が麻黄附子細辛湯の類を用いることを恐れるからである。ましてやその脈が既に微である場合は、陽虚が既に著しいのはなおさらである。即ち、表薬を用いないが、なお真陽が外に越える憂いがある。ましてやこれを発汗してその陽を傷ることができるのはなおさらである。

【解説】　本条文は、脈象によって病証を断定し、少陰病は発汗が禁忌であることについて論述している。

少陰病に罹患し、裏に寒えが発生すると、脈は沈細数になり、身体は発熱しない。本証は、病が表と関わることがない。そこで、治療は温経復陽すべきであり、妄りに汗を泄らすべきでない。即ち、麻黄附子細辛湯の類も使用は禁忌であり、ましてや太陽を発表する方剤ではなおさらである。

【原文】　少陰病、脈微、不可発汗。亡陽故也。陽已虚、尺脈弱濇者、復不可下之。(286)

【本文】　少陰病、脈微なるは、汗を発す可からず。亡陽するが故なり。陽已に虚し、尺脈弱濇の者は、復た之を下す可からず（銭氏曰く、「亡は音無、濇は音色」と）。

【通釈】　少陰病に罹患し、脈が微になる場合は、発汗すべきでない。亡陽するからである。陽が既に虚し、尺脈が弱濇になる場合は、またこれを下すべきでない（銭氏は、「亡は音が無であり、濇は音が色である」と言う）。

【本文】　此れ、上文の汗を禁じ並びに下を禁ずるの義を結ぶなり。脈微なれば、則ち陽気大いに虚す。故に汗を発して以て再び其の陽を竭くす可からず。「亡陽」は、《脈経》《千金翼》は「無陽」に作る。亡と無は、古字通用す。程氏曰く、「「亡陽」の二字は、是れ少陰の稟くる所と太陰の其の藏に寒有ると同じに看る」と。若し陽已に虚して其の尺脈も又弱濇なれば、則ち裏虚し不足するに属す。惟だ汗を発す可からざるのみならず、復た之を下して以て更に其の陰を竭くす可からず。蓋し、尺は以て裏を候う。弱濇は、即ち裏虚し津枯るるの脈なり。

程氏曰く、此の条、汗は詳らかにして下は略する者は、少陰は自利の証多く、人は固より肯て軽々しく下す者無きを以てなり。但だ「尺脈弱濇」の字を拈《ねん》出すれば、則ち少陰の大承気湯証有り、其の尺脈必ず強くして滑なるは、已に伏して此の処に見わる。

銭氏曰く、此の条、本少陰の汗を禁じ下を禁ずるの為にして設く。故に治を言わず。然して温経補陽の附子湯の類は、即ち其の治なり。

柯氏曰く、陽虚の者は、既に汗す可からず、即ち下す可からず。「復た」の字を玩ずれば、其の尺脈弱なるは復た下す可からず、亦汗す可からずを知る可きなり。

【語釈】　○拈出：つまみ出す。字句を考えて出す。

【通釈】　これは、上文の発汗の禁忌と並びに攻下の禁忌の義を結んでいる。脈が微である場合は、陽気が大いに虚している。そこで、発汗して再びその陽を尽くすべきでない。「亡陽」は、《脈経》《千金翼》では「無陽」に作る。亡と無は、古字が通用する。程氏は、「「亡陽」の二字は、少陰が受ける所と太陰のその藏に寒があるのと同じに看る」と言う。もし陽が既に虚してその尺脈もまた弱濇である場合は、裏が虚して不足した状態に属している。ただ、発汗すべきでないだけではなく、またこれを攻下して更にその陰を尽くすべきでない。思うに、尺は裏を候う。弱濇は、裏が虚して津液が枯れる脈である。

程氏は言う。この条で発汗は詳細であるが、攻下は省略するのは、少陰病は自利の証が多く、人は固よりあえて軽々しく下す者がないからである。ただ、「尺脈弱濇」の字を拈《ねん》出し、少陰病には大承気湯証があり、その尺脈は必ず強くて滑であるのは、既に伏してこの所に見われている。

銭氏は言う。この条は、元々少陰病は発汗を禁じ、攻下を禁じるために設けられている。そこで、治療を言わない。しかし、温経補陽の附子湯の類は、その治療である。

柯氏は言う。陽が虚す場合は、既に発汗すべきでなく、攻下すべきでない。「復た」の字を玩味すると、その尺脈が弱である場合は、また攻下すべきでなく、また発汗すべきでないことを知るべきである。

【解説】　本条文は、少陰病では発汗と攻下がともに禁忌である義について論述している。

少陰病に罹患し、陽気が大いに虚すと、脈は微になる。そこで、発汗して更にその陽気を尽くすべきでない。「亡陽」は「無陽」と同じであり、発汗すると陽気がなくなることを言う。尺脈は、裏を候う。尺脈弱濇は、裏が虚して津液が枯れることを指す。もし陽気が既に虚し、尺脈が弱濇になる場合は、裏が虚して不足しているので、発汗すべきでないだけではなく、また攻下して更にその陰を尽くすべきでない。

【本文】　以上の六章、少陰病の綱領を論ず。

【通釈】　以上の六章は、少陰病の綱領を論じている。

【原文】　少陰病、脈緊、至七八日、自下利、脈暴微、手足反温、脈緊反去者、為欲解也。雖煩下利、必自愈。(287)

【本文】　少陰病、脈緊、七八日に至り、自下利し、脈暴かに微、手足反って温かく、脈緊反って去る者は、解せんと欲すと為すなり。煩して下利すと雖も、必ず自ら愈ゆ。

【通釈】　少陰病に罹患し、脈が緊になり、七八日に至り、自下利し、脈が暴かに微になり、手足が反って温かくなり、緊脈が反って去る場合は、病は解されようとしている。心煩して下痢するが、病は必ず自然に治癒する。

【本文】　此れより下の六節は、并びに少陰解せんと欲すの証を論ず。少陰病、脈緊なれば、則ち陰寒裏に盛んなり。七八日に至りて始めて自利すれば、則ち陰陽相い持すること已に久しく、陽気以て自ら守るに足る。下利するに至ると雖も、以て緊急の脈忽ち変じて軽軟の微と為れば、則ち緊峭《しょう》化して寛緩《かんかん》と為す。乃ち、盛寒弛み解するの兆しなり。是れ却って亡陽し其の脈自ら微なると同じならず。且つ此れより前の手足の冷ゆる者は今反って温かく、脈候の緊の者は今反って去れば、則ち陽回り寒弛む。故に解せんと欲すと為す。其の人心煩すと雖も、然れども煩は陽に属して邪祛《さ》り正勝つと為す。故に七八日と雖も、下利する者は亦自ら愈ゆるなり。案ずるに、《弁脈》に「脈陰陽倶に緊、口中の気出で、唇口乾燥し、踡臥足冷し、鼻中より涕出で、舌上胎滑なるは、妄りに治すること勿かれ。七日以来に到りて、其の人微しく発熱し、手足温かなる者は、此れ解せんと欲すと為すなり（30）」と云うは、此の条と相い発す。当に併せて攷うべし。

柯氏曰く、此の条是れ回陽の脈証なり。

【語釈】　○峭：けわしい。きびしい。　○寛緩：ゆるやかでのびのびしている。　○下利する者は亦自ら愈ゆるなり：尤在涇の《傷寒貫珠集》では、「心煩して下痢するが、必ず自然に止まるのは、邪気が転じて下より出るからであり、太陰病で腐穢が去るべきであって下痢になる（278）場合と意が同じである。もし邪気が尽きる場合は、心煩と下痢もまた必ず自然に止まる」とある。

【通釈】　これより下の六節は、並びに少陰病が解されようとする証を論じている。少陰病に罹患し、脈が緊である場合は、陰寒が裏に盛んである。七八日に至って始めて自利する場合は、陰陽が相互に対峙して既に久しくなり、陽気は自ら守るのに充分である。下痢するようになるが、緊で急迫した脈が忽ち変化して軽く軟らかな微になる場合は、緊《きび》しく峭《けわ》しい脈が変化して緩やかでのびのびした脈になる。即ち、盛んな寒えが弛んで解される兆しである。これは、反って亡陽し、その脈が自ら微になる場合とは同じでない。かつこれより前の手足が冷える症状は今反って温かくなり、脈は緊であるのが今反って去る場合は、陽が回復して寒えが弛む。そこで、病は解されようとする。その人は心煩するが、しかし煩は陽に属し、邪気が去って正気が勝つ。そこで、七八日であるが、下痢する場合もまた自然に治癒する。案じるに、《弁脈法》に「脈が陰陽ともに緊になり、口中の気が出て、唇や口が乾燥し、踡臥して足が冷え、鼻の中より涕が出て、舌苔が滑になる場合は、妄りに治療してはならない。七日以来に到り、その人が微かに発熱し、手足が温かくなる場合は、病が解されようとしている（30）」と言うのは、この条と相互に発している。併せて考えるべきである。

柯氏は言う。この条は、陽が回復する脈証である。

【解説】　本条文は、少陰病が解されようとする病証について論述している。

少陰病に罹患し、陰寒が裏で盛んになると、脈は緊になる。ただ、陰陽が相互に対峙して既に久しく、陽気が自ら守るのに充分であると、七八日に至って始めて自下利する。自下利するが、緊で急迫した脈が忽ち軽く軟らかな微に変化する場合は、盛んな寒えが弛んで解される兆しである。即ち、陽気が回復し、寒えが弛むと、冷えていた手足は反って温かくなり、緊脈は反って去るので、病は解されようとしていることが解る。煩は、陽に属している。陽気が回復し、正気が勝ち、邪気が去ると、心煩して下痢するが、病は自然に治癒する。

【原文】　少陰病、下利。若利自止、悪寒而踡、手足温者、可治。(288)

【本文】　少陰病、下利す。若し利自ら止み、悪寒して踡《かがま》り、手足温の者は、治す可し（踡は巨員《えん》の翻）。

【通釈】　少陰病に罹患し、下痢が出現した。もし下痢が自然に停止し、悪寒がし、手足を曲げて床に臥せるが、手足が温かくなる場合は、治療が可能である（踡は巨員《えん》の翻である）。

【本文】　此れも亦少陰治す可しの証なり。陰寒裏に在れば、則ち胃陽守れずして下利す。若し利自ら止めば、則ち胃気復し、固より脱を致さず。悪寒、踡臥の陽虚して任《た》えずの状有りと雖も、但だ手足温なれば、則ち胃気未だ敗れず、尚能く四肢を温煖にす。急ぎて白通、四逆の類を用いて陰寒祛る可きなり、真陽挽く可きなり。故に曰く、「治す可し」と。若し下文の悪寒し、踡臥して手足逆冷する者は、即ち真陽敗絶して不治を成す（295）。案ずるに、踡は踡跼《けんきょく》して伸びざるなり。銭氏の「大凡熱する者は、偃《えん》臥して手足弛散す。寒ゆれば則ち踡臥して手足斂縮す」と曰う是れなり。

喩氏曰く、悪寒し踡臥する証は、本虚寒す。利止み、手足温なれば、則ち陽気未だ虧《か》けず、其の陰寒も亦散じ易し。故に温法を用う可きなり。

舒氏曰く、按ずるに、下利止みて手足温の者は、即ち所謂「陽回り利止む」なり。若し利止むと雖も、依然として躁煩不安し、厥逆回らざる者は、陰尽くるなり。立ちどころに死すの候にして治す可からず。

【語釈】　○踡跼：かがんでのびないさま。　○偃臥：あおむけに寝ころぶ。

【通釈】　これもまた少陰病で治療が可能な証である。陰寒が裏にある場合は、胃陽が守られずに下痢になる。もし下痢が自然に停止する場合は、胃気が回復し、固より脱証を引き起こすことがない。悪寒がし踡臥するなどの陽が虚して作用を発揮しない症状はあるが、ただ手足が温かい場合は、胃気はいまだ敗られず、なおよく四肢を温暖にする。急いで白通湯や四逆湯の類を用いて陰寒を除くべきであり、真陽を挽回すべきである。そこで、「治療が可能である」と言う。もし下文の悪寒がし、踡臥して手足が逆冷する場合は、真陽が敗絶して不治の病を形成する（295）。案じるに、踡は、かがんで伸びなくなることである。銭氏の「およそ熱する場合は、仰向けに寝ころび、手足は弛んで散じる。寒える場合は、四肢を曲げて床に伏せ、手足を斂めて縮める」と言うのがこれである。

喩氏は言う。悪寒がして踡臥する証は、元々虚して寒えている。下痢が停止し、手足が温かくなる場合は、陽気はいまだ欠けておらず、その陰寒もまた散じ易い。そこで、温法を用いることができる。

舒氏は言う。按じるに、下痢が停止して手足が温かくなる場合は、いわゆる「陽が回復し下痢が停止する」である。もし下痢は停止するが、依然として躁煩して不安になり、厥逆が回復しない場合は、陰が尽きている。立ちどころに死亡する証候であり治療することができない。

【解説】　本条文は、少陰病で治療が可能である病証について論述している。

少陰病に罹患し、陰寒が裏にあると、胃陽が守られず、下痢になる。今胃気が回復すると、下痢は自然に停止する。踡は、かがんで伸びなくなることを言う。陽気が虚すと、悪寒がして踡臥する。ただ、胃気がいまだ敗られない場合は、手足は温かくなる。そこで、急いで白通湯や四逆湯の類を用いて陰寒を除き、真陽を挽回すべきである。そこで、「治す可し」と言う。

【原文】　少陰病、悪寒而踡、時自煩、欲去衣被者、可治。(289)
【本文】　少陰病、悪寒して踡り、時に自ら煩し、衣被を去らんと欲する者は、治す可し。
【通釈】　少陰病に罹患し、悪寒がして四肢を曲げて床に伏せ、時に自ら心煩し、衣類や夜具を除きたいと思う場合は、治療が可能である。
【本文】　此れも亦上条を承けて言うなり。悪寒して踡るは、陰寒の証なり。然して既に吐利無くんば、陽気尚持す。時に自ら煩して衣被を去らんと欲すれば、陽の勢い尚争い、虚寒の暴脱する者の比に非ず。温経復陽の治は、施す可きを庶幾す。故に曰く、「治す可し」と。案ずるに、此の段、「時に」「自ら」「欲す」の三字は、篇中の眼目なり。否なれば、則ち虚陽擾乱して脱せんと欲すの象なり。其れ豈治す可けんや。
　朱氏曰く、以上の三節、毎に節の中の「自ら」の字は宜しく玩ずべし。
　隠庵張氏曰く、「時に」と「欲す」の二字は、乃ち陽漸く回り復せんと欲すの義なり。
　張氏曰く、設し躁逆、悶乱、擾擾《じょうじょう》して寧からず、手足厥冷、脈反って躁急、或は散大倫無きは、皆死証なり。
【語釈】　○眼目：主眼。大事な点。　○擾擾：さわぎみだれるさま。　○倫：秩序、道理。
【通釈】　これもまた上条を承けて言う。悪寒がして踡臥するのは、陰寒の証である。しかし、既に吐利がなければ、陽気はなお持続する。時に自然に心煩して衣類や寝具を除きたくなる場合は、陽気の勢いはなお争い、虚寒が暴脱する場合の比でない。温経復陽の治療は、施すべきであることを期待する。そこで、「治療が可能である」と言う。案じるに、この段落の「時に」「自ら」「欲する」の三字は、篇の中の主眼である。そうでなければ、虚陽が乱れて脱しようとする象である。それはどうして治療することが可能であろうか。
　朱氏は言う。以上の三節では、常に節の中の「自ら」の字は玩味すべきである。
　隠庵張氏は言う。「時に」と「欲す」の二字は、陽が漸く回復しようとする義である。

張氏は言う。もし躁がしく逆上し、悶乱し、騒ぎ乱れて寧らかでなく、手足が厥冷し、脈が反って躁がしく急迫し、あるいは散大で秩序がないのは、皆死証である。

【解説】　本条文は、少陰病に罹患し、陽気が回復して治療が可能になる証候について論述している。

少陰病に罹患し、陰寒が旺盛になると、悪寒がして蹉臥する。本証は、吐利がないので、陽気がなお持続した状態にある。即ち、陽気がなお陰寒と争うと、時に自然に心煩し、衣類や寝具を除きたくなる。そこで、本証では、温経復陽の治療が可能である。

【原文】　少陰中風、脈陽微陰浮者、為欲愈。(290)

【本文】　少陰の中風、脈陽微陰浮の者は、愈えんと欲すと為す。

【通釈】　少陰の中風に罹患し、脈は陽が微、陰が浮になる場合は、病は治癒しようとしている。

【本文】　此れ、少陰愈えんと欲するの脈を挙ぐ。凡そ陰病に陽熱の脈証を得る者は、之を中風と謂う。説は、既に《太陰篇》の中に見わる。夫れ陽微は、少陰の本脈と雖も、陰浮は裏気未だ漓《うす》からず。所謂「陰病、陽脈を見わすは、乃ち陽回り陰退くの兆し」なり。故に愈えんと欲すと為す。前の少陰の治す可しの諸条は、証を詳らかにして脈を略す。故に茲に特に之を言うのみ。諸解、鬩眃《ふんうん》して謂うこと無し。

【語釈】　○陽微陰浮：銭天来の《傷寒溯源集》では、「ここのいわゆる「陽微陰浮」は、寸口、尺中をもって陰陽を区分する。そもそも少陰の中風は、風邪が少陰の経に中ることである。脈法では、浮は風であり、風は陽邪であり、中る場合は衛を傷り、衛が風邪を受ける場合は寸口の陽脈は浮になるはずである。今陽脈が既に微である場合は、風邪が解されようとしていることが解る。邪が少陰に入る場合は、ただ尺部の脈が沈になることを恐れる。沈である場合は、邪気が裏に入る。今陰脈が反って浮である場合は、邪は裏に入っていない。そこで、治癒しようとする」とある。　○鬩眃：鬩は、たたかってみだれもつれる。眃は、みだれる。

【通釈】　これは、少陰病が治癒しようとする脈を挙げている。およそ陰病に陽熱の脈証を得る場合は、これを中風と言う。説は、既に《太陰篇》の中に見われている。そもそも陽が微であるのは、少陰の本脈であるが、陰が浮であれば、裏気はいまだ薄くない。いわゆる「陰病が陽脈を見わす場合は、陽が回り陰が退く兆し」である。そこで、治癒しようとする。前の少陰病で治療が可能である諸々の条文は、証を詳細にするが、脈を省略する。そこで、ここに特にこれを言うだけである。諸々の解釈は、乱れて言うことがない。

【解説】　本条文は、少陰病が治癒しようとする脈象について論述している。

およそ陽熱の脈証を得る場合は、これを「中風」と定義する。そもそも陽が微であるのは、少陰の本脈である。ただ、陰が浮である場合は、裏気はいまだ薄くない。即ち、いわゆる「陰病が陽脈を見わす場合は、陽が回り陰が退く兆し」である。そこで、病は治癒しようとしている。

【原文】　少陰病、欲解時、従子至寅上。(291)

【本文】　少陰病、解せんと欲するの時は、子従り寅の上に至る。

【通釈】　少陰病が解されようとする時は、午後十一時から午前一時までの時間帯を表わす子の刻より午前三時から午前五時までの時間帯を表わす寅の刻までの六時間である。

【本文】　此れ、少陰病、解するの時を言う。子、丑、寅は、陽気生じ旺ずるの地と為す。故に此の時に於いてして解するなり。

喩氏曰く、各病は皆王ずる所の時に解す。而るに少陰独り陽生ずるの時に解するは、陽進めば則ち陰退き、陽長ずれば則ち陰消ゆ、正しく所謂「陰は陽を得れば則ち解す」なり。是れに即《っ》いて之を推せば、少陰の重んずる所は真陽に在ること識る可からざるや。

【語釈】　○子、丑、寅は、陽気生じ旺ずるの地と為す：成無己の《注解傷寒論》では、「陽は子に生じ、子は一陽であり、丑は二陽であり、寅は三陽である。少陰がここに解されるのは、陰が陽を得る場合は解されるからである」とある。

【通釈】　これは、少陰病が解される時を言う。子、丑、寅は、陽気が生じて旺んになる時間帯である。そこで、この時において病は解される。

喩氏は言う。各々の病は、皆旺んになる所の時に解される。ところが、少陰だけは陽が生じる時に解されるのは、陽が進む場合は陰が退き、陽が長じる場合は陰が消え、正しくいわゆる「陰が陽を得る場合は、解される」である。これについてこれを推すと、少陰の重んじる所が真陽にあることを識らないでいてよいのであろうか。

【解説】　本条文は、少陰病が解される時間帯について論述している。
子、丑、寅は、自然界の陽気が生じて旺盛になる時間帯である。そこで、少陰病は、この時間帯に解される。

【原文】　少陰病、吐利、手足不逆冷、反発熱者、不死。脈不至者、灸少陰七壮。(292)
【本文】　少陰病、吐利し、手足逆冷せず、反って発熱する者は、死せず。脈至らざる者は、少陰に灸すること七壮。
【通釈】　少陰病に罹患し、嘔吐と下痢が出現したが、手足は逆冷せず、反って発熱する場合は、死亡しない。脈が触れなくなる場合は、少陰に七回灸をすえる。
【本文】　此れも又少陰治す可しの証を論じ、併せて火艾輔治の法に及ぶ。少陰病、吐して且つ利するは、裏寒証と為す。胃中の真陽未だ衰えず、衛外の陽気尚持するを以ての故に、惟だ手足逆冷せざるのみならず、併せて其の身も亦反って発熱するは、自ら死候に非ず。此れ、手足逆冷し、発熱して陽気外脱する者と同じならず。若し既に生く可しの機有りて其の脈至らざる者は、則ち吐利に由りて陰陽相い接続せず。又脈絶するの比に非ず。此れ、宜しく急ぎて少陰に灸すべく、以て其の陽を通ずれば、則ち脈は復す可きなり。経文に「七壮」と曰うは、恐らくは一穴に非ず。仍お須く温中扶陽すべきは、言を待たず。案ずるに、此の条論ずるに惟だ「少陰」と曰いて某穴を指さざる者は、殆ど「足陽明に針す（8）」と曰うのと例を同じくす。凡そ周身の穴、温経通陽する者は、皆灸す可し。必ずしも少陰の経穴を指すに非ざるなり。龐氏は定めて太谿と為すは、未だ窾《あな》に中らず。
程氏（知）曰く、前条の通脈四逆湯は、是れ裏寒外熱、手足逆冷して脈至らざる者なり（317）。此の条、灸法を用うるは、是れ裏寒外熱、手足逆冷せずして脈至らざる者なり。
【語釈】　○発熱：尤在涇の《傷寒貫珠集》では、「寒が少陰に中り、あるいは下痢し、あるいは悪寒がして踡臥し、あるいは吐利が交々起こり、脈が至らないのは、陰邪が盛んになり、陽気が衰える証候である。もし下痢が自然に停止し、手足が温かくなり、あるいは自ら心煩して衣類や夜具を除きたくなり、あるいは反って発熱する場合は、陽気が既に回復し、陰邪が今にも消退しようとしている。そこで、皆死亡せずに治療が可能である」とある。

【通釈】　これもまた少陰病で治療が可能な証を論じ、併せて火艾を用いた輔治の方法に及んでいる。少陰病に罹患し、嘔吐してかつ下痢するのは、裏寒証である。胃の中の真陽がいまだ衰えず、衛外の陽気がなお持続するので、ただ手足は逆冷しないだけではなく、併せてその身体もまた反って発熱するのは、自ら死の証候ではない。これは、手足が逆冷し、発熱して陽気が外に脱する場合と同じでない。もし既に生きることのできる機転があるが、その脈が至らない場合は、吐利によって陰陽が相互に接続しなくなる。また、脈が途絶える比ではない。これは、急いで少陰に灸をすえるべきであり、これによってその陽を通じる場合は、脈は回復することができる。経文に「七壮」と言うのは、恐らくは一穴でない。なお、温中扶陽すべきであるのは、言うまでもない。案じるに、この条文が論じるのに、ただ「少陰」と言って何らかの経穴を指さないのは、殆ど「足陽明に針刺する（8）」と言うのと例が同じである。およそ周身の穴で温経通陽するものは、皆灸をすえるべきである。必ずしも少陰の経穴を指すのではない。龐氏が定めて太谿穴とするのは、いまだ的をついていない。

程氏（知）は言う。前条の通脈四逆湯は、裏が寒え外が熱し、手足が逆冷して脈が至らない場合である（317）。この条で灸法を用いるのは、裏が寒え外が熱し、手足が逆冷せずに脈が至らない場合である。

【解説】　本条文は、少陰病で治療が可能な病証と火艾を用いた輔治の方法について論述している。

少陰病に罹患し、裏寒が旺盛になると、嘔吐して下痢をする。胃の中の真陽がいまだ衰えず、衛外の陽気がなお持続すると、手足は逆冷せず、身体は反って発熱する。本証は、生きることができる機転があるので、死証でない。ただ、吐利によって陰陽が相互に接続できなくなると、脈は触れなくなる。そこで、急いで少陰に灸をすえて、その陽を通じるべきであり、なお湯液を用いて温中扶陽すべきである。「七壮」は、恐らくは一穴でない。また、「少陰に灸す」は、周身の経穴で温経通陽するところは皆灸をすえることを言う。

【原文】　少陰病、八九日、一身手足尽熱者、以熱在膀胱、必便血也。(293)

【本文】　少陰病、八九日、一身手足尽く熱する者は、熱膀胱に在るを以て、必ず便血するなり。

【語釈】　○便血：一説に、便血は血尿であるとする。柯韵伯の《傷寒来蘇集》では、「膿血便を下痢するのは、大便を指して言う。熱が膀胱にあって便血するのは、小便を指して言う」とある。

【通釈】　少陰病に罹患して八九日が経過し、一身と手足が尽く発熱する場合は、熱が下焦にあるので、必ず大便は下血になる。

【本文】　此れ、少陰便血の証を論ず。夫れ病少陰に属すれば、必ず悪寒し逆冷す。故に以て反って発熱する者は、陽回り陰解して死せずと為す。此れ、少陰病、八九日の久しきに至り、一身手足尽く熱する者は、乃ち陰転じて陽と為り、寒化して熱と為る。是を以て其の熱下焦に迫りて妄行す。故に必ず大便下血するなり。案ずるに、少陰は下焦を主る。前条、下焦虚して寒有るは、対看すれば便ち知る。旧注に並びに腎は熱を膀胱に移し、藏邪府に伝うると謂うは、経旨と風馬渉ること無し。此の段、上文の発熱を受けて之に及ぶ。然して竊かに疑うらくは、後段の便血の諸条中の錯簡と為すなり。

柯氏曰く、少陰、陽証に伝うるに二有り。六七日、腹脹り、大便せざる者は、是れ陽明に伝う（322）。八九日、一身手足尽く熱する者は、是れ太陽に伝う。

劉茝庭曰く、「熱膀胱に在り」は、即ち熱下焦に結ぶの義なり。是れ浄府と言うを斥けざるも、桃核承気（106）、抵当（124）の二条は徴す可きなり。然らば則ち便血も亦大便の血なること明らかなり。

【語釈】　○風馬：風馬牛の略。まったく無関係なこと。　○浄府：膀胱を指す。

【通釈】　これは、少陰病の便血の証を論じている。そもそも病が少陰に属している場合は、必ず悪寒がして手足が逆冷する。そこで、反って発熱する場合は、陽が回り陰が解されて死亡しない。これは、少陰病に罹患し、八九日の久しい間に至り、一身と手足が尽く熱する場合は、陰が転じて陽となり、寒が変化して熱となる。ここをもってその熱は下焦に迫って妄行する。そこで、必ず大便は下血する。案じるに、少陰は下焦を主る。前条では、下焦が虚して寒があるのは、対応して看ると、解る。旧注に、並びに腎が熱を膀胱に移し、藏の邪が府に伝わると言うのは、経旨と全く関係がない。この段落は、上文の発熱を受けてこれに及んでいる。しかし、窃かに後の段落の便血の諸条の中の錯簡であることを疑う。

柯氏は言う。少陰病が陽証に伝わる場合は、二つがある。六七日が経過し、腹が脹満し、大便しない場合は、陽明に伝わる（322）。八九日が経過し、一身と手足が尽く熱する場合は、太陽に伝わる。

劉茝庭は言う。「熱が膀胱にある」は、熱が下焦に結ぶ義である。これは浄府と言うのを斥けないが、桃核承気湯（106）や抵当湯（124）の二条は証拠とすることができる。そうであれば、便血もまた大便の血であるのは明らかである。

【解説】　本条文は、少陰病に罹患し、便血が出現する病証について論述している。

一般に病が少陰に属する場合は、必ず悪寒がして手足が逆冷する。一方、少陰病が八九日の久しい間遷延すると、陽気が回復し、寒が熱に変化するので、一身と手足は尽く発熱する。少陰は、下焦を主る。熱が下焦に迫って妄行すると、必ず大便は下血になる。

【原文】　少陰病、但厥無汗。而強発之、必動其血。未知従何道出。或従口鼻、或従目出者、是名下厥上竭。為難治。(294)

【本文】　少陰病、但だ厥して汗無し。而るに強いて之を発すれば、必ず其の血を動ず。未だ何れの道従り出づるかを知らず。或は口鼻従りし、或は目従り出づる者は、是れを下厥上竭と名づく。治し難しと為す（竭は巨列の翻）。

【通釈】　少陰病に罹患し、ただ四肢が厥冷し、汗はない。ところが、無理にこれを発汗すると、必ず出血が引き起こされる。いまだどこより出るのかが解らない。あるいは口鼻から出血し、あるいは目より出血する場合は、これを下厥上竭と名づける。これは、治療が困難である（竭は巨列の翻である）。

【本文】　此の章より以下の七節、倶に少陰の死証を論じ列す。而して此の条、先ず治し難しの一証を掲ぐ。但だ厥する者は、陽気四肢に達せざればなり。汗無き者は、生陽衰微し蒸達すること能わざればなり。而るに強いて之を発して汗を作すこと能わず、反って其の経隧の血を動ずれば、空竅従りして出づるなり。蓋し、汗は血の液と為すを以て、汗せざれば則ち血を得るなり。然れども未だ何れの道の竅従りするを知らず。或は口鼻従りし、或は目従りする者は、錯逆妄行し、勢い必ず上は陽竅に溢れて其の出づるは定め無ければなり。此れ、陽気下に厥して陰血上に竭く。若し温めて其の陽を復せんと欲すれば、則ち愈々其の血を攻め、涼して其の血を止めんと欲すれば、則ち又其の陽を損ず。故に治し難しの証と為すなり。嗚呼、強いて少陰を発して汗すれば、其の害此くの如し。豈畏る可きに非ずや。此れ、仲師の首に警戒を垂るる所以なり。案ずるに、此の節も亦上の便血を受けて言う。疑うらくは、後段の便血中の錯文と為す。

程氏曰く、太陽は当に汗すべしの証なり。尺中一たび遅なれば、輒ち汗す可からず。曰く、「営気足らず血少なきを以ての故なり（50）」と。況や強いて少陰を発して汗するをや。

【通釈】　この章より以下の七節は、ともに少陰病の死証を論じて配列する。そしてこの条は、先ず治療し難い一証を掲げる。ただ、四肢が厥冷するのは、陽気が四肢に達しないからである。汗がないのは、生陽が衰微し、熏蒸し到達することができないからである。ところが、無理にこれを発汗して発汗できず、反ってその経隧の血を動かす場合は、血は空竅より出る。思うに、汗は血の液であるので、汗が出ない場合は、血が得られる。しかし、いまだいずれの道の竅から出るのかは解らない。あるいは口鼻より出血し、あるいは目より出血するのは、血が錯逆妄行し、勢いは必ず上は陽竅に溢れるが、それが出る部位は一定しないからである。これは、陽気が下に尽き、陰血が上に尽きる。もし温めてその陽を回復しようとする場合は愈々その血を攻め、清してその血を止めようとする場合はまたその陽を損傷する。そこで、治療が困難な証である。ああ、無理に少陰を発汗する場合は、その害はこのようなものである。どうして恐れるべきでないことがあろうか。これが、仲師が始めに警戒を垂れる理由である。案じるに、この節もまた上の便血を受けて言う。恐らくは、後の段落の便血の中の錯文である。

程氏は言う。太陽病は、発汗すべき証である。尺脈が一たび遅になる場合は、発汗すべきでない。そこで、経文では「営気が不足し、血が少ないからである（50）」と言う。ましてや無理に少陰を発汗するのはなおさらである。

【解説】　本条文は、少陰病を無理に発汗し、動血して治療が困難になる病証について論述している。

少陰病に罹患し、陽気が衰微して四肢に到達しなくなると、四肢は厥冷する。生陽が衰微し、汗を熏蒸して外に到達できなくすると、汗は出なくなる。汗は、血の液である。本証を無理に発汗するが、汗が出ない場合は、反って経隧の血を動かし、血は空竅より出る。ただ、血がいずれの空竅より出るのかは解らず、口鼻より出血することもあれば、目より出血することもある。このようになるのは、血が妄行すると、必ず上は陽竅より溢れるが、それが出る部位は一定しないからである。本証は、陽気が下に尽き、陰血が上に尽きる。そこで、陽気を温めて回復しようとする場合は、愈々その血を攻める。あるいは血を清して止めようとする場合は、愈々その陽を攻める。そこで、本証は治療が困難になる。

【原文】　少陰病、悪寒、身踡而利、手足逆冷者、不治。(295)
【本文】　少陰病、悪寒し、身踡りて利し、手足逆冷する者は、治せず。
【通釈】　少陰病に罹患し、悪寒がし、身体を折り曲げて床に伏せ、下痢し、手足が逆冷する場合は、治療することができない。
【本文】　此れ、少陰治せずの証を論ず。悪寒し、身踡りて利し、手足逆冷するは、陽気澌尽《しじん》し、一線も余すこと無し。即《たと》え四逆等の法を用いて既に絶するの陽を無何有《むかゆう》の郷《きょう》に回らすも、其れ挽回すること能わざる者多し。故に曰く、「治せず」と。前の悪寒して踡るの証は、一に「利自ら止み手足温 (288)」と曰い、一に「時に自ら煩し、衣被を去らんと欲す (289)」と曰い、陽有りて尚存する者なり。故に治す可し。此れ、乃ち周身四支並びに一点の陽気の存すること無し。所以に治せずと為すなり。
隠庵張氏曰く、按ずるに、此の節「死す」と言わずして但だ「治せず」と言う者は、乃ち少陰の死証の総綱なり。其の下は則ち分けて死証の条目を言う。
程氏曰く、諸々の治す可しの証は、以て陰寒勝ると雖も、火種猶存すれば、意を着けて燃炊し、尚焔を続くるに堪う。倘し陽根をして澌尽し一線も余すこと無からしめば、縦《たと》え爾《しか》も罏《ろ》を安んずるも何に従りてか燧《すい》を覓《もと》めんや。所以に少陰病、悪寒し、身踡りて利し、手足逆冷する者は、治せず。陰有りて陽無きが故なり。仁人の心と術と徒に之に付すと雖も、奈何んともす可きこと無し。早く陽を助けて陰を抑うるを知らしむれば、寧ろ此に至らんや。
又曰く、陽は気を四肢に受く。脾に主らると雖も、実は腎中の生陽の気の奉る所なり。故に手足の温と逆の少陰に関わる者最も重し。
【語釈】　○澌尽：つきる。　○無何有の郷：何もない土地。　○条目：箇条を設け分類してあるもの。条項に同じ。　○燃炊：燃は、もやす。もえる。炊は、かしぐ。火を使って料理する。　○罏：かめ。たる。さかだる。めしばち。
○燧：ひうち。のろし。
【通釈】　これは、少陰病で治療ができない証を論じている。悪寒がし、身体は手足を折り曲げて床に臥せ、下痢し、手足が逆冷する場合は、陽気が尽きて一線も余すところがない。例え四逆湯などの方法を用いて既に途絶えた陽気を何もない所に回らそうとしても、挽回できない場合が多い。そこで、「治療ができない」と言う。前の悪寒がして手足を折り曲げて床に臥せる証では、一つには「下痢が自然に停止し、手足が温かくなる（288）」と言い、一つには「時に自然に心煩し、衣類や夜具を除こうとする（289）」と言い、陽があってなお存続する場合である。そこで、治療が可能である。これは、周身および四肢に並びに一点の陽気の存続することがない。そこで、治療ができなくなる。

隠庵張氏は言う。按じるに、この節で「死亡する」と言わず、ただ「治療ができない」と言うのは、少陰の死証の総綱である。その下は、分けて死証の条目を言う。

程氏は言う。諸々の治療が可能な証は、陰寒が勝るが、火種はなお存続するので、意から燃焼し、なお焔を続けることに堪える。もし陽根を尽くして一線も余すところをなくすると、例え罏《たる》を安らかにしようとしても、どのようにしてひうちを求めることができようか。そこで、少陰病に罹患し、悪寒がし、身体を折り曲げて床に臥せ、下痢し、手足が逆冷する場合は、治療ができない。これは、陰があって陽がないからである。人をいとおしく思う心と医術とを徒にこれに付けても、どうしようもない。早く陽を助けて陰を抑えることを知らせれば、むしろここに至ることがあろうか。

また、言う。陽は、気を四肢に受ける。脾に主られるが、実は腎中の生陽の気が奉る所である。そこで、手足が温かくなるのと逆冷するのとは、少陰に関わる場合が最も重い。

【解説】　本条文は、少陰病で治療ができない病証について論述している。

少陰病に罹患し、陽気が尽きて一線も余すところがなくなると、悪寒がし、身体は手足を折り曲げて床に臥せ、手足は逆冷する。本証に対しては、例え四逆湯などの方法を用いて既に途絶えた陽気を回らそうとしても、挽回できないことが多い。そこで、「治せず」と言う。

【原文】　少陰病、吐利、躁煩、四逆者、死。(296)

【本文】　少陰病、吐利し、躁煩、四逆する者は、死す。

【通釈】　少陰病に罹患し、嘔吐して下痢し、躁煩し、四肢が逆冷する場合は、死亡する。

【本文】　少陰病、吐利し、躁煩すれば、則ち陰陽擾乱して竭絶すること虞《うれ》う可し。更に四肢厥逆を加うれば、胃陽も亦敗る。故に死を主る。案ずるに、前は「治せず（295）」と曰い、此れは「死す」と曰い、造語稍異なる。蓋し、「治せず」は、乃ち治を施すと雖も、遂に治す可からざるなり。「死す」は、乃ち生機既に澌《つ》き今即死するなり。
張氏曰く、此の条と呉茱萸湯の一条（309）は殊ならざるも、何ぞ彼は治す可くして此れは治す可からざるや。必ず是れ已に温中の諸湯を用うるも愈えず、転じて躁煩を加う。故に死を主るのみ。
銭氏曰く、脈を言わずと雖も、脈も亦知る可し。
【語釈】　○躁煩：成無己の《注解傷寒論》では、「躁煩する場合は、陽気が途絶えようとするので、死亡することが解る」とあり、陽気が衰微することが躁煩の原因であると指摘する。
【通釈】　少陰病に罹患し、嘔吐して下痢し、躁煩する場合は、陰陽が乱れ、尽きて途絶えていることを憂慮すべきである。更に四肢の厥逆を加える場合は、胃の陽気もまた敗れている。そこで、死を主る。案じるに、前は「治療ができない（295）」と言い、これは「死亡する」と言い、造語が幾らか異なる。思うに、「治療ができない」は、治療を施すが、遂に治療ができないことである。「死亡する」は、生きる機転が既に尽き、今直ちに死亡することである。
張氏は言う。この条と呉茱萸湯の一条（309）とは殊ならないが、どうして彼は治療ができ、これは治療ができないのであろうか。必ずこれは既に中を温める諸々の湯液を用いたが治癒せず、転じて躁煩を加える。そこで、死を主るだけである。
銭氏は言う。脈を言わないが、脈もまた知るべきである。
【解説】　本条文は、少陰病の死証について論述している。
少陰病に罹患し、陰陽が乱れて尽き果てると、嘔吐して下痢し、煩躁する。更に胃の陽気が敗絶すると、四肢が厥逆する。そこで、本証は、死証になる。

【原文】　少陰病、下利止而頭眩、時時自冒者、死。(297)
【本文】　少陰病、下利止みて頭眩し、時時自ら冒する者は、死す。
【通釈】　少陰病に罹患し、下痢は停止するが、頭が眩み、常に両目が昏んでぼんやりする場合は、死亡する。
【本文】　前条、利自ら止みて手足温なれば、則ち治す可しと為す（288）。此れ、則ち下利止みて頭眩す。頭眩なる者は、頭目眩暈するなり。且つ時時自ら冒す。冒なる者は、蒙冒昏暈するなり。此れ、真陽上に脱し、漫りにして根《こん》蔕《てい》無し。故に必ず死す。見る可し、陽回りて利止めば則ち生き、陽脱して利尽くれば則ち死すを。然して既に「死証」と曰えば、則ち頭眩、自ら冒すの外に更に悪寒、四逆等の証、及び死す可しの脈瞭然として言外に有り。案ずるに、鬱冒し、汗出づ。冒家、汗出づるは、表邪外に蒙昧するを以てなり（93）。此れ、乃ち陽気敗れ竭きて自ら冒す。蓋し、冒は同じと雖も、脈証逈かに殊なる。

柯氏曰く、此れ陽回りて利止むに非ず。是れ水穀已に竭き物の更に行ること無きなり。

令韶張氏曰く、蔣賔候は「此の条の死証は、全て頭眩、自ら冒すの上に在りて看出す。若し利止みて頭眩まず、冒せざれば、此れ中土和するなり。安くんぞ能く死なんや」と曰う。

【語釈】　○蒙冒：蒙は、おおう。おおいかくす。冒は、おおう。　○昏暈：昏は、くらむ。暈は、目がくらむ。　○根蔕：土台。根拠。　○瞭然：明らかなさま。

【通釈】　前の条は、下痢が自然に停止し、手足が温かくなるので、治療が可能になる（288）。これは、下痢が停止して頭が眩む。頭眩は、頭や目が眩むことである。かつ時々自然に冒になる。冒は、蒙われて昏むことである。これは、真陽が上に脱し、散漫して根蔕《こんてい》がなくなる。そこで、必ず死亡する。陽が回復して下痢が停止する場合は生き、陽が脱出して下痢が尽きる場合は死ぬことを見るべきである。そして既に「死証」と言う場合は、頭が眩み、自然に冒になる外に更に悪寒や四肢の逆冷などの証、および死亡するはずの脈が明らかに言外にある。案じるに、頭や目が昏んで汗が出る証がある。眩暈を感じる人に汗が出るのは、表邪が外に覆われて昏むからである（93）。これは、陽気が敗れて尽き、自然に冒になる。思うに、冒は同じであるが、脈証は遙かに異なる。

柯氏は言う。これは、陽が回復して下痢が停止するのでない。これは、水穀が既に尽き、物が更に行ることがない。

令韶張氏は言う。蔣賔候は、「この条の死証は、全てが頭が眩む症状と自然に冒になる症状の上にあって看る。もし下痢が停止して頭が眩まず、冒にならない場合は、中土が調和している。どうしてよく死亡することがあろうか」と言う。

【解説】　本条文は、少陰病に罹患し、下痢が停止して頭が眩む場合の死証について論述している。

頭眩は、頭や目が眩むことを言う。冒は、頭が蒙われて目が昏むことを言う。少陰病に罹患し、陰寒が旺盛になり、真陽が上に脱出し、散漫して根蔕がなくなると、頭や目が眩み、時々頭が蒙われて目が昏む。下痢が出現し、水穀が既に尽きると、下痢は停止する。本証は、陽気が上に脱出して下痢が停止した状態にある。そこで、本証は、必ず死亡する。

【原文】　少陰病、四逆、悪寒而身踡、脈不至、不煩而躁者、死。(298)
【本文】　少陰病、四逆し、悪寒して身踡り、脈至らず、煩せずして躁する者は、死す。
【通釈】　少陰病に罹患し、四肢が逆冷し、悪寒がして身体を折り曲げて床に臥せ、脈は到来せず、心煩はないが躁がしく動いて不安になる場合は、死亡する。
【本文】　少陰病、四肢厥逆し、悪寒し、身踡るは、虚寒極まる。加うるに脈至らずを以てすれば、則ち生気已に絶す。若し煩有りて躁無くんば、是れ尚回る可きの陽有り。今煩せずして躁するは、是れ陰有りて陽無し。吐利せずと雖も、亦死を主る。案ずるに、前条の脈至らず（292）は、反って発熱するに因る。故に「死せず」と云う。又脈出でざる者は、外熱し面赤きに因りて、其の陽未だ絶せざるを知る。故に通脈四逆の治有り（317）。此れ、則ち皆純陰無陽の証を現わすは、仲師の其の死を断ずる所以なり。

柯氏曰く、陽盛んなれば則ち煩し、陰極まれば則ち躁す。煩は気に属し、躁は形に属し、煩は内に発し、躁は外に見われ、形は気に従いて動くなり。時に自ら煩す（289）は、是れ陽漸く回る。煩せずして躁す（298）は、是れ気先に亡われ惟だ形独り存するのみ。

【通釈】　少陰病に罹患し、四肢が厥逆し、悪寒がし、身体を折り曲げて床に臥せる場合は、虚寒が極まる。これに「脈が到来しない」の症状が加わる場合は、生気が既に途絶えている。もし煩はあるが躁がない場合は、なお回るべき陽がある。今煩はなく躁がしくなる場合は、陰があって陽がない。嘔吐や下痢はないが、また死を主る。案じるに、前条の脈が到来しない（292）のは、反って発熱することによる。そこで、「死亡しない」と言う。また、脈が出ない場合は、外が熱し顔面が赤くなることによるので、その陽がいまだ途絶えていないことが解る。そこで、通脈四逆湯の治療法がある（317）。これが皆純陰で無陽の証を現わすのは、仲師がその死を断定する理由である。

柯氏は言う。陽が盛んである場合は煩し、陰が極まる場合は躁する。煩は気に属し、躁は形に属し、煩は内に発生し、躁は外に見われ、形は気に従って動く。時に自然に心煩する（289）場合は、陽が漸く回る。煩はなく躁する（298）場合は、気が先に亡われ、ただ形だけが独り存在するだけである。

【解説】　本条文は、少陰病に罹患し、脈が到来せず、煩はなく、躁がある場合の死証について論述している。

少陰病に罹患し、虚寒が極まると、四肢は厥逆し、悪寒がし、身体を折り曲げて床に臥せる。生気が既に途絶えると、更に脈が到来しなくなる。今心煩はないが、身体を躁がしく動かして不安になる場合は、陰はあるが陽がない状態にある。そこで、本証は死亡する。

【原文】　少陰病、六七日、息高者、死。(299)

【本文】　少陰病、六七日、息高き者は、死す。

【通釈】　少陰病に罹患して六七日が経過し、呼吸が浅くなる場合、死亡する。

【本文】　少陰病、六七日の久しきに息高ければ、則ち真気散じて胸中を走り、気海に復帰すること能わず。故に死を主る。

魏氏曰く、息高く気逆する者は、時時自ら冒す（297）と同一の上脱なり。一は眩冒して陽昇りて返らず、一は息高くして気根已に剷《けず》り、同一の理にして分けて其の証を見わす者なり。故に仲景倶に死を以て之を期す。

【通釈】　少陰病に罹患し、六七日の久しい時期に息が高くなる場合は、真気が散じて胸の中を走り、気海に復帰することができない。そこで、死を主る。

魏氏は言う。息が高く、気が逆上するのは、時々自然に冒になる（297）のと同一の上脱である。一つは頭や目が昏んで陽が昇って返らなくなり、一つは息が高くなり気の根が既に削られるのであり、同一の道理であるが、これを分けてその証を見わす場合である。そこで、仲景はともに死をもってこれを決定する。

【解説】　本条文は、少陰病に罹患し、真気が上に脱する場合の死証について論述している。

少陰病に罹患して六七日が経過し、真気が散じて胸中を走り、気海に復帰することができなくなると、息が高くなる。そこで、本証は死亡する。

【原文】　少陰病、脈微細沈、但欲臥、汗出不煩、自欲吐、至五六日自利、復煩躁不得臥寐者、死。(300)

【本文】　少陰病、脈微細沈、但だ臥せんと欲し、汗出でて煩せず、自ら吐せんと欲し、五六日に至りて自利し、復た煩躁して臥寐《がび》することを得ざる者は、死す。
【通釈】　少陰病に罹患し、脈が微細沈になり、ただ床に臥せていたいと思い、汗が出て心煩はなく、自然に嘔吐しそうになり、五六日に至って自利し、また煩躁して安臥できなくなる場合は、死亡する。
【本文】　此れ、詳らかに脈証を挙げ、以て上文の義を総結す。脈微細にして沈、但だ臥せんと欲するは、少陰の証具わる。是れ当に汗無かるべし。今反って汗出で、煩せざる者は、乃ち亡陽するを以ての故なり。且つ自ら吐せんと欲するは、陰寒上逆す。正しく当に急ぎて温むるべし。此れを失して治さず、因循して五六日に至り、之に加うるに自利し、復た煩躁し、臥寐することを得ざる者は、此れ真陽擾乱し外越して絶せんと欲するの死証なり。時を以て即ち之を温むるも亦及ぶこと無し。案ずるに、六病篇の中に独り少陰は死証を歴言するも、他篇は間々死証を挙げ、未だ此くの如きの多端有らざるなり。少陰病は是れ生死の関なるを知るを要す。仲景、人に当に早く匡《きょう》救して誤りを噬臍《ぜいせい》に貽《のこ》すを致すこと無かるべきを示すなり。学ぶ者は、宜しく三復すべし。
　張氏曰く、始めは先ず煩せず、今更に煩躁す。始めは先ず寐ねんと欲し、今更に臥寐を得ず。存する所の一線の陽擾乱すること此くの如きは、復た収む可けんや。
【語釈】　○因循：ずるずるべったりの態度をとる。　○関：関門。重要な出入り口。　○匡救：正し救う。　○噬臍：ほぞをかむ。へそをかもうとしても口が届かないから、およばない、まにあわないの意。後悔してもどうにもならない例え。　○三復：何度も繰り返す。
【通釈】　これは、詳らかに脈証を挙げ、上文の義を総合して結んでいる。脈が微細で沈であり、ただ床に臥せていたくなるのは、少陰の証が備わっている。これは、汗がないはずである。今反って汗が出て、心煩しないのは、亡陽するからである。かつ自然に嘔吐しそうになるのは、陰寒が上逆する。正しく急いで温めるべきである。この機会を失って治療せず、ずるずるして五六日に至り、これに加わるに自利し、また煩躁し、安臥できなくなる場合は、真陽が乱れ外に越えて途絶えようとする死証である。その時に直ちにこれを温めるが、また及ぶことがない。案じるに、六病篇の中では、独り少陰だけは死証を歴言するが、他の篇は間々死証を挙げ、いまだこのように多端でない。少陰病は生死の関門であることを知る必要がある。仲景は、早く救うべきであり、誤って間に合わないようにすべきでないことを人に示している。学ぶ者は、何度も繰り返して考えるべきである。
　張氏は言う。始めは先ず心煩しないが、今は更に煩躁する。始めは先ず眠りたくなるが、今は更に安臥することができなくなる。存在する所の一線の陽が乱れてこのようになる場合は、また収めることができようか。
【解説】　本条文は、少陰病に罹患し、真陽が乱れ、外に越えて途絶えようとする場合の死証について論述している。
　少陰病に罹患し、陰寒が旺盛になると、脈は微細で沈になり、ただ床に臥せていたくなる。本証は汗がないはずであるが、亡陽する場合は反って汗が出て心煩しない。陰寒が上逆すると、自然に嘔吐しそうになる。本証は急いで温めるべきであるが、治療の機会を失って五六日が経過し、真陽が乱れ外に越えて途絶えようとすると、自利し、煩躁し、安臥できなくなる。そこで、本証は死亡する。

【本文】　以上の十四章、少陰病の死生を決するの義を発明す。而して少陰病、八九日（293）、及び但だ厥して汗無し（294）の二条は、疑うらくは当に後の便血の中に移すべし。蓋し、錯簡此に在り。
【通釈】　以上の十四章は、少陰病で生死を決定する義を発して明らかにしている。そして少陰病で、八九日が経過し（293）、およびただ四肢が厥冷して汗がない（294）の二条は、恐らくは後の便血の中に移すべきである。思うに、錯簡がここにある。

【原文】　少陰病、始得之、反発熱、脈沈者、麻黄細辛附子湯主之。(301)
【本文】　少陰病、始めて之を得て、反って発熱し、脈沈の者は、麻黄細辛附子湯之を主る。
【通釈】　少陰病に罹患し、発病当初に反って発熱し、脈が沈である場合は、麻黄細辛附子湯がこれを主る。
【本文】　此れ、少陰直中し表に専らする者の証治を論ず。始めて之を得る者は、篇首に云う「陰に発す（7）」是れなり。蓋し、其の人表気素衰え、邪之に中れば、則ち相い抗《あ》たること能わず。是を以て敢えて陽熱と為さずして直ちに虚寒と為す。然して「表は乃ち虚寒」と曰うと雖も、裏陽未だ太だ衰えず。故に邪気表に稽留して反って発熱を為すなり。「反って」なる者は、熱当に発すべからずして発するの詞なり。況や脈沈なれば則ち断じて其の表陽衰微すと為すは疑い無きを知るをや。当に麻黄附子細辛湯を与えて以て之を温発すべし。

王氏曰く、少陰病の如きは一々条を逐わず、「脈微細、但だ寐ねんと欲す（281）」と曰いて総じて「少陰病」の三字を用いて之を括《くく》る者は、文を省けばなり。

柯氏曰く、本条は当に無汗、悪寒の証有るべし。

周氏曰く、少陰と太陽は相い表裏を為す。故に少陰の表証と言えば、即ち太陽なり。

山田宗俊曰く、之を「反って」と謂う者は、「熱無く、悪寒し、陰に発す（7）」に対して言を為す。是れ蓋し太陽と少陰の合病なり。

中西子文曰く、三陽は熱を主る。故に悪寒を以て、其れ表と為すを見わすなり。三陰は寒を主る。故に発熱を以て其れ外と為すを徴するなり。

【通釈】　これは、少陰病で直中し表に専らする場合の証候と治療法を論じている。「始めてこれを得る」は、篇首に言う「陰に発生する（7）」がこれである。思うに、その人の表気は元々衰えているが、邪がこれに中る場合は、抵抗することができなくなる。ここをもって敢えて陽熱とせず、直ちに虚寒とする。そして「表は、虚して寒えている」と言うが、裏の陽気はいまだ甚だしく衰えていない。そこで、邪気は表に稽留して反って発熱を生じる。「反って」は、熱は発生するはずがないが発生するの詞である。ましてや脈が沈である場合は、断じてその表の陽気が衰微しているのは、疑いがないことが解るのはなおさらである。麻黄附子細辛湯を与えてこれを温めて発すべきである。

王氏は言う。少陰病のようなものは一々条を逐わず、「脈が微細になり、ただ眠りたくなる（281）」と言い、総じて「少陰病」の三字を用いてこれを概括するのは、文を省くからである。

柯氏は言う。本条は、無汗と悪寒の証があるはずである。

周氏は言う。少陰と太陽は、相互に表裏の関係にある。そこで、少陰の表証であると言えば、太陽である。

山田宗俊は言う。これを「反って」と言うのは、「熱がなく、悪寒がし、陰に発生する（7）」に対して言う。これは、思うに太陽と少陰の合病である。

中西子文は言う。三陽は熱を主る。そこで、悪寒をもって、それが表であるのを見わしている。三陰は寒を主る。そこで、発熱をもって、それが外であることを明らかにしている。

【本文】　麻黄細辛附子湯方
麻黄（二両、節を去る）　細辛（二両）　附子（一枚、炮じ、皮を去り、八片に破る）
右三味、水一斗を以て、先ず麻黄を煮て、二升を減じ、上沫を去り、諸薬を内れ、煮て三升を取り、滓を去り、一升を温服し、日に三服す。
【通釈】　麻黄細辛附子湯方
麻黄（二両、節を除く）　細辛（二両）　附子（一枚、炮じ、皮を除き、八片に破る）
右の三味に水一斗を用い、先ず麻黄を煮て、二升を減らし、上の泡沫を除き、諸薬を入れ、煮て三升を取り、滓を除き、一升を温服し、日に三回服用する。
【本文】　此れ、少陰温発の主方なり。附子、細辛は、辛温にて温経散寒す。夫れ人は之に麻黄を用うる者は、其れ発熱するを以て、則ち邪は猶表に連なりて未だ尽くは裏に入らず、猶之を引いて外に達す可しを知る。桂枝を用いずして麻黄を用うる者は、蓋し少陰始めて入るの邪、早く之を散ぜざれば、則ち表裏を併せて虚寒し亡陽すと為すを恐るればなり。故に専ら表発せんと欲すれば、麻黄に非ざれば則ち可ならず。然れども単に麻黄に任せば、真陽驟《にわ》かに脱するの慮り有り。故に附子と相い配して表をして透せしむれば、而ち陽気は脱せず。真に温発の神剤と為すと云う。
喩氏曰く、三陰の表法は、三陽とは逈かに異なる。三陰は、必ず温経の薬を以て表と為す。而して少陰は尤も緊関と為す。故に麻黄と附子と合用し、外邪をして出だしむれば、而ち真陽出でず。纔《わず》かに是れ少陰表法の正なり。
山田宗俊曰く、仲景氏の附子を用い、其れと乾姜とを配する者は、皆生なり。四逆、通脈四逆、白通加猪胆汁、茯苓四逆、乾姜附子の諸剤是れなり。其れと他薬とを配する者は、皆炮なり。附子湯、玄武湯、麻黄附子細辛湯、麻黄附子甘草湯、甘草附子湯、桂枝附子湯、桂枝加附子湯、桂枝去芍薬加附子湯、芍薬甘草附子湯、附子瀉心湯是れなり。生用の者は、其の証皆急なり。炮用の者は、其の証皆緩やかなり。見る可し、生なれば則ち峻烈、炮なれば則ち和緩、療体自ら別有るを。趙の説は従う可からざるなり。
【語釈】　○緊関：緊は、きびしい。関は、関係する。　○趙の説：山田正珍の《傷寒論集成》では、「趙嗣真は、「四逆湯は生附子であり、乾姜を配すると補の中に発がある。二湯（麻黄附子細辛湯と麻黄附子甘草湯）は熟附子であり、麻黄を配すると発の中に補がある」と言う」とある。

【通釈】　これは、少陰を温発する主方である。附子と細辛は、辛温で温経散寒する。そもそも人は、附子に麻黄を用いる場合は、それが発熱するので、邪はなお表に連なり、いまだ尽くは裏に入っておらず、なおこれを引いて外に達することができることを知っている。桂枝を用いずに麻黄を用いるのは、思うに少陰に始めて入る邪は、早くこれを散じない場合は、表裏を併せて虚寒し亡陽することを恐れるからである。そこで、専ら表発しようとすれば、麻黄でなければ駄目である。しかし、単に麻黄に任せると、真陽が遽かに脱出する憂いがある。そこで、附子と相互に配して表を透すと、陽気は脱出しない。真に温発の神剤であると言う。

喩氏は言う。三陰の表を治療する方法は、三陽とは遙かに異なる。三陰は、必ず温経の薬を用いて表を治療する方法とする。そして少陰は尤も緊しく関係する。そこで、麻黄と附子と合用し、外邪を出すと、真陽は出ない。僅かにこれは少陰の表を治療する正しい方法である。

山田宗俊は言う。仲景氏が附子を用い、それに乾姜を配する場合は、皆生附子である。四逆湯、通脈四逆湯、白通加猪胆汁湯、茯苓四逆湯、乾姜附子湯の諸々の方剤がこれである。それに他薬を配する場合は、皆炮附子である。附子湯、玄武湯、麻黄附子細辛湯、麻黄附子甘草湯、甘草附子湯、桂枝附子湯、桂枝加附子湯、桂枝去芍薬加附子湯、芍薬甘草附子湯、附子瀉心湯がこれである。生用する場合は、その証は皆急である。炮用する場合は、その証は皆緩やかである。生である場合は峻烈であり、炮である場合は緩和であり、治療する本体は自ら区別があることを見るべきである。趙氏の説は、従うべきでない。

【解説】　本条文は、少陰病に罹患し、邪が直中して表に専らする場合の証候と治療法について論述している。

「始めて之を得」は、第7条に言う「陰に発す」である。病人の表気は元々衰えた状態にあるが、邪がこれに中ると抵抗できなくなるので、表は虚して寒える。本証は、裏の陽気が甚だしく衰えた状態にはない。今邪気が表に稽留すると、反って発熱する。「反って」は、予想に反して発熱することを言う。表の陽気が衰微すると、脈は沈になる。そこで、麻黄附子細辛湯を与えてこれを温発する。

麻黄細辛附子湯は、麻黄、細辛、炮附子の三味からなる方剤である。方中の附子、細辛は、辛温で温経散寒する。附子、麻黄は、専ら表を発して表に連なる邪を引いて外に到達させ、真陽が遽かに脱出する憂いがない。諸薬を合用すると、少陰を温発する神剤となる。

【原文】　少陰病、得之二三日、麻黄附子甘草湯微発汗。以二三日無裏証、故微発汗也。(302)
【本文】　少陰病、之を得て二三日、麻黄附子甘草湯にて微しく汗を発す。二三日裏証無きを以ての故に、微しく汗を発するなり（旧本は「証」の上に「裏」の字を脱す。今《玉函》《脈経》に因りて校定す）。
【通釈】　少陰病に罹患して二三日が経過する場合は、麻黄附子甘草湯を用いて微かに発汗する。二三日の間裏証がないので、微かに発汗する（旧本では、「証」の字の上に「裏」の字を脱している。今《玉函》《脈経》によって校訂して定める）。
【本文】　此れ、前証の稍緩き者なり。二三日は、上文を承けて言うなり。此れ「二三日」と云えば、「始めて之を得」に比して略《ほぼ》一二日多し。日数多くして吐利、厥逆の諸々の裏証無くんば、則ち邪は仍お外に在りて未だ裏に及ばず。故に当に微しく汗して以て之を温発すべし。徐氏曰く、「微しく云々なる者は、病情に因りて、即ち内入せずして軽く外引を為すなり」と。麻黄附子甘草湯なる者は、蓋し病勢稍緩ければ、治法も亦緩きなり。案ずるに、此の段、脈沈を言わざる者は、文を省けばなり。且つ少陰の虚寒証は尤も日期を重んず。附子湯に「一二日」と云い（304）、玄武湯に「二三日已まず」と云い（316）、黄連阿膠湯に「二三日以上」と云う（303）。程郊倩の所謂「凡そ論中は日子の処に着いて倶に深思有り。草草に読み過ごすことを得ず」是れなり。
周氏曰く、案ずるに此の条、当に前条と合して看るべし。「裏証無し」の三字を補出すれば、前条は原《もと》吐利、燥渇の裏証無きを知るなり。前条、已に「反って発熱す」の三字有り。而して此の条専ら裏証無しと言えば、此の条も亦発熱の表証有るを知るなり。只之を得て二三日、津液漸く耗るは、始めて得る者に比して同じならざるに因るが故に、細辛の辛散を去り、益すに甘草の甘を以て和し、機を相《み》て分毫不爽に治を施すのみ。
程氏曰く、既に「微しく汗を発す」と云う。仍お「以て」の字、「故に」の字を用う。之を推原するに、鄭重の意を見わすに足る。
銭氏曰く、「裏証無し」と曰えば、則ち表証有ること知る可し。
【語釈】　○日子：日数。　○深思：深い考え。　○分毫：ほんの少し。　○推原：推しはかって、たずねきわめる。

【通釈】　これは、前証より幾らか緩やかな場合である。二三日は、上文を承けて言う。これが「二三日」と言えば、「始めてこれを得る（301）」に比較してほぼ一二日多い。日数は多いが、嘔吐、下痢、四肢の厥逆などの諸々の裏証がない場合は、邪はなお外にあっていまだ裏に及んでいない。そこで、微かに発汗してこれを温発すべきである。徐氏は、「微かに云々は、病状によって直ちに内に入らずに軽く外に引く」と言う。麻黄附子甘草湯は、思うに病勢が幾らか緩やかであるので、治療法もまた緩やかである。案じるに、この段落で脈沈を言わないのは、文を省くからである。かつ少陰の虚寒証は尤も日の期間を重んじる。附子湯証では「一二日」と言い（304）、玄武湯では「二三日治癒しない」と言い（316）、黄連阿膠湯証では「二三日以上」と言う（303）。程郊倩のいわゆる「およそ本論の中では、日数のある所について深い考えがある。草々に読み過ごすことはできない」がこれである。

周氏は言う。案じるに、この条は前条と合わせて看るべきである。「裏証がない」の三字を補出するので、前条は元々嘔吐、下痢、口が渇くなどの裏証がないことが解る。前条では、既に「反って発熱する」の三字がある。そしてこの条は専ら裏証がないと言えば、この条もまた発熱の表証があることが解る。ただ、発病して二三日が経過し、津液が漸く消耗するのは、始めてこれを得る場合に比較して同じでないので、細辛の辛散を除き、益すに甘草の甘をもって調和し、病機を見て僅かに爽やかでない病証に治療を施すだけである。

程氏は言う。既に「微かに発汗する」と言う。なお「以て」の字と「故に」の字を用いる。これを推し量ると、鄭重の意を見わすには充分である。

銭氏は言う。「裏証がない」と言う場合は、表証があることを知るべきである。

【本文】　麻黄附子甘草湯方

麻黄（二両、節を去る）　甘草（二両、炙る）　附子（一枚、炮じ、皮を去り、八片に破る）

右三味、水七升を以て、先ず麻黄を煮て一両沸し、上沫を去り、諸薬を内れ、煮て三升を取り、滓を去り、一升を温服し、日に三服す。

【通釈】　麻黄附子甘草湯方

麻黄（二両、節を除く）　甘草（二両、あぶる）　附子（一枚、炮じ、皮を除き、八片に破る）

右の三味に水七升を用い、先ず麻黄を煮て一二回沸騰させ、上の泡沫を除き、諸薬を入れ、煮て三升を取り、滓を除き、一升を温服し、日に三回服用する。

【本文】　此れ、温発の緩方なり。甘草を以て細辛に易えて微しく其の汗を発し、甘以て之を緩む。乃ち、辛を与えて以て之を散ずる者と又少しく間あり。趙氏曰く、「麻黄は細辛を配すれば、乃ち発汗の重剤なり。麻黄は甘草を配すれば、乃ち発汗の軽剤なり」と。案ずるに、此の証、設し兼ねて僅かに嘔利の一二の裏証を見わせば、当に専ら主に裏を救うべし。霜を履んで堅氷するの戒めは、医人は尤も思いを加えざる可からず。

【通釈】　これは、温発の緩やかな処方である。甘草をもって細辛に代えて微かにその汗を発し、甘をもってこれを緩める。即ち、辛を与えてこれを散じる場合とまた少し間がある。趙氏は、「麻黄は細辛を配すると、発汗の重剤である。麻黄は甘草を配すると、発汗の軽剤である」と言う。案じるに、この証がもし兼ねて僅かに嘔吐や下痢などの一二の裏証を見わす場合は、専ら主に裏を救うべきである。霜を履む季節になると、やがて堅い氷の張る時が来るという戒めは、医者は尤も思いを加えないでいてはならない。

【解説】　本条文は、第301条を承けて、少陰病に罹患し、邪が表に直中するが、病証が幾らか緩やかな証候と治療法について論述している。

本条文に言う「二三日」は、第301条の「始めて之を得」に比較すると、一二日多い。本証は、「裏証無し」とあるように、日数は多いが、嘔吐、下痢、四肢の厥逆などの諸々の証がなく、邪はなお外にあっていまだ裏に及んでいない状態にある。本証では、第301条に比較して病勢が幾らか緩やかである。そこで、麻黄附子甘草湯を与えて微かに温発する。

麻黄附子甘草湯は、麻黄、甘草、炮附子の三味からなる処方である。本方は麻黄細辛附子湯の中の細辛を甘草に代えた処方であり、微かに発汗して甘でこれを緩める効能を発揮する。

【原文】　少陰病、得之二三日以上、心中煩、不得臥、黄連阿膠湯主之。(303)

【本文】　少陰病、之を得て二三日以上、心中煩し、臥すことを得ざるは、黄連阿膠湯之を主る。

【通釈】　少陰病に罹患し、これを発症して二三日以上が経過し、心中が煩わしくなり、眠ることができなくなる場合は、黄連阿膠湯がこれを主る。

【本文】　此れ、少陰病、上焦燥熱の証治を弁ず。蓋し、上文の「二三日」を承けて之に及ぶなり。「少陰病」の三字は、脈沈細にして微の診を該ね、且つ見わす所、必ず表寒の証なるは、推して知る可し。而して始めて之を得て二三日、或は四五日に至り、心中煩して臥すことを得ざる者は、則ち孤陽上を燔《や》き、虚燥は熱を生じ、胸中を擾乱し、邪漸く厥陰に帰る。此れ、固より邪熱壅鬱の比す可きに非ず。然して又姜、附の剛燥の宜しく施すべきに非ず。故に黄連阿膠湯を与えて以て滋燥補中すれば、則ち煩自ら解して病も亦愈ゆ。案ずるに、但だ寐ねんと欲すは、是れ少陰の本証なり。今之を得て二三日の後、反って臥すことを得ざるは、明らかに是れ変じて上焦の燥熱と為す。故に必ず清潤を藉りて敢えて姜、附を用いて以て其の熱を助けざるなり。諸解、含糊として晰らかならず。

周氏曰く、二三日以上は、以後の日を該ねて之を言うなり。

《金鑑》に曰く、言うは二三日を以てす。少陰の但だ寐ねんと欲し、四五日に至り、反って変じて心中煩し、臥すことを得ずと為し、且つ下利清穀（317）、咳して嘔す（319）の証無くんば、寒に非ざるを知るなり。是を以て白通湯を用いず。飲に非ざれば、亦猪苓湯を用いず。乃ち、熱なり。故に主るに黄連阿膠湯を以てす。

魏氏曰く、其の人心中煩し、臥すことを得ずは、病は少陰に在りと雖も、上焦に熱邪を見わす。

【語釈】　○孤陽上を燔き、虚燥は熱を生ず：本証は、陰虚火旺の状態にあることを指す。程知の《傷寒論注》では、「二三日は、邪はいまだ少陰に伝わっていない。即ち、嘔吐、下痢、厥逆などの諸証がなく、心煩し、眠ることができなくなるのは、陽熱が内を煩わせ、真陰が邪熱のために煎熬されるからである。そこで、解熱滋陰をもって主治し、黄芩、黄連の苦を与えて除熱し、鶏子黄、阿膠の甘で血を生じ、芍薬の酸で陰気を収めて邪熱を泄する」とある。
○含糊：言葉がはっきりしない。

【通釈】　これは、少陰病に罹患し、上焦が燥いて熱する証候と治療法を弁じている。思うに、上文の「二三日」を承けてこれに及んでいる。「少陰病」の三字は、脈が沈細で微であることを診断するのを兼ね、かつ見わす所は必ず表が寒える証であるのは、推測して知るべきである。そして始めてこれを得て二三日、あるいは四五日に至り、心中が煩わしくなり、眠ることができなくなる場合は、孤陽が上を焼き、虚燥が熱を生じ、胸中を乱し、邪が漸く厥陰に帰る。これは、固より邪熱が塞がって欝滞する病証と比較できるものではない。そしてまた、乾姜と附子の剛燥の品を施すべき病証でもない。そこで、黄連阿膠湯を与えて滋燥補中する場合は、煩は自ら解され、病もまた治癒する。案じるに、ただ眠りたくなるのは、少陰の本証である。今これを得て二三日の後、反って眠ることができなくなるのは、明らかに症状が変化して上焦の燥熱となる。そこで、治療は必ず清潤を借りるのであり、敢えて乾姜と附子を用いてその熱を助けない。諸々の解釈は、はっきりせず明らかでない。

周氏は言う。二三日以上は、以後の日数を兼ねてこれを言う。

《医宗金鑑》に言う。ここでは、二三日と言う。少陰病でただ眠りたくなり、四五日に至って反って変化して心中が煩わしく、眠ることができず、しかも下利清穀（317）や咳をして嘔吐する（319）などの証がない場合は、寒ではないことが解る。ここをもって白通湯を用いない。飲でなければ、また猪苓湯を用いない。即ち、熱である。そこで、主るに黄連阿膠湯をもってする。

魏氏は言う。その人は心中が煩わしく、眠ることができなくなる場合は、病は少陰にあるが、上焦に熱邪を見わしている。

【本文】　黄連阿膠湯方

黄連（四両）　黄芩（二両）　芍薬（二両）　鶏子黄（三枚）　阿膠（三両、一に三挺と云う）

右五味、水六升を以て、先ず三物を煮て、二升を取り、滓を去り、膠を内れて烊尽《ようじん》し、小しく冷やし、鶏子黄を内れ、攪ぜて相い得せしめ、七合を温服し、日に三服す（烊は余章の翻。攪は古巧の翻）。

【通釈】　黄連阿膠湯方

黄連（四両）　黄芩（二両）　芍薬（二両）　鶏子黄（三枚）　阿膠（三両、一つには、三本と言われている）

右の五味に水六升を用い、先ず黄連、黄芩、芍薬の三味を煮て、二升を取り、滓を除き、阿膠を入れて完全に溶解し、小し冷やし、鶏子黄を入れ、攪拌して混和し、七合を温服し、日に三回服用する（烊は余章の翻である。攪は古巧の翻である）。

【本文】　此れ、少陰潤補の方なり。芩連は清粛瀉熱し、芍薬、阿膠、鶏子黄の三味は以て潤燥補中す。蓋し、清涼潤補相い兼ぬれば、斯に水昇り、火降ると為す。乃ち、滋陰和陽す可きなり。柯氏、「此れ少陰の瀉心湯なり」と曰うは、信に然り。案ずるに、葛仙翁の《肘後方》に此の方を移して、大病差えて後、虚煩し、眠ることを得ず、眼中痛疼し懊憹するを治するは、殆ど亦活用に善くする者なり。

中西子文曰く、下利膿血の裏熱に因る者は、亦此の方に宜し。

【通釈】　これは、少陰を潤し補う処方である。黄芩、黄連は熱を清粛して瀉し、芍薬、阿膠、鶏子黄の三味は潤燥補中する。思うに、清涼潤補を相互に兼ねるので、ここに水が昇り、火が降りる。即ち、滋陰和陽することができる。柯氏が「これは、少陰の瀉心湯である」と言うのは、信にそのようである。案じるに、葛仙翁の《肘後方》では、この処方を移して、大病が軽減した後、虚煩し、眠ることができず、眼の中が痛んで懊憹する病証を治療するのは、殆どまたよく活用する場合である。

中西子文は言う。膿血を下痢するのが裏熱による場合は、またこの処方を用いるのがよい。

【解説】　本条文は、少陰病に罹患し、上焦が燥いて熱する証候と治療法について論述している。

冒頭の「少陰病」の三字は、脈が沈細で微である脈象を兼ね、症状は表が寒える証を見わしていることを言う。即ち、少陰病を発病して二三日、あるいは四五日になり、虚燥が熱を生じて胸中を乱し、邪が漸く厥陰に帰ると、心中が煩わしくなり、眠ることができなくなる。そこで、黄連阿膠湯を用いて滋燥補中する。

黄連阿膠湯は、黄連、黄芩、芍薬、鶏子黄、阿膠の五味からなる処方である。方中の黄芩、黄連は、熱を清粛して瀉し、芍薬、鶏子黄、阿膠は潤燥補中する。諸薬を合用すると、清涼潤補・滋陰和陽の効能を発揮する。

【原文】　少陰病、得之一二日、口中和、其背悪寒者、当灸之。附子湯主之。(304)

【本文】　少陰病、之を得て一二日、口中和し、其の背悪寒する者は、当に之を灸すべし。附子湯之を主る。

【通釈】　少陰病に罹患し、これを得て一二日目に口の中が調和し、その背に悪寒がする場合は、これに灸をすえるべきである。また、内服は附子湯がこれを主る。

【本文】　此れ、少陰直中の劇証なり。少陰病、始めて之を得て一二日は、沈細の脈、寐ねんと欲すの証を具えて却って発熱せず。《経》の所謂「熱無く、悪寒する者（7）」なり。蓋し、其の人裏陽素弱く、表気は虚に従う。邪気の中るは、特に表に於いてのみせず、裏を併せて直ちに虚寒を為す。諸を麻附湯の証の表に専らする者に較ぶれば、尤も重しと為す。口中和する者は、渇せず、燥せず、是れ熱無きなり。背悪寒する者は、陰寒の気盛んなればなり。是れ当に附子湯を与えて以て外寒を温散すべし。乃ち、裏寒も亦従りて解す。且つ須く之に灸して以て助陽消陰すべきのみ。案ずるに、経文は何れの穴に灸するかを謂わず。凡そ周身の経穴、温経回陽す可き者は、皆之を灸して可なり。此れ、仲景の敢えて印定を為さざる所以なり。而して後、説者却って「某穴に灸す可し」と云うは、殆ど舟に刻して劔を求むるのみ。

松陵徐氏曰く、案ずるに、白虎加人蔆湯も亦背微悪寒の証（169）有り。乃ち、彼は寒涼を用い、此れは温熱を用うるは、何ぞや。蓋し、悪寒は既に微甚の不同有りて其の相い反する処は全て口中和すと口燥き渇すの迥かな別に在り。故に裏証の寒熱を知らんと欲すれば、全て渇すと渇せずとに在りて之を弁ず。此れ、傷寒の要訣なり。

柯氏曰く、口中は咽と舌を兼ねて言う。

【語釈】　○舟に刻して劔を求む：舟から剣を落とした人が、舟ばたにしるしをつけ、舟が止まってから、しるしをつけた箇所から水中にはいって剣をさがしたという話。物事の移り変わりを知らぬたとえ。　○要訣：重要な奥義。

【通釈】　これは、少陰の直中の劇しい証である。少陰病に罹患し、始めてこれを得た一二日目は、沈細の脈と眠りたくなる証を具え、反って発熱しない。《経》のいわゆる「熱がなく、悪寒がする場合（7）」である。思うに、その人の裏の陽気が元々弱く、表気は虚に従う。邪気が中るのは、特に表だけではなく、裏を併せて直ちに虚寒を生じる。これを麻黄細辛附子湯や麻黄附子甘草湯証で表に専らする場合に比較すると、尤も重い。口の中が調和するのは、口が渇かず、燥かないことであり、これは熱がない。背に悪寒がするのは、陰寒の気が盛んであるからである。これは、附子湯を与えて外寒を温散すべきである。即ち、裏寒もまたこれによって解される。かつこれに灸をすえて助陽消陰すべきであるだけである。案じるに、経文はどの経穴に灸をすえるのかを言っていない。およそ周身の経穴で温経回陽できるものは、皆これに灸をすえればよい。これが、仲景が敢えて印をつけて定めない理由である。その後、ある人が反って「ある経穴に灸をすえるべきである」と言うのは、殆ど舟に刻して劔を求めるように、無意味なことである。

松陵徐氏は言う。案じるに、白虎加人参湯もまた背微悪寒の証（169）がある。即ち、彼は寒涼を用い、これは温熱を用いるのは、どうしてであろうか。思うに、悪寒は既に微甚の違いあり、それが相反する所は全てが口の中が調和する場合と口が燥いて渇する場合の遙かな違いにある。そこで、裏証の寒熱を知ろうとすれば、全ては口が渇く場合と渇かない場合にあってこれを弁別する。これが傷寒の要訣である。

柯氏は言う。口の中は、咽と舌を兼ねて言う。

【本文】　附子湯方

附子（二枚、炮じ、皮を去り、八片に破る）　茯苓（三両）　人蔘（二両）

朮（四両。〇旧本は「白朮」に作る。今「白」の字を刪り去る。説は前に見わる）　芍薬（三両）

右五味、水八升を以て、煮て三升を取り、滓を去り、一升を温服し、日に三服す。

【通釈】　附子湯方

附子（二枚、炮じ、皮を除き、八片に破る）　茯苓（三両）　人参（二両）

朮（四両。〇旧本では「白朮」に作る。今「白」の字を削り去る。説は、前に見われている）　芍薬（三両）

右の五味に水八升を用い、煮て三升を取り、滓を除き、一升を温服し、日に三回服用する。

【本文】　此れ、玄武湯に朮、附を倍し、姜を去り、蔘に易うの制なり。乃ち、兼ねて表裏の寒を散ずる為にして設く。故に炮附を蔘、苓、朮に配し温補して之を発す。方中に芍薬を用うる者は、血液を滋す所以なり。

徐氏曰く、附子湯は、最も少陰直捷中正の方と為す。

劉茝庭曰く、此の方、玄武湯と相い近し。而して彼の主るは内湿に在り、此れの主るは外寒に在り。何となれば、則ち此れ附子倍用するは、外に走る所以なり。朮も亦倍用するは、表を散ずる所以なり。蓋し、仲景朮を用うるは、多くは表を治すに取る。人蔘を用うる者は、固より以て素弱きの陽を救い、併せて朮附の燥を制すればなり。夫れ附子の性は雄悍《かん》、慓熱、沈寒を散じ、元陽を壮んにす。生なれば則ち其の力特に猛《たけ》く、裏陽を脱を垂るの際に救う。炮なれば則ち其の性稍緩やかに、表分に走りて以て温経散寒す。但だ率意に之を論ずれば、表を治するは力猛きに宜しく、裏を治するは性緩やかに宜しに似たり。此れ、殊に然らず。蓋し、裏虚し驟《にわ》かに脱するは、急ぎて救うに非ざれば則ち可ならず。所以に生附を用う。寒湿纏綿《てんめん》とするは、発に過ぐれば則ち功無し。

所以に炮附を用うるなり。
【語釈】　○捷：えものをとる。すばやくとる。はやい。　○雄悍：雄は、いさましい。つよい。さかんなさま。悍は、あらい。たけだけしい。　○熛：熛は、ひのこ。とびひ。　○沈寒：《傷寒論疏義》では、「涸寒」に作る。《傷寒論述義》に従って訂正する。　○率意：意のままに。心にまかせて。　○纏綿：心がまとわりついてはなれないさま。
【通釈】　これは、玄武湯に朮と附子を二倍用い、生姜を除いて人参に代えた処方である。即ち、兼ねて表裏の寒えを散じるために設けられる。そこで、炮附子を人参、茯苓、朮に配して温補してこれを発する。方中に芍薬を用いるのは、血液を滋す理由である。
　徐氏は言う。附子湯は、最も少陰に直ちに作用する中正の処方である。
　劉茝庭は言う。この処方は、玄武湯と相互に近い。そして彼が主るのは内湿にあり、これが主るのは外寒にある。その理由を言えば、これが附子を二倍用いるのは、外に走る理由である。朮もまた二倍用いるのは、表を散じる理由である。思うに、仲景が朮を用いる場合は、多くが表を治療するのを取る。人参を用いるのは、固より元々弱い陽を救い、併せて朮と附子の燥性を制するからである。そもそも附子の性はつよくて猛々しく、火の粉のように熱するので、沈寒を散じ、元陽を壮んにする。生である場合はその力は特に猛《たけ》く、裏陽が脱しようとする際に救う。炮である場合はその性は幾らか緩やかであり、表分に走って温経散寒する。ただ、心にまかせてこれを論じると、表を治療するには力が猛々しいのがよく、裏を治療するには性が緩やかであるのがよいようである。これは、殊にそうではない。思うに、裏が虚して遽かに脱する場合は、急いで救うのでなければ駄目である。そこで、生附子を用いる。寒湿がまとわりつく場合は、発散に過ぎると効果がない。そこで、炮附子を用いる。
【解説】　本条文は、邪が少陰に直中する劇証の証候と治療法について論述している。
　少陰病に罹患し、始めて発症した一二日目は、裏の陽気が元々弱く、表気が虚すので、脈は沈細になり、ただ眠りたくなり、反って発熱しない。「口中和す」は、口が渇かず、燥かないことを言う。即ち、熱がないと、口の中は調和する。陰寒の気が盛んになると、背に悪寒がする。本証は、表裏の陽気が虚し、虚寒を生じた状態にある。そこで、附子湯を与えて外寒を温散し、かつ灸をすえて助陽消陰する。およそ周身の経穴で温経回陽できるものは、いずれもこれに灸をすえるのがよい。

附子湯は、玄武湯の朮と附子を二倍用い、生姜を除いて人参に代えた処方である。方中の炮附子、人参、茯苓、朮は、温補して表裏の寒えを発散する。芍薬は、血液を滋す。

【原文】　少陰病、身体痛、手足寒、骨節痛、脈沈者、附子湯主之。(305)
【本文】　少陰病、身体痛み、手足寒え、骨節痛み、脈沈の者は、附子湯之を主る。
【通釈】　少陰病に罹患し、身体が痛み、手足が寒え、骨節が痛み、脈が沈になる場合は、附子湯がこれを主る。
【本文】　此れ、前条と同一の証にして更に劇し。前条は脈を言わず、此の条は「之を得て一二日云々」の証を挙げず、互いに相い詳略するなり。陰寒盛に過ぎ、陽気流れず、営血滞渋す。故に身体、骨節皆痛むのみ。且つ四支は諸陽の本と為す。陽虚して四支に充たず。所以に手足寒ゆ。是れ皆沈脈の見証なり。故に亦附子湯を以て温経散寒するなり。案ずるに、麻附細辛、及び甘草湯と本条とは并びに少陰直中の証と為す。惟だ彼は則ち表気虚寒して裏陽尚持す。故に陰寒専ら表に在り、其の証軽しと為す。此れ、乃ち裏陽已に衰えて表気は虚に従う。故に表裏を併せて虚寒と為し、其の証重しと為す。此れに據りて之を観《み》れば、二証は同じと雖も、直中軽重劇易の分を為す。豈較然ならずや。

《金鑑》に曰く、此れ上条を承けて詳らかに其の証を挙げ、互いに其の義を発し、以て其の治を出だすなり。

劉茝庭曰く、附子湯の二条は、伝変も亦此くの如き有り。其の方も亦伝変するに在りては必ず須うる所なり。故に注家は未だ敢えて謂いて直中と為さず。但だ成氏は「熱無く悪寒す（7）」を引いて以て之を解するは、見る所有るに似たり。今其の文を詳らかにするに、「背悪寒す」と曰い、「身体痛み、手足寒え、骨節疼痛す」と曰うは、倶に表寒の候と為す。蓋し、陽気素虧け、筋骨液を乏しくし、寒邪因りて以て浸漬《しんし》して致す所なり。故に麻附の証の発熱有るに似ず。設し自ら裏虚に非ざれば、何を以て此の寒盛んなるに至らんや。然らば則ち其の兼ねて裏寒の証を見わす者も亦推して知る可きなり。
【語釈】　○較然：はっきりしているさま。　○浸漬：ひたす。
【通釈】　これは、前条と同一の証であるが、更に劇しい。前条は脈を言わず、この条は「これを得て一二日云々」の証を挙げず、互いに詳細にし、あるいは省略する。陰寒が異常に盛んになると、陽気が流れず、営血が滞って渋る。そこで、身体や骨節が皆痛むだけである。かつ四肢は諸陽の本である。陽が虚して四肢に充たなくなる。そこで、手足が寒える。これは、皆沈脈に見われる証である。そこで、また附子湯をもって温経散寒する。案じるに、麻黄附子細辛湯、および麻黄附子甘草湯と本条とは、並びに少陰病の直中の証である。ただ、彼は表気が虚して寒えるが、裏の陽気はなお持続する。そこで、陰寒は専ら表にあり、その証は軽い。これは、裏の陽気が既に衰え、表気は虚に従う。そこで、表裏を併せて虚寒し、その証は重い。これによってこれを見ると、二つの証は同じであるが、直中の軽重と劇易の区分がある。どうしてはっきりしないことがあろうか。

《医宗金鑑》に言う。これは、上条を承けて詳らかにその証を挙げ、互いにその義を発し、これによってその治療法を提出している。

劉茝庭は言う。附子湯の二条は、伝変もまたこのようになることがある。その処方もまた伝変では必ず用いる所である。そこで、注釈家はいまだ敢えて直中とは言わない。ただ、成氏が「熱がなく悪寒がする（7）」を引用してこれを解釈するのは、見る所があるようである。今その文を詳らかにすると、「背に悪寒がする」と言い、「身体が痛み、手足が寒え、骨節が疼痛する」と言うのは、ともに表が寒える証候である。思うに、陽気が元々欠け、筋骨に液が乏しくなり、寒邪がこれによって浸して引き起こす所である。そこで、麻黄附子細辛湯や麻黄附子甘草湯の証で発熱があるのに類似しない。もし自ら裏が虚していなければ、どうして寒が盛んになるようなことになったであろうか。そうであれば、それが兼ねて裏寒の証を見わす場合もまた推して知るべきである。

【解説】　本条文は、少陰病の直中の証に罹患し、第304条よりも更に劇しい病証について論述している。

少陰病に罹患し、陰寒が甚だ盛んになると、陽気が流れず、営血が滞って渋るので、身体や骨節が痛む。四肢は、諸陽の本である。陽が虚して四肢に充たなくなると、手足が寒える。以上の症状は、皆沈脈に見われる証である。本証は、裏の陽気が既に衰え、表気が虚に従い、表裏が並びに虚して寒えた状態にある。そこで、附子湯を与えて温経散寒する。

【本文】　以上の五章、少陰直中の証治を釈す。

【通釈】　以上の五章は、少陰病の直中の証候と治療法を解釈している。

【原文】　少陰病、下利便膿血者、桃花湯主之。(306)
【本文】　少陰病、下利し膿血を便する者は、桃花湯之を主る。
【通釈】　少陰病に罹患し、下痢し、膿血便になる場合は、桃花湯がこれを主る。
【本文】　此れ、少陰下焦滑脱の証治を弁じ釈す。「少陰病、下利す」と言えば、必ず脈微細、但だ寐ねんと欲して復た下利するなり。下利日久しく大腸滑脱し、気益々内陥し、血随いて下に溜まれば、而ち膿血を便す。《巣源》に「血滲みて腸に入り、腸虚すれば則ち泄す。故に血痢を為す」と云う是れなり。若し大腸傷れ損ずと謂えば、則ち乖る。又便膿血なる者は、惟だ是れ腸垢と血と同じく出づるを謂う。《巣源・痢候》に膿涕及び白膿涕の如しの語有るは、徴す可し。腸癰の真に膿血を雑ざり下すが如きに非ざるなり（此れ、劉茝庭の説なり。案ずるに、《脈要精微論》に「洩れて膿血便に及ぶ」と云う）。桃花湯は、乃ち温中固脱の剤なり。或は此の条の証を以て伝経の熱邪去ると為すは、経旨遠し。
　銭氏曰く、桃花湯は湿熱暴かに利し、積多く気実するの宜しき所に非ず。蓋し、陰寒え虚滑するを治する所以の剤なり。
【通釈】　これは、少陰病で下焦が滑脱する証候と治療法を弁じて解釈している。「少陰病に罹患し、下痢をする」と言えば、必ず脈は微細であり、ただ眠りたくなり、また下痢をする。下痢の日数が久しくなり、大腸が滑脱し、気が益々内陥し、血がこれに随って下に溜まると、膿血便になる。《諸病源候論》に「血が滲んで腸に入り、腸が虚す場合は、泄瀉になる。そこで、血痢を生じる」と言うのがこれである。もし大腸が損傷すると言う場合は、悖る。また、便膿血は、ただ腸垢と血が同時に出ることを言う。《諸病源候論・痢候》に膿性の鼻水、および白色の膿が鼻水のように出るという言葉があるのは、証拠とすべきである。腸癰で真に膿血を雑ぜて下すようなものではない（これは、劉茝庭の説である。案じるに、《素問・脈要精微論》では「泄瀉が出現して膿血便に及ぶ」と言う）。桃花湯は、温中固脱の方剤である。あるいはこの条の証をもって伝経の熱邪が去るとするのは、経旨より遠い。
　銭氏は言う。桃花湯は湿熱で暴かに下痢し、積滞が多く、気が実する場合に好ましい所でない。思うに、陰が寒え虚して滑する場合を治療する方剤である。
【本文】　桃花湯方

赤石脂（一斤、一半は全用、一半は篩って末とす。○篩は音師。周氏曰く、「半全、半末なる者は、意うに仲景便膿血の為に細かにするに非ず。故に全力にて脱するを止めんと欲す。特に石脂は筋許りを用う。但だ全用すれば則ち気味出でず、純末なれば則ち又咽を下り難く、殆ど亦其の当を斟酌して之を為す者なるか」と。山田宗俊曰く、「一半全用する者は、乾姜、粳米と同じく之を煎ずるなり。一半篩って末とする者は、湯に和して之を服するなり」と）　乾姜（一両）　粳米（一升）

右三味、水七升を以て、米を煮て熟せしめ、滓を去り、七合を温服し、赤石脂末方寸匕を内れ、日に三服す。若し一服にして愈ゆれば、余は服すること勿かれ。

【通釈】　桃花湯方

赤石脂（一斤、半分はそのまま用い、半分は篩って粉末にする。○篩は音が師である。周氏は、「半分は全用し、半分は粉末にするのは、思うに仲景が膿血便のために使用法を詳細にするのでない。そこで、全力で脱するのを止めようとする。特に赤石脂は一斤ほどを用いる。ただ、全用する場合は気味が出ず、純粋に粉末である場合はまた咽を下り難いので、殆どまたそれが適切であるのを斟酌してこのようにする場合であろうか」と言う。山田宗俊は、「半分を全用するのは、乾姜と粳米と同じくこれを煎じることである。半分を篩って粉末とするのは、湯に混和してこれを服用することである」と言う）　乾姜（一両）　粳米（一升）

右の三味に水七升を用い、粳米を煮て熟し、滓を除き、七合を温服し、赤石脂の粉末方寸匕を入れ、日に三回服用する。もし一服で治癒する場合は、その他は服用すべきでない。

【本文】　《別録》に「赤石脂は、酸辛大温、腸澼、下利赤白を治す」と。此の方、石脂の濇以て腸胃を固め、乾姜の辛以て裏寒を散じ、粳米は即ち胃の元を補う所以、併せて腸胃を護る所以なり（呉崑曰く、「粳米を用うる者は、石脂の性寒、胃を損なうを恐るればなり。故に粳米を用いて以て之を和す」と）。兼ねて末を服するは、其れ留滞収濇するを取るのみ。「一服にして愈ゆれば、余は服すること勿かれ」の者は、赤脂は猶石の体のごとければ、過服すれば腸胃を傷るを恐るればなり。

隠庵張氏曰く、石脂の色は桃の花の如し。故に桃花湯と名づく。

【語釈】　○腸澼：痢疾の古称。便血。

【通釈】　《別録》では、「赤石脂は、酸辛大温であり、腸澼で、赤白色の下痢をするのを治療する」とある。この処方は、赤石脂の濇で胃腸を固め、乾姜の辛で裏寒を散じ、粳米は胃の元を補う理由であり、併せて胃腸を護る理由である（呉崑は、「粳米を用いるのは、赤石脂の性は寒で胃を損なうことを恐れるからである。そこで、粳米を用いてこれを調和する」と言う）。兼ねて粉末を服用するのは、それが留滞し収濇するのを取るだけである。「一回の服用で治癒する場合は、その余は服用すべきでない」は、赤石脂はなお石の体のようであるので、過服すると胃腸を傷ることを恐れるからである。

隠庵張氏は言う。赤石脂の色は、桃の花のようである。そこで、桃花湯と名づける。

【解説】　本条文は、少陰病で下焦が滑脱する証候と治療法について論述している。

少陰病に罹患し、陽気が衰微すると、下痢が出現し、脈は必ず微細になり、ただ眠りたくなる。下痢の日数が久しくなると、大腸が滑脱し、気が益々内陥し、血がこれに随って下に溜まるので、膿血便になる。そこで、桃花湯を与えて温中固脱する。

桃花湯は、赤石脂、乾姜、粳米の三味からなる処方である。方中の赤石脂は濇で胃腸を固め、乾姜は辛で裏寒を散じ、粳米は胃の元を補って胃腸を守る。

【原文】　少陰病、二三日至四五日、腹痛、小便不利、下利不止、便膿血者、桃花湯主之。(307)

【本文】　少陰病、二三日より四五日に至り、腹痛し、小便利せず、下利止まず、膿血を便する者は、桃花湯之を主る。

【通釈】　少陰病に罹患し、二三日より四五日に至り、腹が痛み、小便が不利になり、下痢は停止せず、膿血便になる場合は、桃花湯がこれを主る。

【本文】　此れ、再び上条の証治を申す。少陰病、二三日より以て四五日に至るは、日已に深しと為す。腹痛む者は、陰寒裏に在り、気腸間に滞ればなり。小便不利の者は、下焦陽無く、気化行らざればなり。水液并びに大腸に入り、遂に下利止まず、甚だしきは津液滑脱するに至れば、而ち膿血を便するなり。故に桃花湯を与えて以て温胃散寒・固腸止利するなり。

汪氏曰く、少陰裏寒え、膿血を便するは、下す所の物、其の色必ず黯《くら》くして鮮やかならず。乃ち、下焦虚寒し、水穀の津液、其れ腸胃の中に凝泣醞醸《うんじょう》して膿血を為す。火の性急速にして色鮮明なるが若きに非ず。蓋し、氷伏已に久しければ其の色黯《あん》黒、其の気臭わず、其の人必ず脈微細、神気静かにして腹甚だしくは痛まず、喜みて温暖に就き、手を得て之を按ぜんと欲し、腹痛即ち止むは、斯れ少陰寒利の徴と為す。

【語釈】　○醞釀：酒をかもす。醸造する。

【通釈】　これは、再び上条の証候と治療法を述べている。少陰病に罹患し、二三日より四五日に至るのは、日は既に深くなっている。腹が痛むのは、陰寒が裏にあり、気が腸間に滞るからである。小便が不利になるのは、下焦に陽がなく、気化が行らないからである。水液が並びに大腸に入り、遂に下痢が停止せず、甚だしくなって津液が滑脱するようになると、膿血便になる。そこで、桃花湯を与えて温胃散寒・固腸止利する。

汪氏は言う。少陰の裏が寒え、膿血便になる場合は、下す所の物は、その色は必ず暗くて鮮やかでない。即ち、下焦が虚して寒え、水穀の津液は胃腸の中に凝滞し醸成して膿血を生じる。火の性が急速で色が鮮明であるようなものではない。思うに、氷の潜伏が既に久しくなると、その色は暗黒色になり、その気は臭わず、その人は必ず脈が微細になり、神気は静かで腹部は甚だしく痛まず、喜んで温暖につき、手でこれを按じて欲しくなり、腹痛が直ちに止まるのは、少陰の寒利の徴候である。

【解説】　本条文は、第306条を承けて、桃花湯が適応となる証候について論述している。

少陰病に罹患し、病が二三日より四五日に至る場合は、発病後の日にちは既に深くなっている。陰寒が裏にあり、気が腸間に滞ると、腹が痛む。下焦に陽気がなく、気化が行らなくなると、小便は不利になる。水液が大腸に入り、下痢が停止せず、病状が甚だしくなり津液が滑脱すると、膿血便になる。そこで、桃花湯を与えて温胃散寒・固腸止利する。

【原文】　少陰病、下利便膿血者、可刺。(308)

【本文】　少陰病、下利し膿血を便する者は、刺す可し。

【通釈】　少陰病に罹患し、下痢し、膿血便になる場合は、刺法を採用すべきである。

【本文】　此れ、上の二節を承けて、其の輔治の法を申し著わす。本条に桃花湯を用うるは、必ずしも言わず。少陰病、下利し膿血を便するに至り、気已に内陥すれば、則ち血も亦随いて壅がる。之を刺す者は、即ち其の壅がりを通ずる所以なり。壅瘀通ずれば、則ち腹痛止む可く、便血痊《い》ゆ可し。故に虚寒の滑脱と雖も、復た妨げざるなり。案ずるに、旧注に或は此の条の証と少陰病、八九日、一身手足尽く熱する者は、熱膀胱に在り、必ず便血するなりの条（293）とを以て同じく看るは悖る。

尤氏曰く、刺法は未だ詳らかならず。

林氏（瀾）曰く、刺なる者は其の経気を瀉して之を宣通するなり。下利し膿血を便するは、既に桃花湯に主らる。此れ復た「刺す可し」と云う者は、痞証、利止まざれば、復た其の小便を利するに五苓散を与え、以て石脂禹余粮の窮《きゅう》を救う（159）の如し。此れ一刺するは、亦以て桃花湯の逮ばざる所なり。

【語釈】　○窮：くるしめる。こまらせる。

【通釈】　これは、上の二節を承けて、その輔治の方法を著述している。本条に桃花湯を用いるのは、必ずしも言わない。少陰病に罹患し、下痢し、膿血便になり、気が既に内陥する場合は、血もまた随って塞がる。これを針刺するのは、その塞がりを通じる理由である。塞がって瘀滞しているのが通じる場合は、腹痛は止むはずであり、便血は治癒するはずである。そこで、虚寒の滑脱であるが、また妨げない。案じるに、旧注であるいはこの条の証と少陰病に罹患して八九日になり、一身の手足が尽く熱する場合は、熱が膀胱にあり、必ず便血になる条（293）と同じく看るのは、悖っている。

尤氏は言う。刺法は、いまだ詳らかでない。

林氏（瀾）は言う。刺すのは、その経気を瀉してこれを宣通することである。下痢し、膿血便になる場合は、既に桃花湯が主る。ここでまた「刺すべきである」と言うのは、痞証に罹患し、下痢が停止しない場合は、またその小便を通利するのに五苓散を与え、これによって赤石脂禹余粮湯を投与して治癒しない苦しみを救う（159）ようなものである。これが一たび刺すのは、また桃花湯の逮ばない所である。

【解説】　本条文は、桃花湯証の輔治の方法について論述している。

少陰病に罹患し、下痢し、膿血便になる場合は、第306条にあるように、桃花湯を用いて治療する。気が既に内陥すると、血もまたこれに随って塞がる。そこで、桃花湯を投与すると同時に針刺すると、塞がって瘀滞した部位が通じるので、腹痛は停止し、便血は治癒するはずである。

【本文】　以上の三章、下利便血の証治を釈す。
【通釈】　以上の三章は、下痢し便血する証候と治療法を解釈している。

【原文】　少陰病、吐利、手足逆冷、煩躁欲死者、呉茱萸湯主之。(309)
【本文】　少陰病、吐利、手足逆冷、煩躁して死せんと欲する者は、呉茱萸湯之を主る。
【通釈】　少陰病に罹患し、嘔吐と下痢が出現し、手足が逆冷し、煩躁して死にそうになる場合は、呉茱萸湯がこれを主る。
【本文】　此れ、少陰寒逆の証治を論ず。寒邪内に甚だしければ、則ち胃中の陽気傷を受け、上に逆すれば而ち吐し、下に攻むれば而ち利し、一時に暴発し、其の証尤も急なり。況や四肢は気を胃より稟け、胃中の陽気傷らるれば則ち手足の気相い接続せざるをや。故に厥逆して冷ゆるなり。陰寒上逆し、陽と相い争う故に煩躁して死せんと欲す。劉茝庭曰く、「死せんと欲す」の二字は、煩躁の状を形容するに過ぎず、奔豚病、発作すれば死せんと欲し、復た還りて止むと語の例を同じくす」と。夫れ呉茱萸は辛温大熱、温中散寒を専らの功と為す。故に用いて以て降逆回陽すれば、嘔利止む可し。更に生姜の辛酸を以て輔と為す。吐利既に甚だしく、中気大いに傷るれば、人蔘を用うるに非ざれば、則ち以て中土を奠《さだ》め安んずること無し。姜、棗相い合し、司るに以て脾を和して胃を安んず。然らば蔘、棗の用は、茱萸、生姜に比して差少なし。蓋し、勢いに因りて以て権衡を為すなり。案ずるに、少陰病、吐利し、煩躁し、四逆する者は死す（296）と同一の証にして彼は則ち吐利日に深く、陽気既に絶す。故に姜、附の辛熱は挽回すること能わず。此れは、即ち吐利併せて起こり、元陽驟かに虚す。故に此の湯以て散寒降逆すれば、陽気復す可し。夫れ玄武、通脈の諸方は利を治し嘔を治し、則ち或は吐し、或は利すを以てするは、是の急なるに如かず、其の法も亦異なるなり。又此の条、当に後の四逆湯の条中に移すべし。蓋し、錯簡此に在り。
　劉廉夫曰く、案ずるに、呉茱萸湯の用は三有り。陽明、穀を食して嘔せんと欲するは之を用い（243）、少陰、吐利するは之を用い（309）、厥陰、乾嘔し涎沫を吐する者は亦之を用う（378）。要するに皆嘔吐逆気を以て主と為す。四逆湯の吐利、厥逆とは自ら異なる。
【語釈】　○奔豚病云々：《金匱要略・奔豚気病脈証治第八》の第1条を参照。
　○権衡：はかり。ものの標準になるもの。ものをはかりくらべるもの。

【通釈】　これは、少陰病で寒気が上逆する証候と治療法を論じている。寒邪が内に甚だしくなる場合は、胃の中の陽気が損傷され、上に逆すると嘔吐し、下に攻めると下痢し、一時に暴発し、その証は尤も急激である。ましてや四肢は気を胃より受けるので、胃の中の陽気が傷られる場合は、手足の気が相互に接続しなくなるのはなおさらである。そこで、四肢は厥逆して冷える。陰寒が上逆し、陽と相互に争うので、煩躁して死にたくなる。劉茝庭は、「死にたくなる」の二字は、煩躁の性状を形容するに過ぎず、「奔豚病に罹患し、発作が起こると死にたくなり、発作が止むとまた気は還り、病状は停止する」の語の例と同じである」と言う。そもそも呉茱萸は辛温大熱で温中散寒するのを専らの効能とする。そこで、これを用いて降逆回陽すると、嘔吐と下痢は停止するはずである。更に生姜の辛酸を輔とする。嘔吐と下痢が既に甚だしくなり、中気が大いに傷られる場合は、人参を用いなければ中土を定めて安らかにすることがない。生姜と大棗は相互に合わせ、司るに脾を調和して胃を安らかにする。そうであれば、人参と大棗の作用は、呉茱萸と生姜の作用に比較して差は少ない。思うに、勢いによって比較すればである。案じるに、少陰病に罹患し、嘔吐と下痢が出現し、煩躁し、四肢が逆冷する場合は死亡する（296）のと同一の証であるが、彼は嘔吐と下痢が日に深く、陽気は既に途絶えている。そこで、乾姜と附子の辛熱でも挽回することができない。これは、嘔吐と下痢が併せて起こり、元陽が遽かに虚す。そこで、この湯液をもって散寒降逆すると、陽気は回復するはずである。そもそも玄武湯や通脈四逆湯の諸方は下痢を治療し、嘔吐を治療するが、あるいは嘔吐し、あるいは下痢するのは、これが急迫するのに及ばず、その治療法もまた異なる。また、この条は、後の四逆湯の条文の中に移すべきである。思うに、錯簡がここにある。

劉廉夫は言う。案じるに、呉茱萸湯の効用には三つがある。陽明病に罹患し、食事を摂取して嘔吐しそうになる場合はこれを用い（243）、少陰病に罹患し、嘔吐し下痢する場合はこれを用い（309）、厥陰病に罹患し、乾嘔し、涎沫を吐出する場合もまたこれを用いる（378）。要するに皆嘔吐し気が上逆するのが主である。四逆湯の嘔吐、下痢、四肢の厥逆とは自ら異なる。

【解説】　本条文は、少陰病に罹患し、寒気が上逆する証候と治療法について論述している。

少陰病に罹患し、寒邪が内に甚だしくなると、胃の中の陽気が損傷される。寒気が上逆すると、嘔吐が出現する。あるいは寒気が下を攻めると、下痢が出現する。本証は、一時的に暴発するので、症状の発症は最も急激である。四肢は、気を胃に受ける。胃の中の陽気が損傷されると、手足の気が相互に接続しなくなるので、手足は逆冷する。「死せんと欲す」の二字は、煩躁の性状を形容する。陰寒が上逆し、陽と相互に争うと、煩躁して死にたくなる。本証は、元陽が遽かに虚した状態にある。そこで、呉茱萸湯を用いて散寒降逆する。

【原文】　少陰病、下利、咽痛、胸満、心煩、猪膚湯主之。(310)
【本文】　少陰病、下利し、咽痛み、胸満し、心煩するは、猪膚湯之を主る。
【通釈】　少陰病に罹患し、下痢が出現し、咽が痛み、胸満し、心煩する場合は、猪膚湯がこれを主る。
【本文】　此れより以下の四章、並びに咽痛の証治を釈す。冒するに少陰病を以てすと雖も、其の機は殆ど厥陰に近し。「少陰病、下利す」と言えば、是れ其の常と為す。咽痛に至り、胸満、心煩を兼ぬるは、乃ち上焦虚して燥き、津液熯き涸れて此の証を致す。然れども亦下寒え上熱すれば、涼す可からず。治は、只宜しく潤剤以て其の燥を滋すべくして苦寒は禁ずる所に在るなり。故に猪膚湯を以て之を主る。要するに姑くは標にして急なる者を治し、本と抜くの薬に非ざるなり。或は此の条の証を以て伝経の熱邪と為すは、殊に経旨を失す。
　山田宗俊曰く、胸満し、心煩するは、皆上焦に熱有るの候なり。権するに猪膚湯を与えて以て其の標を治す。然して実熱に非ず。即ち、白通加猪胆汁湯を与うるの心煩と相い近き者なり。
【語釈】　○咽痛：喜多村直寛は咽痛を上熱下寒証の症状とするが、一説に下痢によって津液が消耗されたために出現する陰虚の症状とする。この場合は、下痢は既に停止している。汪苓友の《傷寒論弁証広注》では、「下痢が既に多い場合は、陰を亡って虚を引きおこし、津液が去る。そこで、燥いて咽が痛み、心胸部が煩満する。これが燥熱の徴候であるのは疑いがない」とある。浅田宗伯の《傷寒論識》では、「そもそも猪膚湯、通脈四逆湯の咽痛、白通加猪胆汁湯の心煩などでは、皆下痢によって津液が乾燥して枯れ果て、邪気が上に奔走するものである」とある。　○権：仮。臨機の処置。
【通釈】　これより以下の四章は、並びに咽痛の証候と治療法を解釈している。冒頭に少陰病をもってするが、その病機は殆ど厥陰病に近い。「少陰病に罹患し、下痢する」と言えば、その常である。咽痛に至り、胸満、心煩を兼ねる場合は、上焦が虚して燥き、津液が乾燥して枯渇し、この証が引き起こされる。

しかし、また下が寒えて上が熱するので、清すべきでない。治療は、ただ潤剤を用いてその燥を滋潤すべきであり、苦寒の品は禁じる所にある。そこで、猪膚湯を用いてこれを主る。要するに姑くは標で急迫する場合を治療するのであり、本と抜く薬でない。あるいはこの条の証をもって伝経の熱邪とするのは、殊に経旨を違えている。

山田宗俊は言う。胸満し、心煩するのは、皆上焦に熱がある証候である。臨機応変に猪膚湯を与えてその標を治療する。しかし、実熱ではない。即ち、白通加猪胆汁湯を与える場合の心煩と近似するものである。

【本文】 猪膚湯方

猪膚（一斤。○劉茝庭曰く、「猪膚は、諸説一ならず。按ずるに、《儀礼・聘礼》に「膚鮮《せん》魚鮮、腊《せき》は扃鼎《けいてい》に設く」と。注に曰く、「膚は、豕の肉なり。唯だ燖《ゆで》る者は膚有り」と。疏に曰く、「豕《いのこ》は則ち膚有り、豚は則ち膚無し。故に《士喪礼》は、豚は皆膚無しは、其の皮薄きを以ての故なりと」と。又《礼記・内則》の疏に曰く、「麋《なれしか》の膚と魚醢《かい》と配する者は、麋の膚は麋の肉の外の膚を謂い、之を食するに魚醢を以て之に配す」と。今合して之を考うれば、則ち膚は是れ肉の外に近く脂多き者と為す。古義了然たれば、別の解を庸《もち》うること無し」と。中西子文曰く、「本邦、猪膚有ること稀なれば、猪膏を以て代うは可なり」と）

右一味、水一斗を以て、煮て五升を取り、滓を去り、白蜜一升、白粉五合を加え、熬って香ならしめ和して相い得せしめ、温め分かち六服す（熬は牛刀の翻）。

【語釈】 ○豕：いのこ。ぶた。 ○腊：ほじし。ほしにく。 ○扃：鼎の耳にさしわたして鼎を持ち上げる横木。 ○鮮：鳥獣の新しい肉。魚のなます。 ○麋：なれしか。おおじか。 ○醢：しおから。

【通釈】 猪膚湯方

猪膚（一斤。○劉茝庭は、「猪膚は、諸説が一つでない。按じるに、《儀礼・聘礼》では「新鮮な膚や魚の乾し肉は、扃鼎《けいてい》に設ける」とある。注釈では、「膚は、豕の肉である。ただ、ゆでる場合は膚がある」と言う。疏では、「豕《いのこ》は膚があり、豚は膚がない。そこで、《士喪礼》では、豚は皆膚がないのは、その皮が薄いからである」と言う。また、《礼記・内則》の疏では、「麋《なれしか》の膚と魚のしおからと配するのは、麋の膚は麋の肉の外の膚を言い、これを食べるには魚の塩からをこれに配する」と言う。今合わせてこれを考えると、膚は肉の外に近く脂が多い部分である。古義は明瞭であるので、別の解釈を用いる必要がない」と言う。中西子文は、「本邦では、猪膚が稀にしか手に入らないので、猪膏を用いてこれに代えるのは可能である」と言う）

右の一味に水一斗を用い、煮て五升を取り、滓を除き、蜂蜜一升、白米の粉五合を加え、熬って芳しくし、よく混和し、温めて六回に分けて服用する（熬は牛刀の翻である）。

【本文】　猪膚は、専ら咽痛を治す。《外台》の深師貼《てん》喉膏集験の烏扇膏は並びに猪膚脂を用い、喉痛を治すは徴す可し。白蜜は、潤燥して以て緩痛除煩す。白粉は、即ち白米の粉なり。劉熙の《釈名》に「粉は、分かつなり。米を研《す》りて分散せしむるなり」と。黄氏曰く、「米粉なり」と。粉を加うる者は、其れ恋滞し、且つ以て中気を補うを取るなり。「熬って香ならしむ」の二字は、殊に米粉に属す。旧注に猪膚を兼ねて説うは、是に非ず。六服なる者は、即ち所謂「上焦を治するの薬は、須く少なくして数なるべし」なり。

【通釈】　猪膚は、専ら咽痛を治療する。《外台》の深師貼《てん》喉膏集験の烏扇膏は並びに猪膚脂を用い、喉痛を治療するのは、証拠とすべきである。蜂蜜は、潤燥して緩痛除煩する。白粉は、白米の粉である。劉熙の《釈名》に「粉は、分けることである。米を研磨して分散させる」とある。黄氏は、「米粉である」と言う。粉を加えるのは、それが留恋して停滞し、かつ中気を補う効能を取る。「熬って香ばしくする」の二字は、殊に米粉に属している。旧注に猪膚を兼ねて言うのは、正しくない。六服は、いわゆる「上焦を治療する薬は、少量を頻回服用すべきである」である。

【解説】　本条文は、少陰病に罹患し、咽が痛む証候と治療法について論述している。

少陰病に罹患し、陰寒が旺盛になると、下痢が出現する。上焦が虚して燥き、津液が乾燥して枯渇すると、咽が痛み、胸満、心煩を兼ねる。本証は、下が寒えて上が熱した状態にあり、病機は厥陰病の上熱下寒証に近似する。そこで、猪膚湯を与えて上焦の虚燥を滋潤し、姑くは標の症状を治療する。

猪膚湯は、猪膚、蜂蜜、白粉の三味からなる処方である。方中の猪膚は、専ら咽痛を治療する。蜂蜜は、潤燥して痛みを緩め除煩する。白粉は白米の粉であり、留恋して停滞し、中気を補う。

【原文】　少陰病、二三日、咽痛者、可与甘草湯。不差、与桔梗湯。(311)

【本文】　少陰病、二三日、咽痛む者は、甘草湯を与う可し。差えざれば、桔梗湯を与う。

【通釈】　少陰病に罹患して二三日が経過し、咽が痛む場合は、甘草湯を与えるべきである。もし効果が見られず、症状が軽減しない場合は、桔梗湯を与える。

【本文】　此れ、少陰咽痛の軽証なり。二三日は、初感の時なり。若し咽痛して下利を兼ねざれば、則ち自ら胸満、心煩の証無し。惟だ是れ上焦の虚熱咽喉に客すと為す。殆ど亦厥陰に近き者なり。先ず宜しく甘草湯以て之を緩むべし。若し差えざる者は、経脈阻碍する所有れば、更に桔梗を加えて以て之を開提す可し。然して終に陰に発すに属すれば、必ずしも驟かに寒涼を用いざるなり。

喩氏曰く、此れ二三日に在り、他の証未だ具わらず。故に之を用う。若し五六日なれば、則ち少陰の下利、嘔逆の諸証蜂起す。此の法並びに未だ用う可からず。

【語釈】　○少陰咽痛：喜多村直寛は咽痛の原因を虚熱であるとする。一説に、少陰に邪熱が客することが咽痛の原因であるとする。《医宗金鑑》では、「少陰病に罹患して二三日になり、咽が痛み、他の証がない場合は、少陰経に熱を客した微邪である。甘草湯を与えて緩くその少陰の熱を瀉すべきである。もし治癒しない場合は、桔梗湯を与える。即ち、甘草湯に桔梗を加え、欝熱を開く。苦寒を用いないのは、その熱が陰経に欝滞するのを恐れるからである」とある。

【通釈】　これは、少陰病の咽痛の軽証である。二三日は、初めて感じる時である。もし咽は痛むが、下痢を兼ねない場合は、自ら胸満、心煩の証はない。ただ、これは上焦の虚熱が咽喉に客している。殆どまた厥陰病に近い場合である。先ず甘草湯を用いてこれを緩めるべきである。もし治癒しない場合は、経脈に阻まれている所があるので、更に桔梗を加えてこれを開いて提《かか》げるべきである。そして病は遂に陰に発生する場合に属しているので、必ずしも遽かに寒涼の品を用いない。

喩氏は言う。これは、二三日目にあり、他の証はいまだ備わっていない。そこで、これを用いる。もし五六日目である場合は、少陰病の下痢や嘔逆などの諸証が蜂起する。この方法は、並びにいまだ用いることができない。

【本文】　甘草湯方

甘草（二両。○隠庵張氏曰く、「案ずるに、本論の湯方の甘草は、倶に炙す。炙すれば則ち脾土を助けて中を守る。惟だ此れのみ生用す。生なれば則ち経脈

を和して流通す。学ぶ者は、其の近きを以て之を忽せにす可からざるなり」と）

右一味、水三升を以て、煮て一升半を取り、滓を去り、七合を温服し、日に二服す。

【通釈】　甘草湯方

甘草（二両。〇隠庵張氏は、「案じるに、本論の中の湯液の処方に用いられる甘草は、ともに炙している。炙している場合は、脾土を助けて中を守る。ただこの処方だけは、生を用いる。生である場合は、経脈を和やかにして流通する。学ぶ者は、それが類似しているので、これを忽せにすべきでない」と言う）

右の一味に水三升を用い、煮て一升半を取り、滓を除き、七合を温服し、日に二回服用する。

【本文】　桔梗湯方

桔梗（一両）　甘草（二両）

右二味、水三升を以て、煮て一升を取り、滓を去り、温め分かち再服す。

【本文】　桔梗湯方

桔梗（一両）　甘草（二両）

右の二味に水三升を用い、煮て一升を取り、滓を除き、温めて二回に分けて服用する。

【本文】　《霊枢・九針論》に「形苦しみ、志苦しむは、病咽嗌《いんえき》に生ず。之を治するは、甘薬を以てす」と。乃ち、甘以て之を緩むの義なり。此の方の甘草は、生用す。故に別の味を兼ねず、独り用いて以て専らの功を取る。桔梗湯は、更に佐くるに辛苦開散の品を以てす。《別録》に云う、「咽喉の痛みを療す」と。案ずるに、単の甘草湯の効用は、頗る多し。《玉函経》は小児の撮口《さつこう》を治す。今用いて以て懸癰《けんよう》、及び嘔吐し水薬を納れず等の証を瘥《いや》し、倶に験あり（詳らかに拙著《廣傷寒類方》の中に見わる）。又後人甘、桔の二味を以て咽喉の諸疾を通治するは、諸を此に本づく。

【語釈】　〇撮口：くちびるをすぼめること。臍風三証の一つ。撮風、唇緊とも称される。　〇懸癰：上顎部に生じた癰。

【通釈】　《霊枢・九針論》では、「身体が苦しみ、心も苦しむ人は、病が咽喉に生じる。これを治療するには、甘薬を用いる」とある。即ち、甘の品を用いてこれを緩める義である。この処方の甘草は、生を用いる。そこで、別の味を兼ねず、独り用いて専用の効能を取る。桔梗湯は、更に佐けるに辛苦で開散する品をもってする。《別録》では、「咽喉の痛みを治療する」と言う。案じるに、単味の甘草湯の効用は、頗る多い。《玉函経》では、小児の撮口《さつこう》を治療する。今これを用いて懸癰《けんよう》、および嘔吐して水薬を飲むことができないなどの証を治療し、ともに効果がある（詳細は、拙著《廣傷寒類方》の中に見われている）。また、後人が甘草と桔梗の二味を用いて咽喉の諸々の疾患を通じて治療するのは、これをここに基づいている。

【解説】　本条文は、少陰病の咽痛の軽症例について論述している。

「二三日」は、少陰病を初めて感じる時である。本証では、咽は痛むが、下痢を兼ねていないので、第310条にあるように、胸満、心煩の証は出現しない。本証は、上焦の虚熱が咽喉に客し、殆ど厥陰病に近い状態にある。そこで、先ず甘草湯を与えてこれを緩める。もし甘草湯を服用した後に咽痛が軽減しない場合は、経脈が阻まれているので、桔梗湯を与えてこれを開提する。

【原文】　少陰病、咽中傷、生瘡、不能語言、声不出者、苦酒湯主之。(312)

【本文】　少陰病、咽中傷れて、瘡を生じ、語言すること能わず、声出でざる者は、苦酒湯之を主る（瘡は創と同じ）。

【通釈】　少陰病に罹患し、咽の中が傷れて、潰瘍を形成し、言葉を話すことができず、発生が困難になる場合は、苦酒湯がこれを主る（瘡は創と同じである）。

【本文】　此れ、少陰咽痛の劇証なり。咽中痛みを為すと言えば、傷る所漸く乃ち創を生じ、其の重きこと知る可し。言語すること能わず、声音出でざるは、勢い必ず然る所なり。経文既に咽と言えば、喉嚨は即ち其の中に在り。此れ、当に苦酒湯を用いて以て創を斂めて豁《かつ》痰すべく、則ち咽痛愈ゆ可し。終に是れ虚火上逆するに因りて決して敢えて寒涼を以て事を用いざるなり。案ずるに、瘡と創は、古字通用す。《藏経音義》を見るに曰く、「瘡は俗字なり」と。《玉篇》は「戧」に作る。《説文》は「創」に作る。《韻英》は、「創痍《い》なり」と。《説文》は、「傷るなり」と。松陵徐氏、以て疑うらくは即ち陰火喉癬の類と為すは、誤りなり。

隠庵張氏曰く、声なる者は、語中の声なり。語言すること能わずと声出でずとは、各々分別有り。

方氏曰く、咽傷れて瘡を生ずれば、則ち此の痛み差《やや》重しと為すこと知る可きなり。
【語釈】　○豁：ひらける。　○虚火上逆するに因る：一説に、邪熱が少陰経を介して咽喉に上逆し、局所の脈絡を破壊するとする。尤在涇の《傷寒貫珠集》では、「少陰の熱気が経に随って上を衝き、咽は傷れて瘡を生じ、言葉を喋ることができず、音声を出せなくなるのは、東垣のいわゆる「少陰の邪が裏に入り、上って心に接し、火とともに変化して金を剋する」ことである。そこで、半夏の辛を与えて結熱を散じて咽痛を止め、鶏子白の甘寒は肺に入って熱気を清して音声を通じ、苦酒の苦酸は瘡腫を消して邪毒を散じる」とある。
○創痍：金創。　○喉癬：病名。咽喉に発する癬。癬は、地にはえた苔癬のような形で、俗にタムシと言う。
【通釈】　これは、少陰病の咽痛の劇証である。咽の中に痛みを生じると言えば、傷る所は漸く創を生じ、それが重いことを知るべきである。言葉を喋ることができず、音声が出なくなるのは、勢いが必ずそのようにする所である。経文で既に咽と言えば、喉嚨はその中にある。これは、苦酒湯を用い、創を斂めて豁《かつ》痰すべきであり、そうすれば咽痛は治癒するはずである。遂にこれは虚火の上逆が原因であるので、決して敢えて寒涼の品を用いない。案じるに、「瘡」と「創」は、古字が通用する。《藏経音義》を見ると、「瘡は俗字である」と言う。《玉篇》では、「戧」に作る。《説文》では、「創」に作る。《韻英》では、「金創である」とある。《説文》では、「傷られることである」とある。松陵徐氏が恐らくは陰火による喉癬の類であるとするのは、誤りである。
　隠庵張氏は言う。声は、言葉の中の声である。言葉を喋ることができないのと音声が出なくなるのとは、各々に分別がある。
　方氏は言う。咽が傷れて瘡を生じる場合は、この痛みは幾らか重いことを知るべきである。
【本文】　苦酒湯方
　半夏（洗い、破りて棗核の如くす、十四枚。核は下革の翻。劉茝庭曰く、「「十」の字は、疑うらくは「大」の字の譌《あやま》りなり。成本《玉函》は「核」の下に「大」の字有り。此れ、以て徴す可し。然らば亦「十」の字を剰ずるなり。蓋し、僅かに是れ一鶏子殻に須く四枚を用うべく、適ま其の量に協《かな》う」と）　鶏子（一枚、黄を去り、上苦酒を内れ、鶏子殻の中に著く。○著は張略の翻。殻は苦角の翻。龐氏曰く、「苦酒は即ち米醋なり」と。案ずるに、《石薬爾雅》に「酢は、一に苦酒と名づく」と。《本草》に陶氏曰く、「醋は亦之を醯《けい》と謂う。苦味有るを以て、俗に呼びて苦酒と為す」と。劉熙の《釈名》に「苦酒は、淳毒甚だしき者なり。酢にて苦しむなり」と。又張華の《博物誌》に「龍肉は醯を以て之を漬くれば、則ち文章生ず」と。《晋書》は本伝に醯を苦酒に作るは、互いに徵す可し。「上苦酒」は、《千金翼》に「上好苦酒」に作る。「上」は是れ「上好」の義なるを知るなり）

右二味、半夏を内れ、苦酒中に著け、鶏子殻を以て刀環の中に置き、火上に安んじて、三沸せしめ、滓を去り、少少之を含嚥す。差えざれば、更に三剤を作る（内は音納。環は胡関の翻。嚥は於甸《てん》の翻。呑むなり。○《古今録験》の鶏子湯は、「鶏子の頭を開き、中の黄白を去る云々」に作る。刀環は、又「刀子環」に作る。義は並びに明らかなり。宜しく参攷すべし）

【語釈】　○淳：すなお。まざりけがない。醇に同じ。よく熟した味の濃い酒。芳醇。

【通釈】　苦酒湯方

半夏（洗い、破って棗の種のようにする、十四枚。核は下革の翻である。劉茝庭は、「「十」の字は、恐らくは「大」の字の誤りである。成本や《玉函》では「核」の下に「大」の字がある。これは、これによって証拠とすべきである。そうであれば、また「十」の字が余分である。思うに、僅かに一個の鶏子殻に四枚を用いるべきであり、そうすれば偶々その量に協《かな》う」と言う）　鶏子（一枚、黄身を除き、上等の米酢を入れ、鶏子殻の中に漬ける。○著は張略の翻である。殻は苦角の翻である。龐氏は、「苦酒は、米醋である」と言う。案じるに、《石薬爾雅》では「酢は、一つに苦酒と名づける」とある。《本草》では、陶氏は「醋は、またこれを醯《けい》と言う。苦味があるので、世俗では呼んで苦酒とする」と言う。劉熙の《釈名》では、「苦酒は、味の濃い毒が甚だしいものである。酢で苦しむことである」とある。また、張華の《博物誌》では、「龍肉は醯でこれを漬けると、もようが生じる」とある。《晋書》では、本伝に醯を苦酒に作るのは、互いに証拠とすべきである。「上苦酒」は、《千金翼》では「上好苦酒」に作る。「上」は「上等」の義であることが解る）

右の二味に半夏を入れ、米酢の中に漬け、鶏子殻を古の銭の穴の中に置き、火の上に載せて三回沸騰させ、滓を除き、少量づつこれを含みながら呑み込む。症状が軽減しない場合は、更に三剤を作る（内は音が納である。環は胡関の翻である。嚥は於甸《てん》の翻である。呑むことである。○《古今録験》の鶏子湯は、

「卵の頭を開き、中の黄身と白身を除く云々」に作る。刀環は、また「刀子環」に作る。義は並びに明らかである。参考にして考えるべきである）

【本文】　此の方、半夏は結を開きて涎を滌《のぞ》き、蛋清、苦酒は創を斂めて腫を消せば、則ち咽清らかにして声出づるなり。後人、用いて喉痺を治して必ず効あり。

方後の煮法は、極細なり。「刀環中に置く」は、蛋殻をして敢えて傾墜せしめざるを謂うなり。案ずるに、刀は即ち銭の別名なり。錯刀、契刀（《漢書》に見わる）は皆古銭なり。其の端に環有り、以て鶏卵を安んず。環は、《玉函》は「鐶」に作る。劉熙の《釈名》は、「刀は、到るなり。其の本は、環と曰う。形は、環に似るなり」と（董穀の《碧里雑存》に刀圭の説有り、「中の一孔は、即ち索を貫くの処なり」と云う是れなり）。柯氏曰く、「刀鐶の中に置き、火の上に放ち、只三沸し、即ち滓を去る。此れ、略《ほぼ》火気尽く其の味を出だすを欲せずの意を見わすこと知る可し」と。

松陵徐氏曰く、咽中瘡を生ずれば、此れ湯剤の能く療する所に非ず。此の薬、内治して外治を兼ぬるの法なり。

銭氏曰く、今の優人、声啞すに遇う毎に即ち生鶏子白を以て之を啖《くら》えば、声音即ち出づるも亦此の方の意を遺すなり。

【語釈】　○蛋：たまご。　○刀圭：さじ。こさじ。薬や茶を盛る小さじ。

○優人：俳優。

【通釈】　この処方は、半夏が結を開いて痰涎を滌《のぞ》き、蛋白と苦酒が創を斂めて腫を消すと、咽は清らかになって声が出る。後人は、これ用いて喉痺を治療して必ず効果がある。

方後の煮法は、極めて詳細である。「刀環中に置く」は、たまごの殻を敢えて傾むけて墜落させないことを言う。案じるに、刀は銭の別名である。錯刀や契刀（《漢書》に見われている）は、皆古銭である。その端には環があり、これによって鶏卵を安定させる。環は、《玉函》では「鐶」に作る。劉熙の《釈名》では、「刀は、到ることである。その本は、環と言う。形は、環に似る」とある（董穀の《碧里雑存》では、匙の説があり、「中にある一つの孔は、索を貫く処である」と言うのがこれである）。柯氏は、「刀鐶の中に置き、火の上に放ち、ただ三回沸騰し、直ちに滓を除く。これは、ほぼ火気が尽くその味を出すのを望まない意を見わしていることを知るべきである」と言う。

松陵徐氏は言う。咽の中に瘡を生じる場合は、湯剤がよく治療する所でない。

この薬は、内を治療し、兼ねて外を治療する方法である。

銭氏は言う。今の俳優は声がでなくなるのに遇うたびに、直ちに生の鶏卵の白身を呑むと音声が直ちに出るのもまたこの方の意を遺している。

【解説】　本条文は、少陰病の咽痛の劇証について論述している。

少陰病に罹患し、咽の中が傷られ、漸く瘡が生じる場合は、病状は極めて重く、言葉は喋ることができず、音声はでなくなる。「咽中」と言えば、喉嚨はその中にある。本証は、虚火が咽喉に上逆することが原因である。そこで、苦酒湯を与えて斂創豁痰する。

苦酒湯は、半夏、鶏子白、苦酒の三味からなる処方である。方中の半夏は結を開いて痰涎を滌き、鶏子白、苦酒は創を斂めて腫を消す。

【原文】　少陰病、咽中痛、半夏散及湯主之。(313)

【本文】　少陰病、咽中痛むは、半夏散及び湯之を主る。

【通釈】　少陰病に罹患し、咽の中が痛む場合は、半夏散および湯がこれを主る。

【本文】　此れも亦証の甘草湯、桔梗湯より較《やや》重き者なり。前に「咽痛む（311）」と云う者は、或は左、或は右の一か処の痛みを謂うなり。此れ、「咽中痛む」と云う者は、便ち咽中皆痛むなり。之を咽痛に較ぶれば、而ち甚だしきこと有り。甚だしければ、則ち涎咽中に纏《まと》う。故に半夏を以て涎を散じて逐い、痛みを散ず。案ずるに、少陰の咽痛の処方は、皆一時に標を治するに過ぎず。或るひと「皆是れ権用の方なり」と曰うは、信に然り。

尤氏曰く、少陰の咽痛、甘もて緩むこと能わざる者は、必ず辛を以て之を散ず。寒除くこと能わざる者は、必ず温を以て之を発す。

程氏曰く、少陰の咽痛有るは、皆下寒え上熱し、津液摶結して然らしむ。厥陰の撞《とう》気（326）無し。故に痺を為さず。但だ気勢の微甚を視れば、或は潤し、或は解し、或は温む。総じて涼剤を着くを用いず。

【語釈】　○涎中に纏う：本証は、寒邪が痰湿を伴い、咽喉に客して阻んだ状態にある。成無己の《注解傷寒論》では、「甘草湯は少陰の客熱の咽痛を主り、桔梗湯は少陰の寒熱が相互に搏つ咽痛を主り、半夏散及び湯は少陰の客寒の咽痛を主る」とある。また、程知の《傷寒経注》では、「これは、客寒の咽痛の治療法を言う。少陰病に罹患し、その人はただ咽が痛むが、煩渇、心煩、不眠などの諸々の熱証がない場合は、寒邪が客する所であり、痰涎が塞がって痛むことを知るべきである。そこで、半夏の辛温は痰を滌き、桂枝の辛熱は散寒し、甘草の甘平は痛みを緩める」とある。

【通釈】　これもまた証が甘草湯や桔梗湯より幾らか重い場合である。前に「咽が痛む（311）」と言うのは、あるいは左、あるいは右の一か所の痛みを言う。これが「咽の中が痛む」と言うのは、咽の中が皆痛むことである。これを咽痛に比較すると、甚だしい。甚だしい場合は、痰涎が咽の中に纏《まと》い付く。そこで、半夏をもって痰涎を散じて逐い、痛みを散じる。案じるに、少陰の咽痛の処方は、皆一時的に標を治療するに過ぎない。ある人が「皆これは臨機応変に用いる処方である」と言うのは、信にそのようである。

尤氏は言う。少陰の咽痛で、甘味の品を用いて緩めることができない場合は、必ず辛味の品を用いてこれを散じる。寒邪を除くことができない場合は、必ず温味の品を用いてこれを発する。

程氏は言う。少陰病に咽痛があるのは、皆下が寒えて上が熱し、津液が搏って結び、そのようにする。厥陰病の上を撞く気（326）がない。そこで、喉痺を生じない。ただ、気の勢いの微かな場合と甚だしい場合とを視て、あるいは潤し、あるいは解し、あるいは温める。総じて涼剤をつける方法は用いない。

【本文】　半夏散及び湯方

半夏（洗う）　桂枝（皮を去る）　甘草（炙る）

右三味、等分し、各々別に擣き篩い已わり、合して之を治め、白飲もて和して方寸匕を服し、日に三服す。若し散服すること能わざる者は、水一升を以て、煎ずること七沸、散両方寸匕を内れ、更に煮ること三沸、火より下して小しく冷やさしめ、少少之を嚥む（旧本は、「之を嚥む」の下に「半夏毒有り、散服するに当たらず」の八字有り。今《玉函》成本に従いて刪り去る）。

【通釈】　半夏散及び湯方

半夏（洗う）　桂枝（皮を除く）　甘草（あぶる）

右の三味を等分し、各々別に擣き、篩い終わってから、合わせて混和し、重湯に混ぜて方寸匕を服用し、日に三回服用する。もし散剤を服用できない場合は、水一升を用い、煎じて七回沸騰させ、散を方寸匕の容量の二倍入れ、更に煮て三回沸騰させ、火より下して小し冷やし、少々これを呑み込む（旧本では、「これを嚥む」の下に「半夏には毒があるので、散剤で服用すべきでない」の八字がある。今《玉函》や成本に従って削り去る）。

【本文】　此の方、半夏は辛にて咽喉を滑利して粘飲を疏す。故に以て君と為す。佐くるに甘草を以て其の痛みを緩め、桂枝は亦経脈を和して咽痛を解す。案ずるに、《本草》に云う、「桂枝は、上気、咳逆、結気、喉痺を主る」と。前注、以て祛風解邪と為すは、恐らくは誤りなり。

方後の「已」は、畢《お》わるなり。《外台》は「畢わる」に作る。又「少少之を嚥む」の四字は、咽痛に於いては最も親切と為す。

松陵徐氏曰く、《本草》に半夏は咽喉の腫痛を治し、桂枝は喉痺を治すと。此れ、乃ち咽喉の主薬なり。後人、二味を以て禁薬と為すは、何ぞや。

令韶張氏曰く、「散服すること能わず」の者は、咽痛みて散を容ること能わざるを言う。更に湯を以て少少之を嚥む。湯と散は同一の義なり。

【通釈】　この処方では、半夏は辛で咽喉を滑利して粘稠な痰飲を疏通する。そこで、君とする。佐けるに甘草を用いてその痛みを緩め、桂枝はまた経脈を和やかにして咽痛を解する。案じるに、《本草》では、「桂枝は、上気、咳逆、結気、喉痺を主る」と言う。前の注釈で桂枝の効能を祛風解邪とするのは、恐らくは誤りである。

方後の「已」は、畢わることである。《外台》では、「畢わる」に作る。また、「少々これを嚥む」の四字は、咽痛においては最も親切である。

松陵徐氏は言う。《本草》では、半夏は咽喉の腫痛を治療し、桂枝は喉痺を治療するとある。これは、咽喉の主薬である。後人が二味を禁忌の薬とするのは、どうしてであろうか。

令韶張氏は言う。「散剤で服用することができない」は、咽が痛んで散剤を容れることができないことを言う。更に湯液をもって少々これを呑む。湯液と散剤は同一の義である。

【解説】　本条文は、第311条の甘草湯証、桔梗湯証より幾らか重い咽中痛の病証について論述している。

第311条の「咽痛」は、左右の咽の一か所が痛むことを言う。一方、本条文の「咽中痛む」は、咽の中の左右が皆痛むことを言う。即ち、本証の咽中痛むは、痰涎が咽の中に纏い付いているので、咽痛の症状より甚だしい。そこで、半夏散及び湯を与えて痰涎を散じて逐い、痛みを散じる。

半夏散及び湯は、半夏、桂枝、甘草の三味からなる処方である。方中の半夏は、辛で咽喉を滑利して粘稠な痰飲を疏通する。甘草は咽痛を緩め、桂枝は経脈を和やかにして咽痛を解する。

【本文】　以上の五章、少陰咽痛の証治を釈す。首の一節（309）は、当に後条中に移すべし。
【通釈】　以上の五章は、少陰病の咽痛の証候と治療法を解釈している。首の一節（309）は、後の条の中に移すべきである。

【原文】　少陰病、下利、白通湯主之。(314)
【本文】　少陰病、下利するは、白通湯之を主る。
【通釈】　少陰病に罹患し、下痢する場合は、白通湯がこれを主る。
【本文】　此れ、少陰下利、通陽の法なり。少陰病と言えば、則ち必ず脈微細、但だ寐ねんと欲し、四支厥冷等の証有ること知る可し。而して重んずる所は特に下利に在り。蓋し、下利既に甚だしくして陽回らざる者は、正しく陰気窒礙《ちつがい》し之を通ずること有らざるを以てなり。故に此の湯を与えて以て其の内を温め、其の陽を通ずれば、則ち下利止む可くして真陽復す可し。
汪氏曰く、此の方と四逆湯は相い類す。独り甘草を去るは、蓋し寒を駆り其の速やかなる辛烈の性を欲すれば、其の驟かに発し直ちに下焦に達するを取ればなり。故に甘以て之を緩むを欲せざるなり。而して猶重んずるは葱白に在り。少陰、虚寒にして下利に偏れば、則ち陽気と隔絶して通ぜず。姜附の力は能く陽を益すと雖も、真陽の気をして必ず陰中に入らしむること能わず。惟だ葱白は味辛、能く陽気を通じて陰をして陽を得せしむれば、而ち利は愈ゆ可きを庶う。蓋し、大辛大熱の薬は藉りて以て人の陽気を益すに過ぎず、以て之を通じて真陽をして和会せしむること有るに非ざれば、而ち何を以て済《すく》うこと有らんや。
隠庵張氏曰く、此れより以下の四節は、皆少陰下利の証を論ず。
【語釈】　○窒礙：ふさぎさまたげる。障害。
【通釈】　これは、少陰病で下痢する場合に陽気を通じる方法である。少陰病と言えば、必ず脈は微細になり、ただ眠りたくなり、四肢が厥冷するなどの証があることを知るべきである。そして重んじる所は特に下痢にある。思うに、下痢が既に甚だしくなり、陽気が回らなくなるのは、正しく陰気が妨げてこれを通じなくするからである。そこで、この湯液を与えてその内を温め、その陽気を通じる場合は、下痢は停止するはずであり、真陽は回復するはずである。
汪氏は言う。この処方と四逆湯は、相互に類似する。独り甘草を除くのは、思うに寒を駆って速やかに辛で激しく作用する性質を望む場合は、それが遽かに発して直ちに下焦に到達する効能を取るからである。そこで、甘味の品をもってこれを緩める作用を望まない。そしてなお重んじるのは、葱白にある。少陰が虚して寒え、下痢に偏る場合は、陽気と隔絶して通じなくなる。乾姜と附子の力はよく陽気を益すが、真陽の気を必ず陰の中に入らせることができない。ただ、葱白は味は辛であり、よく陽気を通じて陰が陽を得るようにし、下痢が治癒できることを希望する。思うに、大辛大熱の薬は、それを借りて人の陽気を益すに過ぎず、これを通じて真陽を陰と和やかに会わせることができないので、これだけではどのようにして救うことがあろうか。

隠庵張氏は言う。これより以下の四節は、皆少陰病の下痢の証を論じている。

【本文】　白通湯方

葱白（四茎。〇茎は古耕の翻）　乾姜（一両）　附子（一枚、生、皮を去り、八片に破る）

右三味、水三升を以て、煮て一升を取り、滓を去り、分かち温め再服す。

【通釈】　白通湯方

葱白（四茎。〇茎は古耕の翻である）　乾姜（一両）　附子（一枚、生、皮を除き、八片に破る）

右の三味に水三升を用い、煮て一升を取り、滓を除き、二回に分けて温めて服用する。

【本文】　此れ、葱白は能く陽気を通ずるを謂う。故に白通湯と名づく。即ち、四逆湯の内に葱を以て甘草に易う者なり。葱白は辛烈、内を温めて以て陽を通ずるの功有り。《南華》の所謂「春月に酒を飲み、葱を茹《く》らいて以て陽気を通ず」是れなり。甘草を去る者は、蓋し其の証特に陰寒の窒塞重く、陽気を隔絶れば、速やかに之を通行せざれば、則ち斯須《ししゅ》に救えざればなり。故に甘草の緩も亦用いざる所に在り。之を四逆に視れば、其の証治は自ら緩急の殊なり有るなり。

銭氏曰く、葱白を用うる所以の者は、蓋し陽気流通するを得ず、下利し、脈微、厥逆に至りて無脈の為にして設くればなり。夫れ脈なる者は、気血流行するの発現する処なり。陰血は、陽気に非ざれば行らず。寒邪固より陽気を閉ざして鬱伏す。故に葱白を以て陽気を通行し、姜附の温経復脈の功を助くるのみ（通脈四逆湯方の注なり）。

中西子文曰く、四逆湯は則ち水三升を以て煮て一升二合を取る。白通湯は則ち煮て一升を取る。此れ、其の煎じ煮るの同じならざるの法なり。

【語釈】　○《南華》：荘子の別名。　○斯須：しばらく。
【通釈】　これは、葱白はよく陽気を通じることを言う。そこで、白通湯と名づける。即ち、四逆湯の中で葱白を甘草に代えるものである。葱白は、辛烈で、内を温めて陽気を通じる効能がある。《荘子》のいわゆる「春月に酒を飲み、葱《ねぎ》を食べて陽気を通じる」がこれである。甘草を除くのは、思うにその証は特に陰寒の窒塞が重く、陽気を隔絶するので、速やかにこれを通行しない場合は、しばらくの間に救えないからである。そこで、甘草の緩もまた用いない所にある。これを四逆湯と比較すると、その証候と治療法は自ら緩急の異なりがある。
　銭氏は言う。葱白を用いる理由は、思うに陽気が流通せず、下痢し、脈は微になり、四肢が厥逆するに至っては無脈になるために設けるからである。そもそも脈は、気血の流行が発現する所である。陰血は、陽気でなければ行らない。寒邪は固より陽気を閉ざして欝滞して潜伏させる。そこで、葱白をもって陽気を通行し、乾姜と附子の温経復脈の効能を助けるだけである（通脈四逆湯方の注釈である）。
　中西子文は言う。四逆湯は、水三升をもって煮て一升二合を取る。白通湯は、煮て一升を取る。これが、煎じて煮る所で同じでない方法である。
【解説】　本条文は、少陰病に罹患し、陽気が通じなくなる場合の証候と治療法について論述している。
　「少陰病」と言えば、必ず脈は微細になり、ただ眠りたくなり、四肢は厥冷する。少陰病に罹患し、陰気が旺盛になり、陽気を妨げて回らなくすると、下痢が甚だしくなる。そこで、白通湯を与えて内を温め陽気を通じる。
　白通湯は、葱白、乾姜、附子の三味からなる処方である。本方は、四逆湯の中の甘草を葱白に代えた処方である。葱白は、辛烈で内を温めて陽気を通じる。本証では、陰寒の窒塞が重く、陽気を隔絶するので、四逆湯より甘草を除く。乾姜、附子は、温経復脈する。

【原文】　少陰病、下利、脈微者、与白通湯。利不止、厥逆無脈、乾嘔、煩者、白通加猪胆汁湯主之。服湯、脈暴出者死。微続者生。(315)
【本文】　少陰病、下利し、脈微の者は、白通湯を与う。利止まず、厥逆して脈無く、乾嘔、煩する者は、白通加猪胆汁湯之を主る。湯を服し、脈暴かに出づる者は死す。微しく続く者は生く。
【通釈】　少陰病に罹患し、下痢し、脈が微である場合は、白通湯を与える。

下痢が停止せず、四肢が厥逆して脈がなく、乾嘔し、心煩する場合は、白通加猪胆汁湯がこれを主る。湯液を服用した後、脈が暴かに出る場合は、死亡する。脈が次第に回復する場合は、生きる。

【本文】　此れ、上条を承けて、復た其の劇しき者を以て言う。下利し、脈微なるは、元気の虚すこと極まり、内寒も亦甚だし。常に白通湯を用いて之を主る。若し湯を服し、前の下利する者今利止まず、前の脈微の者今即ち脈無し。況や厥逆すれば、則ち陽気既に四支に絶し、乾嘔して煩すれば、孤陽虚して泛かび将に上に脱せんとするをや。然して無脈に至れば、陰を兼ねて亦虧損す。故に白通湯を用いて以て陽を通じ、而して人尿、猪胆汁を加えて以て陰を益し、将に絶せんとするの陰、陽薬の劫奪する所と為すを致さざるを庶幾す。但だ是れ等の重証は、尤も宜しく其の生死を決すべし。湯を服して脈暴かに出づる者は、乃ち薬力の迫る所なり。薬力尽くれば、則ち索然として熄む。之を燭燼《じん》せんと欲すれば、而ち焱烈《はげ》しきに譬うるなり。故に死を主る。《金匱》に云う、「水病、脈出づる者は死す」と。尤氏曰く、「出づれば、則ち上有りて下絶無なり」と。「出づ」の字は此れと義を同じくす。微しく続く者は、微微続続として春蚕《さん》糸を抽《ひ》くが如く、春山雲を吐き、益々出だして尽き易すからざらしむるが如し。是れ生陽の気漸く復す。故に生く可きなり。聖人、人の或は此れを認めて彼と為すを恐る。故に諄諄《じゅん》として教えを垂る、其の意は切なり。

汪氏曰く、少陰病、脈は原微細なり。茲に但だ微と言う者は、微は陽虚と為す。即ち、下文の無脈の漸《ぜん》なり。

周氏曰く、聖人憂いを薬《くすり》投ずるの後、真陽の存する所の者幾ばくも無しに転ず。遂に姜附の性は自ら脈を持するを主らざるに因り、即ち托出す。而ち已に根を離るれば、断じて吉兆に非ず。又之を冬尽き春回れば必ず日は温和に進みて始めて益すに譬う。

【語釈】　○劫奪：劫は、おびやかす。奪は、うばう。　○索然：尽きてなくなる様子。索は、尽きること。　○燭：ともしび。あかり。　○燼：もえのこり。もえさし。　○焱：ほのお。　○《金匱》：《金匱要略・水気病脈証并治第十四》の第10条を参照。　○尤氏曰く：出典は、《金匱要略心典》。　○微微：かすかな。勢いのふるわないさま。　○続続：あとからあとから続くさま。　○抽：ひく。引き出す。　○諄諄：ていねいに教えるさま。　○漸：きざし。　○托出：物に載せて出す。

【通釈】　これは、上条を承けて、またそれが劇しい場合をもって言う。下痢し、脈が微であれば、元気が虚して極まり、内寒もまた甚だしい。常に白通湯を用いてこれを主る。もし湯液を服用し、前に下痢するものが今は下痢が停止せず、前に脈が微のものが今は脈がない。ましてや四肢が厥逆すれば、陽気は既に四肢に途絶え、乾嘔し、心煩すれば、孤陽が虚して浮き上がり、今にも上に脱しようとするのはなおさらである。そして無脈に至る場合は、陰を兼ねてまた虧損する。そこで、白通湯を用いて陽を通じ、人尿と猪胆汁を加えて陰を益し、今にも途絶えようとする陰は陽薬が劫かして奪う所とならないことを希望する。ただ、これらの重証は、尤もその生死を決定すべきである。湯液を服用して脈が暴かに出る場合は、薬力が迫る所である。薬力が尽きる場合は、尽きて消え失せる。これは、ろうそくが尽きようとする場合は、焔が激しくなるのに譬える。そこで、死を主る。《金匱要略》では、「水病に罹患し、脈が出る場合は、死亡する」と言う。尤氏は、「脈が出る場合は、上はあるが下は絶無である」と言う。「出る」の字はこれと義が同じである。脈が微かに続くのは、微かに次々と春の蚕が糸を吐くようなものであり、春の山が雲を吐き、益々出て容易には尽きないようにするようなものである。これは、生陽の気が漸く回復する。そこで、生きることができる。聖人は、人があるいはこれを認めて彼とするのを恐れる。そこで、丁寧に教えを垂れるその意は切実である。

汪氏は言う。少陰病では、脈は元々微細である。ここにただ「微」と言う場合は、微は陽虚である。即ち、下文の無脈の兆しである。

周氏は言う。聖人は、薬を投与した後、存する所の真陽が幾ばくもなくなることに憂いを転じる。遂に乾姜と附子の性は、自ら脈を保持することを主らないことにより、ここに白通加猪胆汁湯方を提出する。即ち、真陽が既に根本を離れる場合は、断じて吉兆ではない。また、これを冬が尽きて春が回る場合は、必ず日は温和に進んで始めて益すのに譬える。

【本文】　白通加猪胆汁湯方（旧本の方名は、「汁」の字無し。今成本に因りて補う）

葱白（四茎）　乾姜（一両）　附子（一枚、生、皮を去り、八片に破る）

人尿（五合。○尿は奴弔の翻）　猪胆汁（一合）

右五味、水三升を以て、煮て一升を取り、滓を去り、胆汁、人尿を内れ、和して相い得せしめ、分かち温め再服す。若し胆無くも亦用う可し。

【通釈】　白通加猪胆汁湯方（旧本の処方名は、「汁」の字がない。今成本によってて補う）

葱白（四茎）　乾姜（一両）　附子（一枚、生、皮を除き、八片に破る）
人尿（五合。○尿は奴弔の翻である）　猪胆汁（一合）

右の五味に水三升を用い、煮て一升を取り、滓を除き、猪胆汁と人尿を入れ、混和し、二回に分けて温めて服用する。もし猪胆汁がない場合もまた用いることができる。

【本文】　人尿、猪胆は、鹹苦寒の物にして、併せて以て通陽滋陰す。蓋し、白通湯は乃ち辛熱純陽の剤なり。若し陰以て之を和すこと無くんば、恐らくは垂絶するの陰、之が為に劫奪するを免れず。方龍潭、「童便は能く陰をして陽と合わせしめ、血気和平す」（《本草・言》に引く）と曰うは亦是の意なり。成氏諸家、此の方を以て熱因寒用と為すは是に非ず。

方後の「若し胆無くも亦用う可し」は、此れ等の急証遷延担閣し、須臾に人を救えず、尿は既に通陽滋陰の功有れば、則ち倉卒に胆無きも亦用う可きなり。通脈四逆加猪胆湯に「猪胆無くば、羊胆を以て之に代う（390）」と言う。或るひと曰く、「本邦は猪胆有ること稀なれば、宜しく熊胆を以て代用すべし」と。病に臨むの際は、須く活溌溌地なるべし。

【語釈】　○熱因寒用：反治法の一つ。温熱薬で寒証を治療する時、佐として寒を用いる。例えば陰寒証で外に仮熱を現わしている時に温熱薬を服用すると、拒絶反応がおこり嘔吐する。この時、少量の寒薬を加えるか、あるいは熱薬の冷服を行うと、嘔吐しないですむ。　○担閣：ぐずぐずする。遅延。　○須臾：しばらく。少しの間。　○倉卒：にわかなさま。　○活溌溌地：きわめて勢いがよくいきいきしているさま。

【通釈】　人尿と猪胆汁は鹹苦寒の品であり、併せて通陽滋陰する。思うに、白通湯は辛熱で純陽の方剤である。もし陰をもってこれを調和しない場合は、恐らく今にも途絶えようとする陰は辛熱で純陽の白通湯のために劫かされて奪われることから免れない。方龍潭が「童便は、よく陰を陽と合わせ、血気を和らいで平らかにする」（《本草・言》に引用する）と言うのはまたこの意である。成氏や諸家がこの処方をもって温熱薬で寒証を治療する時に佐薬として寒の品を用いるとするのは、正しくない。

方後の「もし猪胆汁がない場合もまた使用することができる」は、これらの急証が遷延し遅延すれば、僅かの間に人を救うことができず、人尿は既に通陽滋陰の効能があるので、直ちに猪胆汁がない場合もまた使用が可能であることである。通脈四逆加猪胆湯の条文では、「猪胆汁がなければ、羊の胆汁をもってこれに代える（390）」と言う。ある人は、「本邦では猪胆汁があるのは稀であるので、熊胆をもって代用すべきである」と言う。病に臨む際は、活き活きとして対応すべきである。

【解説】　本条文は、第314条を承けて、少陰病に罹患し、陽気が通じなくなり、更に陰液が虧損する劇証について論述している。

少陰病に罹患し、元気が虚して極まり、内寒が甚だしくなると、下痢し、脈は微になる。本証は、常に白通湯を与えて内を温め陽気を通じる。白通湯を服用した後、旺盛になった陰寒が陽薬の白通湯を拒むと、病状は悪化し、前は下痢していたが、今は下痢が停止せず、前は脈は微であったが、今は脈がなくなる。即ち、陽気が四肢に途絶えると、四肢は厥逆する。陰寒が旺盛になり、孤陽が虚して浮き上がり、今にも上に脱しようとすると、乾嘔し、心煩する。陽気のみならず陰も兼ねて虧損すると、脈は触れなくなる。そこで、白通加猪胆汁湯を用い、白通湯で陽気を通じ、人尿と猪胆汁を加えて陰を益す。

白通加猪胆汁湯は、白通湯に人尿と猪胆汁を加えた処方である。方中の人尿、猪胆汁は鹹苦寒の品であり、白通湯に併せて通陽滋陰し、今にも途絶えようとする陰液が辛熱で純陽の白通湯によって劫かされて奪われるのを予防する。

白通加猪胆汁湯を服用した後は、脈象によって生死を決定する。もし湯液を服用した後、脈が暴かに出る場合は、薬力が迫り、今にも途絶えようとする陰を劫かして奪うので、死亡する。一方、脈が微かに続く場合は、生陽の気が漸く回復するので、生きることができる。

【原文】　少陰病、二三日不已、至四五日、腹痛、小便不利、四肢沈重疼痛、自下利者、此為有水気。其人或咳、或小便利、或下利、或嘔者、玄武湯主之。(316)

【本文】　少陰病、二三日已まず、四五日に至り、腹痛、小便不利、四肢沈重疼痛、自下利する者は、此れ水気有りと為す。其の人或は咳し、或は小便利し、或は下利し、或は嘔する者は、玄武湯之を主る（旧本は「真武湯」に作る。案ずるに、「玄武」を「真武」に作るは、宋人諱《いみな》を避くるに係る。而して今本之に沿って改めざるは、所謂「陽秋の景午は其の時に非ざる者」なり。故に今《千金》及び《翼》に據りて校定し以て其の旧に復す）。

【語釈】　○陽秋：暖かな秋の時節。　○景午：景は、景色。午は、正午。真昼。

【通釈】　少陰病に罹患し、二三日治癒せずに四五日に至り、腹が痛み、小便が不利になり、四肢は重だるく痛み、自下利する場合は、これは水気があるからである。その人はあるいは咳し、あるいは小便が通利し、あるいは下痢し、あるいは嘔吐する場合は、玄武湯がこれを主る（旧本では、「真武湯」に作る。案じるに、「玄武湯」を「真武湯」に作るのは、宋人が諱《いみな》を避けることに係わる。そして今本がこれに沿って改めないのは、いわゆる「暖かな秋の真昼の景色は、暦の上で予想される季節ではない場合」である。そこで、今《千金》および《千金翼》によって校正してその元に戻す）。

【本文】　此れ、少陰の下利に水気を兼ぬる者の証治を論ず。少陰病、二三日已まず、四五日の久しきに至り、腹痛し、下利するは、陰寒已に深し。設し小便利すれば、是れ純寒にして水無きなり。今則ち小便不利なれば、既に停水の徴と為し、且つ四肢沈重疼痛す。夫れ疼痛は寒に属すと雖も、沈重は則ち湿を兼ぬ。豈水気有るの明験に非ずや。故に其の人或は咳し、或は嘔すれば、則ち水気上逆するの故なり。或は小便利すれば、則ち寒湿は虚気を兼ね収摂せざるの故なり。或は下利するは、疑うらくは当に「下利せず（不下利）」に作るべし。劉茝庭曰く、「此の条、既に「自下利す」と曰いて又「或は下利す」と曰う。語意重複すれば、「或は」の字の下に疑うらくは「不」の字を脱せん（中西子文の説なり）。「小便不利す」と曰い、或は「小便利す」と曰うは、其の例一なり」と。徐松陵曰く、「「其の人」より以下の四症は、或は有り、或は無し」と。種種諸証総じて陰寒の水に外ならず。故に惟だ主るに玄武湯を以て寒を温めて以て水を制するなり。案ずるに、太陽と少陰は表裏を為す。是を以て太陽に水有らば小青龍湯に主られ（40）、少陰に水有らば玄武湯に主らる。其の意は未だ嘗て同じならずして惟だ寒熱虚実の差別有るのみ。

柯氏曰く、水気有りと為すは、是れ玄武湯を立つ本意なり。小便不利は、是れ病根なり。腹痛み、下利し、四肢沈重疼痛するは、皆水気の患いと為し、小便不利に因りて致す所なり。末の句の語意は、直ちに「水気有り」に接して来る。

山田宗俊曰く、已えざる者は、其の病瘉《い》えざるを謂う。《枚乗、七発》に云う、「聖人弁士の言を聴けば、涊《でん》然として汗出で、霍然として病已ゆ」と。又《漢書・宣帝紀》に「孝武皇帝の曾孫、病已ゆ」と。顔師古曰く、「蓋し夙に屯難に遭いて病苦多きを以ての故に「病已ゆ」と名づくるは、其れ速やかに差ゆるを欲すればなり」と。又《内経》の中に往往にして「已」の字を以て

「瘥」の字と為す。惟だ諸々の字書は義を缺く。故に茲に之を詳らかにす。

【語釈】　○或は下利す：尤在涇の《傷寒貫珠集》では「その人があるいは咳し、あるいは小便が通利し、あるいは下痢し、あるいは嘔吐するのは、水寒の気があるいは集まり、あるいは散じ、あるいは上るからである」とあり、《医宗金鑑》では「水気が中焦の胃府に停まる場合は、嘔吐しあるいは下痢する」とある。　○其の人より以下の四症：《傷寒論疏義》では「以上」に作るが、《傷寒論類方》では「其の人或は咳し、或は小便利し、或は下利し、或は嘔する者、此の四症或は有り、或は無し」に作るので、「以下」に改める。　○漐然：汗の出るさま。　○霍然：すみやかな様子。たちまち。　○曾孫：まごの子。ひまご。　○屯難：なやみ苦しむこと。時運や国家の困難。

【通釈】　これは、少陰病の下痢に水気を兼ねる場合の証候と治療法を論じている。少陰病に罹患し、二三日治癒せず、四五日の久しい間に至り、腹が痛み、下痢する場合は、陰寒は既に深い。もし小便が通利する場合は、純粋の寒えであり、水はない。今小便が不利であるのは既に水を停めている徴候であり、かつ四肢は重だるくなって痛む。そもそも疼痛は寒に属しているが、重だるくなるのは湿を兼ねている。実際水気がある明らかな証拠ではないのであろうか。そこで、その人はあるいは咳し、あるいは嘔吐するのは、水気が上逆するからである。あるいは小便が通利するのは、寒湿が虚気を兼ね収摂しないからである。あるいは下痢するのは、恐らくは「下痢しない」に作るべきである。劉茝庭は、「この条は、既に「自下利する」と言い、また「あるいは下痢する」と言う。語意が重複するので、「或は」の字の下に恐らくは「不」の字を脱したのであろう（中西子文の説である）。「小便は不利になる」と言い、あるいは「小便が通利する」と言うが、その例は一つである」と言う。徐松陵は、「「その人」より以下の四症は、あるいはあり、あるいはない」と言う。種々の諸々の証は、総じて陰寒の水に外ならない。そこで、ただ主るに玄武湯をもって寒を温めて水を制する。案じるに、太陽と少陰は表裏の関係にある。ここをもって太陽病で水気がある場合は小青龍湯が主り（40）、少陰病で水気がある場合は玄武湯が主る。その意はいまだかつて同じでないが、ただ寒熱と虚実の差別があるだけである。

柯氏は言う。水気があるのは、玄武湯を立てる本意である。小便が不利になるのは、病根である。腹が痛み、下痢し、四肢が重だるく痛むのは、皆水気の患いであり、小便が不利になって引き起こす所である。末の句の語意は、直ちに「水気がある」に接続して来ている。

山田宗俊は言う。「已えない」は、その病が治癒しないことを言う。《文選、枚乗、七発》では、「聖人や弁士の言葉を聴くと、涊《でん》然として汗が出て速やかに病が治癒する」と言う。また、《漢書・宣帝紀》では、「孝武皇帝のひまごは、病が治癒する」とある。顔師古は、「思うに、早く困難に遭遇し、病の苦しみが多いので、「病が已える」と名づけるのは、それが速やかに治癒するのを望むからである」と言う。また、《内経》の中では、往々にして「已」の字を「瘥」の字とする。ただ、諸々の辞書は、意義を欠いている。そこで、ここにこれを詳らかにする。

【本文】　玄武湯方

茯苓（三両）　芍薬（三両）　朮（二両。〇旧本は「白朮」に作る。今「白」の字を刪る）　生姜（三両、切る）　附子（一枚、炮じ、皮を去り、八片に破る）

右五味、水八升を以て、煮て三升を取り、滓を去り、七合を温服し、日に三服す。若し咳する者は、五味子半升、細辛一両、乾姜一両を加う。若し小便利する者は、茯苓を去る。若し下利する者は、芍薬を去り、乾姜二両を加う。若し嘔する者は、附子を去り、生姜を加え、前に足して半斤と為す。

【通釈】　玄武湯方

茯苓（三両）　芍薬（三両）　朮（二両。〇旧本では、「白朮」に作る。今「白」の字を削る）　生姜（三両、切る）　附子（一枚、炮じ、皮を除き、八片に破る）

右の五味に水八升を用い、煮て三升を取り、滓を除き、七合を温服し、日に三回服用する。もし咳する場合は、五味子半升、細辛一両、乾姜一両を加える。もし小便が通利する場合は、茯苓を除く。もし下痢する場合は、芍薬を除き、乾姜二両を加える。もし嘔吐する場合は、附子を除き、生姜を加え、前に足して半斤とする。

【本文】　名づけて「玄武湯」と曰う者は、附子の色黒く、且つ能く水を制するを以てなり。此の方、少陰温裏制水の為にして設く。乃ち、附子湯に於いて人蔘を去り、生姜を加うる者なり。生姜は、辛温にて熟附を佐けて以て水気を宣発するなり。

張氏（兼善）曰く、白通、通脈、玄武は皆少陰下利の為にして設く。白通、四逆の附子は皆生用す。惟だ玄武の一証、熟用する者は、蓋し附子生用すれば則ち温経散寒し、乾姜之を佐くるに非ざれば則ち可ならず。炮熟すれば則ち益陽除湿し、生姜を用いて相い輔けて以て宜しと為す。然して白通等の湯は下利を以て重しと為し、玄武湯の証は寒湿を以て先と為す。故に用薬は軽重の殊なり有るのみ。

銭氏曰く、加減法は後世の俗医の増す所と為す。其の文理の紕《ひ》繆《びゅう》を察すれば、其の紫の朱に乱るるを悪む。故に逐一其の誤りを指摘し、学ぶ者をして別に識る所有らしむと云う。

朱氏曰く、羸甚だしき者は、芍薬を去り、或は之を少用す。

武陵陳氏曰く、加減法は後人の附す所に係りて仲景の原文に非ず（汪琥の《弁注》に引く）。

成氏曰く、小青龍湯の主る所は水飲と表寒と相い合して咳を為す者なり。玄武湯の主る所は、水飲と裏寒と相い合して咳を為す者なり。知らざる可からざるなり（《明理論》）。

【語釈】　○玄武湯：《医宗金鑑》では、「附子の辛熱を用いて腎の元陽を壮んにすれば、水は主る所がある。白朮の苦燥が中土を建立すると、水は制する所がある。生姜の辛散が附子を佐けて陽を補うのは、温の中に水を散じる意がある。茯苓の淡滲が白朮を佐けて土を健やかにするのは、水を制する中に水を通利する道がある。尤も妙味があるのは、芍薬の酸斂であり、水を制し水を主る薬の中に加え、一つには水を瀉して子に母の虚を盗ませると、妄行する患いから免れ、一つには陽を斂めて根を陰に帰させると、更に飛越する憂いがない」とある。　○加減法：尤在涇の《傷寒貫珠集》では、「咳をするのは、水寒が肺を射り、気が逆して下らないからである。成氏は、「五味子の酸は、逆気を収める。細辛、乾姜の辛は、水寒を散じる」と言う。小便が通利するのは、水が既に下に赴くからであり、必ずしも更にその水を通利しない。そこで、茯苓を去る。下痢するのは、寒が内に盛んになるからである。そこで、芍薬を去り、乾姜を加え、寒を避けて温に就く。嘔吐するのは、気が上に逆するからである。そこで、附子を去って生姜を加える。二つの品は辛熱が同じであるが、生姜はよく降逆し、附子はよく行って下ることができないので、同じでない」とある。　○文理：文章のすじ道。文脈。　○紕繆：あやまり。　○紫の朱に乱るるを悪む：《論語・陽貨》の「紫の朱を奪うを悪む」に同じ。紫は朱に似て、しかも非なる色である。紫色が朱色にとって代わるように似て非なるものが世にでしゃばるのは困る。

【通釈】　名づけて「玄武湯」と言うのは、附子の色は黒く、かつよく水を制するからである。この処方は、少陰の裏を温めて水を制するために設けられる。即ち、附子湯において人参を除き、生姜を加えたものである。生姜は、辛温で熟附子を佐けて水気を宣発する。

張氏（兼善）は言う。白通湯、通脈四逆湯、玄武湯は、皆少陰病の下痢のために設けられる。白通湯や四逆湯の附子は、皆生を用いる。ただ、玄武湯の一証で熟を用いるのは、思うに附子を生で用いる場合は温経散寒し、乾姜がこれを佐けない場合は駄目である。炮熟する場合は益陽除湿し、生姜を用いて相互に助けるのがよい。そして白通湯などの湯液は下痢を重視し、玄武湯の証は寒湿を先とする。そこで、用薬は軽重の異なりがあるだけである。

銭氏は言う。加減法は、後世の世俗の医者が増した所である。その文章のすじ道の誤りを察知すれば、紫色が朱色を乱すのを悪むように、困ったものである。そこで、逐一その誤りを指摘し、学ぶ者に別に識る所があるようにすると言う。

朱氏は言う。羸痩が甚だしい場合は、芍薬を除き、あるいはこれを少量用いる。

武陵陳氏は言う。加減法は、後人が附す所に係り、仲景の原文ではない（汪琥の《弁注》に引用する）。

成氏は言う。小青龍湯の主る所は、水飲と表寒と相互に合さって咳を生じる場合である。玄武湯が主る所は、水飲と裏寒と相互に合わさって咳を生じる場合である。知らないでいてはならない（《傷寒明理論》）。

【解説】　本条文は、少陰病に罹患し、下痢に水気を兼ねる証候と治療法について論述している。

少陰病に罹患し、陰寒が深くなると、病は二三日治癒せず、四五日の久しい間に至り、腹が痛み、下痢をする。陰寒が深くなり、既に水を停めると、小便は不利になる。寒が湿を兼ねると、四肢は重だるくなって痛む。水気が上逆すると、あるいは咳し、あるいは嘔吐をする。寒湿が虚気を兼ねて収摂しなくなると、小便は通利する。「或は下利す」は、恐らくは「下利せず（不下利）」に作るべきである。「其の人」より以下の「或は咳す」「或は小便利す」「或は下利す」「或は嘔す」の四証は、ある場合もあれば、ない場合もある。以上の証は、総合すると陰寒の水の停滞することが原因である。そこで、玄武湯を与えて寒を温めて水を制する。

玄武湯は、炮附子、茯苓、人参、朮、芍薬からなる附子湯（304）より人参を除き、生姜を加えた処方である。方中の生姜は、辛温で熟附子を佐けて水気を宣発する。

【原文】　少陰病、下利清穀、裏寒外熱、手足厥逆、脈微欲絶、身反不悪寒、其人面色赤。或腹痛、或乾嘔、或咽痛、或利止脈不出者、通脈四逆湯主之。(317)

【本文】　少陰病、下利清穀、裏寒外熱、手足厥逆、脈微にして絶せんと欲し、身反って悪寒せず、其の人面色赤し。或は腹痛し、或は乾嘔し、或は咽痛し、或は利止みて脈出でざる者は、通脈四逆湯之を主る。

【通釈】　少陰病に罹患し、清穀を下痢し、裏が寒え外が熱し、手足は厥逆し、脈は微で途絶えようとするが、身体は反って悪寒がなく、その人は顔面の色調が赤くなる。あるいは腹が痛み、あるいは乾嘔し、あるいは咽が痛み、あるいは下痢は停止するが脈が出ない場合は、通脈四逆湯がこれを主る。

【本文】　此れ、少陰下利、裏寒外熱の証治を申し明かす。蓋し、四逆湯証にして更に一等加重する者なり。下利清穀は、少陰陰寒の証なり。裏寒外熱なる者は、寒裏に甚だしく、陰有り陽無くして無根守を失するの火外に浮越するなり。手足厥逆すれば、則ち陽気外に虚す。脈微にして絶せんと欲すれば、則ち生気内に竭く。夫れ内外倶に虚すれば、身当に悪寒すべし。今反って悪寒せざるは、乃ち真陰内に脱し、虚陽外に浮く。故に其の面陽を戴き赤色を為すなり。陰陽既に相い通ぜざるは、或は諸証を為すこと有る所以なり。蓋し、此の時生気已に離れ亡わるること俄《が》頃《けい》に在り。四逆湯方は亦緩し。故に此の湯其の制を大いにして以て温裏回陽す。

成氏曰く、下利清穀、手足厥逆、脈微にして絶せんと欲すは、裏寒と為す。身熱し、悪寒せず、面色赤しは、外熱と為す。此れ、陰内に甚だしく、陽を外に格みて相い通ぜざるなり。

銭氏曰く、寒邪裏に在れば、或は腹痛を作す。陰気上逆すれば、或は乾嘔を作す。陰盛んに陽を上に迫れば、或は咽痛を作す。寒凝り水涸るれば、而ち利反って止む。陰盛んに陽衰うるの極、営血流れず、陽気行らずして脈出でざる者は、当に通脈四逆湯を以て之を主るべし。

中西子文曰く、「其の人」の下に疑うらくは「或は」の字を脱す。

【語釈】　○俄頃：しばらく。またたくま。

【通釈】　これは、少陰病の下痢で裏が寒え外が熱する証候と治療法を述べて明らかにする。思うに、四逆湯証であるが更に一等加重する場合である。清穀を下痢するのは、少陰病の陰寒の証である。裏寒外熱は、寒が裏に甚だしく、陰はあるが陽はなく、根がなく守りを失った火が外に浮越することである。手足が厥逆する場合は、陽気は外に虚している。脈が微で途絶えようとする場合は、生気は内に竭きている。そもそも内外がともに虚している場合は、身体は悪寒がするはずである。今反って悪寒がしなくなる場合は、真陰が内に脱し、虚陽が外に浮く。そこで、その顔面は陽を戴き、赤色になる。陰陽が既に相互に通じなくなるのは、あるいは諸々の証を生じる理由である。思うに、この時は、生気が既に離れて亡われるほんの僅かの間にある。四逆湯方はまた緩やかである。そこで、この湯液はその制を大にして温裏回陽する。

成氏は言う。清穀を下痢し、手足が厥逆し、脈が微で途絶えようとするのは、裏が寒えるからである。身熱し、悪寒がなく、顔面の色調が赤くなるのは、外が熱するからである。これは、陰が内に甚だしく、陽を外に拒んで相互に通じなくなる。

銭氏は言う。寒邪が裏にあると、あるいは腹痛を生じる。陰気が上逆すると、あるいは乾嘔を生じる。陰が盛んになって陽を上に迫ると、あるいは咽痛を生じる。寒が凝り水が涸れると、下痢は反って停止する。陰が盛んになり陽が衰えて極まり、営血が流れず、陽気が行らず、脈が出なくなる場合は、通脈四逆湯を用いてこれを主るべきである。

中西子文は言う。「その人」の下に恐らくは「或は」の字を脱している。

【本文】　通脈四逆湯方

甘草（二両、炙る）　附子（大なる者一枚、生を用い、皮を去り、八片に破る）　乾姜（三両、強人は四両とす可し）

右三味、水三升を以て、煮て一升二合を取り、滓を去り、分かち温め再服す。其の脈即ち出づる者は愈ゆ。面色赤き者は、葱九茎を加う。腹中痛む者は、葱を去り、芍薬二両を加う。嘔する者は、生姜二両を加う。咽痛む者は、芍薬を去り、桔梗一両を加う。利止みて脈出でざる者は、桔梗を去り、人蔘二両を加う。病皆方と相応する者は、乃ち之を服す（《玉函》は「葱を去る」「芍薬を去る」「桔梗を去る」の八字無し。汪氏曰く、「此れ衍文に係る」と）。

【通釈】　通脈四逆湯方

甘草（二両、あぶる）　附子（大きなもの一枚、生を用い、皮を除き、八片

に破る）　乾姜（三両、身体の頑丈な人は四両を用いてよい）

右の三味に水三升を用い、煮て一升二合を取り、滓を除き、二回に分けて温めて服用する。その脈が直ちに出る場合は、治癒する。顔面の色調が赤くなる場合は、葱白九茎を加える。腹の中が痛む場合は、葱白を除き、芍薬二両を加える。嘔吐する場合は、生姜二両を加える。咽が痛む場合は、芍薬を除き、桔梗一両を加える。下痢が停止するが、脈が出ない場合は、桔梗を除き、人参二両を加える。病が皆処方と一致する場合は、これを服用する（《玉函》では「葱を去る」「芍薬を去る」「桔梗を去る」の八字がない。汪氏は、「これは衍文に係わる」と言う）。

【本文】　此れ、即ち四逆湯に惟だ附子は「大」と云い、乾姜は分両を倍加う。乃ち、扶陽抑陰の重剤なり。「通脈」と曰う者は、其れ能く大いに元陽を壮んにし内外を主持して絶せんと欲するの脈を通ずるを以てなり。此の二字を冠して以て四逆湯を別かつのみ。蓋し、同一の薬にして分両稍異なれば、則ち其の治は同じならず、命名も亦別なり。此れ、仲景立方の精を為す所以なるか。或るひと曰く、「「通脈」と云う者は、葱を加うるの謂いなり。方中葱無きは、必ず伝写の漏れなり」と。然して《霍乱篇》の通脈四逆加猪胆湯（390）も亦葱白有ること無くんば、則ち其の説未だ定めて然りとす可からず。

汪氏曰く、其の外反って熱し、反って悪寒せざるは、真陽尚軀殻に在り。然して必ず其の脈を通じて脈即ち出づるは、始めて休徴と為す。設し脈の出づること艱《がた》く遅ければ、其の陽已に熱勢に随いて外散し、又死を主る。

松陵徐氏曰く、前は「脈暴かに出づる者は死す（315）」と云い、此れは「即ち出づる者は愈ゆ」と云う。蓋し、「暴かに出づ」と「即ち出づ」とは同じならず。「暴かに出づ」は、一時に出で尽くす。「即ち出づ」は、薬を服して後、少頃に即ち徐徐に微しく続くなり。須く善く之を会すべし。

銭氏曰く、加減法は其の詞の義を揣《はか》るに浅陋《せんろう》、料《はか》るに仲景の本意に非ざるは、何ぞや。原文中に已に先ず諸々の或は之有りの証を具え、然る後に方を出だし治を立つれば、則ち一の通脈四逆湯、其の証皆該《か》ぬ可し。豈《あ》庸《に》続いて加減を用いんや。況や其の立意をや。庸陋劣《あにろうれつ》を悪まんや。要するに皆鄙《ひ》俗の輩より出づるも、未だ敢えて竟に削らず、姑く之を存し、以て識者の鑑《かがみ》に備うと云う。

張氏（兼善）曰く、或るひと謂う、「白通湯、及び白通加猪胆湯、玄武湯と通脈四逆湯とは、皆少陰下利の為にして設く。姜附を用うるは相同するを除き、其の余の薬は倶に各々殊異《しゅい》なるは何ぞや」と。蓋し、病殊なれば則ち薬異なる。

夫れ少陰下利、寒気已に甚だしければ、姜附に非ざれば則ち治すること能わず。然して下利の理は殊なること無くして之を用うるの証を兼ぬるは一ならず。用薬は故に同じならざるのみ。亦各々其の宜しきに従うなり。

《金鑑》に曰く、論中の扶陽抑陰の剤は、寒に中り陽微にして外達すること能わざるは、主るに四逆を以てす。中外倶に寒え、陽気の虚甚だしきは、主るに附子を以てす。陰中に盛んにして陽を外に格むは、主るに通脈を以てす。是れ則ち知る可し、四逆は陽気を運行する者なり。附子は、陽気を温補する者なり。白通は、上下の陽を宣通する者なり。通脈は、内外の陽を通達する者なり。

【語釈】　○休徴：めでたいしるし。吉兆。　○少頃：しばらく。しばらくして。　○会す：さとる。しる。　○加減法：尤在涇の《傷寒貫珠集》では、「顔面の色調が赤くなるのは、陽が上に拒まれるからである。葱は中空、味は辛でよく陽気を通じる。腹の中が痛むのは、陰が裏に滞るからである。芍薬は味酸でよく陰気を通利し、腹痛を止める。そこで、これを加える。葱は陽を通じるが、陰には不利である。そこで、これを除く。嘔吐するのは、陰気が上逆するからである。生姜の辛は、陰を散じて降逆することができる。咽が痛むのは、陽気が上に結ぶからである。桔梗の辛は、陽結を開くことができる。芍薬を除くのは、その収を悪むからである。下痢が停止するが脈が出ないのは、血を亡うからである。そこで、桔梗の散は不利であるが、人参の甘は有利であり、よく補う」とある。　○浅陋：見聞が少ない。知識があさはかでせまい。　○料る：おしはかる。推量する。かんがえる。　○陋劣：心がせまくてきたない。　○鄙俗：いやしく下品なこと。　○殊異：ことなる。特別。

【通釈】　これは、四逆湯にただ附子は「大きいもの」と言い、乾姜は分量を二倍加える。即ち、扶陽抑陰の重剤である。「通脈」と言うのは、それがよく大いに元陽を壮んにして内外を主持し、途絶えようとする脈を通じるからである。この二字を冠して以て四逆湯を区別するだけである。思うに、同一の薬であるが、分量が幾らか異なる場合は、その治療は同じでなく、命名もまた別である。これが、仲景が処方を立てる場合に精密にする理由であろうか。ある人は、「「通脈」と言うのは、葱白を加えることを言う。処方の中に葱白がないのは、必ず伝写の遺漏である」と言う。しかし、《霍乱篇》の通脈四逆加猪胆湯（390）もまた葱白がないので、その説はいまだ決定してそうであるとすべきでない。

汪氏は言う。その外が反って熱し、反って悪寒がしない場合は、真陽はなお軀殻にある。そして必ずその脈を通じて脈が直ちに出れば、始めて吉兆とする。もし脈の出るのが困難で遅い場合は、その陽は既に熱勢に随って外に散じているので、また死を主る。

松陵徐氏は言う。前は「脈が暴かに出る場合は、死亡する（315）」と言い、これは「即ち出る場合は、治癒する」と言う。思うに、「暴かに出る」と「即ち出る」とは同じでない。「暴かに出る」は、一時に出て尽き果てることである。「即ち出る」は、薬を服用した後、暫くして徐々に微かに続くことである。よくこれを理解すべきである。

銭氏は言う。加減法は、その詞の義をはかると知識が浅はかであり、考えると仲景の本意でないのは、どうしてであろうか。原文の中に既に先ず諸々のあるいはこれがある証を具え、その後に処方を提出して治法を立てる場合は、一つの通脈四逆湯がその証を皆兼ねるはずである。どうして続いて加減法を用いることがあろうか。ましてやその処方を立てる意はなおさらである。どうして狭くて劣った内容を悪まないことがあろうか。要するに皆下品で世俗の者から出ているが、いまだ敢えて遂に削らず、姑くこれを残し、これによって識者の鑑《かがみ》に備えると言う。

張氏（兼善）は言う。ある人は、「白通湯、および白通加猪胆湯、玄武湯と通脈四逆湯とは、皆少陰病の下痢のために設けられる。乾姜と附子を用いるのが相同するのを除き、その他の薬はともに各々異なるのは、どうしてであろうか」と言う。思うに、病が殊なる場合は、薬も異なる。そもそも少陰病の下痢で寒気が既に甚だしいと、乾姜と附子でなければ治療することができない。そして下痢の道理は殊ならないが、これを使用する兼証は一つでない。用薬は、そこで同じでない。また、各々がその好ましい方法に従うのである。

《医宗金鑑》に言う。本論の中の扶陽抑陰の方剤で、寒に中り陽が微かで外に到達できない場合は、主るに四逆湯を用いる。中と外がともに寒え、陽気の虚が甚だしい場合は、主るに附子湯を用いる。陰が中に盛んになり、陽を外に拒む場合は、主るに通脈四逆湯を用いる。これによって知るべきであるが、四逆湯は陽気を運行するものである。附子湯は、陽気を温補するものである。白通湯は、上下の陽気を宣通するものである。通脈四逆湯は、内外の陽気を通達するものである。

【解説】　本条文は、少陰病に罹患して下痢が出現し、裏が寒え外が熱する証候と治療法について論述している。

本証は、四逆湯証が更に一等加重した状態にある。即ち、少陰病に罹患し、陰寒が旺盛になると、清穀を下痢する。裏寒外熱は、寒が裏に甚だしく、陰はあるが陽はなく、根がなく守りを失った火が外に浮越することを言う。陽気が外に虚すと、手足は厥逆する。生気が内に竭きると、脈は微で途絶えようとする。陽気が外に虚し、生気が内に竭きると、身体は悪寒がするはずであるが、真陰が内に脱し、虚陽が外に浮くと、身体は反って悪寒がなく、顔面は陽を戴いて赤色になる。陰陽が相互に通じなくなると、「或は」以下の諸々の証を生じる。即ち、寒邪が裏にあると、あるいは腹が痛む。陰気が上逆すると、あるいは乾嘔する。陰が盛んになって陽を上に迫ると、あるいは咽が痛む。寒が凝り、水が涸れると、下痢は反って停止する。陰が盛んになり、陽が衰えると、営血が流れず、陽気が行らなくなるので、脈は出なくなる。そこで、通脈四逆湯を与えて温裏回陽する。

通釈四逆湯は、生附子、乾姜、炙甘草からなる四逆湯と組成が同じである。ただ、附子は大きいもの一枚を用い、乾姜は二倍の三両を用いる。即ち、扶陽抑陰の重剤であり、大いに元陽を壮んにして内外を主持し、途絶えようとする脈を通じて内外の陽気を通達する。

【本文】　以上の四章、少陰下利の証治を析す。

【通釈】　以上の四章は、少陰病で下痢する証候と治療法を解析している。

【原文】　少陰病、四逆、其人或咳、或悸、或小便不利、或腹中痛、或泄利下重者、四逆散主之。(318)

【本文】　少陰病、四逆、其の人或は咳し、或は悸し、或は小便不利し、或は腹中痛み、或は泄利下重する者は、四逆散之を主る。

【通釈】　少陰病に裏寒し、四肢が逆冷し、病人はあるいは咳をし、あるいは動悸がし、あるいは小便が不利になり、あるいは腹の中が痛み、あるいは泄瀉が出現して裏急後重する場合は、四逆散がこれを主る。

【本文】　此れ、邪熱表裏の間に壅鬱して厥冷を為す者なり。其の実、少陰の本証に非ず。殆ど是れ少陰の変証に係る。蓋し、其の四逆を以ての故に此に掲げて寒厥と相い対して看るなり。夫れ四逆して諸々の寒熱の証無くんば、即ち邪半ば表裏に欝して陽気は四肢に宣達するを得ず。是れ既に温む可きの寒無く、又下す可きの熱無し。惟だ宜しく其の邪を疏暢して以て其の壅滞を泄すべし。

或は咳し、或は悸し、或は小便不利し、或は腹痛み、或は泄利すは、総じて邪一途を壅ぐに過ぎず。故に四逆散を用いて之を主る。案ずるに、泄利下重する者は、裏急後重するなり。下利清穀と自ら別なり。

李氏（中梓）曰く、陰寒にして四逆する者は、姜附に非ざれば此の証を療すこと能わず。「四逆」と云うと雖も、必ずしも甚だしくは冷えず、或は指頭微かに温かく、或は脈沈微ならず。乃ち、陰中に陽を涵（ひた）す証にして惟だ気宣通せず。是を以て逆冷するなり。

銭氏曰く、成氏は「四逆は、四支温ならざるなり」と云う。其の説、厥冷と異なること有るに似たり。然れども論中に或は「厥」と云い、或は「厥逆」と云い、或は「四逆」と云い、或は「厥冷」と云い、或は「手足寒ゆ」と云い、或は「手足厥寒す」と云うは、皆手足の厥冷を指して言うなり。

劉茝庭曰く、此の証、小茈胡を用いざる者は、其の壅鬱、枳実、芍薬に非ざれば解洩すること能わざるを以てなり。大茈胡を用いざる者は、胃に実結無きを以てなり。蓋し、邪半ば表裏に壅がりて厥を為す者なり。何となれば、啻少陰より変じて来る。其の本篇に掲ぐる者は、亦人をして寒厥と対看せしむるに在るや。

【語釈】　○殆ど是れ少陰の変証に係る：《傷寒論疏義》では、本証を邪熱が表裏の間に塞がり欝滞することが四肢が逆冷する原因であり、少陰病の変証であると定義するが、少陰病の変証が発生する機序に関しては明確でない。《傷寒論疏義》に引用する文献は殆どが《傷寒論輯義》と一致するので、ここでは《傷寒論輯義》が引用する文献の内容を紹介する。即ち、「（張錫駒）少陰病で四肢が逆冷する場合は、ともに陽気の虚寒に属している。しかし、また陽気が内に欝滞し、外に達することができずに四肢が逆冷する場合がある。また、四逆散を用いてこれを主るべきである。枳実は、胃家の宣品である。そこで、胃絡を宣通する。芍薬は、経絡の血脈を疏洩する。甘草は、中を調える。柴胡は、陽気が外を行るのを啓いて達する。陽気が通じると、四肢は温かくなる。魏士千は、「泄利下重は、裏急後重である。それが下利清穀でないのは明らかである」と言う。（《医宗金鑑》）四逆は、陰が盛んになり外を温めることができなくなるが、しかしまた陽が陰のために欝滞し、宣達できずに四肢を逆冷させる場合がある。ただ、四逆であるが諸々の寒熱の証がない。これは、既に温めるべき寒えがない。また、下すべき熱がない。ただ、その陽を疏暢するのがよい。そこで、四逆散を用いてこれを主る。（銭天来）少陰病は、前のいわ

ゆる脈が微細になり、ただ眠りたくなる少陰病である」《傷寒論輯義》
○或は咳す云々：尤在涇の《傷寒貫珠集》では、「成氏は、「肺が寒え気が逆する場合は、咳をする。五味子の酸は逆気を収め、乾姜の辛は肺の寒えを散じる。並びに下痢を主るのは、肺と大腸は表裏の関係にあり、上は咳し、下は下痢する場合は、治則は頗る同じであるからである」と言う。動悸がする場合は、寒が多い。心脈が通じない場合は、心下が打つ。桂枝は、辛温で心に入って陽気を通じる。小便が不利になるのは、水が下に聚まるからである。茯苓は、淡滲で利竅滲水する。腹の中が痛むのは、寒が裏に勝るからである。附子は、辛温で散寒止痛する。泄利下重は、寒が下に滞るからである。薤白は、辛温で散寒して陽気を通じる」とある。

【通釈】　これは、邪熱が表裏の間に塞がり欝滞して厥冷を生じる場合である。その実、少陰の本証ではない。殆どこれは少陰の変証に係わる。思うに、その四肢が逆冷するので、ここに掲げて寒厥と対応させて看る。そもそも四肢は逆冷するが、諸々の寒熱の証がない場合は、邪は半ば表裏に欝滞し、陽気は四肢に宣達できなくなる。これは既に温めるべき寒がなく、また下すべき熱がない。ただ、その邪を疏通してその壅滞を泄らすべきである。あるいは咳をし、あるいは動悸がし、あるいは小便が不利になり、あるいは腹が痛み、あるいは泄瀉になるのは、総じて邪が一つの途を塞ぐに過ぎない。そこで、四逆散を用いてこれを主る。案じるに、泄利下重は、裏急後重である。下利清穀とは自ら別である。

李氏（中梓）は言う。陰寒で四肢が逆冷する場合は、乾姜と附子でなければこの証を治療することはできない。「四逆」と言うが、必ずしも甚だしくは冷えず、あるいは指頭は微かに温かく、あるいは脈は沈微でない。即ち、陰の中に陽を涵《ひた》す証であり、ただ気が宣通しないだけである。ここをもって四肢が逆冷する。

銭氏は言う。成氏は、「四逆は、四肢が温かくないことである」と言う。その説では、四逆は厥冷と異なるようである。しかし、本論の中で、あるいは「厥」と言い、あるいは「厥逆」と言い、あるいは「四逆」と言い、あるいは「厥冷」と言い、あるいは「手足が寒える」と言い、あるいは「手足が厥寒する」と言うのは、皆手足の厥冷を指して言う。

劉茝庭は言う。この証に小柴胡湯を用いないのは、その壅鬱が枳実と芍薬でなければ解して洩らすことができないからである。大柴胡湯を用いないのは、胃に実結がないからである。思うに、邪が半ば表裏に塞がって厥冷を生じる場合である。その理由は、本証はただ陰より変化して来ている。それを本篇に掲げるのは、また人に寒厥と対応させて看させせることにあるのであろうか。

【本文】　四逆散方

甘草（炙る）　枳実（破り、水に漬《ひた》し、炙り乾かす）　柴胡　芍薬

右四味、各々十分、擣きて篩い、白飲もて和し、方寸匕を服し、日に三服す。咳する者は、五味子、乾姜各五分を加え、并びに下利を主る。悸する者は、桂枝五分を加う。小便不利の者は、茯苓五分を加う。腹中痛む者は、附子一枚を加え、炮じて坼《き》かしむ。泄利下重の者は、先ず水五升を以て、薤白三升を煮、煮て三升を取り、滓を去り、散三方寸匕を以て、湯中に内れ、煮て一升半を取り、分かち温め再服す（坼は丑格の翻。薤は胡介の翻）。

【通釈】　四逆散方

甘草（あぶる）　枳実（破り、水に漬《ひた》し、あぶって乾燥する）　柴胡　芍薬

右の四味は、各々十分を擣いて篩い、重湯に混和し、方寸匕を服用し、日に三回服用する。咳をする場合は、五味子、乾姜を各々五分加え、並びに下痢を主る。動悸がする場合は、桂枝五分を加える。小便が不利になる場合は、茯苓五分を加える。腹の中が痛む場合は、附子一枚を加え、炮じて割る。泄瀉が出現して裏急後重する場合は、先ず水五升を用い、薤白三升を煮て、三升を取り、滓を除き、散末を方寸匕の三倍量用い、湯液の中に入れ、煮て一升半を取り、二回に分けて温めて服用する（坼は丑格の翻である。薤は胡介の翻である）。

【本文】　四逆なる者は、其の治する所の病に因りて之に名を命づくるのみ。乃ち、小茈胡湯に於いて半夏、黄芩、人蔘、大棗を去り、枳実、芍薬の二味を加う。甘草は中を和やかにして外に達し、枳実は能く結滞を宣通し、芍薬は兼ねて経脈を疏通し、茈胡は乃ち鬱を開き壅を達す。正しく薬は茲に輔正逐邪し表裏を和解するの剤と為す。然して此の方の性味は和平、且つ服する所は一方寸匕に過ぎず、一日に三服するのみ。蓋し、病表裏の間に在り、或は変じて三陰の虚寒と為り、或は転じて陽明の胃実と為るは、未だ審らかに定む可からず。故に姑く斯の方に従事す。銭氏の所謂「正しく其の両端を持し、釁《すきま》を観て之を動ずるの法、兵家と異なること無し」是れなり。

方後の加減法は、即ち後人の補添に係る。然して「先ず水五升を以て薤白を煮る云々」は、是れ乃ち後人の散を煮る法の淵《えん》源する所なり（案ずるに、散を煮るの詳義は、龐安時の《総病論》の文に見わる。繁なれば録せず。宜しく参

攷すべし）。

汪氏曰く、案ずるに、此の方、少陰を治すと云うと雖も、実は陽明と少陽の薬なり。

銭氏曰く、詳らかに後の加減法を推すに、凡そ原文中に毎に諸々の或は之有りの証を具うる者は、皆之有り。小茈胡湯、小青龍湯、玄武湯、通脈四逆湯、四逆散の如きは皆是れなり。愚竊かに之を揆《はか》るに理を以てすれば、恐らくは未だ必ずしも皆仲景より出でず。

【語釈】　○釁：すきま。兆し。　○兵家：兵法に明るい人。戦略家。　○淵源：物事の根源。本源。

【通釈】　四逆は、それが治療する所の病によってこれに名づけるだけである。即ち、小柴胡湯において半夏、黄芩、人参、大棗を除き、枳実、芍薬の二味を加える。甘草は中を和やかにして外に達し、枳実はよく結滞を宣通し、芍薬は兼ねて経脈を疏通し、柴胡は鬱を開いて塞がりを達する。正しく薬はここに正気を助けて邪を逐い、表裏を和解する方剤となる。そしてこの処方の性味は和らいで平らかであり、かつ服用する所は一方寸匕に過ぎず、一日に三回服用するだけである。思うに、病は表裏の間にあり、あるいは変化して三陰の虚寒となり、あるいは転じて陽明の胃実となるのは、いまだ審らかに定めることができない。そこで、暫くこの処方に従事する。銭氏のいわゆる「正しくその両端を持っており、隙間を観てこれを動かす方法であり、戦略家と異なることがない」がこれである。

方後の加減法は、後人の補填に係わる。そして「先ず水五升を用いて薤白を煮る云々」は、後人が散剤を煮る方法の基づく所である（案じるに、散剤を煮る方法の詳細な意義は、龐安時の《総病論》の文に見われている。繁雑であるので、記録しない。参考にすべきである）。

汪氏は言う。案じるに、その処方は少陰を治療すると言うが、実は陽明と少陽の薬である。

銭氏は言う。詳細に後の加減法を推測すると、およそ原文の中に常に諸々のあるいはこれがある証を具える場合は、皆これ（加減法）がある。小柴胡湯、小青龍湯、玄武湯、通脈四逆湯、四逆散のようなものがこれである。私が窃かにこれを道理をもってはかると、恐らくはいまだ必ずしも皆が仲景より出ていない。

【解説】　本条文は、邪熱が表裏の間に塞がり欝滞して四肢の厥冷を生じる場合の証候と治療法について論述している。
　少陰病に罹患した後、邪が半ば表裏に欝滞し、陽気が四肢に宣達できなくなると、四肢は逆冷するが、諸々の寒熱の証は出現しない。本証は、温めるべき寒がなく、下すべき熱がない。即ち、少陰の本証ではなく、少陰の変証に係わる。邪が一つの途を塞ぐと、あるいは咳をし、あるいは動悸がし、あるいは小便が不利になり、あるいは腹が痛み、あるいは泄利下重になる。泄利下重は、裏急後重を言う。そこで、四逆散を与えて邪を疏通し壅滞を泄する。
　四逆散は、小柴胡湯より半夏、黄芩、人参、大棗を除き、枳実、芍薬を加えた処方である。方中の甘草は中を和やかにして外に達し、枳実は結滞を宣通し、芍薬は兼ねて経脈を疏通し、柴胡は鬱を開いて塞がりを達する。諸薬を合用すると、正気を助けて邪を逐い、表裏を和解する方剤となる。

【原文】　少陰病、下利六七日、咳而嘔渴、心煩不得眠者、猪苓湯主之。(319)
【本文】　少陰病、下利すること六七日、咳して嘔し渇し、心煩して眠ることを得ざる者は、猪苓湯之を主る。
【通釈】　少陰病に罹患し、下痢が六七日持続し、咳をし、嘔吐し、口が渇き、心煩して眠れなくなる場合は、猪苓湯がこれを主る。
【本文】　此れ、飲熱相い搏つの証、殆ど亦少陰の変局なり。「少陰病、下利すること六七日、咳して嘔す」と言えば、概ね裏寒に属す。今は則ち然らず。水熱搏結して上を攻むれば則ち咳し、中を攻むれば則ち嘔し、下を攻むれば則ち利す。飲邪内に畜し、津液輸《おく》らず。故に渇す。熱胸膈を薫ず。故に心煩し、眠ることを得ず。之を黄連阿膠湯と較ぶれば、同じならず。諸を猪膚湯に視れば、亦異なる。宜しく陽明の猪苓湯を借りて以て利水潤燥す。蓋し、陰陽は殊なると雖も、水熱相い併さるは、則ち共に同じくする所なり。此の証、必ず小便不利す。言わざる者は、方に因りて以て証を省けばなり。
　周氏曰く、愚按ずるに、病下利して咳、嘔と渇、心煩、臥せずを兼ぬるは、何ぞ猪苓湯を取るや。知らず、証は下利を見わせば、則ち小便必ず不利す。証は渇を見わせば、則ち熱既に裏に蓄す。且つ咳し嘔する者は、必ず水飲有りて停まり積もり、其の熱並びに大腸に趣き、漫りに止む期無し。猪苓を以て前竅を分利せざるを得ず、而ち下利は已む可く、嘔咳と渇も亦已む可し。心煩し眠れざるは、本湯も亦阿膠を用うるを以ての故なり。況や此の湯、独り汗多く便燥く者は、宜しく禁ずべきをや。今下利し汗無くんば、豈宜しき所に非ずや。

程氏曰く、数条の中に承気は攻めに従い、猪苓は滲に従い、黄連阿膠は清して滋し、四逆散は和して解す。陰病に陽を見わすは皆顕然の証有り。真の陰寒の証と比勘を作せば、又何ぞ難からん。刃《じん》を游ばすに余り有るなり。

【語釈】　○飲熱相い搏つの証：汪苓友の《傷寒論弁証広注》では、「按じるに、上の処方（猪苓湯）は陽明病で、熱渇して飲を引き、小便が不利になるのを治療する方剤である。上条の病もまたこれを借用するのは、どうしてであろうか。思うに、陽明病に罹患し、発熱し、口が渇いて水を飲みたくなり、小便が不利になる場合は、水と熱が相互に結んで行らなくなる。ここで少陰病に罹患し、下痢し、咳をして嘔吐し口が渇き、心煩し眠ることができなくなる場合は、また水と熱が搏って結び行らなくなる。病名は異なるが、病源は同じである。そこで、仲景の法は、同じく猪苓湯を用いてこれを主る。これは清熱利水し、兼ねて潤燥滋陰する義に過ぎない」とある。　○顕然：あきらかなさま。顕著。　○比勘：比は、比較。勘は、勘考。かんがえる。　○刃を游ばすに余り有るなり：「遊刃有余地（刃を遊ばすに余地有り」の略。肉を切る時、刃が肉と骨の隙間にたくみにぬって、骨にあたらない。物事が余裕をもって処理されるたとえ。

【通釈】　これは、飲と熱が相互に搏つ証であり、殆どまた少陰の変局である。「少陰病に罹患し、下痢が六七日持続し、咳をして嘔吐する」と言えば、概ね裏寒証に属している。今は、そうではない。水と熱が搏って結び、上を攻める場合は咳をし、中を攻める場合は嘔吐し、下を攻める場合は下痢をする。飲邪が内に蓄積し、津液が輸布されなくなる。そこで、口が渇く。熱は、胸膈を熏じる。そこで、心煩して眠ることができなくなる。これを黄連阿膠湯と比較すると、同じでない。これを猪膚湯に視ると、また異なる。陽明の猪苓湯を借り利水潤燥する。思うに、陰陽は殊なるが、水と熱が相互に併さるのは、共に同じ所である。この証は、必ず小便が不利になる。言わないのは、処方によって証を省くからである。

周氏は言う。私が按じるに、病は下痢して咳し、嘔吐と口渇、心煩して眠ることができなくなるのを兼ねる場合は、どうして猪苓湯を使用するのであろうか。一体、証が下痢を見わす場合は、小便は必ず不利になる。証が口渇を見わす場合は、熱は既に裏に蓄積している。かつ咳をし嘔吐する場合は、必ず水飲があって停滞して蓄積し、その熱は並びに大腸に趨き、瀰漫して停止する時期がない。猪苓湯を用いて前竅を分利しない訳にはいかず、そうすれば下痢は止むはずであり、嘔吐、咳嗽と口渇もまた止むはずである。心煩し眠れないのは、本湯がまた阿膠を用いるからである。ましてやこの湯液はただ汗が多く小便が燥く場合は、禁じるべきであるのはなおさらである。今下痢し、汗がない場合は、どうして好ましい所であろうか。

程氏は言う。数条の中では、承気湯は攻下に従い、猪苓湯は滲湿に従い、黄連阿膠湯は清熱して滋陰し、四逆散は和解する。陰病に陽を見わす場合は、皆顕著な証がある。真の陰寒の証と比較して勘考すれば、またどうして困難なことがあろうか。肉を切る時に刃が肉と骨の隙間にたくみにぬって骨に当たらないように、物事は余裕をもって処理される。

【解説】　本条文は、少陰病に罹患し、飲と熱が相互に搏つ証候と治療法について論述している。

少陰病に罹患し、水と熱が搏って結び、上を攻めると咳をし、中を攻めると嘔吐し、下を攻めると下痢をする。飲邪が内に蓄積し、津液が輸布されなくなると、口が渇く。熱が胸膈を熏蒸すると、心煩して眠ることができなくなる。水と熱が相互に併さると、小便は不利になる。そこで、猪苓湯を与えて利水潤燥する。

【原文】　少陰病、得之二三日、口燥咽乾者、急下之。宜大承気湯。(320)

【本文】　少陰病、之を得て二三日、口燥き咽乾く者は、急に之を下す。大承気湯に宜し。

【通釈】　少陰病に罹患し、発症して二三日が経過し、口が燥き咽が乾く場合は、急いでこれを攻下する。大承気湯を用いるのがよい。

【本文】　此れより以下の三節は、皆急下す。乃ち、少陰の変にして少陰の常に非ざるなり。「之を得て二三日」は、則ち其れ表寒自りして来るを言うなり。大抵、此れ等の証は、表寒自りして変ずる者を多しと為す。若し裏寒の者は、縦え温補をして太過ならしむるも肯えて遽かに胃実を為さざるなり。夫れ口中和する者は、少陰の証なり。茲は則ち二三日にして口燥き咽乾くは、亦必ず胃実の証、実熱の脈の之に応ずること知る可し。是れ虚変じて実と為り、寒転じて熱と為す。故に当に大承気湯を以て之を急下すべし。所謂「急なる者は、焚《ふん》溺《でき》を救うが如く、急に宜しくして緩やかに宜しからず」なり。案ずるに、攻下の一途は、仲景恒に遅《ち》回《かい》審顧し、敢えて軽々しく用いず。今二三日にして乃ち之を下すは、何ぞや。蓋し、病を得るの初めは、少陰に属すれば、其の人の津液素虧け、今既に変じて陽明と為す。若し復た遷延すれば、須臾に陽気漸く亡われ、胃府敗損し、必ず厥、燥、呃逆の変証蜂起するに至れば、則ち之を下すも及ぶこと無し。当に之を蚤《はや》きに弁ずべき所なり。

程氏曰く、口中和する者は、少陰の証なり。二三日にして口燥き咽乾くは、便ち陽明の証を見わす。

銭氏曰く、大承気は仲景の慎みて用うる所と為す。《陽明篇》の中に在りては、脾約の一証の如きは裏に大熱無き者なり。即ち、小承気湯を以て之を和して大いに泄下せしめず。其の次は或は調胃承気湯を以て和胃し、麻仁丸は潤燥するのみ。豈肯て大承気を以て急に之を少陰の証に用いんや。其の故、思う可きなり。

【語釈】　○焚溺：焼けたりおぼれたりする。　○遅回：ぐずぐずして決心がつかないさま。　○審顧：審は、つまびらかにする。顧は、かえりみる。　○須臾：しばらく。少しの間。

【通釈】　これより以下の三節は、皆急いで攻下する。即ち、少陰の変局であり、少陰の常ではない。「これを得て二三日」は、それが表寒より到来することを言う。大抵、これらの証は、表寒より変化する場合が多い。もし裏寒の場合は、たとえ温補が太過になっても、あえて遽かには胃実証を生じない。そもそも口の中が調和するのは、少陰の証である。ここで二三日目に口が燥き咽が乾くのは、また必ず胃実の証と実熱の脈がこれに対応していることを知るべきである。これは、虚が変化して実となり、寒が転化して熱となる。そこで、大承気湯をもってこれを急下すべきである。いわゆる「急ぐ場合は、焼けたりおぼれたりする人を救うように、急にするのがよく、緩やかにするのはよくない」である。案じるに、攻下の一途は、仲景は常にぐずぐずして決心がつかず、審らかに顧慮してあえて軽々しくは用いない。今二三日目にこれを攻下するのは、どうしてであろうか。思うに、病を得た初めは少陰に属しているので、その人の津液は元々欠けており、今は病が既に変化して陽明病となる。もしまた病が遷延する場合は、暫くの間に陽気は漸次亡われ、胃府は敗れて損傷されるので、必ず四肢の厥冷、口や咽の乾燥、吃逆などの変証が蜂起するようになると、これを攻下しても及ぶことがない。これは、これを早い時期に弁別すべき所である。

程氏は言う。口の中が調和するのは、少陰の証である。二三日目に口が燥き咽が乾くのは、陽明の証を見わしている。

銭氏は言う。大承気湯は、仲景が慎んで使用する所である。《陽明篇》の中にあっては、脾約の一証のようなものは、裏に大熱がない場合である。即ち、小承気湯をもってこれを調和して大いに泄下させなくする。その次は、あるいは調胃承気湯をもって和胃し、麻子仁丸は潤燥するだけである。どうしてあえて大承気湯をもって急いでこれを少陰の証に用いることがあろうか。その理由を考えるべきである。

【解説】　本条文は、少陰病に罹患し、急いで攻下すべき証候と治療法について論述している。

「少陰病、之を得て二三日」は、少陰病が表寒より到来することを言う。一般に、口の中が調和するのは、少陰の証である。一方、胃実の証が発生すると、発病後の二三日に口が燥き咽が乾く。即ち、本証は、虚証が変化して実証になり、寒証が転化して熱証になり、病は既に陽明病の状態にある。そこで、大承気湯を与えてこれを急下する。

【原文】　少陰病、自利清水、色純青、心下必痛、口乾燥者、急下之。宜大承気湯。(321)

【本文】　少陰病、清水を自利し、色純青、心下必ず痛み、口乾燥する者は、急に之を下す。大承気湯に宜し（旧本は「急」を「可」に作る。今《玉函》成本に據りて改正す。○清と圊は通ず。中西子文曰く、「清水の「清」は、当に清穀、清血の「清」と均しく「圊」の字と為して看るべし。殆ど「色純青」の文義と始めて順う」と）。

【通釈】　少陰病に罹患し、水様性の下痢が自然に出現し、大便の色調は青くなり、心下が必ず痛み、口が乾燥する場合は、急いでこれを攻下する。大承気湯を用いるのがよい（旧本では、「急」の字を「可」の字に作る。今《玉函》成本によって改正する。○清と圊は通じる。中西子文は、「清水の「清」の字は、清穀、清血の「清」の字と均しく「圊」の字として看るべきである。そうすれば、殆ど「色純青」の文義と始めて合致する」と言う）。

【本文】　此れも亦少陰の変例なり。自利、清水に至れば、而ち糟粕無し。明らかに旁流の水に係る。色純青は、所謂「下す所は皆汚水」なり。亦宜しく急ぎて大承気湯を与えて以て之を下すべし。

程氏曰く、清水を自利するは、穀渣無し。色純青は、並びに穀色無し。穀留まるが故なり。痛み心下に在り、口は且つ乾燥するは、其の燥屎胃を攻めて津液尽く爍《しゃく》すればなり。故に当に大承気湯を与えて急ぎて其の陰津を救い、必ずしも濡滞《じゅたい》せざるべきなり。

呉氏（有性）曰く、熱結傍流なる者は、胃家実するを以て熱壅閉して先ず大便閉結を為し、続いて純臭水を下利し、全然糞無く、日に三四度、或は十数度なり。宜しく大承気湯もて結糞を得るべきなり。

【語釈】　○爍：溶かす。溶ける。　○濡滞：とどまる。ぐずぐずする。

【通釈】　これもまた少陰の変例である。自利し、清水に至る場合は、糟粕はない。明らかに旁流の水に係わる。色純青は、いわゆる「下す所は、皆汚水」である。また、急いで大承気湯を与えてこれを攻下すべきである。

程氏は言う。清水を自利するのは、穀物の残渣がないことである。色純青は、並びに穀物の色がないことである。穀物が留まるからである。痛みが心下にあり、口はかつ乾燥するのは、その燥屎が胃を攻めて津液が尽く溶かされるからである。そこで、大承気湯を与えて急いでその陰津を救うべきであり、必ずしもぐずぐずすべきでない。

呉氏（有性）は言う。熱結傍流は、胃家が実するので、熱が塞ぎ閉ざして先ず大便の閉結を生じ、続いて色が純粋で臭う水を下痢し、全く糞塊がなく、日に三四度、あるいは十数度になることである。大承気湯を用いて結んだ糞塊を得るべきである。

【解説】　本条文は、少陰病に罹患し、熱結傍流が出現する証候と治療法について論述している。

少陰病に罹患した後、胃家が実し、熱が塞がって大便を閉結させると、熱結傍流が出現する。「清水を自利す」は、穀物の残渣がないことを言う。「色純青」は、下痢便の中に穀物の色がないことを言い、いわゆる「下す所は皆汚水」である。燥屎が胃を攻めると、心下が必ず痛む。燥屎が津液を尽く灼傷すると、口が乾燥する。そこで、急いで大承気湯を与えて燥屎を攻下する。

【原文】　少陰病、六七日、腹脹、不大便者、急下之。宜大承気湯。(322)

【本文】　少陰病、六七日、腹脹りて、大便せざる者は、急に之を下す。大承気湯に宜し。

【通釈】　少陰病に罹患し、六七日が経過して腹部が脹満し、大便をしない場合は、急いでこれを攻下する。大承気湯を用いるのがよい。

【本文】　此の条も又少陰急下の証なり。六七日に至り、腹脹りて大便せざるは、日已に久しと為す。是れ少陰は陽明に転属し、《陽明篇》の「腹満痛する者は、急に之を下す（254）」と異なること無きなり。然れども必ず其の舌を験し、其の脈を察し、下さざるを得ざるの勢い有りて方に大承気湯を以て之を下す可きのみ。否なれば、則ち未だ軽々しく試みる可からざるなり。

舒氏曰く、少陰復た陽明に転ずるの証なり。腹脹り、大便せざる者は、然らば必ず兼ねて舌胎乾燥、悪熱、冷を飲むを見わせば、方に実証と為す。

【通釈】　この条もまた少陰病の急下の証である。六七日に至り、腹が脹満し、大便をしない場合は、日は既に久しくなっている。これは少陰病が陽明に転属したのであり、《陽明篇》の「腹部が脹満して痛む場合は、急いでこれを攻下する（254）」と異なることがない。しかし、必ずその舌を明らかにし、その脈を察知し、下さない訳にはいかない勢いがある場合に始めて大承気湯を用いてこれを下すべきである。そうでなければ、いまだ軽々しくは試みるべきでない。

舒氏は言う。少陰病がまた陽明に転化する証である。腹部が脹満し、大便をしない場合は、そうであれば、必ず兼ねて舌苔が乾燥し、悪熱し、冷めたいものを飲むなどの証候を見わせば、まさに実証である。

【解説】　本条文は、少陰病に罹患し、腹部が脹満して大便をしない証候と治療法について論述している。

少陰病に罹患した後、六七日を経て病が陽明に転属すると、腹部が脹満し、大便をしなくなる。もし舌苔が乾燥し、悪熱し、冷たいものを飲むなどの証候が兼ねて見われる場合は、陽明の実証であるので、急いで大承気湯を与えてこれを攻下する。

【原文】　少陰病、脈沈者、急温之。宜四逆湯。（323）

【本文】　少陰病、脈沈の者は、急に之を温む。四逆湯に宜し。

【通釈】　少陰病に罹患し、脈が沈になる場合は、急いでこれを温める。四逆湯を用いるのがよい。

【本文】　此れ、上文の急下を承けて、并びに急温に及ぶ。脈沈は、乃ち沈微、沈細、沈遅の沈にして陽虚裏寒の診と為す。若し急ぎて之を温めざれば、則ち陽気愈々亡われ、悪寒、身踡る、吐利、煩躁、四支厥逆、脈至らず等の変作る。故に四逆湯に宜し。案ずるに、此の段、脈を挙げて以て証を略するは、猶《太陽篇》に「脈浮の者は、病表に在り。汗を発す可し。麻黄湯に宜し（51）」と曰い、又「脈浮にして数の者は、汗を発す可し。麻黄湯に宜し（52）」と曰う類のごとし。然らずんば、則ち脈沈も亦下す可き者有り。豈悉く之を温む可けんや。学ぶ者は、当に全書に従いて融会すべく、執一《しついつ》す可きこと勿かれば可なり。

呉氏（人駒）曰く、脈沈なるは須く虚実、及び病を得ての新久を別かつべし。若し之を得て日多く、及び沈にして実なれば、須く従りて別に論ずべし。

【語釈】　○融会：多くの学説をこなして理解し、すべてをよく知り尽くすこと。　○執一：一事のみかたく守って融通を知らない。

【通釈】　これは、上文の急いで下す内容を承けて、並びに急いで温める内容に及んでいる。脈が沈であるのは、沈微、沈細、沈遅の沈であり、陽が虚して裏が寒えていることを診断する。もし急いでこれを温めない場合は、陽気が愈々亡われ、悪寒、身体を折り曲げて床に臥せる、嘔吐、下痢、煩躁、四肢の厥逆、脈が至らないなどの変証を発生する。そこで、四逆湯を用いるのがよい。案じるに、この段落で脈を挙げて証を省略するのは、丁度《太陽篇》で「脈が浮である場合は、病は表にある。発汗すべきである。麻黄湯を用いるのがよい（51）」と言い、また「脈が浮で数である場合は、発汗すべきである。麻黄湯を用いるのがよい（52）」と言う類のようなものである。そうでなければ、脈が沈であるのもまた下すべき場合がある。どうして悉くこれを温めることができようか。学ぶ者は、全書に従って全てを理解すべきであり、一事のみを守って融通を知らないでいるのでなければ、それでよい。

呉氏（人駒）は言う。脈が沈であるのは、虚実、および発病してからの新久を区別すべきである。もしこれを得た後の日数が多く、および脈が沈で実である場合は、これによって別に論じるべきである。

【解説】　本条文は、少陰病で脈が沈になる場合に急いで温める治療法について論述している。

本条文の「脈沈」は、沈微、沈細、沈遅の沈であることを言う。即ち、脈沈は陽気が虚し、裏が寒えていることを診断する。もし急いでこれを温めない場合は、陽気が愈々亡われるので、悪寒、身踡る、吐利、煩躁、四肢厥逆、脈至らずなどの変証（294、296、298）の発生する恐れがある。そこで、四逆湯を与えて急いでこれを温める。

【原文】　少陰病、飲食入口則吐、心中温温欲吐、復不能吐。始得之、手足寒、脈弦遅者、此胸中実。不可下也。当吐之。若膈上有寒飲、乾嘔者、不可吐也。当温之。宜四逆湯。(324)

【本文】　少陰病、飲食口に入れば則ち吐し、心中温《うん》温として吐せんと欲するも、復た吐すこと能わず。始め之を得て、手足寒え、脈弦遅の者は、此れ胸中実す。下す可からざるなり。当に之を吐すべし。若し膈上に寒飲有りて、乾嘔する者は、吐す可からざるなり。当に之を温むべし。四逆湯に宜し（温は慍《うん》に同じ）。

【語釈】　○慍：うらむ。感情が鬱積する意を表わす。

【通釈】　少陰病に罹患し、飲食が口に入る場合は直ちに嘔吐し、心中が塞がって舒びず吐こうとするが、また吐くことができない。始めてこれを得て、手足が寒え、脈が弦遅である場合は、これは胸中が実している。下すべきでない。これを吐かせるべきである。もし胸膈の上に寒飲があり、乾嘔する場合は、吐かせるべきでない。これを温めるべきである。四逆湯を用いるのがよい（温は慍に同じである）。

【本文】　此れ、少陰も亦吐す可しと温む可き者有るを論ず。「飲食口に入れば則ち吐す」は、胸中盛んに満ちて納ること能わざればなり。「心下温温として吐せんと欲し、復た吐すこと能わず」は、物有りて格拒するに似たり。「始め之を得」は、病方に起こるを言う。手足寒ゆる者は、乃ち胸中の陽気、寒飲の阻む所と為し、四肢に通ずること能わざればなり。脈弦遅の者は、遅は則ち寒と雖も、弦は則ち有力なるが故に実と為すを知る。此れ、邪上焦に在れば、之を下すを逆と為す。当に之を吐すべし。所謂「上に在る者は、因りて之を越す」なり。若し膈上に寒飲有れば、則ち是れ寒飲阻み留まると為して胸中実結無し。故に唯だ乾嘔し声有りて物の出づること無し。是れ之を吐す可からずして当に之を温むべし。四逆湯に宜し。蓋し、之を温むれば、則ち寒散じて飲も亦去る。

黄氏曰く、議論は甚だ明らかなり。当に二段と作して瓜蔕散を看るべし。

尤氏曰く、実すれば下す可くして、胸中実すれば則ち下す可からず。飲は吐す可くして、寒飲は則ち吐す可からず。仲景の立法、明弁詳審なるは此くの如し。

【語釈】　○上に在る者は、因りて之を越す：《素問・陰陽応象大論》では、「其の高き者は、因りて之を越す」とある。　○尤氏曰く：尤在涇の《傷寒貫珠集》では、「腎は、胃の関門である。関門が邪を受け、胃に上逆する場合は、飲食が口に入ると、直ちに嘔吐し、あるいは心中が温温として吐きたくなるが、また吐くことはできなくなる。そもそも下の気が上逆して嘔吐を生じる場合は、元々下すべき例があり、例えば本論の「噦が出現して腹満する場合は、その前後を視て、いずれの部位が不利になっているのかを知ってこれを通利する（381）」や《金匱要略》の「食事を摂取して直ちに嘔吐が出現する場合は、大黄甘草湯がこれを主る」のようなものがこれである。もし始めてこれを得て、手足が寒え、脈が弦遅になる場合は、胸中の邪が実して陽気が布散されなくなるので、その病は下にはなく上にあり、その治療法は下すべきでなく吐かせるべきであり、いわゆる「それが高い場合であるので、これを越えさせる」である。もし膈上に寒飲があり、乾嘔を生じる場合は、また吐かせるべきでなく、温めるべきである。いわゆる「痰飲を病む場合は、温薬を用いてこれを調和すべきである」である。そこで、実する場合は下すべきであるが、…」とある。

【通釈】　これは、少陰もまた吐かせるべき場合と温めるべき場合とがあることを論じている。「飲食が口に入る場合は、嘔吐する」は、胸中が盛んに満ち、飲食を入れることができないからである。「心下が温温として塞がって舒びず吐きたくなるが、また吐くことができない」は、物があって拒んでいるようである。「始めてこれを得る」は、病がまさに起こることを言う。手足が寒えるのは、胸中の陽気が寒飲に阻まれ、四肢に通じることができなくなるからである。脈が弦遅であるのは、遅は寒であるが、弦は有力であるので、実証であることが解る。これは、邪が上焦にあるので、これを下すのは逆である。これを吐かせるべきである。いわゆる「上にある場合は、これによってこれを越えさせる」である。もし膈上に寒飲がある場合は、寒飲が阻んで留まっているのであり、胸中に実結がない。そこで、ただ乾嘔し声は出るが物は出ることがない。これは、これを吐かせるべきでなく、これを温めるべきである。四逆湯を用いるのがよい。思うに、これを温める場合は、寒が散じて飲もまた去る。

黄氏は言う。議論は、甚だ明らかである。二つの段落にして瓜蔕散を看るべきである。

尤氏は言う。実する場合は下すべきであるが、胸中が実する場合は下すべきでない。飲は吐かせるべきであるが、寒飲は吐かせるべきでない。仲景の立法が明快に詳細に弁別するのは、このようなものである。

【解説】　本条文は、少陰病に罹患し、実邪が胸中にある場合と寒飲が膈上にある場合の証候と治療法について論述している。

少陰病に罹患し、実邪が上焦に停滞すると、胸中が盛んに満ち、飲食を入れることができなくなるので、飲食が口に入る場合は嘔吐する。胸中に物があって拒むと、心下が温温として塞がって舒びず、吐きたくなるが、また吐くことができなくなる。「始め之を得」は、病がまさに発症することを言う。胸中の陽気が寒飲に阻まれ、四肢に通じることができなくなると、手足は寒える。「脈弦遅」の「遅」は寒であるが、「弦」は有力であるので、本証は実証であり、邪は上焦にあるので、これを下すべきでない。そこで、例えば瓜蔕散を用いてこれを吐かせる。もし膈上に寒飲がある場合は、寒飲が阻んで留まっているので、乾嘔するが、胸中に実結がないので、吐かせるべきでなく、温めるべきである。そこで、四逆湯を用いてこれを温める。

【原文】　少陰病、下利、脈微濇、嘔而汗出、必数更衣、反少者、当温其上、灸之。(325)

【本文】　少陰病、下利、脈微濇、嘔して汗出で、必ず数しば更衣するも、反って少なき者は、当に其の上を温め、之に灸すべし。

【通釈】　少陰病に罹患し、下痢し、脈が微濇になり、嘔吐して汗が出て、必ず頻りに大便しようとするが、反って大便の量が少なくなる場合は、その上を温め、これに灸をすえるべきである。

【本文】　此れ、艾灸輔治の法を挙げて、以て上文を総結す。脈微なれば則ち陽気衰え、濇なれば則ち陰血少なし。陰寒上逆すれば則ち嘔し、下に走れば則ち利す。表陽護れざれば、則ち汗出づ。必ず数しば更衣するも、反って少なき者は、空坐弩責して下す所の物多からず。乃ち、気下焦に滞ること知る可し。故に当に其の上を温め、之に灸すべし。尤氏は「灸法は未だ詳らかならず」と曰い、銭氏は「仲景明文無くんば、未だ強いて解す可からず」と曰うは、並びに是なり。然して愚竊かに理を以て之を揆るに、凡そ腹上の天枢、気海等の穴は当に之に灸して以て其の陽を升提し、即ち験《こころ》みるべし。必ずしも巓頂の百会に灸し、及び升陽の薬を服して其の上を温むるを謂うに非ざるなり。

銭氏曰く、即ち前の所謂「当に之に灸すべし。附子湯之を主る（304）」の法なり。

舒氏曰く、此の証、陽虚し、気墜ち、陰弱く、津衰う。故に数しば更衣するも、出弓反って少なきなり（更衣なる者は、古人如し厠にて大便すれば必ず衣を更う。出弓なる者は、矢去るなり）。

【語釈】　○弩：いしゆみ。　○責：せめる。　○天枢：足陽明胃経の経穴。臍の外方二寸にある。　○気海：任脈の経穴。下腹部正中線上、臍下一寸五分になる。　○験：ためす。こころみる。　○百会：督脈の経穴。頭頂部、両耳介の上端の直上、中央の陥凹部にある。　○矢：糞。

【通釈】　これは、艾灸を用いて治療を助ける方法を挙げて、上文を総括する。脈が微である場合は陽気は衰え、濇である場合は陰血は少ない。陰寒が上逆する場合は嘔吐し、下に走る場合は下痢する。表の陽気が護れない場合は、汗が出る。必ず屡々排便するが、反って量が少なくなるのは、空しく座って頑張るが、下す所の物が多くないことである。即ち、気が下焦に滞っていることを知るべきである。そこで、その上を温め、これに灸をすえるべきである。尤氏は「灸法は、いまだ詳らかでない」と言い、銭氏は「仲景は明らかな文がないので、いまだ強いて解釈すべきでない」と言うのは、並びに正しい。そして私が窃かに道理をもってこれを推し量ると、およそ腹部の上の天枢や気海などの穴は、これに灸をすえてその陽を升提し、直ちに試みるべきである。必ずしも巓頂の百会穴に灸をすえ、および升陽の薬を服用してその上を温めることを言うのではない。

銭氏は言う。即ち、前のいわゆる「これに灸をすえるべきである。附子湯がこれを主る（304）」の方法である。

舒氏は言う。この証は、陽気が虚し、気が墜落し、陰気が弱く、津液が衰える。そこで、屡々排便するが、大便の量は反って少なくなる（更衣は、古人はもし厠で大便する場合は、必ず衣を更えることである。出弓は、大便が去ることである）。

【解説】　本条文は、少陰病に罹患し、陽気が虚し、陰血が少なくなる証候と艾灸を用いて治療を助ける方法について論述している。

少陰病に罹患し、陽気が衰えると、脈は微になる。下痢が出現し、陰血が少なくなると、脈は濇になる。陰寒が上逆すると嘔吐し、陰寒が下に走ると下痢になる。表の陽気が護られなくなると、汗が出る。気が下焦に滞ると、必ず屡々排便するが、大便の量は反って少なくなる。そこで、腹部の上の天枢穴や気海穴に灸をすえて陽気を升提する。

【本文】　以上の八章、少陰は攻む可しと温む可しの義を釈す。○案ずるに、少陰の一篇、首節は総綱、次節は死生の訣にして後は直中の諸証を論じ、更に其の治方を掲げ、麻附細辛を曰い、麻附甘草を曰い、黄連阿膠を曰い、附子を曰い、其の次の下利便血の証治は桃花湯を曰い、其の刺法に及び、其の次の咽痛の証治は猪膚湯を曰い、甘草湯を曰い、桔梗湯を曰い、苦酒湯を曰い、半夏散及び湯を曰う。此れ、殆ど厥陰に渉る者なり。却って前段の滑脱の利を承けて虚寒の下利の証治を論じ、白通を曰い、白通加猪胆を曰い、玄武を曰い、通脈四逆を曰い、其の間に通陽の法有り、回陽の法有り、逐水の治有り。蓋し、少陰虚寒の証治は、此に尽く。然して虚変じて実と為し、寒転じて熱と為し、病情の変化は其の機を測ること無し。是に於いて四逆散、及び猪苓湯の二方を挙げて併せて急下、急温の諸候に及び、以て少陰の攻む可しと温む可しとを見わして結ぶに灸法を以てすれば、則ち少陰は遂に虚寒に属して温熱の治は斯須《ししゅ》も離る可きに匪《あら》ざるなり。夫れ陽多ければ実し、陰多ければ虚し、陽は治し易く、陰は治し難しは、乃ち一定の理なり。而して少陰は実は三陰の首領と為す。故に本篇の中は死候を歴叙するも、之を他の篇に視れば翅《ただ》倍蓰《し》のみならず。抑も仲景の用心親切著明にして教えを垂るること深し。苟も斯の道に志す者は、其れ亦以て眷《けん》眷服膺《よう》せざる可からざるなり。

【語釈】　○訣：方法。秘訣。　○斯須：しばらく。　○匪：非に同じ。　○翅：ただ。ただに。否定の「不」や反語の「何」などの下につけて、単にそればかりではないという意味を表わす。「不翅」は、ただに…のみならず。…に限らない。　○倍蓰：《傷寒論疏義》では「蓓」に作るが、「倍」に改訂する。倍は、二倍。蓰は、五倍。倍蓰は、数倍の意。　○眷眷：省みるさま。　○服膺：むねにつける。心によく覚えてわすれない。

【通釈】　以上の八章は、少陰病は攻めるべきであるのと温めるべきであるの義を解釈している。○案じるに、少陰の一篇では、首節は総綱であり、次節は死生の秘訣であり、その後は直中の諸々の証を論じ、更にその治療の処方を掲げ、麻黄細辛附子湯を言い、麻黄附子甘草湯を言い、黄連阿膠湯を言い、附子湯を言い、その次の下痢し便血になる証候と治療法は桃花湯を言い、その針刺の方法に及び、その次の咽痛の証候と治療法は猪膚湯を言い、甘草湯を言い、桔梗湯を言い、苦酒湯を言い、半夏散及び湯を言う。これは、殆ど厥陰に渉る場合である。反って前の段落の滑脱の下痢を承けて虚寒の下痢の証候と治療法を論じ、白通湯を言い、白通加猪胆汁湯を言い、玄武湯を言い、通脈四逆湯を言い、その間に通陽の方法があり、回陽の方法があり、逐水の治療がある。思うに、少陰の虚寒の証候と治療法は、ここに尽きる。そして虚が変化して実となり、寒が転化して熱となり、病状の変化はその機転を測ることがない。ここにおいて四逆散、および猪苓湯の二方を挙げて、併せて急下と急温の諸々の証候におよび、これによって少陰病は攻めるべきである例と温めるべきである例を見わし、結ぶに灸法をもってする場合は、少陰は遂に虚寒に属し、温熱の治療はしばらくの間も離れるべきでない。そもそも陽が多ければ実証であり、陰が多ければ虚証であり、陽証は治療が容易であり、陰証は治療が困難であるのは、一定の道理である。そして少陰は実際は三陰の首領である。そこで、本篇の中では死証を歴叙し、これを他の篇に視るとただ数倍だけではない。抑も仲景が用心し親切であるのは著明であり、教えを垂れるのは深い。苟もこの道に志す者は、また反省して心によく覚えて忘れないようにしない訳にはいかない。

傷寒論疏義巻第六

江都　喜多村直寛士栗　学

弁厥陰病脈証并治

【本文】　案ずるに、厥陰病なる者は、半表半裏の裏寒証是れなり。少陽と表裏を為して其の位は上焦を主る。夫れ熱は浮、寒は沈なるは、乃ち理の常なり。是を以て少陽の往来寒熱は変じて厥陰の上熱下寒と為り、且つ厥陰は寒に属すと雖も、倘し或は胃気に熱有れば、表裏の寒熱相い交争して寒熱互勝の証と為る。蓋し、上熱下寒と寒熱互勝なる者は、敢えて二証有るに非ざるなり。其れ病を受くるは、必ず太陽若しくは少陰自りす（方氏曰く、「蓋し、厥陰の邪は少陽由り伝来す」と。魏氏曰く、「少陰は、厥陰に伝来す」と。二説は並びに是なり）。而して少陽は則ち部位相同す。故に尤も変を致し易きのみ。其の脈、則ち沈細微遅なり。而して熱勝てば、則ち或は数、或は浮、寒勝てば則ち或は厥、或は絶なり。其の証、則ち消渇し、気上りて心を撞き、心中疼み熱する者は、上熱の徴なり。飢えて食を欲せず、食すれば則ち蚘を吐し、之を下せば利止まざる者は、下寒の験なり。若し夫れ寒熱互勝すれば、則ち厥熱互いに発す。其の治法は、温涼相錯・清補兼施す。烏梅丸、及び乾姜芩連人蔘湯是れなり。唯だ其の陰陽和平なれば、則就《すなわ》ち快く愈ゆ。蓋し、熱祛《さ》りて陽澌《つ》くれば、則ち死す。更に胃中燥き熱して陽明に転ずる者有り、亦局外の変なり（篇中に「厥は下す可し（335）」、及び「下利し讝語す（374）」の条は、蓋し此の証を指す）。或るひと言う、「半表半裏は、寒の羈《き》留す可きの地に非ず」と。是れ殆ど然らざるなり（瘧疾は半ば表裏の証に属して尚寒多き者有り。楊仁斎曰く、「寒瘧は、自ら寒を感じて得」と。《金匱・湿病》に「胸中に寒有り、丹田に熱有り」も亦以て一端を見わすに足る）。或るひと言う、「厥陰は乃ち陰の極なり。陰極まれば、而ち陽生ず。然して三陰極まれば、則ち皆陽に変ず。豈啻厥陰のみならんや」と。果たして其の説の如ければ、則ち太陽は当に陽の盛大と為すべく、陽明は当に両陽、明を合すと為すべし。仲景は、寧ろ陰陽の証候を徴《あきら》かにして名目の如何に拘わらざるなり。且つ厥陰は六篇の末に居す。是を以て前輩陰中至って劇しきの証と為す。此れも亦《熱論》に依りて叙を立つる者なり。病の伝変は、焉《いず》くんぞ篇目の次に同じくするを得んや。而ち、前人察せず、夢語粉呶《ふんどう》するは、豈笑う可きに非ずや（柯氏曰く、「少陽の咽乾くは、即ち厥陰の消渇の機なり。胸脇苦満は、即ち気上りて心を撞くの兆しなり。心煩は、即ち熱の初めなり。食を欲せずは、是れ飢えて食を欲せずの根なり。喜嘔は、則ち蚘を吐すの漸なり。故に少陽解せざれば、厥陰に転属して病危うし。厥陰病衰えば、少陽に転属して愈えんと欲す。傷寒、熱少なく、厥微に、指頭寒え、食を欲せず、数日に至りて熱除き、食を得んと欲し、其の病愈ゆる者の如きは、是れのみ」と。喩氏曰く、「按ずるに、《厥陰篇》の中の次第は一ならず、純陽無陰の証有り、純陰無陽の証有り、陰陽差多く、差少なきの証有り。大率、陽脈、陽証は、当に三陽の治法を取るべし。陰脈、陰証は、当に少陰の治法を合用すべし。厥陰病、陽を見わせば愈え易しと為し、陰を見わせば痊《い》やし難しと為す」と。二家の言は頗る経旨を得。故に此に拈す）。

【語釈】　○厥：《厥陰篇》では、「厥脈」の記載がない。ただ、《傷寒論・弁不可下病脈証并治第二十》の第159条では、「厥なる者は、脈初め来ること大、漸漸に小、更に来ること漸く大、是れ其の候なり」とある。ここで言う「厥」は、脈が充分に触れないことであろうか。　○局外：当面の事柄に関係のないこと。　○羈留：つなぎとめる。　○《金匱・湿病》：《金匱要略・痓湿暍病脈証治第二》の第16条を参照。　○粉呶：かまびすしい。がやがやののしる。　○大率：おおむね。あらまし。　○拈：拈出。ひねる。

【通釈】　案じるに、厥陰病は、半表半裏の裏寒証がこれである。少陽と表裏の関係にあり、その位は上焦を主る。そもそも熱は浮であり、寒は沈であるのは、道理の常である。ここをもって少陽の往来寒熱は変化して厥陰の上熱下寒となり、かつ厥陰は寒に属しているが、もしあるいは胃気に熱がある場合は、表裏の寒熱が相互に交争して寒熱互勝の証となる。思うに、上熱下寒証と寒熱互勝証は、あえて二つの証があるのではない。それが病を受ける場合は、必ず太陽もしくは少陰より到来する（方氏は、「思うに、厥陰の邪は、少陽より伝来する」と言う。魏氏は、「少陰病は、厥陰に伝来する」と言う。二つの説は、並びに正しい）。そして少陽は、部位が相同する。そこで、尤も変証を来しやすいだけである。その脈は、沈細微遅である。そして熱が勝つ場合は、あるいは数、あるいは浮になり、寒が勝つ場合は、あるいは厥し、あるいは途絶える。その証は、消渇し、気が上って心を撞き、心中が疼んで熱するのは、上熱の徴候である。飢えるが食欲がなく、食事を摂取すると蛔虫を吐出し、これを攻下すると下痢が停止しなくなるのは、下寒の徴候である。もしその寒熱が互勝する場合は、四肢の厥冷と発熱が互いに発生する。その治療法は、温涼相錯・清補兼施する。烏梅丸、および乾姜黄芩黄連人参湯がこれである。ただ、その陰陽が和らいで平らかである場合は、速やかに治癒する。思うに、熱が去り、陽が尽きる場合は、死亡する。更に胃の中が燥いて熱し、陽明に転じる場合があり、また局外の変証である（本篇の中で「四肢が厥冷する場合は、下すべきである（335）」、および「下痢し譫語する（374）」の条は、思うにこの証を指す）。ある人は、「半表半裏は、寒が羈《き》留することのできる部位でない」と言う。これは、殆どそうではない（瘧疾は、半ば表裏の証に属し、なお寒が多い場合がある。楊仁斎は、「寒瘧は、自然に寒を感じて発症する」と言う。《金匱要略・湿病》に「胸中に寒があり、丹田に熱がある」もまた一端を見わすには充分である）。ある人は、「厥陰は、陰の極みである。陰が極まる場合は、陽が生じる。そして三陰が極まる場合は、皆陽に変化する。どうしてただ厥陰だけであろうか」と言う。果たしてその説のようである場合は、太陽病は陽が盛大であるとすべきであり、陽明は両つの陽が明を合わせるとすべきである。仲景は、むしろ陰陽の証候を明らかにして名目の種類に拘わらない。かつ厥陰は六篇の末にある。ここをもって先輩は、陰の中で至って劇しい証とする。これもまた《素問・熱論》によって論述する場合である。病の伝変は、どうして篇目の順序と同じにすることができようか。即ち、前人は察知せず、夢物語をがやがや喋るのは、実際笑うべきではないのであろうか（柯氏は、「少陽病で咽が乾くのは、厥陰病の消渇の機転である。胸脇苦満は、気が上って心を撞く兆しである。心煩は、熱の初めである。食欲がないのは、飢餓感はあるが食欲がない根源である。喜嘔は、蛔虫を吐出する兆しである。そこで、少陽病が解されない場合は、厥陰に転属して病は危うくなる。厥陰病が衰えると、少陽に転属して治癒しようとする。傷寒に罹患し、発熱が少なく、厥冷は微かになり、指頭が寒え、食欲はないが、数日が経過して発熱が除かれ、食事を摂取したくなり、その病が治癒する場合のようなものは、これである」と言う。喩氏は、「按じるに、《厥陰篇》の中の順序は一つでなく、純陽無陰の証があり、純陰無陽の証があり、陰陽の差が多い証や差が少ない証がある。概ね陽脈や陽証は、三陽の治療法を取るべきである。陰脈や陰証は、少陰の治療法を合用すべきである。厥陰病は、陽を見わす場合は治癒し易く、陰を見わす場合は治癒し難い」と言う。二家の言葉は、頗る経旨を得ている。そこで、ここに拈出する）。

【解説】　本節は、厥陰病の特徴について論述している。

厥陰病は、半表半裏の裏寒証と定義する。厥陰は少陽と表裏の関係にあり、その位は上焦を主り、部位は相同する。少陽病は半表半裏の熱証であり、少陽病の往来寒熱が変化すると、厥陰病の上熱下寒証となる。また、厥陰は寒に属しているが、胃気に熱があり、表裏の寒熱が相互に交争すると、寒熱互勝証となる。厥陰病は、必ず太陽あるいは少陰より到来する。厥陰病の脈は、沈細微遅である。ただ、熱が勝つ場合は、脈は数あるいは浮になる。あるいは寒が勝つ場合は、脈は厥になり、あるいは途絶える。厥陰病の証は、「消渇、気上りて心を撞く、心中疼み熱す」などは上熱の徴候であり、「飢えて食を欲せず、食すれば則ち蚘を吐す、之を下せば利止まず」などは下寒の徴候である。あるいは寒と熱が互いに勝つと、四肢の厥冷と発熱が互いに発生する。厥陰病の治療法は温涼相錯・清補兼施し、烏梅丸、および乾姜黄芩黄連人参湯を用いる。厥陰病の予後は、陰陽が和らいで平らかである場合は速やかに治癒するが、熱が去って陽気が尽きる場合は死亡する。あるいは胃の中が燥いて熱し、病が陽明に転じる場合があるが、これは局外の変証である。

【原文】　厥陰之為病、消渇、気上撞心、心中疼熱、飢而不欲食、食則吐蚘、下之利不止。(326)

【本文】　厥陰の病為る、消渇し、気上りて心を撞き、心中疼み熱し、飢えて食を欲せず、食すれば則ち蚘を吐し、之を下せば利止まず（撞は宅江の翻。蚘は戸恢の翻。蛔と同じ）。

【通釈】　厥陰の病と言うものは、消渇し、気が上って心を撞き、心中が疼んで熱し、飢餓感はあるが食欲はなく、食事を摂取する場合は蛔虫を吐出し、これを攻下する場合は下痢が停止しなくなる（撞は宅江の翻である。蚘は戸恢の翻である。蛔と同じである）。

【本文】　此れ、厥陰病の総綱を論ず。消渇は、水を飲むこと多くして渇止まず、其の水消ゆるが如きなり。消渇なる者は、鬲に熱有ればなり。撞と衝は古字通ず。突くなり。撃つなり。気上りて心を衝くは、気上逆すればなり。疼み熱する者は、熱甚だしければなり。心中疼み熱すは、熱上に在ればなり。以上は皆上熱の証なり。飢えて食を欲せずは、寒胃中に迫ればなり。胃陽権を失し、蚘其の居に安んぜず。故に食を納れず、強いて食すれば則ち之を吐し、蚘も亦吐に随いて出づ。蓋し、勢い必ず然る所なり。若し其の上熱に因りて之を誤下すれば、則ち上熱未だ必ずしも即ち去らずして下寒必ず更に甚だしきを加う。故に利止まざるなり。以上は皆下冷の徴なり。楊士瀛、「蓋し、熱上焦に在りて中焦、下焦は虚し寒えて熱無きのみ」と曰う是れなり。以下に凡そ厥陰病と云う者は、皆此の証を指して之を言うなり。

程氏曰く、食すれば則ち蚘を吐すは、則ち胃中自ら冷ゆること知る可し。此の句を以て前証を結び、以て烏梅丸は厥陰の主方為るを見わす。但だ蚘を治するは之に宜しにあらざるなり。其の厥利発熱は、則ち厥陰の本証なり。胃虚し藏寒ゆるに、之を下せば則ち上熱未だ除かず、下寒甚だしきを益す。故に利止まず。

劉茝庭曰く、《巣源》に冷熱不調候有り、「陽上に併されば則ち上熱し、陰下に併されば則ち下冷ゆ」と云う。而して上冷下熱の証無きは、其の故何ぞや。蓋し、火の性は炎上し、水の性は下に就く。病冷熱調わざれば、則ち熱必ず上に浮き、寒必ず下に沈む。是れ下熱上冷の候無き所以なり。凡そ誤下の証、下焦の陽驟かに虚し、気必ず上逆すれば、則ち上焦の陽反って下に因りて実を成し、火気下行せざるを以ての故に上熱下冷の証を為す。此れ、誠に以て本病の理蘊《うん》を発するに足る。

《金鑑》に曰く、厥陰なる者は、少陽と表裏を為す者なり。故に其の病為る、陰陽錯雑、寒熱混淆す。所以に少陽解せざれば、厥陰に伝変して病危うし。厥陰病衰うれば、少陽に転属して愈えんと欲すと為す。

【語釈】　○上焦の陽：《傷寒論疏義》では「上焦の実」に作るが、《傷寒論述義》によって改める。　○理蘊：理は、道理。蘊は、蘊奥。学問の奥義。蘊蓄。学問、知識をたくわえる。また、その学問、知識。

【通釈】　これは、厥陰病の総綱を論じている。消渇は、水を飲むのが多くなるが、口渇は停止せず、その水が消えるようなものである。消渇は、膈に熱があるからである。撞と衝は、古字が通じ、突くことであり、撃つことである。気が上って心を衝くのは、気が上逆するからである。疼んで熱するのは、熱が甚だしくなるからである。心中が疼んで熱するのは、熱が上にあるからである。以上は、皆上熱の証である。飢餓感はあるが食欲がないのは、寒えが胃の中に迫るからである。胃の陽気は権限を失い、蛔虫はその居に安住しなくなる。そこで、食物を納れず、無理に食事を摂取する場合はこれを吐出し、蛔虫もまた嘔吐に随って出る。思うに、勢いが必ずそのようにする所である。もしその上熱によってこれを誤下する場合は、上熱はいまだ必ずしも直ちには去らず、下寒は必ず更に甚だしくなる。そこで、下痢は停止しなくなる。以上は、皆下冷の徴候である。楊士瀛が「思うに、熱が上焦にあって、中焦と下焦が虚して寒え、熱がないだけである」と言うのがこれである。以下におよそ厥陰病と言う場合は、皆この証を指してこれを言う。

程氏は言う。食事を摂取する場合に蛔虫を吐出する場合は、胃の中が自然に冷えていることを知るべきである。この句をもって前の証を結び、これによって烏梅丸は厥陰の主方であることを見わしている。ただ、蛔虫を治療するだけに烏梅丸を用いるのがよいのではない。その厥冷、下痢、発熱は、厥陰の本証である。胃が虚して藏が寒えているが、これを下す場合は、上熱はいまだ除かれず、下寒が甚だしさを益す。そこで、下痢は停止しなくなる。

劉茝庭は言う。《諸病源候論》には冷熱不調候があり、「陽が上に併さる場合は上が熱し、陰が下に併さる場合は下が冷える」と言う。そして上冷下熱の証がないのは、その理由はどうしてであろうか。思うに、火の性は炎上し、水の性は下に赴く。病に罹患し、冷熱が調わない場合は、熱は必ず上に浮き、寒は必ず下に沈む。これが下熱上冷の証候のない理由である。およそ誤下の証では、下焦の陽が遽かに虚し、気が必ず上逆する場合は、上焦の陽は反って下法によって実となり、火気が下行しなくなるので、上熱下冷の証を生じる。これは、誠に本病の道理の蘊蓄を説明するのに充分である。

《医宗金鑑》に言う。厥陰は、少陽と表裏の関係にある。そこで、その病と言うものは、陰陽が錯雑し、寒熱が混淆する。そこで、少陽が解されなくなると、厥陰に伝変して病は危うくなる。厥陰病が衰えると、少陽に転属して治癒しようとする。

【解説】　本条文は、厥陰病の総綱について論述している。

消渇は、水を多く飲むが、口渇は停止せず、飲んだ水が消えるような病証を言う。厥陰病に罹患し、膈に熱があると、消渇が出現する。「撞」と「衝」の字は古字が通用し、突くことであり、撃つことである。気が上逆すると、気が上って心を衝く。熱が上で甚だしくなると、心中が疼んで熱する。以上の証候は、皆上熱の証である。寒えが胃の中に迫ると、飢餓感はあるが食欲はなくなる。寒えが胃の中に迫り、胃の陽気が権限を失い、蛔虫が安住しなくなると、食物を受納せず、無理に食物を摂取するとこれを吐出し、蛔虫は嘔吐に従って出る。もし上熱の証候を熱実証と誤認して攻下する場合は、上熱証は必ずしも去らず、下寒証は更に甚だしくなるので、下痢は停止しなくなる。以上の証候は、皆下寒の証である。以下におよそ厥陰病と言う場合は、皆この証候を指して言う。

【原文】　厥陰中風、脈微浮為欲愈。不浮為未愈。(327)
【本文】　厥陰の中風、脈微浮なるは、愈えんと欲すと為す。浮ならざれば、未だ愈えずと為す（《聖恵方》に「建中湯に宜し」と。攷を存す）。
【通釈】　厥陰の中風に罹患し、脈が微かに浮になる場合は、病は治癒しようとしている。脈が浮でない場合は、病はいまだ治癒しない状態にある（《聖恵方》では「建中湯を用いるのがよい」とある。これでよいのかについては、更に考える必要がある）。
【本文】　此れ、厥陰病愈ゆるの脈を掲げ明かす。凡そ三陰に「中風」と云う者は、皆陰病に陽熱の脈証を見わすを指して言う。説は既に前に見わる。脈微は、厥陰の脈なり。浮は、表の陽脈なり。是れ半表半裏の寒、将に去らんとして病機は表に向かう。故に陽已に復すと為して病愈えんと欲するなり。但だ微にして浮ならざれば、則ち陽気未だ復せず。故に未だ愈えずと為すなり。
成氏曰く、《経》に曰く、「陰病に陽脈を見わせば、而ち生く（《傷寒論・弁脈法》第1条）」と。浮なる者は、陽なり。厥陰の中風、脈微浮なるは、邪気表に還り、汗するに向かうの兆しと為す。故に「愈えんと欲す」と云う。
令韶張氏曰く、王聖欽は「陽病に陰脈を得る者は、死す。浮ならずは、未だ必ずしも即ち是れ陰脈ならず。故に止《ただ》「沈」と曰わずして「浮ならず」と曰う。字を下すは、極めて活く」と曰う。
尤氏曰く、此の証、必ず兼ねて発熱、微汗等有り。仲景言わざる者は、脈を以て証を該ぬればなり。
【通釈】　これは、厥陰病が治癒する脈を掲げて明らかにする。およそ三陰病で「中風」と言う場合は、皆陰病に陽熱の脈証が見われるのを指して言う。説は、既に前に見われている。脈が微であるのは、厥陰の脈である。浮であるのは、表の陽脈である。これは、半表半裏の寒が今にも去ろうとして、病機が表に向かっている。そこで、陽気は既に回復し、病は治癒しようとする。ただ、微であるが、浮でない場合は、陽気はいまだ回復していない。そこで、病はいまだ治癒しない。
成氏は言う。《経》では、「陰病に陽脈が見われる場合は、生きる（《傷寒論・弁脈法》第1条）」と言う。浮であるのは、陽である。厥陰の中風に罹患し、脈が微で浮であるのは、邪気が表に還り、発汗に向かう兆しである。そこで、「治癒しようとする」と言う。
令韶張氏は言う。王聖欽は、「陽病に陰脈を得る場合は、死亡する。浮でないのは、いまだ必ずしも陰脈ではない。そこで、ただ「沈」と言わずに「浮でない」と言う。字の使い方が極めて活き活きとしている」と言う。

尤氏は言う。この証は、必ず兼ねて発熱や微汗などがある。仲景が言ないのは、脈をもって証を兼ねるからである。

【解説】　本条文は、厥陰病が治癒する脈象について論述している。

およそ三陰病で「中風」と言う場合は、皆陰病に陽熱の脈証が見われることを言う。厥陰病に罹患すると、脈は微になる。脈が浮であるのは、表の陽脈であり、半表半裏の寒が今にも去ろうとして病機が表に向かうからである。本証は、陽気が既に回復した状態にある。そこで、病は治癒しようとする。もし脈が微であるが、浮でない場合は、陽気はまだ回復していない。そこで、病はいまだ治癒する状態にはない。

【原文】　厥陰病欲解時、従丑至卯上。(328)

【本文】　厥陰病解せんと欲する時は、丑従り卯の上に至る。

【通釈】　厥陰病が解されようとする時は、午前一時から午前三時までの時間帯を表わす丑の刻より午前五時から午前七時までの時間帯を表わす卯の刻までの六時間である。

【本文】　此れ、厥陰病解せんとするの時なり。義は前篇と同じなり。

令韶張氏曰く、少陽は寅卯に旺ず。丑従り卯に至るは、陰尽きて陽生ずるなり。厥陰病、此の時に解する者は、中に少陽の化を見わせばなり。徐上扶曰く、三陽解する時は、三陽旺ずる時に在りて解し、三陰解する時も亦三陽旺ずる時に従いて解するは、傷寒は陽を生ずるを以て主と為せばなり。

【通釈】　これは、厥陰病が解されようとする時である。義は、前篇と同じである。

令韶張氏は言う。少陽は、寅と卯に旺盛になる。丑より卯に至る場合は、陰が尽きて陽が生じる。厥陰病がこの時に解するのは、中に少陽の変化を見わすからである。徐上扶は言う。三陽が解される時は、三陽が旺盛になる時にあって解され、三陰が解される時もまた三陽が旺盛になる時に従って解されるのは、傷寒は陽気を生じるのをもって主とするからである。

【解説】　本条文は、厥陰病が解される時について論述している。

少陽は、午前三時から午前五時までの時間帯を表わす寅の刻と午前五時から午前七時までの時間帯を表わす卯の刻に自然界の陽気が旺盛になる。午前一時から午前三時までの時間帯を表わす丑の刻より午前五時から午前七時までの時間帯を表わす卯の刻までの六時間は、陰が尽きて陽が生じ、少陽の陽気が次第に旺盛になる。そこで、厥陰病は、少陽の陽気の助けを得て自然に解される。

【原文】　厥陰病、渴欲飲水者、少少与之愈。(329)
【本文】　厥陰病、渇して水を飲まんと欲する者は、少少之を与うれば愈ゆ。
【通釈】　厥陰病に罹患し、口が渇いて水を飲みたくなる場合は、少々これを与えると病は治癒する。
【本文】　此れ、厥陰の消渇、水を与うるの義を弁ず。消渇と言えば、乃ち厥陰中の一証なり。渇して水を飲まんと欲する者は、鬲熱の故なり。少少之を与うれば則ち愈ゆは、蓋し僅かに上焦を潤すを妨げざるなり。若し多く之を与うれば、則ち太陽噀《ふ》き灌《そそ》ぐに（141）已に明戒有り。況や厥陰をや。其れ停蓄して禍を醸《かも》すは必ずなり。

劉廉夫曰く、案ずるに、此の段、愈ゆる者は僅かに是れ渇の一証、水を得て愈ゆるを言うのみ。「厥陰病愈ゆるなり」と曰うに非ず。諸注は訛《あやま》りなり。
【語釈】　○消渇と言えば、乃ち厥陰中の一証なり：喜多村直寛は、消渇が出現するのは上熱下寒証の上熱が原因であるとする。一説に、厥陰病に罹患した後、陽気が回復し、津液が一時期不足することが消渇の原因であるとする。張路玉の《傷寒纘論》では、「陽気が今にも回復しようとする。そこで、水を飲みたくなる。そうであれば、少々これを与えるべきである。これは、法をもってこれを救うことである。思うに、陰邪が今にも解散しようとし、陽気がなおいまだ回復しない場合にもし恣に飲んで水が散じなくなると、反ってなお停蓄して禍を醸すだけである」とある。
【通釈】　これは、厥陰病の消渇で水を与える義を弁じている。消渇と言えば、厥陰病の中の一証である。口が渇いて水を飲みたくなるのは、膈が熱するからである。「少々これを与える場合は治癒する」は、思うに僅かに上焦を潤すことを妨げないことである。もし多く水を与える場合は、太陽病で冷水を身体に吹き付け、あるいは冷水を身体に注ぐ場合（141）は、邪熱が水に留められるので、誤治を引き起こすという明らかな戒めが既に記載されている。ましてや厥陰病ではなおさらである。必ず水が停滞蓄積して禍が醸成される。

劉廉夫は言う。案じるに、この段落で治癒するのは僅かに口渇の一証だけであり、水を得て治癒することを言うだけである。「厥陰病が治癒する」と言うのではない。諸々の注釈は、誤りである。

【解説】　本条文は、厥陰病の消渇に水を与える意義について論述している。

厥陰病に罹患し、上熱証が発生すると、消渇が出現する。膈が熱すると、口が渇いて水を飲みたくなる。そこで、少々水を与えて僅かに上焦を潤すと、口渇の症状だけは治癒する。もし水を多く飲む場合は、水が停滞蓄積するので、反って禍が醸成される。

【本文】　以上の四章、厥陰病の総綱を論ず。

【通釈】　以上の四章は、厥陰病の総綱を論じている。

【原文】　諸四逆厥者、不可下之。虚家亦然。(330)

【本文】　諸々の四逆厥する者は、之を下す可からず。虚家も亦然り。

【通釈】　種々の原因で四肢が厥冷する場合は、これを攻下すべきでない。身体が虚弱な人もまた同様である。

【本文】　此れ、四逆は下す可からざるを論じ、以て下文の意を起こす。「諸々」の字は、下文の諸々の厥の条を該ねて言う。凡そ四逆厥する者は、陰陽相い順接せずと為すの故に、治法は当に陰陽を交通すべく、之を下す可からず。乃ち、「熱厥の者は、応に之を下すべし（335）」と云うと雖も、然れども方に其の逆厥の時は敢えて軽々しく試みざるなり。「虚家も亦然り」の者は、気血本虚すの家は、胃気固からざるが故に厥逆せざるも亦下す可からざるなり。

隠庵張氏曰く、此の節、何を以て「諸々の四逆厥す」と言い、復た「虚家」と言うや。曰く、「仲祖の書は、脈絡灰線の如く、語意盤珠の如し。類に觸れて旁通し、此れに因りて彼を悟る。処処皆然り、独り此れのみならざるなり」と。

【語釈】　○脈絡：すじみち。　○旁通：あまねく通じる。

【通釈】　これは、四逆は下すべきでないことを論じ、これによって下文の意を起こしている。「諸々」の字は、下文の諸々の厥冷の条文を兼ねて言う。およそ四肢が逆冷するのは、陰陽が相互に順接しないからであり、そこで治療法は陰陽を交通させるべきであり、これを下すべきでない。乃ち、「熱厥では、これを下すべきである（335）」と言うが、しかしまさにそれが厥逆する時は、あえて軽々しくは下法を試みない。「虚家もまた同様である」は、気血が元々虚した人は、胃気が固くないので、四肢は厥逆しないが、また下すべきでないことである。

隠庵張氏は言う。この節では、どうして「諸々の四肢が厥逆する」と言い、また「虚した人」と言うのであろうか。その問いに答え、「仲景の書は、すじみちが灰で出来た線のようであり、語意は盤の上の珠のようなものである。類に触れて遍く通じ、これによって彼を悟る。ほうぼうで皆そのようであり、独りこれだけではない」と言った。

【解説】　本条文は、四肢の逆冷と下法の禁忌について論述している。

「諸々」の字は、下文の諸々の厥冷の条文を兼ねて言う。陰陽が相互に順接しなくなると、四肢は逆冷する。そこで、本証の治療法は、陰陽を交通させるべきであり、攻下すべきでない。熱厥証では、「厥は応に之を下すべし（335）」とあるが、四肢が逆冷する場合は、あえて軽々しくは下法を試みない。気血が元々虚した人は、胃気が固くないので、四肢は逆冷しないが、また下すべきでない。

【原文】　傷寒先厥、後発熱而利者、必自止。見厥復利。(331)

【本文】　傷寒先に厥し、後発熱して利する者は、必ず自ら止む。厥を見わせば復た利す。

【通釈】　傷寒に罹患し、先に四肢が厥冷し、その後に発熱して下痢する場合は、下痢は必ず自然に停止する。厥冷を見わす場合は、また下痢になる。

【本文】　此れより以下の諸節は、并びに寒熱互勝の義を論ず。厥逆は陰に属し、発熱は陽に属す。先に厥し、後に発熱して利必ず自ら止む者は、是れ陰退きて陽進むなり。厥を見わせば復た利す者は、是れ陽退きて陰進むなり。厥熱は、乃ち陰陽進退の機なるを知る可きなり。

張氏曰く、先に厥し、後に発熱して利必ず自ら止むは、乃ち厥陰の常候なり。下文の厥を見わせば復た利すは、乃ち予め変を防ぐの辞と為す。設し厥利止みて熱已えず、反って咽痛、喉痺、或は便膿血を見わせば、又陽熱有余の証と為す。

【語釈】　○先に厥し、後に発熱して利必ず自ら止む者：《傷寒論疏義》では、「先後発熱而利必自止者」に作るので、「先厥後発熱而云々」に改める。

【通釈】　これより以下の諸節は、並びに寒熱互勝の義を論じている。厥逆は陰に属し、発熱は陽に属している。先に厥逆し、後に発熱して下痢が必ず自然に停止する場合は、陰が退いて陽が進む。厥逆を見わすとまた下痢する場合は、陽が退いて陰が進む。四肢の厥逆と発熱は、陰陽が進退する機転であることを知るべきである。

張氏は言う。先に厥逆し、後に発熱して下痢が必ず自然に停止するのは、厥陰病の通常の証候である。下文の厥冷を見わすとまた下痢するのは、予め変証を防ぐ辞である。もし厥逆と下痢が停止するが、発熱は治癒せず、反って咽痛、喉痺、あるいは膿血便を見わすのは、また陽熱が有余の証である。

【解説】　本条文は、寒熱互勝証の意義について論述している。

四肢の厥逆は陰に属し、発熱は陽に属している。厥陰病に罹患し、陰が退いて陽が進むと、先に四肢が厥逆し、後に発熱し、下痢は必ず自然に停止する。一方、陽が退いて陰が進むと、四肢は厥逆し、また下痢が出現する。

【原文】　傷寒、始発熱六日、厥反九日而利。凡厥利者、当不能食。今反能食者、恐為除中。食以索餅、不発熱者、知胃気尚在。必愈。恐暴熱来出而復去也。後三日脈之、其熱続在者、期之旦日夜半愈。所以然者、本発熱六日、厥反九日、復発熱三日、並前六日、亦為九日。与厥相応。故期之旦日夜半愈。後三日脈之、而脈数、其熱不罷者、此為熱気有余。必発癰膿也。(332)

【本文】　傷寒、始め発熱すること六日、厥すること反って九日にして利す。凡そ厥利する者は、当に食すること能わざるべし。今反って能く食する者は、恐らくは除中と為す。食するに索餅を以てして、発熱せざる者は、胃気尚在るを知る。必ず愈ゆ。恐らくは暴かに熱来り出でて復た去らん。後三日之を脈し、其の熱続いて在る者は、之を期するに旦日夜半に愈えん。然る所以の者は、本発熱すること六日、厥すること反って九日、復た発熱すること三日、前の六日を並《あわ》せて、亦九日と為す。厥と相い応ず。故に之を期するに旦日夜半に愈ゆ。後三日之を脈して脈数、其の熱罷まざる者は、此れ熱気有余と為す。必ず癰膿を発するなり（「食するに…を以てす」の「食」は音嗣。王《素・至真要論》に注して曰く、「已に「食す」と曰い、他は「飼《やしな》う」と曰うなり」と。方氏曰く、「食と飼は、同じ。食して以て之を飼うなり」と。〇旧本は上の「後三日」を「後日」に作る。今《玉函》成本に據りて校して補う）。

【語釈】　〇旦日：あした。

【通釈】　傷寒に罹患し、始めに発熱が六日出現し、四肢の厥冷が反って九日出現して下痢した。およそ四肢が厥冷して下痢する場合は、食事を摂取することができなくなるはずである。今反って食事を摂取できる場合は、恐らくは除中の病である。これに麺類の食事を摂取させ、発熱しない場合は、胃気がなおあることが解る。この場合は、必ず治癒する。除中の病では、恐らくは食後に暴かに発熱が到来し、また突然解熱するだろう。その後三日目にこれを診察し、その熱が続いてある場合は、病は翌日の夜半に治癒するだろう。そのようになる理由は、元々発熱が六日持続し、四肢の厥冷が反って九日出現し、また発熱が三日持続し、前の六日を併せると、また九日になる。発熱した期間が厥冷の期間と相応する。そこで、病は翌日の夜半に治癒すると予想される。その後、三日が経過して診察し、脈が数になり、その熱が停止しない場合は、これは熱気が有余である。必ず癰膿を発生する（「食するに…を以てす」の「食」は音が飼である。王冰は《素問・至真要大論》に注釈し、「既に「食する」と言い、他では「飼《やしな》う」と言う」と言う。方氏は、「食と飼は、同じである。食べてこれを飼う」と言う。〇旧本では、上の「後三日」を「後日」に作る。今《玉函》成本によって校正して補う）。

【本文】　此れも又前条の義を釈す。傷寒と言えば、已に厥陰に属す。始め発熱すること六日、後厥する者九日は、厥発熱に較ぶれば三日多し。是れ胃気衰弱し四支に達すること能わず。故に厥多くして且つ利す。大凡厥冷し下利する者は、中気已に寒ゆ。当に食すること能わざるべし。今反って能く食する者は、胃気已に回るに似たり。但だ恐らく下文の除中を為せば、則ち胃陽絶せんと欲し、中気将に除かれんとし、虚陽暫く餤《えん》し、食を引きて自らを救うは、未だ知る可からざるなり。「恐らく」なる者は、疑いて未だ定まらざるの辞なり。姑《こ》且《しょ》食するに索餅を以てす。餅は、即ち麪なり。索餅は、麦麪の線索にして長き者を謂うなり。劉熙の《釈名》に云う、「餅は、并なり。麪を溲《こ》ねて合并せしむるなり。索餅は、形に随いて之を名づく」と。銭氏曰く、「疑うらくは、即ち今の條子麪、其の化し易しを取るなり」と。若し食して後、発熱せざる者は、自ら是れ胃陽に守有り、食して泄ると為さざるは、中気尚在りと為す。故に其れ必ず愈ゆと懸断《けんだん》す可し。然して下文に据《よ》れば、則ち食して後、微熱無きに非ず。惟だ暴熱を発せざるのみ。若し食して後、暴熱来り出でて復た去れば、則ち是れ除中なり。孤陽食を得てして外に走り、胃中の真気已に敗亡するは、燈将に滅せんとして復た明るしの意の如し。此れ、頃刻《けいこく》にして救えずの証なり。蓋し、再び除中の候を挙げて、以て上文を結ぶ。乃ち、食して後暴かに発熱せず、三日を俟ち、之を脈して其の熱微しく続きて已えざれば、則ち是れ厥と熱の日の期相応し、陰陽偏勝無し。当に之を期するに旦日夜半にして愈ゆ。旦日夜半なる者は、明旦の夜半、陽気将に回らんとするの候なり。所謂「厥陰病解せんと欲するの時は、丑従り卯の上に至る（328）」なり（《史・項羽記》に「旦日、士卒を享す」と。又「項伯沛公に謂いて曰く、「旦日、蚤《はや》く自ら来りて項王に謝さざる可からず」と。是に於いて項伯復た夜に去る」と。又《倉公伝》に公乗項處を載《しる》し、診て籍《かり》に「当に旦日の日夕《にっせき》に死すべし」と云い、又「處は旦日に死せり」と云うは、并びに明日なり）。「然る所以の者」より已下、「夜半に愈ゆ」に至りては、乃ち反覆して上文の義を申し明かす。六日、九日は必ずしも拘わらず。之を要するに、厥熱相応すれば、則ち陰陽偏勝無し。故に必ず愈ゆ。若し其の後三日、又之を脈して仍お数解せず、其の熱罷まざる者は、此れ熱気有余、営衛に留連し、其の蘊蓄するの處に随いて癰膿を発すと為すなり。柯氏曰く、「俗に謂う所の留毒傷寒なる者是れなり」と。

程氏曰く、「始め発熱す」の「始め」の字は、太陽従り説い起こるに非ず。始めて之を得、反って発熱し、脈沈は少陰に似ると雖も、沈の中に数を見わす。凡そ消渇、気上りて心を撞く等の兼証は、自ら是れ同じならず。

魏氏曰く、凡そ仲景日を言うは、皆約略の辞なり。此の九日の説の如きも亦未だ拘わる可からず。総じて熱と厥とを以て其の均平を較ぶるのみ。如し熱すること七八日なれば、厥すること七八日も亦可なり。熱すること五六日なれば、厥すること五六日も倶に可なり。其の陰陽の盛衰を較べ量るに過ぎず。定めて必ず熱すること九日、厥すること九日にして方に準を験す可しと謂うに非ざるなり。

舒氏曰く、按ずるに、熱すれば則ち胃陽尚在り、熱せざれば則ち胃陽去る。「発熱せず（不発熱）」の「不」の字は、応に是れ「微」の字なるべし。下文の「暴」の字と相い照らすに其の証を以てすれば、発熱を喜むと雖も、微なるに宜しく、暴なるに宜しからず。微なれば則ち陽和して象有り、暴なれば則ち脱離の機なり。故に「恐らくは暴かに熱来り出づるも復た去らん」と曰う。

劉茝庭曰く、按ずるに、此の証、索餅を食して後は、分かちて三証と為す。一は発熱せずして自ら愈ゆると為す。此れ、胃気に守有り、食を為して泄れず、能く食す。乃ち、佳兆と為す。一は除中と為す。暴かに熱来り出でて復た去る。一は熱来りて続きて在る者と為す。

【語釈】　○餤：火が強く燃え上がる。　○姑且：しばらく。　○線索：線は、糸のように細く長いもの。索は、なわ、つな。　○溲：こねる。水を注いでかきまわす。　○條：ひも。なわ。　○子：小さい意を表わす接尾語。　○懸断：道理に基づかないで、想像で判断する。　○頃刻：しばらく。少しの間。　○明旦：翌朝。　○享：もてなす。饗応。　○日夕：午後四時ごろから日暮れまでの時。　○約略：あらまし。大略。　○均平：平均。　○準：規準。○象：のり（法）。道理。

【通釈】　これもまた前条の義を解釈している。傷寒と言えば、既に厥陰に属している。始めに発熱が六日出現し、その後に厥冷が九日出現するのは、厥冷は発熱に比較して三日多い。これは、胃気が衰弱して四肢に到達することができない。そこで、厥冷が多く、かつ下痢をする。およそ四肢が厥冷し、下痢する場合は、中気が既に寒えている。食事を摂取できないはずである。今反って食欲があるのは、胃気が既に回復した状態に似る。ただ、恐らく下文の除中を発生する場合は、胃の陽気が途絶えようとし、中気が今にも除かれようとし、虚陽が暫く強く燃え上がり、食事を摂取して自らを救おうとするのは、いまだ知ることができない。「恐らく」は、疑っていまだ定まらない辞である。しばらく、索餅を摂取させる。餅は、麦粉である。索餅は、麦粉で作った細いひも状で長いものを言う。劉熙の《釈名》では、「餅は、併せることである。麦粉をこねて合併させることである。索餅は、形に随ってこれを名づける」と言う。銭氏は、「恐らくは、今のひも状のうどんの類であり、それが消化し易いのを取る」と言う。もし食べた後、発熱しない場合は、自ら胃の陽気に守りがあり、食べて泄れない場合は、中気がなおある。そこで、それは必ず治癒すると推定できる。そして下文によれば、食べた後は、微熱がないのではない。ただ、暴かに熱を発生しないだけである。もし食べた後、暴かに発熱が到来し、また去る場合は、除中である。孤陽が食を得て外に走り、胃の中の真気が既に敗れて亡われているのは、燈が今にも消滅しようとしてまた明るくなる意のようなものである。これは、暫くして救えなくなる証である。思うに、再び除中の証候を挙げて、上文を結ぶ。即ち、食べた後、暴かに発熱せず、三日を待ち、これを診察し、その熱が微かに続いて治癒しない場合は、厥冷と発熱の日数の期間が相応し、陰陽は偏勝がない。これを予期すると、明日の夜半に治癒する。旦日夜半は、明朝の夜半であり、陽気が今にも回復しようとする時期である。いわゆる「厥陰病が解されようとする時は、丑の刻より卯の刻までである（328）」である（《史記・項羽本紀》に「旦日に士卒を饗応する」と言う。また、「項伯は沛公に向かい、「旦日に早く自分で出かけて項王に謝罪しない訳にはまいりません」と言った。そこで、項伯はまた夜に去った」と言う。また、

《史記・倉公伝》に公乗項處を記載し、診察して仮に「旦日の夕方死亡するはずである」と言い、また「處は、旦日死亡した」と言うのは、並びに明日のことである）。「そのようになる理由は」より以下で「夜半に治癒する」に至っては、反覆して上文の義を述べて明らかにする。六日と九日は、必ずしも拘わらない。これを要約すると、厥冷と発熱が相応する場合は、陰陽は偏勝がない。そこで、必ず治癒する。もしその後三日が経過し、またこれを診察してなお数脈が解されず、その熱が停止しない場合は、熱気が有余であり、営衛に留連し、それが蓄積する所に随って癰膿を発生する。柯氏は、「俗に言う所の毒を留める傷寒がこれである」と言う。

程氏は言う。「始めて発熱する」の「始め」の字は、太陽より言って起こるのではない。始めて発病して反って発熱し、脈が沈であるのは、少陰病に似るが、沈脈の中に数脈を見わしている。およそ消渇し、気が上って心を撞くなどの兼証は、自ら同じでない。

魏氏は言う。およそ仲景が日数を言う場合は、皆およその辞である。この九日の説のようなものもまたいまだ拘わるべきでない。総じて発熱と厥冷とをもってその平均を比較するだけである。もし発熱が七八日である場合は、厥冷が七八日であるのもまた可能である。発熱が五六日である場合は、厥冷が五六日であるのもともに可能である。その陰陽の盛衰を比較して量るに過ぎない。定めて必ず発熱が九日、厥冷が九日で始めて規準を充たすことができると言うのではない。

舒氏は言う。按じるに、発熱する場合は胃の陽気はなおあり、発熱しない場合は胃の陽気は去る。「発熱しない（不発熱）」の「不」の字は、「微」の字であるはずである。下文の「暴」の字と照らしてその証を観ると、発熱を喜むが、微かであるのが好ましく、暴かであるのは好ましくない。微かである場合は陽が和らいで道理があるが、暴かである場合は離脱する機転がある。そこで、「恐らくは暴かに熱が到来して出るが、また去るだろう」と言う。

劉茝庭は言う。按じるに、この証では、索餅を食べた後は、三つの証に分ける。一つは、発熱はなく、自然に治癒する。これは、胃気に守りがあり、食べるが泄れず、食欲がある。即ち、よい兆しである。一つは、除中である。暴かに発熱が到来し、また去る。一つは、発熱が到来し、続いてある場合である。

【解説】　本条文は、寒熱互勝証と除中の病との鑑別点について論述している。

冒頭の「傷寒」は、病が既に厥陰に属していることを言う。始めに発熱が六日出現し、継いで厥冷が九日出現する場合は、厥冷の日数が発熱の日数に比較して三日多い。本証は、胃気が衰弱して四肢に到達できない状態にある。そこで、厥冷が多くなり、かつ下痢になる。この場合は、中気が既に寒えているので、食事を摂取できないはずであるが、反って食欲がある場合は、胃気が既に回復しているのか、除中の病であるのかを弁別すべきである。除中の病は、胃の陽気が途絶えようとし、中気が今にも除かれようとする場合に、食欲が予想に反して増進し、食事を摂取して自らを救おうとする病証を言う。「恐らく」は、疑っていまだ定まらない辞である。「索餅」の「餅」は麦粉であり、「索餅」は麦粉で作ったひも状のうどんの類を言う。もし索餅を食べた後に発熱しない場合は、胃の陽気に守りがあり、中気がなおあるので、病は必ず治癒すると推定される。「不発熱」の「不」の字は「微か」の意味であり、索餅を食べた後に暴かに発熱しないが、微かに発熱することを言う。一方、索餅を食べた後に暴かに発熱し、また去る場合は、孤陽が食を得て外に走り、胃中の真気が敗れて亡われるからであり、暫くして救えなくなる除中の病である。あるいは索餅を食べた後、暴かに発熱せず、三日を待ち、微熱が続いて治癒しない場合は、厥冷と発熱の日数が相応し、陰陽は偏勝がないので、第328条に「厥陰病解せんと欲する時は、丑従り卯の上に至る」とあるように、病は明朝の夜半に治癒すると予想される。旦日夜半は、明朝の夜半で陽気が今にも回復しようとする時期を言う。「然る所以の者」より「夜半に愈ゆ」までは、反覆してそのようになる意義を明らかにする。即ち、厥冷と発熱が相応する場合は、陰陽は偏勝がないので、病は必ず治癒する。もし更に三日が経過し、数脈は解されず、発熱が停止しない場合は、熱気が有余になり、営衛に留連し、蓄積して癰膿を発生する。

【原文】　傷寒、脈遅六七日、而反与黄芩湯徹其熱。脈遅為寒。今与黄芩湯復除其熱。腹中応冷。当不能食。今反能食、此名除中。必死。(333)
【本文】　傷寒、脈遅なること六七日、而るに反って黄芩湯を与えて其の熱を徹す。脈遅は寒と為す。今黄芩湯を与えて復た其の熱を除く。腹中応に冷ゆべし。当に食すること能わざるべし。今反って能く食するは、此れを除中と名づく。必ず死す（徹は撤に同じ。《韻会》は徹、《経典》は通じて「撤」に作る。銭氏曰く、「徹は読みて撤と為す」と）。
【通釈】　傷寒に罹患し、脈が遅になって六七日が経過したが、反って黄芩湯を与えてその熱を除いた。脈が遅であるのは、寒えである。今黄芩湯を与えてまたその熱を除いた。胃の中は、冷えるはずである。食事を摂取できなくなるはずである。今反って食欲が増進するのは、これを除中と名づける。必ず死亡する（徹は撤に同じである。《韻会》は徹であり、《経典》では通じて「撤」に作る。銭氏は、「徹は、読んで撤とする」と言う）。

【本文】　此の章、再び除中の義を申す。脈遅は寒と為すは、智者を待たずして後知るなり。六七日は、蓋し上文を承けて言う。当に必ず厥利の候有るべし。或は陽回り発熱し、利未だ止まざるの時、粗工知らず、誤認して以て太少の合病と為し、因りて黄芩湯を与えて其の熱を徹す。「徹す」は、即ち除くなり。又「脈遅云々」なる者は、乃ち其の熱を除くの誤りを申し明かすなり。「腹中応に冷ゆべし」は、張氏曰く、「腹中は即ち胃中なり」と。胃中に熱無くんば、当に食すること能わざるべし。今反って能く食する者は、此れを除中と名づく。必ずしも食するに索餅を以てせずして其の必ず死するを知るなり。案ずるに、上条の脈数、此の条の脈遅は、是れ一篇の眼目為りて対看すれば自ら明らかなり。

令韶張氏曰く、除なる者は、去るなり。中なる者は、中気なり。乃ち、中気除去し、外食を引きて以て自ら救うを欲するなり。

柯氏曰く、除中は則ち中空にして陽無し。反って善く食するの状を見わす。俗に食録将に尽きんとすと云う者是れなり。

程氏曰く、厥陰の消渇、除中有るは、同一の病機なり。皆下寒えて上熱するなり。胃気在れば則ち消渇を為し、胃気亡われば則ち除中を為す。

程氏（知）曰く、「脈遅は寒と為す」と言えば、更に寒薬を用いて以て除中の変有るを致すに宜しからざるなり。中気、陰寒の為に革《あらた》まり除かるれば、則ち胃中無根の陽気将に尽く除かんと欲して救いを食に求む。故に死証と為す。

【語釈】　○眼目：主要点。主眼。　○食録：食い扶持。俸禄。

【通釈】　この章は、再び除中の義を述べている。脈が遅であるのが寒えであるのは、智者を待たずに解る。六七日は、思うに上文を承けて言う。必ず厥冷、下痢の証候があるはずである。あるいは陽気が回復して発熱するが、下痢がいまだ停止しない時に粗工は病態が解らず、誤認して太陽と少陽の合病とし、これによって黄芩湯を与えてその熱を徹した。「徹する」は、除くことである。また、「脈が遅云々」は、その熱を除く誤りを述べて明らかにする。「腹の中が冷えるはずである」は、張氏は「腹の中は、胃の中のことである」と言う。

胃の中に熱がない場合は、食事を摂取できなくなるはずである。今反って食欲が増進する場合は、これを除中と名づける。必ずしも索餅を食べなくても、それが必ず死亡することが解る。案じるに、上条の脈数とこの条の脈遅とは一篇の主眼であり、対応して看ると自ら明らかである。

令韶張氏は言う。除は、去ることである。中は、中気である。即ち、中気が除去され、外食を引いて自ら救おうとすることである。

柯氏は言う。除中は、中が空で陽がない。反って食欲が増進する症状が見われる。俗に食いぶちが今にも尽きようとすると言うのがこれである。

程氏は言う。厥陰に消渇と除中があるのは、同一の病機である。皆下が寒えて上が熱している。胃気がある場合は消渇となり、胃気が亡われる場合は除中となる。

程氏（知）は言う。「脈が遅であるのは、寒えである」と言えば、更に寒薬を用いて除中の変証を引き起こすのは好ましくない。中気が陰寒のために変化して除かれる場合は、胃の中の無根の陽気が今にも尽く除かれようとして救いを食物に求める。そこで、死証となる。

【解説】　本条文は、除中の病について論述している。

「除中」の「除」は去ることであり、「中」は中気である。即ち、除中は中気が除去され、外食を引いて自らを救おうとする病証である。傷寒に罹患して六七日が経過し、陰寒が旺盛になると、脈は遅になる。本証では、必ず四肢の厥冷、下痢などの証候が出現するはずである。陰寒が旺盛になった後、陽気が回復すると、発熱が出現する。今発熱するが、下痢がまだ停止しない時に粗工は病態が解らず、太陽と少陽の合病（174）と誤認して黄芩湯を与えてその熱を徹した。「徹す」は、除くことを言う。「脈遅云々」は、その熱を黄芩湯を与えて除く誤りを述べる。「腹中応に冷ゆべし」の「腹中」は、「胃中」を言う。胃の中に熱がない場合は食事を摂取できなくなるはずであるが、今反って食欲が増進するのは除中であり、胃の中の無根の陽気が今にも尽く除かれようとするので、必ず死亡する。

【原文】　傷寒、先厥後発熱、下利必自止。而反汗出、咽中痛者、其喉為痺。発熱無汗、而利必自止。若不止、必便膿血。便膿血者、其喉不痺。(334)

【本文】　傷寒、先に厥して後発熱するは、下利必ず自ら止む。而るに反って汗出でて、咽中痛む者は、其の喉は痺を為す。発熱し汗無ければ、而ち利必ず自ら止む。若し止まざれば、必ず膿血を便す。膿血を便する者は、其の喉は痺せず。

【通釈】　傷寒に罹患し、先に四肢が厥冷し、その後に発熱する場合は、下痢は必ず自然に停止する。ところが、反って汗が出て、咽の中が痛む場合は、その喉は腫れて痛み、喉痺を発生する。発熱し、汗がない場合は、下痢は必ず自然に停止する。もし下痢が停止しない場合は、必ず膿血便になる。膿血便になる場合は、その喉は腫れて痛むことがない。

【本文】　此れ、厥陰熱勝つの証なり。傷寒、先に厥し、後に発熱し、下利必ず自ら止むは、陽勝ちて熱に変ずれば、其の病愈えんと欲すと為す。乃ち、反って汗出で、咽中痛むは、是れ熱邪有余、陰液傷られて火気上を撞けばなり。其の喉、痺を為す。痺なる者は、閉づるなり。此れ、咽中の痛み甚だしきを以て、其の喉必ず閉じて通ぜざるなり。又既に発熱すれば、汗無しと雖も、其の陽已に回ると為す。所以に利も亦自ら止む。若し止まざれば、則ち明らかに汗無しは是れ熱菀《うつ》して裏に在りに係り、必ず膿血を便するを主る。熱邪下に洩るれば、則ち上を干さず。故に「其の喉、痺せず」と云うなり。案ずるに、此の段の厥陰の証、半表の寒祛りて半裏の熱勝つ。是れ猶少陽の往来寒熱にして虚寒に変じ、或は実熱に転ずると同一の機轍のごときなり。注家、指して陰尽き陽生ずと為す。果たして爾らば、則ち太陽も亦陽盛んにして解するに属すと為す可けんや。詎《なん》ぞ経旨に達せざるの甚だしきや。

喩氏曰く、既に発熱すれば、汗無しと雖も、其の陽已に回ると為す。所以に利も亦必ず自ら止む。若し止まざれば、則ち汗無しは明らかに邪外出せず、熱鬱して裏に在りに係り、必ず膿血を便するを主るなり。

汪氏曰く、若し発熱すれば則ち自ら愈ゆる者は、元気不足すと雖も、太だ虚すに至らず。故に愈ゆるを得るなり。元気太だ虚すの人、発熱すること能わず、但だ厥して死に至る者は、此れ真陽脱するなり。発熱して仍お厥する者有り、此れ陽気復すと雖も、不及なれば、全ては熱薬に頼りて以て之を扶くるなり。発熱して喉痺、便膿血に至り、上証の如き者有り、此れ陽気復すと雖も、太過なれば、其の力は邪熱に勝つこと能わず、全ては涼薬に頼りて以て之を平らぐるなり。余疑うらくは、此の証、或は厥を発するの時に熱薬を過服して此に至る。学ぶ者は、証に臨みて宜しく細かに之を弁ずべし。

《金鑑》に曰く、膿血を便する者、其の喉、痺せずは、熱邪下利すれば、而ち復た上りて咽痛を病まざるを謂うなり。知る可し、下利止み、其の喉、痺を為す者は、熱邪已に上りて咽痛を病めば、即ち復た下りて下利を病まざるを謂うなるを。

隠庵張氏曰く、夫れ先に厥し、後に熱し、下利し、且つ止めば、則ち陰陽和するに似て、其の病当に愈ゆべし。而るに反って汗出で、咽中痛む者は、陰液虚して火気盛んなればなり。

【語釈】　○汗出づ：章虚谷の《傷寒論本旨》では、「発熱する場合は、邪は陽に従って昇る。そこで、下痢は必ず自然に停止する。熱が陰経にあれば、汗はあるはずがない。反って汗がある場合は、厥陰の脈は上は喉の後ろを循って巓頂に至り、邪熱が喉を循って肺に入り、肺は皮毛を合するので、汗が出て咽の中が痛み、喉痺を生じる」とある。　○菀：鬱に同じ。　○機轍：機は、機序。轍は、わだち。あと。

【通釈】　これは、厥陰病で熱が勝つ証である。傷寒に罹患し、先に厥冷し、後に発熱し、下痢が必ず自然に停止するのは、陽が勝って熱に変化するからであり、その病は治癒しようとしている。即ち、反って汗が出て、咽の中が痛むのは、熱邪が有余であり、陰液が傷られて火気が上を撞くからである。その喉は、痺を生じる。痺は、閉じることである。これは、咽の中の痛みが甚だしいので、その喉は必ず閉じて通じなくなる。また、既に発熱する場合は、汗はないが、その陽は既に回復している。そこで、下痢もまた自然に停止する。もし下痢が停止しない場合は、明らかに汗がないのは熱が欝滞して裏にあることに係わり、必ず膿血便になる。熱邪が下に洩れる場合は、上を犯さない。そこで、「その喉は、痺を生じない」と言う。案じるに、この段落の厥陰の証では、半表の寒が去り、半裏の熱が勝つ。これは、丁度少陽の往来寒熱で虚寒証に変化し、あるいは実熱証に転じるのと同一の機転のようなものである。注釈家は、陰が尽きて陽が生じると指摘する。果たしてそうであれば、太陽病もまた陽が盛んであり、病は解される状態に属しているとすべきであろうか。何と経旨に甚だしく達しないことであろうか。

喩氏は言う。既に発熱する場合は、汗はないが、その陽は既に回復している。そこで、下痢もまた必ず自然に停止する。もし下痢が停止しない場合は、汗がないのは、明らかに邪が外出せず、熱が欝滞して裏にあることに係わり、必ず膿血便になる。

汪氏は言う。もし発熱すると自然に治癒する場合は、元気は不足するが、太だ虚していない。そこで、病は治癒する。元気が太だ虚している人で、発熱できず、ただ厥冷して死に至る場合は、これは真陽が脱出する。発熱してなお厥冷する場合があり、これは陽気が回復するが、不及であるので、全ては熱薬に頼ってこれを扶ける。発熱して喉痺と膿血便に至り、上の証のような場合があり、これは陽気が回復するが、太過であり、その力は邪熱に勝つことができないので、全ては涼薬に頼ってこれを平らげる。私は、この証は、あるいは厥冷を発生した時に熱薬を過剰に服用してここに至ったことを疑う。学ぶ者は、証に臨んで詳細にこれを弁別すべきである。

《医宗金鑑》に言う。膿血便になり、その喉が痺れないのは、熱邪は下痢すると、また上って咽痛を病まないことを言う。下痢が停止し、その喉が痺れるのは、熱邪が既に上って咽痛を病む場合は、また下って下痢を病まないことを言うのを知るべきである。

隠庵張氏は言う。そもそも先に厥冷し、その後に発熱し、下痢するが、かつ停止する場合は、陰陽は調和しているようであるので、その病は治癒するはずである。ところが、反って汗が出て、咽の中が痛むのは、陰液が虚して火気が盛んになるからである。

【解説】　本条文は、厥陰病に罹患し、寒熱互勝証が発生し、熱が寒に勝つ病証について論述している。

厥陰病に罹患し、寒熱互勝証が発生し、陽が勝って熱に変化すると、先に厥冷し、後に発熱し、下痢は必ず自然に停止し、病は治癒しようとする。一方、寒熱互勝証が発生し、熱邪が有余になり、陰液が傷られて火気が上を撞くと、反って汗が出て、咽の中が痛み、喉は痺を生じる。痺は、閉じることを言う。即ち、咽の中の痛みが甚だしくなると、喉は必ず閉じて通じなくなる。また、陽が既に回復する場合は、発熱し、下痢は自然に停止する。もし熱が裏に鬱滞する場合は、汗はなく、下痢は停止せず、必ず膿血便になる。熱邪が下に泄れ、上を犯さなくなると、喉は閉じることがない。そこで、「其の喉、痺せず」と言う。

【原文】　傷寒一二日至四五日、厥者、必発熱。前熱者、後必厥。厥深者熱亦深、厥微者熱亦微。厥応下之。而反発汗者、必口傷爛赤。(335)

【本文】　傷寒、一二日より四五日に至り、厥する者は、必ず発熱す。前に熱する者は、後必ず厥す。厥深き者は熱も亦深く、厥微の者は熱も亦微なり。厥は応に之を下すべし。而るに反って汗を発する者は、必ず口傷れ爛れて赤し。

【通釈】　傷寒に罹患し、一二日より四五日に至り、四肢が厥冷する場合は、必ず発熱する。前に発熱する場合は、後に必ず四肢が厥冷する。厥冷が深い場合は熱もまた深く、厥冷が微かな場合は熱もまた微かである。厥冷は、これを下すべきである。ところが、反って発汗する場合は、必ず口が傷られ、爛れて赤くなる。

【本文】　此の章、熱内に伏して厥外に見わるの証を言う。「一二日より四五日に至る」は、皆設けて以て験を為すの辞なり。倶に日を以て拘わる可からざるなり。下条の厥熱各々五日（336）も亦然り。「厥する者は、必ず発熱す」は、即ち「前に厥する者は、必ず発熱す」の省文なり。或は前に厥する者有るは、是れ熱先に裏に鬱し、後日必ず熱外に発すの証にして、或は前に熱する者有るは、是れ熱先に外に達し、後日必ず熱内に閉じて厥するを言う。或るひと曰く、「本経の「必ず」の字は、予め後来の辞を決す」と。「必ず発熱す」と「後必ず厥す」は、是れ双関法なり。厥深ければ熱深く、厥微なれば熱微の者は、厥冷の甚だしき者は則ち其の発熱も亦甚だしく、熱の甚だしきを為すなり、厥冷の微の者は則ち其の発熱も亦微かに、邪の軽きを為すなり。倶に須く破陽行陰の剤を用いて以て其の熱を下せば、則ち菀する者は伸び、逆する者は順い、乃ち厥は自ら回る。而るに医工知らず、但だ一二日発熱するを認めて表熱と為して反って辛温発散の品を用うるは、寧ろ熱勢を引いて上行せざるや。「口傷れ爛れて赤し」と「喉痺」とは意を互いにす。案ずるに、此の条、陽極まりて陰に似るの証なり。固より陽明の熱実に属す。但だ其の厥する者を以て本病と相い類す。故に此の篇に掲ぐるは、殆ど下の白虎湯の条（350）と義を同じくす。又案ずるに、前に「諸々の四逆厥する者は、之を下す可からず（330）」と云い、此に「厥は応に之を下すべし」と云うは、何ぞや。蓋し、彼は即ち陽虚の厥、此れは即ち陽菀の厥なり。故に同じならず。然して既に「諸々の四逆厥す」と曰うを見わせば、則ち熱厥と雖も、又未だ驟かに峻攻大下す可からざるなり。嗚呼、聖人の教えを垂るる其の意は微なり。

銭氏曰く、之を熱厥と謂う者は、邪気裏に在り、陽気を阻絶し、四肢に通達流注するを得ずして厥するなり。陽虚の厥冷とは迥かに異なる。故に応に之を下して熱邪をして下泄せしむべく、則ち陽気流通すべし。

汪氏曰く、先賢、熱厥は手足厥冷すと雖も、或は温かき時有り、手足逆冷すと雖も、手足の掌心必ず暖かしと謂う。戴《たい》院使も又指甲の暖冷を以て熱と寒の二厥を別かつ。病に臨むの工は、之に慎め。

【語釈】　○験：ためす。試みる。　○厥する者は、必ず発熱す：《傷寒論疏義》では、「厥冷する場合は、必ず発熱する」の意味は二種類あり、第一は先に厥冷する場合は、熱が先に裏に欝滞し、後日熱が外に発するとし、第二は先に発熱する場合は、熱が先に外に達し、後日必ず熱が内に閉ざされて厥冷するとする。一説に、「厥冷する場合は、必ず発熱する」の意味は、厥冷が出現する場合は、必ず先に発熱し、後に厥冷することを言うとする。程応旄の《傷寒論後条弁》では、「傷寒は一二日より四五日に至るのを論じることなく、厥冷を見わす場合は、必ず発熱によってこれを得るのであり、発熱が前にあり、厥冷が後にある。これを熱厥とする」とある。　○或は前に厥する者は云々：ここでの内容は、多紀元堅の《傷寒論述義》から引用する。《傷寒論述義》では、「「厥冷する場合は、必ず発熱する」は、程氏は「厥冷は必ず発熱に従ってこれを得る」と言うが、恐らくはそうではない」とある。　○双関法：文章を作る時の修辞法の一つ。相対する辞句をならべて、一遍、一段をなすもの。
【通釈】　この章は、熱が内に潜伏し、厥冷が外に見われる証を言う。「一二日より四五日に至る」は、皆仮説を設けて試みる辞である。ともに日数をもって拘わるべきでない。下の厥熱が各々五日になる（336）条文もまたそのようである。「厥冷する場合は、必ず発熱する」は、「前に厥冷する者は、必ず発熱する」の省文である。あるいは前に厥冷する場合があるのは、熱が先に裏に欝滞し、後日必ず熱が外に発する証であり、あるいは前に発熱する場合があるのは、熱が先に外に達し、後日必ず熱が内に閉ざされて厥冷することを言う。ある人は、「本経にある「必ず」の字は、予め後に到来する辞を決定する」と言う。「必ず発熱する」と「後必ず厥冷する」は、双関法である。厥冷が深いと熱が深く、厥冷が微かであると熱が微かであるのは、厥冷が甚だしい場合はその発熱もまた甚だしく、熱が甚だしいことであり、厥冷が微かである場合はその発熱もまた微かであり、邪が軽いことである。ともに破陽行陰の方剤を用いてその熱を下す場合は、欝滞するものは伸び、逆らうものは順い、厥冷は自然に回復する。ところが、医者は病態が解らず、ただ一二日目に発熱するのを表熱と認識し、反って辛温発散の品を用いるのは、むしろ熱勢を引いて上行しないことがあろうか。「口が傷られ、爛れて赤くなる」と「喉痺」とは、意を互いにする。案じるに、この条は、陽が極まって陰に似る証である。固より陽明の熱実証に属している。ただ、その厥冷する場合が本病と相互に類似する。そこで、この篇に掲げるのは、殆ど下の白虎湯の条（350）と義が同じである。

また、案じるに、前に「諸々の四逆で厥冷する場合は、これを下すべきでない（330）」と言い、ここに「厥冷は、これを下すべきである」と言うのは、どうしてであろうか。思うに、彼は陽が虚した厥冷であり、これは陽が欝滞した厥冷である。そこで、同じでない。そして既に「諸々の四逆で厥冷する」と言うのを見わす場合は、熱厥ではあるが、またいまだ遽かに峻攻し大いに下すべきでない。ああ、聖人が教えを垂れるその意は、微妙である。

銭氏は言う。これを熱厥と言うのは、邪気が裏にあり、陽気を阻絶し、四肢に通達し流注できずに厥冷することである。陽虚の厥冷とは遙かに異なる。そこで、これを下して熱邪を下泄すべきであり、そうすれば陽気は流通する。

汪氏は言う。先賢は、熱厥は手足が厥冷するが、あるいは温かい時があり、手足は逆冷するが、手足の掌の中心は必ず暖かいと言う。戴院使もまた指甲が暖かいか冷たいかで熱と寒の二厥を区別する。病に臨む医者は、これに慎むべきである。

【解説】　本条文は、熱が内に潜伏し、厥冷が外に見われる熱厥証について論述している。

冒頭の「一二日より四五日に至る」は、いずれも仮説を設けて試みる辞であり、日数に拘わるべきでない。「厥する者は、必ず発熱す」は、「前に厥冷する場合は、後に必ず発熱する」の省文である。本経に言う「必ず」の字は予め後に到来する辞を決定するので、「必ず発熱す」と「後必ず厥冷す」は熱厥証に二種類の病証があることを言う。即ち、前に厥冷する場合は、熱が先に裏に欝滞し、後日に必ず熱が外に発する病証である。あるいは前に発熱する場合は、熱が先に外に達し、後日に必ず熱が内に閉ざされて厥冷する病証である。熱が甚だしい場合は、厥冷は甚だしく、発熱もまた甚だしい。一方、邪が軽い場合は、厥冷は微かであり、発熱もまた微かである。本証の治療は、ともに破陽行陰の方剤を用いてその熱を下すべきである。ところが、医者は病態が解らず、一二日目の発熱を表熱と誤認し、反って辛温発散の品を用いると、熱勢が上行するので、口は傷られ、爛れて赤くなる。

【原文】　傷寒病、厥五日、熱亦五日、設六日当復厥。不厥者自愈。厥終不過五日、以熱五日、故知自愈。(336)

【本文】　傷寒の病、厥すること五日、熱することも亦五日、設し六日なれば、当に復た厥すべし。厥せざる者は、自ら愈ゆ。厥すること終に五日に過ぎずして、熱すること五日を以ての故に自ら愈ゆるを知る。

【通釈】　傷寒に罹患し、四肢の厥冷が五日持続し、発熱もまた五日持続したが、もし六日目になる場合は、また厥冷するはずである。厥冷しない場合は、自然に治癒する。厥冷の日数が遂に五日に過ぎず、発熱の日数が五日であるので、自然に治癒することが解る。

【本文】　此れ、上文の「厥する者は必ず熱し、熱する者は必ず厥す」の義を申す。厥すること五日、熱することも亦五日、六日に至れば、当に復た厥すべし。而るに厥せざれば則ち熱厥相い半ばし、陰陽対待し、然る後に二気均平して必ず自ら愈ゆ。

程氏曰く、条中の「五日」の字は、必ずしも厥と熱とに拘わらず。大約は日を以て準ず。日等しく、気平らかにして厥を加えざれば、則ち陰陽已に和順す。末の三句は、即ち上の句の注脚なり。「自ら愈ゆ」と云う者は、厥熱已に平らかなるを見わす。其の他の些《さ》少の別証は、挙げて言うに足らず。

《金鑑》に曰く、傷寒、邪厥陰に伝わり、陰陽錯雑して病を為す。若し陽の陰に交わるは、是れ陰中に陽有れば、則ち厥冷せず。陰の陽に交わるは、是れ陽中に陰有れば、則ち発熱せず。惟だ陰盛んにして陽に交わらず、陰は自ら陰と為せば、則ち厥冷するなり。陽亢ぶりて陰に交わらず、陽は自ら陽と為せば、則ち発熱するなり。蓋し、厥熱相い勝てば則ち逆、逆なれば則ち病進む。厥熱相い平らかなれば則ち順、順なれば則ち病愈ゆ。

魏氏曰く、瘧証の一日、間日、三日発するの遅速の不同を観れば、則ち少陽の往来寒熱、厥陰の忽ち熱し忽ち厥するは、皆邪半ば表裏に著くの証なり。

【語釈】　○上文の「厥する者は必ず熱し、熱する者は必ず厥す」の義を申す：《傷寒論疏義》では、上文は熱が裏に欝滞する熱厥証と解釈するので、本証もまた熱厥証であるとする。一説に、本証は寒熱互勝証（厥熱勝復証）であり、陽気が虚すと前に厥冷し、陽気が回復すると後に発熱するとする。銭天来の《傷寒溯源集》では、「天地の間の陰陽の対立を言えば、寒暑はともに停まり、昼夜は相い半ばし、その後に二気は平均し、陰陽の患いがない。そこで、寒邪が厥陰に入ると、寒が勝つので厥冷し、その手足が厥逆する場合が五日である。寒邪が既に勝つと、陽気が必ず回復する。そこで、その熱もまた五日である。もし五日の後、第六日に至ると、寒気になり、また厥冷するはずである。もし厥冷しない場合にその病が自然に治癒するのは、どうしてであろうか。それが厥逆する時は始めより終わりに至り、五日に過ぎず、その発熱もまた五日であり、陰陽が勝復する気は既に平らかであるので、自然に治癒することが解る」とある。　○些少：わずか。少しばかり。

【通釈】　これは、上文の「厥冷する場合は必ず発熱し、発熱する場合は必ず厥冷する」の義を述べている。厥冷が五日、発熱もまた五日であり、六日に至ると、また厥冷するはずである。ところが、厥冷しない場合は、発熱と厥冷が相互に半ばであり、陰陽が対立し、その後に陰陽の二気が平均して必ず自然に治癒する。

程氏は言う。本条文の中の「五日」の字は、必ずしも厥冷と発熱とに拘わらない。およそは、日数をもって規準とする。日数が等しく、気が平らかになり、厥冷を加えない場合は、陰陽が既に穏やかで素直である。末の三句は、上の句の脚注である。「自然に治癒する」と言うのは、厥冷と発熱が既に平らかになっていることを見わしている。その他の僅かな別の証は、挙げて言う程ではない。

《医宗金鑑》に言う。傷寒に罹患し、邪が厥陰に伝わると、陰陽が錯雑して病を生じる。もし陽が陰に交わるのは、陰の中に陽があるので、厥冷しない。陰が陽に交わるのは、陽の中に陰があるので、発熱しない。ただ、陰が盛んになって陽に交わらず、陰が自ら陰となる場合は、厥冷する。陽が亢ぶって陰に交わらず、陽が自ら陽となる場合は、発熱する。思うに、厥熱でいずれかが勝つ場合は逆であり、逆である場合は病は進行する。厥熱で相互に平らかである場合は順であり、順である場合は病は治癒する。

魏氏は言う。瘧証で一日、二日、三日に一回発熱する遅速の違いを観ると、少陽病の往来寒熱や厥陰病で忽ち発熱し忽ち厥冷するのは、皆邪が半ば表裏に著く証である。

【解説】　本条文は、熱厥証で厥冷する場合に必ず発熱し、発熱する場合に必ず厥冷する意義について論述している。

《傷寒論疏義》によれば、本条文に言う熱厥証は、寒熱互勝証と同様に、発熱と厥冷が交互に出現するとする。第335条の解説と第339条の内容を参考にすると、厥陰病に罹患し、熱が先に裏に欝滞すると、厥冷が五日出現する。その後、熱が外に発すると、発熱が五日出現する。第六日目になり、熱厥証が増悪し、熱が再び裏に欝滞すると、また厥冷するはずである。一方、厥冷しない場合は、発熱と厥冷の日数が同じであり、陰陽の二気が平均するので、熱厥証は必ず自然に治癒する。

【原文】　凡厥者、陰陽気不相順接、便為厥。厥者、手足逆冷是也。(337)

【本文】　凡そ厥する者は、陰陽の気相い順接せず、便ち厥を為す。厥なる者は、手足の逆冷是れなり（旧本は「逆冷」の下に「者」の字有り。今《玉函》成本に據りて刪り去る）。

【通釈】　およそ四肢が厥冷する場合は、陰陽の気が相互に順接せず、これによって厥冷を生じる。厥冷は、手足の逆冷がこれである（旧本では、「逆冷」の下に「者」の字がある。今《玉函》成本によって削り去る）。

【本文】　此れ、厥を致すの由、及び厥する者の証を解し、以て上文の厥熱の義を結び、併せて下文の諸々の厥の病を起こす。乃ち、上を承けて下に接するの辞なり。「凡そ厥する者」は、寒熱の二厥を総じて之を言う。「陰陽相い順接せざる者」は、陰陽の気相い順接交通せざるを謂うなり。夫れ厥の証為るは、何ぞや。即ち、手足の逆冷是れなり。劉松峯曰く、「四肢の厥逆は、手足稍《ようや》く先ず涼《すず》しく、漸く逆して上り膊《うで》と腿《もも》とに至りて皆涼し」と。「逆」の字は、之を得れば太だ明らかなり。蓋し、其の病は寒熱の二途有り。而して其の治は自ら温・清懸隔《けんかく》す。故に仲景此の篇に於いて先ず之を弁じ、人をして詳らかに其の因を諦《あきら》かにして妄投混施するを得ざらしむなり。案ずるに、論中に「四逆」と曰い、「厥」と曰い、「厥冷」と曰い、「厥寒」と曰い、「手足逆冷」と曰い、「手足厥冷」と曰い、「手足厥し逆冷す」と曰うは、並びに手足の寒冷の義にして太だしき分別無し。王氏安道、嘗て之を弁じて其れ「四逆」と曰えば、「手足も亦惟だ文を変ずるのみ」と曰う。詳らかに閔氏の《闡要編》に見わる。文繁《はん》なれば録せず。旧注鑿ちて看るは皆誤りなり。

程氏曰く、人は惟だ陽下行するを得て以て陰に接すれば、則ち陰中に陽有りて厥証無し。唯だ陰上行するを得て以て陽に接すれば、陽中に陰有りて発熱の証無し。此れ之を順と謂う。

【語釈】　○懸隔：はるかにへだたる。かけはなれる。　○繁：繁雑。

【通釈】　これは、厥冷を引き起こす理由、および厥冷する場合の証を解釈し、これによって上文の厥熱の義を結び、併せて下文の諸々の厥冷の病を起こしている。即ち、上を承けて下に接する辞である。「およそ四肢が厥冷する場合」は、寒熱の二厥を総合してこれを言う。「陰陽が相互に順接しない場合」は、陰陽の気が相互に順接し交通しないことを言う。そもそも厥の証と言うものは、どのようなものであろうか。即ち、手足の逆冷がこれである。劉松峯は、「四肢の厥逆は、手足が漸く先ず涼《すず》しくなり、漸く逆上すると腕と腿《もも》に至って皆涼しくなる」と言う。「逆」の字は、これを得ると甚だ明らかである。思うに、その病は寒熱の二つの途がある。そしてその治療は、自ら温と清とが懸け離れている。そこで、仲景はこの篇において先ずこれを弁じ、人が詳らかにその原因を明らかにし、妄りに投薬し混同して治療を施さないようにする。案じるに、本論の中に「四逆」と言い、「厥」と言い、「厥冷」と言い、「厥寒」と言い、「手足逆冷」と言い、「手足厥冷」と言い、「手足が厥して逆冷する」と言うのは、並びに手足が寒冷する義であり、甚だしい分別はない。王氏安道は、かつてこれを弁じ、「四逆」と言えば「手足もまたただ文章を変化させるだけである」と言う。詳細は、閔氏の《闡要編》に見われている。文章が繁雑であるので、記録しない。旧注で穿って看るのは、皆誤りである。

程氏は言う。人は、ただ陽が下行できて陰に接する場合は、陰の中に陽があって厥証はない。ただ、陰が上行できて陽に接する場合は、陽の中に陰があって発熱の証はない。これは、順であると言う。

【解説】　本条文は、厥冷を引き起こす理由、および厥冷の証について論述している。

「凡そ厥する者」は、寒厥と熱厥の二厥を総合してこれを言う。「陰陽の気相い順接せず」は、陰陽の気が相互に順接し交通しないことを言う。いったい、厥の証と言うものは、手足の逆冷がこれである。即ち、手足の逆冷は、手足が先ず次第に涼しくなり、逆上すると腕と腿《もも》に至って皆涼しくなることを言う。本証の治療は、寒厥と熱厥では、温法と清法が懸け離れている。そこで、本条文では先ず厥冷の原因を明らかにし、妄りに投薬し混同して治療を施さないようにする。

【原文】　傷寒脈微而厥、至七八日膚冷、其人躁、無暫安時者、此為藏厥。非蚘厥也。蚘厥者、其人当吐蚘。令病者静、而復時煩者、此為藏寒。蚘上入其膈、故煩、須臾復止。得食而嘔、又煩者、蚘聞食臭出。其人当自吐蚘。蚘厥者、烏梅丸主之。又主久利。(338)

【本文】　傷寒、脈微にして厥し、七八日に至りて膚冷え、其の人躁して暫くも安き時無き者は、此れを藏厥と為す。蚘厥に非ざるなり。蚘厥なる者は、其の人当に蚘を吐すべし。病者をして静かにして、復た時に煩せしむる者は、此れを藏寒と為す。蚘上りて其の膈に入るが故に煩し、須臾にして復た止む。食を得てして嘔し、又煩する者は、蚘食臭を聞きて出づ。其の人当に自ら蚘を吐すべし。蚘厥なる者は、烏梅丸之を主る。又久利を主る（案ずるに、舒氏曰く、「末の句は、「又久利を主る」なり。夫れ久痢は、虚寒の滑脱に属すること多し。法当に中を温補兜澀《とうしょく》すべし。又未だ其の証虚に属し実に属するかを挈《けい》明せざれば、其の言う所の久利は果たして何れの証なるかを知らんや。叔和の人を誤らすこと甚だし」と。此の説、未だ当否を知らず。然れども「又久利を主る」の四字は《玉函》に無き所なれば、疑うらくは後人の攔《らん》挿に係る。姑く其の旧に存す）。

【語釈】　○兜：兜の俗字。かこむ。つつむ。　○澀：しぶる。とどこおる。　○挈明：挈は、ひっさげる。さげる。明は、明らかにする。　○当否：正しいと正しくないと。　○攔：みだりに入れる。

【通釈】　傷寒に罹患し、脈が微で四肢が厥冷し、七八日目に至って膚が冷え、その人は躁がしく動いて暫くも安らかな時がない場合は、これを藏厥とする。蛔厥ではない。蛔厥では、その人は蛔虫を吐出するはずである。病人は静かであるが、また時に煩躁する場合はこれを藏寒とする。蛔虫が上ってその膈に入るので煩躁し、暫くしてまた停止する。食事を摂取すると嘔吐し、また煩躁するのは、蛔虫が食物の香りを聞いて出てくるからである。その人は自然に蛔虫を吐出するはずである。蛔厥は、烏梅丸がこれを主る。また、慢性の下痢を主る（案じるに、舒氏は、「末の句は、「また、慢性の下痢を主る」である。そもそも慢性の下痢は、虚寒の滑脱に属することが多い。道理からすると、中を温め補い兜《かこ》み澀《しぶ》らせるべきである。また、いまだその証が虚に属しているのか、実に属しているのかを掲示して明らかにしていないので、それが言う所の久利が果たしていずれの証であるのかが解るであろうか。王叔和が人を誤らせるのは、甚だしい」と言う。この説は、いまだ正しいか正しくないかが解らない。しかし、「また、久利を主る」の四字は《玉函》にない所であるので、恐らくは後人が妄りに挿入したことに係わる。暫くは、元の状態にしておく）。

【本文】　此れ、藏厥、蚘厥の異なりを分別するなり。蓋し、蚘厥も亦上熱下寒なり。即ち、厥陰の一証なり。傷寒、脈微にして厥するは、皆虚寒にして陽無しの象なり。二証を統べて之を言う。七八日に至りて回らず、手足厥逆して更に通身の膚冷え、躁して暫くも安き時無き者は、此れ自ら是れ少陰の藏厥にして厥陰の蚘厥に非ざるなり。若し夫れ蚘厥なる者は、其の人当に蚘を吐すべし。病者をして静かにして復た時に煩せしむと藏厥の躁して暫くも安きこと無き者とは、迥かに殊なる。其の然る所以を討《たず》ぬれば、此れを藏寒と為す。蚘上りて其の膈に入るは、蓋し膈熱し胃寒え、蚘寒を避けて温に就く。蚘膈に在れば、則ち心煩す。然れども膈上は蚘久しく留まるに宜しきの地に非ず。故に旋《めぐ》りて胃に下れば、須臾にして復た止みて静かなり。魏氏曰く、「「此れを藏寒と為す」の此の「藏」の字は、即ち胃を指す。《内経》に、十二藏は府を并《あ》わせて以て藏と言うなり」と。食を得てして嘔し、又煩する者は、胃陽権無く、蚘其の居に安んぜず、毎に僅かに食臭を聞きて又上りて膈より出づ。故に食を得れば則ち嘔し、且つ煩して蚘も亦嘔に従いて出づ。此れ、其の人当に蚘を吐すべき所以なり。之を要すれば、厥陰の半ば表裏の寒と少陰の純寒無陽とは自ら等差有り。故に薬も亦寒熱相い錯する者を以て之を主治す。之を白通、四逆の温熱に偏るに視れば、豈径庭ならずや。夫れ蚘厥は既に主るに烏梅丸を以てし、而して又久利を主る者は、此の薬の性味は酸苦辛温寒熱並びに用うるを以て、能く陰陽錯雑し寒熱混淆するの邪を解すればなり。

龐氏曰く、藏厥は四逆湯の輩に宜し。極めて冷やして之を服し、其の厥回らざる者は、死す。

程氏曰く、蚘厥を言うも、之に先だちて藏厥を以てする者は、此れを借り彼を形《あらわ》して蚘厥を見わすに過ぎず。

柯氏曰く、藏厥、蚘厥の細弁は、煩躁に在り。藏寒ゆれば、則ち躁して煩せず。内熱すれば、則ち煩して躁せず。「其の人静かにして時に煩す」と「躁して暫くも安きこと無き者」とは、迥かに殊なる。此れ、「気上りて心を撞き、心中疼み熱し、飢えて食すること能わず、食すれば即ち蚘を吐す者（326）」と文を互いにして以て意を見わすなり。厥陰の諸証を看るに、本方と相い符す。「之を下せば利止まず（326）」と「又久利を主る（338）」の句は、合す。乃ち、烏梅丸は厥陰の主方と為す。只蚘厥の剤と為すに非ず。

【語釈】　○等差：差別。違い。　○径庭：大きい隔たり。

【通釈】　これは、藏厥と蛔厥の異同を分別している。思うに、蛔厥もまた上熱下寒証である。即ち、厥陰病の一証である。傷寒に罹患し、脈が微で厥冷するのは、皆虚寒で陽がない象である。これは、藏厥と蛔厥の二つの証を統べてこれを言う。七八日に至って回復せず、手足が厥逆して更に全身の膚が冷え、躁がしくなって暫くも安らかな時がない場合は、これは自ら少陰病の藏厥であり、厥陰病の蛔厥ではない。もし蛔厥である場合は、その人は蛔虫を吐出するはずである。病人を静かにさせ、また時に心煩させる病証と藏厥で躁がしくなり暫くも安らかなことがない病証とは、遙かに異なる。それがそのようになる理由を尋ねると、これは藏寒である。蛔虫が上ってその膈に入るのは、思うに膈が熱し胃が寒えると、蛔虫は寒えを避けて温に向かう。蛔虫が膈にある場合は、心煩する。しかし、膈上は蛔虫が久しく留まるのに好ましい部位でない。そこで、旋回して胃に下ると、暫くしてまた煩躁は止んで静かになる。魏氏は、「「これを藏寒とする」のこの「藏」の字は、胃を指している。《内経》では、十二藏は、府を併せて藏と言う」と言う。食事を摂取すると嘔吐し、また心煩する場合は、胃の陽気に権限がなく、蛔虫はその居に安らかにならず、常に僅かに食臭を聞いてまた上って膈より出る。そこで、食事を摂取する場合は嘔吐し、かつ心煩し、蛔虫もまた嘔吐に従って出る。これが、その人が蛔虫を吐出するはずの理由である。これを要約すると、厥陰病で半表半裏が寒えるのと少陰病で純寒で陽がないのとは、自ら違いがある。そこで、薬もまた寒熱が錯綜する品を用いてこれを主治する。これを白通湯や四逆湯などの温熱に偏る処方に視ると、実際大きく隔たっているのではないだろうか。そもそも蛔厥は既に主るに烏梅丸を用いるが、また慢性の下痢を主るのは、この薬の性味は酸苦辛温で寒熱を並びに用いるので、よく陰陽が錯雑し寒熱が混淆する邪を解するからである。

龐氏は言う。藏厥は、四逆湯の類を用いるのがよい。極めて冷やしてこれを服用し、その厥冷が回復しない場合は、死亡する。

程氏は言う。蛔厥を言うが、これに先だって藏厥を言うのは、これを借りて彼を明らかにして蛔厥を見わすに過ぎない。

柯氏は言う。藏厥と蛔厥の詳細な弁別は、煩躁にある。藏が寒える場合は、躁がしくなるが心煩しない。内が熱する場合は、心煩するが、躁がしくならない。「その人は静かであるが、時に心煩する」と「躁がしくなって暫くも安らかなことがない」のとは、遙かに異なる。これは、「気が上って心を撞き、心中が疼んで熱し、飢餓感はあるが、食事を摂取できず、食事を摂取すると直ちに蛔虫を吐出する場合（326）」と文を互いにして意義を見わしている。厥陰病の諸証を看ると、本方と相互に符合する。「これを下すと、下痢は停止しない（326）」と「また、慢性の下痢を主る（338）」の句は、合致する。即ち、烏梅丸は厥陰の主方である。ただ、蛔厥の方剤だけであるのではない。

【本文】　烏梅丸方

烏梅（三百枚）　細辛（六両）　乾姜（十両）　黄連（十六両）　当帰（四

両）　附子（六両、炮じ、皮を去る）　蜀椒（四両、汗を出だす。○《本草》に陶氏曰く、「椒は実を去り、鎗《なべ》の中に於いて微しく熬り、汗を出だしむれば、則ち勢力有るなり」と。《序例》に見わる）　桂枝（皮を去る、六両）　人蔘（六両）　黄柏（六両）

右十味、異《こと》にして擣《つ》きて篩《ふる》い、合して之を治《おさ》む。苦酒を以て烏梅を漬《つ》くること一宿、核を去り、之を五斗米の下に蒸し、飯熟せば擣きて泥を成し、薬に和して相い得せしむ。臼中に内れ、蜜と与に杵《つ》くこと二千下、丸ずること梧桐子《ごどうし》大の如くす。食に先だちて十丸を飲服し、日に三服す。稍《やや》加えて二十丸に至る。生冷、滑物、臭食等を禁ず（杵は昌与の翻）。

【通釈】　烏梅丸方

烏梅（三百枚）　細辛（六両）　乾姜（十両）　黄連（十六両）　当帰（四両）　附子（六両、炮じ、皮を除く）　蜀椒（四両、汗を出す。○《本草》では、陶氏は「蜀椒は実を除き、鍋の中で微かに熬り、汗を出す場合は、勢力がある」と言う。《序例》に見われている）　桂枝（皮を除く、六両）　人参（六両）　黄柏（六両）

右の十味を別々に擣いて篩い、合わせてこれを混和する。米酢を用いて烏梅を一晩漬け、種を除き、これを五斗の米の下で蒸し、米が熟した後に擣いて泥状にし、上の薬と混和させる。臼の中に入れ、蜜とともに二千回擣き、梧桐子大の丸剤にする。食前に十丸を服用し、日に三回服用する。漸次増量して二十丸まで服用する。生の冷たいもの、ぬるぬるした食べ物、香りの強い食べ物などの禁止する（杵は昌与の翻である）。

【本文】　此れ、蚘厥を治するの主方なり。烏梅は味酸、能く蚘に勝つ。蜀椒、細辛は、味辛にして以て殺虫す。乾姜、桂枝、附子は、温中して祛寒す。黄連、黄柏の苦は、以て蚘を安んず。人蔘、当帰の甘は、以て補中す。蓋し、薬味は寒熱混淆し、温涼兼施すれば、蚘を制して以て胃を安んずる可し。又久利は陰陽錯雑すれば、皆此の方を以て之を括《くく》る可きなり。

銭氏曰く、剤を成し、待ちて之を用い、薬の服する所は十丸に過ぎず。二十丸に至れば、方に大なりと雖も、用は則ち小なり。薬は多しと雖も、服するは則ち少なし。猶大陥胸丸の大剤小用、未だ峻と為すに足らざるがごときなり。

柯氏曰く、苦酒を以て烏梅を浸《ひた》すは、同気相い求むればなり。之を五斗米の下に蒸すは、其の穀気を資《つ》むればなり。蜜を加えて丸を為し、少しく与えて漸く之に加うるは、緩やかに以て其の本を治すればなり。蚘は酸を得れば則ち静かに、辛を得れば則ち伏し、苦を得れば則ち下れば、信に虫を治するの佳き剤と為す。生冷を食すれば則ち胃傷られ、滑物を得れば則ち腸動き、臭食するは則ち嘔家の忌む所なり。故に之を禁ず。

【通釈】　これは、蛔厥を治療する主方である。烏梅は、味酸でよく蛔虫に勝つ。蜀椒、細辛は、味辛で殺虫する。乾姜、桂枝、附子は、中を温めて寒を去る。黄連、黄柏の苦は、蛔虫を安らかにする。人参、当帰の甘は、補中する。思うに、薬味は寒熱を混淆し、温涼を兼施するので、蛔虫を制して胃を安らかにすることができる。また、慢性の下痢は陰陽が錯雑するので、皆この処方をもってこれを総括することができる。

銭氏は言う。方剤を創成し、病を待ってこれを用い、薬の服用は十丸に過ぎない。二十丸に至ると、まさに方剤は大であるが、作用は小さい。薬は多いが、服用は少ない。丁度大陥胸丸では剤は大きく作用は小さいので、いまだ峻剤とするには充分でないようなものである。

柯氏は言う。苦酒をもって烏梅を浸《ひた》すのは、同気が相互に求めるからである。これを五斗の米の下で蒸すのは、その穀気を積むからである。蜜を加えて丸剤を作り、少量ずつ与えて次第にこれを増量するのは、緩やかにその本を治療するからである。蛔虫は、酸を得る場合は静かになり、辛を得る場合は潜伏し、苦を得る場合は下るので、信に蛔虫を治療するよい方剤である。生ものや冷めたいものを食べる場合は胃が傷られ、ぬるぬるしたものを摂取する場合は腸が動き、香りの強いものを食べるのは常に嘔吐する人の忌む所である。そこで、これを禁じる。

【解説】　本条文は、少陰病の藏厥証と厥陰病の蛔厥証との異同と蛔厥証の治療法について論述している。

藏厥証は、少陰病に罹患し、純ら寒えて陽がない病証である。一方、蛔厥証は、厥陰病に罹患し、蛔虫を吐出し、四肢が厥逆する病証であり、厥陰病の上熱下寒証の一つである。傷寒に罹患し、脈が微になり、四肢が厥冷するのは虚寒で陽がない象であり、いずれも藏厥証と蛔厥証に見われる。七八日に至って回復せず、手足が厥冷すると同時に全身の膚が冷え、躁がしくなって暫くも安らかな時がないのは、少陰病の藏厥証である。一方、蛔厥証では、蛔虫を吐出するはずであり、病人は静かであるが、時に心煩する。このようになる理由は、藏が寒えるからである。ここで言う「藏」とは、胃を指して言う。一般に蛔虫は寒えを避けて温に向かう。厥陰病の上熱下寒証に罹患し、膈が熱し、胃が寒えると、蛔虫は上って膈に入るので、心煩する。膈上は蛔虫が久しく留まるのに好ましい部位でないので、蛔虫が旋回して胃に下ると、暫くして煩躁は停止し、静かになる。胃の陽気に権限がなくなると、蛔虫はその居に安らかにならず、僅かに食臭を聞くと、胃より上って膈より出るので、食事を摂取すると嘔吐し、かつ心煩し、蛔虫は嘔吐に従って吐出される。そこで、烏梅丸を与えてこれを主治する。本方は性味が酸苦辛温で寒熱を併用するので、また慢性の下痢を主治する。

烏梅丸は、蛔厥を治療する主方である。その組成は、烏梅、細辛、乾姜、黄連、当帰、附子、蜀椒、桂枝、人参、黄柏の十味かならなる。方中の烏梅は、味酸で蛔虫に勝つ。細辛、蜀椒は、味辛で殺虫する。乾姜、附子、桂枝は、中を温めて寒えを除く。黄連、黄柏は、味苦で蛔虫を安らかにする。人参、当帰は、味甘で中を補う。

【原文】　傷寒、熱少厥微、指頭寒、嘿嘿不欲食、煩躁。数日、小便利、色白者、此熱除也。欲得食、其病為愈。若厥而嘔、胸脇煩満者、其後必便血。(339)

【本文】　傷寒、熱少なく厥微かに、指頭寒え、嘿嘿として食を欲せず、煩躁す。数日にして、小便利し、色白き者は、此れ熱除くなり。食を得んと欲するは、其の病愈ゆると為す。若し厥して嘔し、胸脇煩満する者は、其の後必ず便血す（嘿は莫北の翻。○旧本は「厥微」を「微厥」に作る。今《玉函》成本に據りて改訂す）。

【通釈】　傷寒に罹患し、発熱は少なく厥冷は微かであり、指頭が寒え、精神は沈黙して食欲がなく、煩躁が出現した。数日が経過し、小便が通利し、色が透明になる場合は、これは熱が除かれている。食事を摂取したくなる場合は、その病は治癒する。もし四肢が厥冷して嘔吐し、胸脇が煩悶して脹満する場合は、その後に必ず下血する（嘿は莫北の翻である。○旧本では、「厥微」を「微厥」に作る。今《玉函》成本によって改訂する）。

【本文】　此れ、厥陰病、裏に熱有りて厥は外に見わる者なり。傷寒、熱既に少なければ、而ち厥も亦微かに、僅かに指頭寒ゆ。然して嘿嘿として食を欲せずして煩躁すれば、則ち熱内に菀すること知る可し。嘿嘿は、無言なり。飲食を欲せずの貌なり。数日来、小便の難き者は已に利し、赤き者は仍《すなわ》ち白し。是れ定めて内熱除きて陰陽自ら和す。故に食を欲せざる者は今欲し、其の病愈ゆると為すなり。若し前の厥微の者は更に厥して止《ただ》指頭寒ゆるのみならざれば、則ち其の熱の伏する者も亦甚だし。所謂「熱深ければ則ち厥も亦深し（335）」なり。故に但だ嘿嘿として食を欲せざるのみならずして之に嘔を加え、但だ煩躁するのみならずして之に胸脇満を加う。是れ須く必ず之を下すべし。而して苟も破陽行陰を以て事を為さざれば、則ち熱邪太過にして其の後必ず便血す。而ち、救いを此の時に議るは、已に晩からずや。案ずるに、此れ厥陰の表に寒有りて裏は乃ち熱す。其れと少陽とは相い表裏するを以ての故に、嘿嘿として食を欲せず、胸満、煩、嘔等の証は相同すと為す。此の章を観《み》れば、亦以て吾の説の誤らざるを証するに足るなり。柯韵伯曰く、「此れ、少陽の半表半裏の裏症なり。微の者は小茈胡もて之を和し、深き者は大茈胡もて之を下す」と。此の説、必ずしも然らず。少陽と表裏を為すの意は、乃ち見る可し。

程氏曰く、食を欲せずは寒に属するに似るも、煩躁を以て其の熱を知る。此の条の下の半截に「小便利し、色白」と曰えば、則ち上半截の小便短、色赤きこと知る可し。是れ題中の二眼目なり。嘿嘿として食を欲せず、食を得んと欲すは、是れ二眼目なり。胸脇満、煩躁と熱除くとは、是れ二眼目なり。「熱」の字は、煩躁等の証有るを包む。専ら発熱の熱を指すに非ざるなり。

《金鑑》に曰く、此れ厥陰の陰陽錯雑の軽病なり。即ち、論中の「熱微なれば厥も亦微（335）」の証なり。

周氏曰く、此の条、両截に分かちて看る。一は軽く、一は重きは、始めに瞭然為り。然らずんば、断じて前の軽き者、後に忽ち重きの理無し。

【語釈】　○眼目：主眼。主要点。

【通釈】　これは、厥陰病で裏に熱があり、厥冷が外に見われる場合である。傷寒に罹患し、発熱が既に少ない場合は、厥冷もまた微かであり、僅かに指頭が寒える。そして沈黙して食欲がなく、煩躁する場合は、熱が内に欝滞していることを知るべきである。嘿嘿は、無言のことである。飲食を望まない貌である。数日来、小便が困難なものは既に通利し、尿の色が赤いものは白くなる。これは、内熱が除かれて陰陽が自ら調和している。そこで、食欲がないものは今は食欲があり、その病は治癒する。もし前に厥冷が微かであるものが更に厥冷し、ただ指頭が寒えるだけではない場合は、その熱が潜伏するものもまた甚だしい。いわゆる「熱が深い場合は、厥冷もまた深い（335）」である。そこで、ただ沈黙して食欲がないだけではなく、これに嘔吐を加え、ただ煩躁するだけではなく、これに胸脇の脹満を加える。これは、必ずこれを下すべきである。そして苟も破陽行陰しない場合は、熱邪が太過になり、その後に必ず下血する。即ち、救いをこの時に議っては既に晩いのではないだろうか。案じるに、これは厥陰の表に寒えがあり、裏は熱している。それと少陽とは相互に表裏の関係にあるので、沈黙して食欲がなく、胸満し、煩躁し、嘔吐するなどの証は相同する。この章を見ると、また私の説が誤っていないことを証拠とするには充分である。柯韵伯は、「これは、少陽の半表半裏の裏症である。微かである場合は小柴胡湯を用いてこれを調和し、深い場合は大柴胡湯を用いてこれを攻下する」と言う。この説は、必ずしもそうではない。ただ、少陽と表裏の関係にある意は、見るべきである。

程氏は言う。食欲がないのは寒に属しているようであるが、煩躁をもってそれが熱であることが解る。この条文の下半分で「小便が通利し、色が白である」と言えば、上半分では小便は短かく、色が赤いことを知るべきである。これは、本題の中の二つの主眼である。沈黙して食欲がないのと食事を摂取したくなるのとは、二つの主眼である。胸脇が満ちて煩躁するのと熱が除かれるのとは、二つの主眼である。「熱」の字は、煩躁などの証があることを含んでいる。専ら発熱の熱を指すのではない。

《医宗金鑑》に言う。これは、厥陰病で陰陽が錯雑する軽病である。即ち、本論の中の「熱が微かである場合は、厥冷もまた微かである（335）」の証である。

周氏は言う。この条は、二つの段落に区分して看る。一つが軽く、一つが重いのは、始めに明瞭である。そうでなければ、断じて前の軽いものが後に忽ち重くなる道理はない。

【解説】　本条文は、厥陰病に罹患し、裏に熱があり、外に厥冷が見われる熱厥証と二種類の転機について論述している。

厥陰病に罹患し、熱が微かに内に欝滞すると、発熱は少なくなり、厥冷もまた微かになり、僅かに指頭が寒え、沈黙して食欲がなく、煩躁する。**嘿嘿**は無言のことを言い、飲食を望まない貌である。数日が経過し、内熱が除かれ、陰陽が自ら調和すると、以前は小便が困難であったが今は既に通利し、尿の色は赤かったが今は白くなり、食欲はなかったが今は食欲がある。そこで、病は治癒する。一方、熱の潜伏がより甚だしくなると、以前は厥冷が微かであったが今は更に厥冷し、ただ指頭が寒えるだけではなく、沈黙して食欲がない上に嘔吐が加わり、煩躁する上に胸脇の脹満が加わる。本証は、必ずこれを攻下すべきである。もし本証を破陽行陰しない場合は、熱邪が太過になるので、その後は必ず下血になる。

【原文】　病者手足厥冷、言我不結胸。小腹満、按之痛者、此冷結在膀胱関元也。(340)
【本文】　病者手足厥冷し、我結胸せずと言う。小腹満し、之を按じて痛む者は、此れ冷結んで膀胱関元に在るなり。
【通釈】　病人は手足が厥冷し、私は結胸証ではないと言う。ただ少腹が脹満し、これを按じて痛む場合は、これは冷えが結んで膀胱と関元穴に位置する下焦の小腹にある。
【本文】　此れ、下焦に冷え結ぶに因りて四支厥逆する者を論ず。「我…言う」の二字は、疑うらくは剰文なり。病者、手足厥冷して結胸せずは、是れ上焦満せずして小腹満し、之を按じて痛むを謂うなり。下焦は、生気の源と為す。冷え此に結ぶは、陽気四支に達せざる所以なり。柯氏曰く、「当に結胸に熱厥の者有るを知るべし」と。関元は、任脈穴なり。臍下三寸に在り。案ずるに、膀胱関元は、総じて下焦を指して言う。《経》に「熱膀胱に結ぶ（106）」と曰い、《金匱・水気篇》に「結は関元に在り」、又《婦人篇》に「病関元に在り」と云うは、並びに是の義なり。
　令韶張氏曰く、膀胱、関元は、倶に小腹の内に在り。冷此に結ぶ。故に満ち且つ痛むなり。治法は宜しく下焦を温暖にし陰翳を祛《のぞ》くべきなり。
【語釈】　○《金匱・水気篇》：《金匱要略・水気病脈証并治第十四》の第21条を参照。　○《婦人篇》：《金匱要略・婦人雑病脈証并治第二十二》の第8条を参照。第8条では、「痛み関元に在り」に作る。　○陰翳：かげる。くらくなる。
【通釈】　これは、下焦に冷えが結ぶことによって四肢が厥逆する場合を論じている。「我は…言う」の二字は、恐らくは余剰の文字である。病人は手足が厥冷するが、結胸証がないのは、上焦は脹満せずに少腹が脹満し、これを按じて痛むことを言う。下焦は、生気の源である。冷えがここに結ぶのは、陽気が四肢に到達しない理由である。柯氏は、「結胸証では、熱厥する場合があることを知るべきである」と言う。関元は、任脈の経穴である。臍下三寸にある。案じるに、膀胱関元は、総じて下焦を指して言う。《経》では「熱が膀胱に結ぶ（106）」と言い、《金匱要略・水気篇》では「結は関元にある」とあり、また《金匱要略・婦人篇》では「病は関元にある」と言うのは、並びにこの義である。

令韶張氏は言う。膀胱と関元は、ともに少腹の内にある。冷えがここに結ぶ。そこで、脹満してかつ痛む。治療法は、下焦を温暖にして陰翳を除くべきである。

【解説】　本条文は、厥陰病に罹患し、冷えが下焦に結んで引き起こされる四肢の厥逆について論述している。

「我…言う」の二字は、恐らくは余剰の文字である。「病者、手足厥冷して結胸せず」は、上焦は脹満しないが、少腹は脹満し、これを按じて痛むことを言う。関元は任脈の経穴であり、臍下三寸にある。膀胱、関元は、総じて下焦を指して言う。下焦は、生気の源である。冷えが下焦に結ぶと、陽気が四肢に到達しなくなるので、四肢は厥逆する。

【原文】　傷寒発熱四日、厥反三日、復熱四日、厥少熱多者、其病当愈。四日至七日熱不除者、必便膿血。(341)

【本文】　傷寒、発熱すること四日、厥すること反って三日、復た熱すること四日、厥少なく熱多き者は、其の病当に愈ゆべし。四日より七日に至りて熱除かざる者は、必ず膿血を便す。

【通釈】　傷寒に罹患し、発熱が四日出現し、その後四肢の厥逆が反って三日出現し、また発熱が四日出現し、厥冷が少なく、発熱が多い場合は、その病は治癒するはずである。もし発熱が四日より七日に至って除かれない場合は、必ず膿血便になる。

【本文】　以下の二節は、厥と熱の多少を以てして病の愈ゆると未だ愈えざるとを験するなり。「傷寒、発熱すること四日、厥すること反って三日、復た熱すること四日」は、是れ陰陽互勝なり。或は厥し、或は熱して熱多く厥少なきは、陽勝ち、陰退く。故に其の病当に愈ゆべきなり。当に愈ゆべくして愈えず、自ら復た熱すること四日の後より七日に至って熱仍お除かざれば、則ち陽気太過、熱内に鬱して必ず膿血を便す。

秦氏曰く、此の章、厥少なく、熱多くして除かざれば、必ず膿血を便すを重ねて申す。見る可し、熱病に陰を回らし、陰証に陽を回らすは、均しく過と不及を怕るるを。

程氏（知）曰く、此れ即ち厥陰往復の機、陰陽進退の義を知る。厥陰の重んずる所は陽に在るを明かせば、則ち厥陰の大旨は昭然たり。
【語釈】　○昭然：あきらかなさま。
【通釈】　以下の二節は、厥冷と発熱の日数の多少をもって病が治癒するのか、いまだ治癒しないのかを調べている。「傷寒に罹患し、発熱が四日出現し、厥冷が反って三日出現し、また発熱が四日出現する」は、陰陽互勝証である。あるいは厥冷し、あるいは発熱し、発熱が多く、厥冷が少ない場合は、陽が勝ち、陰が退く。そこで、その病は治癒するはずである。治癒するはずであるが治癒せず、自然にまた発熱が四日出現し、その後七日に至って発熱がなお除かれない場合は、陽気が太過になり、熱が内に欝滞するので、必ず膿血便になる。
秦氏は言う。この章は、厥冷が少なく、発熱が多くなって除かれない場合は、必ず膿血便になることを重ねて述べている。熱病で陰を回らせ、陰証で陽を回らせる場合は、均しく太過と不及を恐れることを見るべきである。
程氏（知）は言う。これは、厥陰で往復する機転と陰陽が進退する義が解る。厥陰が重んじる所は陽にあることを明らかにする場合は、厥陰の大旨は明白である。
【解説】　本条文は、陰陽互勝証の予後について論述している。
厥陰病に罹患して陰陽互勝証が発生し、発熱が四日出現し、厥冷が反って三日出現し、また発熱が四日出現する場合は、発熱の日数が多く、厥冷の日数が少ない。本証は、陽が勝ち、陰が退くので、病は治癒する。一方、病は治癒せず、また発熱が四日出現し、その後七日に至って発熱が除かれない場合は、陽気が太過になり、熱が内に欝滞するので、必ず膿血便になる。

【原文】　傷寒、厥四日、熱反三日、復厥五日、其病為進。寒多熱少、陽気退、故為進也。(342)
【本文】　傷寒、厥すること四日、熱すること反って三日、復た厥すること五日、其の病進むと為す。寒多く熱少なく、陽気退くが故に進むと為すなり。
【通釈】　傷寒に罹患し、厥冷が四日出現し、発熱が反って三日出現し、また厥冷が五日出現する場合は、その病は進行する。寒えが多く、熱が少なく、陽気が退くので、病は進行する。
【本文】　此れ、上条に反して言う。「傷寒、厥すること四日、熱すること反って三日、復た厥すること五日、其の病進むと為す」は、蓋し陽勝てば則ち熱し、陰勝てば則ち寒ゆ。此れ、寒多く熱少なし。陽気退くに非ざれば、而ち何ぞや。故に病進むと為すなり。「進む」は、加重を謂うなり。

程氏曰く、熱多く厥少なきは、陽勝つと為すを知る。陽勝てば、病当に愈ゆべし。厥多く熱少なきは、陰勝つと為すを知る。陰勝てば、病日に進む。熱後ろに在りて退かざれば、則ち陽過ぐると為す。陽勝に過ぐれば、而ち陰復すること能わず、遂に便血、諸々の熱証有り。厥後ろに在りて退かざれば、則ち陰過ぐると為す。陰勝に過ぐれば、而ち陽復すること能わず、遂に亡陽、諸々の死証有り。所以に二者を調停する治法は、須く陰陽進退の機に合すべし。陽勝てば下すに宜しく、陰勝てば温むるに宜し。若し之を早きに図らざれば、坐ろに陰をして竭くさしめ、陽をして亡わしむれば、其の死するは必ずなり。

喩氏曰く、陰陽進退の義を以て互いに其の旨を挙ぐること躍然たり。

【語釈】　○陽勝に過ぐれば：《傷寒論疏義》では「勝勝に過ぐれば」に作る。最初の「勝」の字を「陽」の字に訂正する。　○躍然：おどりあがるさま。いきいきしたさま。

【通釈】　これは、上条に反して言う。「傷寒に罹患し、厥冷が四日出現し、発熱が反って三日出現し、また厥冷が五日出現する場合は、その病は進行する」は、思うに陽が勝つ場合は発熱し、陰が勝つ場合は寒える。これは、寒が多く熱が少ない。陽気が退くのでなければ、何であろうか。そこで、病は進行する。「進む」は、加重することを言う。

程氏は言う。発熱が多く、厥冷が少ないのは、陽が勝つことが解る。陽が勝つと、病は治癒するはずである。厥冷が多く、発熱が少ないのは、陰が勝つことが解る。陰が勝つと、病は日に進む。熱が後ろにあって退かない場合は、陽が過ぎる。陽が勝に過ぎると、陰は回復できず、遂に下血や諸々の熱証がある。厥冷が後ろにあって退かない場合は、陰が過ぎる。陰が勝に過ぎると、陽は回復できず、遂に亡陽や諸々の死証がある。そこで、二者を調停する治療法は、陰陽が進退する機転に合わせるべきである。陽が勝つ場合は下すのがよく、陰が勝つ場合は温めるのがよい。もしこれを早期に図らない場合は、次第に陰が尽き、陽が亡われるので、必ず死亡する。

喩氏は言う。陰陽が進退する義をもって互いにその主旨を挙げるのは、活き活きとしている。

【解説】　本条文は、厥熱互勝証で予後が不良の病証について論述している。

「進む」は、病が加重することを言う。厥熱互勝証では、陽が勝つと発熱し、陰が勝つと寒える。傷寒に罹患し、厥冷が四日出現し、発熱が反って三日出現し、また厥冷が五日出現する場合は、寒えが多く、熱が少ない。本証は、陽気が退いた状態にある。そこで、病は進行する。

【原文】　傷寒六七日、脈微、手足厥冷、煩躁、灸厥陰。厥不還者、死。(343)
【本文】　傷寒六七日、脈微、手足厥冷し、煩躁するは、厥陰に灸す。厥還らざる者は、死す。
【通釈】　傷寒に罹患して六七日が経過し、脈が微になり、手足が厥冷し、煩躁する場合は、厥陰に灸をすえる。灸をすえた後に厥冷が還らない場合は、死亡する。
【本文】　此れより以下の六節は、皆不治の死証を論ず。傷寒六七日は、病既に深し。脈微なれば、則ち陽気大いに虚す。手足厥冷すれば、則ち寒邪肆《し》逆す。故に陰盛んにして其の陽に迫れば、而ち煩躁を為す。此れ、当に温経復陽の外に兼ねて厥陰に灸して以て其の陽を通ずべし。灸して厥還らざれば、陽気絶するなり。死するのみ。案ずるに、此れ厥陰危うく劇しきの証、少陰の藏厥と頗る相似す。故に亦死を主る。陳亮斯曰く、「関元、気海の如きは近し」は是なり。前注に或は以て厥陰の経穴に灸すと為す者は、之を失す（案ずるに、関元、気海は、厥陰の経穴に非ず。是れ猶太陽の風池、風府を指すと例を同じくするがごとし）。
　方氏曰く、灸は陽を通ずる所以なり。陽回らず。故に法に於いて死を主るなり。
【語釈】　○肆：ほしいまま。かってきまま。　○厥陰の経穴に灸す：張令韶は、「厥陰に灸をすえる場合は、榮穴、関元、百会などの所に灸をすえるべきである。榮は、行間穴である。足の大指の中縫の間にある。会は、章門穴である。季脇の端にある。即ち、厥陰と少陽が会する所である。関元は、臍下の三寸にある。足三陰の経脈が会する所である。百会は、頂上の中央にある。厥陰と督脈が会する所である《傷寒論浅註補正》」と言う。
【通釈】　これより以下の六節は、皆不治の死証を論じている。傷寒に罹患した六七日目では、病は既に深い。脈が微である場合は、陽気が大いに虚している。手足が厥冷する場合は、寒邪が恣に逆上している。そこで、陰が盛んになってその陽に迫ると、煩躁を生じる。これは、温経復陽する外に兼ねて厥陰に灸をすえてその陽気を通じるべきである。灸をすえて厥冷が還らない場合は、陽気は途絶えている。死亡するだけである。案じるに、これは厥陰病の危険で劇しい証であり、少陰病の藏厥証と頗る類似する。そこで、また死を主る。陳亮斯が「関元、気海のようなものが近い」と言うのは、正しい。前の注釈で、あるいは厥陰の経穴に灸をすえるとするのは、間違いである（案じるに、関元と気海は厥陰の経穴ではない。これは、丁度太陽病では風池と風府を指すのと例が同じであるようなものである）。

方氏は言う。灸は、陽気を通じる手段である。陽気が回らない。そこで、道理からすると、死を主る。

【解説】　本条文は、厥陰病の死証について論述している。

傷寒に罹患して六七日が経過した時点では、病は既に深くなっている。即ち、厥陰病に罹患し、陽気が大いに虚すと、脈は微になる。寒邪が恣に逆上すると、手足は厥冷する。陰寒が旺盛になり、陽気に迫ると、煩躁が出現する。本証の治療は、温経復陽する外に兼ねて厥陰に灸をすえて陽気を通じる。厥陰は関元穴や気海穴のようなものを指し、厥陰の経穴を指すのではない。灸をすえた後、四肢の厥冷が回復しない場合は、陽気が途絶えているので、死亡する。

【原文】　傷寒、発熱、下利、厥逆、躁不得臥者、死。(344)

【本文】　傷寒、発熱し、下利し、厥逆し、躁して臥すを得ざる者は、死す。

【通釈】　傷寒に罹患し、発熱し、下痢し、四肢が厥逆し、躁がしく動いて安臥できなくなる場合は、死亡する。

【本文】　此れ、下利厥逆の死証なり。傷寒、発熱すれば、応に利止むべし。今発熱して利止まず、更に厥逆を加うるは、陰盛んにして陽を格めばなり。而して躁擾し臥すを得ざるは、即ち前の所謂「暫くも安き時無し（338）」なり。此れ、其の発熱は虚陽浮越すの候と為し、陽回るの熱に非ざるなり。故に亦死を主る。

程氏曰く、厥陰は発熱を以て佳き兆しと為す。此の熱を認めて陽熱の佳き兆しと為し、遂に凶機と成るは、病気に非ざるなり。人事有るなり。

【語釈】　○凶機：凶は、禍。不吉。機は、機転。

【通釈】　これは、下痢して厥逆する死証である。傷寒に罹患し、発熱する場合は、下痢は停止するはずである。今発熱するが、下痢は停止せず、更に厥逆を加えるのは、陰が盛んになって陽を格むからである。そして躁がしく乱れて臥せることができなくなるのは、前のいわゆる「暫くも安らかな時がない（33

8）」である。これは、発熱は虚陽が浮越する徴候であり、陽が回復する熱ではないので、また死を主る。

程氏は言う。厥陰は、発熱するのがよい兆しである。この熱を認めて陽熱のよい兆しであるとし、遂に不吉な転機となるのは、病気が原因ではなく、人事である。

【解説】　本条文は、厥陰病に罹患し、下痢して厥逆する死証について論述している。

一般に厥陰病に罹患し、発熱する場合は、陽気が回復するので、下痢は停止するはずである。一方、陰寒が旺盛になり、陽気を拒むと、虚陽が浮越するので、発熱するが、下痢は停止せず、更に厥逆する。本証に見られる発熱は、陽気が回復する場合の発熱ではない。そこで、本証は死を主る。

【原文】　傷寒、発熱、下利至甚、厥不止者、死。(345)

【本文】　傷寒、発熱し、下利甚だしきに至り、厥止まざる者は、死す。

【通釈】　傷寒に罹患し、発熱し、下痢が甚だしくなり、厥冷が停止しない場合は、死亡する。

【本文】　此れも又上章を承けて言う。発熱すれば、則ち陽気已に回り、厥利当に止むべし。而るに今反って下利甚だしきに至り、厥逆止まず。此れ、啻《ただ》虚陽発露するのみならず、真陽も亦絶すれば、乃ち「躁して臥すを得ず（344）」の証無しと雖も、均しく必ず死す。

程氏曰く、須く歩歩危機有るを防ぐべし。蓋し、陰竭くれば則ち陽必ず脱すればなり。

【語釈】　○歩歩：一歩一歩。ひとあしひとあし。

【通釈】　これもまた上章を承けて言う。発熱する場合は、陽気は既に回復しているので、厥冷と下痢は停止するはずである。ところが、今反って下痢が甚だしくなり、厥逆して停止しなくなった。これは、ただ虚陽が発露するだけではなく、真陽もまた途絶えているので、「躁がしくなって安臥できない（344）」という証はないが、均しく必ず死亡する。

程氏は言う。一歩一歩危機があるのを防ぐべきである。思うに、陰が竭きる場合は、陽が必ず脱するからである。

【解説】　本条文は、厥陰病に罹患し、発熱し、下痢が甚だしくなり、厥冷が停止しない死証について論述している。

厥陰病に罹患し、陽気が回復する場合は、発熱し、厥冷と下痢は停止するはずである。一方、陰寒が旺盛になって虚陽が発露し、真陽もまた途絶える場合は、発熱し、下痢は反って甚だしくなり、厥逆は停止しなくなる。そこで、本証は必ず死亡する。

【原文】　傷寒六七日、不利、便発熱而利、其人汗出不止者、死。有陰無陽故也。(346)
【本文】　傷寒六七日、利せず、便ち発熱して利し、其の人汗出でて止まざる者は、死す。陰有りて陽無きが故なり。
【通釈】　傷寒に罹患して六七日が経過し、下痢は出現しなかったが、その後発熱して下痢し、その人は汗が出て停止しない場合は、死亡する。陰があって陽がないからである。
【本文】　此れ、初め下利せず、後に発熱して利すの死証なり。傷寒六七日、発熱無くして利せざる者は、病陰に発すと雖も、陽気未だ敗れず。猶能く吾を支えるがごときなり。魏氏、「此れ、必ず陽微の証を他端に見わす」と曰う是なり。此の時に当たり、急ぎて温経復陽すれば、仍お挽回す可し。粗工知らず、遷延担閣し、便ち以て発熱と利とを致し、驟《しゅう》然として並び至る。是れ真陽飛越して真陰も亦竭く。之に加えて汗出でて止まざれば、則ち陽気外脱し、復た収む可からず。仲師之を断じて曰く、「陰有りて陽無きが故なり」と。陽既に其の宅を守らずして陰自ら裏に独りなれば、安くんぞ死せざるを得んや。

秦氏曰く、「利せず」は即ち初起発熱せずの互辞なり。

令韶張氏曰く、王繹堂は「厥陰病、発熱するは、死せず。此の三節、発熱するも亦死する者は、首節は「躁して臥すを得ず（344）」に在り、次節は「厥止まず（345）」に在り、三節は「汗出でて止まず（346）」に在り」と曰う。
【語釈】　○担閣：ぐずぐずする。遅延。
【通釈】　これは、初めは下痢しないが、後に発熱して下痢する死証である。傷寒に罹患して六七日が経過し、発熱はなく、下痢しない場合は、病は陰に発生するが、陽気はいまだ敗れていない。丁度よく自分を支えるようなものである。魏氏が「これは、必ず陽が微かな証を他の所に見わしている」と言うのは、正しい。この時に当たり、急いで温経復陽する場合は、なお挽回することができる。粗工は原因が解らず、遷延して遅延し、その後に発熱と下痢を引き起こし、症状は突然並んで出現した。これは、真陽が飛越し、真陰もまた竭きている。これに加えて汗が出て止まらない場合は、陽気が外に脱し、また収めることができない。仲師は、これを断定して「陰があり、陽がないからである」と言う。陽が既にその宅を守らず、陰が自ら裏で独りいる場合は、どうして死なないでおられようか。

秦氏は言う。「下痢しない」は、初期に発熱しないの互辞である。

令韶張氏は言う。王繹堂は、「厥陰病で発熱する場合は、死亡しない。この三節で発熱するが、また死亡するのは、重点が首節では「躁がしくなって安臥できない（344）」にあり、次節では「厥冷が停止しない（345）」にあり、三節では「汗が出て停止しない（346）」にある」と言う。

【解説】　本条文は、厥陰病に罹患し、初めは下痢しないが、後に発熱して下痢する死証について論述している。

厥陰病に罹患して六七日が経過するが、陽気がまだ敗れていない場合は、発熱はなく、下痢も出現しない。もしこの時に急いで温経復陽する場合は、衰微した陽気はなお挽回することができる。一方、粗工は原因が解らず、病が遷延し、治療が遅延すると、真陽が飛越し、真陰もまた竭きるので、その後に発熱と下痢が同時に出現する。陽気が外に脱して収めることができなくなると、更に汗が出て止まらなくなる。本証は、陰が裏で旺盛になり、陽がその宅を守れずに飛越した状態にある。そこで、本証は死亡する。

【原文】　傷寒五六日、不結胸、腹濡、脈虚、復厥者、不可下。此亡血。下之死。(347)

【本文】　傷寒五六日、結胸せず、腹濡、脈虚し、復た厥する者は、下す可からず。此れ亡血なり。之を下せば死す（濡は軟と同じ）。

【通釈】　傷寒に罹患して五六日が経過し、結胸証はなく、腹は柔軟であり、脈が虚し、また厥冷する場合は、下すべきでない。これは、亡血である。これを下すと、死亡する（濡は軟と同じである）。

【本文】　此れ、誤下の死証を論ず。傷寒五六日、外に陽証無く、内に胸腹の証無く、脈虚し、復た厥するに、固より下す可からざるは、必ずなり。惟だ其の人亡血するを以ての故に津液内に燥き、大便枯れて濇るを、熱厥と誤認して之を下せば、則ち死す。或るひと曰く、「前の「病者手足厥冷す」の条（340）を照らせば、「腹濡」は当に「腹満」に作るべし。此の証、果たして是れ腹濡なれば、則ち誰か復た下す者ならんや。乃ち、人をして疑誤せしむる處は、正しく腹満に在り。此れ禁を致す所以なり」と。是の説理有り。

程氏曰く、諸々の四逆厥するの下す可からざる者は、已条（330）にして之を析す。更に言うを得たるは、夫れ「虚家も亦然り（330）」の故なり。

《金鑑》に曰く、大病汗して後、産婦亡血の家は、多く此の証有り。

山田宗俊曰く、「濡」の字、程応旄の改めて「満」に作るは是なり。

【語釈】　○之を下せば、則ち死す：尤在涇の《傷寒貫珠集》では、「傷寒に罹患して五六日が経過し、邪気が裏に伝わり、上にある場合は結胸を生じ、下にある場合は腹満を生じて実する。もし結胸がなく、腹は軟弱で脈がまた虚す場合は、表裏上下にいずれも結聚がなく、その邪は既に解されている。解されている場合は、その人はまた厥冷しないはずである。ところが、反って厥冷する場合は、陽熱が深く入るのではない。即ち、血が不足して四肢の末端を栄養しないからである。これは補うのがよく、下すべきでない。これを下すと、その虚を虚すことになる。《玉函》では、「虚している場合に重ねて瀉すと、その気は途絶える」と言う。そこで、死亡する」とある。

【通釈】　これは、誤下した後の死証を論じている。傷寒に罹患して五六日が経過し、外に陽証がなく、内に胸腹部の証がなく、脈が虚し、また厥冷する場合が固より下すべきでないのは、必ずそのようである。ただ、その人が亡血するので、津液が内に燥き、大便が枯れて渋るが、熱厥と誤認してこれを下す場合は、死亡する。ある人は、「前の「病人は手足が厥冷する」の条（340）を参照すると、「腹濡」は「腹満」に作るべきである。この証が果たして腹部が軟弱である場合は、誰がまた下すのであろうか。即ち、人に疑わせ誤らせる所は、正しく腹満にある。これが禁忌とする理由である」と言う。この説は、道理がある。

程氏は言う。諸々の四逆で厥冷する場合に下すべきでないのは、今までの条文（330）でこれを解析した。ここで更に言うのは、そもそも「虚した人もまたそのようである（330）」であるからである。

《医宗金鑑》に言う。大病で発汗した後や産婦で血を亡った人は、多くこの証がある。

山田宗俊は言う。「濡」の字を程応旄が改めて「満」に作るのは、正しい。

【解説】　本条文は、厥陰病に罹患し、血が亡われて厥冷する場合の下法の禁忌について論述している。

厥陰病に罹患して五六日が経過し、外は陽証がなく、内は胸部や腹部の証がなく、血が亡われて脈が虚し、また四肢が厥冷する場合は、固より下すべきでない。本証は、亡血することによって津液が内に燥き、大便が枯れて渋った状態にある。もし本証を熱厥と誤認して下す場合は、重ねて陰血を失うので、死亡する。

【原文】　発熱而厥、七日下利者、為難治。(348)

【本文】　発熱して厥し、七日にして下利する者は、治し難しと為す。

【通釈】　発熱して厥冷し、七日目に下痢する場合は、治療が困難である。

【本文】　此れ、上文を総じて難治の証を掲ぐ。発熱して厥するは、則ち虚陽発露の熱なり。荏苒《じんぜん》七日、之に下利を加うれば、陽気全て竭く。玄武、四逆、白通等の湯と雖も、恐らくは未だ挽回すること能わず。故に「治し難し」と曰う。

隠庵張氏曰く、上文の五節は「熱」を言い、「厥」を言い、「下利」を言う。或は病五六日、或は病六七日なり。此の節、乃ち上文の死証の意を通承して言う。発熱して厥七日に至りて猶《ゆう》然として下利する者は、病未だ死せずと雖も、亦治し難しと為す。上文は死証の已に見わるを言い、此れは未だ死せざるの先機を言う。

劉茝庭曰く、仲景死証を挙ぐる者は、少陰特に多くして厥陰反って少なし。愚謂うに、此の理甚だ妙なり。人身は陽を以て重しと為す。厥陰は、則ち寒熱相い錯し、用薬顧忌《こき》する所有り。然して之を少陰の純寒に比すれば、猶陽存すること有るのみ。

【語釈】　○荏苒：歳月が長びくさま。のびのびになること。　○治し難し：《医宗金鑑》では、「発熱して厥冷が七日に至った。もし厥冷が回復し、下痢が止む場合は、自ら解するはずである。今発熱して厥冷が七日に至り、下痢が止まない場合は、治療し難い。思うに、上条は陰があって陽がないので、死を主る（346）。この条は、陰が盛んになって陽が回復しないので、治療し難い」とある。　○猶然：ゆったりとした様子。ゆるやかに遅い様子。　○顧忌：はばかる。遠慮する。

【通釈】　これは、上文を総合して難治の証を掲げている。発熱して厥冷する場合は、虚陽が発露する熱である。延び延びになって七日が経過し、これに下痢が加わる場合は、陽気が全て尽きている。玄武湯、四逆湯、白通湯などの湯液ではあっても、恐らくはいまだ挽回することができない。そこで、「治療し難い」と言う。

隠庵張氏は言う。上文の五節は、「発熱」を言い、「厥冷」を言い、「下痢」を言う。あるいは病は五六日であり、あるいは病は六七日である。この節は、上文の死証の意を通じて承けて言う。発熱し、厥冷が七日に至り、緩やかに下痢する場合は、病はいまだ死亡しないが、また治療し難い。上文は死証が既に見われていることを言い、これはいまだ死亡しない前兆を言う。

劉茝庭は言う。仲景が死証を挙げる場合は、少陰が特に多く、厥陰が反って少ない。私が思うには、この道理は甚だ巧妙である。人身は、陽を重視する。厥陰病は、寒熱が相互に錯雑し、用薬ははばかる所がある。そしてこれを少陰病の純寒に比較すると、なお陽気が存続することがあるだけである。

【解説】　本条文は、厥陰病の難治の証について論述している。

厥陰病に罹患し、陰寒が旺盛になり、虚陽が発露すると、発熱し、厥冷する。病が遷延して七日が経過し、陽気が全て尽き果てると、緩やかに下痢が加わる。そこで、治療は困難になる。

【原文】　傷寒、脈促、手足厥逆、可灸之。(349)

【本文】　傷寒、脈促、手足厥逆するは、之に灸す可し。

【通釈】　傷寒に罹患し、脈が促になり、手足が厥逆する場合は、これに灸をすえるべきである。

【本文】　此れ、少陰輔治の法を論ず。促は、短促を謂うなり。脈促なれば、則ち陽気跼蹐《きょくせき》すること知る可し。厥逆すれば、則ち陽気相い接続せず。故に温経復陽の外に於いて当に之に灸して以て陽気を助くべし。乃ち、其の治法なり。

汪氏曰く、真陽の気本動くは、寒の迫る所と為せば、則ち数にして促なり。此れ、理の勢いの必然なり。人は、但だ陰証の脈微遅、或は絶して至らざるを知る。此れ、其の常なり。今特に「脈促」と言う者は、此れ其の変なり。常と変とを合して能く之に通ずれば、以て医を言う可し。

【語釈】　○少陰輔治の法：汪苓友の《傷寒論弁証広注》では、「此の条は、厥陰が寒に中り、陰が極まり脈が促になるので、灸をすえるのがよい証である。促脈は、脈の到来が数で時に一回欠落しまた到来するのがこれである。元々は陽が極まる脈であるが、殊にいったい、陰寒が極まり、その陽気が脱しようとするのに迫ると、脈もまた促が見われる。ましてや外証はまた手足が厥逆するのはなおさらである。この時に直ちに湯薬を用いても、恐らくはまた助けることがない。そこで、急いでこれに灸をすえて陽気を助けるべきである」とある。

〇跼蹐：局天蹐地の略。天が高いのに身をかがめ、地が厚いのにぬき足さし足で歩く。非常におそれてびくびくするたとえ。

【通釈】　これは、少陰を輔治する方法を論じている。促は、短かく促いことを言う。脈が促である場合は、陽気がおびえていることを知るべきである。厥逆する場合は、陽気は相互に接続していない。そこで、温経復陽の外にこれに灸をすえて陽気を助けるべきである。即ち、これがその治療法である。

汪氏は言う。真陽の気が本で動くのは、寒が迫る所であるので、脈は数で促になる。これは、道理の勢いがそのようになる。人は、ただ陰証の脈は微遅、あるいは途絶えて至らなくなることだけを知っている。これがその常である。今特に「脈促」と言う場合は、これはその変である。常と変とを合わせてよくこれに通じる場合は、ともに医学を語ることができる。

【解説】　本条文は、厥陰病に罹患し、少陰を輔治する灸法について論述している。

脈促は、短く促いことを言う。厥陰病に罹患し、陽気が衰微すると、脈は促になる。陽気が相互に接続しなくなると、手足は厥逆する。本証の治療は、温経復陽する外に灸をすえて少陰の陽気を助ける。

【原文】　傷寒、脈滑而厥者、裏有熱。白虎湯主之。(350)

【本文】　傷寒、脈滑にして厥する者は、裏に熱有り。白虎湯之を主る。

【通釈】　傷寒に罹患し、脈が滑になり、四肢が厥冷する場合は、裏に熱がある。白虎湯がこれを主る。

【本文】　此れ、却って熱厥を論ず。凡そ四支厥逆する者は、脈当に沈細微遅なるべし。此れ、其の常なり。今則ち脈滑にして有力なれば、明らかに邪熱裏に在り、陽気を阻絶し四支に暢達するを得ずして厥す。是れ真熱仮寒と為す。然して内に実結無し。故に敢えて攻下を要《もと》めずして白虎湯を以て其の裏を清すれば、則ち瘳《い》ゆ。殆ど亦証を捨てて脈に従うの法なり。

隠庵張氏曰く、此の章、厥するに因るが故に復た《厥陰篇》の中に列す。厥陰の本病に非ざるなり。

【通釈】　これは、反って熱厥を論じている。およそ四肢が厥逆する場合は、脈は沈細微遅になるはずである。これがその常である。今、脈が滑で有力であれば、明らかに邪熱が裏にあり、陽気を阻絶して四肢に通達することができず、四肢は厥冷する。これは、真熱仮寒証である。そして内に実結がない。そこで、あえて攻下法を求めず、白虎湯を用いてその裏を清する場合は、病は治癒する。殆どまた証を捨てて脈に従う方法である。

隠庵張氏は言う。この章は、四肢が厥冷するので、また《厥陰篇》の中に配列する。厥陰の本病ではない。

【解説】　本条文は、厥陰病の熱厥証とその治療法について論述している。

厥陰病に罹患し、陽気が衰微して四肢が厥冷する場合は、一般に脈は沈細微遅になる。一方、厥陰病に罹患して熱厥証が発生する場合は、邪熱が裏にあって陽気を阻絶し、陽気が四肢に通達できなくなるので、脈は滑で有力になり、四肢は厥冷する。本証は、真熱仮寒証であり、内に実結がない。そこで、攻下法は使用せず、白虎湯を与えて裏を清する。

【原文】　手足厥寒、脈細欲絶者、当帰四逆湯主之。(351)

若其人内有久寒者、宜当帰四逆加呉茱萸生姜湯。(352)

【本文】　手足厥寒し、脈細にして絶せんと欲する者は、当帰四逆湯之を主る。

若し其の人内に久寒有る者は、当帰四逆加呉茱萸生姜湯に宜し（旧本は「若し其の人」より以下は、当帰四逆湯の方後に在りて別に一条と為す。今前文の例に照らして校して改む）。

【通釈】　手足が厥冷し、脈が細で途絶えようとする場合は、当帰四逆湯がこれを主る。

もしその人の内に内寒の宿疾がある場合は、当帰四逆加呉茱萸生姜湯を用いるのがよい。（旧本では、「もしその人」より以下は、当帰四逆湯の方後にあり、別に一条とする。今前文の例に照らして校正して改める）。

【本文】　此れ、四支厥逆に血虚を兼ぬる者の証治を論ず。手足厥寒なる者は、陽気外に虚し、四支を温むること能わざればなり。脈細にして絶せんと欲する者は、陰血内に弱く四支を充たすこと能わざればなり。当に四逆湯を以て其の真陽を温め復し、而して当帰を加えて以て其の血脈を栄養すべし。若し其の人平素より腹の内に沈寒有れば、更に呉茱萸、生姜を加えて以て之を温散するなり。

松陵徐氏曰く、内に久寒有るは、平素を指して言う。必ず問いに従いて之を得、或は另に現症有れば、乃ち據る可しと為す。

【語釈】　○当に四逆湯を以て其の真陽を温め復し、而して当帰を加えて以て其の血脈を栄養すべし：喜多村直寛は、銭天来、柯韵伯の説に従い、当帰四逆湯は四逆湯に当帰を加えた処方であるとする。銭天来の《傷寒溯源集》では、「四肢は、諸陽の本である。邪が陰経に入り、手足の厥冷を引き起こす場合は、真陽が衰弱していることを知るべきである。その脈が微細で途絶えようとする場合は、《素問・脈要精微論》では「脈は、血の府である」とあり、思うに気は血でなければ付着せず、血は気でなければ行らず、陽気は既に虚して衰え、陰血は自ら充実することができないので、四逆湯をもってその真陽を温めて回復し、当帰を加えてその陰血を栄養する。そこで、当帰四逆湯をもってこれを主る」とある。一方、この種の解釈は誤りであるとする説がある。章虚谷の《傷寒論本旨》では、「手足が厥寒し、脈が細で途絶えようとするのは、厥陰の気血両虚である。そこで、主るに当帰四逆湯をもって養血して経脈を通じる。もし内に久寒がある場合は、更に呉茱萸と生姜を加え、辛温で散寒する。思うに、肝は酸をもって体とし、辛をもって用とする。もし少陰病で手足が厥寒し、脈が細で途絶えようとする場合は、必ず下痢を兼ねるのであり、腎は胃の関門であり、関門である水門が固まっていないので、必ず乾姜附子湯や四逆湯などの湯液を用いる。厥陰のようなものは木に属して相火を挟むので、その下痢は邪熱が下に迫り、あるいは寒熱が錯雑して陽明が合わなくなることが原因である。そこで、熱利には白頭翁湯を用い、寒熱が錯雑する場合は烏梅丸であり、寒が多い場合は呉茱萸と生姜を加えれば充分である。もし大熱を過用する場合は、反って相火を助けて木を焚《や》く。柯韵伯はこの道理に不明であり、「既に四逆湯と名づける場合は、どうして乾姜と附子のないことがあろうか。呉茱萸に附子を配し、生姜が乾姜を佐けると、久寒はまさに去る」と言う。そして少陰の寒厥にはまさに姜附四逆湯を用い、その熱厥には四逆散を用いることが解っていない。また、どうして乾姜と附子を用いることができようか。その四逆は同じであるが、寒熱の違いがあれば、どうして必ず乾姜と附子を用いて、まさに四逆湯と名づけることができようか。何と甚だしく思わないのであろうか。かつ同じく承気湯と名づけるものも大、小、調胃の違いがあり、同じく瀉心湯と名づけても五種類の処方は各々に異なりがあるので、道理からすれば病変に随い、好ましい状況によって処方を施すものである。もし粗雑な見識によって仲景の方法を論じる場合は、ただその道理を発明できないだけではなく、反って後学を迷わせ惑わせるのであり、頼る所がなくなる」と指摘する。　○沈寒：寒気が久しく臟腑の中に停滞すること。

【通釈】　これは、四肢の厥逆に血虚を兼ねる場合の証候と治療法を論じている。手足が厥寒するのは、陽気が外に虚し、四肢を温めることができなくなるからである。脈が細で途絶えようとするのは、陰血が内に弱まり、四肢を充たすことができなくなるからである。四逆湯を用いてその真陽を温めて回復し、当帰を加えてその血脈を栄養すべきである。もしその人が平素より腹の中に沈寒がある場合は、更に呉茱萸と生姜を加えてこれを温散する。

松陵徐氏は言う。内に久寒があるのは、平素を指して言う。必ず問診に従ってこれを得るが、あるいは別に現症がある場合は、それに頼るべきである。

【本文】　当帰四逆湯方

当帰（三両）　桂枝（三両、皮を去る）　芍薬（三両）　細辛（三両）　甘草（二両、炙る）　通草（二両）　大棗（二十五枚、擘く）

右七味、水八升を以て、煮て三升を取り、滓を去り、一升を温服し、日に三服す。

当帰四逆加呉茱萸生姜湯方

当帰（三両）　芍薬（三両）　甘草（二両、炙る）　通草（二両）　桂枝（三両、皮を去る）　細辛（三両）　生姜（半斤、切る）　呉茱萸（二升。○旧本は「呉」の字無し。今《玉函》成本に據りて補う）　大棗（二十五枚、擘く）

右九味、水六升、清酒六升を以て和し、煮て五升を取り、滓を去り、温め分かち五服す。

【通釈】　当帰四逆湯方

当帰（三両）　桂枝（三両、皮を除く）　芍薬（三両）　細辛（三両）　甘草（二両、あぶる）　通草（二両）　大棗（二十五枚、きざむ）

右の七味に水八升を用い、煮て三升を取り、滓を除き、一升を温服し、日に三回服用する。

当帰四逆加呉茱萸生姜湯方

当帰（三両）　芍薬（三両）　甘草（二両、あぶる）　通草（二両）　桂枝（三両、皮を除く）　細辛（三両）　生姜（半斤、切る）　呉茱萸（二升。○旧本では、「呉」の字がない。今《玉函》成本によって補う）　大棗（二十五枚、きざむ）

右の九味に水六升、清酒六升を用いて混和し、煮て五升を取り、滓を除き、温めて五回に分けて服用する。

【本文】　此の方、即ち四逆の本方に当帰を加うる者なり。脈細にして絶せんと欲するは、乃ち血虚に係る。此れ、当帰を加えて以て養血する所以なり。惟だ下利、煩躁等の証無し。故に白通の諸湯を用いず。本方は、必ず後人の錯に係れば、今竊かに訂正を為す。前注に回護停調して之が詮《せん》釈を為す者有り。抑も何ぞ矛盾すること此に至るや。案ずるに、《不可下篇》に云う、「下利し、脈大の者は、虚するなり。強いて之を下すを以ての故なり。設し脈浮革、爾《しか》るに因りて腸鳴する者は、当帰四逆湯に属す(166)」と。《金匱》に據れば、革は既に亡血の診と為す。況や証は下利し、腸鳴すれば、其の方中に固より姜附有るは又何ぞ疑いを得るをや。後方は、即ち呉茱萸は辛温にて内寒を散じ、生姜は辛熱にて陽気を行らすが故に之を加うるなり。

銭氏曰く、方名は四逆と曰うと雖も、方中は並びに姜附無し。知らず、何を以て陽気を挽回するを。是を以て疑い無きこと能わざるなり。恐らく是れ歴年久遠、散失遺亡し、後人の手に訛舛《かせん》するかは、未だ知る可からざるなり。従来《傷寒》を註する家は、委曲順解し、嘗て其の理を省察せざるは、何ぞ成氏の文に随いて釈に順うと異ならんや。

柯氏曰く、此の条の証は裏に在りと為す。当に是れ四逆なるべし。本方に当帰を加うるは、茯苓四逆の例の如し。若し反って桂枝湯を用いて表を攻むるは、誤る。既に四逆湯と名づくれば、豈姜附無きを得んや。

【語釈】　○此の方（当帰四逆湯）：許宏の《金鏡内台方議》では、「陰血が内に虚す場合は、脈を栄養することができない。陽気が外に虚す場合は、四肢の末端を温めることができない。そこで、手足は厥寒し、脈は細で途絶えようとする。そこで、当帰を用いて君とし、補血する。芍薬を臣とし、これを輔けて営気を養う。桂枝、細辛の苦をもって散寒温気して佐とする。大棗、甘草の甘を使とし、その中を益し、その不足を補う。通草の淡をもってその脈道と厥冷を通行する」とある。　○回護：遠慮してかばう。　○停調：調停の意か。

○詮釈：説きあかす。　○《金匱》：《金匱要略・血痺虚労病脈証并治第六》の第12条を参照。　○後方（当帰四逆加呉茱萸生姜湯）：許宏の《金鏡内台方議》では、「手足が厥寒するのは、陽気が外に虚し、四肢の末端を温めないからである。脈が細で途絶えようとするのは、陰血が内に虚し、脈を栄養しないからである。そこで、当帰四逆湯を与えて養血固陽する。もし内に久寒の症がある場合は、呉茱萸を加えて気を散じ、生姜は温経して陽気を行らせる」

とある。　○訛舛：誤りたがう。　○委曲：くわしくすみずみまでゆきとどいている。　○省察：よく調べて見る。反省してよく考える。

【通釈】　この処方は、四逆湯の本方に当帰を加えたものである。脈が細で途絶えようとするのは、血虚に係わる。これが当帰を加えて養血する理由である。ただ、下痢や煩躁などの証がない。そこで、白通湯などの諸々の湯液を用いない。本方は、必ず後人の誤りに係るので、今窃かに訂正する。前の注釈には遠慮してかばい、調停して解釈するものがあるが、抑もなんと矛盾してここに至るのであろうか。案じるに、《不可下篇》では、「下痢し、脈が大である場合は、虚している。強いてこれを下すからである。もし脈が浮革になり、これによって腸鳴が出現する場合は、当帰四逆湯証に属している(166)」と言う。《金匱要略》によれば、革脈は既に亡血を診断する。ましてや証は下痢し、腸鳴するので、その方中に固より乾姜と附子があるのは、またどうして疑うことがあろうか。後の処方では、呉茱萸は辛温で内寒を散じ、生姜は辛熱で陽気を行らせるので、これを加える。

銭氏は言う。方名は（当帰）四逆湯と言うが、方中には並びに乾姜と附子がない。いったい、何をもって陽気を挽回するのであろうか。ここをもって疑いがないとすることはできない。恐らくは長年に渡って内容が散逸して失われ、あるいは後人の手によって誤られたのかについては、いまだ知ることができない。従来より《傷寒論》を注釈してきた人は、隅々まで語句に従って解釈し、かつてその道理を詳しく考えないのは、成氏が文に随って解釈したのとどうして異なることがあろうか。

柯氏は言う。この条の証は、裏にある。これは、四逆湯であるはずである。本方に当帰を加えるのは、茯苓四逆湯の例のようなものである。もし反って桂枝湯を用いて表を攻めるのは、誤りである。既に四逆湯と名づける場合は、どうして乾姜と附子のないことがあろうか。

【解説】　本条文は、厥陰病に罹患し、四肢が厥逆し、血虚を兼ねる証候と治療法について論述している。

厥陰病に罹患し、陽気が外に虚し、四肢を温めることができなくなると、手足は厥寒する。陰血が内に弱まり、四肢を充たすことができなくなると、脈は細で途絶えようとする。本証は、陽気が衰微し、血虚を兼ねた状態にある。そこで、治療は当帰四逆湯を使用する。当帰四逆湯は、四逆湯に当帰を加えた処方である。方中の四逆湯は真陽を温めて回復し、当帰は血脈を栄養する。

もし病人は平素より腹部の中に沈寒がある場合は、当帰四逆湯に更に呉茱萸と生姜を加えてこれを温散する。

【原文】　大汗出、熱不去、内拘急、四肢疼、又下利厥逆而悪寒者、四逆湯主之。(353)
【本文】　大いに汗出で、熱去らず、内拘急し、四肢疼み、又下利厥逆して悪寒する者は、四逆湯之を主る（《聖恵方》に「腹内拘急」に作る）。
【通釈】　大いに汗が出たが、熱は去らず、腹部の中が拘急し、四肢が疼み、また下痢し手足が厥逆して悪寒がする場合は、四逆湯がこれを主る（《聖恵方》では、「腹内拘急」に作る）。
【本文】　此れ、過汗し厥逆するの証治を論ず。汗大いに出づれば、熱当に去るべし。今熱仍お去らざれば、則ち汗已に太過に、真陽脱せんと欲し、而して熱は邪表に鬱して熱するに非ざるを知るなり。内拘急する者は、腹内拘急するなり。《二十九難》に云う、「任の病為る、其の内結に苦しむ」と。《脈経》に云う、「婦人月水利せず、内は少腹急す」と。又《不可下篇》に「動気左に在れば、下す可からず。之を下せば、則ち腹内拘急す（126）」と。腹内は《脈経》に「腹裏」に作るは、以て互いに証す可きなり（《素問・陰陽応象論》の中の「満つる者は、之を内に寫す」は、王注に「内は腹内を謂う」と。孫光憲の《北夢瑣言》に「一丞郎、馬上に有り、内逼急し、逕《ただ》ちに溷軒《こんけん》に登る」と。《千金》に「帯下十二病、内強し」と。《翼方》に「腹強し」に作る）。拘急し、肢疼む者は、津虧けて血気利せざればなり。下利し、厥逆し、悪寒する者は、陽亡われて寒内に甚だしければなり。故に主るに四逆湯以て温経回陽す。

程氏曰く、此の証、大いに汗出で、熱去らざるは、何為《なにす》れぞ亡陽、死証の例に在らざる。知らず、亡陽は汗止まずして陽亡わるに由る。此の証、内拘急し、四肢疼むは、是れ汗已に止み、陽未だ亡われずして悪寒す。故に温法を行る可きなり。

松陵徐氏曰く、按ずるに、此の条の諸証、皆陰寒に属するは、固より弁じ易しと為す。惟だ「熱去らず（熱不去）」の三字は、則ち安くんぞ表邪未だ尽きざるに非ざるを知らん。即ち、悪寒するも亦安くんぞ太陽未だ罷まざるの悪寒に非ざるを知らん。惟だ下利し厥逆すれば、則ち所謂「急ぎて当に裏を救うべし」なり。其の表有り表無しとを論ぜずして扶陽するは、緩やかにす可からず。

【語釈】　○丞郎：侍従の官。　○溷軒：かわや。便所。　○強し：強固。○何為れぞ：どうして…か。

【通釈】　これは、発汗に過ぎて厥逆する証候と治療法を論じている。汗が大いに出る場合は、熱は去るはずである。今熱がなお去らない場合は、汗は既に太過になり、真陽は脱しようとし、熱は邪が表に欝滞して熱しているのではないことが解る。内が拘急するのは、腹の内が拘急することである。《難経・第二十九難》では、「任脈の病と言うものは、その内が結ばれて舒びなくなるのに苦しむ」と言う。《脈経》では、「婦人は月経が通利せず、内は少腹が拘急する」と言う。また、《不可下篇》では、「動気が左にある場合は、下すべきでない。これを下す場合は、腹の内が拘急する（126）」とある。「腹内」は《脈経》で「腹裏」に作るのは、互いに証拠とすべきである（《素問・陰陽応象大論》の中の「脹満する場合は、これを内に瀉す」は、王冰の注釈では「内は、腹の内を言う」とある。孫光憲の《北夢瑣言》では、「一人の丞郎が馬上にあり、内が迫って拘急したので、直ちに便所へ入った」とある。《千金》では、「帯下の十二病は、内は強固である」とある。《千金翼方》では、「腹が強い」に作る）。拘急し、四肢が疼むのは、津液が欠けて血気が通利しないからである。下痢し、厥逆し、悪寒がするのは、陽が亡われ、寒が内に甚だしくなるからである。そこで、主るに四逆湯をもって温経回陽する。

程氏は言う。この証で大いに汗が出て、熱が去らないのは、どうして亡陽する死証の例にないのであろうか。いったい、亡陽は、汗が停止せずに陽が亡われることによる。この証で内が拘急し、四肢が疼む場合は、汗は既に止み、陽はいまだ亡われずに悪寒がする。そこで、温法を行うべきである。

松陵徐氏は言う。按じるに、この条の諸証が皆陰寒に属しているのは、固より弁じ易い。ただ、「熱が去らない（熱不去）」の三字は、どうして表邪がいまだ尽きていないのではないことを知るのであろうか。即ち、悪寒がするのもまたどうして太陽病がいまだ停止しない場合の悪寒ではないことを知るのであろうか。ただ、下痢して厥逆する場合は、いわゆる「急いで裏を救うべきである」である。その表証があり、あるいは表証がないのを論じることなく、扶陽するのは、緩やかにすべきでない。

【解説】　本条文は、厥陰病を発汗して四肢が厥逆する証候と治療法について論述している。

一般に傷寒に罹患し、発汗して汗が多いに出る場合は、熱は去るはずである。

今厥陰病を誤汗して発汗が太過になると、真陽が脱しようとするので、発熱はなお去らなくなる。即ち、本証の発熱は、邪が表に欝滞することが原因ではない。「内拘急す」は、腹の内が拘急することを言う。発汗によって津液が欠け、気血が通利しなくなると、腹部の内が拘急し、四肢が痛む。陽気が亡われ、寒が内に甚だしくなると、下痢し、厥逆し、悪寒がする。そこで、四逆湯を与えて温経回陽する。

【原文】　大汗、若大下利而厥冷者、四逆湯主之。(354)
【本文】　大いに汗し、若しくは大いに下利して厥冷する者は、四逆湯之を主る。
【通釈】　大いに発汗し、あるいは大いに下した後、四肢が厥冷する場合は、四逆湯がこれを主る。
【本文】　此れ、上文の大いに汗すを承け、併せて大いに下すに及ぶなり。汗すと下すとは、内外殊なると雖も、其の津液を亡い、陽気を損するは、則ち一なり。陽気既に通ぜざるは、四支の厥逆を為す所以なり。当に四逆湯を与えて急ぎて其の寒を散じ、以て其の陽を回らすべし。案ずるに、此の条、「肢疼み、拘急す（353）」等の証を言わざるは、蓋し文を省けばなり。
【通釈】　これは、上文で大いに発汗するのを承け、併せて大いに下すのに及んでいる。発汗するのと攻下するのとは、内外は異なるが、それが津液を亡い、陽気を損傷するのは、同じである。陽気が既に通じなくなるのは、四肢が厥逆する理由である。四逆湯を与えて急いでその寒えを散じ、これによってその陽気を回らせるべきである。案じるに、この条で「四肢が疼み、腹部の内が拘急する（353）」などの証を言わないのは、思うに文を省くからである。
【解説】　本条文は、第353条を承けて、厥陰病に罹患し、大いに発汗し、あるいは大いに攻下した後の証候と治療法について論述している。

厥陰病に罹患し、大いに誤汗し、あるいは大いに誤下すると、いずれも津液が亡われ、陽気が損傷される。陽気が通じなくなると、四肢は厥逆する。そこで、急いで四逆湯を与えて散寒し、衰微した陽気を回復させる。

【原文】　病人手足厥冷、脈乍緊者、邪結在胸中、心下満而煩、飢不能食者、病在胸中。当須吐之。宜瓜蔕散。(355)
【本文】　病人手足厥冷し、脈乍ち緊の者は、邪結んで胸中に在り、心下満ちて煩し、飢ゆれども食すること能わざる者は、病胸中に在り。当に須く之を吐すべし。瓜蔕散に宜し。

【通釈】　病人は手足が厥冷し、脈が忽ち緊になる場合は、邪が結んで胸中にあり、心下は脹満して煩躁し、飢餓感はあるが、食事を摂取することができなくなる場合は、病は胸中にある。これを吐かせるべきである。瓜蔕散を用いるのがよい。

【本文】　此れ、胸中に邪結ぶに因りて厥逆を致す者を論じ、其の証相似するを以ての故に此の篇に列す。「病人」と曰う者は、蓋し明らかに厥陰の本証に非ざるなり。手足厥冷し、若し脈微にして細の者は、此れ陰寒の病を為すなり。今則ち脈乍ち緊の者は、此れ邪気と頑涎と相い結びて胸に在るの故なり。陽気は物の為に遏められて外達するを得ざるに由りて以て厥逆を致すなり。緊にして「乍ち」と曰うは、是れ即ち診る時の前後は緊ならず、倏《たちま》ち緊の形を現わすなり。其の証を考うるに、心下満して煩す。煩は、心下満するに因ること知る可し。飢ゆれども食すること能わざるは、実胃に在らざること知る可し。蓋し、胸邪窒塞すれば、食に於いて礙《さまた》ぐること有り。故に饑《う》ゆれども食すること能わざるなり。乃ち、此れを以て其れを定めて病胸中に在りと為すなり。夫れ陽は気を胸中より受く。胸中梗《ふさ》がるれば、何ぞ能く復た四末に達するや。是れ邪高く結ぶこと甚だし。故に瓜蔕散を与えて以て之を越えさせざるを得ず。此の条、条に掲ぐるの主証と頗る相似有るも、其の病源は則ち判然として途を殊にす。是を以て治法は霄壌《しょうじょう》として同じならず。廼ち、此に剟《けず》りて以て検対に備うる所以なり。案ずるに、《玉函》に「心下満」を「心中満」に作るは、是に似たり。又《可吐篇》に「乍ち緊」を「乍ち結」に作り、「邪結ぶ」を「客気」に作る。方氏曰く、「緊なる者は結の漸、結なる者は緊の劇」と。客気は、廼ち邪気なり。彼此《ひし》相い発して両つながら比し、軽重の意を見わす。

張氏曰く、手足厥冷は厥陰の「厥深ければ熱深し（335）」と相似す。其の脈乍ち緊なれば、則ち時に緊ならざること有り、殊に似ず。見る可し、痰結びて胸中に在り、気に随いて上下するを。故に脈緊時に緩にして煩満し食すること能わざるなり。

周氏曰く、脈乍ち緊と謂えば、則ち時に緊ならざること有りて兼ねて見わるの脈一ならずの意は言外に在り。

【語釈】　○頑：かたくなな。　○判然：はっきりしたさま。　○霄壌：天と地のように非常にへだたりのあるたとえ。　○検対：検は、しらべる。検討する。対は、こたえる。むくいる。対応する。　○漸：きざし。　○彼此：あれとこれ。

【通釈】　これは、胸中に邪が結ぶことによって四肢の厥逆を引き起こす場合を論じ、その証が類似するので、この篇に配列する。「病人」と言うのは、思うに明らかに厥陰の本証ではない。手足が厥冷し、もし脈が微で細である場合は、これは陰寒の病である。今脈が忽ち緊になるのは、これは邪気と頑涎が相互に結んで胸にあるからである。陽気は物に遏められて外に達することができないので、厥逆が引き起こされる。脈が緊で「乍ち」と言うのは、診断する時の前後は緊ではなく、忽ち緊の形が現われることである。その証を考えると、心下が脹満して煩躁する。煩は、心下が脹満することが原因であることを知るべきである。飢餓感はあるが、食事を摂取できなくなるのは、実が胃にないことを知るべきである。思うに、胸邪が窒塞すると、食事を妨げることがある。そこで、飢餓感はあるが、食事を摂取できなくなる。即ち、これによって病が胸中にあるとする。いったい、陽は気を胸中より受ける。胸中が塞がれる場合は、陽気はどうしてよくまた四肢の末端に達することがあろうか。これは、邪が高く結んで甚だしい。そこで、瓜蔕散を与えてこれを越させない訳にはいかない。この条は、今までの条文の中に掲げられてきた主証と頗る類似するが、その病源は明らかに途が異なる。ここをもって治療法は天地のように同じでない。即ち、ここに削って検討するのに備える理由である。案じるに、《玉函》で「心下満」を「心中満」に作るのは、正しいようである。また、《可吐篇》では「乍ち緊」を「乍ち結」に作り、「邪結ぶ」を「客気」に作る。方氏は、「緊は結の兆しであり、結は緊の劇しいものである」と言う。客気は、邪気である。あれこれと相互に述べて両者を比較し、軽重の意を見わしている。

張氏は言う。手足厥冷は、厥陰の「厥冷が深い場合は、熱が深い（335）」と類似する。その脈が忽ち緊になる場合は、時に緊にならないことがあって殊更類似しない。痰が結んで胸中にあり、気に随って上下することを見るべきである。そこで、脈は緊であるが時に緩み、煩躁し脹満して食事を摂取できなくなる。

周氏は言う。脈が忽ち緊であると言えば、時に緊でないことがあり、兼ねて見われる脈は一つでないの意が言外にある。

【解説】　本条文は、邪が胸中に結ぶことによって引き起こされる四肢の厥逆について論述している。

冒頭に「病人」と言えば、明らかに厥陰の本証ではない。即ち、本証の四肢厥逆は厥陰病の主証と類似するので、本条文はこの篇に配列されている。一般に手足が厥冷し、脈が微細であるのは、陰寒の病である。一方、邪気と頑涎が胸中に結ぶと、脈は忽ち緊になる。陽気が痰涎によって遏められて外に達することができなくなると、四肢は厥逆する。「脈乍ち緊」は、診断した時の前後では脈は緊でないが、忽ち緊脈が現れることを言う。胸邪が窒塞すると、心下が脹満するので、煩躁が出現し、食事を摂取できなくなる。飢餓感はあるが、食事を摂取できなくなるのは、胃実証がないことを言う。本証は、邪が胸中の高い部位に結んで甚だしい状態にある。そこで、瓜蔕散を与えてこれを越えさせる。

【原文】　傷寒厥而心下悸、宜先治水。当服茯苓甘草湯。却治其厥。不爾、水漬入胃、必作利也。(356)

【本文】　傷寒厥して心下悸するは、宜しく先ず水を治すべし。当に茯苓甘草湯を服すべし。却って其の厥を治せ。爾《しか》らざれば、水漬胃に入り、必ず利を作すなり。

【通釈】　傷寒に罹患し、四肢が厥冷して心下に動悸がする場合は、先ず水を治療すべきである。茯苓甘草湯を服用すべきである。その後、反ってその厥冷を治療すべきである。そうでない場合は、水飲が胃腸に入り、必ず下痢を発生する。

【本文】　此れ、厥逆に停水を兼ぬれば、宜しく先ず水を治すべしの義なり。《金匱》に「水心下に停まり、甚だしき者は、則ち悸す」と云い、《経》に「水を飲むこと多き者は、心下必ず悸す（127）」と云えば、則ち此の証必ず飲水多くして小便利せざるを知る。故に心下に停蓄して気道を阻絶するは、築築然として悸動する所以なり。是れ宜しく先ず其の水を治すべし。当に茯苓甘草湯を服して以て之を滲利すべし。然る後、却って其の厥を治せ。郭氏曰く、「四逆湯を以て厥を治す」と。爾らざれば、則ち水液已に流行せず、必ず漸く漬かりて腸胃に入りて下利を作す。蓋し、利作れば、則ち厥回らず。仲景、病を治するに毎に周《あまね》く審らかに顧慮すること此くの如し。案ずるに、茯苓甘草湯は即ち滲利の軽剤なり。故に太陽既に之を用い、厥陰も亦之を用うる者は、蓋し見証殊なると雖も、停水は則ち同じなるを以てなり。

成氏曰く、飲の悸を為すは、他邪より甚だし。余邪有りと雖も、必ず先ず悸を治せ。何となれば、水心下に停まるを以てなり。若し水気散ずれば、則ち之《ゆ》かざる所無し。肺を浸せば則ち喘を為し咳を為し、胃に伝われば則ち噯を為し噎を為し、皮膚に溢るれば則ち腫を為し、腸胃に漬かれば則ち利下を為せば、之を緩くす可からざるなり。厥は邪の深き者と為す。猶先ず水を治せ。況や其の邪気浅き者をや。

《金鑑》に曰く、此の証、小便不利を曰わずと雖も、小便不利の意は自ら在り。若し小便利すれば、則ち水停まらずして厥悸は陰寒に属す。豈宜しく発表利水すべきや。

汪氏曰く、仲景「胃中」と言う者は、即ち腸中なり。《陽明篇》に「胃中に燥屎五六枚有り（215）」と云うに據れば、則ち此の胃中なる者は腸中に非ずや。若し然れば、則ち是れ仲景「心下」と言う者は果たして胃脘に係り、「胃に入る」と言う者は即ち胃以下にして腸中に接するなり。

【語釈】　○《金匱》：《金匱要略・痰飲咳嗽病脈証并治第十二》の第12条を参照。　○顧慮：心配する。気づかう。

【通釈】　これは、厥逆に停水を兼ねる場合は、先ず水を治療すべきである義である。《金匱要略》では「水が心下に停まり、甚だしい場合は、動悸がする」と言い、《経》に「水を多く飲む場合は、心下は必ず動悸がする（127）」と言う場合は、この証では必ず飲水が多くて小便が不利になっていることが解る。そこで、水飲が心下に停まり蓄積して気の道を阻絶するのが、築築然としてぴくぴくと動悸がする理由である。これは、先ずその水を治療すべきであり、茯苓甘草湯を服用してこれを滲利すべきである。その後、反ってその厥冷を治療すべきである。郭氏は、「四逆湯をもって厥冷を治療する」と言う。そうでない場合は、水液は既に流行していないが、必ず漸く漬かって胃腸に入り下痢を生じる。思うに、下痢が生じる場合は、厥冷は回復しない。仲景が病を治療する度に周《あまね》く審らかに気遣うのはこのようなものである。案じるに、茯苓甘草湯は、滲利の軽剤である。そこで、太陽病では既にこれを用い、厥陰病でもまたこれを用いるのは、思うに見われる証は異なるが、停水が同じであるからである。

成氏は言う。飲が動悸を生じるのは、他の邪より甚だしい。余邪はあるが、必ず先ず動悸を治療すべきである。その理由は、水が心下に停まるからである。もし水気が散じる場合は、水は行かない所がない。水が肺を浸す場合は喘を生じ咳を生じ、胃に伝わる場合はげっぷを生じ噎を生じ、皮膚に溢れる場合は水腫を生じ、胃腸に漬かる場合は下痢を生じるので、治療を緩やかにすべきでない。厥冷は、邪気が深い場合である。なお先ず水を治療すべきである。ましてやその邪気が浅い場合はなおさらである。

《医宗金鑑》に言う。この証は、小便不利を言わないが、小便不利の意は自らある。もし小便が通利する場合は、水は停まらず、厥冷と動悸は陰寒に属している。どうして発表利水すべきであろうか。

汪氏は言う。仲景が「胃の中」と言うのは、腸の中のことである。《陽明篇》に「胃の中に燥屎が五六枚ある（215）」と言うのによれば、この「胃の中」は「腸の中」ではないだろうか。もしそうである場合は、仲景が「心下」と言うのは果たして胃脘に係わり、「胃に入る」と言うのは胃以下で腸中に接するところである。

【解説】　本条文は、厥陰病に罹患し、四肢の厥逆に停水を兼ねる場合の証候と治療法について論述している。

厥陰病に罹患し、水飲が心下に停滞して陽気を阻絶し、小便が不利になると、四肢は厥冷し、心下に動悸が出現する。本証の治療は、先ず茯苓四逆湯を用いてその水を滲利すべきであり、動悸が消失した後は例えば四逆湯を用いて厥冷を治療すべきである。もし四肢の厥逆を先に治療する場合は、水液が胃腸に漬かるので、必ず下痢が発生する。

【原文】　傷寒六七日、大下後、寸脈沈而遅、手足厥逆、下部脈不至、喉咽不利、唾膿血、泄利不止者、為難治。麻黄升麻湯主之。(357)

【本文】　傷寒六七日、大いに下して後、寸脈沈にして遅、手足厥逆し、下部の脈至らず、喉咽利せず、膿血を唾し、泄利止まざる者は、治し難しと為す。麻黄升麻湯之を主る。

【語釈】　○下部の脈：尺部の脈を指す。《医宗金鑑》では、「傷寒に罹患して六七日が経過し、邪が厥陰に伝わり、厥熱勝復する時に、医者は陰陽を詳らかにせず、大いにこれを下し、変証の中が寒えて下が竭きる壊証が引き起こされた。中が寒えるので、寸脈は沈遅であり、手足は厥逆する。下が竭きるので、尺脈は至らず、下痢が止まらなくなる」とある。一説に、足部の脈を指す。曹穎甫の《傷寒発微》では、「寒湿が下にあり、血分の熱の程度が益々低くなり、甚だしくなると下部の趺陽と太衝の脈が到達しなくなり、寒湿が甚だしくなる」とある。

【通釈】　傷寒に罹患して六七日が経過し、大いに下した後、寸脈は沈で遅になり、手足は厥逆し、下部の脈は触れず、咽喉が痛んで嚥下が困難になり、膿血を吐き、下痢が止まらなくなる場合は、治療は困難になる。麻黄升麻湯がこれを主る。

【本文】　此れ、却って陽虚厥逆の難治の証を挙げて、以て上文の傷寒を総結す。傷寒六七日は、邪気已に深し。大いに下すは、誤下するなり。寸脈沈にして遅、手足厥逆するは、陽気已に虚す。下部の脈至らずして泄利已まざるは、裏陰も亦竭く。況や咽喉利せず、膿血を唾すれば、則ち是れ虚火上を燔《や》き、孤陽将に亡われんとして擾乱するをや。此の時、急ぎて蔘附を用いて以て回陽するも尚救えざるを恐る。故に「治し難し」と曰えば、則ち仲景方治を立てざるは明らかなり。「麻黄升麻湯之を主る」の七字は、疑うらくは羨《せん》文なり。当に删り去るを是と為すべし。

【語釈】　○陽虚厥逆の難治の証：喜多村直寛は、陰寒が旺盛になり、陽気が虚して虚陽が上を焼く難治の証とする。本条文に関する諸家の説は、一定しない。張令韶の《傷寒論直解》では、「傷寒に罹患した六七日目は、陰より陽に出る時期である。粗工は大熱が解されないとして大いにこれを下し、その陽気を虚した。そこで、寸脈は沈遅になり、手足は厥逆する。下は陰である。下部の脈が至らないのは、陰が虚して上は陽に通じることができないからである。咽喉が不利になり、膿血を吐くのは、陽熱が上にあるからである。下痢が止まらないのは、陰寒が下にあるからである。そこで、治療は困難になる。升麻、麻黄、桂枝を与えて昇陽し、また茯苓、白朮、乾姜はその下痢を調える。当帰、白芍、天門冬、萎蕤を与えて膿血を止める。知母、黄芩、甘草を与えて咽喉を通利する。石膏の性は重であり、麻黄、升麻、桂枝を引いて直ちに裏陰より肌表に透達する場合は、陽気は下行し、陰気は上昇し、陰陽は調和して汗が出る」とあり、本証を上熱下寒証と理解する。　○羨：余り。

【通釈】　これは、反って陽気が虚して厥逆する難治の証を挙げ、これによって上文の傷寒を総括する。傷寒に罹患した六七日目は、邪気は既に深い。「大いに下す」は、誤下することである。寸脈が沈で遅になり、手足が厥逆する場合は、陽気は既に虚している。下部の脈が触れず、下痢が停止しない場合は、裏陰もまた竭きている。ましてや咽喉が通利せず、膿血を吐く場合は、虚火が上を焼き、孤陽が今にも亡われようとして乱れるのはなおさらである。この時に急いで人参、附子を用いて回陽しても、なお救えないことを恐れる。そこで、

「治療し難い」と言えば、仲景が治療法を立てないのは明らかである。「麻黄升麻湯がこれを主る」の七字は、恐らくは余分の文字である。削り去るのが正しいとすべきである。

【本文】　麻黄升麻湯方

麻黄（二両半、節を去る）　升麻（一両一分）　当帰（一両一分）　知母（十八銖）　黄芩（十八銖）　萎蕤《いずい》（十八銖、一に菖蒲に作る）　芍薬（六銖）　天門冬（六銖、心を去る）　桂枝（六銖、皮を去る）　茯苓（六銖）　甘草（六銖、炙る）　石膏（六銖、砕き、綿もて裹む）　朮（六銖）　乾姜（六銖）

右十四味、水一斗を以て、先ず麻黄を煮て一両沸し、上沫を去り、諸薬を内れ、煮て三升を取り、滓を去り、分かち温め三服す。相い去ること三斗米を炊く頃の如くにして、尽せしむ。汗出でて愈ゆ。

【通釈】　麻黄升麻湯方

麻黄（二両半、節を除く）　升麻（一両一分）　当帰（一両一分）　知母（十八銖）　黄芩（十八銖）　萎蕤（十八銖、一に菖蒲に作る）　芍薬（六銖）　天門冬（六銖、心を除く）　桂枝（六銖、皮を除く）　茯苓（六銖）　甘草（六銖、あぶる）　石膏（六銖、砕いて綿で包む）　朮（六銖）　乾姜（六銖）

右の十四味に水一斗を用い、先ず麻黄を煮て一二回沸騰させ、上に浮かんだ泡沫を除き、諸薬を入れ、煮て三升を取り、滓を除き、三回に分けて温めて服用する。服用間隔は三斗の米を炊く程度にし、次々と服用させる。汗が出ると病は治癒する。

【本文】　此の方と証とは相対せず。表発を専らにして復陽を疎にし、清潤を主として温経を少なくすれば、何を以て亡陽厥逆の急証を救わんや。且つ方中の薬味雑糅《じゅう》して絶えて他方と相い類せず。所謂「頭の上に頭を安んじ、雪の上に霜を加う」なり。是れ仲景の旧文に非ず、必ず後人の贋偽《にせいつわ》りに係る。今姑く其の旧を存して敢えて強いて解せず。

柯氏曰く、麻黄升麻湯、其の方味数多くして分両軽く、汗にて散ずるを重んじて温補を畏る。乃ち、後世粗工の伎、必ず仲景の方に非ざるなり。此の証、此の脈、急ぎて薑附を用いて以て回陽するも、尚救えざるを恐る。陽実を治するの品を以て亡陽の証を治す。是れ戈《ほこ》を操りて石を下す。敢えて其の汗出づるを望めば、而ち愈ゆるや。絶汗出でて死するは、是れ必ずとす可しと為す。仍お其の方を附して以て識者を俟つ。
【語釈】　○雑糅：いりまじる。いりみだれる。　○頭の上に頭を安んず：重複する。他人のまねばかりして発明のないこと。　○雪の上に霜を加う：泣きっ面に蜂。災いの上に更に災いが加わる。　○伎：わざ。はたらき。　○戈を操る：同室操戈の略。内輪喧嘩。内輪もめ。　○石を下す：落井下石の略。人の苦難に乗じて害を加える。人の弱みにつけ込む。首つりの足をひっぱる。○絶汗：脱汗。疾病の中の危険な時期で、陰陽が離決する時に見られる症状の一つ。
【通釈】　この処方と証は相互に対応しない。表を発するのを専らにして陽気を回復するのを疎《おろそ》かにし、清潤を主として温経を少なくするので、どうして亡陽して厥逆する急証を救うことがあろうか。かつ方中の薬味は入り乱れ、絶えて他の処方と類似しない。いわゆる「他人のまねばかりして、災いの上に災いを加える」ことである。これは、仲景の旧文ではなく、必ず後人の贋で偽りの文章に係わる。今姑くその旧を温存してあえて強いて解釈しない。
　柯氏は言う。麻黄升麻湯は、その方味は数が多いが、分量は軽く、発汗して散じるのを重んじて温補を畏れる。即ち、後世の粗工の技であり、必ず仲景の処方でない。この証とこの脈では、急いで人参と附子を用いて回陽しても、なお救えないことを恐れる。陽実の証を治療する品を用いて亡陽の証を治療する。これは、内輪喧嘩をして人の弱みにつけ込んでいる。あえてその汗が出るのを望むと、病は治癒するのであろうか。絶汗が出て死亡するのは、必ずそのようになるはずである。なおその処方を附して、知識のある人が出現するのを待つ。
【解説】　本条文は、厥陰病に罹患し、陽気が虚して厥逆する難治の証について論述している。
　「傷寒六七日」は、邪気が既に深いことを言う。「大いに下す」は、誤下することを言う。傷寒に罹患し、邪気は深いが、これを誤下して陽気が虚すと、寸脈は沈で遅になり、手足は厥逆する。下痢が停止せず、裏陰が竭きると、下部の脈は触れなくなる。陰寒が旺盛になり、虚火が上を焼くと、咽喉は通利せず、膿血を吐く。本証は、孤陽が今にも亡われようとする状態にある。そこで、病は治療が困難になる。「治し難しと為す」と言えば、仲景が本証に対して治療法を立てないのは明らかであり、「麻黄升麻湯之を主る」の七字は恐らくは余剰の文字である。

【本文】　以上の二十七章、厥逆の諸証を統論す。
【通釈】　以上の二十七章は、厥逆の諸々の証を総合して討論している。

【原文】　傷寒四五日、腹中痛、若転気下趣少腹者、此欲自利也。(358)
【本文】　傷寒四五日、腹中痛み、若し転気下り少腹に趣く者は、此れ自利せんと欲するなり（趣は趨に通ず）。
【通釈】　傷寒に罹患して四五日が経過し、腹の中が痛み、もし転気が下り少腹部に赴く場合は、これは自然に下痢をしようとしている（趣は趨に通じる）。
【本文】　以下は并びに下利の諸証を論じて先ず裏寒え自利せんと欲すの候を弁ず。傷寒四五日は、邪気漸く深し。腹中痛むは、多くは虚寒に属し、実満と同じならず。若し転気下り少腹に趣けば、則ち是れ胃陽守りを失して水穀別かれず、声響下奔すれば、必ず裏寒に因りて下利を致す。明眼此れを見れば、自ら当に功を未だ著われざるに図るべし。案ずるに、趣と趨は同じく走るなり。赴くなり。此の条と《陽明篇》の転失気（209）は別有り、混じて看る可からず。
　魏氏曰く、陽邪裏に伝わり、燥屎有れば、転失気下りて肛門に趨く。陰寒裏に在りて下利せんと欲すれば、転気下りて小腹に趨く。蓋し、熱気出でんと欲すれば直ちに肛門従りして出で、陰寒出でんと欲すれば則ち下りて小腹に趨きて止む。
【通釈】　以下は、並びに下痢の諸証を論じ、先ず裏が寒えて自利しようとする証候を弁別している。傷寒に罹患した四五日目は、邪気は漸く深くなっている。腹の中が痛むのは、多くは虚寒に属し、実満とは同じでない。もし転気が下って少腹に趣く場合は、胃の陽気は守りを失い、水穀は泌別せず、音響が下に奔ると、必ず裏の寒えによって下痢が引き起こされる。明らかな眼がこれを見れば、自ら効果を下痢がいまだ現れない前に図るべきである。案じるに、趣と趨は同じであり、走ることであり、赴くことである。この条と《陽明篇》の転失気（209）とは区別があり、混同して看るべきでない。
　魏氏は言う。陽邪が裏に伝わり、燥屎がある場合は、転失気が下って肛門に趨く。陰寒が裏にあって下痢しそうになる場合は、転気が下って小腹に趨く。思うに、熱気が出ようとする場合は直ちに肛門より出るが、陰寒が出ようとする場合は下って小腹に趨いて止まる。
【解説】　本条文は、裏が寒えて自利しようとする証候について論述している。

「傷寒四五日」は、邪気が漸次深くなっていることを言う。裏に虚寒が発生すると、腹の中が痛む。「趣く」は「趨く」と同じであり、走ることを言う。裏が寒え、胃の陽気が守りを失い、水穀が泌別されず、転気が下って少腹に趣く場合は、自然に下痢が出現すると予想される。

【原文】　傷寒本自寒下、医復吐下之、寒格、更逆吐下。若食入口即吐、乾姜黄芩黄連人蔆湯主之。(359)
【本文】　傷寒本自ら寒下するに、医復た之を吐下し、寒格し、更に逆し吐下す。若し食口に入り即ち吐するは、乾姜黄芩黄連人蔆湯之を主る。
【通釈】　傷寒に罹患し、元々虚寒性の下痢であったが、医者が反ってこれを吐下し、下寒が旺盛になって熱を上に拒み、更に嘔吐と下痢が甚だしくなった。もし飲食が口に入り、直ちに嘔吐する場合は、乾姜黄芩黄連人参湯がこれを主る。
【本文】　此れ、厥陰下利の証治を論ず。傷寒本自ら寒に因りて下利するは、蓋し胃は乃ち寒ゆると雖も、膈は即ち熱有り。医は調護を知らず、誤りて反って之を吐し、若しくは之を下し、裏寒益々甚だしく、熱を上に格みて更に逆を為す。故に熱は上に搏ちて吐し、冷えは下に結びて利す。「復た」は、「反って」なり。「更」の字は、「本自ら」の字に対して言う。上焦熱を蓄するは、食口に入りて即ち吐する所以なり（呉崑曰く、「口に入り即ち吐する者は、猶未だ咽を下らざるがごとしの謂いなり」と）。是れ当に乾姜黄芩黄連人蔆湯を与えて以て上を清し下を温むるべし。或るひと曰く、「此の条、文気貫かず。当に闕文有るべし」と。是の説理有り。
　徐氏曰く、「傷寒」の二字は続く。断てば則ち「本自ら寒下す」と云う所は、其れ平日胃気虚寒と為すこと明らかにして甚だし。但だ誤吐下に傷らるれば、則ち応に結胸等の証に変ずべし。今本自ら寒下するを以て変反って中宮に在りて寒格を成す。
　松陵徐氏曰く、此れ厥陰の条に属す。寒格は自ら乾姜を用い、吐下は芩連を用う。誤治に因りて其の正気を虚すれば、則ち人蔆を用いて途を分けて治し、包まざる所無く、又各々相い礙《さまた》げず。古方の化に入る所以なり。
【語釈】　○調護：助けもりたてる。保護する。　○闕文：文字・語句の脱落のあること。　○化：万化の意か。様々に変化する。
【通釈】　これは、厥陰病の下痢の証候と治療法を論じている。傷寒に罹患し、元々自ら寒えによって下痢する場合は、思うに胃は寒えているが、膈は熱がある。医者は保護することを知らず、誤って反ってこれを吐し、あるいはこれを下し、裏寒が益々甚だしくなり、熱を上に格んで更に逆上した。そこで、熱は上に搏って嘔吐し、冷えは下に結んで下痢になった。「復た」は、「反って」である。「更」の字は、「本自ら」の字に対して言う。上焦に熱を蓄積するのは、飲食が口に入って直ちに嘔吐する理由である（呉崑は、「口に入って直ちに嘔吐するのは、丁度いまだ咽を下らないようなことを言う」と言う）。これは、乾姜黄芩黄連人参湯を与えて上を清して下を温めるべきである。ある人は、「この条は、文章の勢いが貫かない。闕文があるはずである」と言う。この説は道理がある。

徐氏は言う。「傷寒」の二字は、続いている。断つ場合は、「元々自ら寒えによって下痢になる」と言う所は、平日に胃気に虚寒があるのは明らかで甚だしい。ただ、誤って吐下で傷られる場合は、結胸などの証に変化するはずである。今元々自ら寒えによって下痢するので、変化は反って中宮にあって寒格を形成する。

松陵徐氏は言う。これは、厥陰病の条文に属している。寒格は自ら乾姜を用い、吐下は黄芩と黄連を用いる。誤治によってその正気を虚す場合は人参を用いて途を分けて治療し、包まない所がなく、又各々相互に妨げることがない。これが、古方が様々に変化する理由である。

【本文】　乾姜黄芩黄連人蔘湯方

乾姜　黄芩　黄連　人蔘（各三両）

右四味、水六升を以て、煮て二升を取り、滓を去り、分かち温め三服す。

【通釈】　乾姜黄芩黄連人参湯方

乾姜　黄芩　黄連　人参（各々三両）

右の四味に水六升を用い、煮て二升を取り、滓を除き、三回に分けて温めて服用する。

【本文】　此れも亦厥陰の下利を治するの一法なり。芩、連は苦寒以て上熱を清し、蔘、姜は辛熱以て下寒を温む。乃ち、清補兼施して相い悖らず、寒熱途を殊にして各々績を奏す。厥陰は少陽と表裏を為せば、其の方も亦瀉心を髣髴する所以なり。郭氏曰く、「竊かに疑うに、此の湯は性寒なり。又乾姜黄連は相い反す」と。此れ、未だ古聖制立するの旨に達せず。

程氏曰く、用うるに芩連以て上焦の陽逆を降ろし、蔘姜の温以て中焦の虚寒を補う。仍お烏梅丸の例に従りて此の方を酌用す。

柯氏曰く、凡そ嘔家に熱を夾む者、香砂桔半に利せざれば、此の方を服して晏如《あんじょ》たり。

【語釈】　○髣髴：よく似たさま。彷彿に同じ。　○晏如：安らかで落ち着いているさま。

【通釈】　これもまた厥陰病の下痢を治療する一つの方法である。黄芩と黄連は苦寒で上熱を清し、人参と乾姜は辛熱で下寒を温める。即ち、清補を兼施して相互に悖らず、寒熱は途を異にして各々奏功する。厥陰は少陽と表裏の関係があるので、その方もまた瀉心湯を彷彿させる理由である。郭氏は、「窃かに疑うが、この湯液は、性が寒である。また、乾姜と黄連は相反する」と言う。これは、いまだ古聖が処方を制立した主旨に達していない。

程氏は言う。黄芩と黄連を用いて上焦の陽気の上逆を降ろし、人参と乾姜のの温を用いて中焦の虚寒を補う。なお、烏梅丸の例によってこの処方を斟酌して用いる。

柯氏は言う。およそ嘔吐を来す人が熱を挟む場合は、木香、縮砂、桔梗、半夏が効かなければ、この処方を服用すると安らかになる。

【解説】　本条文は、厥陰病の下痢の証候と治療法について論述している。

本証は、傷寒に罹患し、元々寒えによって下痢するが、胃は寒えて膈は熱した状態にある。「復た」は、「反って」である。医者は胃の寒えを保護することが解らず、反って誤吐し、あるいは誤下する場合は、裏寒は益々甚だしくなり、熱を上に拒んで更に逆上する。熱が上に搏つと、嘔吐する。あるいは冷えが下に結ぶと、下痢になる。上焦に熱を蓄積すると、飲食が口に入る場合は直ちに嘔吐する。そこで、乾姜黄芩黄連人参湯を与えて上を清して下を温める。

乾姜黄芩黄連人参湯は、乾姜、黄芩、黄連、人参の四味からなる処方である。方中の黄芩、黄連は苦寒で上熱を清し、人参、乾姜は辛熱で下寒を温める。

【原文】　下利、有微熱而渇、脈弱者、今自愈。(360)

【本文】　下利し、微熱有りて渇し、脈弱の者は、今自ら愈ゆ。

【通釈】　下痢が出現し、微熱があって口が渇き、脈が弱である場合は、今自然に治癒する。

【本文】　此れ、下利して自ら愈ゆるの脈証を弁ず。微熱有りて渇するは、是れ陽熱漸く回りて裏気方に温かく、虚陽飛越して津液已に脱するに非ざるなり。

脈弱なれば、則ち邪退き、亦証と相応す。故に愈ゆるなり。仲景之を「自ら愈ゆ」と謂う所以の者は、妄りに事端を生ずるを欲せざればなり。若し下利し、大いに熱し、脈盛んなれば、又是れ逆候なり。

程氏曰く、陰中に陽を現わせば、而ち脈も復た亢ぶらず。

銭氏曰く、若し虚陽外に飛越して熱すれば、則ち寒裏に盛んなり。熱すと雖も亦渇せず。

【語釈】　○事端：事の始まり。争いのもと。

【通釈】　これは、下痢して自然に治癒する脈証を弁じている。微熱があり口が渇く場合は、陽熱が漸く回復して裏気がまさに温かくなるのであり、虚陽が飛越し、津液が既に脱するのではない。脈が弱である場合は、邪が退き、また証と相応する。そこで、治癒する。仲景がこれを「自然に治癒する」と言う理由は、妄りに争いのもとを生じることを望まないからである。もし下痢し、大いに発熱し、脈が盛んである場合は、また逆候である。

程氏は言う。陰の中に陽を現わす場合は、脈もまた亢ぶらない。

銭氏は言う。もし虚陽が外に飛越して発熱する場合は、寒えが裏に盛んである。発熱するが、また口は渇かない。

【解説】　本条文は、厥陰病に罹患し、下痢するが自然に治癒する証候について論述している。

厥陰病に罹患し、陰寒が裏に盛んになると、下痢が出現する。次いで陽気が回復し、裏気が温かくなると、微熱が出現し、口が渇く。邪気が退くと、脈は弱になる。そこで、病は自然に治癒する。

【原文】　下利、脈数、有微熱汗出、今自愈。設復緊、為未解。(361)

【本文】　下利し、脈数、微熱有りて汗出づるは、今自ら愈ゆ。設し復た緊なれば、未だ解せずと為す。

【通釈】　下痢が出現し、脈が数になり、微熱があって汗が出る場合は、今自然に治癒する。もし脈がまた緊になる場合は、病はいまだ解される状態にはない。

【本文】　此れ、上文を承けて、下利し、脈数、汗出づるも亦愈ゆる者有るを言う。脈数、微熱有りて汗出づるは、正しく是れ陽神初めて回るの兆しなり。故に必ず自ら愈ゆ。設し復た緊なれば、胃寒未だ復せず。故に未だ解せざるなり。《平脈篇》に「仮令えば下利するは、胃中虚冷するを以ての故に脈をして緊ならしむるなり（55）」と云う。
【通釈】　これは、上文を承けて、下痢し、脈が数になり、汗が出るが、また病が治癒する場合があることを言う。脈が数になり、微熱があって汗が出るのは、正しく陽神が初めて回る兆しである。そこで、病は必ず自然に治癒する。もし脈がまた緊になる場合は、胃の寒えがいまだ回復していない。そこで、病はいまだ解される状態にはない。《平脈篇》では、「例えば下痢する場合は、胃の中が虚して冷えるので、脈を緊にする（55）」と言う。
【解説】　本条文は、厥陰病に罹患して下痢が出現するが、病が自然に治癒する証候と病がいまだ解される状態にはない証候について論述している。
　厥陰病に罹患し、陰寒が旺盛になると、下痢が出現する。その後、陽気が回復すると、脈は数になり、微熱がして汗が出る。そこで、病は必ず自然に治癒する。一方、胃の寒えが回復しなくなると、脈はまた緊になる。そこで、病はいまだ解される状態にはない。

【原文】　下利、手足厥冷、無脈者、灸之。不温、若脈不還、反微喘者、死（362-1）。
【本文】　下利し、手足厥冷し、脈無き者は、之に灸す。温まらず、若し脈還らず、反って微喘する者は、死す（「若」は、《玉函》は「而」に作る。「若」と「而」の字は、古字通用す。《周礼》に「旅師、而《も》し之を用うるに質剤を以てすれば」と。鄭注に「而は、読みて若と為す。声の誤りなり」と。陸氏の《釈文》に「而は、音若」と。当に王引之の《経伝釈詞》を攷うべし）。
【語釈】　○旅師：軍隊。　○質剤：商取引の上で用いる手形。
【通釈】　下痢が出現し、手足が厥冷し、脈がない場合は、これに灸をすえる。その後、温かくならず、もし脈が還らず、反って微喘が出現する場合は、死亡する（「若」の字は、《玉函》では「而」の字に作る。「若」と「而」の字は、古字が通用する。《周礼》では、「軍隊が、而しこれを用いるのに手形をもってする場合は」とある。鄭注では、「而は、読んで若とする。声の誤りである」とある。陸氏の《釈文》では、「而は、音が若である」とある。王引之の《経伝釈詞》を考えるべきである）。
【本文】　此れ、下利の死証を論ず。下利して手足厥冷し、無脈に至るは、是れ真陽已に竭く。内は急ぎて姜附を用い、外は宜しく之に灸して以て其の陽を挽回すべし。若し之に灸すと雖も、手足温まらずして脈も亦還らず、反って微喘を加うれば、則ち陽気上に脱し、呼吸続かず。故に喘も亦微なるも、死に至るは必ずなり。

郭氏曰く、常氏は「当に気海、関元の二穴に灸すべし」と云い、龐氏は「凡そ厥は四逆湯を通用す」と云う。

程氏（知）曰く、少陰、下利し、厥逆し、脈無くんば、白通湯を服す。脈暴かに出づる者は死す。微しく続く者は生く（315）。厥陰、下利し、厥逆し、脈絶すれば、灸法を用う。脈還る者は生く。脈還らざる者は死す（362）。見る可し、陽気を求むる者は、泛然として之を無何有《むかゆう》の郷《きょう》に求むるに非ざるを。必ず陽神に幾微有れば続く可く、然る後に温灸を藉りて鸞膠《らんこう》を為す可きのみ。

【語釈】　○泛然：うかびただようさま。泛は、ひろい。あまねく。　○無何有の郷：何もない土地。　○幾微：かすかな兆し。気配。機微に同じ。　○鸞膠：後妻をめとることのたとえ。

【通釈】　これは、下痢の死証を論じている。下痢して手足は厥冷し、無脈に至る場合は、真陽が既に竭きている。内は急いで乾姜や附子を用い、外はこれに灸をすえてその陽を挽回すべきである。もしこれに灸をすえるが、手足は温まらず、脈もまた還らず、反って微喘を加える場合は、陽気が上に脱し、呼吸は続かない。そこで、喘もまた微かであるが、必ず死に至る。

郭氏は言う。常氏は「気海と関元の二穴に灸をすえるべきである」と言い、龐氏は「およそ厥冷は、四逆湯を通用する」と言う。

程氏（知）は言う。少陰病で下痢し、厥逆し、脈がない場合は、白通湯を服用する。脈が暴かに出る場合は、死亡する。脈が微かに続く場合は、生きる（315）。厥陰病で下痢し、厥逆し、脈が途絶える場合は、灸法を用いる。脈が還る場合は、生きる。脈が還らない場合は、死亡する（362）。陽気を求める場合は、あまねくこれを何もない所に求めるのではないことを見るべきである。必ず陽神に微かな兆しがあれば続くことができ、その後に温灸法を借りて事後処理をすべきである。

【解説】　本条文は、厥陰病に罹患し、下痢する場合の死証について論述している。

厥陰病に罹患し、陰寒が旺盛になり、真陽が既に尽き果てると、下痢し、手足は厥冷し、脈は触れなくなる。本証の治療は、内は急いで乾姜と附子を用い、外は灸をすえて衰微した陽気を挽回する。もし灸をすえるが、手足は温まらず、脈もまた還らず、反って微喘が加わる場合は、陽気が上に脱し、呼吸が続かなくなるので、必ず死亡する。

【原文】　少陰負趺陽者、為順也。(362-2)
【本文】　少陰、趺陽より負の者は、順と為すなり。
【通釈】　少陰の太溪の脈が陽明の趺陽の脈より小さい場合は、順証である。
【本文】　此れ、上文の下利、厥逆を承けて其の脈を言う。少陰は、腎脈の太《たい》谿《けい》なり。足内踝の動脈に在り。趺陽は、胃脈なり。一に衝陽と名づけ、足跗《ふ》の上に在り。蓋し、陰静かに陽動くは是れ其の常理なり。故に少陰微細に趺陽に負ければ、則ち腎気は病むと雖も未だ敗れず、胃陽も亦権有り。是れ順と為して尚生く可きの理有り。若し腎脈躁がしく動き、反って趺陽に勝てば、則ち是れ無根の虚燄《えん》泛乱し、胃気随いて憊《はい》絶す。是れ逆と為して死を主るなり。銭氏曰く、「此の句は疑うらくは脱字有り。然らずんば、何ぞ詞は義に達せざるに至らんや」と。此の説理有り。
【語釈】　○跗：足の甲。また、その表側。　○燄：焔に同じ。　○憊：つかれる。よわりきる。
【通釈】　これは、上文の下痢と厥逆を承けてその脈を言う。少陰は、腎脈の太谿《たいけい》穴である。足の内踝の動脈にある。趺陽は、胃脈である。一つには衝陽穴と名づけ、足背の上にある。思うに、陰は静かであるが、陽は動くのは、一定不変の道理である。そこで、少陰の脈が微細であり、趺陽の脈に負ける場合は、腎気は病んでいるが、いまだ敗れておらず、胃の陽気もまた権限がある。これは順証であり、なお生きることのできる道理がある。もし腎脈が躁がしく動き、反って趺陽の脈に勝つ場合は、無根で虚した焔が広く乱れ、胃気はこれに随って疲憊して途絶える。これは逆証であり、死を主る。銭氏は、「この句は、恐らくは脱字がある。そうでなければ、どうして言葉が義に達しないのであろうか」と言う。この説は、道理がある。
【解説】　本条文は、第362-1条を承けて、厥陰病に罹患し、下痢し、厥逆する場合の脈象について論述している。

少陰は、腎脈の太谿穴であり、足の内踝の動脈にある。趺陽は、胃脈の衝陽穴であり、足背の上にある。一般に陰は静かであり、陽は動くのは、一定の道理である。少陰の腎脈が微細であり、趺陽の胃脈に負ける場合は、腎気は病んでいるが、まだ敗れておらず、胃の陽気も権限があるので、病は順証であり、なお生きることができる。一方、少陰の腎脈が躁がしく動き、反って趺陽の胃脈に勝つ場合は、無根で虚した腎の焔が乱れ、胃気はこれによって疲憊して途絶えるので、逆証であり、必ず死亡する。

【原文】　下利、寸脈反浮数、尺中自濇者、必清膿血。(363)
【本文】　下利し、寸脈反って浮数、尺中自ら濇の者は、必ず膿血を清す（数は音朔。成氏曰く、「清と圊は通ず」と。《脈経》に曰く、「清なる者は、厠なり」と）。
【通釈】　下痢が出現し、寸部の脈が反って浮数になり、尺部の脈が自然に濇になる場合は、必ず膿血便になる（数は音が朔である。成氏は、「清と圊は、通じる」と言う。《脈経》では、「清は、厠のことである」と言う）。
【本文】　此れ、陰は陽に変じて邪熱内陥し、便血の証を為す。下利する者、脈は当に沈にして遅なるべし。今寸脈反って浮数の者は、裏に熱有ればなり。尺は裏を候いて陰と為し、濇は血無しと為す。今尺中自ら濇なれば、則ち血傷らるを知る。故に血は腸胃に滲みて必ず膿血を清するなり。

魏氏曰く、此れ診るに寸浮数は応に愈ゆべきも、尺渋に因るが故に膿血を便して愈えざるを人に示すのみ。原文は并びに方を出ださざれば、急ぎて証を弁ずるを知るなり。証明らかなるを得れば、則ち用方の神明は人に在り。
【語釈】　○神明：精神。
【通釈】　これは、陰が陽に変化して邪熱が内陥し、便血の証を発生している。下痢する場合は、脈は沈で遅であるはずである。今寸部の脈が反って浮数になるのは、裏に熱があるからである。尺は裏を候って陰であり、濇は血がない。今尺部の脈が自ら濇である場合は、血が傷られていることが解る。そこで、血は胃腸に滲んで必ず膿血便になる。

魏氏は言う。これは、診察すると、寸部の脈が浮数である場合は病が治癒するはずであるが、尺部の脈が渋であるので、膿血便になって病が治癒しないことを人に示すだけである。原文は並びに処方を提出していないので、急いで証を弁別することが解る。証が明らかになる場合は、用方の精神は人にある。
【解説】　本条文は、厥陰病に罹患し、寒邪が化熱して発生する便血の証候について論述している。

厥陰病に罹患し、陰寒が旺盛になって下痢する場合は、脈は沈遅になるはずである。一方、風寒の邪が化熱し、裏に熱が発生すると、寸部の脈は反って浮数になる。尺部の脈は裏を候い、濇脈は血がないことを主る。邪熱が内陥し、血が傷られて胃腸に滲む場合は、尺部の脈は濇になり、膿血便が発生する。

【原文】　下利清穀、不可攻表。汗出必脹満。(364)
【本文】　下利清穀は、表を攻む可からず。汗出づれば必ず脹満す（清と圊は同じ）。
【通釈】　食物が消化されずに下痢する場合は、表を攻めるべきでない。汗が出ると、必ず腹部は脹満する（清と圊は同じである）。
【本文】　此れ、下利清穀の表発の戒めなり。下利清穀と言えば、裏寒甚だしと為す。表証有りと雖も、妄りに其の汗を発す可からず。若し先ず温裏回陽するを以て事と為さず、誤りて遽かに之を汗すれば、則ち胃陽走亡し、中気宣びず、必ず䐜《しん》満を生ず。是れ蓋し四逆湯の主る所なり。然れども已に急温を失し、脹満するは、猶小患のごとし。馴れて厥冷還らず、脈は微且つ絶するに至れば、豈畏る可きに非ずや。故に仲景深く之を戒む。
【語釈】　○䐜満：脹満に同じ。
【通釈】　これは、清穀を下痢する場合に発表する戒めである。清穀を下痢すると言えば、裏寒は甚だしい。表証はあるが、妄りにその汗を発すべきでない。もし先ず温裏回陽せず、誤って遽かにこれを発汗する場合は、胃の陽気が走って亡われ、中気が宣びなくなるので、必ず脹満を生じる。これは、思うに四逆湯が主る所である。しかし、既に急いで温める機会を失い、脹満するのは、なお小さな患いのようなものである。ただ、馴れて厥冷が還らなくなり、脈は微でかつ途絶えるようになる場合は、どうして畏れるべきでないことがあろうか。そこで、仲景は深くこれを戒める。
【解説】　本条文は、清穀を下痢する場合の発汗の禁忌について論述している。
　清穀を下痢する場合は、裏寒が甚だしいので、表証はあっても妄りに発汗すべきでない。もし四逆湯を用いて温裏回陽せず、遽かに誤汗する場合は、胃の陽気が亡われ、中気が宣びなくなるので、必ず腹部は脹満する。

【原文】　下利、脈沈弦者、下重也。脈大者、為未止。脈微弱数者、為欲自止。雖発熱不死。(365)
【本文】　下利し、脈沈弦の者は、下重するなり。脈大の者は、未だ止まずと為す。脈微弱数の者は、自ら止まんと欲すと為す。発熱すと雖も死せず。
【語釈】　○下利し云々：汪苓友の《傷寒論弁証広注》では、「これは、熱利の脈を弁じている。脈が沈弦であるのは、沈は裏を主り、弦は拘急を主る。そこで、裏急後重するのは、滞下の証のようなものである。脈が大であるのは、邪熱が甚だしいからである。《脈経》では、「大である場合は、病は進む」と言う。そこで、下痢はまだ停止しない。脈が微弱数であるのは、陽邪の熱が既に退き、真陰の気が今にも回復しようとするからである。そこで、下痢は自然に停止する。下痢の証候は、大いに発熱を忌む。ここで脈が微弱であるが数を帯びるのは、存する所の邪気に限りがあるからである。そこで、発熱するが、死亡しないだけである」とある。

【通釈】　下痢が出現し、脈が沈弦である場合は、裏急後重する。脈が大である場合は、下痢はいまだ停止しない。脈が微弱数である場合は、下痢は自然に停止しようとする。発熱するが、死亡しない。

【本文】　此の段、脈を以て証を断ず。《太陽下篇》の「太陽病之を下し、其の脈促云々」の一条（140）とは、同一の轍を為す。疑うらくは、後人之を錯《まじ》う。仲景の旧文に非ざるなり。今敢えて強いて解せず。

舒氏曰く、按ずるに、厥陰の下利は、法当に陰陽を分かちて弁ずべし。確かに據る所有り、証に対して薬を用うれば、立ちどころに応ぜざること無し。但だ脈なる者を言えば、玄渺《びょう》にして憑《よ》り難し。吾は敢えて従わず。

【語釈】　○轍：わだち。あと。　○錯う：まじえる。　○玄渺：玄は、おくぶかい。渺は、かすかなさま。

【通釈】　この段落は、脈をもって証を断定している。《太陽下篇》の「太陽病に罹患し、これを下し、その脈は促になり云々」の一条（140）と同一の内容である。恐らくは、後人がこれを交えたのであり、仲景の旧文ではない。今あえて無理に解釈しない。

舒氏は言う。按じるに、厥陰病の下痢は、道理からすると陰陽を分けて弁別すべきである。確かに根拠があり、証に対して薬を用いる場合は、立ちどころに反応しないことがない。ただ、脈と言うのは、玄妙で微かであり、根拠とし難い。そこで、私はあえて脈に従わない。

【解説】　本条文は、第140条と同様に、後人が挿入した内容であり、仲景の旧文ではないので、あえて解釈しない。

【原文】　下利、脈沈而遅、其人面少赤、身有微熱、下利清穀者、必鬱冒汗出而解。病人必微厥。所以然者、其面戴陽、下虚故也。(366)

【本文】　下利し、脈沈にして遅、其の人面少しく赤く、身に微熱有り、下利清穀する者は、必ず鬱冒し汗出でて解す。病人必ず微厥す。然る所以の者は、其の面戴陽して、下虚するが故なり（清と圊は同じ。戴は丁代の翻）。

【通釈】　下痢が出現し、脈が沈で遅になり、その人の顔面は少し紅潮し、身体は微熱があり、清穀を下痢する場合は、必ず頭や目が昏み、汗が出た後に病が解される。病人は、必ず手足が微かに厥冷する。そのようになる理由は、その顔面に虚陽が浮き上がり、下焦に虚寒があるからである（清と圊は同じである。戴は丁代の翻である）。

【本文】　此れ、裏寒え、下利して其の人面赤く、身熱するは、即ち解す可きの徴なるを言うなり。下利し、脈沈にして遅なるは、裏寒ゆればなり。下す所の者清穀なるは、裏寒甚だしければなり。面赤く、身熱するは、下焦虚して寒え、無根の陽上に浮き、表に越ゆればなり。然して少しく赤く微熱するを以ての故に其の人陽を虚すと雖も、猶根有るがごとし。或は温熱薬を用い、或は元気自ら復し、陰寒と相い争えば、必ず鬱冒を作し汗出でて解す。鬱冒なる者は、頭目の際鬱然として昏冒す。乃ち、真陽の気能く陰寒に勝ちて表裏和順するなり。病人必ず微厥する者は、未だ解せざる時を指して言う。即ち、鬱冒中の一証なり。戴陽は、下虚に係る。此れ、面少しく赤しの故を申言す。下虚は、即ち下焦の元気虚して陽を上に格むなり。戴陽なる者は、陽を頭面に戴《いただ》くが如しを謂う。張氏の所謂「微酣《かん》の状の如し」是れなり。案ずるに、此の段、一の「少しく」の字と一の「微」の字は並びに一章の眼目なり。陽上に浮く。故に面赤し。陽表に越ゆ。故に身熱す。裏虚し胃寒ゆ。故に厥す。然して陽気太だ虚せず。是を以て見証並びに少なくして微なり。乃ち、鬱冒し汗出でて解する所以なり。郭氏曰く、「解せざれば、宜しく通脈四逆湯もて少しく之に与うべし。其の人、清穀を下利し、裏寒外熱するは、正しく通脈四逆の証なり」と。

喩氏曰く、六病皆下利の証有り。惟だ少陰と厥陰は治し難しと為す。蓋し、邪気裏に入りて利深ければ、則ち必ず厥を致す。厥深ければ、亦必ず利を致す。故に下利の一証は少陰、厥陰を経て皆詳らかに之を言う。蓋し、傷寒下利を以てすれば、則ち少陰、厥陰を論ずること無く、其の治法は皆会う可きなり。

【語釈】　○酣：酒を飲んで楽しむ。たけなわ。

【通釈】　これは、裏が寒えて下痢し、その人の顔面が紅潮し、身熱するのは、病が解されるはずの徴候であることを言う。下痢が出現し、脈が沈で遅であるのは、裏が寒えるからである。下す所のものが清穀であるのは、裏寒が甚だしくなるからである。顔面が紅潮し、身熱するのは、下焦が虚して寒え、無根の陽が上に浮き、表に越えるからである。そして少し紅潮し、微かに発熱するので、その人は陽気を虚すが、なお根があるようである。あるいは温熱薬を用い、あるいは元気が自然に回復して陰寒と相互に争うと、必ず鬱冒を生じ、汗が出て病が解される。鬱冒は、頭や目の際がうっとおしくなって昏むことである。即ち、真陽の気がよく陰寒に勝ち、表裏が和らいですなおになることである。病人が必ず微かに厥冷するのは、病がいまだ解されていない時を指して言う。即ち、鬱冒の中の一つの証である。戴陽は、下が虚すことに係わる。これは、顔面が少し紅潮する理由を述べる。下が虚すのは、下焦の元気が虚して陽を上に格むことである。戴陽は、陽を頭や顔面に戴《いただ》くようなことを言う。張氏のいわゆる「微かに酒に酔った性状のようなものである」がこれである。案じるに、この段落では、一つの「少し」の字と一の「微か」の字は、並びに一章の主眼である。陽が上に浮く。そこで、顔面は紅潮する。陽が表に越える。そこで、身熱する。裏が虚し、胃が寒える。そこで、厥冷する。そして陽気は太だ虚していない。ここをもって見われる証は、並びに少なく微かである。即ち、鬱冒し、汗が出て病が解される理由である。郭氏は、「病が解されない場合は、通脈四逆湯を用いて少々これに与えるべきである。その人は、清穀を下痢し、裏が寒えて外が熱するのは、正しく通脈四逆湯の証である」と言う。

喩氏は言う。六病は、皆下痢の証がある。ただ、少陰と厥陰は、治療が困難である。思うに、邪気が裏に入って下痢が深くなる場合は、必ず厥冷を生じる。厥冷が深くなると、また必ず下痢を生じる。そこで、下痢の一証は、少陰と厥陰を経て皆詳細にこれを言う。思うに、傷寒は下痢するので、少陰や厥陰を論じることなく、その治療法は皆当てはまるはずである。

【解説】　本条文は、厥陰病に罹患し、裏が寒えて下痢し、顔面が紅潮し、身熱するが、病が解される証候について論述している。

厥陰病に罹患し、裏が寒えると、下痢が出現し、脈は沈で遅になる。裏寒が甚だしくなると、清穀を下痢する。下焦が虚して寒え、無根の陽が上に浮き、表に越えると、顔面は紅潮し、身体は発熱する。「其の人面少しく赤く、身に微熱有り」の「少しく」と「微」とは、陽気は虚しているが、顔面の紅潮は少なく、発熱は微かであるので、陽気になお根があることを言う。鬱冒は、頭や目の際がうっとうしくなって昏むことを言う。即ち、真陽の気がよく陰寒に勝ち、表裏が和らいですなおになると、鬱冒が発生する。本証に対しては、温熱薬を用い、あるいは元気が自然に回復して陰寒と相互に争うと、鬱冒を生じ、汗が出て病が解される。「病人必ず微厥す」は、病がいまだ解されていない時を指して言う。即ち、裏が虚して胃が寒えると、四肢は微かに厥冷する。戴陽は、陽を頭や顔面に戴くことを言う。即ち、戴陽は、微かに酒に酔ったかのように、顔面が少し紅潮することであり、下焦の元気が虚して陽気を上に拒むことが原因である。

【原文】　下利、脈数而渇者、今自愈。設不差、必清膿血。以有熱故也。(367)

【本文】　下利し、脈数にして渇する者は、今自ら愈ゆ。設し差えざれば、必ず膿血を清す。熱有るを以ての故なり（清と圊は同じ）。

【通釈】　下痢が出現し、脈が数で口が渇く場合は、病は今自然に治癒する。もし病が治癒しない場合は、必ず膿血便になる。これは、熱があるからである（清と圊は同じである）。

【本文】　此れも亦下利自ら愈ゆるの証なり。脈数にして渇すれば、則ち裏寒去りて陽熱回り、利当に自ら愈ゆべし。若し脈数解せずして下止まざるは、是れ邪熱有余にして下焦に陥り、血腸中に滲みて必ず膿血を便するに至る。故に曰く、「熱有るが故なり」と。

周氏曰く、数は熱の徴と為せば、則ち亦陽気自ら復するの候なり。此れを以て之を推せば、則ち其の脈必ず数にして有力の者なり。

【通釈】　これもまた下痢が自然に治癒する証である。脈が数で口が渇く場合は、裏の寒えが去って陽熱が回復するので、下痢は自然に治癒するはずである。もし数脈が解されず、下痢が停止しない場合は、邪熱が有余であって下焦に陥り、血が腸の中に滲むので、必ず膿血便になる。そこで、「熱があるからである」と言う。

周氏は言う。数脈は熱の徴候であり、また陽気が自然に回復する証候である。これをもってこの脈を推測すると、その脈は必ず数で有力のものである。

【解説】　本条文は、下痢が自然に治癒する証候について論述している。

陰寒が旺盛になり、陽気が衰微すると、下痢が出現する。脈が数になり、口が渇く場合は、陽熱が回復し、裏の寒えが去るので、下痢は自然に治癒する。一方、数脈が解されず、下痢が停止しない場合は、邪熱が有余になって下焦に陥り、血が腸の中に滲むので、必ず膿血便になる。そこで、「熱有るを以ての故なり」と言う。

【原文】　下利後、脈絶、手足厥冷、晬時脈還、手足温者生。脈不還者死。(368)

【本文】　下利後、脈絶し、手足厥冷するも、晬《さい》時にして脈還り、手足温なる者は生く。脈還らざる者は死す（晬は子対の翻）。

【通釈】　下痢が出現した後、脈は途絶え、手足は厥冷するが、一昼夜の後、脈が還り、手足が温かくなる場合は、生きる。脈が還らない場合は、死ぬ（晬は子対の翻である）。

【本文】　此れ、虚寒の下利、生死を断ずるの訣なり。下利止みて六脈已に絶し、手足厥冷するは、陽気殆ど澌《つ》く。成氏曰く、「晬時は周時なり」と。若し晬時に脈還り、厥復するは、是れ真陽漸く回り、則ち生く可しの義有り。設し脈還らざれば、則ち手足温ならざること知る可し。此れ、孤陽已に絶すれば、其の死も又何ぞ疑わん。案ずるに、利竭き、脈絶し、手足厥冷すれば、万に更に生くるの理無し。然れども性命は至って重ければ、棄絶するに忍びず。内は而ち四逆、白通を服し、外は而ち気海、丹田に灸すれば、或は万が一に回生する者有り。故に必ず晬時に脈還るか否かを俟ち、而る後に生死を決定す可し。嗚虖、聖人の愛護の心は、其れ亦至れり。奈何んせん、粗工は人命を草管《そうかん》の如く視るや。

程氏曰く、陽気は脈に根ざす。脈還らざれば、手足は断じて温かき理無し。

【語釈】　○性命：生命に同じ。　○棄絶：棄は、すてる。絶は、断つ。ほろぼす。　○回生：生き返る。よみがえる。　○草管：草と茅《かや》。転じて、つまらないもの。

【通釈】　これは、虚寒性の下痢で生死を断定する要訣である。下痢が停止し、六脈が既に途絶え、手足が厥冷する場合は、陽気は殆ど尽きている。成氏は、「晬時は、一昼夜である」と言う。もし一昼夜で脈が還り、厥冷が回復する場合は、真陽が漸く回復するので、生きることのできる意義がある。もし脈が還らない場合は、手足が温くないことを知るべきである。これは孤陽が既に途絶えているので、それが死亡するのもまたどうして疑うことがあろうか。案じるに、下痢が尽き果て、脈が途絶え、手足が厥冷する場合は、万に更に生きる道理はない。しかし、生命は至って重いので、棄てて滅ぼすには忍びない。そこで、内は四逆湯や白通湯を服用し、外は気海や丹田に灸をすえる場合は、あるいは万が一にも生き返る場合がある。そこで、必ず一昼夜で脈が還るか否かを待ち、その後に生死を決定すべきである。ああ、聖人が愛護する心は、それはまた至れり尽くせりである。どうしようもないが、粗工はどうして人命を草や茅《かや》のようにつまらないものとして視るのであろうか。

程氏は言う。陽気は、脈に根ざしている。脈が還らない場合は、手足は断じて温かくなる道理がない。

【解説】　本条文は、虚寒性の下痢が出現した後の生死を決定する要訣について論述している。

厥陰病に罹患し、陰寒が旺盛になると、下痢が出現する。下痢が停止した後、陽気が殆ど尽き果てると、六脈は途絶え、手足は厥冷する。晬時は、一昼夜を言う。本証は万に生きる道理がないが、内は四逆湯や白通湯を服用し、外は気海や丹田に灸をすえると、生き返る可能性がある。そこで、治療を施して一昼夜が経過した後、脈が還るかどうかで生死を断定する。もし一昼夜で脈が還り、厥冷が回復する場合は、真陽が漸く回復するので、生きることができる。もし脈が還らず、手足が温かくない場合は、孤陽が既に途絶えているので、必ず死亡する。

【原文】　傷寒、下利、日十余行、脈反実者死。(369)

【本文】　傷寒、下利、日に十余行、脈反って実する者は、死す。

【通釈】　傷寒に罹患し、下痢が一日に十数回になったが、脈が反って有力になる場合は、死亡する。

【本文】　此れ、下利の死証を弁ず。傷寒にして下利に至れば、則ち裏気虚して寒え、胃陽守れず、脈当に沈遅微弱なるべし。寧《いず》くんぞ反って実するの理有らんや。況や一日十余行なれば、則ち其の利已に甚だしきをや。然れども未だ必ずしも即ち是れ死証ならず。若し脈は実大を見わせば、則ち病と脈と相い反す。此れ、胃気敗絶し、柔和の象を失いて真藏脈見わるなり。故に死す。《内経》に曰く、「泄して脈大、脱血して脈実するは、皆治し難し」と。

隠庵張氏曰く、以上の十章、下利に陰陽、寒熱、気血、邪正、虚実有るを論じて審らかに弁ずるの法と為す。故に方を立てず。

【語釈】　○《内経》：出典は、《素問・玉機真藏論》。

【通釈】　これは、下痢の死証を弁じている。傷寒に罹患して下痢に至る場合は、裏気が虚して寒え、胃の陽気が守れなくなるので、脈は沈遅微弱になるはずである。どうして反って実する道理があるだろうか。ましてや下痢が一日に十数回になる場合は、その下痢が既に甚だしくなっているのはなおさらである。しかし、これはいまだ必ずしも直ちには死証にならない。もし脈が実大を見わす場合は、病と脈が相応しない。これは、胃気が敗絶し、柔和の象を失い、真藏脈が見われている。そこで、死亡する。《内経》では、「下痢して脈が大になり、失血して脈が実する場合は、皆治療が困難である」と言う。

隠庵張氏は言う。以上の十章は、下痢に陰陽、寒熱、気血、邪正、虚実があることを論じ、審らかに弁別する方法とする。そこで、処方を立てない。

【解説】　本条文は、下痢が出現する場合の死証について論述している。

傷寒に罹患し、下痢が一日に十数回になる場合は、裏気が虚して寒え、胃の陽気が守れなくなるので、脈は沈遅微弱になるはずである。本証は、必ずしも死証ではない。ただ、脈が実大になる場合は、病と脈は相応しない。即ち、胃気が敗絶して柔和の象を失い、真藏脈が見われると、脈は実大になる。そこで、本証は死証になる。

【原文】　下利清穀、裏寒外熱、汗出而厥者、通脈四逆湯主之。(370)

【本文】　下利清穀、裏寒外熱、汗出でて厥する者は、通脈四逆湯之を主る。

【通釈】　清穀を下痢し、裏が寒え外が熱し、汗が出て厥冷する場合は、通脈四逆湯がこれを主る。

【本文】　此れ、前を承けて、下利は当に急温すべきの証なるを論ず。清穀を下利して厥する者は、裏寒ゆればなり。汗出づる者は、外熱すればなり。之を要するに、陰盛んに陽を外内に逼れば、則ち陰寒の気甚だしくして飲食化せず。故に完穀にして外に出づれば、則ち真陽飛越して表気固まらず。故に汗出づるは、乃ち前の鬱冒の汗（366）に非ざるなり。況や四肢厥冷するをや。此れ、当に急ぎて通脈四逆湯を以て生陽を啓きて血脈を通ずべし。

【通釈】　これは、前の論述を承けて、下痢は急いで温めるべき証であることを論じている。清穀を下痢し、厥冷するのは、裏が寒えるからである。汗が出るのは、外が熱するからである。これを要約すると、陰が盛んになって陽を外と内に迫る場合は、陰寒の気が甚だしくなり、飲食が運化されなくなる。そこで、完穀で外に出る場合は、真陽が飛んで越え、表気が固まらなくなる。そこで、汗が出るのは、前の鬱冒の汗（366）ではない。ましてや四肢が厥冷するのはなおさらである。これは、急いで通脈四逆湯を用いて生陽を啓き血脈を通じるべきである。
【解説】　本条文は、下痢は急いで温めるべき証であることについて論述している。
　陰寒が旺盛になり、裏が寒えて内に迫ると、清穀を下痢し、四肢は厥冷する。陰寒が陽気を外に迫り、真陽が飛越し、表気が固まらなくなると、外が熱し、汗が出る。そこで、急いで通脈四逆湯を与えて生陽を啓き、血脈を通じる。

【原文】　熱利下重者、白頭翁湯主之。(371)
【本文】　熱利下重する者は、白頭翁湯之を主る。
【通釈】　熱性の下痢が出現し、裏急後重する場合は、白頭翁湯がこれを主る。
【本文】　此れ、却って熱利の証治を論ず。許宗道曰く、「下重なる者は、下さんと欲して出でずの意なり」と。案ずるに、《本草》の訶黎勒の条に日華子を引き、「痢を患う人の後分急痛す」と曰うも亦是の義なり。此れ、熱腸間に壅がる。故に下は魄門に迫り重く滞りて出で難きは、殆ど腸澼、帯下と同じ局なり。白頭翁湯を用うる者は、下焦の熱を清して以て其の窘《きん》迫を緩めばなり。
　程氏（林）曰く、此の段、一の「熱」の字を加えて以上の寒利を別かつ（《金匱直解》）。
【語釈】　○魄門：肛門。　○窘迫：さしせまった状態になる。
【通釈】　これは、反って熱利の証候と治療法を論じている。許宗道は、「下重は、下そうとするが出ない意である」と言う。案じるに、《本草》の訶黎勒の条では日華子を引用し、「下痢を患う人の肛門が拘急して痛む」と言うのもまたこの義である。これは、熱が腸間に塞がる。そこで、下は肛門に迫り重く滞って出難くなるのは、殆ど腸澼や帯下と同じ局面である。白頭翁湯を用いるのは、下焦の熱を清してその差し迫った状態を緩めるからである。
　程氏（林）は言う。この段落では、一つの「熱」の字を加え、以上の寒利を区別する（《金匱直解》）。
【本文】　白頭翁湯方
　白頭翁（三両。○旧本は二両に作る。今《玉函》及び《金匱》に因りて改む）　黄柏（三両）　黄連（三両）　秦皮（三両）
　右四味、水七升を以て、煮て二升を取り、滓を去り、一升を温服す。愈えざれば、更に一升を服す。
【通釈】　白頭翁湯方

白頭翁（三両。〇旧本では、二両に作る。今《玉函》および《金匱》によって改める）　黄柏（三両）　黄連（三両）　秦皮（三両）

右の四味に水七升を用い、煮て二升を取り、滓を除き、一升を温服する。治癒しない場合は、更に一升を服用する。

【本文】　《本草経》に白頭翁は味苦温にて逐血止痛すと。陶氏曰く、「毒痢を療す」と。此の方、君に白頭翁を以てする者は、意は急迫を緩むに在るなり。前注に「苦寒」と云うは、《本経》と左《もと》る。秦皮は清熱利竅し、連柏は亦苦寒にて涼熱し、茲に熱の壅がりを達し窘迫を緩む。蓋し、本方は寒以て之を清するも、苦以て之を堅むるに非ざるなり。即ち、下虚し腸滑するの治とは又懸淵《えん》なり。

【語釈】　〇懸淵：懸絶（大きく懸け離れる）の意か。

【通釈】　《本草経》では、白頭翁は味苦温で逐血止痛するとある。陶氏は、「毒痢を治療する」と言う。この処方で君薬に白頭翁を用いるのは、意は急迫を緩めることにある。前の注釈で「苦寒」と言うのは、《本経》と悖っている。秦皮は清熱利竅し、黄連と黄柏はまた苦寒で涼熱し、ここに熱の塞がりを達して急迫した状態を緩める。思うに、本方は寒でこれを清するのであり、苦でこれを堅めるのではない。即ち、下焦が虚して腸が滑脱する病証を治療するのとはまた遙かに異なる。

【解説】　本条文は、厥陰病の中の熱利の証候と治療法について論述している。

下重は、下そうとするが出ないことを言う。即ち、熱が腸間に塞がり、下は肛門に迫って重く滞ると、下痢が出現するが、大便は出難く、肛門が拘急して痛む。そこで、白頭翁湯を与えて下焦の熱を清して急迫を緩める。

白頭翁湯は、白頭翁、黄柏、黄連、秦皮の四味からなる処方である。方中の白頭翁は、苦温で逐血止痛して急迫を緩める。秦皮は清熱利竅し、黄連、黄柏は苦寒で涼熱する。

【原文】　下利、腹脹満、身体疼痛者、先温其裏、乃攻其表。温裏宜四逆湯、攻表宜桂枝湯。(372)

【本文】　下利し、腹脹満し、身体疼痛する者は、先ず其の裏を温め、乃ち其の表を攻む。裏を温むるは四逆湯に宜しく、表を攻むるは桂枝湯に宜し。

【通釈】　下痢が出現し、腹部が脹満し、身体に疼痛が出現する場合は、先ずその裏を温め、その後にその表を攻める。裏を温めるには四逆湯を用いるのがよく、表を攻めるには桂枝湯を用いるのがよい。

【本文】　此れ、下利に先裏後表の法を用うるは《太陽中篇》の大義（91）と相同す。彼は誤下に因りて清穀を致し、此れは下利に因りて腹脹を致す。総じて温裏を以て急と為すなり。

柯氏曰く、下利して腹尚脹満すれば、其の中は即ち清穀の機を伏す。先ず其の裏を温め、其の急を待たずして始めに救うなり。裏和して表解せざれば、専ら其の表を治す可し。故に「急」と曰わずして仍お「攻む」と曰う。

程氏曰く、下利は表を攻む可からざるは、前に已に之を言えり。兼ねて表証有りて則ち云うは、何ぞや。腹脹満する者は、裏寒ゆればなり。身疼痛する者は、表滞ればなり。先裏後表の治例は、太陽に殊ならざるなり。

【通釈】　これは、下痢する場合に先裏後表の方法を用いるのは、《太陽中篇》の大義（91）と相同する。彼は誤下によって清穀を下痢し、これは下痢によって腹部が脹満する。総じて裏を温めることを急務とする。

柯氏は言う。下痢して腹部がなお脹満する場合は、その中は清穀を下痢する機転を伏している。先ずその裏を温め、それが急迫するのを待たずに始めに救う。裏が調和して表が解されない場合は、専らその表を治療すべきである。そこで、「急いで」と言わずになお「攻める」と言う。

程氏は言う。下痢する場合に表を攻めるべきでないのは、前に既にこれを述べた。兼ねて表証があって言うのは、どうしてであろうか。腹部が脹満するのは、裏が寒えるからである。身体に疼痛が出現するのは、表が滞るからである。先裏後表の治療の例は、太陽病に異ならない。

【解説】　本条文は、厥陰病で下痢し、兼ねて表証を伴う場合の証候と治療法について論述している。

厥陰病に罹患し、陰寒が旺盛になると、下痢が出現する。裏が寒えると、腹部は脹満する。下痢し、腹部が脹満する場合は、清穀を下痢する機転が潜伏している。邪の一部が表に滞ると、身体に疼痛が出現する。本証の治療は、裏証が急迫する前に先ず温裏し、裏が調和した後に解表する先裏後表の方法を採用する。

【原文】　下利欲飲水者、以有熱故也。白頭翁湯主之。(373)

【本文】　下利し水を飲まんと欲する者は、熱有るを以ての故なり。白頭翁湯之を主る。

【通釈】　下痢が出現し、水を飲みたくなるのは、熱があるからである。白頭翁湯がこれを主る。

【本文】　此れ、再び熱利の見証を挙げて、以て上文の義を申し明かす。下利し渇して水を飲まんと欲する者は、下焦に熱有りの確徴なり。寒利は決して此れ無きなり。設し或は口乾けば、亦必ず多飲すること能わず。今渇して水を飲まんと欲す。此れを以て之を証すれば、其れ腸間に熱壅がると為すは已に疑い無し。故に亦当に白頭翁湯を以て之を主るべし。或るひと曰く、「此の条、当に上の白頭翁湯の条（371）下に在るべし。蓋し、錯簡なり」と。

【通釈】　これは、再び熱利の見証を挙げて、上文の義を述べて明らかにしている。下痢が出現し、口が渇いて水を飲みたくなる場合は、下焦に熱がある確かな徴候である。寒利は決してこれがない。もしあるいは口が乾く場合は、また必ず多く飲むことができない。今口が渇いて水を飲みたくなる。これをもってこれを証拠とすると、腸間に熱が塞がっているのは既に疑いがない。そこで、また白頭翁湯をもってこれを主るべきである。ある人は、「この条は、上の白頭翁湯の条文（371）の下にあるはずである。思うに、錯簡である」と言う。

【解説】　本条文は、第371条を承けて、厥陰病の熱利の証候と治療法について再度論述している。

厥陰病に罹患し、下焦に熱が塞がると、下痢が出現し、更に口が渇いて水を飲みたくなる。一方、厥陰病に罹患し、陰寒が旺盛になって寒利が出現する場合は、口は乾かない。あるいは寒利では、口は渇くが、水を多く飲むことができない。本証は、熱が腸間に塞がった熱利の状態にある。そこで、白頭翁湯を与えてこれを治療する。

【原文】　下利讝語者、有燥屎也。宜小承気湯。(374)

【本文】　下利し讝語する者は、燥屎有るなり。小承気湯に宜し。

【通釈】　下痢が出現し、譫語する場合は、燥屎がある。小承気湯を用いるのがよい。

【本文】　此れも亦胃熱し下利する証を論ず。下利する者は、当に讝語すべからず。今下利して且つ讝語すれば、則ち胃家実す。乃ち、腸中に燥屎有りて下るを得ざるなり。所謂「下利は則ち熱結旁流」のみ。此の証、必ず脈滑大にして実、手もて臍腹を接すれば、当に堅く痛むべく、方《まさ》に燥屎有りの徴と為す。若し燥屎除かざれば、則ち下利は止む期無し。故に宜しく小承気湯を以て微しく其の胃を攻むべし。惟だ敢えて峻攻せざるなり。

黄氏曰く、本章、叔和は厥陰下利の条の内に編入す。若し証を以て之を言えば、正しく当に陽明に属すべきなり。

張氏曰く、此の条、厥陰転じて陽明の府に帰すの証なり。

【通釈】　これもまた胃が熱して下痢する証を論じている。下痢する場合は、譫語しないはずである。今下痢してかつ譫語する場合は、胃家が実している。即ち、腸の中に燥屎があって下ることができない。いわゆる「下痢は、熱結旁流」である。この証は、必ず脈は滑大で実し、手で臍部や腹部を触ると、堅く痛むはずであり、これはまさに燥屎がある徴候である。もし燥屎が除かれない場合は、下痢は停止する時期がない。そこで、小承気湯を用いて微かにその胃を攻めるべきである。ただ、あえて峻攻しない。

黄氏は言う。本章は、王叔和が厥陰病の下痢の条の中に編入する。もし証をもってこれを言う場合は、正しく陽明に属すべきである。

張氏は言う。この条は、厥陰病が転じて陽明の府に帰る証である。

【解説】　本条文は、厥陰病に罹患し、胃が熱して下痢する病証について論述している。

一般に虚寒性の下痢が出現する場合は、譫語は出現しない。一方、厥陰病に罹患するが、病が転じて陽明の府に帰り、胃家が実し、腸の中に燥屎があって下ることができず、熱結旁流が発生すると、下痢して譫語する。本証は燥屎があるので、脈は滑大で実し、臍部や腹部を按じると堅く痛むはずである。そこで、小承気湯を用いて微かに胃を攻める。

【原文】　下利後更煩、按之心下濡者、為虚煩也。宜梔子豉湯。(375)

【本文】　下利後更に煩し、之を按じて心下濡の者は、虚煩と為すなり。梔子豉湯に宜し（濡と軟は同じ）。

【通釈】　下痢が出現した後、更に心煩し、これを按じると心下が柔軟である場合は、虚煩である。梔子豉湯を用いるのがよい（濡と軟は同じである）。

【本文】　此れ、利後の余熱の証を論じ、以て上文を総結す。「更に煩す」と言えば、則ち本煩有ること知る可し。利止みて煩除かず、転じて更に甚だしきなり。若し心下之を按じて満痛すれば、則ち煩は実に属す。今之を按じて心下濡の者は、此れ利後の余熱上焦に遺り、中は実結無し。故に虚煩と為す。宜しく梔子豉湯を与えて以て胸熱を清すべし。案ずるに、此れ熱利の後の証に係る。

若し虚寒の下利の後、或は心煩を為すは、又此の例に非ず。

柯氏曰く、虚煩は実熱に対して言う。是れ空虚の虚なり。是れ虚弱の虚ならず。

程氏曰く、熱利なれば、則ち煩は之を利後に得て心下鞕からず。此れ、虚煩は余熱虚に乗じて胸中に客すと為すなり。梔子豉湯に宜し。胸中の邪は、厥陰は太陽に異なること無きなり。

【通釈】　これは、下痢した後の余熱の証を論じ、これによって上文を総括する。「更に心煩する」と言う場合は、元々心煩があったことを知るべきである。下痢が停止するが、心煩が除かれず、転じて更に甚だしくなる。もし心下を按じ、脹満して痛む場合は、心煩は実証に属している。今これを按じて心下が柔軟である場合は、これは下痢した後に余熱が上焦に遺り、中焦に実結がない。そこで、虚煩を生じる。梔子豉湯を与えて胸の熱を清すべきである。案じるに、これは熱利の後の証に係わる。もし虚寒性の下痢が出現した後、あるいは心煩を生じるのは、またこの例ではない。

柯氏は言う。虚煩は、実熱に対して言う。これは、空虚の虚である。これは、虚弱の虚ではない。

程氏は言う。熱利である場合は、心煩はこれを下痢した後に得て心下は硬くない。ここでは、虚煩は余熱が虚に乗じて胸中に客している。梔子豉湯を用いるのがよい。胸中の邪は、厥陰病は太陽病に異なることがない。

【解説】　本条文は、厥陰病に罹患し、下痢した後の余熱の病証について論述している。

「更に煩す」は、元々心煩があることを言う。厥陰病に罹患し、熱利が出現して停止した後、余熱が上焦に遺ると、心煩は除かれず、更に甚だしくなる。本証では、中焦に実結がないので、心下を按じると、柔軟である。即ち、本証の心煩は、余熱が虚に乗じて胸中に客した虚煩に属している。そこで、梔子豉湯を与えて胸中の熱を清する。

【本文】　以上の十九章、下利の諸証を統論す。

【通釈】　以上の十九章は、下痢の諸々の証を総合して論述している。

【原文】　嘔家有癰膿者、不可治嘔。膿尽自愈。(376)

【本文】　嘔家、癰膿《ようのう》有る者は、嘔を治す可からず。膿尽くれば自ら愈ゆ

（《外台》に仲景《傷寒論》を引き、「治す」を「療す」に作る。「嘔」の上に「也」の字有り。此れ、「嘔」の字当に下の句に属すべきは、明らかなり。雑療の嘔吐噦方中より出づと云う）。

【通釈】　平素より嘔吐を患っている人に癰膿がある場合は、嘔吐を治療すべきでない。癰膿が尽きる場合は、嘔吐は自然に治癒する（《外台》に仲景《傷寒論》を引用し、「治す」を「療す」に作る。「嘔」の上に「也」の字がある。これからすると、「嘔」の字が下の句に属するはずであるのは、明らかである。雑病の嘔吐、噦を治療する方中に出ていると言う）。

【本文】　以下は、并びに諸嘔を論ず。而して先ず嘔の癰膿に属する者を弁ず。嘔して膿有るは、此れ必ず内に癰膿有り、則ち《霊枢》の所謂「胃脘癰」、《金匱》の所謂「肺癰」の属是れなり。此れ、当に辛涼を以て其の膿を開提し、膿尽くれば則ち嘔も亦自ら愈ゆ。若し辛熱止嘔の薬を誤用すれば、則ち止《ただ》其の機に逆するのみならず、邪熱内に壅がり、必ず他の変を致す。故に曰く、「治す可からざるなり」と。

成氏曰く、胃脘に癰有れば則ち嘔して膿を吐す。嘔を治す可からず。膿尽くるを得れば嘔も亦自ら愈ゆ。

周氏曰く、此れ治法を言わずして「膿尽くれば自ら愈ゆ」と曰えば則ち治法は已に善く人の為に之を言えり。

【語釈】　○《霊枢》：出典は、《素問・病能論》。　○《金匱》：《金匱要略・肺痿肺癰咳嗽上気病脈証治第七》の第2条を参照。

【通釈】　以下は、並びに諸々の嘔吐を論じている。そして先ず嘔吐が癰膿に属する場合を弁別する。嘔吐して膿がある場合は、必ず内に癰膿があり、《霊枢》のいわゆる「胃脘癰」、《金匱》のいわゆる「肺癰」の類がこれである。これは、辛涼の品を用いてその膿を開いて提さげ、膿が尽きる場合は嘔吐はまた自然に治癒する。もし辛熱で止嘔する薬を誤用する場合は、ただその機転に逆らうだけではなく、邪熱が内に塞がるので、必ず他の変証が引き起こされる。そこで、「治療ができない」と言う。

成氏は言う。胃脘部に癰がある場合は、嘔吐して膿を吐出する。嘔吐を治療すべきでない。膿が尽きると、嘔吐もまた自然に治癒する。

周氏は言う。これが治療法を言わずに「膿が尽きると自然に治癒する」と言えば、治療法は既によく人のためにこれを言っている。

【解説】　本条文は、癰膿に属する嘔吐について論述している。

嘔吐して膿がある場合は、内に癰膿がある。即ち、《素問》の胃脘癰、《金匱》の肺癰の類がこれである。本証の治療は、辛涼の品を用いて膿を開提すべきであり、膿が尽きると嘔吐は自然に治癒する。もし辛熱で止嘔する薬物を用いて先ず嘔吐を治療する場合は、邪熱が内に塞がるので、必ず他の変証が引き起こされる。

【原文】　嘔而脈弱、小便復利、身有微熱、見厥者、難治。四逆湯主之。(377)
【本文】　嘔して脈弱、小便復た利し、身に微熱有りて、厥を見わす者は、治し難し。四逆湯之を主る。
【通釈】　嘔吐が出現して脈が弱になり、小便がまた通利し、身体に微熱があり、厥冷を見わす場合は、治療が困難である。四逆湯がこれを主る。
【本文】　此れ、嘔は裏虚に属する者を論ず。嘔して脈弱なるは、裏寒と為す。小便復た利すれば、則ち下焦固まらず。身に微熱有りて厥するは、是れ虚陽飛越して脱せんと欲す。所以に治し難きなり。若し速やかに四逆湯を以て温裏助陽すれば、或は生を望む可し。

程氏曰く、上は納れずして下は固まらざれば、陽気衰微すること知る可し。更に身微しく熱して厥を見わせば、則ち甚寒微陽に逼りて越えんと欲す。故に治し難し。

《金鑑》に曰く、厥陰、嘔して脈弱、大便利すること多く、今小便復た利し、身微熱すと雖も、又厥冷を見わすは、是れ邪既に上逆して下焦虚寒して固まらず、陰進み陽退くの象を為す。故に治し難し。四逆湯を以て之を主る者は、急ぎて其の陽を壮んにすればなり。陽なれば、則ち生を望む可し。
【通釈】　これは、嘔吐が裏虚に属する場合を論じている。嘔吐して脈が弱になるのは、裏が寒えるからである。小便がまた通利する場合は、下焦は固まらない。身体に微熱があって厥冷する場合は、虚陽が飛越して脱しようとする。そこで、治療は困難である。もし速やかに四逆湯を用いて裏を温めて陽気を助ける場合は、あるいは生を望むことができる。

程氏は言う。上は食物を納れず、下は固まらない場合は、陽気が衰微していることを知るべきである。更に身体に微熱があって厥冷を見わす場合は、甚だしい寒えが微かな陽に迫り、虚陽が上に越えようとする。そこで、治療は困難である。

《医宗金鑑》に言う。厥陰病に罹患し、嘔吐して脈が弱になり、大便は通利することが多く、今小便がまた通利し、身体に微熱が出現するが、また厥冷を見わす場合は、邪が既に上逆し、下焦が虚して寒え固まらなくなり、陰が進み陽が退く象である。そこで、治療は困難である。四逆湯を用いてこれを主るのは、急いでその陽を壮んにするからである。陽が生じる場合は、生を望むことができる。

【解説】　本条文は、裏虚に属する嘔吐の証候と治療法について論述している。

厥陰病に罹患し、陰寒が旺盛になり、裏が寒えると、嘔吐し、脈は弱になる。陽気が衰微し、下焦が固まらなくなると、小便はまた通利する。陰寒が甚だしくなって衰微した陽気に迫り、虚陽が飛越して脱しようとすると、身体に微熱が出現し、四肢は厥冷する。本証は、陰が進み、陽が退いた状態にあるので、治療は困難である。そこで、速やかに四逆湯を与えて温裏助陽する場合は、あるいは万が一に生を望むことができる。

【原文】　乾嘔、吐涎沫、頭痛者、呉茱萸湯主之。(378)

【本文】　乾嘔し、涎沫を吐し、頭痛する者は、呉茱萸湯之を主る（乾は音干。涎は徐連の翻）。

【通釈】　乾嘔が出現し、口からよだれを吐出し、頭が痛む場合は、呉茱萸湯がこれを主る（乾は音が干である。涎は徐連の翻である）。

【本文】　此れ、嘔の寒逆に属する者を論ず。涎沫なる者は、粘飲白沫なり。乾嘔して涎沫を吐すれば、則ち胃中虚冷し、寒飲上逆するなり。頭痛する者は、清陽不足し寒気上を攻むればなり。故に呉茱萸湯を与えて以て温裏散寒すれば、則ち愈ゆ。

令韶張氏曰く、成氏は「嘔なる者は、声有る者なり。吐なる者は、其の物を吐出するなり。故に乾嘔有りて乾吐無し。今乾嘔し涎沫を吐する者は、涎沫嘔に随いて吐出するなり」と云う。

【通釈】　これは、嘔吐が寒飲の上逆に属する場合を論じている。涎沫は、粘稠な水飲の白い泡沫のことである。乾嘔して涎沫を吐出する場合は、胃の中が虚して冷え、寒飲が上逆する。頭が痛むのは、清陽が不足し、寒気が上を攻めるからである。そこで、呉茱萸湯を与えて温裏散寒する場合は、病は治癒する。

令韶張氏は言う。成氏は、「嘔は、声がある場合である。吐は、その物を吐出することである。そこで、乾嘔はあるが、乾吐はない。今乾嘔し涎沫を吐出するのは、涎沫が嘔に随って吐出することである」と言う。

【解説】　本条文は、寒飲の上逆に属する嘔吐の証候と治療法について論述している。

涎沫は、粘稠な水飲で白い泡沫のことを言う。胃の中が虚して冷え、寒飲が上逆すると、乾嘔し、涎沫を吐出する。清陽が不足し、寒気が上を攻めると、頭が痛む。そこで、呉茱萸湯を与えて温裏散寒する。

【原文】　嘔而発熱者、小茈胡湯主之。(379)

【本文】　嘔して発熱する者は、小茈胡湯之を主る。

【通釈】　嘔吐が出現して発熱する場合は、小柴胡湯がこれを主る。

【本文】　此れ、嘔の邪熱に属する者を論じ、以て上文の諸嘔を別かつ。嘔して発熱すれば、則ち邪胸脇に在り。治は当に少陽従り清解すべし。辛温の熱薬を用う可からず。故に小茈胡湯に宜し。《太陽下篇》に曰く、「嘔して発熱する者は、茈胡の証具わる（149）」と。此の段も亦之を挙げて以て厥陰と少陽は相い表裏して其の病は変じ易く、其の治は亦互いに通ず可きを見わすなり。

程氏曰く、嘔厥陰に在るは、是れ寒邪の上逆と為す。陽に従えば則ち宜しく、陰に従えば則ち逆なるも、何をか陽に従うと謂う。嘔して発熱す是れなり。此れ、厥陰は少陽に伝うるなり。故に小茈胡湯を用いて少陽の治に従う。

周氏曰く、愚按ずるに、厥陰と少陽とは原《もと》表裏に属す。今嘔して且つ熱し、或は少陽に転出するは、正しく未だ定む可からざるなり。飲むに小茈胡を以て陰邪を提出するは、誰か「宜しからず」と曰う。

【通釈】　これは、嘔吐が邪熱に属する場合を論じ、これによって上文の諸々の嘔吐を区別している。嘔吐して発熱する場合は、邪は胸脇にある。治療は、少陽より清解すべきである。辛温の熱薬を用いるべきでない。そこで、小柴胡湯を用いるのがよい。《太陽下篇》では、「嘔吐して発熱する場合は、柴胡の証が具わる（149）」と言う。この段落もまたこれを挙げ、これによって厥陰と少陽は相互に表裏の関係にあるので、その病は変化し易く、その治療はまた互いに通じることができることを見わしている。

程氏は言う。嘔吐が厥陰にある場合は、寒邪の上逆である。陽に従う場合は好ましく、陰に従う場合は逆であるが、どのようなことを陽に従うと言うのであろうか。嘔吐して発熱するのがこれである。これは、厥陰病が少陽に伝わる。そこで、小柴胡湯を用いて少陽の治療に従う。

周氏は言う。私が按じるに、厥陰と少陽は元々表裏の関係にある。今嘔吐してかつ発熱し、あるいは病が少陽に転出しているのかどうかは、正しくいまだ定めることができない。小柴胡湯を服用して陰邪を提《さ》さげて出すのは、誰かは「好ましくない」と言う。

【解説】　本条文は、邪熱に属する嘔吐の治療法について論述している。

厥陰病が少陽に伝わり、邪が胸脇にあると、嘔吐して発熱する。本証の治療は、辛温の熱薬を用いるべきでなく、小柴胡湯を用いて少陽の邪熱を清解すべきである。

【本文】　以上の四章、諸々の嘔証を統論す。

【通釈】　以上の四章は、諸々の嘔証を総合して論述している。

【原文】　傷寒、大吐、大下之、極虚、復極汗者、其人外気怫鬱。復与之水、以発其汗、因得噦。所以然者、胃中寒冷故也。(380)

【本文】　傷寒、大いに吐し、大いに之を下し、極めて虚し、復た極めて汗する者は、其の人外気怫鬱す。復た之に水を与え、其の汗を発するを以て、因りて噦を得。然る所以の者は、胃中寒冷するが故なり（怫は符怫の翻。噦は於月の翻）。

【通釈】　傷寒に罹患し、大いに吐かせ、大いにこれを下すと、正気は極めて虚し、また極めて発汗すると、病人の体表では気が欝滞し、汗が出なくなった。また、これに水を飲ませて発汗したので、これによって噦が出現した。そのようになる理由は、胃の中に寒冷があるからである（怫は符怫の翻である。噦は於月の翻である）。

【本文】　此の章、先ず胃虚の噦を論ず。傷寒にして大いに吐し、大いに下せば、則ち胃中の陽気極めて虚す。復た極めて之を汗すれば、則ち衛外の陽も亦已に亡わる。其の人外気怫鬱すれば、則ち是れ虚陽飛越し、無根の虚火上に浮きて面色をして赤ならしむるなり。《説文》に「怫は、鬱するなり。心に従い弗の声」と。《漢・鄒陽伝》の注に顔師古曰く、「怫鬱は、蘊《うん》積するなり」と。愚医尚未だ其の義に達せず、其の人の外気怫鬱するを以て、表邪未だ解せずと誤認し、復た之に水を与えて以て其の汗を発し、因りて噦を得。噦は、即ち後人の所謂「呃《やく》逆」是れなり。其の噦を為す所以の者は、何ぞや。蓋し、吐下大汗の後、陽気極めて虚し、胃中寒冷するに因るが故に中気をして逆せしめて噦を作すなり。《弁脈》に「医知らず、而も反って冷水を飲み、大汗をして出ださしむ。水寒気を得て、冷必ず相い摶ち、其の人即ち䭇《えつ》す(25)」と云うの大意は相同す。治法は宜しく理中、四逆の輩もて其の胃を大いに温め補うべし。案ずるに、此の節、極めて誤治するに因りて以て胃虚を致して噦を作す。故に大いに吐し大いに下して後、復た極めて汗するの証を挙ぐるは、蓋し深く之を戒むる所以なり。

隠庵張氏曰く、此れ統じて厥陰の嘔吐、下利、厥熱を承けて噦証の胃中寒冷するに因りて敗呃を為すを論ずるなり。

【語釈】　○蘊：積む。

【通釈】　この章は、先ず胃虚の噦を論じている。傷寒に罹患し、大いに吐かせ、大いに下す場合は、胃の中の陽気は極めて虚している。また、極めてこれを発汗する場合は、衛外の陽もまた既に亡われている。その人の外気が怫鬱する場合は、虚陽が飛越し、無根の虚火が上に浮いて顔面の色調を赤くしている。《説文》では、「怫は、欝滞することである。心に従い、弗の声である」とある。《漢書・鄒陽伝》の注釈では、顔師古は「怫鬱は、積もることである」と言う。愚かな医者はなおいまだその義に到達せず、その人の外気が欝滞するので、表邪がいまだ解されていないと誤認し、またこれに水を与えてその汗を発し、これによって噦を得た。噦は、後人のいわゆる「呃《やく》逆」がこれである。それが噦を生じる理由は、どのようなものであろうか。思うに、吐下し、大いに発汗した後、陽気が極めて虚し、胃の中が寒冷するので、中気を逆上させて噦を生じる。《弁脈法》に「医者は原因が解らず、反って冷水を飲ませて病人に大汗をかかせた。冷水が寒気を得ると、冷水は必ず寒気と打ち合うので、その人はしゃっくりをする(25)」と言う大意は、相同する。治療法は、理中湯や四逆湯の類を用いてその胃を大いに温め補うべきである。案じるに、この節は、極めて誤治することによって胃虚を生じて噦を発生する。そこで、大いに吐かせ、大いに下した後、また極めて発汗する証を挙げるのは、思うに深くこれを戒める理由である。

隠庵張氏は言う。これは、厥陰病の嘔吐、下痢、厥熱を総合して承け、噦証で胃の中が寒冷することによって敗られて呃を生じることを論じている。

【解説】　本条文は、傷寒に罹患し、胃が虚して噦が出現する病証について論述している。

傷寒に罹患し、大いに吐かせ、大いに下すと、胃の中の陽気は極めて虚弱になる。また、極めて発汗すると、衛外の陽気が亡われる。陰寒が旺盛になり、虚陽が飛越し、無根の虚火が上に浮くと、病人の外気は怫鬱し、顔面の色調は赤くなる。怫鬱は、欝滞して積もることを言う。愚かな医者は外気が欝滞するのを表邪がまだ解されていないと誤認し、水を与えて発汗すると、噦が出現する。噦は、後人のいわゆる「吃逆」を言う。即ち、吐下し、大いに発汗した後、陽気が極めて虚し、胃の中が寒えると、中気が逆上するので、噦が出現する。そこで、本証は、理中湯や四逆湯の類を与えてその胃を大いに温めて補うべきである。

【原文】　傷寒噦而腹満、視其前後、知何部不利、利之即愈。(381)
【本文】　傷寒噦して腹満するは、其の前後を視て、何れの部の利せざるかを知りて、之を利すれば即ち愈ゆ。
【通釈】　傷寒に罹患し、噦が出現して腹満する場合は、大小便を視て、いずれの部位が通利しないのかを知り、これを通利すると、病は治癒する。
【本文】　前条は虚寒の噦を論じ、此の段は裏実の噦を詳らかにす。傷寒、噦して腹満するは、此れ胃中の寒冷に非ず。即ち、裏実して通ぜず、胃気壅遏し、反って上逆して噦を為すなり。「其の前後を視る」は、前部は小便なり、後部は大便なり。其の何れの部の利せざるかを詳らかに知りて之を利すれば、則ち満消え、気通じ、噦即ち愈ゆ。蓋し、前部の不利は五苓散、猪苓湯に宜しく、後部の不利は三承気に宜しく、撰《えら》びて之を用う。案ずるに、傷寒の噦を発するは、虚有り実有り。上章は虚を論じ、此の章は実を論ず。然れども皆未だ必ずしも胃気に因らざるにあらざること知る可し。傷寒は胃気を以て本と為す。故に特に結ぶに此の二条を以てして厥陰の義を終うなり。

令韶張氏曰く、夫れ至って虚し、至って寒ゆるの噦証を以てするも、亦実する者の存すること有り。則ち、凡そ実熱の証に係るも、亦虚する者の在ること有り。医者、能く其の寒熱、虚実を審らかにして之が為に其の間に温涼補瀉すれば、則ち人は夭《よう》札の患い無し。

張氏曰く、一は胃気の虚寒と為し、一は胃中の実熱と為すは、弁ぜざる可からず。虚寒の者は、之を温む。四逆、理中是れなり。実熱の者は、之を利す。承気、五苓是れなり。
【語釈】　○夭札：若死に。
【通釈】　前の条文は虚寒証の噦を論じ、この段落は裏実証の噦を詳らかにしている。傷寒に罹患し、噦が出現して腹満する場合は、胃の中の寒冷ではない。即ち、裏が実して通じなくなり、胃気が塞がり、反って上逆して噦を生じる。「その前後を視る」は、前部は小便であり、後部は大便である。そのいずれの部位が通利しないのかを詳らかに知ってこれを通利する場合は、脹満は消え、胃気は通じ、噦は治癒する。思うに、前部の不利は五苓散や猪苓湯を用いるのがよく、後部の不利は三承気湯を用いるのがよく、選んでこれを用いる。案じるに、傷寒に罹患して噦を発生する場合は、虚証があり、実証がある。上章は虚証を論じ、この章は実証を論じている。しかし、皆いまだ必ずしも胃気によらないことがないのを知るべきである。傷寒は、胃気が本である。そこで、特に結論するのにこの二条を用い、厥陰の義を終える。

令韶張氏は言う。そもそも至って虚し、至って寒える噦証があるが、また実証のある場合がある。即ち、およそ実熱の証に係わるが、また虚証のある場合がある。医者はよくその寒熱と虚実を審らかにし、このためにその間に温涼補瀉する場合は、人は若死にする患いがない。

張氏は言う。一つは胃気の虚寒であり、一つは胃の中の実熱であるのは、弁別しない訳にはいかない。虚寒の場合は、これを温める。四逆湯や理中湯がこれである。実熱の場合は、これを通利する。承気湯や五苓散がこれである。

【解説】　本条文は、裏実証の噦について論述している。

傷寒に罹患し、裏が実して通じなくなり、胃気が塞がって上逆すると、噦が出現して腹満する。「其の前後を視る」は、前部は小便、後部は大便を視ることを言う。即ち、前後のいずれの部位が通利しないのかを詳らかに知ってこれを通利する場合は、脹満は消失し、胃気は通じ、噦は治癒する。本証を治療する場合は、前部の不利は五苓散や猪苓湯を用いるのがよく、後部の不利は三承気湯を用いるのがよい。

【本文】　以上の二章、噦に虚実有るを論ず。○案ずるに、斯の篇、首は総綱、次は下利、次は厥逆、次は嘔、次は噦、限界截《せつ》然として復た紊錯《びんさく》せず。載《しる》す所の方の如きは、則ち烏梅丸、当帰四逆、及び加呉茱萸生姜、麻黄升麻、乾姜芩連人蔘、白頭翁湯なり。凡そ六道にして其の間未だ必ずしも訛《か》錯無きにあらず。蓋し、太陽は三陽の首と為す。故に凡そ汗、吐、火、下にて、水畜、瘀血、結胸、痞鞕等の証は、其れ陽熱自り変じて来る者なり。皆太陽の三篇に刕《けず》る。厥陰は三陰の終わりに居す。故に凡そ四支厥冷、下利、嘔、噦等の証は、其れ陰寒自り変じて来る者なり。皆此の篇に隷《れい》す。然れども《太陽篇》の中は固より陰に属する者有り、《厥陰篇》の中も亦陽に属する者有りて其の間は亦必ずしも本病に渉らざる者有り。即ち、類を以て相い附して査対に供するのみ。此れ、即ち本論錯綜するの妙は、人をして自得せしむるに在り。而るに後人察せず、含糊牽混し徒に端緒《たんしょ》を益す。乃ち、安道王氏の如く却って篇中に叔和の附益有るは、抑も未だ仲景編次の微旨に達せざるに似るなり（《玉函》は、諸々の四逆の章より以下篇末に至りて別に一篇と為し、題して「弁厥利嘔噦病形証治」と曰う。宋版は、本篇の首に「厥利嘔噦附す」と云う。今敢えて従わず、謹みて旧文に依ると云う）。

又案ずるに、三陰の諸篇は、之を三陽篇の証治に視るに、太だ粗略に似たり。然れども陽は動き陰は静かなるは一定の理にして三陰は総じて虚寒の一途に外ならず。故に其の治法は互いに相い通用す可く、三陽の多端なるに如かざるなり。此れ、其の証治は自ら多からずと為す所以なり。敢えて三陽に詳らかにして三陰に略するに非ざるなり。学ぶ者は、諸《これ》を察せよ。

【語釈】　○截然：物事の区別のはっきりするさま。　○紊錯：紊は、みだれる。錯は、たがう。みだれる。　○訛錯：訛は、あやまる。錯は、あやまる。まちがう。　○隷す：従う。付く。　○査対：査は、調べる。対は、答える。対応する。　○含糊：言葉がはっきりしない。　○牽混：牽は、ひきとめる。混は、まじえる。　○端緒：てがかり。いとぐち。

【通釈】　以上の二章は、噦に虚実があることを論じている。○案じるに、この篇は、首は総綱であり、次は下痢、次は厥逆、次は嘔吐、次は噦であり、限界ははっきりとしてまた乱れていない。記載する所の処方のようなものは、烏梅丸、当帰四逆湯、および当帰四逆加呉茱萸生姜湯、麻黄升麻湯、乾姜黄芩黄連人参湯、白頭翁湯などである。およそ六種類であるが、その間にはいまだ必ずしも誤りがない訳ではない。思うに、太陽は三陽の首である。そこで、およそ汗法を用い、吐法を用い、火法を用い、下法を用いた後の蓄水、瘀血、結胸、痞硬などの証は、陽熱より変化して到来する場合である。皆太陽の三篇に削られている。厥陰は、三陰の終わりに位置する。そこで、およそ四肢の厥冷、下痢、嘔吐、噦などの証は、陰寒より変化して到来する場合である。皆この篇に隷属する。しかし、《太陽篇》の中には固より陰証に属する場合があり、《厥陰篇》の中にもまた陽証に属する場合があり、その間にはまた必ずしも本病に渉らない場合がある。即ち、類似するので、ここに加えて検索に備えるだけである。このように、本論の錯綜する妙味は、人に自得させることにある。しかし、後人はこれを察知せず、はっきりせずに牽引して混同し、徒に糸口を増やすのである。即ち、安道王氏のように、反って篇の中に王叔和が加筆した内容があるとするのは、抑もいまだ仲景の編次の微かな主旨に到達していないようである（《玉函》では、諸々の四逆の章より以下で篇末に至っては別に一篇とし、題して「弁厥利嘔噦病形証治」と言う。宋版では、本篇の首に「厥利嘔噦附す」と言う。今あえて従わず、謹んで旧文によると言う）。

また、案じるに、三陰の諸々の篇は、これを三陽篇の証治に比較して視ると、甚だ粗略であるようである。しかし、陽が動き、陰が静かであるのは一定の道理であり、三陰は総合すると虚寒の一途に外ならない。そこで、その治療法は相互に通用できるのであり、三陽篇が多端であるのに及ばない。これが、その証治が自ら多くない理由である。あえて三陽篇で詳らかにし、三陰篇で略するのではない。学ぶ者は、これを察知すべきである。

傷寒論疏義巻第七

江戸　喜多村直寛士栗　学

弁霍乱病脈証并治

【本文】　案ずるに、巣氏曰く、「霍乱は、其の病揮霍《きかく》の間に便ち撩《りょう》乱を致すなり」と（李善《文選・文賦》に注して曰く、「揮霍は、疾き貌なり」と。陳無擇曰く、「人は起居に它無く、揮霍の間に便ち変乱に至り、悶絶して救えず、甚だしきは畏る可しと為す」と）。蓋し、霍乱の病為る、内は飲食に傷られ、外は風寒を感じ、因りて揮霍撩乱を致す是れなり。其の因る所の如きは、詳らかに葛氏の《肘後》、孫氏の《千金》等の書に見わる。劉茝庭曰く、「夫れ内は飲食の宿滞無くんば、何を以て腹痛、吐瀉有るや。外は邪気の感触無くんば、何を以て揮霍撩乱有るや。外内相い搏ちて発するを知る可し。其の病、大抵夏秋に多しと為す。而して或は傷暑に因り、或は覆を失して冷を受くるに因る。然して春温、冬寒も亦間々之有り。蓋し、其の邪一ならずと雖も、唯だ飲食傷らるれば、則ち均しく免れざる所と云う（伊澤信恬曰く、「《易説》に穀雨の気当に至るべくして至らざれば、則ち霍乱多しと。《春秋考異郵》に襄公荊に朝す。士卒歳を度り、愁《しゅう》悲時を失す。泥雨暑湿は、霍乱の病多し」と。《漢書・嚴助伝》に夏月の暑時は、歐《おう》泄霍乱の病相い随属《ずいしょく》するなりと。此れ、霍乱の名、古書に見わる者も又以て霍乱の因る所の考証を資《たす》く可し」と（案ずるに、《霊・経脈篇》に「厥気上逆すれば、則ち霍乱す」と。又《五乱篇》に「清気は陰に在り、濁気は陽に在り、清濁相い干し、腸胃に乱るれば、則ち霍乱を為す」と。此れ、其の医経に見わる者は、此に肇《はじ》む）。其の脈、則ち沈にして微、其の証、則ち内は而ち清濁相い干せば、心腹攪《かく》刺し、上は吐し下は瀉し、外は而ち邪正相い搏てば、発熱し、頭痛み、身疼み、悪寒す。其の之を治するの法は、裏を以て急と為す。而して軽ければ則ち理中、五苓もて胃湿を去るを要と為し、重ければ則ち四逆の諸湯以て回陽するを主と為す。即ち、先ず其の裏を温むるの例なり。裏和して表未だ和せざれば、則ち其の外を解す。即ち、其の表を攻むるの義なり。而して其の脈証、治法の委は並びに篇中に注して明かす。蓋し、霍乱の理は本論の外に出づる者無し。唯だ許仁則の乾霍乱の論は、能く仲景言わざるの秘を発し、本論の未だ逮《およ》ばざるを裨《おぎな》う。故に成氏の《明理論》は既に表して之を出だす。学ぶ者は宜しく参稽《けい》すべし（楊仁斎曰く、「湿霍乱にて死する者は、少なし。乾霍乱にて死する者は、多し」と。許仁則嘗て是の言有り。蓋し、謂うに傷る所の物は、正気を擁《よう》閉し、陰陽を関隔し、躁擾《そうじょう》し、喘脹すれば、其れ能く生くるや。則ち、揮霍変乱し、如し人髪を被り、交々争えば、必ず以て之を挨《ひら》くこと有れば可なり）。案ずるに、霍乱の一証は、本雑病に係る。而して今六病の後に列するは、尤も無謂《い》に属す。故に従来の注家は紛紜聚訟《ふんうんしゅうしょう》す。或るひと曰く、「《厥陰篇》は吐利の諸条有り。後人、霍乱も亦吐利有るを以て、仍お雑病中に摭《ひろ》い、以て其の後に附す。蓋し、《痙湿暍》は倶に表証有り。故に掲げて《太陽》の前に在るは、正しく其の例と同じなり」と。然れども彼は則ち《金匱》に具え載し、此れは則ち《金匱》に録せず。是を以て人は雑病論の遺る者と為るを知ること無し。且つ《脈経》に《霍乱転筋》を叙《の》べ、《百合狐惑》の後、《中風歴節》の前に在り。《外台》は本論を引き、第十七巻の中に出づと云うは、並びに徴す可きに足るなり。殊に沈明宗の《金匱編注》、首に本篇を収むるは、宜しく従うべきに似たり。

【語釈】　○揮霍：はやいさま。勢いがはげしいさま。　○撩乱：みだれあう。入りみだれる。　○無它：事故がない。つつがない。無事である。　○穀雨：二十四節気の一つ。陽暦の四月二十日または二十一日。穀物を育てる雨の意。　○荊：戦国時代の楚の国の別名の意か。　○朝：至る。向かっていく。　○士卒：兵士の総称。　○度：渉る。　○愁悲：憂えかなしむ。　○時を失す。時機を失する。　○歐泄：はき出すことと腹下り。嘔泄に同じ。　○随属：したがいつづく。　○厥気：張景岳の《類経》では、「厥気は、脾気が失調し、あるいは寒え、あるいは熱すると、皆厥気となり、逆上して行く場合は、霍乱を生じる」とある。　○攪：乱す。かきみだす。　○委：委細（くわしく細かい）の意。　○参稽：参考と同じ。　○擁閉：擁は、さえぎる。ふさぐ。閉は、とざす。　○関隔：へだてる。さまたげる。　○躁擾：心が騒がしく乱れる。いらだつ。《傷寒論疏義》では「燥」の字に作るが、「躁」の字に改める。○髪を被る：髪の毛をふりみだす。　○無謂：意味がない。いわれがない。○紛紜：さかんなさま。ごたごたしたさま。　○聚訟：おおぜいがたがいに是非を争って定まらないこと。

【通釈】　案じるに、巣氏は、「霍乱は、その病が瞬時の間に入り乱れる」と言う（李善は《文選・文賦》に注釈し、「揮霍は、疾い貌である」と言う。陳無擇は、「人は起居につつがないが、瞬時の間に変乱に至り、悶絶して救うことができず、甚だしい場合は畏るべきである」と言う）。思うに、霍乱の病と言うものは、内は飲食に傷られ、外は風寒を感じ、これによって瞬時に入り乱れるのがこれである。その原因のようなものは、詳らかに葛氏の《肘後》、孫氏の《千金》などの書に見われている。劉蓝庭は、「そもそも内は飲食の宿滞がなければ、どうして腹痛や吐瀉があるだろうか。外は邪気の感受がなければ、どうして瞬時に入り乱れることがあろうか。外と内が打ち合って発症することを知るべきである。その病は、大抵は夏と秋に多い。そしてあるいは傷暑が原因となり、あるいは被覆を失って冷えを受けることが原因となる。そして春の温かい季節や冬の寒い季節もまた間々これがある。思うに、その邪は一つでないが、ただ飲食に傷られる場合は、均しく免れない所であるという（伊澤信恬は、「《易説》では、穀雨の節気が到来するはずであるが、到来しない場合は、霍乱が多いとある。《春秋考異郵》では、襄公は荊に向かった。兵士は歳を経て、愁い悲しむ機会を失った。泥雨が続き暑く湿った時期は、霍乱の病が多いとある」と言う。《漢書・嚴助伝》では、夏月の暑い時は、嘔吐、下痢、霍乱の病が次々と発生するとある。このように、霍乱の名が古書に見われる場合もまたこれによって霍乱を発生する原因の考証を助けるはずである」と言う（案じるに、《霊枢・経脈篇》では、「厥気が上逆する場合は、霍乱になる」とある。また、《霊枢・五乱篇》では、「清気が陰にあり、濁気が陽にあり、清気と濁気が相互に犯し、胃腸に乱れる場合は、霍乱を発生する」とある。このように、霍乱が医経に見われる場合は、ここに始まる）。その脈は沈で微であり、その証は内は清気と濁気が相互に犯すと、心腹部がかき乱されて刺されるように痛み、上は嘔吐し、下は瀉下し、外は邪気と正気が打ち合うと、発熱し、頭が痛み、身体が疼み、悪寒がする。これを治療する方法は、裏を治療することを急務とする。そして病が軽い場合は理中湯や五苓散を用いて胃湿を除くことが重要であり、病が重い場合は四逆湯などの諸々の湯液を用いて回陽することを主とする。即ち、先ずその裏を温める例である。裏が調和するが、表がいまだ調和していない場合は、次いでその外を解する。即ち、その表を攻める義である。そして脈証と治療法の仔細は、並びに篇の中に注釈して明らかにしている。思うに、霍乱の道理は、本論の外に出るものがない。ただ、許仁則の乾霍乱の論述は、よく仲景が言わない奥秘を発し、本論がいまだ及ばない点を補っている。そこで、成氏の《傷寒明理論》では、既に表彰してこれを提出している。学ぶ者は、参考にすべきである（楊仁斎は、「湿霍乱で死亡する場合は、少ない。乾霍乱で死亡する場合は、多い」と言う。許仁則は、かつてこの発言があった。思うに、傷られたものが正気を塞いで閉ざし、陰陽が妨げられ、騒がしく乱れ、気喘が出現して脹満する場合は、更によく生きることができようか。即ち、瞬時に変乱し、もし人が髪を振り乱し、正気と邪気が交々争う場合は、必ず塞がりを開くようにするのがよい）。案じるに、霍乱の一証は、元々は雑病に係わる。そして今六病の後に配列するのは、最も意味はない。そこで、従来の注釈家は盛んに是非を言い争って定まらない。ある人は、「《厥陰篇》には、吐利に関する諸々の条文がある。後人は、霍乱もまた吐利があるので、なお雑病の中に拾い、これによってその後に附したのである。思うに、《痙湿暍篇》はともに表証がある。そこで、掲げて《太陽篇》の前にあるのは、正しくこの例と同じである」と言う。しかし、彼は《金匱要略》に記載されるが、これは《金匱要略》に収録されていない。ここをもって人は《霍乱篇》が雑病論の遺ったものであることが解らなくなった。かつ《脈経》では《霍乱転筋篇》を論述し、これは《百合狐惑篇》の後で《中風歴節篇》の前にある。《外台》では本論を引用し、《傷寒論》の第十七巻の中に出ていると言うのは、並びに充分に証拠とすることができる。殊に沈明宗の《金匱編注》では首に本篇を収録するが、従うべきであるようである。

【解説】　本節は、霍乱の特徴について論述している。

霍乱は、病勢が急激に変化する病証を指して言う。「霍乱」の「霍」は、「揮霍」を言う。即ち、揮霍は、疾い貌を言う。また、「霍乱」の「乱」は、「撩乱」を言う。即ち、撩乱は、病状が入り乱れることを言う。霍乱の病と言うものは、内は飲食に傷られ、外は風寒の邪を感受して瞬時に病状が入り乱れる病証であり、その主要な症状は嘔吐と腹瀉である。本証は、一般に夏と秋に多く、傷暑が原因になることもあれば、被覆を失って冷えを感受することが原因になることもあるが、飲食で傷られる場合は必ず霍乱が発生する。霍乱の脈は、沈で微である。また、霍乱の証は、内は清気と濁気が相互に犯すと、心腹部がかき乱されて刺されるように痛み、上は嘔吐し、下は瀉下し、外は邪気と正気が打ち合うと、発熱し、頭が痛み、身体が疼み、悪寒がする。本証の治療は、裏証を治療するのを急務とする。即ち、病が軽い場合は、理中湯や五苓散を用いて胃湿を除く。また、病が重い場合は、四逆湯などの諸々の湯液を用いて温裏回陽する。以上の治療を行い、裏証は調和するが、表証がまだ調和しない場合は、次いでその外を解する。本証は、嘔吐と下痢が出現するので、「湿霍乱」と称される。《傷寒論》の中に記載される霍乱は、いずれも湿霍乱である。一方、嘔吐したくなるが嘔吐することができず、下痢したくなるが下痢することができず、腹満し、煩乱し、絞るように痛み、胃腸に実を挟む場合は、「乾霍乱」と称される。湿霍乱の道理は本篇の外に出るものがないが、許仁則による乾霍乱の論述は、仲景がいまだ述べていない奥秘を発し、本篇がいまだ及ばない点を補っている。

霍乱は、元々が雑病に係わる。即ち、本篇は雑病論の中の遺った論述であり、六病の後に配列されているのは、重要な意味はない。

【原文】　問曰、病有霍乱者何。答曰、嘔吐而利、此名霍乱。(382)

【本文】　問いて曰く、病に霍乱なる者有りとは何ぞや。答えて曰く、嘔吐して利す、此れを霍乱と名づくと。

【通釈】　ある人が質問し、「病には霍乱があるが、どのような病であろうか」と言った。それに答え、「嘔吐して下痢する場合は、これを霍乱と名づける」と言った。

【本文】　此れ、霍乱病の提綱、其の名を挙げて以て其の証を弁ずるなり。問いて曰く、「病に霍乱なる者有り。其の状、何に似るや」と。答えて曰く、「卒然として嘔吐して利す、此れを霍乱と名づく」と。蓋し、外は邪気を感じ、内は飲食に傷られ、内外相い搏ち、正邪紛争し、胃気随いて傷るれば、而ち上は吐し下は利すと為す。是を以て揮霍の間に便ち撩乱を致すなり。巣氏曰く、「霍乱なる者は、発すれば則ち心腹絞痛す。其れ先に心痛する者有れば、先に吐す。先に腹痛する者は、則ち痢す。心腹並びに痛む者は、則ち吐痢倶に発す」と。劉茝庭曰く、「霍乱は、必ず腹痛有り。《経》に言わざる者は、蓋し文を省けばなり」と。案ずるに、《外台》は《必効方》を引き、「上は吐し下は利する者は、名づけて湿霍乱と為す」と云う（《医心方》は《極要方》を引き、「吐利を得る者は、湿霍乱と名づく。吐利を得ざる者は、乾霍乱と名づく。乾霍乱は、殺多し。人往往にして湿霍乱有るも、性命の憂い有らず」と曰う）。

汪氏曰く、霍乱病は、雑証に係る。《傷寒論》に之を六病の後に列する者は、必ず仲景の原論中に既に傷寒と言えば、即ち雑病を言えばなり。惜しいかな、其の十六巻は已に大半は亡失す。即ち、今の世に伝うる所の《傷寒論》十巻、其の《弁脈》《平脈》《可汗》《可下》の諸篇は、悉く叔和の増入する所の者に係れば、則ち雑病の亡う所は甚だ多しと為すなり。明の趙以徳は《金匱衍義》を著わし、既に痓湿暍、百合狐惑、瘧疾等の証は傷寒に非ざるを知る。独り霍乱の一候を検出すること能わざるは、此れも又余の解せざる所なり（《温病篇注》に出づ）。

【通釈】　これは、霍乱病の提綱であり、その名称を挙げてその証を弁じている。ある人が質問し、「病には霍乱がある。その症状は、何に似ているのであろうか」と言った。これに答え、「突然嘔吐して下痢する場合は、これを霍乱と名づける」と言った。思うに、外は邪気を感じ、内は飲食に傷られ、内と外で打ち合い、正気と邪気が紛争し、胃気がこれに随って傷られると、上は嘔吐し、下は下痢する。ここをもって瞬時の間に入り乱れる。巣氏は、「霍乱は、発生すると、心腹部が絞ったように痛む。先に心が痛む場合は、先に嘔吐する。先に腹が痛む場合は、下痢する。心腹部が並びに痛む場合は、嘔吐と下痢がともに発生する」と言う。劉茝庭は、「霍乱は、必ず腹痛がある。《経》に言わないのは、思うに文を省くからである」と言う。案じるに、《外台》は《必効方》を引用し、「上は嘔吐し、下は下痢する場合は、名づけて湿霍乱とする」と言う（《医心方》は《極要方》を引用し、「嘔吐と下痢を得る場合は、湿霍乱と名づける。嘔吐と下痢を得ない場合は、乾霍乱と名づける。乾霍乱は、死亡することが多い。人は往々にして湿霍乱があるが、生命の憂いはない」と言う）。

汪氏は言う。霍乱病は、雑証に係わる。《傷寒論》でこれを六病の後に配列するのは、必ず仲景の原論の中では、既に傷寒と言う場合は、雑病を言うからである。惜しことに、その十六巻は、既に大半が失われている。即ち、今の世に伝わる所の《傷寒論》十巻は、その《弁脈篇》《平脈篇》《可発汗篇》《可下篇》などの諸々の篇は、悉く王叔和が増入した所のものに係わるので、雑病で亡われた所は甚だ多い。明の趙以徳は《金匱衍義》を著わし、既に痙湿暍、百合狐惑、瘧疾などの証は傷寒ではないことを知っていた。ただ、霍乱の一候を検出できないのは、これもまた私の理解できない所である（《温病篇注》に出ている）。

【解説】　本条文は、霍乱病の提綱について論述している。

霍乱は、突然嘔吐して下痢する病証である。即ち、霍乱病に罹患し、外は邪気を感じ、内は飲食に傷られ、正気と邪気が内外で打ち合い、胃気がこれに随って傷られると、上は嘔吐し下は下痢し、病状は瞬時の間に入り乱れる。霍乱では、必ず腹痛が出現するが、《経》では文章が省かれている。

【原文】　問曰、病発熱、頭痛、身疼、悪寒、吐利者、此属何病。答曰、此名

霍乱。霍乱自吐下、又利止、復更発熱也。(383)

【本文】　問いて曰く、病発熱し、頭痛み、身疼み、悪寒し、吐利する者は、此れ何れの病に属するかと。答えて曰く、此れを霍乱と名づく。霍乱は自ら吐下し、又利止み、復た更に発熱するなりと。

【通釈】　ある人が質問し、「病に罹患して発熱し、頭が痛み、身体が疼み、悪寒がし、嘔吐と下痢が出現する場合は、これはどのような病に属しているのであろうか」と言った。これに答え、「これは霍乱と名づける。霍乱は、自然に嘔吐と下痢が出現し、また下痢が停止すると、また更に発熱する」と言った。

【本文】　此れ、上条を承けて、其の証を詳らかにし、以て其の名を弁ずるなり。発熱し、頭痛み、身疼み、悪寒するは、表に在るの風寒、暑熱、病を為すなり。嘔吐し、瀉利するは、裏に在るの飲食、生冷、病を為すなり。外感内傷同時に荐《しきり》に至るは、是れ名づけて霍乱と為す。夫れ霍乱は必ず当に自ら吐下すべし。若し吐利止みて仍お頭痛み、身疼み、悪寒すること有れば、復た更に発熱す。是れ裏解して表未だ解せざればなり。案ずるに、経文に但だ「利止む」と曰いて「吐止む」と曰わず、「発熱す」と曰いて頭疼む等の証を曰わざるは、並びに文を省けばなり。

方氏曰く、上は病名を以て病証を求め、此れは病証を以て病名を実するは、反覆して詳らかに明かすの意なり。

沈氏（明宗）曰く、吐利已に止み、復た更に発熱するは、乃ち裏気和して表邪未だ解せず。当に解表の法に従うべし。或は表証無く、但だ腹痛、吐利有るは、此れ裏邪未だ解せずと為す。当に裏を和すを以て主と為すべし。

隠庵張氏曰く、問なる者は、表裏を概《はか》りて言うなり。霍乱は、必ず裏由り始まる。故に師の答うる所は、裏を先にして表を後にするなり。

尤氏曰く、利止み裏和すに迨《およ》びては、則ち邪気復た還り表に之《ゆ》きて発熱を為す。今人吐利の後、往往にして発熱し煩渇する者是れなり。

【通釈】　これは、上条を承けて、その証を詳らかにし、これによってその名を弁じている。発熱し、頭が痛み、身体が疼み、悪寒がするのは、表にある風寒や暑熱が病を生じる。嘔吐し、瀉利するのは、裏にある飲食や生もの、冷たいものが病を生じる。外感と内傷が同時に頻りに至る場合は、名づけて霍乱とする。そもそも霍乱は必ず自然に嘔吐し下痢するはずである。もし嘔吐と下痢は停止するが、なお頭が痛み、身体が疼み、悪寒がすることがあると、また更に発熱する。これは、裏は解されているが、表はいまだ解されていない。案じるに、経文にただ「下痢は止む」と言うが、「嘔吐は止む」と言わず、「発熱する」と言うが、頭が疼むなどの証を言わないのは、並びに文を省くからである。

方氏は言う。上は病名をもって病証を求め、これは病証をもって病名を実のあるものにしているのは、反覆して詳らかに明らかにする意である。

沈氏（明宗）は言う。嘔吐と下痢が既に停止し、また更に発熱する場合は、裏気は調和するが、表邪がいまだ解されていない。解表の方法に従うべきである。あるいは表証がなく、ただ腹痛や吐利がある場合は、裏邪がいまだ解されていない。裏を調和することを主とすべきである。

隠庵張氏は言う。問いは、表裏を図って言う。霍乱は、必ず裏より始まる。そこで、師が答える所は、裏を先にして表を後にする。

尤氏は言う。下痢が停止し、裏が調和するに及んでは、邪気はまた還って表に行き、発熱を生じる。今の人で吐利して後、往々にして発熱し心煩し、口が渇く場合がこれである。

【解説】　本条文は、表証を兼ねた霍乱の証候について論述している。

霍乱に罹患し、風寒の邪や暑熱の邪が表にあると、発熱し、頭が痛み、身体が疼み、悪寒がする。飲食、生もの、冷たいものが裏にあると、嘔吐し瀉利する。外感と内傷が同時に到来する場合は、「霍乱」と名づける。霍乱は自然に嘔吐し下痢するが、嘔吐と下痢が停止した後、なお頭痛、身体疼痛、悪寒などの表証がある場合は、更にまた発熱する。本証は、表証を兼ねた霍乱に罹患し、裏証は解されているが、表証はまだ解されていない状態にある。

【原文】　傷寒、其脈微濇者、本是霍乱。今是傷寒、却四五日、至陰経上、転入陰必利。本嘔下利者、不可治也。欲似大便、而反失気、仍不利者、此属陽明也。便必鞕。十三日愈。所以然者、経尽故也。下利後、当便鞕。鞕則能食者愈。今反不能食、到後経中、頗能食。復過一経能食。過之一日当愈。不愈者、不属陽明也。(384)

【本文】　傷寒、其の脈微濇の者は、本是れ霍乱なり。今是れ傷寒、却って四五日、陰経上に至り、転じて陰に入れば必ず利す。本嘔し下利する者は、治す可からざるなり。大便するに似たらんと欲して反って失気し、仍お利せざる者は、此れ陽明に属するなり。便必ず鞕し。十三日に愈ゆ。然る所以の者は、経尽くるが故なり。下利後、当に便鞕かるべし。鞕くして則ち能く食する者は、愈ゆ。今反って食すること能わず、後経中に到り、頗る能く食す。復た一経を過ぎて能く食す。之を過ぐること一日にして当に愈ゆべし。愈えざる者は、陽明に属せざるなり。

【語釈】　○傷寒、其の脈微濇の者云々：成無己の《注解傷寒論》では、「微は陽を亡うからであり、渋は血を亡うからである。傷寒に罹患し、脈が微渋になる場合は、元々は霍乱である。吐利は陽を亡い、血を亡う。吐利は止むが、傷寒の邪がいまだ止まなければ、またこれは傷寒である。反って四五日目は、邪が陰経に伝わる時である。裏が虚し、邪に遇うと、必ず自利を生じる。元々嘔吐する場合は、邪が上に甚だしい。また、下痢する場合は、邪が下に甚だしい。先に霍乱で裏気が大いに虚し、また傷寒の邪が再び伝わり吐利を生じる。これは、重ねて虚すので、不治になる。もし大便をしそうになるが、反って失気し、なお下痢しない場合は、下痢は虚すからであるが、下痢しないのは実するからであるので、大便をしたくなるが、反って失気するのは、裏気が熱するからである。これは陽明に属しているので、大便は必ず硬くなる。十三日で治癒するのは、傷寒は六日で三陰と三陽に遍く伝わり、その後六日で再伝経が尽きる場合は、陽明の気は和やかになり、大邪の気が去って病は治癒する。下痢して後は、津液を亡うので、便は硬くなるはずである。食事を摂取できるのは、胃が調和するからであり、病は必ず自然に治癒する。食事を摂取できない場合は、胃はいまだ調和していない。「後経中に到る」は、また一経を過ぎることであり、七日の後の再経を言う。「頗る能く食す」は、胃気がまさに調和することであり、一日が過ぎると病は治癒するはずである。治癒しない場合は、暴熱が食欲を増進させるのであり、陽明の気が調和しているのではない」とある。

【通釈】　傷寒に罹患し、その脈が微濇である場合は、元々の病は霍乱である。今は傷寒に罹患し、反って四五日目になり、病邪は陰経に転入する時期にあり、転入して陰経に入る場合は、必ず下痢になる。元々嘔吐し下痢する場合は、治療することができない。大便しそうになるが反って失気し、なお下痢しない場合は、病は陽明に転属している。大便は、必ず硬くなる。病は、十三日目に治癒する。そのようになる理由は、邪気が本経を行り尽くすからである。下痢した後は、大便は硬くなるはずである。大便が硬くなり、食欲が増進する場合は、病は治癒する。今反って食欲はないが、その後に病が再経の期間になると、食欲が幾らか回復してきた。また、病が再経を過ぎると、食欲は正常になった。更に一日を過ぎて十三日目の過経になると、病は治癒するはずである。もし病が治癒しない場合は、病は陽明病に属していない。
【本文】　此の一節、文義属せず。必ず是れ他篇の錯簡なり。某曰く、「「本是れ霍乱、今是れ傷寒」等の語は、殊に著落無し」と。且つ「陰経」と曰い、「経尽く」と曰い、「後経」と曰うは、並びに経文の中に未だ見われざる所なり。前人箋《せん》釈し知らずして嘵《ぎょう》嘵謷《ごう》謷を致すなり。今敢えて強いて解せず、以て識者を俟つ。
【語釈】　○著落：落着に同じ。物事のきまりがつく。　○箋釈：本文の意味の解釈、注釈。　○嘵嘵：おそれる声。　○謷謷：人の話に耳を貸さないで、がやがやしゃべるさま。　○識者：識見のある人。眼識のある人。
【通釈】　この一節は、文義が続かない。必ずこれは他の篇の錯簡である。ある人は、「「元々これは霍乱であるが、今これは傷寒である」などの語は、殊に落着がない」と言う。かつ「陰経」と言い、「経が尽きる」と言い、「後経」と言うのは、並びに経文の中にいまだ見われていない所である。前の人は注釈し、知らず知らずにがやがやとしゃべりまくる。今あえて強いて解釈せず、これによって有識者が解釈するのを待つ。
【解説】　本条文は、文義が続かず、他の篇の錯簡が疑われるので、あえて解釈せず、有識者が解釈するのを待つ。

【原文】　悪寒、脈微而復利、利止亡血也。四逆加人蔘湯主之。(385)
【本文】　悪寒し、脈微にして復た利し、利止めば亡血するなり。四逆加人蔘湯之を主る。
【通釈】　悪寒がし、脈が微になり、また下痢するが、下痢が停止すると、津液が失われている。四逆加人参湯がこれを主る。
【本文】　此れ、霍乱、液燥く者の証治を論ず。脈微にして復た利すれば、則ち陽虚し津枯ること知る可し。今利止む者は、此れ陽回りて利止むに非ず。乃ち、津液内に竭きて利止むなり。亡血は亦亡津の互辞なり。
　松陵徐氏曰く、案ずるに、亡陰は即ち亡血と為す。必ずしも真の脱血に非ざるなり。四逆湯を与えて温経助陽し、人蔘を加えて以て津液を生ず。
【通釈】　これは、霍乱に罹患し、液が燥く場合の証候と治療法を論じている。脈が微でまた下痢する場合は、陽気が虚し、津液が枯れていることを知るべきである。今下痢が停止する場合は、陽気が回復して下痢が停止するのではない。即ち、津液が内に竭きて下痢が停止するのである。血を亡うのは、また津液を亡うことの互辞である。

松陵徐氏は言う。案じるに、陰を亡うのは、血を亡うことである。必ずしも真の脱血ではない。四逆湯を与えて温経助陽し、人参を加えて津液を生じる。

【本文】　四逆加人蔆湯方

甘草（二両、炙る）　附子（一枚、生、皮を去り、八片に破る）　乾姜（一両半）　人蔆（一両）

右四味、水三升を以て、煮て一升二合を取り、滓を去り、分かち温め再服す。

【通釈】　四逆加人参湯方

甘草（二両、あぶる）　附子（一枚、生、皮を除き、八片に破る）　乾姜（一両半）　人参（一両）

右の四味に水三升を用い、煮て一升二合を取り、滓を除き、二回に分けて温めて服用する。

【本文】　此の方、《玉函》は人蔆四逆湯と名づく。陰盛んに陽虚すれば、四逆は必ず用うる所なり。然して液燥けば、則ち人蔆を加えて以て其れ能く津を助くなり。此れ、正しく太陽、陽を亡えば、桂枝湯の中に人蔆を加え、新加湯と為す（62）と義を同じくするなり。

【語釈】　○太陽、陽を亡う：《傷寒論疏義》では、桂枝加芍薬生姜各一両人参三両新加湯証は、太陽病に罹患した後、血が虚して燥いた状態にあると認識する。ただ、血虚を治療するのは方中の芍薬であり、人参の効能は腎の陽気を温めて壮んにすると解釈する。そこで、「太陽、陽を亡えば」と言う。

【通釈】　この方は、《玉函》では人参四逆湯と名づける。陰が盛んになり陽が虚す場合は、四逆湯は必ず用いる所である。そして液が燥く場合は、人参を加えてよく津液を助ける。これは、正しく太陽病で陽気を亡う場合は、桂枝湯の中に人参を加えて新加湯とする（62）義が同じである。

【解説】　本条文は、霍乱に罹患し、津液が燥く場合の証候と治療法について論述している。

霍乱に罹患し、陽気が虚すと、悪寒がし、脈は微になり、下痢になる。亡血は、津液を亡うことの互辞である。即ち、下痢し、津液が内に竭きると、下痢は停止する。そこで、四逆湯を与えて温経助陽し、人参を加えて津液を生じる。

【原文】　霍乱、頭痛、発熱、身疼痛、熱多欲飲水者、五苓散主之。寒多不用水者、理中丸主之。(386)

【本文】　霍乱、頭痛、発熱、身疼痛し、熱多く水を飲まんと欲する者は、五苓散之を主る。寒多く水を用いざる者は、理中丸之を主る。

【通釈】　霍乱に罹患し、頭が痛み、発熱し、身体に疼痛が出現し、熱が多く水を飲みたくなる場合は、五苓散がこれを主る。寒が多く水を飲みたくない場合は、理中丸がこれを主る。

【本文】　此れ、霍乱は当に中焦の寒熱を分かちて治を施すべきを言うなり。「霍乱」の二字は、嘔吐して利す等の証を該ぬ。頭痛み、発熱し、身疼痛するは、外感の致す所なり。若し胃中の邪熱相い得てして水を飲まんと欲する者は、五苓散を与えて以て之を分利す可し。水をして膀胱従り去らしむれば、則ち清濁自ら別かれ、吐瀉自ら止みて邪も亦解に従う。若し胃中虚寒して水を用いざる者は、理中湯を与えて以て温中散寒す可し。則ち、寒湿去りて中焦和す。案ずるに、「寒熱」の二字は、惟だ是れ其の人の胃気の強弱に就きて言う。然して必ずしも傷寒の寒熱の異なりの如くならず。故に其の治法は敢えて清涼温補の上に在りて分けず、倶に導を以て胃湿を去るを要と為すなり。

松陵徐氏曰く、霍乱の症は、皆寒熱の気和せず、陰陽拒格し、上下通ぜず、水火済けざるに由りて致す所なり。五苓は其の清濁を分かつ所以、理中は其の陽気を壮んにする所以にして、皆中焦の治法なり。

【通釈】　これは、霍乱は中焦の寒熱を分別して治療を施すべきであることを言う。「霍乱」の二字は、嘔吐して下痢するなどの証を兼ねる。頭が痛み、発熱し、身体に疼痛が出現するのは、外感が引き起こす所である。もし胃の中の邪と熱が互いに得られ、水を飲みたくなる場合は、五苓散を与えてこれを分利すべきである。水を膀胱より去る場合は、清濁が自然に別かれ、吐瀉は自然に停止し、邪もまた解される。もし胃の中が虚して寒え、水を飲みたくない場合は、理中湯を与えて温中散寒すべきである。そうすれば、寒湿が去って中焦は調和する。案じるに、「寒熱」の二字は、ただその人の胃気の強弱について言う。そして必ずしも傷寒の寒熱の異同のようにならない。そこで、その治療法はあえて清涼温補の上で分別せず、ともに導法をもって胃湿を除くことが重要である。

松陵徐氏は言う。霍乱の症は、皆寒熱の気が調和せず、陰陽が拒み合い、上下が通じなくなり、水火が済けないことによって引き起こされる。五苓散はその清濁を分別する理由であり、理中丸はその陽気を壮んにする理由であり、皆中焦の治療法である。

【本文】　理中丸方

人蔘　乾姜　甘草（炙る）　朮（各三両。○旧本は「白朮」に作る。今「白」の字を刪る。蘇頌の《本草図経》に引くは、亦「白」の字無し）

右四味、擣きて篩い、蜜もて和し丸と為すこと、鶏子黄許りの大きさの如くにす。沸湯数合を以て、一丸を和し、研砕《さい》して、之を温服すること日に三服し、夜に二服す。腹中未だ熱せざれば、益すこと三四丸に至る。然れども湯に及ばず。湯法は、四物を以て両数に依りて切り、水八升を用い、煮て三升を取り、滓を去り、一升を温服し、日に三服す。若し臍上築する者は、腎気の動なり。朮を去り桂四両を加う。吐多き者は、朮を去り生姜三両を加う。下多き者は、還《ま》た朮を用う。悸する者は、茯苓二両を加う。渇して水を得んと欲する者は、朮を加え、前に足して四両半と成す。腹中痛む者は、人蔘を加え、前に足して四両半と成す。寒ゆる者は、乾姜を加え、前に足して四両半と成す。腹満の者は、朮を去り、附子一枚を加う。湯を服して後、食頃の如きに、熱粥一升許りを飲み、微しく自ら温め、衣被《いひ》を発掲《はつけい》すること勿かれ（研は五堅の翻。築は張六の翻。掲は去例の翻。○旧本は「日に三服す」を「日に三四たび」に作る。今《差後病篇》及び《玉函》に據りて改む）。

【語釈】　○若し臍上築する者云々：尤在涇の《傷寒貫珠集》では、「臍の上が築するのは、臍の上が築築然としてぴくぴく跳動することであり、腎気が上って脾に行くからである。脾はまさに気を受ける。朮の甘はよく脾気を塞ぐ。そこで、これを除く。桂枝の辛はよく腎気を下す。そこで、これを加える。嘔吐が多いのは、気がまさに上を塞ぐからである。甘はよく気を塞ぐ。そこで、朮を除く。辛はよく気を散じる。そこで、生姜を加える。下痢が多いのは、脾気が守れなくなるからである。そこで、朮をもってこれを固める。動悸がするのは、腎水が上逆するからである。そこで、茯苓を加えてこれを導く。口が渇いて水を飲みたくなるのは、津液が不足するからである。白朮の甘は、これを生じるのに充分である。腹の中が痛むのは、裏が虚して不足するからである。人参の甘は、これを補うのに充分である。寒えるのは、腹中の気が寒えることである。乾姜の辛は、これを温めるのに充分である。腹満するのは、気が滞って行らなくなるからである。気が甘を得る場合は塞がり、辛を得る場合は行る。そこで、朮を除き、附子を加える」とある。

【通釈】　理中丸方

人参　乾姜　甘草（あぶる）　朮（各々三両。○旧本では、「白朮」に作る。

今「白」の字を削る。蘇頌の《本草図経》に引用するのもまた「白」の字がない）

右の四味を擣いて篩い、蜜で混和して丸剤に作り、鶏子黄大にする。沸騰した湯を数合用い、丸剤一個を入れてすりつぶし、これを温服し、日に三回服用し、夜に二回服用する。腹の中がいまだ熱しない場合は、益して三四丸まで増量する。しかし、効能は湯液に及ばない。湯液を作る方法は、四味を両と数によってきざみ、水八升を用い、煮て三升を取り、滓を除き、一升を温服し、日に三回服用する。もし臍の上がぴくぴくと跳ねて動く場合は、腎気が動くのである。朮を除き、桂枝四両を加える。嘔吐が多い場合は、朮を除き、生姜三両を加える。下痢が多い場合は、また朮を用いる。動悸がする場合は、茯苓二両を加える。口が渇いて水を飲みたくなる場合は、朮を加え、合計で四両半とする。腹の中が痛む場合は、人参を加え、合計で四両半とする。寒える場合は、乾姜を加え、合計で四両半とする。腹部が脹満する場合は、朮を除き、附子一枚を加える。湯液を服用した後は、しばらくして熱い粥を約一升飲み、微かに身体を温め、衣類を脱いではならない（研は五堅の翻である。築は張六の翻である。揭は去例の翻である。〇旧本では、「日に三回服用する」を「日に三四回」に作る。今《差後病篇》、および《玉函》によって改める）。

【本文】　理中なる者は、中焦を理むを以て名を為す。蔆、朮、甘草は裏を温めて中を和し、乾姜は辛熱にて散寒す。故に能く中焦を治し理めて寒湿を駆除し、胃気虚寒の専薬と為るなり。其の湯を作る者は、今験《ため》すに効功最も捷《はや》し。後の加減法は、文理背《そむ》き謬《あやま》り、量るに仲景の旧に非ず。説は既に前に見わる。「食頃の如きに、熱粥一升許りを飲む」は、張氏は「霍乱は胃逆を為せば、穀気を犯すを禁ず。之を犯せば、則ち胃逆して復せず。此れ、理中湯を服するの大法を言い、霍乱を指して言を為すに非ざるなり」と曰う。此の説、理有り。然れども此の数字も亦疑うらくは加減法と同じく後人の羼《ま》じる所と為す。

方氏曰く、熱粥を飲むも亦薬力を助くるなり。「自ら温む」も亦微しく汗に似たるを取るの意なり。「衣被を発揭すること勿かれ」は、重感を防ぐなり。

令韶張氏曰く、丸は湯に及ばざる者は、丸は緩くて湯は速やかなればなり（案ずるに、仲景の意は霍乱は倉猝《そつ》の疾なるを以てなり。此の方の如きは、故《もと》より丸を為りて貯蓄し急救に備うる者に似たり）。

山田宗俊曰く、按ずるに、《晋書・斉獻王伝》に、攸は喪に居り、哀毀《あいき》し、礼に過ぎ、杖して後起つ。左右は稲米、乾飯を以て、理中丸に雑ぜて之を進むと。知らず、此の理中丸を指すか否かを。

【語釈】　○文理：文章のすじ道。文脈。　○倉猝：にわかなさま。倉卒に同じ。　○攸：《傷寒論疏義》では「收」に作るが、《傷寒論集成》に従って「攸」の字に改める。　○哀毀：哀毀骨立の略。父母の喪などで、なげき悲しんでやせおとろえる。

【通釈】　理中は、中焦を理めるので、このように名づける。人参、朮、甘草は裏を温めて中焦を調和し、乾姜は辛熱で散寒する。そこで、よく中焦を治療して理め、寒湿を駆除し、胃気が虚して寒える場合の専薬となる。その湯液を作る場合は、今試してみると、効能は最も捷《はや》い。後の加減法は、文脈が背いて誤っているので、これを推量すると、仲景の旧文ではない。説は既に前に見われている。「しばらくして熱くした粥を約一升飲む」は、張氏は「霍乱は胃気が上逆するので、穀気を犯すことを禁止する。これを犯す場合は、胃気が上逆して回復しなくなる。これは理中湯を服用する場合の大法を言い、霍乱を指して言うのではない」と言う。この説は、道理がある。しかし、この数字もまた恐らくは加減法と同様に後人の論述が混ざる所である。

方氏は言う。熱くした粥を飲むのもまた薬力を助けることである。「自らを温める」もまた微かに汗が出るように発汗を取る意である。「衣類を脱いではならない」は、重ねて外邪を感受するのを防ぐことである。

令韶張氏は言う。丸剤は湯液に及ばないのは、丸剤の効能は緩やかであり、湯液の効能は速やかであるからである（案じるに、仲景の意は霍乱は遽かに発生する疾患であるからである。この処方のようなものは、固より丸剤を作って貯蓄し、急いで救う病証に備える場合に似ている）。

山田宗俊は言う。按じるに、《晋書・斉獻王伝》では、攸は喪に伏し、なげき悲しんで痩せ衰え、礼に過ぎ、杖をついて立ち上がった。左右の者は稲米や乾飯を理中丸に雑ぜてこれを進めたとある。この理中丸を指すのか否かは解らない。

【解説】　本条文は、霍乱に罹患する場合に中焦の寒熱を分別する二種類の治療法について論述している。

冒頭の「霍乱」は、嘔吐して下痢するなどの証を兼ねて言う。内傷と同時に外邪を感受すると、頭が痛み、発熱し、身体に疼痛が出現する。本証の治療法は、病人の胃気の強弱に基づいて二種類に分類される。もし胃の中の邪熱が互結し、水を飲みたくなる場合は、五苓散を与えてこれを分利する。五苓散を服用した後、水が膀胱より去ると、清濁は自然に別かれ、吐瀉は自然に停止して邪が解される。もし胃の中が虚して寒え、水を飲みたくない場合は、理中湯を与えて温中散寒する。理中丸を服用した後、寒湿が去ると、中焦は調和する。

理中丸は、人参、乾姜、朮、甘草の四味からなる処方である。方中の人参、朮、甘草は裏を温めて中焦を調和し、乾姜は辛熱で散寒する。

【原文】　霍乱、四逆、吐少、嘔多者、附子粳米湯主之。

【本文】　霍乱、四逆、吐少なく、嘔多き者は、附子粳米湯之を主る（旧本は本条を漏脱す。今竊かに《外台》の文を攷え、訂して補う）。

【通釈】　霍乱に罹患し、四肢が逆冷し、吐が少なく、嘔が多い場合は、附子粳米湯がこれを主る（旧本は、本条を漏らしている。今窃かに《外台》の文章を考え、訂正して補う）。

【本文】　此れ、霍乱の気逆の証治を論ず。四支厥逆するは、則ち陽気内に亡うなり。吐少なく嘔多きは、則ち気逆殊に甚だしくして胃中の吐する所の物已に竭く。故に附子粳米湯を与えて胃を温めて以て回陽降逆す。案ずるに、「嘔吐」の二字は専言、対言の別有り。此の段、乃ち嘔吐は相い対して之を言う。散文の若きは、則ち互いに通ず。

成氏曰く、嘔なる者は声有り、吐なる者は其の物を吐出するなり。

【語釈】　○嘔吐：声は出るが、物が出ないのを「嘔」と言い、声がなく、物だけが出るのを「吐」と言う。

【通釈】　これは、霍乱に罹患し、気が上逆する証候と治療法を論じている。四肢が厥逆する場合は、陽気が内に亡われている。吐が少なく、嘔が多い場合は、気の上逆が殊に甚だしく、胃の中で吐出する物が既に竭きている。そこで、附子粳米湯を与えて胃を温め、回陽降逆する。案じるに、「嘔吐」の二字は、専ら嘔吐を指して言う場合と嘔と吐をそれぞれ指して言う場合の区別がある。この段落では、嘔と吐はそれぞれを指してこれを言う。散文のようなものは、互いに通じる。

成氏は言う。嘔は声があり、吐はその物を吐出することである。

【本文】　附子粳米湯方

附子（一枚、炮ず）　半夏（半升、洗う）　甘草（一両、炙る）　大棗（十枚、擘く）　粳米（半升）

右五味、水八升を以て、米を煮て熟し、滓を去り、一升を温服し、日に三たびす。
【通釈】　附子粳米湯方
附子（一枚、炮じる）　半夏（半升、洗う）　甘草（一両、あぶる）　大棗（十枚、きざむ）　粳米（半升）
右の五味に水八升を用い、粳米を煮て熟し、滓を除き、一升を温服し、日に三回服用する。
【本文】　此の方、附子は辛熱にて温中して以て陽を復し、甘草、大棗、粳米の甘は以て其の胃を和し、半夏は以て散逆止嘔す。五味は相い需《もと》めて斯に降逆回陽の聖剤と為る。故に霍乱は必ず須《もち》うる所に在り。《金匱》は此れを以て腹中寒気、雷鳴、切痛、胸脇逆満して嘔吐するを治す。蓋し、中寒えて逆満するは、其の義則ち同じなり。
【語釈】　○《金匱》：《金匱要略・腹満寒疝宿食病脈証治第十》の第10条を参照。
【通釈】　この処方は、附子が辛熱で中を温めて陽を回復し、甘草、大棗、粳米の甘がその胃を調和し、半夏が散逆止嘔する。五味は、相互に求め、ここに降逆回陽の聖剤となる。そこで、霍乱は必ず用いる所にある。《金匱要略》は、これを用いて腹中に寒気があり、雷鳴し、切るように痛み、胸脇が逆満して嘔吐する場合を治療する。思うに、中が寒えて逆満するのは、その義が同じである。
【解説】　本条文は、霍乱に罹患し、気が上逆する証候と治療法について論述している。
霍乱に罹患し、陽気が内に亡われると、四肢は厥逆する。胃気の上逆が甚だしくなり、胃の中の吐出される物が既に竭きると、嘔は多くなるが、吐は少なくなる。そこで、附子粳米湯を与えて胃を温め回陽降逆する。
附子粳米湯は、附子、半夏、甘草、大棗、粳米の五味からなる処方である。方中の附子は辛熱で中を温めて陽気を回復し、甘草、大棗、粳米は甘で胃を調和し、半夏は散逆止嘔する。

【原文】　吐利止而身痛不休者、当消息和解其外。宜桂枝湯小和之。(387)
【本文】　吐利止みて身痛休まざる者は、当に消息して其の外を和解すべし。宜しく桂枝湯にて小しく之を和すべし。
【通釈】　嘔吐と下痢が停止するが、身痛が止まらない場合は、病状を斟酌してその外の余邪を和解すべきである。桂枝湯を少量づつ与えてこれを調和すべきである。

【本文】　此れ、霍乱、裏和して表未だ和せざる者を論ず。吐利止めば、則ち裏証已に除かる。身痛休まざれば、則ち表証猶在り。仍お宜しく桂枝の法を用い、其の剤を軽くして少少与え之を和し、大攻を庸《もち》うること毋《な》きなり。案ずるに、消息なる者は、多少斟酌すの意なり。《枚乗、七発》に陽陰を消息すと。王冰、《素問》（《玉機真藏》）に注して曰く、「節の級を消息す」と。并びに此の義なり（古本の《玉篇》に顧野王曰く、「消息は、猶斟酌するがごときなり」と。《新唐芸文志》に寒食散は并びに節度を消息すと（巻二））。

尤氏曰く、「消息す」と曰い、「小しく之を和す」と曰う者は、吐利の余、裏気已に傷らるを以ての故に必ず其の汗す可きを消息し、而る後に之を汗す。亦大いに汗す可からずして小しく之を和す可きなり。

令韶張氏曰く、本経に凡そ「小しく和す」「微しく和す」と言う者は、微邪にして大攻を庸うること毋きを謂うなり。

周氏曰く、此れ即ち前条の未だ備わらざる所を補うなり。「桂枝湯を以て小しく之を和す」は、是れ消息の一法なり。

【語釈】　○《枚乗、七発》：《文選、枚乗、七発》を指す。　○消息：滅ぼしたり生かしたりすることを言う。《文選、枚乗、七発》には、「従容（くつろぐさま）猗《い》靡《び》（なびくさま）として陽陰を消息す」とあり、注に善は「消は滅ぼすことであり、息は生かすことである。林の木は茂って盛んであり、風に従ってなびく。そこで、あるいは陽であり、あるいは陰である」と言う。済は、「消息は、反覆することである」と言う。　○《玉機真藏》：出典は、《素問・三部九候論》。王冰は「留痩移らざれば、節して之を刺す（もし邪気が久しく留まって移動しない場合は、関節の部分を刺して治療する）」に注釈し、「病気が留まり、形が減じて痩せ、証が移り易くない場合は、関節の順序を消息し（消息節級）、養ってこれを刺す」と言う。

【通釈】　これは、霍乱に罹患し、裏は調和しているが、表はいまだ調和していない場合を論じている。嘔吐と下痢が止む場合は、裏証は既に除かれている。身痛が停止しない場合は、表証はなおある。なお桂枝の方法を用い、その方剤を軽くして少々与えてこれを調和し、大いに攻める方法を用いない。案じるに、消息は、多少を斟酌する意である。《文選、枚乗、七発》には、「陽と陰を消息する」とある。王冰は、《素問》（《三部九候論》）に注釈し、「関節の順序を消息する」と言う。これらは、並びにこの義である（古本の《玉篇》では、顧野王は「消息は、丁度斟酌するようなものである」と言う。《新唐芸文志》の寒食散では、並びに節度を消息するとある（巻二））。

尤氏は言う。「消息する」と言い、「小しこれを調和する」と言うのは、嘔吐と下痢の後に裏気が既に傷られているので、必ずそれが発汗すべきであるのかどうかを消息し、その後にこれを発汗する。また、大いに発汗すべきでなく、少々これを調和すべきである。

令韶張氏は言う。本経におよそ「小し調和する」「微し調和する」と言うのは、微邪であるので、大いに攻める方法を用いるべきでないことを言う。

周氏は言う。これは、前条でいまだ備わっていない所を補っている。「桂枝湯を用いて少々これを調和する」は、消息の一つの方法である。

【解説】　本条文は、霍乱に罹患し、裏証は既に調和しているが、表証がいまだ調和していない場合の証候と治療法について論述している。

霍乱に罹患するが、裏証は既に除かれると、嘔吐と下痢は停止する。表証がなお持続すると、身痛は停止しなくなる。消息は、多少を斟酌する意である。本証は、霍乱に罹患し、裏証は既に消退したが、表証がなお持続する状態にある。そこで、表証の多少を斟酌し、桂枝湯を少々与えて表証を調和し、大いに攻める方法を採用しない。

【原文】　吐利汗出、発熱悪寒、四肢拘急、手足厥冷者、四逆湯主之。(388)

【本文】　吐利し汗出で、発熱悪寒、四肢拘急、手足厥冷する者は、四逆湯之を主る。

【通釈】　嘔吐と下痢が出現し、汗が出て、発熱し悪寒がし、四肢が拘急し、手足が厥冷する場合は、四逆湯がこれを主る。

【本文】　此れ、霍乱の陽虚の証治を論ず。吐利し、汗出づるは、乃ち陽津外に洩る。発熱し悪寒するは、表陽虚すればなり。津液内に竭き、筋脈已に滋養を失す。故に四肢拘急す。陽気外に亡われ、陰陽相い順接せず。故に手足厥逆す。是れ宜しく四逆湯を与えて以て温経復陽すべし。蓋し、陽乏しく寒盛んなれば、其の治法は霍乱と傷寒とは二法無きなり。

劉茝庭曰く、此の条の発熱は恐らく亦虚陽外越するの熱なり。又転筋の一証、《経》に言わざる者は、豈四肢拘急するを以て、即ち其の義を蘊《うん》するや。

魏氏曰く、吐利行りて汗も又出づれば、則ち中虚し且つ陽微かに亡せんと欲す。陽微かに亡せんと欲すれば、則ち悪寒す。陰内に盛んなれば、則ち四肢拘急し、手足厥冷す。此れ、傷寒、厥陰、下利するの病と同じならず。但だ陽微かに陰盛んにして将に危殆に至らんとするは、同一の理なり。温中回陽は、無二の法なり。四逆湯は、必ず用うる所に在るなり。

【語釈】　○蘊：積む。　○危殆：あやうい。

【通釈】　これは、霍乱に罹患し、陽気が虚した証候と治療法を論じている。嘔吐と下痢が出現し、汗が出る場合は、陽津が外に洩れている。発熱し悪寒がするのは、表の陽気が虚しているからである。津液が内に竭き、筋脈が既に滋養を失っている。そこで、四肢は拘急する。陽気が外に亡われ、陰陽が相互に順接しなくなる。そこで、手足は厥逆する。これは、四逆湯を与えて温経復陽すべきである。思うに、陽が乏しくなり寒が盛んになる場合は、その治療法は霍乱と傷寒では二つの方法がない。

劉茝庭は言う。この条の発熱は、恐らくはまた虚陽が外に越える熱である。また、転筋の一証を《経》に言わないのは、実際は四肢が拘急するので、その義を含んでいるからであろうか。

魏氏は言う。嘔吐と下痢が出現し、汗もまた出る場合は、中が虚し、かつ陽気が微かになって亡われようとする。陽気が微かになって亡われようとする場合は、悪寒がする。陰が内に盛んになる場合は、四肢は拘急し、手足は厥冷する。これは、傷寒に罹患し、厥陰病が発生し、下痢する場合の病とは同じでない。ただ、陽が微かになり、陰が盛んになって今にも危険な状態になろうとするのは、同一の道理である。温中回陽は、二つとない方法である。四逆湯は、必ず用いる所にある。

【解説】　本条文は、霍乱に罹患し、陽気が虚した証候と治療法について論述している。

霍乱に罹患し、嘔吐と下痢が出現し、汗が出ると、陽津が外に洩れ、陽気が微かになって亡われようとする。表の陽気が虚すと、悪寒がする。陰寒が内に旺盛になると、虚陽が外に越えるので、発熱する。津液が内に竭き、筋脈が滋養されなくなると、四肢は拘急する。陽気が外に亡われ、陰陽が相互に順接しなくなると、手足は厥冷する。そこで、四逆湯を与えて温経復陽する。

【原文】　既吐且利、小便復利而大汗出、下利清穀、内寒外熱、脈微欲絶者、四逆湯主之。(389)

【本文】　既に吐し且つ利し、小便復た利して大いに汗出で、下利清穀し、内寒外熱、脈微にして絶せんと欲する者は、四逆湯之を主る（清と圊は同じ）。
【通釈】　既に嘔吐し、かつ下痢し、小便がまた通利して大いに汗が出て、清穀を下痢し、内が寒え、外が熱し、脈が微で途絶えようとする場合は、四逆湯がこれを主る（清と圊は同じである）。
【本文】　此れ、前証の稍劇しき者なり。霍乱、既に吐し且つ利して大いに汗出づれば、則ち津液内に亡われ、小便当に少なかるべし。而るに復た利禁ぜざるは、是れ真陽虚衰して衛護固まらざるなり。《厥陰篇》に「嘔して脈弱、小便復た利す（377）」と云うは、此の条と其の機相い近し。下利清穀は、胃寒えて穀を殺《へら》らすこと能わざればなり。内寒外熱は、而ち寒裏に盛んに陽を外に格めばなり。且つ脈微にして絶せんと欲するは、陽極まればなり。是れ正しく通脈四逆を不易の法と為すなり。案ずるに、少陰、厥陰の例に據れば、此の条の主る所は、当に是れ通脈四逆湯なるべし。四逆湯の上に「通脈」の二字を脱するは、疑い無きなり。
　呉氏（人駒）曰く、既に吐し且つ利して大いに汗出づれば、則ち泄路尽く開きて小便も又復た利す。「復た利す」と云う者は、反って其の利を欲せずして収藏の地と為せばなり。下利清穀し、内寒外熱し、且つ脈微にして絶せんと欲するは、一線の微陽、挽回すること誠に易からずと為す。四逆の施すは、詎《なん》ぞ緩やかにす可けんや。
【通釈】　これは、前の証の幾らか劇しい場合である。霍乱に罹患し、既に嘔吐し、かつ下痢して大いに汗が出る場合は、津液が内に亡われるので、小便は少なくなるはずである。ところが、また下痢が禁じられない場合は、真陽が虚衰し、衛気の護りが固まっていない。《厥陰篇》に「嘔吐して脈が弱になり、小便がまた通利する（377）」と言うのは、この条とその機序が類似する。清穀を下痢するのは、胃が寒えて清穀を運化することができなくなるからである。内が寒えて外が熱するのは、寒えが裏に盛んになり陽を外に拒むからである。かつ脈が微で途絶えようとするのは、陽が極まるからである。これは、正しく通脈四逆湯を不易の方法とする。案じるに、少陰病や厥陰病の例によれば、この条の主る所は、通脈四逆湯であるはずである。四逆湯の上に「通脈」の二字を脱しているのは、疑いがない。
　呉氏（人駒）は言う。既に嘔吐し、かつ下痢して大いに汗が出る場合は、泄路が尽く開き、小便もまた通利する。「また、通利する」と言うのは、反ってその下痢を望まず、収藏する部位とするからである。清穀を下痢し、内が寒えて外が熱し、かつ脈が微で途絶えようとする場合は、僅かで微かな陽気を挽回するのは誠に容易でない。四逆湯の施すのは、どうして緩やかにすることができようか。

【解説】　本条文は、霍乱に罹患し、病状が第388条より幾らか劇しくなり、陽気が虚し、虚陽が浮越する証候と治療法について論述している。

霍乱に罹患し、既に嘔吐し、かつ下痢して大いに汗が出る場合は、津液が内に亡われるので、小便は少なくなるはずである。ところが、真陽が虚衰し、衛気の護りが固まらなくなると、また下痢が出現し、汗が大いに出て止まらなくなる。胃が寒えて清穀を運化できなくなると、清穀を下痢する。寒えが裏に盛んになり陽を外に拒むと、内が寒えて外が熱する。陽気が衰微して極まると、脈は微で途絶えようとする。本証は、陰寒が旺盛になり、真陽が虚衰し、虚陽が浮越した状態にある。そこで、通脈四逆湯を用いて治療する。四逆湯の上に「通脈」の二字を脱しているのは、疑いがない。

【原文】　吐已下断、汗出而厥、四肢拘急不解、脈微欲絶者、通脈四逆加猪胆湯主之。(390)

【本文】　吐已《や》み下断《た》ち、汗出でて厥し、四肢拘急して解せず、脈微にして絶せんと欲する者は、通脈四逆加猪胆湯之を主る。

【通釈】　嘔吐と下痢は既に停止し、汗が出て手足が厥冷し、四肢が拘急して解されず、脈が微で途絶えようとする場合は、通脈四逆加猪胆湯がこれを主る。

【本文】　此れ、前証の最も劇しき者なり。吐已み下断つは、陽回るを謂うに非ざるなり。乃ち、津液内に竭き、吐す可きこと有ること無くして自ら已み、下す可きこと有ること無くして自ら断つなり。仍《じょう》然として汗出でて厥し、四肢拘急して解せざるは、陽気散亡し、血液も亦虧くればなり。況や脈微にして絶せんと欲するをや。其れ四逆を用うるは、必ずしも言わず。又更に方中に猪胆汁を加うるは、当に但だ其の陽を助くるべきのみならず、併せて其の陰を滋すの意なり。

黄氏曰く、已は止むなり。断は除くなり。除は、住《や》むなり。

【語釈】　○仍然：やはり。相変わらず。依然。　○住む：やむ。やめる。中止する。

【通釈】　これは、前の証で最も劇しい場合である。嘔吐が停止し下痢が途絶えるのは、陽気が回復することを言うのではない。即ち、津液が内に竭き、嘔吐できるものがなくて自然に停止し、下痢できるものがなくて自然に途絶える。しかし、依然として汗が出て厥冷し、四肢が拘急して解されなくなるのは、陽気が散亡し、血液もまた虧けるからである。ましてや脈が微で途絶えようとするのはなおさらである。それに四逆湯を用いるのは、言うまでもない。また、更に方中に猪胆汁を加えるのは、ただその陽気を助けるべきであるだけではなく、併せてその陰を滋養する意である。

黄氏は言う。已は、止むことである。断は、除くことである。除は、やむことである。

【本文】　通脈四逆加猪胆湯方

甘草（二両、炙る）　乾姜（三両、強人は四両とす可し）　附子（大なる者一枚、生、皮を去り、八片に破る）　猪胆汁（半合）

右四味、水三升を以て、煮て一升二合を取り、滓を去り、猪胆汁を内れ、分かち温め再服すれば、其の脈即ち来る。猪胆無くんば、羊胆を以て之に代う。

【通釈】　通脈四逆加猪胆湯方

甘草（二両、あぶる）　乾姜（三両、身体の強い人は四両を用いてよい）
附子（大きなもの一枚、生を用い、皮を除き、八片に破る）　猪胆汁（半合）

右の四味に水三升を用い、煮て一升二合を取り、滓を除き、猪胆汁を入れ、二回に分けて温めて服用すると、その脈は直ちに到来する。猪胆汁がなければ、羊の胆汁を用いてこれに代える。

【本文】　此れ、通脈四逆を用いて以て回陽し、而して猪胆汁を加えて以て益陰し将に絶せんとするの陰、陽薬の劫奪する所と為すを致さざるを庶幾す。方後の「其の脈即ち来る」は、白通加猪胆湯の其の脈の暴かに出づと微しく続くを視て以て生死を決す（315）と同じなり。「猪胆無くんば、羊胆を以て之に代う」は、乃ち胆無くんば亦用う可しの義なり。

【通釈】　これは、通脈四逆湯を用いて回陽し、猪胆汁を加えて益陰し、今にも途絶えようとする陰液が陽薬で奪われないように期待する。方後の「その脈は直ちに到来する」は、白通加猪胆汁湯証では、その脈が暴かに出る場合と微かに続く場合を視て生死を決定する（315）のと同じである。「猪胆汁がない場合は、羊の胆汁を用いてこれに代える」は、猪胆汁がない場合は、また羊の胆汁を用いることができる義である。

【解説】　本条文は、霍乱に罹患し、病状が第389条より更に劇しくなり、陰寒が旺盛になり、虚陽が浮越し、更に陰液が欠乏する証候と治療法について論述している。

霍乱に罹患し、津液が内に竭き、嘔吐できるものがなくなり、下痢できるものが途絶えると、嘔吐と下痢は停止する。陽気が散亡し、血液が虧けると、汗が出て、四肢が厥冷し、拘急して解されず、脈は微で途絶えようとする。そこで、通脈四逆加猪胆湯を与えて回陽益陰する。

【原文】　吐利発汗、脈平、小煩者、以新虚不勝穀気故也。(391)

【本文】　吐利し、汗を発し、脈平らかなるも、小しく煩する者は、新たに虚すを以て穀気に勝たざるが故なり（勝は音升）。

【通釈】　嘔吐と下痢が出現し、汗が出て、脈は穏やかになったが、微かに煩躁する場合は、胃気が新たに虚して食物を運化できなくなるからである（勝は音が升である）。

【本文】　此れ、吐利愈えて後の証を挙げて、以て上文を総結す。吐利し汗を発して後、脈遂に平に就《つ》くは、病邪已に解するを知るなり。唯だ余は小しく煩す。此れ、吐下の余、胃既に新たに虚すを以て、若し節し慎むを知らず、仍お与うるに旧日の穀数を以てすれば、勝げて穀気に任《た》うること能わずして小煩を作す。之を譬うれば、倉廩《りん》未だ固からずして便ち米粟を置くがごとし。案ずるに、孫氏曰く、「霍乱は、務め温和将息するに在り。若し冷ゆれば、即ち遍体転筋す。凡そ病定めて一日食せずを佳しと為す」と。又《玉函》は此の条を以て《差後労復篇》に移す。理に於いて得と為す。

郭氏曰く、薬を服すること勿かれ。其の食を奪えば、則ち愈ゆ。脈平なるを以て再び損ず可からざるなり。

魏氏曰く、仲景治法を言わず。蓋し、其の穀を損ずれば則ち愈ゆるの治は、《大病差後》の条（398）に見わるなり。故に復た此に贅《ぜい》せず。

令韶張氏曰く、夫れ人は胃気を以て本と為す。《経》に曰く、「穀を得る者は昌え、穀を失う者は亡ぶ」と。霍乱、吐利し、胃気先ず傷るれば、尤も当に其の胃気を顧みるべし。故に結ぶに此の一条以て霍乱の義を終う。

【通釈】　これは、嘔吐と下痢が治癒した後の証を挙げて、上文を総括している。嘔吐し、下痢し、発汗した後、脈が遂に平になる場合は、病邪は既に解されていることが解る。ただ、病状の遺りは、僅かに煩躁する。これは、吐下した後、胃が既に新たに虚しているので、もし節制し謹慎することを知らず、なお以前の食事の量を与える場合は、穀気に耐えることができずに僅かな煩躁を生じる。これを譬えると、倉はいまだ固まっていないが、直ちに米や栗を置くようなものである。案じるに、孫氏は、「霍乱に罹患する場合は、務めは温め調和して将息することにある。もし身体が冷える場合は、全身に転筋を生じる。およそ病は定めて一日食事をしないのがよい」と言う。また、《玉函》はこの条を《差後労復篇》に移している。道理からすると、そのほうがよいようである。

郭氏は言う。薬を服用すべきでない。その食事を奪う場合は、病は治癒する。脈が平であるので、再び損傷すべきでない。

魏氏は言う。仲景は、治療法を言わない。思うに、その穀物を減らす場合に病が治癒する治療法は、《大病差後篇》の条（398）に見われている。そこで、またここではくどくどと述べない。

令韶張氏は言う。そもそも人は胃気を本とする。《経》では、「穀物を得る場合は昌え、穀物を失う場合は亡ぶ」と言う。霍乱に罹患し、嘔吐して下痢し、胃気が先ず傷れる場合は、尤もその胃気を顧みるべきである。そこで、結論するのにこの一条を用い、霍乱の義を終える。

【解説】　本条文は、霍乱に罹患し、嘔吐と下痢が治癒した後の病証について論述している。

霍乱に罹患し、嘔吐と下痢が出現し、あるいは表証を兼ねる場合に発汗すると、病邪が解されるので、脈は平になる。嘔吐と下痢が出現した後は、胃気は新たに虚した状態にある。もし節制をせずに以前の量の食事を与える場合は、新たな穀気に耐えることができなくなるので、僅かに煩躁する。

【本文】　案ずるに、本篇に載す所の証は十一条、方は八道にして発汗温裏は該ね備わらざること無し。此れ、古方の尊ぶ可しと為す所以なり。劉茝庭曰く、「霍乱の証治は実に此の数端に外ならず。唯だ許仁則の乾霍乱の論は、能く仲景の未だ言わざるの秘を発す。亦知言と謂う可きのみ」と。

【語釈】　○知言：道理にかなった言葉。

【通釈】　案じるに、本篇に記載する所の証は十一条、処方は八種類であり、発汗と温裏は兼ね備わらないことがない。これが、古方が尊ぶべきである理由である。劉茝庭は、「霍乱の証候と治療法は、実際この数例に外ならない。ただ、許仁則の乾霍乱の論述は、仲景がいまだ言っていない奥秘をよく述べている。また、道理に適った言葉であると言うことができる」と言う。

弁陰陽易差後労復病脈証并治

【本文】　案ずるに、陰陽易なる者は、傷寒新たに差え、血気未だ復せざるに、男女交接し、相い易《か》わりて病を為すなり。若し男の病まざるの女に伝うるは、名づけて陽易と曰い、女の病まざるの男に伝うるは、名づけて陰易と曰う。交易、換《かん》易の義の如き有るを謂うなり。詳らかに《巣源》等の書に見わる。差後労復なる者は、亦大邪既に解するも、陰陽未だ諧《かな》わず、早く労働し余熱復た集まること有り是れなり。蓋し、労復なる者は、労働に因りて更に復た病を成すなり。若し其れ梳浴《そよく》、澡頮《そうかい》、言語、思慮し、因りて復た病むは、之を労復と謂う。強いて食し、穀食し、因りて復た病むは、之を食復と謂う。男女交接し、復して自ら病むは、之を房労復と謂う（楊雄《方言》に「瘦《ふく》は病なり」と。郭璞注し、「労復を謂うなり」と。王冰《腹中論》に注して曰く、「復は、再発を謂う。旧の如きを言うなり」と）。凡そ是れ皆傷寒の病の後遺証なり。故に仲景六病篇の後に附し、以て学ぶ者の検討に備う。医工、病に臨むの際、苟も其の脈証を審らかにして詳しく之を弁ずれば、則ち治を施すに自ら差忒《さとく》無し。其の脈候、治法は並びに篇中に明らかなれば、茲に具え録せず。

劉元賓曰く、夫れ傷寒、時気等の大病の後は、戒め忌むこと最も多し。其の最も重き者は、一に「飲食の節無し」を曰い、二に「房室の禁ぜず」を曰う。夫れ「飲食節無し」は、大病の後、脾胃虚弱し、肉食戒め無く、再《さら》に虚熱を生ずれば、則ち病候帰復するを謂う。《経》に「強いて肉を食《くら》えば、則ち復す」と曰うは此れの謂いなり（粢《きび》、□、棗、栗の若く、堅く実し消え難きの物は尤も切に之を忌む）。「房室の禁ぜず」は、新たに差ゆるの後、未だ百日を満たず、体気尚虚すも、早く陰陽を合するは、医者知らずと為し、此れ能く愈ゆと雖も、病猶未だ愈えざるがごときを戒むるを謂うなり。今特に其の二つの重き者を挙げて之を言う。其の他の候は、証を尽くすに及ばず。疾《や》む所の証を視て其の方を求むれば可なり（早く起き、多く言い、頭を梳《くしけず》り、澡《あら》い、浴《あ》びるに至るも亦宜しく之を戒むべし）。

【語釈】　○換易：とりかえる。　○諧わず：調和させる。　○梳：櫛で髪をすく。　○浴：ゆあみする。　○澡：身体をあらう。　○頮：顔をあらう。○差忒：たがう。ちがう。　○《経》：《素問・熱論》では、「肉を食えば、則ち復す」とある。

【通釈】　案じるに、陰陽易は、傷寒が新たに治癒し、気血がいまだ回復していない場合に男女が交接し、相互に移って病を発生することである。もし男の病が病んでいない女に伝わる場合は、名づけて陽易と言う。もし女の病が病んでいない男に伝わる場合は、名づけて陰易と言う。交易し、取り換える義のようなものがあることを言う。詳らかに《諸病源候論》などの書物に見われている。差後労復は、また大邪は既に解されているが、陰陽はいまだ調和せず、早く労働し、余熱がまた集まることのあるのがこれである。思うに、労復は、労働によって更にまた病を形成することである。もし櫛で髪をすき、湯浴みし、身体や顔を洗い、言葉を喋り、思慮し、これによってまた病む場合は、これを労復と言う。無理に食べ、穀物を食べ、これによってまた病む場合は、これを食復と言う。男女が交接し、還って自ら病む場合は、これを房労復と言う（楊雄の《方言》では、「癁《ふく》は、病むことである」とある。郭璞は注釈し、「労復を言う」とする。王冰は《素問・腹中論》に注釈し、「復は、再発することを言う。元のようになることを言う」と言う）。およそこれらは皆傷寒の病の後遺症である。そこで、仲景は六病篇の後に付け加え、学ぶ者の検討に備える。医者が病に臨む際に、苟もその脈証を審らかにして詳しくこれを弁別する場合は、治療は自ら間違いがない。その脈候や治療法は、並びに篇の中に明らかであるので、ここでは記録しない。

劉元賓は言う。そもそも傷寒や時気などの大病の後は、戒め忌むことが最も多い。その中で最も重要なのは、第一は「飲食の節度がないこと」であり、第二は「房室を禁じないこと」である。そもそも「飲食に節度がない」は、大病の後に脾胃は虚弱になるが、肉食を禁じる戒めがなく、更に虚熱を生じる場合は、病の証候が復帰することを言う。《経》に「強いて肉を食《くら》う場合は、病は再発する」と言うのは、このことを言う（粢《きび》、□、棗、栗のように、堅く実して消化し難い物は尤も切にこれを忌む）。「房室を禁じることがない」は、病が新たに治癒した後、いまだ百日を経過しておらず、体力や気力はなお虚しているが、早く交接するのは、医者が知らないところであり、これはよく治癒するが、病はなおいまだ治癒していないように交接を戒めることを言う。今特にその中の二つの重点を挙げてこれを言う。その他の徴候は、証を尽くす必要はない。病んでいる所の証を視て、その処方を求める場合は、それでよい（早く起き、多く喋り、髪をすき、身体を洗い、湯浴みするなどに至ってもまたこれを戒めるべきである）。

【解説】　本節は、傷寒に罹患した後の後遺症の特徴について論述している。

陰陽易は、傷寒が新たに治癒し、気血がいまだ回復していない場合に男女が交接し、相互に移って病を発生することを言う。男の病が病んでいない女に伝わる場合は陽易と言い、あるいは女の病が病んでいない男に伝わる場合は陰易と言う。即ち、陰陽易の「易」は、交易し、取り換える義である。

差後労復は、大邪は既に解されているが、陰陽がいまだ調和していない場合に早く労働し、余熱が集まる病証を言う。労復は、労働によって更にまた病を生じる。即ち、労復は、櫛で髪をすき、湯浴みし、身体や顔を洗い、言葉を喋り、思慮し、これによってまた病む病証を言う。食復は、無理に食べ、穀物を食べ、これによってまた病む病証を言う。房労復は、男女が交接し、還って自ら病む病証を言う。

以上の病証はいずれも傷寒の後遺症であるので、六病篇の後ろに付け加え、学ぶ者の検討に備える。本証の脈証、および治療法は篇の中で明らかにされているので、ここでは要約しない。

【原文】　傷寒、陰陽易之為病、其人身体重、少気、少腹裏急、或引陰中拘攣、熱上衝胸、頭重不欲挙、眼中生花、膝脛拘急者、焼褌散主之。(392)

【本文】　傷寒、陰陽易の病為る、其の人身体重く、少気し、少腹裏急し、或は陰中に引きて拘攣し、熱上りて胸を衝き、頭重くして挙げることを欲せず、眼中花を生じ、膝脛拘急する者は、焼褌散之を主る（攣は力全の翻。褌は古渾の翻）。

【通釈】　傷寒に罹患した後の陰陽易の病と言うものは、その人の身体は重だるく、息切れし、少腹は拘急し、あるいは陰部まで引き攣れが及び、熱が上って胸を衝き、頭が重くなって挙げたいとは思わず、眼中が赤くなり、膝や脛が拘急する場合は、焼褌散がこれを主る（攣は力全の翻である。褌は古渾の翻である）。

【本文】　此の条、乃ち傷寒の病後、男女淫搆し、二気交々感じ、互いに相い換易して病を為すなり。柯氏曰く、「此の証、内外の因無く、本傷寒に非ずして冠するに傷寒を以てする者は、其の因に原づけばなり」と。其の人身体重く、少気する者は、真元虧損して困倦《こんけん》すればなり。少腹裏急し、其の劇しきに至りて或は陰中に引きて拘攣する者は、易る所の気内攻すればなり。熱上りて胸を衝き、頭挙げることを欲せず、眼中花を生ずる者は、虚陽は熱を生じて熏蒸すればなり。生花は、前注に未だ解釈せざる者なり。蓋し、眼中に赤花を生ずるを謂うなり。原注に「花は一に眵に作る」と云う。叱支の翻、辞書に目汁凝るなりと（《医心方》に葛氏の「花は䁾《べつ》に作る」を引き、「䁾は莫結の反、目赤きなり」と云う。訓《よ》み加われば、乃ち迷いを止《とど》む）。膝脛拘急する者は、下焦虚して筋急すればなり。此れ、真に所謂「陰陽の患い」なり。故に焼褌散を以て之を主る。

柯氏曰く、男女交媾《こう》して病焉《ここ》に伝うるは、奇病なり。其の授《さず》くる者は、始めは傷寒に因るも、実は欲火に種し、其の受くる者は、欲火に因るも、実は陰虚に発す。此れ、陰陽易の病の由来する所なり。

【語釈】　○淫搆：淫は、ほしいまま。みだら。搆は、構に同じ。交えること。　○困倦：困は、くるしむ。倦は、つかれる。　○少腹裏急し、其の劇しきに至りて或は陰中に引きて拘攣する者：尤在涇の《傷寒貫珠集》では、「少腹の裏が拘急し、あるいは陰中に引いて拘攣し、および膝や脛が拘急するのは、精が虚し熱が入って脈道が通じなくなるからである」とある。　○生花：《傷寒論疏義》では、眼中生花は眼球が発赤することを指すとする。一説に、眼中生花は物を視てもはっきりせず、昏んで明るくないことを指すとする。張錫駒の《傷寒論直解》では「精が目に注がない。そこで、眼中は花を生じる」とあり、尤在涇の《傷寒貫珠集》では「眼中生花は、熱気が熏蒸し、しかも上は清陽を混乱させる」とある。　○䁾：爛れ目。目やに。　○交媾：交は、まじわる。媾は、男女が交わる。　○種：種をまく。うえる。

【通釈】　この条では、傷寒の病後に男女が淫りに交合し、陰陽の二気が交々感じ、相互に移り変わって病を発生する。柯氏は、「この証は、内外の原因がなく、元々傷寒ではないが、「傷寒」の二字を冠するのは、その原因に基づくからである」と言う。その人は身体が重だるく、息切れがするのは、真元が欠けて疲弊するからである。少腹部が拘急し、それが劇しくなるに至って、あるいは陰部が引き攣れるのは、変化した所の気が内を攻めるからである。熱が上って胸を衝き、頭を挙げたくなく、眼中が花を生じるのは、虚陽が熱を生じて熏蒸するからである。生花は、前の注釈ではいまだ解釈していないものである。思うに、眼中に赤花を生じることを言う。原注では、「花は、ある本では眵に作る」と言う。眵は、叱支の翻であり、辞書では目やにが凝結することであるとある（《医心方》では葛氏の「花は、䁾《べつ》に作る」を引用し、「䁾は莫結の反であり、目が赤いことである」と言う。読みが加わると、迷わなくなる）。膝や脛が拘急するのは、下焦が虚して筋脈が攣急するからである。これは、真にいわゆる「陰陽の患い」である。そこで、焼褌散を用いてこれを主る。

柯氏は言う。男女が交接して病がここに伝わるのは、奇病である。それを授ける者は始めは傷寒が原因になるが、実は欲望の火に根ざし、それを受ける者は欲望の火が原因になるが、実は陰虚に発生する。これが、陰陽易の病が由来する所である。

【本文】　焼褌散方

婦人の中褌《こん》、隠処に近きもの、取りて焼きて灰と作す（李時珍曰く、「褌は亦裩《こん》に作る。褻《せつ》衣なり。渾と複を以て之を為る。故に「褌」と曰う。其の隠処に当たる者は、襠《まち》と為す」と）。

右一味、水もて方寸匕を服し、日に三服す。小便即ち利し、陰頭微腫するは、之を愈ゆると為す。婦人病むは、男子の褌を取りて焼きて服す。

【語釈】　○裩：したばかま。　○褻衣：はだぎ。下着。　○襠：したおび。したばかまの両またにあたる部分。

【通釈】　焼褌散方

婦人の下着で外陰部に当たる部分を取り、焼いて灰にする（李時珍は、「褌は、また裩《こん》に作る。下着である。「渾」と「複」の字を用いてこれを作る。そこで、「褌」と言う。それが外陰部に当たるものは、襠《まち》である」と言う）。

右の一味を水を用いて方寸匕を服用し、日に三回服用する。小便が通利し、陰頭が微かに腫大する場合は、病は治癒する。婦人が病む場合は、男子の下着を取り、焼いて服用する。

【本文】　男女の裩襠なる者は、至穢の物なり。今焼き灰にして之を用い、以て其の陰中の邪を引き出だすも亦同気相い求むるの義なり。小便即ち利し、陰頭微腫する者は、是れ毒は原陰従り入るが故に復た陰従り出づるのみ。男は女を服し、女は男を服するは、仍お陰陽交易するの理に合す。案ずるに、王綽《鶏肋編》に王恬嘗て「色を犯す」、「傷寒は、猶治し易し。傷寒、色を犯すは、最も医《いや》し難し」と云うも亦確言なるを知るなり。

張氏（兼善）曰く、易病は陰陽を合して余邪を感動すと為す。而して其の人の正気本虚す。故に能く染まり著く。同じく焼褌散を用いて以て正気を誘いて安らかにす。正気安らかなれば、邪気自ら平らかなり。

王氏曰く、嘗て傷寒を治し、病未だ平らかならざるに、復た房室を犯せば、命須臾に在り。独蔓湯を用いて焼褌散を調う。凡そ蔓一二斤の余を服して愈ゆるを得る者三四人なり。信なるかな、用薬は執一《しついつ》す可からざるなり。

汪氏曰く、仲景但だ「小便即ち利し、陰頭微腫すれば則ち愈ゆ」と云う。此れ是れ男子の病を言う。故に「陰頭微腫す」と曰う。若し婦人の病なれば、止《ただ》小便を利するのみ。

【語釈】　○確言：確かな言葉。　○執一：一つのことをかたく守る。

【通釈】　男女のしたばかまの陰部に当たる部分は、至って汚いものである。今焼いて灰にしてこれを用い、その陰中の邪を引き出すのもまた同じ気が相互に求める義である。小便が通利し、陰頭が微かに腫大する場合は、毒は元々陰部より入るので、また陰部より出るだけである。男は女のものを服用し、女は男のものを服用するのは、なお陰陽が交易する道理に合致する。案じるに、王綽の《鶏肋編》では、王恬はかつて「色を犯す」、「傷寒は、なお治療し易い。傷寒で色を犯すのは、最も癒し難い」と言うのもまた確言であることを知ったとある。

張氏（兼善）は言う。易の病は、陰陽を接合し、余邪を感じて動かされる。そしてその人の正気は元々虚している。そこで、よく邪気に染まって邪気が著く。同じく焼褌散を用い、正気を誘って安らかにする。正気が安らかになると、邪気は自ら平らかになる。

王氏は言う。かつて傷寒を治療し、病はいまだ平らかでないが、また房室を犯すと、命は僅かな間にある。独参湯を用いて焼褌散を調える。およそ人参を一二斤余り服用し、治癒した者が三四人あった。用薬を一つに捕らわれるべきでないのは、信である。

汪氏は言う。仲景は、ただ「小便が通利し、陰頭が微かに腫大する場合は、治癒する」と言う。これは、男子の病を言う。そこで、「陰頭が微かに腫大する」と言う。もし婦人の病である場合は、ただ小便を通利するだけである。

【解説】　本条文は、陰陽易の病の証候と治療法について論述している。

傷寒に罹患した後、男女が淫りに交合し、陰陽の二気が交々感じると、病は健康な相手に移り変わり、陰陽易の病を発生する。陰陽易の病が発生し、真元が欠けて疲弊すると、身体は重だるくなり、息切れがする。変化した邪気が内を攻めると、少腹は拘急し、劇しくなると陰部が引き攣る。虚陽が熱を生じて熏蒸すると、熱が上って胸を衝き、頭を挙げたいと思わず、眼中は花を生じる。生花は、眼中に赤花を生じることを言う。「花」は、一説に「**眵**」に作る。**眵**は、目やにが凝結することを言う。「花」は、一説に「**䁖**」に作る。**䁖**は、目が赤くなることを言う。下焦が虚して筋脈が攣急すると、膝や脛が拘急する。本証は、陰陽が失調した状態にある。そこで、焼褌散を用いて陰中の邪を引いて外出させる。

焼褌散は、男女のしたばかまの陰部に当たる部分を焼いて灰にし、水で服用する。本方が陰中の邪を引き出すのは、同じ気が相互に求める義である。

【原文】　大病差後、労復者、枳実梔子湯主之。(393)

【本文】　大病差えて後、労復する者は、枳実梔子湯之を主る。

【通釈】　大病が治癒した後、労働によって病が再発する場合は、枳実梔子湯がこれを主る。

【本文】　此れ、差後労復の証治を論じ明かす。《本草序例》に「夫れ大病の主は、中風、傷寒、寒熱、温瘧云々」と。《巣源》も亦「大病なる者は、中風、傷寒、熱労、温瘧の類」と云う是れなり。大凡大病新たに差え、元気未だ復せざれば、但だ宜しく静養すべし。若し節し慎むこと能わずして或は動作し、或は食飲すれば、皆人をして重複して発熱せしむ。死灰の復た燃ゆるが如し。故に之を「復」と謂う。蓋し、熱は内従り発するを以て、敢えて辛温発散に従わず。故に枳実梔子湯は洵《まこと》に其の治に対すと為す。

劉茝庭曰く、此の条、其の証を挙げず。想うに、心煩、不眠等は、必ず有る所と為すなり。徐大椿曰く、「労復は、病後に気虚し、邪気も又上焦に結ぶに因る。其の症は一ならず。故に其の病形を著けず。惟だ其の上焦の邪を散ずれば足る。後人、峻補の剤を以て労復を治すれば、則ち病変百出す」と。此の説、当を得るに似たり。

《金鑑》に曰く、「大病差えて後」は、傷寒の病新たに差えて後を謂うなり。

【通釈】　これは、病が治癒した後の労復の証候と治療法を論じて明らかにしている。《本草序例》では、「そもそも大病の主なものは、中風、傷寒、寒熱、温瘧云々」とある。《諸病源候論》もまた「大病は、中風、傷寒、熱労、温瘧の類である」と言うのがこれである。およそ大病が新たに治癒し、元気がいまだ回復していなければ、ただ静養すべきである。もし節制し謹慎することができず、あるいは労働し、あるいは食事を摂取する場合は、皆人を重複して発熱させる。火の消えた灰がまた燃え上がるようなものである。そこで、これを「復」と言う。思うに、熱は内より発生するので、あえて辛温で発散する方法法に従わない。そこで、枳実梔子湯は誠にその治療に対応している。

劉茝庭は言う。この条は、その証を挙げていない。思うに、心煩や不眠などは、必ずある所である。徐大椿は、「労復は、病後に気が虚し、邪気もまた上焦に結ぶことが原因である。その症は、一つでない。そこで、その病形を著けない。ただ、その上焦の邪を散じれば充分である。後人は峻補の方剤を用いて労復を治療するので、種々の病変が出現する」と言う。この説は、適切であるようである。

《医宗金鑑》に言う。「大病が治癒した後」は、傷寒の病が新たに治癒した後を言う。

【本文】　枳実梔子湯方

枳実（三枚、炙る）　梔子（十四個、擘く）　豉（一升、綿もて裹む）

右三味、清漿水七升を以て、空煮して四升を取る。枳実、梔子を内れ、煮て二升を取る。豉を下し、更に煮ること五六沸、滓を去り、温め分かち再服し、覆いて微しく汗するに似たらしむ。若し宿食有る者は、大黄博碁子大五六枚の如きものを内れ、之を服せば愈ゆ（漿は音将。○旧本は「博碁子」の下に「大」の字無し。今《玉函》《千金翼》に據りて補う）。

【通釈】　枳実梔子湯方

枳実（三枚、あぶる）　梔子（十四個、きざむ）　豉（一升、綿で裹む）

右の三味に清漿水七升を用い、先ず清漿水だけを煮て四升を取る。次いで枳実、梔子を入れ、煮て二升を取る。香豉を入れ、更に煮て五六沸し、滓を除き、温めて二回に分けて服用し、布団で覆って微かに発汗させる。もし宿食がある場合は、方寸匕大の大黄を五六枚入れ、これを服用すると、病は治癒する（漿は音が将である。○旧本では、「博碁子」の下に「大」の字がない。今《玉函》《千金翼》によって補う）。

【本文】　此れ、労復の清熱の的剤なり。枳実は寛中下気し、梔子は散熱除煩し、香豉は虚熱を解す。三味相い併せ、労復の内熱を清するなり。

方後に煮るに清漿水を以てする者は、宜しく胃気を助くべきなればなり。《説文》に「漿は、酢漿なり。水に従い、漿の省の声」と。段玉裁曰く、「《周礼・酒四》に四飲漿水、「掌共王の六飲は皆漿有り」の注に、「漿は、今の截《たい》漿なり」と云う。《内則》は注して云う、「漿は、酢漿なり」と。按ずるに、西部に云う、「截は、酢漿なり」と。則ち「漿」と「截」の二字は、互いに訓ず。《本草・玉石部・下品》に新補漿水は、味甘酸微温、無毒、中を調え、気を引き、宣和し力を強め、関を通じ、胃を開き、渴を止め、霍乱の洩痢に宿食を消すを主る。宜しく粥を作り、薄暮に之を啜り、煩を解し、睡を去り、腑臓を調理すべしと。栗米新たに熟し白花の者は、佳し。酢をして嘔噦を止ましむ。若し過飽停滞し、因りて熱を生ずる者は、即ち所謂「食復」なり。《内経》に云う、「熱を病みて少しく愈ゆるに、肉を食《くら》えば則ち復し、多食すれば則ち遺る」と。此れ、其の禁なり。此れ、胃中に宿積有るを以ての故に、大黄を加えて以て之を下す。博碁子大の如きは、大約博碁子様の如し。必ずしも拘わらず。《医心方》に《経心方》を引きて「胡粉十二碁」と云い、注に「博碁なる者は、大小方寸」是れなり。詳らかに附録に見わる。

銭氏曰く、若し其の脈証を験して宿食有る者は、舌胎必ず黄、胃脘之を按ずれば必ず痛む。当に微利して以て之を去るべし。即ち、枳実梔子湯内に于《おい》て大黄博碁子大の如き五六枚を加え、新たに虚すに因りて峻下するに宜しからず。故に僅かに五六枚を用い、細かに剉《き》らず。而して博碁子の如き者は、其の味全く出でざるを取る。但だ其の宿食の去るを求め、其れをして更に胃気を傷らしめざるなり。然して茈胡加龍骨牡蛎湯の大黄も亦切りて碁子塊に作る者は、其の尚是れ初次の病を以ての故に二両を用う可し。此れ、則ち病後の復証なり。所以に止《ただ》五六枚を用う。其の虚実、軽重の権衡も又知らざる可からざる者なり。

劉茝庭曰く、此の方、梔子厚朴湯（79）の類に属す。則ち、亦膈を清し滞を利すに外ならざるなり。成氏の如きは以て吐剤と為し、銭氏は以て汗を発すと為し、周氏は以て食復の治と為すも、皆未だ然らざるに似たり。方後の「覆いて微しく汗するに似たらしむ」の五字は、疑う可し。或は是れ発汗に豉を用うる者有るに因りて誤りて之を附すなり。

【語釈】　○漿：こんず。酒の一種。粟や米を発酵させて造り、味はややすっぱい。周礼の六飲、また四飲の一つ。　○截：おもゆ。米を煮た汁。酢漿。《説文》は「截」に作る。　○《内経》：出典は、《素問・熱論篇》。　○博碁子：比較的大きな囲碁に用いる碁石。　○胡粉：おしろい。　○権衡：はかり。ものをはかりくらべるもの。

【通釈】　これは、労復が発生する場合に清熱する適切な方剤である。枳実は中を寛げて気を下し、梔子は熱を散じて煩を除き、香豉は虚熱を解する。三味を相互に併せ、労復の内熱を清する。

方後に清漿水を用いて煮るのは、胃気を助けるべきであるからである。《説文》では、「漿は、酢漿である。水に従い、漿と省の声である」とある。段玉裁は、「《周礼・酒四》に四飲漿水があり、「掌共王の六飲は、皆漿がある」の注釈では「漿は、今の截《たい》漿である」と言う。《内則》では注釈し、「漿は、酢漿である」と言う」と言う。按じるに、西部は、「截は、酢漿である」と言う。即ち、「漿」と「截」の二字は、互いに訓じる。《本草・玉石部・下品》にある新補漿水は、味は甘酸微温、無毒であり、中を調え、気を引き、宣ばして和やかにし、力を強め、関格を通じ、胃を開き、口渇を止め、霍乱の下痢で宿食を消す作用を発揮する。粥を作り、夕方にこれを啜り、心煩を解し、睡魔を去り、臓腑を調理すべきであるとある。栗米を新たに熟し白い花が生じるものは、佳い。酢が嘔吐や噦を止める。もし過食して食物が停滞し、これによって熱を生じる場合は、いわゆる「食復」である。《内経》では、「熱病に罹患し、少し治癒するが、肉を食べる場合は病が再発し、多食する場合は食物が遺る」と言う。これは、その禁忌である。これは、胃の中に宿積があるので、大黄を加えてこれを攻下する。「博碁子大の如し」は、およそ囲碁の碁石のようなものである。必ずしも拘わらない。《医心方》では、《経心方》を引用し、「胡粉十二碁」と言い、その注釈に「博碁は、大きさが一寸四方である」と言うのがこれである。詳らかに附録に見わている。

銭氏は言う。もしその脈証を明らかにして宿食がある場合は、舌苔は必ず黄になり、胃脘部を按じると必ず痛む。微かに下痢をさせてこれを除くべきである。即ち、枳実梔子湯の中に碁石大のような大黄を五六枚加えるのであり、新たに虚しているので、峻下するのは好ましくない。そこで、僅かに五六枚を用い、細かく切らない。そして碁石のようなものは、その味が全く出ないのを取る。ただ、その宿食が去るを求め、それが更に胃気を傷らないようにする。そして柴胡加龍骨牡蛎湯の大黄もまた切って碁石状の塊に作るのは、それはなお初回の病であるので、二両を用いることができる。これは、病後の労復の証である。そこで、ただ五六枚を用いる。その虚実や軽重の程度もまた知らないではおられない場合である。

劉茝庭は言う。この方は、梔子厚朴湯（79）の類に属している。即ち、また膈を清し停滞を通利するのに外ならない。成氏のようなものは吐剤とし、銭氏は発汗剤とし、周氏は食復を治療するとするが、皆いまだそのようではないようである。方後の「衣服で覆って微かに汗が出るようにする」の五字は、疑うべきである。あるいはこれは発汗に香豉を用いる場合があるので、誤ってこれを附したのである。

【解説】　本条文は、大病が治癒した後の労復の治療法について論述している。

冒頭の「大病」は、中風、傷寒、熱労、温瘧の類に罹患することを言う。労復は、大病が治癒した後、元気が虚し、邪気が上焦に結ぶことを言う。本証の証候は一つではないので、条文では証候の記載がないが、心煩、不眠などの症状が出現するはずである。大病に罹患し、病は新たに治癒するが、元気がいまだ回復していない場合は、ただ静養すべきである。もし節制し謹慎することができずに労働し、あるいは食事を摂取する場合は、火の消えた灰が燃え上がるように、再び発熱する。そこで、枳実梔子湯を与えて清熱除煩する。

枳実梔子湯は、枳実、梔子、香豉からなる処方である。方中の枳実は寛中下気し、梔子は散熱除煩し、香豉は虚熱を解し、清漿水は胃気を助ける。諸薬を合用すると、労復の内熱を清する方剤となる。もし宿食がある場合は、更に大黄を加えて宿食を除去する。

【原文】　傷寒差以後、更発熱、小茈胡湯主之。脈浮者、以汗解之。脈沈実者、以下解之。(394)

【本文】　傷寒差えて以後、更に発熱するは、小茈胡湯之を主る。脈浮の者は、汗を以て之を解す。脈沈実の者は、下を以て之を解す。

【通釈】　傷寒が治癒した後、更に発熱する場合は、小柴胡湯がこれを主る。脈が浮である場合は、汗法を用いてこれを解する。脈が沈実である場合は、下法を用いてこれを解する。

【本文】　此れ、差えて後、発熱するの証治を論じ、併せて汗下の脈法に及ぶ。蓋し、上条は熱内に在り、此の証は熱外に在り、病位は同じならずと雖も、其の熱内自り発するは、則ち一なり。言うは、傷寒新たに差えて已後、又更に発熱するは、乃ち労復の証なり。是れ正気は充たず、余邪は熱を為す。宜しく小茈胡湯を以て余熱を清解すべきは、即ち其の治なり。但だ復証の中は、当に此の二脈を考うべし。若し脈果たして浮を見わせば、則ち邪表に留まる。故に汗を以て之を解す。脈沈実なれば、則ち裏邪未だ尽きず。故に下を以て之を解す。

方氏曰く、脈浮は重ねて感ずる所有るなり。脈沈は、飲食節を失するなり。

松陵徐氏曰く、汗下に方名を著けざる者は、汗下の法は一ならざればなり。医者は麻黄、桂枝、及び承気、大茈胡等の方に於いて症の軽重に対して択《えら》びて之を用うれば、則ち病に中らざること無し。

劉茝庭曰く、如し脈浮の者は、病後の新感なり。如し脈沈実の者は、熱胃に実するなり。此の証、恐らくは必ずしも食復ならず。蓋し、労復も亦胃実を為す者有り。且つ《巣源・傷寒労復候》に曰く、「其の脈緊の者は、宜しく之を下すべし」と。是れ原注の云う所と相い合す。又《可下篇》に曰く、「傷寒の後、脈沈。沈の者は、内実するなり。之を下せば解す。大茈胡湯に宜し(185)」と。並びに証す可し。

【語釈】　○乃ち労復の証云々：徐霊胎の《傷寒論類方》では、「これは、復症である。労復でもなく、女労復でもない。即ち、正気が充たず、余邪がいまだ尽きず、留まって半表半裏の間にある。そこで、また小柴胡湯を用いる」とあり、邪が少陽の半表半裏にあることが小柴胡湯を使用する目標になると指摘する。

【通釈】　これは、病が治癒した後に発熱する証候と治療法を論じ、併せて汗法と下法の脈法に及んでいる。思うに、上条は熱が内にあり、この証は熱が外にあり、病位は同じでないが、その熱が内より発生するのは、同じである。ここで言う内容は、傷寒が新たに治癒して以後にまた更に発熱するのは、労復の証である。これは、正気が充満せず、余邪が熱を生じる。小柴胡湯を用いて余熱を清解すべきであり、これがその治療である。ただ、労復の証の中では、この二つの脈を考えるべきである。もし脈が果たして浮を見わす場合は、邪が表に留まっている。そこで、汗法を用いてこれを解する。脈が沈実である場合は、裏邪はいまだ尽きていない。そこで、下法を用いてこれを解する。

方氏は言う。脈が浮であるのは、重ねて感じる所がある。脈が沈であるのは、飲食が節度を失っている。

松陵徐氏は言う。汗法と下法に処方の名を著けないのは、汗下の方法は一つでないからである。医者が麻黄湯、桂枝湯、および承気湯、大柴胡湯などの処方において症の軽重に対して選んでこれを用いる場合は、病に中らないことがない。

劉茝庭は言う。もし脈が浮である場合は、病後の新感である。もし脈が沈実である場合は、熱が胃に実している。この証は、恐らくは必ずしも食復ではない。思うに、労復もまた胃実証を生じる場合がある。かつ《諸病源候論・傷寒労復候》では、「その脈が緊である場合は、これを下すべきである」と言う。これは、原注が言う所と合致する。また、《可下篇》では、「傷寒に罹患した後、脈は沈になった。脈が沈である場合は、内が実している。これを下すと、病は解される。大柴胡湯を用いるのがよい(185)」と言う。並びに証拠とすべきである。

【解説】　本条文は、傷寒が新たに治癒した後に更に発熱する場合の三種類の治療法について論述している。

傷寒が新たに治癒した後、更に発熱するのは、労復の証である。本証は、正気が充満せず、余邪が熱を発生した状態にある。そこで、小柴胡湯を用いて余邪を清解すべきである。もし脈が浮である場合は、邪が表に留まっているので、汗法を用いてこれを解すべきである。もし脈が沈実である場合は、裏邪がいまだ尽きていないので、下法を用いてこれを解すべきである。

【原文】　大病差後、従腰以下有水気者、牡蛎沢瀉散主之。(395)
【本文】　大病差えて後、腰従り以下水気有る者は、牡蛎沢瀉散之を主る。
【通釈】　大病が治癒した後、腰より以下に水腫がある場合は、牡蛎沢瀉散がこれを主る。
【本文】　此れ、差えて後の水気の証治を論ず。大病新たに差えて後、下焦の気化常を失し、水気外に溢るれば、而ち腰以下腫を為す。《金匱》に云う、「腰以下腫るるは、当に小便を利すべし」と。故に当に牡蛎沢瀉散を与えて以て小便を利し水気を排すべきなり。
【語釈】　○《金匱》：《金匱要略・水気病脈証并治第十四》の第18条を参照。
【通釈】　これは、大病が治癒した後の水気の証候と治療法を論じている。大病が新たに治癒した後、下焦の気化が失調し、水気が外に溢れると、腰以下が腫れる。《金匱要略》では、「腰以下が腫れる場合は、小便を通利すべきである」と言う。そこで、牡蛎沢瀉散を与えて小便を通利し、水気を排出すべきである。
【本文】　牡蛎沢瀉散方

牡蛎（熬《い》る。○熬は牛刀の翻）　沢瀉　蜀漆（煖水もて洗いて腥《なまぐさ》きを去る）　葶藶子（熬る）　商陸根（熬る）　海藻（洗いて鹹《しおから》きを去る。鹹は音咸）　栝樓根（各等分）

右七味、異にして擣き、篩《ふるい》に下《おろ》して散と為す。更に臼中に於いて之を治し、白飲もて和して方寸匕を服し、日に三服す。小便利すれば、後服を止む。
【通釈】　牡蛎沢瀉散方

牡蛎（熬《い》る。○熬は牛刀の翻である）　沢瀉　蜀漆（温かい水で洗って生臭さを除く）　葶藶子（熬る）　商陸根（熬る）　海藻（洗って塩辛さを除く。鹹は音が咸である）　栝樓根（各々等分）

右の七味を別々に擣き、篩にかけて散にする。更に臼の中で擣いて混和し、重湯に混ぜて方寸匕を服用し、日に三回服用する。小便が通利する場合は、その後の服用を停止する。

【本文】　此れ、水内に停まりて外に泛《う》かび、腫を作す。牡蛎を以て水の堅きを破り、沢瀉は水の蓄えを利し、海藻は水の泛かぶを散じ、栝楼は水の腫れを消し、又蜀漆、葶藶、商陸の辛苦有毒の品を以て、直ちに其の巣を搗きて水気を峻逐し、二便従りして出だしむ。案ずるに、此れ利水の猛剤なり。之を大病差えて後に用うるは、乃ち太だ峻なること無きや。或るひと謂う、「大病新たに差えての後、但だ剰《あまつさ》え腰以下腫る。此れ、水下焦に溢れて中焦未だ虚せず。急ぎて当に其の小便を利すべし。緩ければ、則ち陽位に上逆し、及ぶこと無し」と。

劉茝庭曰く、按ずるに、此の方の栝楼根は蓋し之を淡滲に取り、其の生津を取らず。《金匱》の「小便不利の者を治す。水気有れば、栝楼瞿麦丸を用う」は以て相い証す可し。而るに《本草》は則ち「小便利するを止む」と曰うは、未だ何の謂いかを審らかにせず。

尤氏曰く、飲もて方寸匕を服し、湯薬を用いざる者は、急薬は緩く用い、且つ水気を助けざらしむればなり。

令韶張氏曰く、諸薬の性烈にして水を下すは最も捷《はや》ければ、多服す可からず。故に「小便利すれば後服を止む」と曰う。必ずしも剤を尽くさざるなり。

【語釈】　○剰え：そのうえ。それだけではなく。　○及ぶこと無し：水気が陽位に上逆する場合は、これを駆っても治療の効果がないことを言う。喩嘉言の《尚論篇》では、「もし軽い方剤を用いる場合は、陰水は必ず襲って陽の境に入るので、これを駆っても及ぶことがない（駆之無及）」とある。　○《金匱》：《金匱要略・消渇小便利淋病脈証并治第十三》の第10条を参照。　○烈：激しい。　○《本草》：《本草綱目》の栝楼根の項を参照。

【通釈】　これは、水が内に停まって外に浮かび、腫れを生じる。牡蛎をもって水の堅いのを破り、沢瀉は水の蓄えを通利し、海藻は水の浮かぶのを散じ、栝楼は水の腫れを消し、また蜀漆、葶藶、商陸の辛苦有毒の品をもって直ちにその巣を搗いて水気を峻逐し、二便より出させる。案じるに、これは利水の猛烈な方剤である。これを大病が治癒した後に用いるのは、甚だ峻烈に過ぎるのではないだろうか。ある人は、「大病が新たに治癒した後、ただ更に腰より以下が腫れる。これは、水が下焦に溢れるが、中焦はいまだ虚していない。急いでその小便を通利すべきである。緩やかである場合は水は陽位に上逆し、治療をしても効果がない」と言う。

劉茝庭は言う。按じるに、この方の栝樓根は、思うにこれを淡滲の効能に取り、その生津の効能を取らない。《金匱要略》に「小便が不利になる場合を治療する。水気がある場合は、栝樓瞿麦丸を用いる」と言うのは、相互に証拠とすべきである。ところが、《本草》に「小便が通利するのを止める」と言うのは、いまだどのようなことを言うのかを審らかにしていない。

尤氏は言う。重湯で方寸匕を服用し、湯液を用いないのは、急激に作用する薬は緩やかに用い、かつ水気を助けないようにするからである。

令韶張氏は言う。諸薬の性は激烈であり、水を下す作用は最も早いので、多く服用すべきでない。そこで、「小便が通利する場合は、その後の服用を停止する」と言う。必ずしも方剤の全てを服用するのではない。

【解説】　本条文は、大病が治癒した後の水気の証候と治療法について論述している。

大病が新たに治癒した後、下焦の気化が失調し、水気が外に溢れると、腰より以下に水腫が出現する。そこで、牡蛎沢瀉散を与え、小便を通利して水気を排出する。

牡蛎沢瀉散は、牡蛎、沢瀉、蜀漆、葶藶子、商陸根、海藻、栝樓根の七味からなる処方である。方中の牡蛎は、堅くなった水を破り、沢瀉は蓄積した水を通利し、海藻は浮かんだ水を散じ、栝樓根は腫れた水を消し、蜀漆、葶藶子、商陸根は辛苦有毒で直ちにその巣を搗いて水気を峻逐し、二便より出す。

【原文】　大病差後、喜唾、久不了了、胸上有寒。当以丸薬温之。宜理中丸。(396)

【本文】　大病差えて後、喜唾し、久しく了了たらざるは、胸上に寒有るなり。当に丸薬を以て之を温むべし。理中丸に宜し。

【通釈】　大病が治癒した後、常に口から唾液を吐出し、長い間気分が爽快でないのは、胸上に寒がある。丸薬を用いてこれを温めるべきである。理中丸を用いるのがよい。

【本文】　此れ、差えて後、喜唾するの証を論ず。大病差えて已後、其の人喜唾する者は、乃ち胃中虚寒し健運すること能わずして胸上に飲を蓄するに因る。所以に津唾は上に溢れて病勢久しく了了たらざるなり。了了たらざる者は、気精爽《せいそう》ならざるを謂うなり。宜しく理中丸を与えて以て其の胃を温むべし。自ら已む可きなり。案ずるに、上条は腰以下腫れ、此の証は胸上に寒有るは、蓋し差えて後の余症は病一か処に在るに因る。故に彼は散を用い、此れは丸を用い、亦各々其の留恋を取りて奏功するなり。

方氏曰く、唾は口の液なり。寒は、飲を以て言う。

劉茝庭曰く、「胸上」は、諸注多く「胃上」に作る。然して他に此の称無し。愚意うに、「喜唾し了了たらず」は是れ胸上に寒有りて致す所なり。而ち、胸寒ゆれば必ず胃寒を生ず。故に理中を用いて胃を温め、以て上焦に達するなり。膈上に寒飲有れば、四逆を用う（324）。《金匱》に肺中冷え、涎唾多きに甘草乾姜湯を用うるは、並びに是れ一理なり。《金匱》に又「上焦に寒有り、其の口涎多し」と曰い、又「色黄なる者は、胸上に寒有り」と曰う。

【語釈】　○精爽：清らかで爽やか。　○甘草乾姜湯：《金匱要略・肺痿肺癰咳嗽上気病脈証治第七》の第5条を参照。　○上焦に寒有り：《金匱要略・水気病脈証并治第十四》の第2条を参照。　○色黄なる者：《金匱要略・臓腑経絡先後病脈証第一》の第3条を参照。

【通釈】　これは、大病が治癒した後、喜唾が出現する証を論じている。大病が治癒して以後、その人が喜唾するのは、胃の中が虚して寒え、健運することができず、胸上に飲を蓄積することが原因である。そこで、唾液は上に溢れ、病勢は久しく爽快ではなくなる。「了了たらず」は、気分が清らかで爽やかでないことを言う。理中丸を与えてその胃を温めるべきであり、そうすれば自然に治癒するはずである。案じるに、上の条で腰より以下が腫れ、この証で胸上に寒があるのは、思うに、治癒した後の余症は病が一か所にあることが原因である。そこで、彼は散剤を用い、これは丸剤を用い、また各々それが留恋する効能を取って奏功する。

方氏は言う。唾は、口の液である。寒は、飲をもって言う。

劉茝庭は言う。「胸上」は、諸々の注釈は多くが「胃上」に作る。そして他の部位にはこの名称がない。私が思うには、「喜唾し了了たらず」は胸上に寒えがあって引き起こす所である。即ち、胸が寒える場合は、必ず胃の寒えを生じる。そこで、理中丸を用いて胃を温め、これによって上焦に到達する。膈上に寒飲がある場合は、四逆湯を用いる（324）。《金匱要略》に肺の中が冷え、涎や唾液が多い場合に甘草乾姜湯を用いるのは、並びに同じ道理である。《金匱要略》では、また「上焦に寒があると、その口は涎が多い」と言い、また「色が黄ばむ者は、胸上に寒えがある」と言う。

【解説】　本条文は、大病が治癒した後に出現する喜唾の証候と治療法について論述している。

大病が治癒した後、胃の中が虚して寒え、健運できず、胸上に飲を蓄積すると、喜唾が出現し、唾液は上に溢れ、病勢は久しく爽快ではなくなる。「了了たらず」は、気分が清らかで爽やかでないことを言う。そこで、理中丸を与えて胃を温めると、胸上の飲が除かれるので、喜唾は自然に治癒する。

【原文】　傷寒解後、虚羸少気、気逆欲吐、竹葉石膏湯主之。(397)

【本文】　傷寒解して後、虚羸少気し、気逆して吐せんと欲するは、竹葉石膏湯之を主る。

【通釈】　傷寒が解された後、身体が衰弱して痩せ衰え、息切れがし、気が逆上して嘔吐しそうになる場合は、竹葉石膏湯がこれを主る。

【本文】　此れ、解して後の虚熱の証治を論ず。傷寒、或は汗し、或は下し、苟も其の法を得れば、則ち邪退きて病解す。然れども邪の湊《あつ》まる所、其の気必ず虚す。此れ、其の常なり。乃ち、胃津復せざれば而ち虚弱羸痩し、元陽虧損すれば而ち気少なく力綿《ほそ》く、余熱内蘊すれば而ち気逆して吐せんと欲す。当に竹葉石膏湯を与えて以て胃気を調え熱逆を散ずべし。《説文》に「羸は、痩するなり。羊に従い羸の声」と。

程氏（知）曰く、蓋し、前条は是れ病後の虚寒を治し、此の条は是れ病後の虚熱を治するなり。

銭氏曰く、仲景未だ脈を言わずと雖も、若し其の脈を察し、虚数にして渇する者は、当に竹葉石膏湯を以て之を主るべし。虚寒の者は、別に当に消息すべきなり。

【語釈】　○邪の湊まる所、其の気必ず虚す：出典は、《素問・評熱病論》。
○綿：ほそい。ちいさい。よわい。　○羸痩：羸は、やせる。つかれる。痩は、やせる。

【通釈】　これは、病が解された後の虚熱の証候と治療法を論じている。傷寒に罹患し、あるいは発汗し、あるいは攻下し、苟もその法を得る場合は、邪は退き、病は解される。しかし、邪の湊《あつ》まる所では、その気は必ず虚している。これがその常である。即ち、胃の津液が回復しなくなると身体は虚弱になって痩せ衰え、元陽が欠けると気は少なく力は細くなり、余熱が内に積もると気が逆上して嘔吐しそうになる。竹葉石膏湯を与えて胃気を調え熱の上逆を散じるべきである。《説文》では、「羸は、痩せることである。羊に従い羸の声である」とある。

程氏（知）は言う。思うに、前の条は病後の虚寒を治療し、この条は病後の虚熱を治療する。

銭氏は言う。仲景はいまだ脈を言っていないが、もしその脈を診察し、虚数で口が渇く場合は、竹葉石膏湯を用いてこれを主るべきである。虚寒の場合は、別に消息すべきである。

【本文】　竹葉石膏湯方

竹葉（二把。○把は博下の翻。陶氏曰く、「凡そ一把と云う者は、重さ二両を正と為す」と）　石膏（一斤）　半夏（半升、洗う）　麦門冬（一升、心を去り、洗う）　人蔆（二両）　甘草（二両、炙る）　粳米（半升）

右七味、水一斗を以て、煮て六升を取り、滓を去り、粳米を内れ、煮て米熟し、湯成りて米を去り、一升を温服し、日に三服す。

【通釈】　竹葉石膏湯方

竹葉（二把。○把は博下の翻である。陶氏は、「およそ一把と言うのは、重さが二両であるのが正しい」と言う）　石膏（一斤）　半夏（半升、洗う）　麦門冬（一升、心を除き、洗う）　人参（二両）　甘草（二両、あぶる）　粳米（半升）

右の七味に水一斗を用い、煮て六升を取り、滓を除き、粳米を入れ、煮て粳米を熟し、湯液ができてから粳米を除き、一升を温服し、日に三回服用する。

【本文】　此れ、傷寒、愈えて後に調養するの方なり。竹葉は性寒にて煩熱を止め、石膏は胃熱を清し、半夏は飲を蠲《のぞ》きて嘔逆を止め、人蔆は病後の虚を補い、麦冬と同じくして大いに胃中の津液を添う。又寒涼の胃を損ずるを恐る。故に甘草を用いて之を和して又粳米を以て其の胃気を助くるなり。乃ち、清補兼施の剤なり。仲景、病後に敢えて峻補せざるを以てするも、後の庸医は動《やや》もすれば輒ち温熱の薬を用い、殆ど仲景調養の旨に達せざるなり。案ずるに、王氏《易簡方》は、本方去石膏加熟附子を以て、既済湯と名づく。是れ殆ど加減の妙を得る者なり。故に拈《ひね》りて之を出だす。

周氏曰く、即ち「解して後」と云えば、必ず内蘊の熱尚未だ清楚ならず。故に甘寒を以て之に勝つ。況や人蔆有りて正を補えば、又何ぞ懼《おそ》るること之有らんや。此れ、熱邪未だ全く退かざるの証と為す。故に法に合すと為す。若し本此れ以て虚羸を治すれば、則ち殆《あや》うし。

【語釈】　○拈る：つまむ。つまみとる。　○清楚：すがたが清らかでさっぱりしているさま。はっきりしていること。

【通釈】　これは、傷寒が治癒した後に調養する方剤である。竹葉は性寒で煩熱を止め、石膏は胃熱を清し、半夏は飲を除いて嘔逆を止め、人参は病後の虚を補い、麦門冬とともに大いに胃の中の津液を添える。また、寒涼の品が胃を損傷することを恐れる。そこで、甘草を用いてこれを調和し、また粳米を用いてその胃気を助ける。即ち、清補を兼ねて施す方剤である。仲景は病後ではあえて峻補しないが、後の凡庸な医者はややもすると温熱の薬を用い、殆ど仲景が調養する旨に達していない。案じるに、王氏の《易簡方》では、本方より石膏を去り熟附子を加え、既済湯と名づける。これは、殆ど加減の妙味を得たものである。そこで、これを拈出する。

周氏は言う。即ち、「病が解された後」と言えば、必ず内に蓄積した熱がなおいまだ完全には解されていない。そこで、竹葉、石膏、麦門冬などの甘寒の品を用いてこれに勝つ。ましてや人参があって正気を補えば、またどうして恐れることがあろうか。これは、熱邪がいまだ完全に消退していない証である。そこで、道理に合致する。もし元々これを用いて虚羸を治療する場合は、危険である。

【解説】　本条文は、傷寒に罹患し、病が解された後の虚熱の証候と治療法について論述している。

傷寒に罹患し、汗法や下法の使用が適切である場合は、邪は退き、病は解される。ただ、邪が湊まる所では、正気は必ず虚している。即ち、病が解された後、胃の津液が回復しなくなると、身体は虚弱になって痩せ衰える。元陽が欠けると、気力は少なく細くなる。虚熱が生じ、余熱が内に積もると、気が逆上して嘔吐しそうになる。そこで、竹葉石膏湯を与えて胃気を調え熱の上逆を散じる。

竹葉石膏湯は、竹葉、石膏、半夏、麦門冬、人参、甘草、粳米の七味からなる処方である。方中の竹葉は性寒で煩熱を止め、石膏は胃熱を清する。半夏は飲を除いて嘔逆を止め、人参は病後の虚を補い、麦門冬とともに大いに胃の中の津液を添える。甘草は諸薬を調和して寒涼の品が胃を損傷するのを防ぎ、粳米は胃気を助ける。諸薬を合用すると、清補兼施の方剤となる。

【原文】　病後労復、発熱者、麦門冬湯主之。

【本文】　病後の労復、発熱する者は、麦門冬湯之を主る（此の条、旧本の遺脱なり。今《玉函》に従いて補入す）。

【語釈】　○遺脱：もれる。もれ。遺漏。

【通釈】　病後に労復が発症し、発熱する場合は、麦門冬湯がこれを主る（この条は、旧本の遺漏である。今《玉函》に従って補って挿入する）。

【本文】　此れ、労復の発熱の証治を論ず。言うは、大病差えて後、労働に因りて復た発熱する者なり。余邪復た集まれば、当に麦門冬湯を与えて以て生津清熱すべし。

劉茝庭曰く、愚竊かに疑うに、虚羸少気し、気逆して吐せんと欲するは、些《いささ》か熱無きに似たり。何を以て主るに清涼を以てするや。労復、発熱する者は、麦門冬湯之を主るも又証と方と協わざるに似たり。因りて以為《おもえ》らく、恐らくは是れ両条の其の方、互いに錯《たが》う。彼の条の虚羸、少気の諸証は、蓋し麦門冬湯の主る所なり。即ち、《金匱》の大逆上気、咽喉不利、逆を止め気を下すと相い類す。此の所謂「労復、発熱する者」は、却って是れ竹葉石膏湯証ならん。然れども実は臆揣《おくし》に係れば、姑く録して識者を俟つ。

【語釈】　○《金匱》：《金匱要略・肺痿肺癰咳嗽上気病脈証治第七》の第10条を参照。　○臆揣：臆は、おしはかる。推量する。揣は、はかる。おしはかる。

【通釈】　これは、労復に罹患して発熱する証候と治療法を論じている。ここで言う内容は、大病が治癒した後、労働によってまた発熱する場合である。余邪がまた集まる場合は、麦門冬湯を与えて生津清熱すべきである。

劉茝庭は言う。私は窃かに疑うが、身体が衰弱して羸痩し、息切れし、気が逆上して嘔吐しそうになるのは、些《いささ》か熱がないようである。どうして主るのに清涼の品を用いるのであろうか。労復に罹患し、発熱する場合は、麦門冬湯がこれを主るのもまた証と方とが協調しないようである。そこで、思うが、恐らく両条の処方が互いに間違っているのではないだろうか。彼の条文の羸痩、息切れなどの諸々の証は、思うに麦門冬湯が主る所である。即ち、《金匱要略》の虚火が上炎して咳嗽と気喘を伴う咳嗽上気病が発生し、咽喉が乾燥して不利になる場合に、上逆を止め気を下す病証と類似する。このいわゆる「労復で発熱する場合」は、反って竹葉石膏湯証であろうか。しかし、実際は臆測に係わるので、姑く記録して有識者が解釈するのを待つ。

【本文】　麦門冬湯方

麦門冬（七升）　半夏（一升）　人薓（二両）　甘草（二両、炙る）　粳米

（三合）　大棗（十二枚）
右六味、水一斗六升を以て、煮て六升を取り、一升を温服し、日に三服し夜に一服す。
【通釈】　麦門冬湯方
麦門冬（七升）　半夏（一升）　人参（二両）　甘草（二両、あぶる）　粳米（三合）　大棗（十二枚）
右の六味に水一斗六升を用い、煮て六升を取り、一升を温服し、日に三回服用し夜に一回服用する。
【本文】　此れ、前方に於いて竹葉、石膏を去り、麦冬を倍用す。蓋し、病後に胃津乾き枯れ、虚火上騰《とう》す。是に於いて麦冬を用いて津液を滋養し、人薓、甘草、粳米、大棗は中を補いて以て津を通じ、更に半夏を加えて以て逆を止め気を降ろし、茲に病後に滋養するの良剤と為す。蓋し、前条の方証と互いに地を易えれば、尤も理に近しと為す。
程氏曰く、病邪既に至れば、輙《すなわ》ち認めて寔《じつ》と為す可からず。須く正気の攻に因りて虚するを防ぐべし。病邪已に去れば、輙ち認めて虚と為す可からず。須く余邪の補に因りて復た集まるを防ぐべし。故に復た諸条を出だして以て宜しきに随いて治を定むるの意を示す。大抵、正気初めて復すれば邪干《おか》すを容《ゆる》さずを以て主と為す。清す可ければ、則ち清す。枳実梔子湯主る可し。新たに差ゆるを以て、膈上の煩を遺さざるなり。導ず可ければ、則ち導ず。大黄博碁子五六枚の如きは、加う可し。新たに差ゆるを以て、胃中の結を留めざるなり。熱すれば、則ち之を解す。小茈胡に従い、并びに其の汗下を酌す。新たに差ゆるを以て、経絡の鬱を延ばさざるなり。水は、則ち之を決す。甚だしければ、牡蛎沢瀉散、五苓等に於いてし、新たに差ゆるを以て溝隧《こうすい》の水を容《い》れざるなり。胃寒え喜唾するが若きに至れば、則ち理中丸を用う。温は、則ち緩やかにするに宜し。差えて後に因りて峻温せざるなり。虚羸、逆吐すれば、則ち竹葉石膏湯を用いて補いて清を兼ぬ。差えて後に因りて純補せざるなり。只此れ汗、泄、和、潤、温、清、可に当たりて施す。須く悪を除き尽くるを務むるの意を得べく、而る後に微陽は護る可く、少火は温を得。凡そ差えて後の証に属すれば、此の例を推して以て裁酌を為すに過ぎず。必ず数証を印定の証と為し、数方を印定の方と為すを以てするに非ざるなり。
【語釈】　○騰：のぼる。あがる。　○清す可ければ、則ち清す：《傷寒論後条弁》では、「吐す可ければ、則ち吐す」に作る。　○酌す：斟酌する。　○

延ばす：ながびく。　〇決す：決に同じ。堤を切って水を導く。きりはなす。　〇溝隧：溝は、みぞ。隧は、みち。トンネル。　〇少火：正常で生気をもった火であり、人体の生命活動を維持する陽気を言う。　〇裁酌：物事をきりもりして適宜に処置をする。　〇印定：印は、しるす。定は、さだめる。

【通釈】　これは、前方より竹葉と石膏を除き、麦門冬を七倍使用している。思うに、病後に胃の津液が乾いて枯れ、虚火が上に昇る。ここにおいて麦門冬を用いて津液を滋養し、人参、甘草、粳米、大棗は中を補って津液を通じ、更に半夏を加えて逆を止め気を降ろし、ここに病後に滋養する良剤となる。思うに、前条の処方と病証を互いに代えると、尤も道理に近くなる。

程氏は言う。病邪が既に到来する場合は、認めて実証とすべきでない。正気が攻法によって虚弱になるのを防ぐべきである。病邪が既に去っている場合は、認めて虚証とすべきでない。余邪が補法によってまた集まるのを防ぐべきである。そこで、また諸々の条文を提出し、これによって好ましい状態に従って治療を定める意を提示する。大抵、正気が初めて回復する場合は、邪気が犯すことを許さないのを主とする。清熱すべきである場合は、清熱する。枳実梔子湯がこれを主るべきである。新たに治癒するので、膈上の心煩を遺さない。導くべきである場合は、導びく。碁石大の大黄五六枚のようなものは、加えるべきである。新たに治癒するので、胃の中の秘結を留めない。発熱する場合は、これを解する。小柴胡湯に従い、並びに汗法と下法の使用を斟酌する。新たに治癒するので、経絡の欝滞を長引かせない。水が蓄積する場合は、堤を切って水を導く。甚だしい場合は、牡蛎沢瀉散や五苓散などを使用し、新たに治癒するので、溝を流れる水を入れなくする。胃が寒え、喜唾するようになる場合は、理中丸を用いる。温める場合は、緩やかにするのがよい。治癒した後であるので、峻温しない。虚弱になって羸痩し、気が上逆して嘔吐する場合は、竹葉石膏湯を用いて補って清熱を兼ねる。治癒した後であるので、純ら補わない。ただ、これは、汗法、泄法、和法、潤法、温法、清法などを可能であれば投与する。悪いものを除き邪気が尽きるのを務める意を得るべきであり、そうすればその後に微かな陽気は護ることができ、少火は温を得る。およそ治癒した後の証に属する場合は、この例を推して斟酌するに過ぎない。必ず数証が上述した病証に一定の証であり、数方が上述した病証に一定の処方であるとするのではない。

【解説】　本条文は、労復に罹患して発熱する証候と治療法について論述している。

大病が治癒した後、早期に労働すると、余邪が再び集まるので、労復が発生し、発熱が出現する。本証は、病後に胃の津液が乾いて枯れ、虚火が上に昇った状態にある。そこで、麦門冬湯を与えて生津清熱する。

麦門冬湯は、麦門冬、半夏、人参、甘草、粳米、大棗の六味からなる処方である。方中の麦門冬は津液を滋養し、人参、甘草、粳米、大棗は中を補って津液を通じ、半夏は逆を止めて気を降ろす。

【原文】　病人脈已解、而日暮微煩、以病新差、人強与穀、脾胃気尚弱、不能消穀、故令微煩。損穀則愈。(398)

【本文】　病人脈已に解すれども、日暮に微煩するは、病新たに差えるに、人強いて穀を与え、脾胃の気尚弱く、消穀すること能わざるを以ての故に微煩せしむ。穀を損《へ》らせば則ち愈ゆ。

【通釈】　病人の脈は既に正常に戻ったが、日暮に微かに心煩するのは、病は新たに治癒したが、人が無理に食物を与え、脾胃の気がなお弱く、食物を消化することができないので、微かに心煩させる。食物を減らす場合は、病は治癒する。

【本文】　此れ、病後に穀を損らすの義を挙げて、以て上文の意を結ぶ。「病人、脈已に解す」は、病脈悉く解して陰陽和平するを謂うなり。前条（397）は惟だ「病解す」と云い、此れに至りては則ち「脈已に解す」と云うは、通じて上文を結ぶ所以なり。日暮に微煩する者は、日中は陽気盛旺なるが故に煩せず、日暮は即ち《内経》の所謂「日西にして陽気已に衰う」の時なるが故に穀を消すこと能わずして微煩す。此れ、病新たに差ゆるに、強いて穀を食すること早く、胃気尚弱く、穀食を消化すること能わざるを以ての故に微煩せしむ。須く薬を服すべからず。「其の穀数を損らせば、則ち愈ゆ」は、毎に一升を食する者は七合を食し、五合を食する者は三合を食するを言う。脾胃漸く壮んなるを俟ち、穀漸く増益するも亦節養するの一道なり。凡そ病後の起居、坐臥は、倶に宜しく其の自然なるを聴くべし。勉めて強《し》う可からず。強うれば、則ち其の欲する所に非ず、反って其の性に逆らいて安からず。特に一たび食するのみならざるなり。

方氏曰く、強いて穀を与うるは、其の進食を強うるを謂うなり。損なる者は、当に之を節減すべきを言うなり。

孫氏曰く、病新たに瘥《い》ゆるの後、倶に糜粥を食するを得るも、寧ろ食を少なくして飢えしめ、慎みて飽《あ》くこと勿かれ。他に食する所有るを得ず、之を思うと雖も、之を与うること勿きなり。

郭氏曰く、貴家、大族は、多く女児に嬌《なまめか》しく縦《ほし》いままにすること有り。又汗下を経るの後、腸胃空虚なれば、急ぎて食を得んと欲し、食すと雖も、未だ消化すること能わざれば、必ず須《ま》ちて疾難を致す。勧説に於いては全て父母の暁《ぎょう》解に在り。左右に能く調和するの人有り、之を調節すと為せば、則ち可なり。若し病人差えて後、惟だ白粥を喜めば、則ち永く患い無し。

【語釈】　○《内経》：《素問・生気通天論》では、「日西にして陽気已に虚す」に作る。　○節減：はぶき減らす。　○糜粥：かゆ。うすがゆ。　○勧説：説き進める。　○暁解：さとる。明らかに知る。

【通釈】　これは、病後に穀物を損らす義を挙げて、上文の意を結んでいる。「病人は、脈が既に解されている」は、病脈が悉く解され、陰陽が平和になっていることを言う。前条（397）ではただ「病が解される」と言い、これに至っては「脈が既に解されている」と言うのは、通じて上文を結ぶ理由である。日暮に微かな心煩がするのは、日中は陽気が旺盛であるので心煩しないが、日暮は《内経》のいわゆる「日が西に傾き、陽気が既に衰える」時であるので穀物を消化できずに微かに心煩する。これは、病が新たに治癒するが、無理に穀物を早く食べさせ、胃気がなお弱く、穀物の食事を消化できないので微かに心煩させる。薬を服用すべきでない。「その穀物の数量を損らす場合は、治癒する」は、常に一升を食べる者は七合を食べ、五合を食べる者は三合を食べることを言う。脾胃が次第に壮んになるのを待ち、穀物を次第に増やしていくのもまた節制して養生する一つの道である。およそ病後の起居や坐臥は、ともにそれが自然であるのを受け入れるべきである。無理に強いるべきでない。強いる場合は、それが望む所ではなく、反ってその性に逆らって安からにならない。特に食事だけのことではない。

方氏は言う。無理に穀物を与えるのは、無理に食事を勧めることを言う。「損らす」は、これを省いて減らすべきであることを言う。

孫氏は言う。病が新たに治癒した後、ともにうすがゆを食べることができるようになったが、むしろ食事の量を少なくして飢えるようにし、慎んで飽食させてはならない。他に食べる所があってはならず、食べたいと思っても、これを与えてはならない。

郭氏は言う。貴族の家や身分の高い一族では、女児はあでやかで美しいが恣に行動するものが多くある。また、汗法や下法を経た後、胃腸が空虚になると、急いで食事を摂取したいと思い、食べるが、いまだ消化できなければ、必ずその後に疾患を生じる。これを戒めるのは、全て父母がこの点をよく理解することにある。左右によく調和する人があって、これを調節する場合は、それでよい。もし病人が治癒した後、ただ白い粥を喜む場合は、永く患いがない。

【解説】　本条文は、病後に穀物の摂取を損らす意義について論述している。

「病人脈已に解す」は、病脈が悉く解され、陰陽が平和になっていることを言う。病が治癒した後、日中は陽気が旺盛であるので、病人は心煩しない。ただ、日暮は陽気が衰えるので、病人は穀物を消化できず、微かな心煩が出現する。本証は、病が新たに治癒したが、無理に穀物を早く摂取し、胃気がなお弱く、穀物を消化できないので、微かな心煩が出現した状態にある。「穀を損らせば、則ち愈ゆ」は、常に一升を食べている者は七合に減らし、常に五合を食べている者は三合に減らすことを言う。即ち、脾胃が次第に壮んになるのを待ち、穀物の量を次第に増やしていくのが節制して養生する道であり、無理に食事を摂取させるべきでない。

【本文】　以上、并びに労復の諸証を論ず。而して牡蛎沢瀉散、及び理中丸の二条の若きは、其の実必ずしも労復ならず。殆ど病後に之に隷《したが》うの証に過ぎず、抑も亦類に連なりて之に及ぶのみ。○案ずるに、此の篇、陰陽易と差後労復の二証を論ず。而して其の方、乃ち焼褌散、枳実梔子湯、牡蛎沢瀉散、小茈胡湯、理中丸、竹葉石膏湯、麦門冬湯にして潤、涼、攻、補の諸法は兼ねて備わると謂う可し。蓋し、三陰三陽の諸篇は、既に病の情機に於いて其の証治を曲尽す。而して併せて差後の余派に及ぶも、亦諄《じゅん》諄として告げ諭せば、聖人の思慮は何ぞ其れ周密ならん。霍乱、及び此の篇は、結ぶに胃気の一条を以てす。夫れ病邪已に退きて薬すること勿きに至れば、則ち唯だ調養に任《まか》す。医の能事は、是に於いて畢《お》われり。苟も医を業とする者は、眷《けん》眷服膺《よう》して以て其の言を三復せざる可けんや。

【語釈】　○情機：感情のはたらき。人情の機微。ここでは、病状の機転。○曲尽：こまごまと説きあかす。　○派：分かれ。分流。分派。　○諄諄：丁寧に教えるさま。　○周密：注意のゆき届いていること。　○能事：特に長じたこと。　○眷眷：省みるさま。　○服膺：むねにつける。心によく覚えてわすれない。　〇三復：三度繰り返す。何度も繰り返す。

【通釈】　以上は、並びに労復の諸々の証を論じている。そして牡蛎沢瀉散、および理中丸の二条のようなものは、その実必ずしも労復ではない。殆ど病後に見られる病証に過ぎず、抑もまた類に連なってこれに及んでいるだけである。〇案じるに、この篇は、陰陽易と差後労復の二証を論じている。そしてその処方は、焼褌散、枳実梔子湯、牡蛎沢瀉散、小柴胡湯、理中丸、竹葉石膏湯、麦門冬湯であり、潤、涼、攻、補の諸々の方法は兼ねて備わっていると言うことができる。思うに、三陰三陽の諸篇は、既に病の機転においてはその証候と治療法が詳細に説きあかされている。そして併せて病後の余派に及んでいるが、また丁寧に教え、告げて諭しているのであり、聖人の思慮はなんと行き届いていることであろうか。霍乱とこの篇は、結語に胃気の一条をもってする。そもそも病邪が既に消退し、薬物を投与しなくなる場合は、治療はただ調養に任せるのであり、医者ができることはここで終わっている。苟も医学を職業とする者は、反省し心によく覚えてその言葉を何度も繰り返さないでおられようか。

傷寒論疏義後序

【本文】　喜多村栲窓《こうそう》先生、仲景に潜心すること殆ど二十年、《傷寒論疏義》七巻を著わし、活字印播《は》し、（済に）命じて後に（済に）序せしむるなり。譾《せん》陋《ろう》にして方《まさ》に風塵の中に奔走し、筆墨久しく荒れ、命を承けて措く所を知らず。適《たまた》ま朱文公集を読み、先生述作の旨に契ること有るが若し。遂に敬いて之を書きて以て先生に質《ただ》す。夫れ聖人の経は、漢自り以来、之を注釈する者は、亡《ぼう》慮《りょ》数百家、純駁錯出し、白黒混淆す。文公朱子に逮びては、諸儒の精粋を裒《つつ》み、《章句》《集注》等の書を著わし、其の道燦《さん》然として昭明なること、浮き雲を撥《ひら》きて白日を見るが如く、洵《まこと》に万世の規矩準縄なり。蓋し、朱子は一生学問し、漢唐の注疏を探し、濂洛《れんらく》の淵源に泝《さかのぼ》り、優游涵泳《ゆうゆうかんえい》、深造自得し、一義を発し、一言を下すに、必ず天理を推本し、人事に拡充し、而る後に之が為に撰定する者なり。其れ古今に冠絶するは、詎《なん》ぞ我が輩、小生の賛楊を待たんや。竊かに謂うに、天下の事は経を注するより難きこと莫し。何となれば、則ち一義の失、一言の過《あやまち》も聖訓を滅裂し、後学を迷惑す。而ち、治乱興廃《こうはい》も亦由りて起こる所なれば、其れ慎まざる可けんや。然らば、則ち学識は朱子の如くにして後、以て経を注し道を伝えて愧《は》づること無かる可し。聖経是くの如ければ、則ち我が医の経は何ぞ独り然らざる。抑も医の《傷寒論》有るは、猶儒の《論語》有るがごときなり。故に宋自り以来、之が解を作る者も亦数十家、純駁錯出し、白黒混淆し、自ら英邁《えいまい》の士有りて之を精《くわ》しくし之を一にして実践して之を体察するに非ざれば、則ち其の変化応用は未だ由らざるなり。已に今先生の書を閲《よ》むに、其の体例は朱子《章句》《集注》に準擬《じゅんぎ》し、菁華《せいか》を擷《はさ》み摭《ひろ》い、蕪蔓《ぶまん》を刪《けず》り薙《のぞ》き、博にして約、簡にして詳、仲景の眉目を洗い剔《えぐ》り、後学の聾《ろう》聵《がい》を啓迪《けいてき》して死を視、生を別かつの真訣《しんけつ》と為すは、復た疑う可きこと無し。能く天下の至難を解すと謂う可し。蓋し、深く朱子の経を注するの微を得るに非ざれば、則ち為すこと能わざるなり。豈世の鹵莽《ろもう》立言する者の敢えて其の長短を較《くら》ぶる所ならんや。曩者《どうしゃ》は桂山夫子に《輯義》の著有り、近者《きんしゃ》は茝庭夫子の《述義》の選有り、仲景の精微、蘊奥《うんのう》に於いて闡《せん》発して殆ど尽くす。而るに先生の是の書は、能く経緯して剪裁《せんさい》す。又後学をして依據《いきょ》する所有らしむるは、則ち猶前に二程子有り、異端を闢《ひら》き破りて聖学を興奮させ、而る後に朱子の継作有るがごとし。其の六病の説の若く、《述義》と見を異にするは、則ち猶

《周易》の義を伝うるは其の趣《おもむき》を同じくせざるがごときなり。天下は必ず当に公評有るべし。此れ、乃ち儒と医とは途を殊にして轍《てつ》を一にす。而ち、是の編者は其れ亦医門の規矩準縄なり。夫れ（済）竊かに知る、先生述作の旨は、朱子の経に注するの微を得ること有るを。是に於いてか言う。

嘉永五年、歳は壬《みずのえ》子《ね》四月朔《さく》に在り。江戸堀川、済未済、謹みて識《しる》す。

【語釈】　○潜心：心を深くひそめる。　○印播：印は、印刷。播は、種をまく。しく（布）。広くおよぼす。　○序：述べる。　○謭陋：浅陋に同じ。見聞が少ない。知識があさはかでせまい。　○風塵：風とちり。砂ほこり。わずらわしく、けがらわしい物事のたとえ。浮き世。俗世間。世間の俗事。　○奔走：いそがしく走りまわる。　○筆墨：筆と墨。また、それを用いてしるしたもの。文章。　○措く：おく（置）。ふるまう。　○朱文公：宋の朱熹の敬称。

○述作：述は、先人の言説を受け伝える。作は、新しい説を作り出す。詩文を作ったり、書物を著わしたりする。　○契る：あう。かなう。　○質す：問いただす。　○亡慮：おおよそ。　○純駁：純は、純粋。混じりけがない。駁は、まじる。駁雑。　○錯：まじる。みだれる。　○精粋：混じりけのないこと。最も優れていること。　○燦然：光りかがやくさま。　○昭明：あきらか。

○撥：はねる。のぞく。はねあげる。　○白日：かがやく太陽。　○規矩準縄：行為や事物の標準、法則。　○濂洛：濂洛関閩《びん》の学の略。濂渓にいた周敦頤《い》、洛陽にいた程顥《こう》、程頤、関中にいた張載と閩中にいた朱熹らが唱えた宋学をいう。　○淵源：根源。本源。　○優游涵泳：ゆったりと落ち着いて学問や芸術を深く味わう。　○深造自得：学問の奥深い意義をきわめて、我が身にわきまえる。　○推本：もとを極め尋ねる。根源を尋ねる。　○天理：天が宇宙万物を創造し、支配する原理。自然の原理。　○撰定：選び定める。選定に同じ。　○冠絶：特にすぐれる。最もひいでる。　○賛楊：ほめたたえる。　○聖訓：聖人の教え。　○滅裂：断ち切る。　○迷惑：惑わせる。　○興廃：興ると、すたれる。盛んになると、おとろえる。　○聖経：聖人の著わした書。経書。　○英邁：才能、知識の非常にすぐれていること。　○体察：深くくわしく考察する。　○由る：もとづく。たより従う。　○体例：物事の全般とその細かいきまり。体裁。　○準擬：なぞらえる。　○菁華：精華に同じ。物の純粋なもの。すぐれたもの。　○蕪蔓：あれ果てて、つる草がしげっているさま。転じて、学問、教養の低いさま。　○眉目：まゆと目。顔かたち。まゆと目は顔のなかできわだったものだから、傑出した人のたとえ。　○聾聵：つんぼ。無知のたとえ。　○啓迪：教え導く。　○真訣：秘訣。まことの道。　○微：微旨。奥深くてうかがい知りがたい考え。　○鹵莽：軽率で注意が足りない。粗略。　○立言：考えを述べる。　○曩者：さき。むかし。　○夫子：男子の尊称。先生や目うえの人を呼ぶことば。　○近者：近頃。　○選：選集。多くの詩文の中からすぐれたものをえらんで編集する。　○精微：くわしく細かなこと。精密。　○蘊奥：学問を多くたくわえ、奥深いこと。深い造詣。○闡：あきらかにする。　○経緯：治め調える。　○剪裁：文章に手を入れる。　○依據：たよる。もとづく。　○二程子：宋の大学者程顥と程頤の兄弟を指す。　○聖学：聖人の教え、またその学問。儒学。　○興奮：物事に感じて心気がふるい立つ。　○継：うけつぐ。うけつたえる。　○公評：公の批評。公平な批評。　○轍を一にす：同じ結果になること。　○嘉永五年：西暦1852年。　○朔：陰暦で月の第一日。

【通釈】　喜多村栲窓先生は、仲景に心を深く潜めて殆ど二十年になり、ここに《傷寒論疏義》七巻を著わし、活字印刷して出版し、（済に）命じて後序を（済に）書かせた。私の知識は浅はかで狭く、まさに世俗の間で忙しく走り回り、文章は久しく荒れているので、命を承けたが、どうしてよいのかがよく解らなかった。偶々朱熹《しゅき》の書物を読み、先生が書物を著わした趣旨に適うようであった。そこで、遂に敬ってこれを書き、これによって先生に問い質《ただ》すのである。そもそも聖人の経典は、漢代より以来、これを注釈する者は、おおよそ数百家を数え、純粋なものと駁雑《ばくざつ》としたものが入り乱れて出現し、白と黒が混ざり合った。朱子に及んでは、諸々の儒者の優れた点を包み込み、《章句》や《集注》などの書物を著わしたので、その道が光り輝いて明らかであるのは、浮き雲を開いて輝く太陽を見るようであり、誠に万世の法則である。思うに、朱子は一生をかけて学問し、漢代や唐代の注疏を探し、濂渓《れんけい》にいた周《しゅう》敦頤《とんい》や洛陽《らくよう》にいた程顥《ていこう》、程頤《ていい》などの宋学の根源に遡《さかのぼ》り、ゆったりと落ち着いて学問を深く味わい、学問の奥義を極めて我が身を弁え、一つの義を発し、一つの言葉を下す場合にも、必ず自然の原理を尋ね、それを人事に拡充し、その後にこのために選定した人であった。それが古今に秀でて優れているのは、どうして私のようなものの賞賛を待つ必要があろうか。私が窃かに思うには、天下の事は経典を注釈するより困難なことはない。その理由は、一つの義の遺失や一つの言葉の過ちも聖人の教えを断ち切り、後学の者を惑わせるからである。即ち、世の中が治まるのも乱れるのも盛んになるのも衰えるのも、またこれによって起こる所であるので、どうして慎まないでおられようか。そうであれば、学識が朱子のようであって後に経典を注釈し道を伝えて始めて恥じることがないはずである。経書がこのようであれば、私達の医学の経典もまたどうしてそのようでないことがあろうか。そもそも医学に《傷寒論》があるのは、丁度儒学に《論語》があるようなものである。そこで、宋代より以来、これを解釈する者もまた数十家を数え、純粋なものと駁雑としたものが入り乱れて出現し、白と黒が混ざり合い、自ら才能や知識が優れた人があって、これを精しくし、これを一つにまとめて実践し、これを深く考察する人でなければ、その変化や応用はいまだ頼る所がないのである。既に今先生の書物を読むと、その体裁は朱子の《章句》や《集注》になぞらえており、精華を挟んで拾い、不十分なところを削って除き、博引であっても内容は要約され、簡略であっても内容は詳細であり、仲景の眉目を洗い去り、無知な後学の者を教え導き、死を視て生を区別する秘訣としたのは、また疑いがない。これは、よく天下の至って困難な点を氷解したと言うべきである。思うに、深く朱子の経典を注釈する微旨を得たのでなければ、行うことができないのである。これは、実際、軽率で注意せずに自分の考えを述べる世間の人の中で、あえてその優劣を比較する所であろうか。昔は桂山先生に《傷寒論輯義》の著書があり、近頃は茝庭先生の《傷寒論述義》の選集があり、仲景の精微や深い造詣《ぞうけい》においては、悉く明らかにされて殆ど尽くされている。ところが、先生のこの書物は、文章がよく治め調えられ、詳しく手が入れられている。これによってまた後学の者の頼る所があるのは、丁度宋代に大学者の程顥と程頤の兄弟があって、異端を破って儒学を奮い立たせ、その後に朱子がこれを受け継いで著述したようなものである。その六病の説のようなものが《傷寒論述義》と見解を異にするのは、丁度《周易》が義を伝えるのにその趣旨を同じくしないようなものである。天下は必ず公平な批評があるはずである。これは、儒学と医学は途を異にするが、同じ結果になることである。即ち、この編者もまた医学の法則である。そもそも（済が）窃かに知るのであるが、先生の著述した趣旨が、朱子の経典に注釈した微旨を得ているのは、このような点においてであると言う。

嘉永五年（西暦1852年）、四月一日。江戸堀川の済未済が謹んでこれを識《しる》します。

参考文献

喜多村直寛：傷寒論疏義、近世漢方医学書集成(88､89)、名著出版、1981.
金子幸夫：傷寒論解説、たにぐち書店、1995.
金子幸夫：金匱要略解説、たにぐち書店、1996.
金子幸夫：傷寒六経弁証解説、たにぐち書店、1997.
金子幸夫：金匱臓腑弁証解説、たにぐち書店、2000.
金子幸夫：傷寒論大成、たにぐち書店、2002.
金子幸夫：金匱要略大成、たにぐち書店、2003.
傷寒雑病論『傷寒論』『金匱要略』（増訂版）：日本漢方協会学術部編、東洋学術出版社、1987.
傷寒論校注：劉渡舟主編、人民衛生出版社、1991.
傷寒論語譯：劉渡舟主編、人民衛生出版社、1990.
傷寒論校注語釈：郭靄春等編著、天津科学技術出版社、1996.
傷寒論辞典：劉渡舟主編、解放軍出版社、1988.
傷寒論研究大辞典：傳延齢主編、山東科学技術出版社、1994.
傷寒論古今研究：関慶増・陸雲平主編、遼寧科学技術出版社、1994.
傷寒論：李培生主編、人民衛生出版社、1987.
傷寒論譯釋：南京中医学院編著、上海科学技術出版社、1992.
傷寒論与臨証：聶恵民主編、広東科技出版社、1993.
唐本傷寒論：銭超尘校注、中国医薬科技出版社、1994.
成無己：注解傷寒論、人民衛生出版社、1994.
成無己：傷寒明理論、中国医学大成（重刊訂正本）、1990.
方有執：傷寒論条弁、和刻漢籍医書集成第13輯、エンタプライズ株式会社、1991
程応旄：傷寒論後条弁、和刻漢籍医書集成第16輯、エンタプライズ株式会社、1992.
柯琴:傷寒来蘇集、上海科学技術出版社、1986.
尤怡：傷寒貫珠集、中医古藉出版社1998.
医宗金鑑：呉謙等編、人民衛生出版社、1988.
喻嘉言：尚論篇、傷寒金匱温病名著集成、華夏出版社、1998.

沈目南：傷寒六経弁証治法、中国医学大成（重刊訂正本）、1990.
張志聰医学全書：鄭林主編、中国中医薬出版社、1999.
王肯堂：証治準縄（三）傷寒、人民衛生出版社、1992.
陳修園：傷寒論浅注、福建科学技術出版社、1987.
唐容川：傷寒論浅註補正、力行書局有限公司、1994.
黄元御：傷寒懸解、黄元御医書十一種、人民衛生出版社、1990.
徐霊胎：傷寒論類方、江蘇科学技術出版社、1984.
許宏：金鏡内台方議、江蘇科学技術出版社、1985.
龐安時：傷寒總病論、人民衛生出版社、1989.
郭雍：傷寒補亡論、人民衛生出版社、1994.
許叔微：許叔微傷寒論著三種、人民衛生出版社、1993.
近代中医珍本集（傷寒分冊）：陸拯主編、1988.
王履：医経溯洄集、江蘇科学技術出版社、1985.
汪訒庵：医方集解、中医方剤名著集成、華夏出版社、1998.
多紀元簡：傷寒論輯義、近世漢方医学書集成(41、42)、名著出版、1980.
多紀元堅：傷寒論述義、近世漢方医学書集成(110)、名著出版、1983.
内藤希哲：傷寒雑病論類編、近世漢方医学書集成(70、71)、名著出版、1983.
山田正珍：傷寒論集成、近世漢方医学書集成(74、75)、名著出版、1983.
中西深斎：傷寒論弁証、近世漢方医学書集成(35)、名著出版、1981.
浅田宗伯：傷寒論識、長谷川弥人訓注、たにぐち書店、1996.
日本医家傷寒論注解輯要：郭秀梅、岡田研吉編集、人民衛生出版社、1996.
黄帝内経素問譯釋：南京中医学院編著、上海科学技術出版社、1991.
黄帝内経霊枢校注語釈：郭靄春等編著、天津科学技術出版社、1992.
黄帝内経素問校注：郭靄春主編、人民衛生出版社、1992.
現代語訳・黄帝内経素問：石田秀実監訳、東洋学術出版社、1991.
現代語訳・校訂内経霊枢：石田秀実等監訳、東洋学術出版社、1999.
難経校釈：南京中医学院校釈、人民衛生出版社、1989.
脈経校注：沈炎南主編、人民衛生出版社、1991.
巣元方：諸病源候論、医経病源診法名著集成、華夏出版社、1997.
孫思邈：千金方、華夏出版社、1996.
王燾：外台秘要方、華夏出版社、1993.
中国十大経典全録：陳振相等編、学苑出版社、1995.

類経：張介賓編著、中国中医薬出版社、1997.
張介賓：景岳全書、人民衛生出版社、1991.
針灸学：楊甲三主編、人民衛生出版社、1989.
臨床経絡経穴図解：山下詢著、医歯薬出版株式会社、1976.
神農本草経校証：王筠default等輯著、吉林科学技術出版社、1985.
類証本草：唐慎微撰、華夏出版社、1993.
本草綱目通釈：陳貴廷主編、学苑出版社、1992.
中医臨床のための中薬学：神戸中医学研究会編著、医歯薬出版株式会社、1992.
中薬学：顔正華主編、人民衛生出版社、1991.
金匱要略譯釋：李克光主編、上海科学技術出版社、1993.
易経：高田真治等訳、岩波書店、1988.
司馬遷：史記（全十冊）、中華書局、1982.
宇野哲人：論語新釈、講談社学術文庫、1985.
宇野精一：全釈漢文大系・孟子、集英社、1986.
中国医学人名志：陳邦賢等合編、人民衛生出版社、1983.
漢方用語大辞典：創医会学術部主編、株式会社燎原、1988.
黄帝内経詞典：郭靄春主編、天津科学技術出版社、1991.
広漢和辞典：諸橋轍次等著、大修館書店、1986.
大漢和辞典：諸橋轍次著、大修館書店、1986.

処方索引

【著者略歴】
金子幸夫（医学博士）
昭和22年12月28日生
昭和47年　三重県立大学(現三重大学)医学部卒業
昭和50年～55年　金沢大学がん研究所分子免疫部
昭和55年～58年　米国ニューヨーク市スローン・ケタリング記念がん研究所研究員
昭和58年　三重大学医学部第三内科助手
昭和59年　講師
昭和60年　助教授
平成４年　開業・専攻は内科学、免疫学。

平成14年６月　第15回日本東洋医学会奨励賞受賞。
平成30年６月　第30回日本東洋医学会学術賞受賞。

現在
（社）日本東洋医学会指導医、専門医
（社）日本東洋医学会東海支部顧問

著書
『傷寒論解説』『金匱要略解説』『傷寒六経弁証解説』『金匱臓腑弁証解説』
『傷寒論大成（上・下）』『金匱要略大成（上・下）』『温病条弁解説（上・下）』
『温熱経緯解説』『傷寒論輯義解説（上・下）』『金匱要略輯義解説（上・下）』
（いずれも たにぐち書店）

傷寒論疏義解説

2018年８月31日　第１刷発行

原著者　喜多村 直寛
著　者　金子 幸夫
発行者　谷口 直良
発行所　㈱たにぐち書店
〒171-0014 東京都豊島区池袋 2-68-10
TEL.03-3980-5536　FAX.03-3590-3630